骨与关节创伤

（上）

陈　磊等◎编著

吉林科学技术出版社

图书在版编目（CIP）数据

骨与关节创伤 / 陈磊等编著. -- 长春 : 吉林科学技术出版社, 2017.6
ISBN 978-7-5578-2723-6

Ⅰ. ①骨… Ⅱ. ①陈… Ⅲ. ①骨损伤—诊疗②关节损伤—诊疗 Ⅳ. ①R68

中国版本图书馆CIP数据核字(2017)第161794号

骨与关节创伤

GU YU GUANJIE CHUANGSHANG

编　　著　陈　磊等
出 版 人　李　梁
责任编辑　刘建民　韩志刚
封面设计　长春创意广告图文制作有限责任公司
制　　版　长春创意广告图文制作有限责任公司
开　　本　889mm×1194mm　1/16
字　　数　500千字
印　　张　36
印　　数　1—1000册
版　　次　2017年6月第1版
印　　次　2018年3月第1版第2次印刷

出　　版　吉林科学技术出版社
发　　行　吉林科学技术出版社
地　　址　长春市人民大街4646号
邮　　编　130021
发行部电话/传真　0431-85635177　85651759　85651628
　　　　　　　　85652585　85635176
储运部电话　0431-86059116
编辑部电话　0431-86037565
网　　址　www.jlstp.net
印　　刷　永清县晔盛亚胶印有限公司

书　　号　ISBN 978-7-5578-2723-6
定　　价　140.00元（全二册）

编委会

主　编

陈　磊　贾淮海　高　超　杨小华

路　艳　栗庆东

副主编（按姓氏笔画排序）

丁罗斌　石利涛　冯博学　吕文学

杨卫东　张振杰　武加标　曹武臣

谢正南　裴汝星

编　委（按姓氏笔画排序）

丁罗斌（河北省石家庄市第三医院）

王　季（中国人民解放军第四〇一医院）

石利涛（承德医学院附属医院）

白德磊（山东省菏泽开发区中心医院）

冯博学（甘肃省秦安县人民医院）

吕文学（山东中医药大学附属医院）

刘陆勇（山东省滨州市中医医院）

杨小华（承德医学院附属医院）

杨卫东（湖北省宜昌市优抚医院）

张振杰（河北省保定市徐水区人民医院）

陈　磊（新疆石河子大学医学院第一附属医院）

武加标（江苏省常州市武进人民医院）

郝连升（山东省聊城市中医医院）

栗庆东（河北省磁县人民医院）

贾淮海（山东省枣庄市中医医院）

高　超（淄博矿业集团有限责任公司中心医院）

曹武臣（湖北省大冶市人民医院）

谢正南（安徽省利辛县中医院）

路　艳（承德医学院附属医院）

裴汝星（山东省莘县人民医院）

主编简介

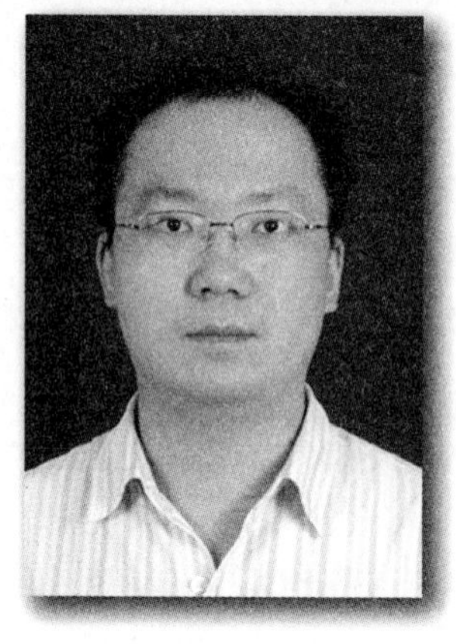

陈　磊

男，医学硕士，副主任医师，副教授。长期从事骨外科临床、科研、教学工作，熟练掌握骨科疾病及外伤的诊治和手术处理，主要进行创伤骨科的研究，擅长四肢多发创伤、复杂创伤的处理，在颈椎病、腰腿痛、脊柱外伤、关节疾病等方面同样积累了丰富的经验。承担及参与完成国家级、省级等各级科研项目七项（包括三项国家自然科学基金项目，一项兵团科研项目，三项学院科研项目），发表科研论文十余篇，出版医学著作两部，获得专利一项。

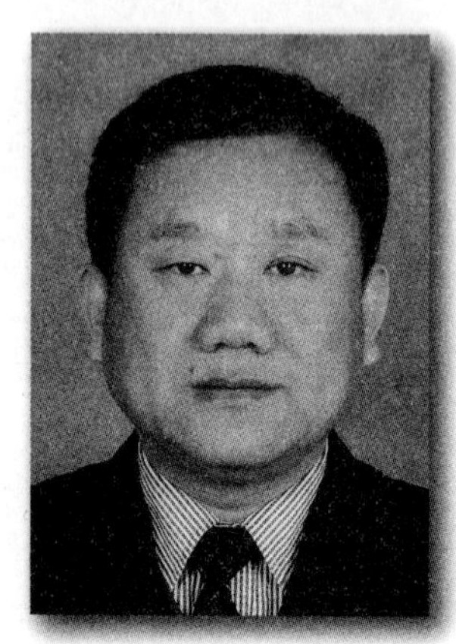

贾淮海

男，枣庄市中医医院骨伤一科副主任医师，从事骨科专业二十余年，擅长创伤骨科与关节镜微创治疗。在国家级刊物发表专业论文多篇，参编专业著作三部。

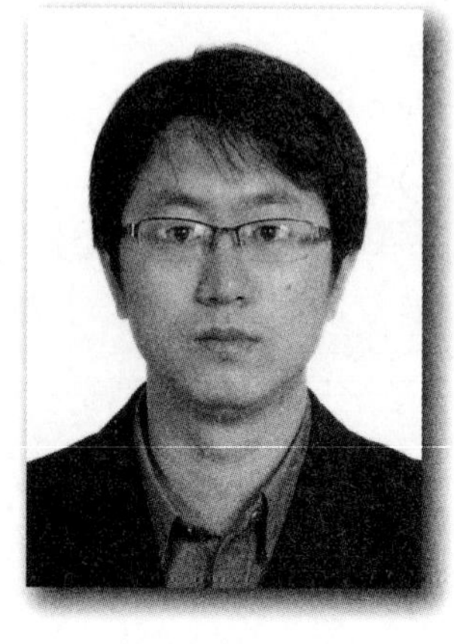

高　超

男，骨科主治医师。2011年毕业于苏州大学，并顺利取得硕士研究生学位。从事骨外科临床医疗工作十余年。对创伤骨科如四肢骨骨折、关节骨折及骨盆骨折等有较深研究，多次参加关节置换及关节镜手术，积累了大量的骨关节病治疗经验。同时对手足外科及脊柱外科相关疾病诊疗领域有一定的研究。

前言 Preface

骨与关节损伤是和人们的劳动、生活有密切关系的常见病、多发病。近年来，随着医学科学技术的发展，骨关节病学也取得了日新月异的进展。新理论、新技术、新方法日益更新，新手术器材器械不断涌现，使这门学科充满了活力。这也迫使骨关节临床医师不断更新观念，不断吸取新知识、新理论、新技术，并将其运用到临床工作中，对骨关节疾病做出准确的诊断和及时的治疗。为了更好地将近年来有效治疗骨关节损伤的方法及相关科研成果加以推广应用，我们编撰了《骨与关节创伤》一书。

本书是一部简明的骨关节病学专著，内容共分为二十四章，首先介绍了骨的正常结构与生理、骨与关节的生物力学、骨关节病的病因病理、主要症状、物理检查、影像学检查、实验室检查、骨科手术的麻醉及骨科常用治疗技术等；然后重点阐述了骨关节各部位常见损伤的致伤因素、临床表现、诊断、治疗措施及并发症的防治。本书强调实用性、科学性、新颖性，内容深广、结构严谨，既体现了骨科领域在诊疗技术上的新理论、新技术和新进展，又体现了这些新诊疗技术对临床的实用、可用、易用性的特点。希望能成为各级医院的骨科医师提高临床工作能力的良师益友。

限于学识水平，加之编写时间仓促，书中缺点和不妥之处在所难免，衷心希望得到广大读者的批评指正。

《骨与关节创伤》编委会

2017 年 4 月

目录
Contents

第一章　骨的正常结构与生理

第一节　骨的基本结构

骨是一种特殊的结缔组织，由多种细胞和基质组成，前者有骨细胞、成骨细胞和破骨细胞，后者包括胶原纤维、蛋白多糖和羟磷灰石结晶（图 1-1）。

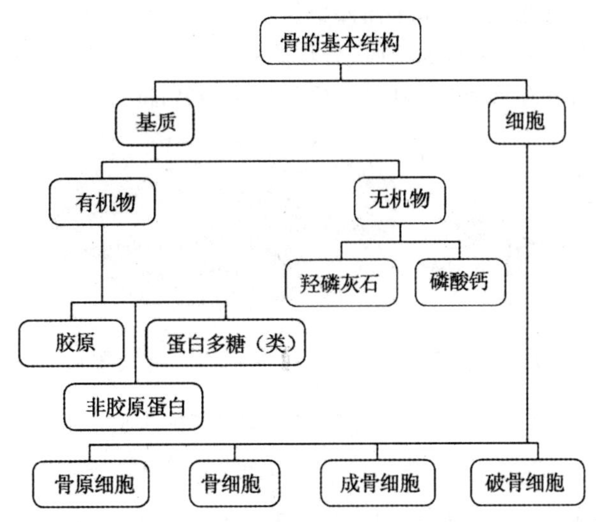

图 1-1　骨组织主要组成成分

一、骨细胞

根据形态和功能，骨组织内的细胞可分为三种类型：成骨细胞、骨细胞和破骨细胞（图 1-2）。

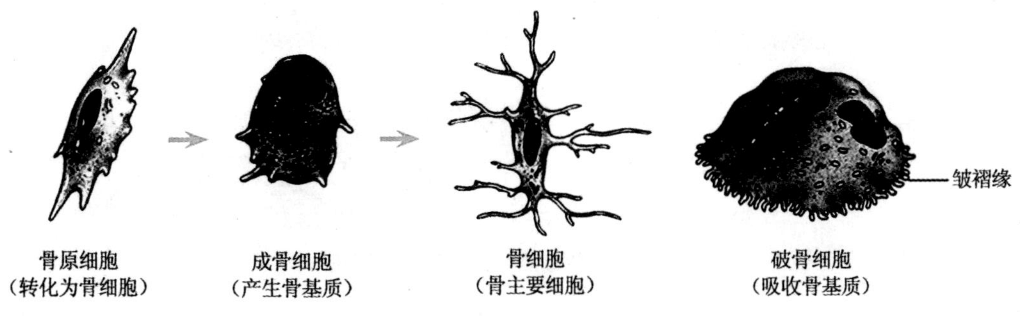

图 1-2　骨组织内细胞类型

（一）成骨细胞

成骨细胞是骨基质的原始生产者，是由骨内膜和骨外膜深层的骨原细胞分化而成，常位于新生骨的表面（图 1-3），具有制造基质中的胶原和糖蛋白成分的功能，还能引起骨质矿化、调节细胞外液和骨间电解质的流动，常在新骨表面形成一层单层细胞。

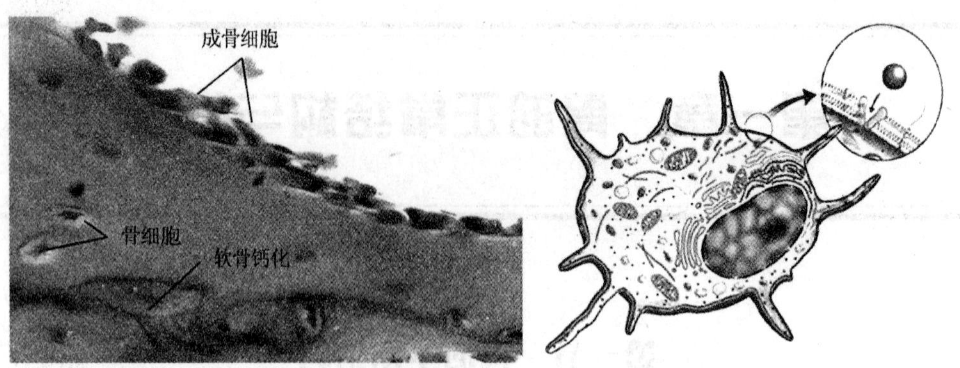

图 1-3 成骨细胞(HE×800)及细胞模式图

（二）骨细胞

骨细胞它是骨组织中的主要细胞，位于骨陷窝内(图 1-4)。成熟的骨细胞体积较小，呈枣核状或为卵圆形；其胞质少，嗜碱性。核呈梭形，染色质多而深染。

骨细胞除参与骨的生成外，也参与骨的吸收(骨细胞吸收)。当骨细胞处于溶骨期时，其细胞器与破骨细胞的细胞器极为相似。当处于生骨期时，则具有成骨细胞的特征。

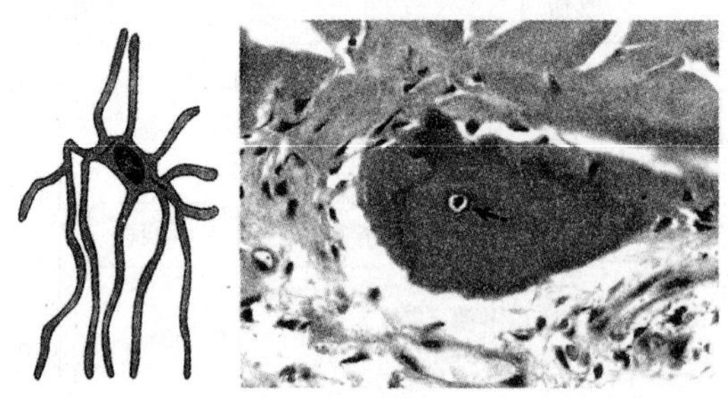

图 1-4 骨细胞模式图及病理切片所见(HE×50)

（三）破骨细胞

破骨细胞来自造血组织中的单核/巨噬细胞，是一种多核巨细胞(图 1-5)，含有丰富的酸性磷酸酶和胶原酶，具有吸收骨和钙化软骨的功能。其体积大小相差悬殊。核数亦不相同，有 2～20 个不等，但在切片标本上仅见其中数个。

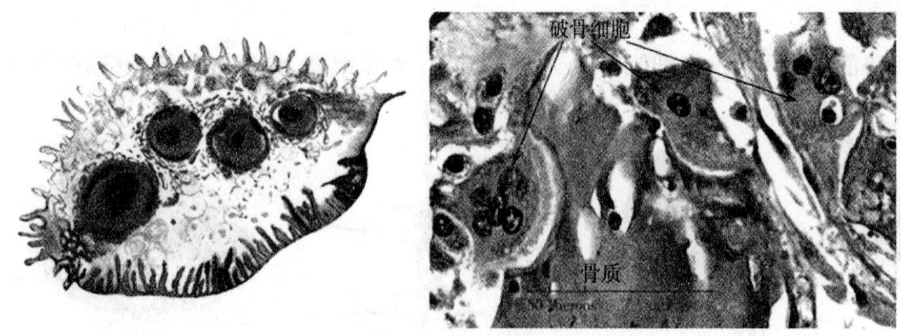

图 1-5 破骨细胞模式图及切片所见

破骨细胞贴附在骨的表面，在吸收陷窝(Howship 陷窝)内进行破骨性吸收(图 1-6)。其机制可能是通过使局部 pH 降低，溶解矿物质成分，并通过分泌溶酶体酶消化其有机物成分，两者是同时进行的。此外，还可通过吞噬作用将骨矿物摄入至细胞内，并溶解之。

多种因素可加强破骨细胞的作用。全身因素(如甲状旁腺激素)可促使破骨细胞形成且使其功能增强，同时还可改变细胞膜对钙磷离子的渗透性作用。局部因素包括外伤、机械性压力，在骨折的塑形阶段都可见到破骨细胞(图 1-7)。

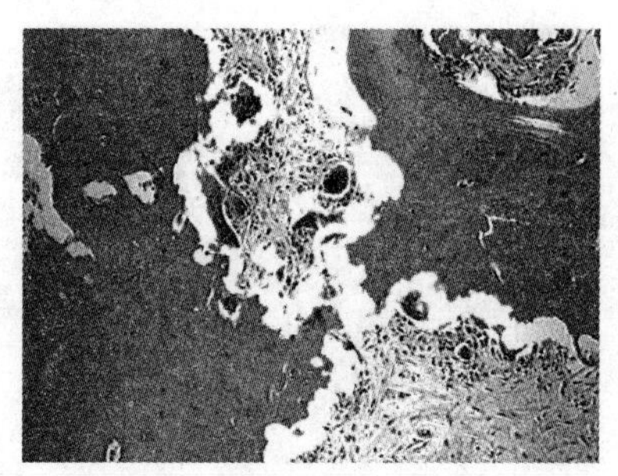

图 1-6　骨样硬化症病理切片(HE×300)

可见破骨细胞位于 Howship 陷窝内

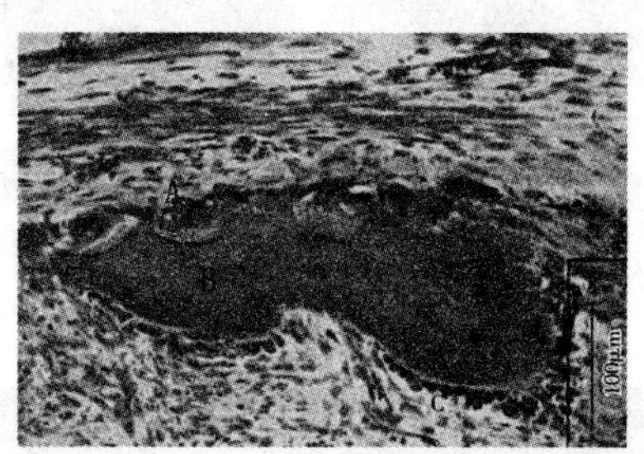

图 1-7　同一切片内骨细胞的比例和部位

A. 破骨细胞位于骨表面 Howship 陷窝内;B. 骨内的骨细胞;C. 成骨细胞

二、骨基质

骨基质(bone matrix)由无机物和有机物组成。有机物包括胶原、蛋白多糖、脂质(特别是磷脂类)。无机物通常称为骨盐,主要为羟磷灰石结晶和无定形磷酸钙。

(一)胶原

胶原约占有机成分的 90%,是一种结晶纤维蛋白原(图 1-8),包埋在基质中,具有典型的 X 线衍射像和电镜图像(图 1-9),并有 64nm 轴性周期,其主要成分为氨基乙酸、脯氨酸、羟脯氨酸和羟赖氨酸,后两者为胶原所特有。

胶原具有很强的弹性和韧性(图 1-10),有良好的抗机械应力功能,其主要作用就是使各种组织和器官具有强度结构稳定性。

(二)蛋白多糖

蛋白多糖占有机物的 4%～5%,是糖类与蛋白质的络合物,由成纤维细胞、成软骨细胞和成骨细胞产生,由透明质酸、蛋白核心与蛋白链以及多糖侧链构成。骨最主要的多糖是硫酸软骨素 A。

(三)脂质

脂质在骨有机物中少于 0.1%,具有重要功能的是磷脂类,它能间接地增加某些组织的矿化,并在骨的生长代谢过程中起一定作用。

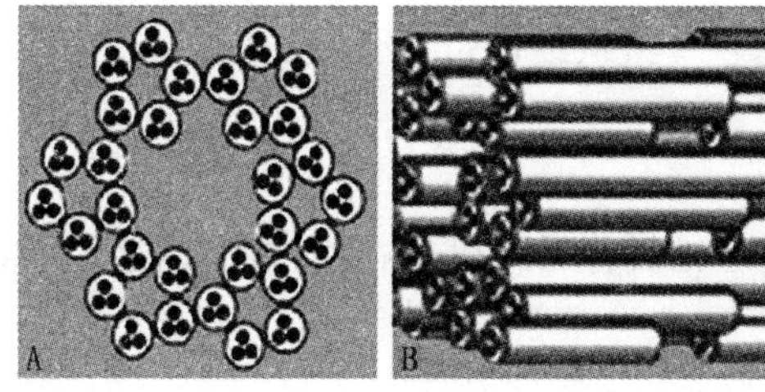

图 1-8　骨组织内胶原排列

A. 横断面;B. 纵向排列

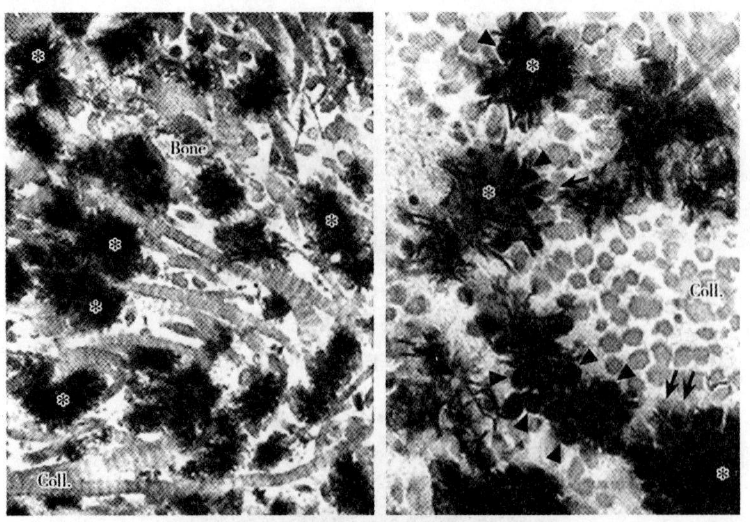

图 1-9 骨组织内胶原的纵向排列和横断面
（浅色为胶原；深色为骨细胞）

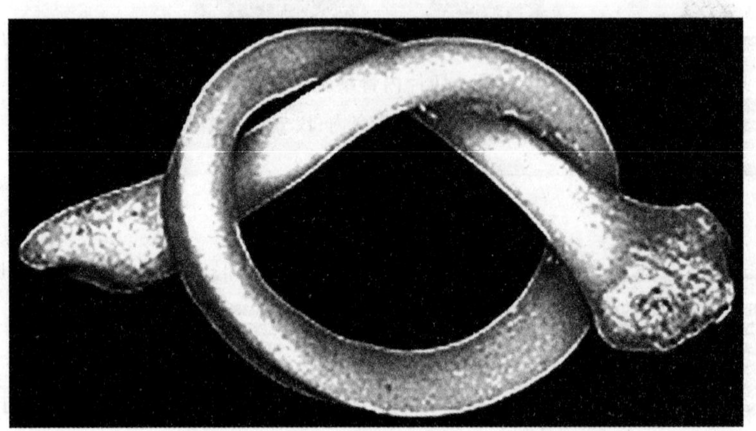

图 1-10 保留胶原的脱钙肋骨韧性显示

（四）涎蛋白

涎蛋白对钙离子有很强的亲和力，也能结合磷酸钙结晶，其作用与钙化有关。

（五）骨盐

骨盐占骨重量的 65%～75%，大多沉积在胶原纤维中。在全部矿物质中，约 45%是无定形磷酸钙，其余的大部分是羟磷灰石结晶。

骨质中次要的矿物质是镁、钠、钾和一些微量元素（如锌、锰、钼等）。

三、骨组织结构

胚胎时期首先出现的原始骨系非板状骨（或称编织骨），此后非板状骨被破坏，被基质呈分层状的骨所代替（图 1-11），称为继发性骨或板状骨。骨的基本组织结构包括骨膜、骨质和骨髓（图 1-12）。

四、骨膜

被覆于骨表面的、由致密结缔组织组成的纤维膜称骨外膜，附着于髓腔内面的则称骨内膜。

（一）骨外膜（图 1-13）

1. 纤维层

纤维层是最外层的一层薄的、致密的、排列不规则的结缔组织，内含较粗大的胶原纤维束，有血管和神经束在其中穿行。有些粗大的胶原纤维束向内穿进外环层骨板，称为贯穿纤维，亦称沙比纤维（sharpey fiber）。

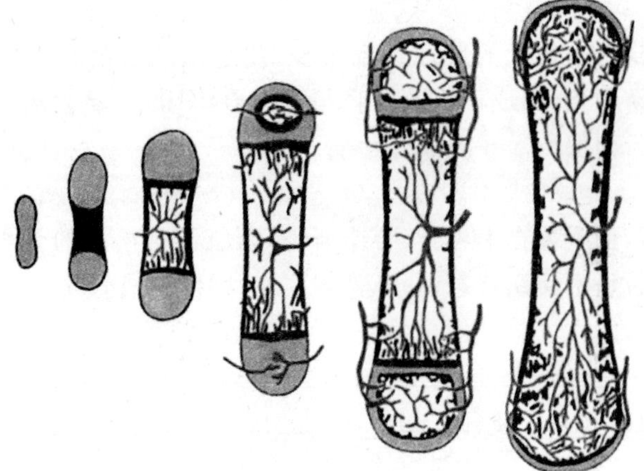

图 1-11　原始骨演变分层状骨过程

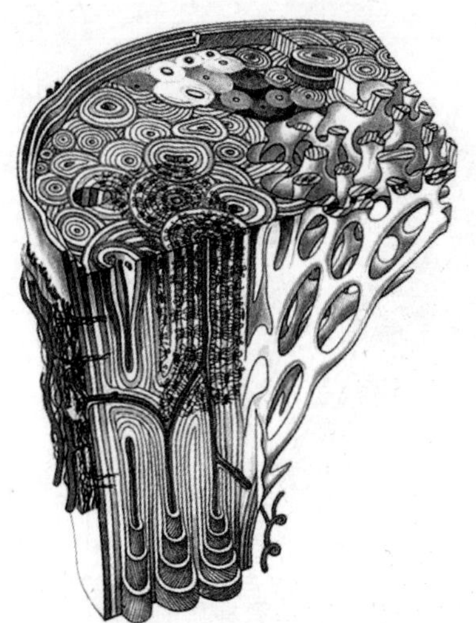

图 1-12　骨的基本组织结构

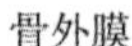

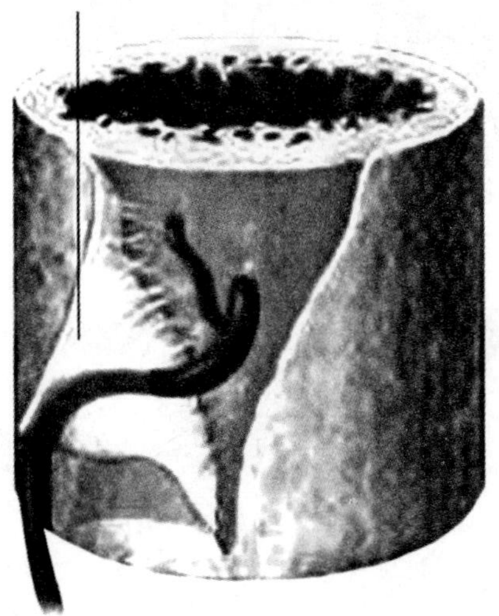

图 1-13　骨外膜

2.新生层(成骨层)

新生层内层与骨质紧密相连,粗大的胶原纤维很少,代之以较多的弹性纤维,形成薄的弹性纤维网。在骨的生长期,骨外膜很容易剥离,但成年人的骨膜与骨附着牢固,不易剥离。内层细胞在胚胎或幼年期直接参与骨的形成,至成年后则保持潜在的成骨功能。

(二)骨内膜

除附着于骨髓腔内面外,也附着在中央管(哈弗斯管)内以及骨松质的骨小梁表面。骨内膜的细胞也具有成骨和造血功能,成年后呈不活跃状态,一旦骨有损伤,则恢复成骨功能。

五、骨质

骨质分为骨密质(图 1-14)和骨松质(图 1-15),长骨的骨密质由外到内依次为外环骨板层、骨单位(哈佛系统)和内环骨板层。

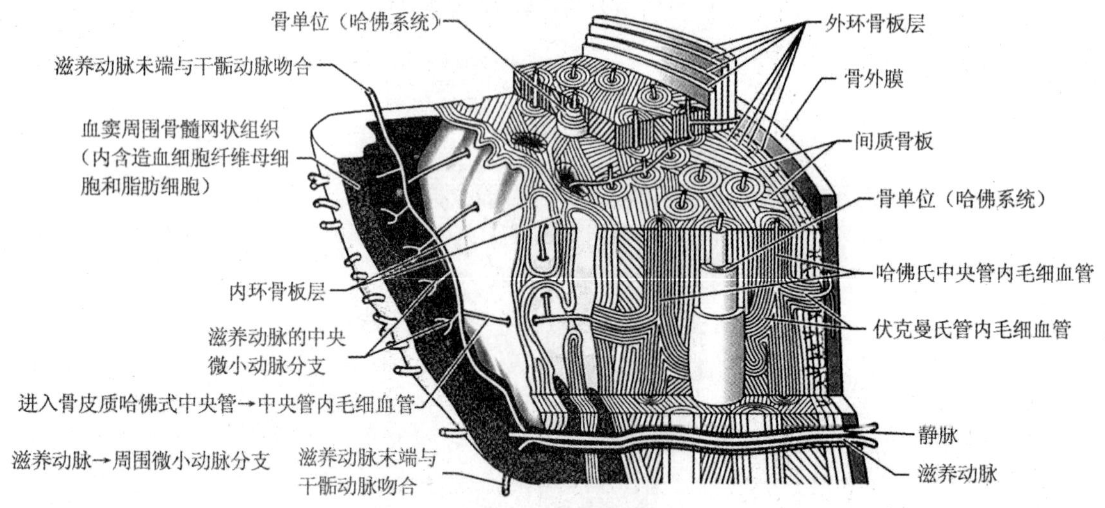

图 1-14 骨密质的组成

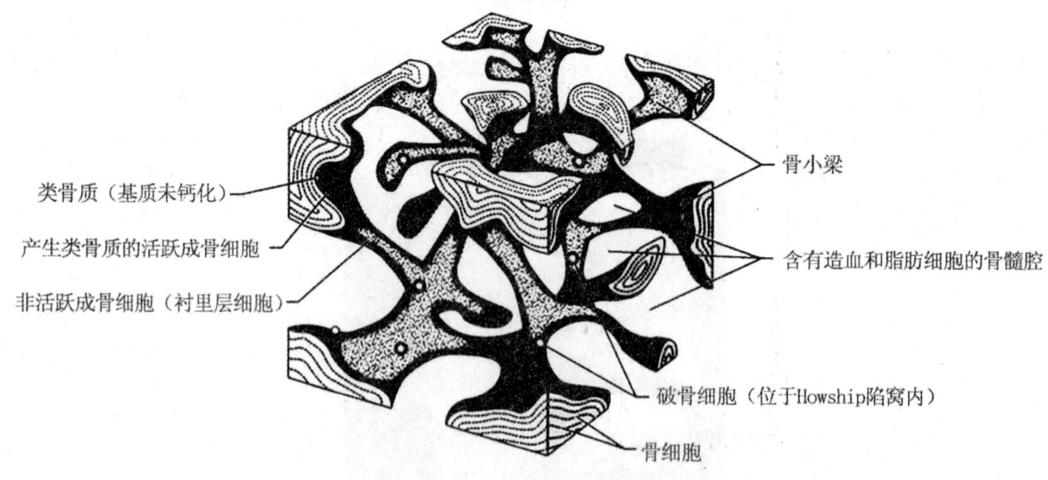

图 1-15 骨松质的组成

(一)外环骨板层

外环骨板由表面数层骨板环绕骨干排列而成,与骨外膜紧密相连,其中有与骨干垂直的孔道横行穿过骨板层,称为穿通管,营养血管由此进入骨内。

(二)内环骨板层

内环骨板层由近髓腔面的数层骨板环绕骨干排列而成,最内层为骨内膜附着面,亦可见垂直穿行的穿通管。

(三)骨单位

骨单位又称哈佛氏系统,是骨密质的基本结构单位,为内、外环骨板层之间及骨干骨密质的主体。在继发性板状骨代替原始编织骨的同时由其发育形成。骨单位为厚壁圆筒状结构(图 1-16),与骨干的长轴平行排列,中央有一条细管,称为中央管。骨细胞位于骨陷窝内,骨小管系统把中央管和骨陷窝连接起来,供骨细胞摄取营养物质,排出代谢废物。中央管内有小血管和细的神经纤维,仅有单条的小血管,大多为毛细血管。如同时有两条血管,其一为厚壁,另一条为薄壁,为小动脉或小静脉。中央管与穿通管互相呈垂直走向,并彼此相通,血管亦相交通。

骨松质的骨小梁也由骨板构成,但结构简单,层次较薄,一般不见骨单位。有时仅可见到小而不完整的骨单位,血管较细或缺如,骨板层间也无血管。骨细胞的营养由骨小梁表面的骨髓腔获得。

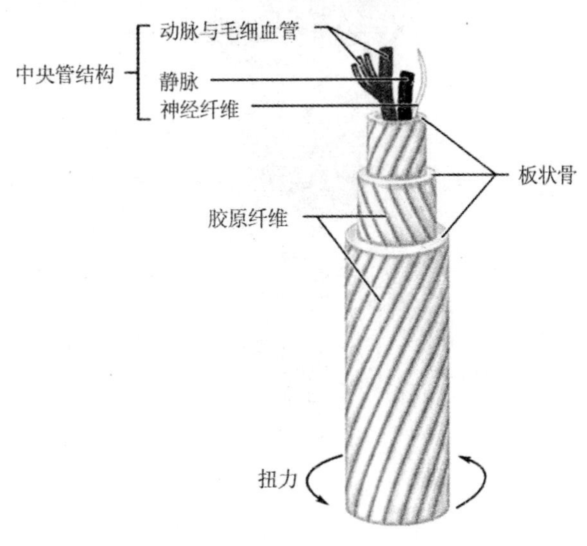

图 1-16 骨单位结构模式图

(杨卫东)

第二节 骨的血液供应

长骨的血供来自三个方面(图 1-17):①干骺端、骨端和骨骺动脉。②滋养动脉。③骨膜的血管。

一、髓内营养系统

滋养动脉是长骨的主要动脉,供应长骨全部血量的 50%～70%。滋养动脉一般有 1～2 支,经滋养孔进入骨内,入髓腔后即分为升、降两支到达骨端,沿途发出许多细小的分支,大部分直接进入骨皮质,并与骨外膜动脉、干骺端动脉的分支共同组成髓内营养系统,另有一些分支进入髓内血管窦(图 1-18)。髓内营养系统是髓内的重要血供来源,能供给骨皮质的内 2/3 或更外的一些部位,并且穿过内环骨板与中央管中的血管形成吻合支。

进入髓腔血管窦的一些小动脉则供血给骨皮质的骨内膜,髓内营养血管以放射状分布,形成髓内和皮质内毛细血管,大约 30%的血液流至骨髓的毛细血管床,70%的血液流至皮质内毛细血管床。骨髓和骨皮质的毛细血管床互不联系,血液回流也由骨膜的血管完成。骨外膜动脉的分支穿过外环骨板与中央管内的血管吻合,供应骨干骨密质的外 1/3。

骨膜外层表面有一血管丛,它既与骨骼肌的血管吻合,又与骨膜的内层血管网相连。这样,骨骼肌血管体系与骨膜血管体系的吻合使骨干具有双重血供。

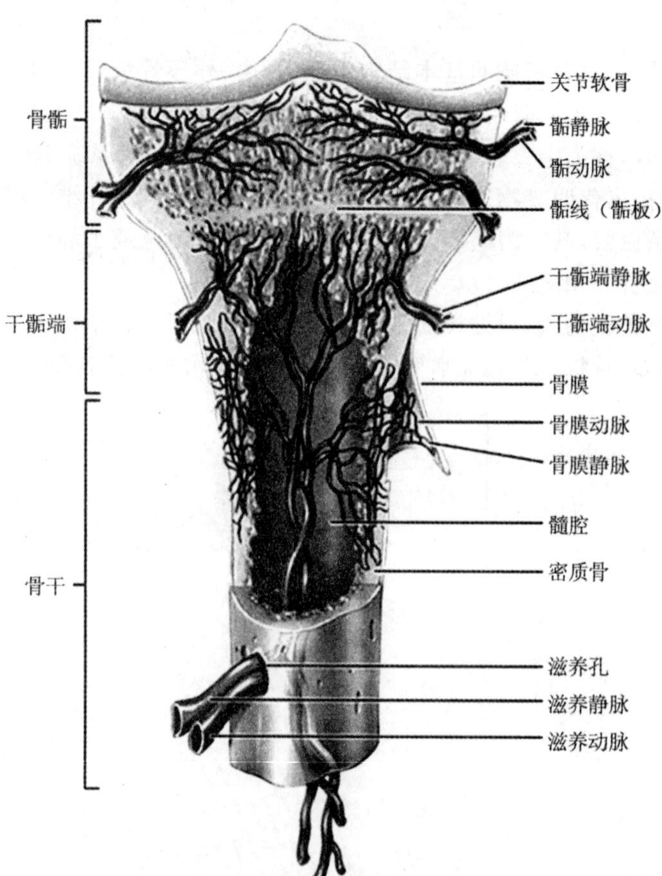

图 1-17　**长骨的血液供应**

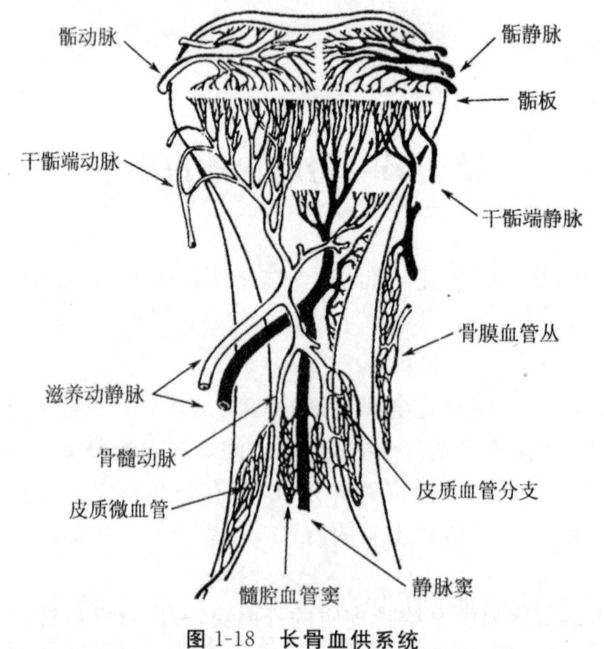

图 1-18　**长骨血供系统**

二、骺动脉和干骺端动脉

骺动脉和干骺端动脉发自骨附近的动脉，它们分别从骺板的近侧和远侧进入骨内，幼年时期两者是相互独立的，成年后相互吻合，并有分支到达关节软骨深面的钙化层或形成袢状动脉网。骺板骨化后也和滋养动脉的升、降支形成吻合支。

不规则骨、短骨和扁骨的动脉多来自骨膜动脉或滋养动脉，其在骨膜下呈网状分层排列。

三、静脉回流

上述营养动脉都有静脉伴行，长骨具有一个较大的中央静脉窦，来自骨髓毛细血管床(即血管窦)的血液通过横向分布的静脉管道直接流入中央静脉窦或先引流至大的静脉分支，然后再汇入中央静脉，将静脉血引流出骨，仅有5%～10%的静脉血经营养静脉回流。

（路　艳）

第三节　骨的代谢

人体内钙、磷代谢是既有相互作用，又能保持相互平衡的两个系统：一为离子化与活性代谢池，含钙数量虽少，但功能却极为重要；另一为非活性离子钙的储存器，即骨。磷完全以离子状态无机磷酸盐的方式存在于血液中，在骨内和钙结合成羟磷灰石。

一、钙在骨代谢中的作用

钙是人体内必不可少的元素，体内的钙含量随年龄增长而逐渐增加。成人体内钙含量约为1.0kg，其中细胞外液与肌肉中的钙量不超过10g，其余均以磷酸盐、碳酸盐和氢氧化物的形式存在于骨组织中。

(一)钙的吸收

钙吸收部位在小肠上段。奶和奶制品中含有丰富的钙，成人每天食入约0.6～1.0g，但仅200～500mg被吸收，其余经粪便排出。钙在肠道内经特殊机制摄取，其吸收依赖于维生素D、甲状旁腺激素和降钙素(图1-19)。内源性分泌的钙大部分被重吸收，其机制就更为复杂。由肠分泌作用从粪便中排出的为内源性钙丢失。净吸收与实际吸收的区别在于净吸收是指摄入量和粪便中排出量之间的差值。实际吸收是将内源性分泌的钙吸收也包括在内，所以净吸收低于实际吸收。

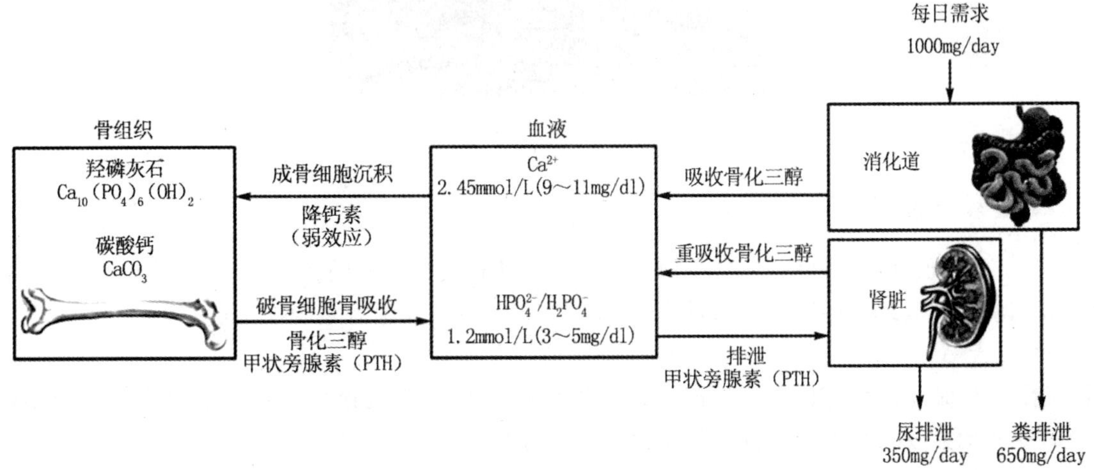

图1-19　正常钙磷代谢

(二)钙的排泄

钙的排泄主要通过肾，小部分通过肠道。排泄量个体差异很大，受每个人的饮食和其他多种因素影响。成人24小时经肾排泄量为150～350mg，儿童一般情况下为4～6mg/kg，高于或低于这个范围均属异常。测定正常值时，应事先细致地控制食入钙数日。离子由肾小球滤过，约99%在肾小管被重吸收，重吸收率取决于维生素D和甲状旁腺激素的水平。

(三)钙的功能

(1)钙是血液凝固的必要物质。

(2)对保持神经肌肉的应激性和肌肉的收缩作用起重要作用。

(3)参与黏蛋白和黏多糖的构成以及许多酶的形成。

(4)维持细胞渗透压。

(5)调节酸碱平衡和加强骨的机械力量。

二、磷在骨代谢中的作用

骨内磷酸盐和血中离子状磷酸盐保持着动态平衡。正常成人每天磷最低需求量是0.88g,生长期儿童和孕妇稍多。奶、蛋、肉类和谷类食物是磷的主要来源,磷全部在小肠吸收。食物中的磷大部分是有机结合磷,在胃中pH呈酸性时并不释放出来;而在适当的肠磷酸酶活性和pH为9.0～10.0时,结合磷于回肠发生分解,小肠即可吸收大部分磷,吸收过程受维生素D控制。

血清磷以无机磷酸盐离子形式存在,约60%的摄入量经尿排出。正常情况下,每天磷排泄量为350～1000mg,平均800mg。

血清钙磷比值保持一种动态平衡,摄入钙过多,会使磷酸盐在小肠内变为不可溶性,使磷的摄入减少,导致低磷性佝偻病(图1-20)或骨软化(osteomalacia)。摄入钙量少,血清磷水平增加,会引起代偿性甲状旁腺激素增多,出现骨吸收、尿磷酸盐排泄增加。在甲状腺激素作用下,肾小管磷的重吸收减少,钙的重吸收增加,使血钙水平趋于正常。

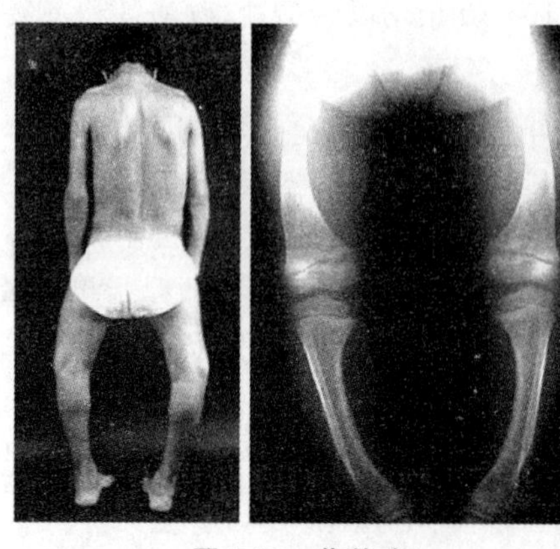

图1-20 佝偻病

三、维生素与骨

维生素是一种低分子有机化合物,在物质代谢方面具有极为重要的作用,是机体内不可缺少的物质。维生素的种类很多,其理化性质各不相同,下面介绍几种与骨的代谢有关的维生素。

(一)维生素A

维生素A有促进成骨细胞成骨的作用,缺乏维生素A时引起佝偻病。若维生素A过量可引起中毒现象,慢性中毒时出现食欲不振、烦躁、四肢肿痛及运动障碍等。

(二)维生素C

维生素C可增加小肠对钙的吸收,并能促进骨骼钙化。维生素C缺乏时可见到特殊的骨变化,如骨骺和骨干分离、肋骨呈念珠状、骨皮质变薄等。长期缺乏维生素C,开始出现关节强直,其后在长骨骨干处出现相当数量的骨膜下海绵状骨,并有典型的骨质疏松。

(三)维生素D

维生素D是与骨代谢关系密切的维生素。维生素D_2(钙化醇)和维生素D_3(胆钙化醇)是体内两种主要的维生素 D(图 1-21),都具有较强的抗佝偻病的能力。维生素 D 存在于牛奶、谷物、人造黄油中。

维生素 D 以其生物学活性形式协助小肠吸收钙(图 1-22),缺乏时会使软骨钙化过程和骨样组织矿质化过程受阻,导致佝偻病和骨软化症。此外,维生素 D 对破骨细胞的吸收和钙质在骨内的代谢也很重要。

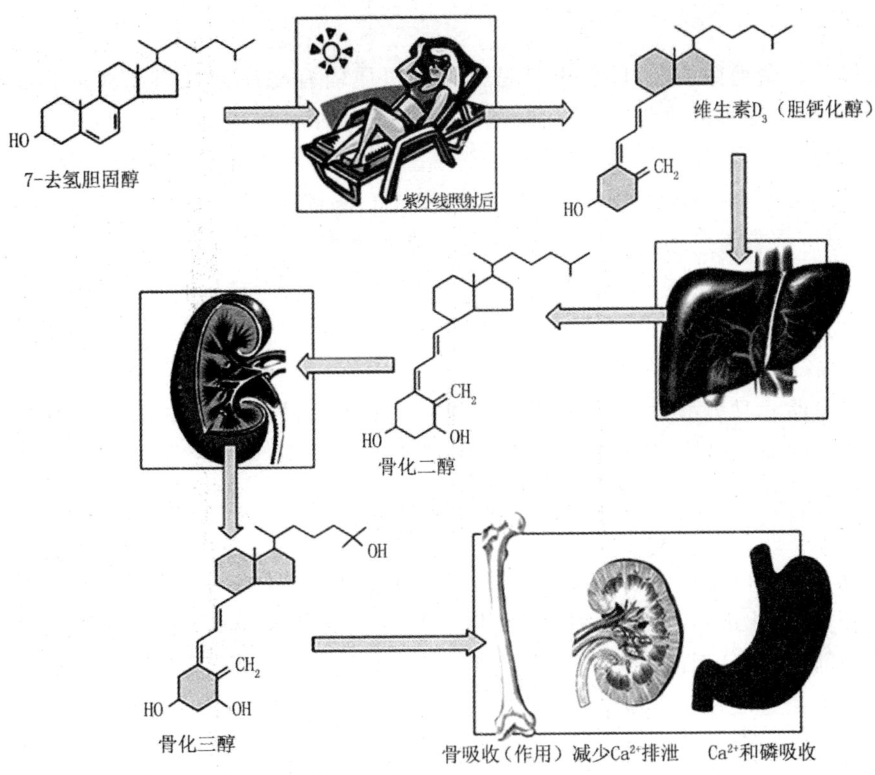

图 1-21　维生素 D 活化过程及主要作用

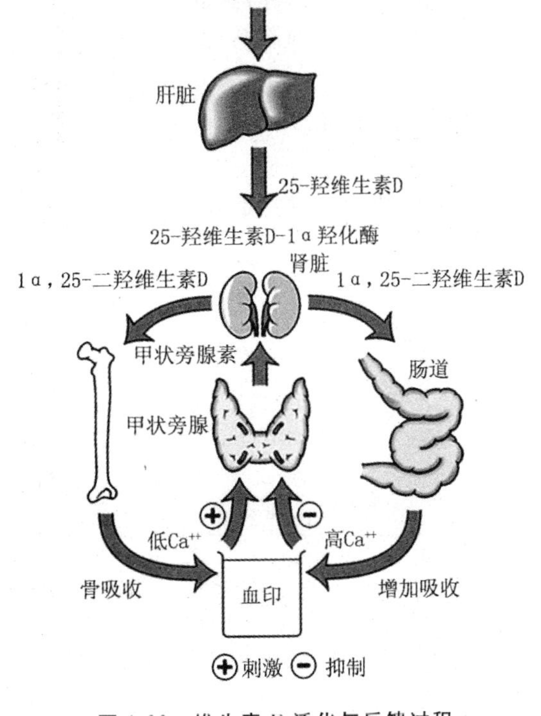

图 1-22　维生素 D 活化与反馈过程

(路　艳)

第四节　骨的钙化

骨的钙化是极为复杂而微妙的过程，主要是指在有机质内有秩序地沉积无机盐的过程，它涉及细胞内、外生物化学和生物物理学的过程，即产生凝结现象，使钙磷结合形成羟磷灰石[$Ca_{10}(PO_4)_6(OH)_2$]，最初构成非晶体状磷酸钙盐，然后逐渐形成晶体形式。羟磷灰石结晶呈针状或板状。钙和磷酸盐离子在非晶体和晶体的磷酸钙盐中是平衡的，这种平衡要受局部 pH、降钙素、成骨细胞等因素的调节与控制。

骨的钙化，主要围绕着骨基质内发生钙化，而与骨基质极为相似的结缔组织中却不发生钙化。影响骨钙化的因素有以下方面。

一、胶原

骨胶原含有丝氨酸和甘氨酸，大量的丝氨酸以磷酸丝氨酸盐的形式存在，在胶原基质的纤维上、纤维内与钙离子结合或与磷离子结合，形成羟磷灰石结晶。

二、黏多糖类

黏多糖是大分子的蛋白多糖类物质，这种蛋白多糖复合物与钙化作用有关。软骨开始钙化时，蛋白多糖的浓度有所增加，当钙化进行时，浓度则明显下降。酸性蛋白多糖的游离阴离子可选择性结合钙离子，减少羟磷灰石结晶的形成，从而抑制钙化作用。当蛋白多糖被酶分解后，就解除了这种抑制作用。

三、基质小泡

基质小泡内有高脂质并含有一些酶，如碱性磷酸酶、焦磷酸酶等。参与钙化作用的主要脂质成分是磷脂、丝氨酸和肌苷磷酸，基质小泡出现时，可增加磷酸钙的沉淀。磷酸丝氨酸在有磷存在时对钙具有强大的亲和力，使钙在小泡或膜上蓄积。基质小泡中所含的各种酶可通过下列途径促进软骨钙化。

(1)水解焦磷酸盐，减低其浓度。焦磷酸盐有抑制钙化的作用，被水解后就为钙盐结晶沉积创造了有利条件。

(2)增加局部正磷酸盐的浓度，从而促进钙化。

(3)参与输送钙与磷酸盐。

(4)水解三磷酸腺苷，为钙及磷酸盐的摄入提供能量。

(路　艳)

第二章　骨与关节的生物力学

第一节　骨骼力学的基本概念

生物力学(biomechanics)是研究人体活动的力和运动的一门科学,在骨科领域中,应用生物力学的概念和原理解释人体正常和异常的解剖与生理现象,有助于医生更好地理解和治疗肌肉骨骼系统疾病。因此,生物力学已成为现代骨科医生必须具备的科学基础。

一、基本概念

人体运动器官的功能包括支撑与运动两个方面。骨骼是身体的坚强支柱,分为躯干骨、四肢骨和颅骨三大部分。成人的骨共有206块,就像一台机器共有206个构件,每个构件在人的日常生活、劳动和运动中都有足够的承载能力,它由三方面来衡量。

(一)要求骨骼有足够的强度

抵抗骨折的能力,如四肢骨在剧烈运动和强劳动时不应该发生骨折。

(二)要求骨骼有刚度

抵抗变形的能力,如脊柱在弯曲时不应该发生损伤或是侧凸。

(三)要求骨骼有足够的稳定性

保持平衡的能力,如长骨在压力作用下有被压弯的可能性,但在日常生活中始终保持原有直线平衡形状不变。

二、外力与内力

所谓力就是一个物体对另一个物体的作用,它可分为外力和内力。人体在日常生活与运动中都会对机体的每块骨产生复杂的力,如人体在长跑时受到的外力为重力、迎面风力及地面反作用力等。当外力使物体发生变形时,物体内部分子之间伴随着一种抵抗力即为内力,例如,我们用手拉弹簧,就一定感到弹簧也在拉我们的手,拉力愈大,抵抗拉力也愈大。因此,外力越大,内力也越大。

三、应力与应变

任何物体只要在外力作用下,就一定要发生变形,同时又在物体内部引起内力,内力随着外力的加大而增大,它总是与外力维持平衡,从而使物体不发生破坏。在所考察物体截面某一点单位面积上的内力称为应力(图2-1)。同截面垂直的称为正应力或法向应力,同截面相切的称为剪应力或切应力。应力会随着外力的增加而增大,对于某一种材料,应力的增长是有限度的,超过这一限度,材料就要破坏。

任何物体在受力时都会发生变形,变形点称为应变,内力强度点称为应力。应力即为单位面积上的内力。写成公式为:

$$应力=\frac{内力}{截面面积}\text{ 或 }应力=\frac{外力}{截面面积}$$

即:$\delta=应力=\frac{P}{A}$[单位常用mPa(mN/m^2)]

应力是指局部力的强度，是单位面积上的力。应变是局部的变形，是形变量与原尺度之比。如果某骨承受了很重的力，超出了其耐受应力与应变的极限，即可造成骨骼损伤甚至发生骨折。

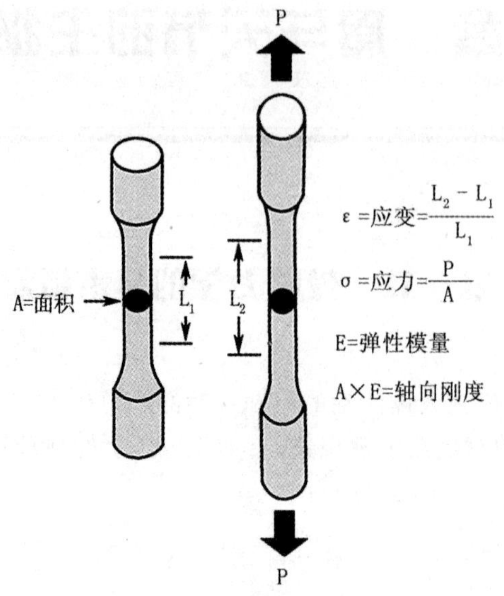

图 2-1 简单的拉伸试验

P 是作用载荷，$(L_2-L_1)/L_1$ 测试物轴向两点间的应变

骨组织或其他结构材料（如不锈钢、钛或聚甲基丙烯酸甲酯）的弹性模量是该曲线起始部的线性部分的斜率（图 2-2）。应力一应变曲线的斜率开始出现变化的位点是材料的屈服位点，此时记录的最大应力为该组织的极限强度。屈服位点出现之后，应力一应变的斜率变小为一个新的数值，被称为非弹性模量。应力一应变曲线下的面积反映了骨吸收能量的能力。吸收能量的能力随屈服强度的增加而增加，但是吸收能量的最大值一般在具有很高极限应变的骨组织中出现，在此屈服后变形期间的大量能量被吸收。为了解皮质骨在张力、压力、扭转和弯曲条件下的性能，可对骨组织在可控制载荷条件下进行应力一应变研究。

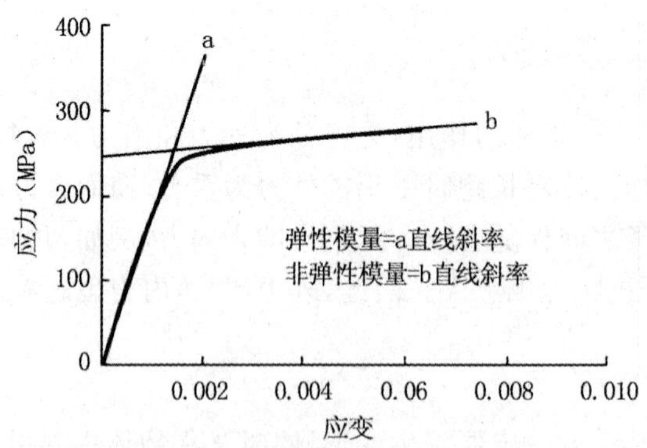

图 2-2 皮质骨应力一应变拉伸试验

四、五种基本变形

骨骼在受到外力作用时都有不同程度的变形，一般骨骼受力时分为拉伸、压缩、剪切、弯曲和扭转五种基本变形（图 2-3）。例如：运动员在进行吊环运动时上肢骨就受到拉伸作用；举重运动员挺举时四肢均受到压缩作用；弯腰时脊柱受到弯曲作用；体操运动员做转身动作时下肢骨受到扭转作用；车床剪切断肢体即为剪切作用等。但人体在受伤骨折时，往往是几种作用力的复合。例如，跌倒后桡骨远端骨折，既有剪切力又有压缩力等。

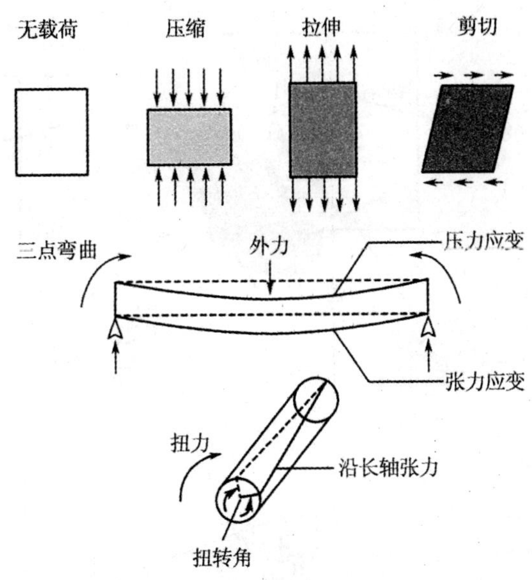

图 2-3 骨的五种基本变形

五、骨组织的力学特性

（一）各向异性

由于骨的结构为中间多孔介质的夹层结构材料，因而这种材料是各向异性体（不同方向的力学性质不同）。

（二）弹性和坚固性

骨组织大约有 25%～30%是水，其余 70%～75%是无机物和有机物，其中无机物（磷酸钙与碳酸钙）占 60%～70%，有机物（骨胶原）占 30%～40%。骨的有机成分组成网状结构，使骨具有弹性，骨的无机物填充在有机物的网状结构中，使骨具有坚固性，能承受各种形式的应力。研究表明，无机物使骨具有抗压能力，而有机物使骨具有抗张能力。

（三）抗压力强，抗张力差

骨对纵向压缩的抵抗最强，即在压力情况下不易损坏，在张力情况下易损坏，这和骨小梁的排列有关。

（四）耐冲击力和持续力差

载荷作用时，在骨中所引起的张力分布虽然一样，但效果不一样。两者相等时，冲击力在骨中引起的变化较大，即骨对冲击力的抵抗比较小。另外，同其他材料相比，其持续性能、耐疲劳性能较差。

（栗庆东）

第二节　关节力学

人体的各个关节是各种活动中杠杆的支点。根据其发育过程，可将关节分为不动关节（颅骨骨缝）、微动关节（耻骨联合）和可动关节；按其形状（图 2-4），可分为平面关节（腕骨间关节）、屈戌关节（肘关节）、枢轴关节（上尺桡关节）、椭圆关节（掌指关节）、鞍状关节（拇指腕掌关节）、球臼关节（肩关节）等。对人体运动来讲，可动关节极为重要。

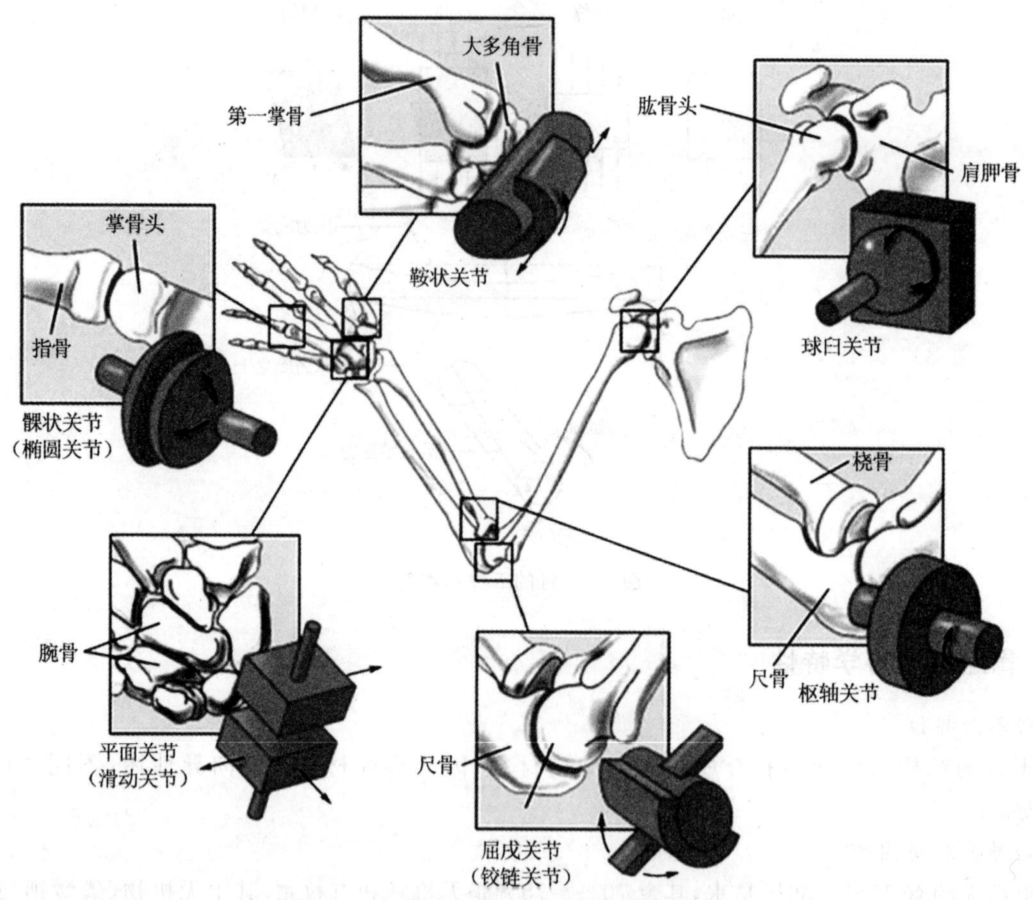

图 2-4 可动关节类型

一、关节内的应力分布

通过关节的负荷是向量的总和，一般包括两个方面。

（1）体重加上该段肢体的加速和减速力。

（2）稳定关节和移动关节的肌力，肌力占通过关节合力的大部分。关节软骨是负重面，把承受的压力传递给下面的骨床（图 2-5）。软骨下松质骨有两个作用：①负重面大时由于骨骼变形，关节获得最大的接触面，负重面积也增大。②骨松质的排列呈放射状，把大部分的应力又传递给骨干，因此软骨下骨对关节适应负重有重要作用。软骨下骨若失去顺应性，关节应力就增加，导致关节软骨的应力局部高度集中（图 2-6）。

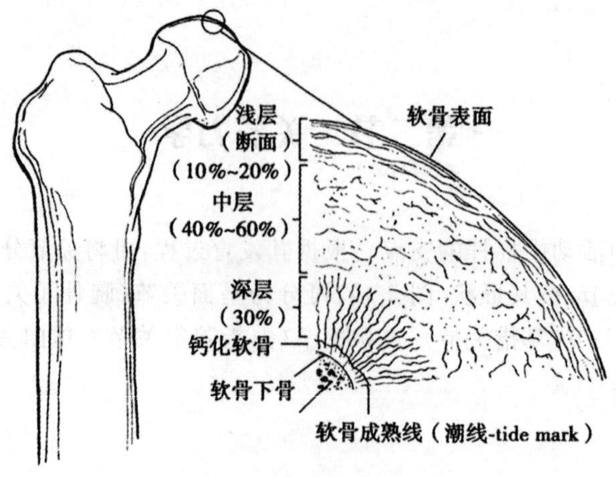

图 2-5 软骨断面结构

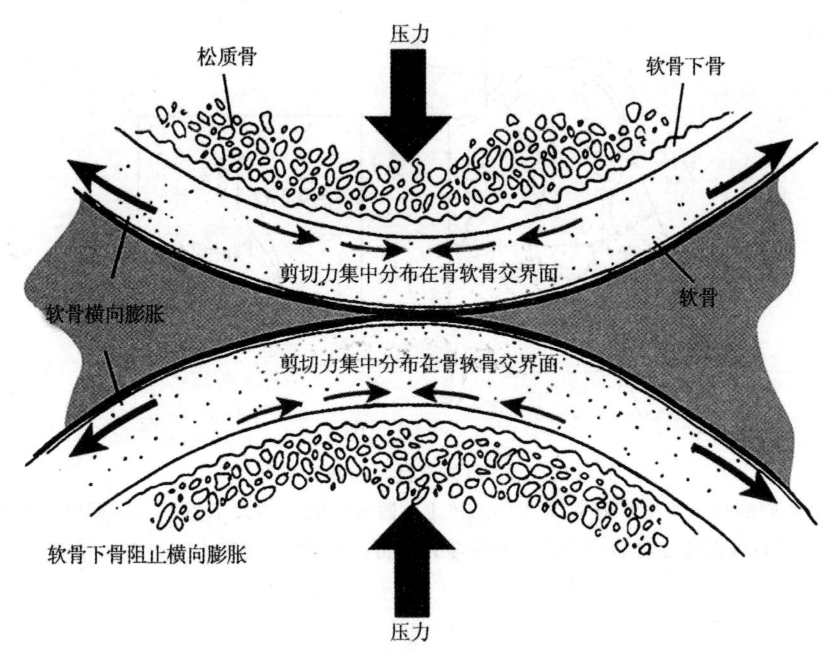

图 2-6　受力时关节软骨的变形情况

二、关节的稳定性

多数关节的稳定性依靠三种因素来维持，即骨骼、韧带和肌肉。关节在运动状态始终是不平衡、不稳定的，但人体总是在不平衡、不稳定中求得相对的平衡和稳定。骨骼的因素对于这种稳定是明显的，而关节内与关节周围韧带使关节活动在一定方向上受到制约，保持关节在正常的生理范围以内活动。肌肉既是运动关节的动力，又是在运动中维持关节稳定的重要因素，其主要作用是通过抵抗、协同与抗重来完成的(图 2-7)。

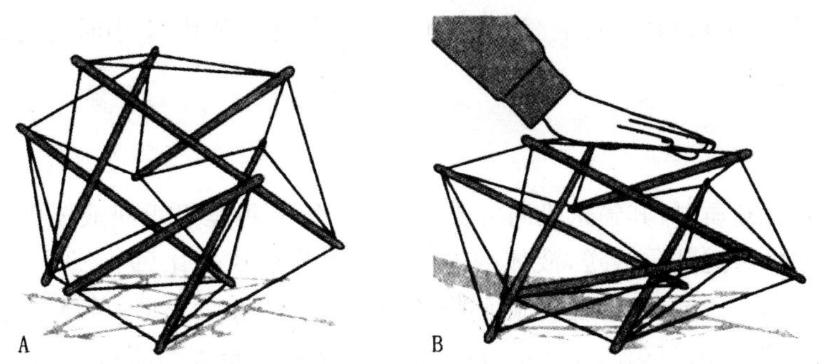

图 2-7　人体各关节稳定如同工程上的张拉整体结构

A. 非受力状态依靠张力维持结构稳定；B. 受力状态下依靠张力的重新分布重新建立平衡

三、关节的力和力矩

关节的作用有两个：节段活动和力的传导。力可来自多方面，如髋关节借助压力支持下肢重量，最基本的则是压力。正常站立时，体重施力于下肢各关节，而上肢的力却是负的。身体各种位置都不能借关节面自身组合来取得平衡，而需要韧带、肌肉或两者的力量。关节部肌肉仅具有小的杠杆臂，有时却需要大的平衡力矩，故肌肉施加于关节的力可以是很大的。例如，髋关节在双足站立时，假如重心偏移，体重为 50kg 的人在力矩平衡下，关节受力约为 165kg，约为体重的 3.3 倍(图 2-8)。

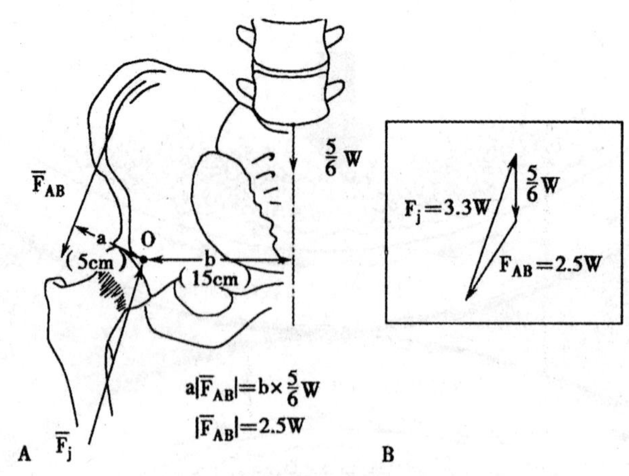

图 2-8　髋关节受力简单计算

A. 躯体和左腿的重量约 5/6W(W 为人的总体重),髋外展肌力的大小为 F_2AB(假定其作用点和力的方向已知)可以通过对 O 点的合力矩为零计算得到;B. 通过构建力三角形计算关节受力 F_2j

(栗庆东)

第三节　关节软骨生物力学

关节是人体中骨与骨可动连接的环节,是人体各部位活动杠杆的支点。关节的作用有:①保证人体的运动。②力的传递。③润滑作用。而关节软骨有其独特的力学性能,一般说来,它是一种各向异性的、非均匀的、具有黏弹性的、充满液体的可渗透物质。

一、软骨的负荷变形

关节软骨在承受压力(负荷)时会发生变形,并随时间变化变形加快,1 小时后达到平衡。当压力消除后,原有的软骨厚度很快恢复。

二、渗透性

组织间液在流经软骨基质时,其输送机制主要有两种。第一种是组织间液体借助于组织两边液体的正压力梯度经过多孔的可渗透基质输送,液体的输送与压力梯度成正比(图 2-9)。第二种是靠软骨基质的变形来输送液体(图 2-10)。Mow 通过实验证明,在增加压力发生变形时,健康软骨的渗透性大大降低。这样,关节软骨就阻止了所有的组织间液流出,这个生物力学调节系统与正常组织的营养需要、关节的润滑和承载能力、软骨组织的磨损程度有密切关系。

三、张力特性

软骨承受的张力负荷与关节软骨面相平行时,其硬度和强度与胶原纤维平行于张力方向排列的范围有密切关系,因为胶原纤维是抗张力的主要成分。随着关节表面距离的增加(图 2-11),正常成人关节软骨的拉伸强度均降低,这使胶原蛋白密集的软骨表浅层对软骨组织起到一种坚韧耐磨的保护作用。

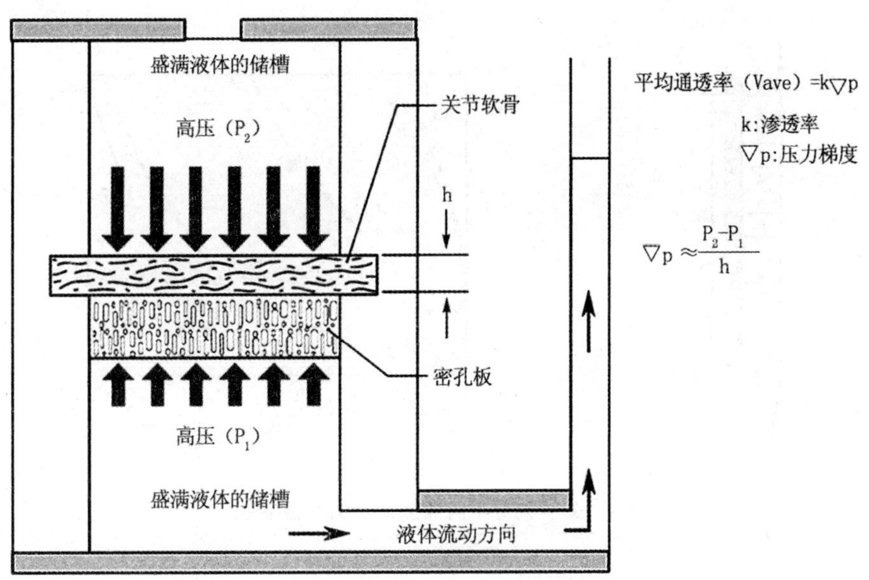

图 2-9　软骨平均通透率测定实验(达西定律)

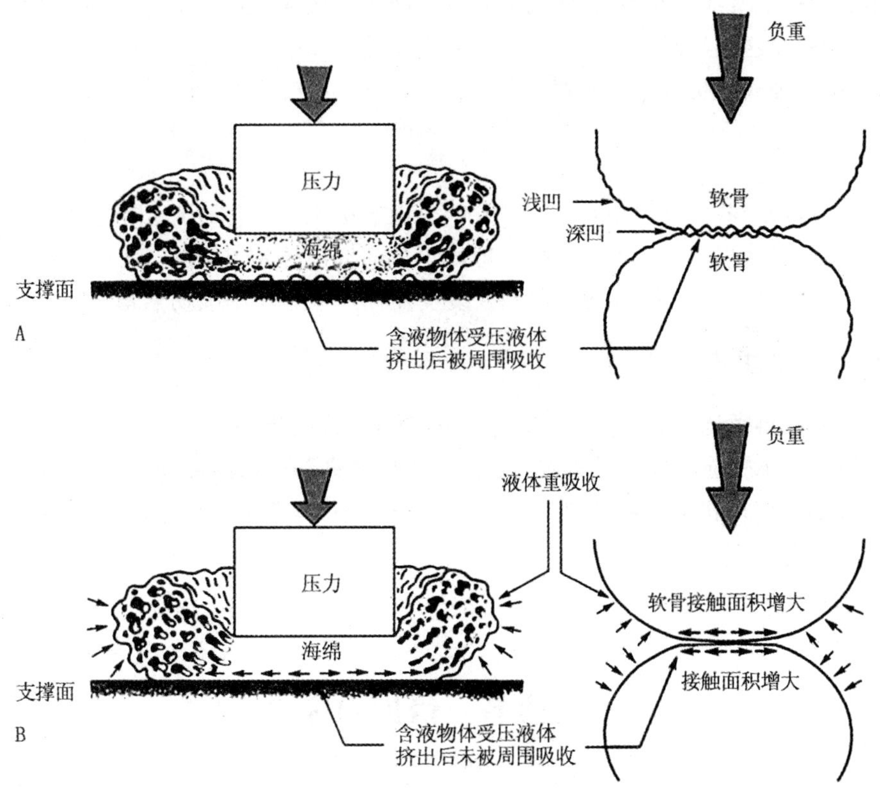

图 2-10　关节软骨受压后软骨内液体随压力而改变，除相对接触面积增大外并保证关节的良好润滑

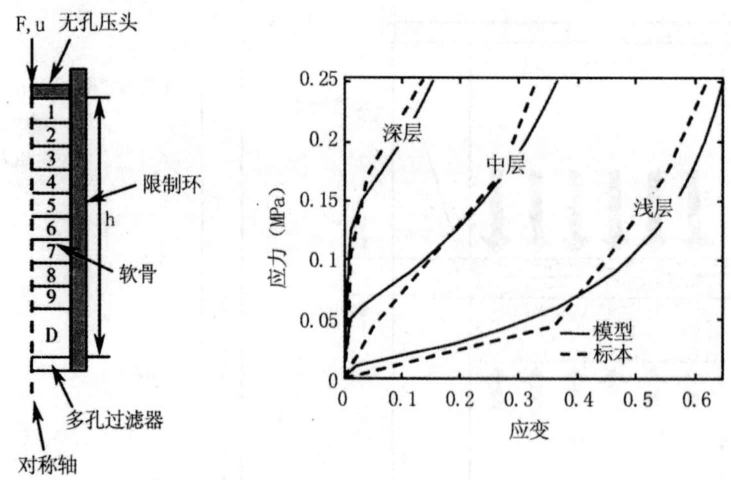

图 2-11　关节软骨不同深度的应力—应变关系

四、润滑作用

在工程学中有两种基本润滑类型，界面润滑和液膜润滑。在某些负荷条件下，关节内的滑液可作为关节软骨的界面润滑剂，而这种润滑能力与滑液的黏滞度无关。如果承力不重，且接触面的相对运动速度较高，关节可能采用第二种润滑机制——液膜润滑。

五、磨损

磨损分两个部分，即承载面之间相互作用引起的界面磨损和接受体变形引起的疲劳性磨损。如果两承载面接触，可因粘连或磨损而产生界面磨损。即使承载面润滑作用好，由于反复变形，承载面可发生疲劳性磨损。疲劳性磨损之所以发生，是由于材料反复受压而产生微小的损伤累积所致。

六、关节软骨变性生物力学

关节软骨的修复和再生能力有限，如果承受应力太大，很快会出现全面破坏。可能与下列因素有关：①承受应力的量级。②承受应力峰值的总数。③胶原蛋白多糖基质的内部分子和细微结构。

应力的过度集中可导致软骨的衰竭，如先天性髋臼发育不良、关节内骨折、半月板切除后等都可导致总负荷增加和应力集中。

（谢正南）

第四节　骨折力学

骨组织有两个区别于其他材料的显著特征，即随着关节失用或功能逐渐增加会发生骨密度的变化。骨组织还有自身愈合能力，其修复过程不是形成瘢痕，而是损伤组织的重建，这是复杂的生物学和力学过程互相作用的结果。

一、骨折的力学原理

从生物学观点来看，骨折是由应力和功能分布不均匀所引起的。当骨骼遭受严重创伤时，骨受到很大应力，当应力超过骨的承受极限时，就会发生骨折。

二、长骨内的张应力

骨折多发生在长骨，张应力是较压应力具有更大破坏性的应力。人体所有的活动（如站立、走路、携带、投掷以及撞击等）均会在长骨的凸侧产生显著的张应力。在平常的步态中，最大的张应力是胫骨的前内侧和股骨的外侧（图 2-12～13）。

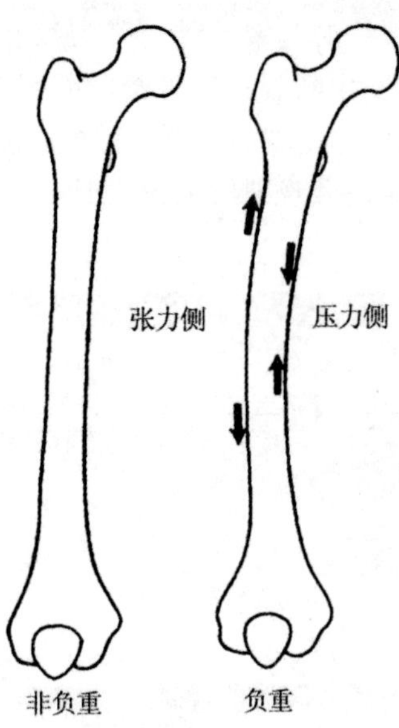

图 2-12　弯应力在凸侧是张力，断裂常开始于张力侧

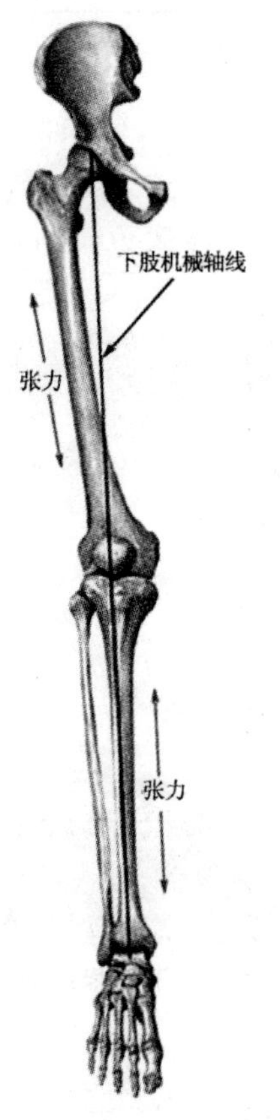

图 2-13　下肢张应力产生的原因

三、断裂力学和骨断裂

人体在剧烈活动中会发生骨折，一定条件下骨折如何发生？断裂力学能够合理解释骨折原因，断裂力学是研究裂纹物体的强度和裂纹扩展规律的科学，是固体力学的一个分支。可以分为线弹性与弹塑性断裂力学两大类别，前者适用于裂纹尖端附近小范围屈服情况；后者适用于裂纹尖端附近大范围屈服的情况。断裂力学的基本研究内容包括：①裂纹的起裂条件。②裂纹在外部载荷和(或)其他因素作用下的扩展过程。③裂纹扩展到什么程度物体会发生断裂。成骨密度断裂韧性测试是目前骨断裂力学研究的主要方面(图 2-14)。骨密质在高应变速度时类似于脆性材料，而在低应变速度时却似坚韧材料。断裂力学的理论和实践表明，材料的细小缺陷和空隙是微观裂纹的发源地，由此引起应力集中，在应变一应力作用下形成骨折。

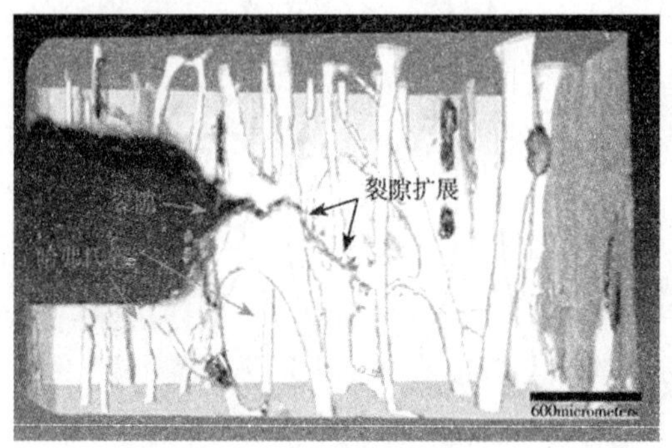

图 2-14　骨皮质 X 线断层扫描所见，由于哈弗氏管的存在可有效阻止裂隙扩展

四、疲劳骨折

骨承受反复负荷(如长时间的行军、锻炼)可发生微损伤，如果这种损伤不断积聚，超过机体的修复能力，就会产生疲劳骨折(fatigue fracture)或应力性骨折。这种骨折常见于新兵长途行军，故又称为行军骨折。疲劳骨折早期很难确诊，根据病史可以考虑疲劳骨折的可能，MRI(图 2-15)和同位素扫描有助于诊断。

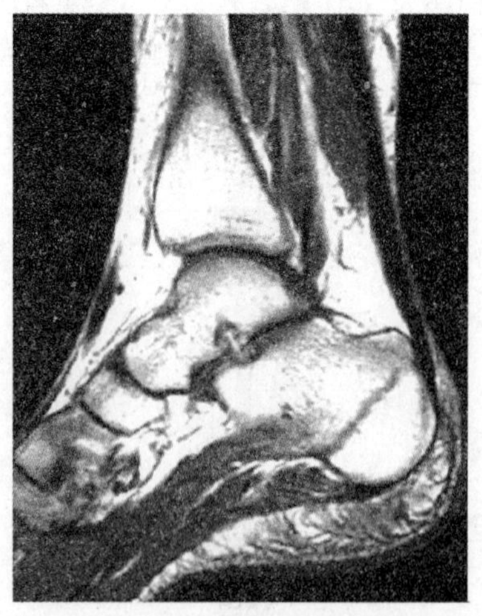

图 2-15　T_1 加权像清楚显示跟骨应力骨折线

(谢正南)

第五节　内固定的生物力学

所有骨科手术都必须符合生物学和力学原则：①保存骨的血液供应。②维持骨的生理和力学环境。骨的力学环境是骨塑形的重要因素之一。现代弹性材料的固定符合生物力学原则，允许骨端存在一定量的力学刺激，有利于骨痂的形成，促进骨愈合。

一、内固定器－钢丝与张力带

骨在承受负荷时，在紧靠负荷侧为压力，另一侧为张力。而用骨折固定器的目的是保持骨折原有序列和对抗张应力。一切固定器均可考虑为对抗张力的带子，因而都把它置于张力侧(图 2-16)。例如髌骨骨折，将髌骨骨折接触点的前方皮质的对应点用钢丝紧紧地捆在一起，可使骨折这一段保持扭矩平衡。拉力与髌骨面要有一小的弯曲角度，肌腱力矩为对侧骨块的反作用力所抵消，这个反作用力是压力，即由于钢丝固定才使肌腱拉力旋转，远侧骨块与近侧骨块接触。腱的拉力越大，骨折面通过的压力就越大。只要支点(前皮质)的接触由钢丝张力维持，就可发挥张力带作用。肌力和反作用力各自都有方向相同的明显分力，能被钢丝内张力所抵消。

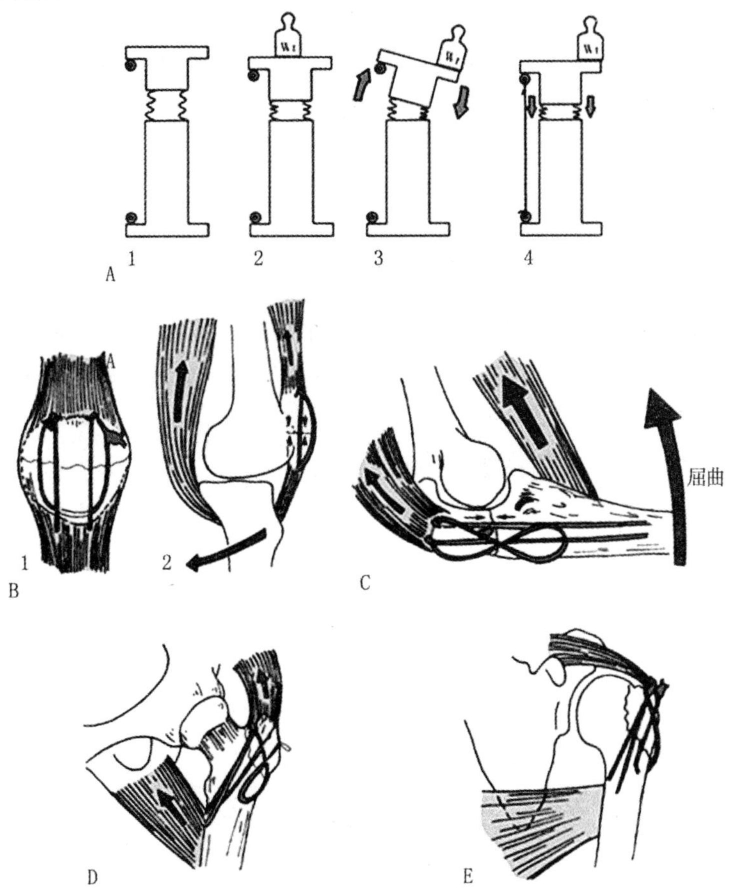

图 2-16　张力带固定原理与应用

A. 张力带原理；B. 髌骨骨折张力带固定；C. 尺骨鹰嘴骨折张力带固定；D. 股骨大转子骨折张力带固定；E. 肱骨大结节骨折张力带固定

二、内固定器—钢板

有实验表明，在骨愈合的早期阶段，牢固的内固定有利于骨折愈合过程；而晚期，这种坚硬的内固定板不利于正常的骨塑形，使骨塑形过程减慢。置于长骨张力侧最外层的多孔钢板，其作用与上述钢丝固定相似(图 2-17)，钢板适应弯曲造成的压力通向骨折线，实质上钢板所受应力属于张力性质，而螺钉的作用是将骨和钢板固定成为一个整体，以便在钢板承受张力的同时螺钉受弯力作用。

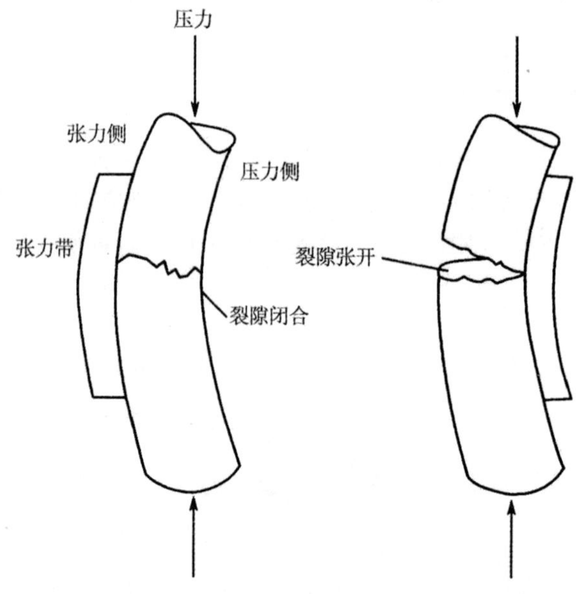

图 2-17 轴向压力下钢板固定张力侧和压力侧效果

三、内固定器—螺钉

螺钉可使骨折块压紧。螺钉产生的张力通常是利用小的扭矩转化为大的轴向力。螺钉一般被用在需要固定力大的部位，对于固定小的骨折片也特别有用。为了加大固定力，螺钉必须“加套—滑动孔”，使螺纹不致分离骨折段(图 2-18，图 2-19)。

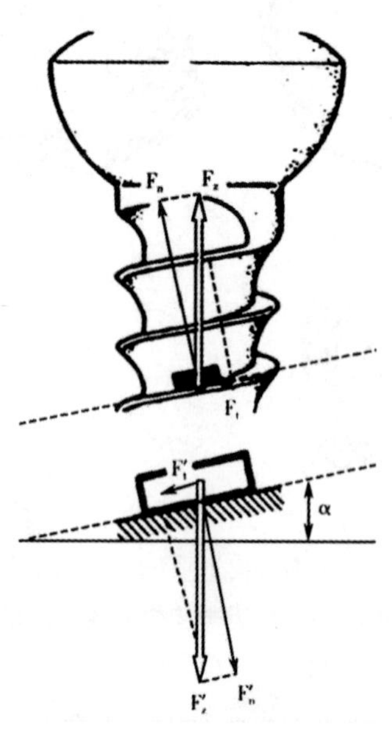

图 2-18 螺钉固定原理

Fn：螺钉压缩力；Ft：界面摩擦力；Fz：螺钉扭力＝Fn＋Ft

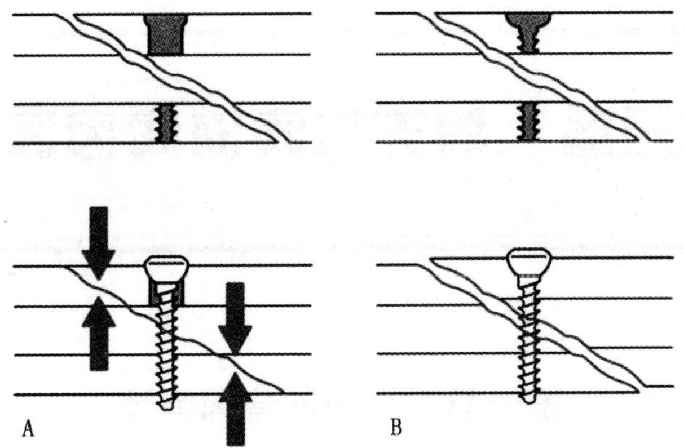

图 2-19 骨折端螺钉固定加压原理

A. 有加压作用；B. 无加压作用

（谢正南）

第三章 骨关节病的病因病理

第一节 骨折的病因病理

一、骨折的病因

骨折的发生，多为严重的暴力作用于人体所致。但人体的生理状况和病理特点不尽相同，如脏腑虚实、筋骨强弱、气血盛衰、年龄老幼等各有不同，均影响着骨折疾病的发生、发展及诊治的整个过程。故骨折的病因，是以外因为主的内、外因综合作用下产生的，但有时内因也占主导地位。正确理解内因和外因的相互关系，对骨折疾病的认识、诊断、治疗及预后都有重要的作用。

（一）外因

外因是骨折疾病发生的主要因素，主要是作用于人体的致伤暴力，通常可分下列四种形式。

1. 直接暴力

骨折发生于外来暴力直接作用的部位，如打击伤、车压伤、枪弹伤及撞击伤所引起的骨折等。往往是开放性骨折，因打击物由外向内穿破皮肤，故感染率较高。这类骨折移位不大，多为横断骨折或粉碎性骨折，但骨折处的软组织损伤较严重。若发生在前臂或小腿，两骨骨折平面相同。

2. 间接暴力

骨折发生于远离于外来暴力作用的部位。例如：当人跌倒时伸手触地，由于跌倒时的冲击力所引起的反抗力，由地面沿肢体向上传达，在手腕、前臂及肘部造成桡骨下端、尺桡骨干或肱骨髁上等处骨折。间接暴力包括传达暴力、扭转暴力和杠杆暴力等。骨折多发生于在骨质较弱处，骨折端移位可能较大，多为斜形骨折或螺旋形骨折。但骨折局部的损伤（包括软组织损伤）并不严重。若发生在前臂或小腿，则两骨骨折的部位多不在同一平面。如为开放性骨折，则多因骨折断端由内向外穿破皮肤，故感染率较低。

3. 筋肉牵拉

由于急剧而不协调的肌肉收缩或韧带的突然紧张牵拉而发生的骨折，损伤常见的部位有髌骨、尺骨鹰嘴、胫骨结节、肱骨大结节、第五跖骨基底等韧带附着点处。如跪跌时，股四头肌强烈收缩可以引起髌骨骨折；猛力伸展肘关节，肱三头肌强烈收缩可以产生尺骨鹰嘴骨折等。此类骨折骨折端的移位可能性较大，但是骨折局部的损伤（包括软组织损伤）并不严重，治疗比较容易，预后较好。

4. 持续劳损

持续劳损又称积累损伤。指骨骼长期反复受到震动或形变，由于外力的积累而造成的骨折。例如长途行军、连续跑步，可引起第二、三跖骨及腓骨干下 1/3 骨折；操纵震动的机器过久，可以引起尺骨下端骨折；不习惯的、持续的过度负重可以引起椎体压缩性骨折或股骨颈骨折。此类骨折特点是：第一，它是一种慢性骨折，是由多次或长期积累性外伤所造成，故可称为疲劳骨折；第二，被累部骨小梁断裂和新骨增生同时进行；第三，骨折多无移位，偶有轻微零外伤，完全断裂，其伤力和骨折表现均不相称；第四，骨折端比较光滑，并有碎骨块游离脱落；第五，骨折愈合能力较低，治疗时应特别注意。

（二）内因

骨折虽以外因为主，但与年龄、健康状况、解剖部位、结构、受伤姿势、骨骼是否原有病变等内在因素有密切关系。

1. 年龄

年轻力壮，气血旺盛，筋骨强健，周身轻灵者趋避和耐受暴力的能力均强，除过重暴力外一般不易发生骨折；年老体弱，气血亏损，肝肾不足，骨质疏松，筋骨萎弱，动作迟缓者容易遭受暴力而发生骨折。同一形式的致伤暴力，可因年龄不同而受伤各异。例如，同是跌倒时手掌撑地致伤，暴力沿肢体向上传导，老年人因肝肾不足，筋骨脆弱，易在桡骨下端、肱骨外科颈处发生骨折；儿童则因骨膜较厚、胶质较多而发生桡尺骨青枝骨折，或因骨骺未闭而发生骺离骨折。

2. 解剖部位和结构

骨折的发生常在松密质骨交接部等骨的结构薄弱处，例如肱骨外科颈骨折的部位是肱骨干密质骨与外科颈疏松骨交接处；在多关节部位，活动范围小和活动范围大的交接处易发生骨折，如第十二胸椎和第一腰椎易发生骨折；幼儿骨膜较厚，骨骼胶质较多，易发生青枝骨折；股骨下段扁平而宽，前有冠状窝，后有鹰嘴窝，中间仅隔较薄的骨片，易发生肱骨髁上骨折。

3. 骨骼病变

骨骼先有病理变化，骨小梁已遭破坏，如脆骨病、骨髓炎、骨结核、骨肿瘤等，遇轻微暴力即可能发生骨折。

二、骨折的移位

骨折移位的程度和方向，一方面与暴力的大小、作用方向及搬运情况等外在因素有关，另一方面还与肢体远侧段的重量、肌肉附着点及其收缩牵拉力等内在因素有关。

骨折移位方式有下列五种，临床上常合并存在(图 3-1)。

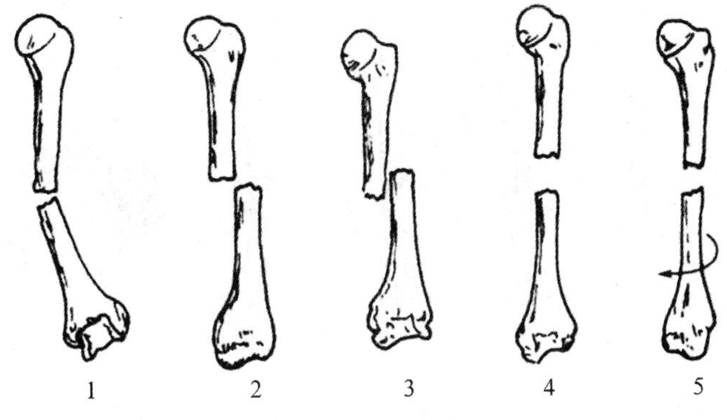

图 3-1　骨折的移位

1. 成角移位

两骨折段之轴线交叉成角，以角顶的方向称为向前、向后、向内或向外成角。

2. 侧方移位

两骨折端移向侧方。四肢按骨折远段、脊柱按上段的移位方向称为向前、向后、向内或向外侧方移位。

3. 缩短移位

骨折段互相重叠或嵌插，骨的长度因而缩短。

4. 分离移位

两骨折端互相分离，骨的长度增加。

5. 旋转移位

骨折段围绕骨之纵轴而旋转。

三、骨折的分类

对骨折进行分类，是决定治疗方法、掌握其发展变化规律的重要环节。分类的方法甚多，现将主要的分类方法介绍如下。

(一)根据骨折处是否与外界相通

1. 闭合骨折

骨折断端不与外界相通者。

2. 开放骨折

有皮肤或黏膜破裂，骨折出与外界相通者。

(二)根据骨折的损伤程度

1. 单纯骨折

无并发神经、重要血管、肌腱或脏器损伤者。

2. 复杂骨折

并发神经、重要血管、肌腱或脏器损伤者。

3. 不完全骨折

骨小梁的连续性仅有部分中断者。此类骨折多无移位。

4. 完全骨折

骨小梁的连续性全部中断者。管状骨骨折后形成远近两个或两个以上的骨折段。此类骨折断端多有移位。

(三)根据骨折线的形态(图 3-2)

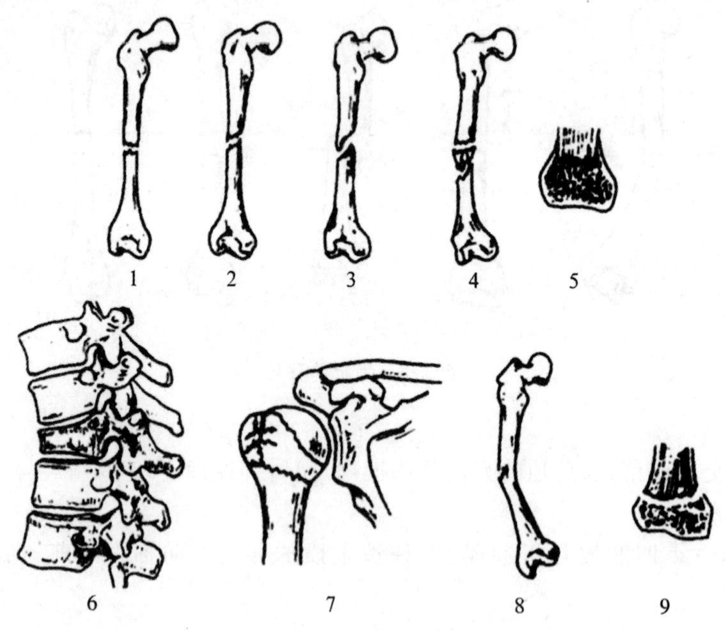

图 3-2 骨折的类型

1. 横断骨折；2. 斜形骨折；3. 螺旋形骨折；4. 粉碎形骨折；5. 嵌插骨折；6. 压缩骨折；7. 裂缝骨折；8. 青枝骨折；9. 骨骺分离

1. 横断骨折

骨折线与骨干纵轴接近垂直。

2. 斜形骨折

骨折线与骨干纵轴斜交成锐角。

3.螺旋形骨折

骨折线呈螺旋形。

4.粉碎骨折

骨碎裂成两块以上,称粉碎骨折。骨折线呈"T"形或"Y"形时,又称"T"形或"Y"形骨折。

5.嵌插骨折

发生在长管骨干骺端密质骨与松质骨交界处。骨折后,密质骨嵌插入松质骨内,可发生在股骨颈和肱骨外科颈等处。

6.压缩骨折

松质骨因压缩而变形,如脊椎骨及跟骨等。

7.裂缝骨折

裂缝骨折或称骨裂,骨折呈裂缝或线状,常见于颅骨、舟状骨等处。

8.青枝骨折

多发生于儿童。仅有部分骨质和骨膜被拉长、皱折或破裂,骨折处有成角、弯曲畸形,与青嫩的树枝被折时的情况相似。

9.骨骺分离

发生在骨骺板部位,使骨骺与骨干分离,骨骺的断面可带有数量不等的骨组织,故骨骺分离亦属骨折之一种,见于儿童和青少年。

(四)根据骨折整复后的稳定程度

1.稳定骨折

复位后经适当外固定不易发生再移位者,如裂缝骨折、青枝骨折、嵌插骨折、横形骨折等。

2.不稳定骨折

复位后易于发生再移位者,如斜形骨折、螺旋形骨折、粉碎骨折等。

(五)根据骨折后就诊时间

1.新鲜骨折

伤后2～3周以内就诊者。

2.陈旧骨折

伤后2～3周以后就诊者。

(六)根据受伤前骨质是否正常

1.外伤骨折

骨折前,骨质结构正常,纯属外力作用而产生骨折者。

2.病理骨折

骨质原已有病变(如骨髓炎、骨结核、骨肿瘤等),经轻微外力作用而产生骨折者。

四、骨折的愈合过程

骨折愈合的机制,目前还不十分清楚,有待进一步研究。一般认为,骨折愈合过程是一个连续的发展过程,可分为血肿机化期、原始骨痂期和骨痂改造期三期(图3-3),亦就是"瘀去、新生、骨合"的过程。

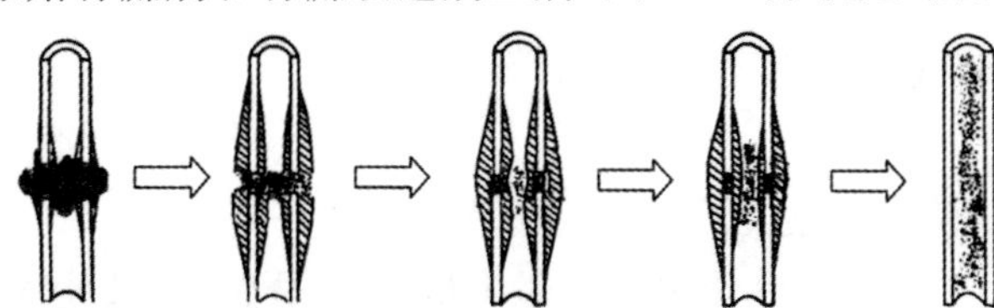

图3-3　骨折愈合过程示意图

(一)血肿机化期

骨折后,骨膜、骨质及邻近软组织遭受损伤,血管断裂出血,在骨折部形成血肿。骨折断端因损伤及血液循环中断而逐渐发生坏死。血肿于伤后4～5小时开始凝结，随着血小板的破坏，纤维蛋白的渗出，毛细血管的增生，成纤维细胞、吞噬细胞的侵入，血肿逐渐机化，形成肉芽组织，肉芽组织再演变成纤维结缔组织，使骨折断端初步连接在一起，这就叫纤维性骨痂，这一过程约在骨折后2～3周内完成。这一时期若发现骨折对线对位不良尚可用手法整复、调整外固定或牵引方向加以矫正。

(二)原始骨痂期

充塞在骨折断端之间因血肿机化而形成的纤维组织，大部分转变为软骨，嵌插在两骨折断端的外骨痂之间。软骨细胞经过增生、变性、钙化而骨化，称软骨内骨化。软骨内骨化过程复杂而缓慢，故临床上应防止较大的血肿，减少软骨内骨化范围，使骨折能较快愈合。

骨折后24小时内，骨折断端处的外骨膜开始增生、肥厚，外骨膜的内层(生发层)细胞增生，产生骨化组织，形成新生骨，称膜内化骨。新生骨的不断增多，紧贴在骨皮质的表面，填充在骨折断端之间，呈斜坡样，称外骨痂。在外骨痂形成的同时，骨折断端髓腔内的骨膜也以同样的方式产生新骨，充填在骨折断端的髓腔内，称内骨痂。内骨痂由于血运供给不佳，故生长较慢。

骨性骨痂主要是经骨膜内骨化(外骨痂为多、内骨痂次之)形成，其次为软骨内骨化(中间骨痂)形成，它们的主要成分为成骨细胞，次要成分为成软骨细胞，均来自外骨膜深层和内骨膜。内外骨痂沿着皮质骨的髓腔侧和骨膜侧向骨折线生长，彼此汇合。外骨膜在骨痂形成中有着较大的重要性，因此在治疗中任何对骨膜的损伤(如手术整复、粗暴手法复位或过度牵引等)均对愈合不利。

骨痂中的血管、破骨细胞和成骨细胞侵入骨折端，一面使骨样组织逐渐经过钙化而成骨组织，一面继续清除坏死骨组织。当内外骨痂和中间骨痂汇合后，又经过不断钙化，其强度足以抵抗肌肉的收缩、成角、剪力和旋转力时，则骨折已达临床愈合。一般约需4～8周。如X线照片示骨折线模糊，周围有连续性骨痂通过骨折线，则可解除外固定，加强患肢的活动锻炼。

(三)骨痂改造期

骨折临床愈合以后，骨痂范围和密度逐渐加大，髓腔亦为骨痂所堵塞。成骨细胞增加，新生骨小梁也逐渐增加，且逐渐排列规则和致密，而骨折端无菌坏死部分经过血管和成骨细胞、破骨细胞的侵入，进行坏死骨的清除和形成新骨的爬行替代过程，最后在X线片中骨痂与质骨界限不能分清，骨折间隙完全消失，骨折已达骨性愈合，一般需要8～12周才能完成，其骨痂中的骨小梁排列不相一致。

随着肢体的运用和负重，骨折周围肌群的作用，为了适应力学的需要，骨痂中骨小梁逐渐进行调整而改变排列。不需要的骨痂(髓腔内或皮质骨以外的)通过破骨细胞作用而消失，骨痂不足的部位(弯曲或凹处)，通过膜内骨化而补充。最后，骨折的痕迹在组织学或放射学上可以完全或接近完全消失，这一由骨性愈合到达骨折痕迹消失的阶段称为塑形期。幼年患者塑形力强，需时短，一般在二年以内骨折痕迹即可消失，成人需要2～4年。局部破坏严重或骨折整复不良，即使达到充分塑形，在X线片上骨折痕迹永远不能消失。

五、骨折的临床愈合标准和骨性愈合标准

掌握骨折的临床愈合和骨性愈合的标准，有利于确定外固定的时间、练功计划和辨证用药。

(一)骨折的临床愈合标准

(1)局部无压痛，无纵向叩击痛。

(2)局部无异常活动。

(3)X线摄片显示骨折线模糊，有连续性骨痂通过骨折线。

(4)功能测定：在解除外固定情况下，上肢能平举1 kg达1分钟，下肢能连续徒手步行3分钟，并不少于30步。

(5)连续观察两周骨折处不变形，则观察的第一天即为临床愈合日期。

(2)、(4)两项的测定必须慎重，以不发生变形或再骨折为原则。

（二）骨折的骨性愈合标准

（1）具备临床愈合标准的条件。

（2）X线摄片显示骨小梁通过骨折线。

成人常见骨折临床愈合时间须根据临床愈合的标准而决定，表3-1仅供夹缚固定时参考。

表3-1　成人常见骨折临床愈合时间参考表

骨折名称	时间（周）
锁骨骨折	4～6
肱骨外科颈骨折	4～6
肱骨干骨折	4～8
肱骨髁上骨折	3～6
尺、桡骨干骨折	6～8
桡骨远端骨折	3～6
掌、指骨骨折	3～4
股骨颈骨折	12～20
股骨转子间骨折	7～10
股骨干骨折	8～12
髌骨骨折	4～6
胫腓骨干骨折	7～10
踝部骨折	4～6
跖部骨折	4～6

六、影响骨折愈合的因素

认识影响骨折愈合的因素，以便利用对愈合有利的因素和避免对愈合不利的因素。

（一）全身因素

1.年龄

骨折愈合速度与年龄关系密切。小儿气血旺盛，组织再生和塑形能力强，骨折愈合速度较快，如股骨干骨折的临床愈合时间，小儿需要一个月基本愈合，成人往往需要三个月左右才能基本愈合，老年人由于气血不足，愈合更慢。

2.全身健康状况

身体强壮，气血旺盛，对骨折愈合有利；反之，慢性消耗性疾病，气血虚弱，如糖尿病、重度营养不良、钙代谢障碍、骨软化症、恶性肿瘤或骨折后有严重并发症者，则骨折愈合迟缓。

（二）局部因素

1.断面的接触

断面接触大则愈合较易，断面接触小则愈合较难，故整复后对位良好者愈合快，对位不良者愈合慢，螺旋形、斜形骨折往往也较横断骨折愈合快。若骨折断端间有肌肉、肌腱、筋膜等软组织嵌入，或由于过度牵引而使骨折断端分离，则妨碍了骨折断面的接触，愈合就更困难。

2.断端的血供

组织的再生，需要足够的血液供给，血供良好的松质骨部骨折愈合较快，而血供不良的部位骨折则愈合速度缓慢，甚至发生延迟连接、不连接或缺血性骨坏死。例如，股骨头的血供主要来自关节囊血管，故头下部骨折后，血供较差，就有缺血性骨坏死的可能。胫骨干下1/3的血供主要依靠由上1/3进入髓腔的营养血管，故下1/3部骨折后，远端血供较差，愈合迟缓。腕舟骨的营养血管由掌侧结节处和背侧中央部进入腰部，骨折后，近段的血供就较差，愈合迟缓。

3.损伤的程度

骨折后有骨缺损或软组织损伤严重者愈合速度缓慢;断端形成巨大血肿者,骨折的愈合速度较慢。骨膜损伤严重者或切开复位,不适当剥离骨膜,骨折愈合也较困难。

4.感染的影响

感染引起损伤局部长期充血、脓液和代谢产物的堆积,均不利于骨折的正常愈合,容易发生迟缓愈合和不愈合。

5.固定和运动

固定可以维持骨折端整复后的良好位置,防止再一次移位,有利于受伤软组织修复,减少血肿范围,保证有利于骨折愈合。若固定太过使局部血运不佳,肌肉萎缩,对愈合不利。在良好固定的条件下,进行适当上下肢关节练功活动,促进局部血液循环畅通,则骨折可以加速愈合。

(贾淮海)

第二节　脱位的病因病理

一、维持关节稳定的因素

关节的稳定性主要依靠骨骼、韧带(关节囊)、肌肉维持。

(一)骨骼

构成关节的骨端关节面的相互吻合,是维持关节稳定性的重要因素。其稳定程度与关节类型及骨端的接触面积有关。在不同的关节类型中,杵臼式关节要比其他形式的关节稳定;而在相同类型的关节中,骨端的接触面积越大,关节越稳定,如髋关节股骨头与髋臼的接触面积为180°,所以稳定。而肩关节肱骨头与肩关节盂的接触面积仅为75°,所以其稳定程度远不如髋关节。

(二)韧带

韧带对关节稳定型的维持可以从以下两个方面来理解。

1.维持静力平衡

关节总是在一定的方向受到一定的韧带的制约,使关节的活动保持在正常的生理范围内。如膝关节的侧副韧带限制膝关节的内外翻活动。

2.维持动力平衡

当关节发生超出其生理范围的活动时,限制其活动的韧带受到牵拉,同时可兴奋韧带内的末梢感受器,使对侧的肌肉反射性收缩形成肌肉的拮抗作用,以保护关节。

(三)肌肉

肌肉既是关节活动的动力,又是在运动中维持关节稳定的重要因素。

1.拮抗

使关节在某一特定方向运动的肌肉称为主动肌,行相反方向运动的肌肉称为拮抗肌。拮抗肌对主动肌所进行的运动起缓冲作用,以保护关节在运动中的稳定,防止关节因暴发的运动而致损伤。

2.协同

双关节(或多关节)肌肉为了有效地运动某关节,需使其中的另一关节稳定在一定的位置,或进行反方向运动。完成这一稳定作用的肌肉称为协同肌。

二、脱位的病因

(一)外因

关节脱位多由直接或间接暴力所致,尤其以间接暴力所致者较多见,如跌仆、挤压、扭转、冲撞、坠堕等损伤，均能使构成关节的骨端超出正常范围，脱离正常的位置而引起关节脱位。由于暴力方向不同，故所引起关节脱位的类型亦各不相同。

（二）内因

关节脱位与年龄、性别、职业、体质、解剖特点有着密切关系。如小儿因关节韧带发育尚不健全，常发生桡骨头半脱位。年老体衰、肝肾亏损、筋肉松弛者易发生颞颌关节脱位。成年人脱位多于儿童，男性对于女性，体力劳动者对于脑力劳动者。此外，关节先天性发育不良、体质虚弱、关节囊周围韧带松弛，亦较易发生脱位。若治疗不当，关节囊及其周围韧带未能很好地修复，常导致习惯性脱位。关节本身的病变（如脓毒或结核）可引起关节破坏而致病理性脱位。某些疾患，如小儿麻痹和中老年人的半身不遂等，由于患肢关节周围的肌肉与韧带松弛，也可引起关节脱位或半脱位，特别多见于肩、髋关节。关节脱位还与关节的解剖特点有关，如肩关节的肩胛盂小而浅，肱骨头大，关节囊的前下方松弛和肌肉少，加上关节活动范围大与活动机会多，故肩关节脱位较易发生。

关节脱位时，必然伴有轻重不同的关节周围韧带、肌腱和肌肉扭挫撕裂，关节囊亦往往破裂，局部形成血肿。有时可伴有血管神经损伤、骨端关节面或关节盂边缘部骨折。若暴力强大，可造成开放性脱位。

三、脱位的分类

（1）按脱位的原因分为外伤性脱位、病理性脱位和先天性脱位。

（2）按脱位的时间分为新鲜脱位（脱位时间在 2～3 周以内）和陈旧性脱位（脱位时间超过2～3周），多次反复发生的脱位称为习惯性脱位。

（3）按脱位的程度分为完全脱位（组成关节的各骨端关节面完全脱出）、不全脱位（又称半脱位，组成关节的各骨端关节面部分脱出）、单纯性脱位以及复杂性脱位（脱位合并骨折或神经、血管损伤）。

（4）按脱位的方向分为前脱位、后脱位、上脱位、下脱位及中心性脱位。四肢与颞颌关节脱位以远侧骨端移位方向为准，脊柱脱位则依上段椎体移位方向而定。

（5）按脱位关节是否有创口与外界相通分为开放性脱位和闭合性脱位。

（贾淮海）

第三节　软组织损伤的病因病理

一、软组织损伤的病因

（一）外因

外因包括直接外力、间接外力和慢性劳损，是软组织损伤的主要致病因素。

（二）内因

软组织损伤常与身体素质、生理特点和病理因素有十分密切的关系。体质强壮，气血旺盛，肝肾充实，筋骨则强盛，承受外界的暴力和风寒湿邪侵袭的能力就强，因此也就不易发生软组织损伤；而体弱多病，气血虚弱，肝肾不足，筋骨则委软，承受外界暴力和风寒湿邪侵袭的能力就弱，则易发生软组织损伤。

二、软组织损伤的分类

（一）根据不同的暴力形式分类

根据不同的暴力形式可分为扭伤、挫伤和碾伤。

1.扭伤

扭伤系指间接暴力使肢体和关节突然发生超出正常生理范围的活动，外力远离损伤部位，发病却在关节周围，其关节及关节周围的筋膜、肌肉、肌腱、韧带、软骨盘等过度扭曲、牵拉，引起的损伤、撕裂、断裂或错位。

2. 挫伤

挫伤系指直接暴力打击或跌仆撞击、重物挤压等作用于人体，引起该处皮下、筋膜、肌肉、肌腱等组织损伤。

3. 碾伤

碾伤系指由于钝性物体的推移或旋转挤压肢体，造成以皮下及深部组织为主的严重损伤，往往形成皮下组织、筋膜、肌腱、肌肉组织与神经、血管俱伤，且易造成局部的感染和坏死。

（二）根据软组织损伤的病程分类

根据软组织损伤的病程可分为急性软组织损伤和慢性软组织损伤。

1. 急性软组织损伤

该损伤亦称新伤，系由突然暴力所引起的，不超过 2 周的新鲜的软组织损伤。

2. 慢性软组织损伤

该损伤亦称陈伤，系由急性软组织损伤失治或治疗不当、不彻底，超过 2 周的软组织的损伤或慢性劳损。

（贾淮海）

第四节　骨病的病因病理

骨病的病因病理是多种多样的，很难做一个概括性的归纳，有许多骨关节疾病的发病原因与发病机制仍不清楚或不完全清楚。其发病原因与以下因素有关。

一、感染

化脓性细菌、结核杆菌、梅毒螺旋体感染，可引起化脓性骨髓炎、化脓性关节炎、骨关节结核、骨梅毒等。此外，病毒侵袭是小儿麻痹的致病原因，某些骨肿瘤的发生可能与病毒感染有关。

二、损伤

长期的慢性劳损是引起骨关节退行性疾病与骨软骨疾病的主要原因之一。

三、退行性病变

随年老而发生的骨关节功能的减退是某些骨关节疾病的主要原因。如髋、膝、踝、脊柱关节的骨性关节炎。

四、代谢性障碍

如佝偻病、骨软化病、骨质疏松症等。

五、免疫性因素

如风湿性关节炎、类风湿性关节炎、强直性脊柱炎等。

六、地域性因素

与地域的水土、气候、饮食等因素有关的疾病。如大骨节病、氟骨病等。

七、职业性因素

因生产性有害因素引起，如振动病、减压病、职业中毒、放射病等。

八、先天性发育因素

如骨先天性畸形、血友病性关节炎、先天性关节挛缩等。

（贾淮海）

第四章　骨关节病的主要症状

第一节　损伤的症状

人体遭受外界暴力损伤时，常因皮肉、筋骨、气血、经络、脏腑及营卫、精津等的病理变化，而产生局部及全身等一系列症状，不同类型的损伤常有不同的临床表现。诊查损伤症状，对伤病的诊断、伤情发展过程、治疗及其预后具有重要的临床意义。

一、局部症状

（一）一般症状

1. 疼痛及压痛

疼痛是损伤最为常见的临床症状之一。骨折、脱位、筋伤、内伤后致患处脉络受损，气血凝滞，阻塞经络，不通则痛，故临床上可见程度不同的疼痛。骨折时可有局部疼痛、压痛及纵轴叩击痛。关节脱位时，往往伤及附近韧带、肌腱、肌肉而引起疼痛，尤其在活动时疼痛加剧，并有关节周围广泛压痛。急性软组织损伤，局部疼痛较为剧烈；慢性劳损多表现为胀痛、酸痛，或与活动牵扯、气候骤变有关。皮肤及皮下组织损伤疼痛较轻；肌肉及关节韧带的扭挫伤则疼痛明显；神经挫伤有麻木感或电灼样放射性剧痛。内伤因损伤的病因病机不同，疼痛的性质和部位也不同。气滞者以胀痛、痛无定处、范围较广、忽聚忽散、无明显压痛点为临床特征；瘀血者以刺痛、痛有定处、范围局限、有明显压痛点为临床特征。

2. 肿胀、青紫

“气伤痛，形伤肿”。损伤致络脉受损，营血离经，阻塞络道，瘀滞于皮肤腠理，出现肿胀。若血行之道不得宣通，“离经之血”透过撕裂的肌膜与深筋膜，溢于皮下则成青紫瘀斑。伤血者肿痛部位固定，瘀血经久不愈，变为宿伤。骨折后，严重肿胀时还可出现张力性水疱。脱位后，由于关节周围受损，毛细血管破裂或组织液渗出，充满关节囊内外，故在短时间内可出现肿胀。筋伤局部肿胀程度多与暴力的大小、损伤的程度有关。外界暴力大，损伤程度重，局部肿胀较严重；外界暴力小，损伤程度轻，局部肿胀较轻。在瘀血的机化分解、吸收消散过程中，瘀血斑的颜色可由青紫→青黄→消失。

3. 功能障碍

临床上出现肢体功能障碍的原因主要有二：一是损伤后气血阻滞引起剧烈疼痛，肌肉反射性痉挛所致；二是组织器官的损害，可引起肢体或躯干发生不同程度的功能障碍。如骨折后，肢体失去杠杆和支柱作用。脱位后，关节解剖对合关系失常，导致关节不能屈伸。伤在手臂则活动受限，伤在下肢则步履无力或行走困难，伤在腰背则俯仰阻抑，伤在关节则屈伸不利，伤在颅脑则神明失守，伤在胸胁则心悸气急，伤在肚腹则纳呆胀满。组织器官若无器质性损伤，则功能障碍较轻，可望逐渐恢复；若有形态上的破坏与器质性损伤，则功能障碍较严重，难以恢复。损伤后期发生功能障碍，多因严重创伤引起患部机化、粘连、变性、萎缩所致，可使关节的主动、被动运动均受限。

疼痛及压痛、肿胀青紫、功能障碍是损伤较为常见的一般症状。由于气、血在生理上互根互用，关系密切，故病理上亦常相互影响；临床多见气血两伤，表现为肿痛并见，但有先后、偏重之分。

（二）特殊症状

1. 筋骨损伤的特征

（1）畸形：发生骨折或脱位时，由于暴力作用以及肌肉、韧带的牵拉，常使骨端移位，出现肢体形状的改变，而产生特殊畸形。如肢体骨折后常出现缩短、成角、旋转、隆起、凹陷等畸形。肩关节前脱位出现"方肩"畸形；肘关节后脱位出现"靴状"畸形；髋关节后脱位呈屈曲、缩短、内收、内旋畸形。筋伤畸形多由肌肉韧带断裂、收缩所造成，与骨折畸形有明显的区别。如肌肉韧带断裂后，可出现收缩性隆凸、断裂缺损处凹陷畸形。

（2）骨擦音：是骨折的特征表现之一。完全无嵌插性骨折，由于断端之间相互触碰或摩擦而产生，一般在检查骨折局部用手触摸时，可以感觉到或听到。

（3）异常活动：是骨折及严重伤筋的特有体征。一是指骨干部无嵌插的完全骨折，可出现类似关节一样的屈曲、旋转等不正常的活动，又称假关节活动，此是骨折的特征。二是指关节原来不能活动的方向出现了活动，多见于韧带断裂。

（4）关节盂空虚：关节完全脱位后，构成关节的骨端部分或完全脱出关节盂，致使关节盂空虚，关节头处于异常位置，这是脱位的特有体征。如颞颌关节前脱位，在耳屏前方可触及一凹陷；肩关节前下脱位，肩峰下关节盂空虚，可在喙突下、盂下或锁骨下触及肱骨头。

（5）弹性固定：是脱位的特有体征。脱位后，关节周围的肌肉痉挛收缩，将脱位后骨端固定在特殊的位置上，对该关节进行被动活动时，虽然有一定活动度，但有弹性阻力，被动活动停止后，脱位的骨端又回到原来的特殊位置。这种现象称为弹性固定。

综上所述，畸形、骨擦音、异常活动是骨折的三大特征；临床具备其中一种特征，在排除关节脱位、肌腱韧带断裂或其他病变引起肢体畸形时，即可初步诊断为骨折。但在检查时不应主动寻找骨擦音或异常活动，以免增加患者痛苦，加重局部损伤或导致严重的并发症。畸形、关节盂空虚、弹性固定是脱位的三大特征；对临床诊断关节脱位具有非常重要的意义。

2. 脏腑损伤的症状

脏腑是维持人体生命活动的主要器官，不同的脏腑有不同的功能，因损伤部位的不同，常可出现一些特殊的症状。如颅底骨折，因骨折部位不同而出现不同的临床表现：颅前窝骨折可出现眼周围迟发性淤斑、鼻孔出血或脑脊液鼻漏；颅中窝骨折可见咽后壁黏膜下淤血；颅后窝骨折常见乳突后方淤血及耳出血或脑脊液耳漏等。硬膜外血肿常出现中间清醒期。多根多处肋骨骨折可见反常呼吸。胸部损伤引起气胸、血胸时，则见气逆、喘促、咯血，甚至鼻翼扇动、发绀、休克。腹腔内脏破裂时，常见腹肌紧张、压痛、反跳痛等腹膜刺激征。肾脏损伤时可见血尿等症。脏腑损伤出现特殊症状，一般多属危急重症，应及时做出定位诊断，并积极采取抢救措施。

二、全身表现

轻微损伤一般无全身症状。一般损伤由于气滞血瘀，经络阻滞，脏腑不合，常表现神疲纳呆，夜寐不安，便秘，舌紫黯或瘀斑，脉浮弦等全身症状。妇女可见闭经或痛经，经色紫黯有块。如瘀血停积化热，常出现发热烦躁、口渴口苦、便秘尿赤、脉浮数或弦紧、舌红苔黄腻等症。严重损伤者，可出现面色苍白，肢体厥冷，大汗淋漓，口渴，尿量减少，血压下降，脉搏微细或消失，烦躁或神志淡漠等外伤性休克现象及内脏损伤的相应表现。

（陈　磊）

第二节　骨病的症状

骨病是指发生在骨骼、关节及其周围筋肉的疾病。骨病不仅产生局部病损与功能障碍，而且可能影响整个机体的形态与功能。所以，骨病可以出现一系列的局部与全身症状。

一、局部症状

（一）一般症状

1.疼痛

因风寒湿毒凝聚筋骨，致使骨关节气血瘀滞，经脉阻塞，发生骨病疼痛。疼痛的不同类型或病期，临床表现各异。行痹常为游走性关节疼痛；痛痹疼痛较剧，痛有定处，热轻寒重；着痹关节重痛、酸痛，痛有定处；热痹患部灼痛，痛不可触，得冷稍减。骨痈疽疼痛彻骨，痛如锥刺，溃脓后疼痛稍减。骨痨初起，仅觉患部酸痛、隐痛，继后疼痛逐渐加重，尤以夜间或活动时痛甚。骨质疏松症常在登楼、改变体位及震动时患部疼痛加重。脊柱退行性疾病常表现颈肩或腰腿放射性疼痛。恶性骨肿瘤后期呈持续性剧痛、抽痛或跳痛，夜间加重，应用止痛药不能缓解。

2.肿胀

骨痈疽、骨痨、痹证及骨肿瘤常出现患处骨关节肿胀。骨痈疽局部红肿热痛。骨痨局部肿而不红，疼痛较轻。痹证常有关节肿胀，风湿性关节炎多为四肢大关节肿胀；类风湿关节炎常见四肢小关节呈“梭形”肿胀。

3.功能障碍

人之骨骼，立身、运动；罹患骨病，常引起肢体功能障碍。若是骨关节本身的疾病，病变关节的主动、被动运动均出现障碍；如系神经疾病引起肌肉瘫痪者，则主动运动丧失，但被动运动一般良好。

（二）特殊症状

1.畸形

骨关节病常出现典型的畸形。如脊柱结核后期多引起后凸或侧弯畸形；强直性脊柱炎可引起圆背（驼背）畸形；特发性脊椎侧凸症在青春期可出现脊柱侧凸畸形。类风湿关节炎常见腕关节尺偏畸形、手指鹅颈畸形及扣眼畸形等；先天性肢体缺如、并指、多指、巨指、马蹄足等，均可出现明显的手足畸形。

2.肌萎缩

肌肉萎缩是痿证的主要临床表现。小儿麻痹后遗症多见受累肢体肌肉萎缩；多发性神经炎表现两侧手足下垂与肌肉萎缩；进行性肌萎缩症可见四肢对称性近端肌萎缩；肌萎缩性侧索硬化症表现双前臂广泛肌肉萎缩，并伴有肌束颤动等。

3.肿块

痛风性关节炎、骨肿瘤、骨突部骨软骨病等，局部可触及肿块。痛风性关节炎常可扪及较硬、较小的“痛风石”。良性骨肿瘤为质硬如石、表面光滑、固定不移的肿块；而恶性骨肿瘤为坚硬、凹凸不平的肿块。若是关节游离体，肿块较小，时隐时现。

4.筋肉挛缩

若人体某群筋肉持久性挛缩，可引起关节畸形与活动功能障碍。如掌腱膜挛缩症发生屈指挛缩畸形；前臂缺血性肌挛缩，常见爪状手；髂胫束挛缩症呈屈髋、外展、外旋挛缩畸形等。

5.疮口及窦道

骨痈疽脓成溃破后，疮口周围皮肤红肿，初流稠厚、黄色脓液，久则渐转稀薄，有时夹杂碎死骨块排出；

慢性附骨疽反复发病者，可见几个窦道，疮口凹陷，皮色黯红，边缘常有少量肉芽形成。骨痨常在病灶附近形成寒性脓肿，破溃后，开始流出大量稀薄脓液和豆腐渣样腐败物，以后流稀薄脓水，或夹有碎小死骨，易形成窦道，日久不愈，疮口凹陷、苍白，周围皮色紫黯。

二、全身表现

良性骨肿瘤、筋挛、先天性骨关节畸形、骨关节退行性疾病等，因其病变对整个机体影响较少，通常无明显全身症状。骨痈疽初期，即表现寒战发热、周身不适等症；成脓期高热、出汗、烦躁不安、口渴、脉数、舌红、苔黄腻等全身症状明显；脓肿溃破后体温逐渐下降，全身症状减轻。骨痨发病时，常出现骨蒸潮热、盗汗、口咽干燥、舌红少苔、脉沉细数等阴虚火旺证候；后期呈面白神疲（慢性消耗性病容）、倦怠无力、舌淡苔白、脉濡细等气血两虚证候。痹证可兼有恶风、发热、口渴、烦闷不适等全身症状。痿证常出现面色无华、纳差、乏力、肉痿肢软、苔薄白或少苔、脉细等全身症状。恶性骨肿瘤晚期，多表现为精神委靡、面容憔悴、唇甲色淡、食欲不振、消瘦、贫血等恶病质症状。

（陈　磊）

第五章　骨关节病的物理检查

第一节　骨科检查基本原则和内容

一、体格检查基本原则

（一）全身状况

人体作为一个整体，不能只注意检查局部而忽略了整体及全身情况。尤其是多发创伤患者往往骨折、脱位、伤口出血表现得比较明显。如果只注意局部骨折、脱位情况，而忽略了内出血、胸、腹、颅内等情况，就会造成漏诊。所以一定要注意外伤患者的生命体征，争取时间而不至于延误病情，做到准确及时的诊断和处理。

（二）检查顺序

一般先进行全身检查再重点进行局部检查，但不一定系统进行，也可先检查有关的重要部分。既注意局部症状、体征明显的部位，又不放过全身其他部位的病变或其他有意义的变化。如膝关节的疼痛可能来自腰髋的疾病，膝、髋关节的窦道可能来自腰椎等。检查者对每一部位要建立一套完整的检查程序和顺序，从而避免遗漏一些资料。

一般按视诊、触诊、叩诊、动诊、量诊顺序进行。

(1)先健侧后患侧，有健侧作对照，可发现患侧的异常。

(2)先健处后患处，否则由于检查引起疼痛，易使患者产生保护性反应，难以准确判定病变的部位及范围。

(3)先主动后被动，先让患者自己活动患肢，以了解其活动范围、受限程度、痛点等，然后再由医生作被动检查。反之，则因被动检查引起的疼痛、不适而影响检查结果的准确性。

（三）充分暴露、两侧对比

检查室温度要适宜，光线充足。充分暴露检查的部位是为了全面了解病变的情况，也便于两侧对比。两侧对比即要有确切的两侧同一的解剖标志，对患者进行比较性检查，如长度、宽度、周径、活动度、步态等。

（四）全面、反复、轻柔、到位、多体位

1.全面

不可忽视全身检查，不能放过任何异常体征，这有助于诊断以防止漏诊。

2.反复

每一次主动、被动或对抗运动等检查都应重复几次以明确症状有无加重或减轻，及时发现新症状和体征。尤其对于神经系统定位，应反复检查。

3.轻柔

检查操作时动作要轻柔，尽量不给患者增加痛苦。

4.到位

检查关节活动范围时，主动或被动活动都应达到最大限度。检查肌力时肌肉收缩应至少5秒钟，以明确有无肌力减弱。

5.多体位检查

包括站立、行走、坐位、仰卧、俯卧、侧卧、截石位等姿势。特殊检查可采取特殊体位。

（五）综合分析

物理学检查只是一种诊断方法，必须结合病史、辅助检查及化验等获得的各种信息，综合分析，才能得出正确诊断。任何疾病在发展过程中，其症状和体征也会随之发生变化。同一疾病在不同阶段有不同的症状和体征。同一症状和体征在不同阶段其表现和意义也各不相同。必须综合考虑病史、物理检查、辅助检查做出诊断。

二、体格检查基本内容

（一）视诊

观察步态有无异常，患部皮肤有无创面、窦道、瘢痕、静脉曲张及色泽异常，脊柱有无侧凸、前后凸，肢体有无畸形，肌肉有无肥大和萎缩，软组织有无肿胀及肿物，与健侧相应部位是否对称等。

（二）触诊

（1）检查病变的部位、范围，肿物的大小、硬度、活动度、压痛，皮肤感觉及温度等。

（2）检查压痛时，应先让被检查者指明疼痛部位及范围，检查者用手从病变外周向中央逐步触诊。应先轻后重、由浅入深，注意压痛部位、范围、深浅程度、有无放射痛等，并注意患者的表情和反应。

（3）有无异常感觉如骨擦感、骨擦音、皮下捻发感、肌腱弹响等。

（4）各骨性标志有无异常，检查脊柱有无侧弯可用棘突滑动触诊法。

（三）叩诊

主要检查有无叩击痛。为明确骨折、脊柱病变或做反射检查时常用叩诊，如四肢骨折时常有纵向叩击痛；脊柱病变常有棘突叩痛；神经干叩击征（Tinel征）即叩击损伤神经的近端时其末端出现疼痛，如逐日向远端推移，表示神经有再生现象。

（四）动诊

包括检查主动运动、被动运动和异常活动情况，并注意分析活动与疼痛的关系。注意检查关节的活动范围和肌肉的收缩力。先观察患者的主动活动，再进行被动检查。当神经麻痹或肌腱断裂时，关节均不能主动活动，但可以被动活动。当关节强直、僵硬或有肌痉挛、皮肤瘢痕挛缩时，则主动和被动活动均受限。异常活动包括以下几种情况：①关节强直，运动功能完全丧失。②关节运动范围减小，见于肌肉痉挛或与关节相关联的软组织挛缩。③关节运动范围超常，见于关节囊破坏，关节囊及支持韧带过度松弛或断裂。④假关节活动，见于肢体骨折不愈合或骨缺损。

（五）量诊

根据检查原则测量肢体长度、周径、关节的活动范围、肌力和感觉障碍的范围。

1.肢体长度测量

测量时患肢和健肢必须放在对称位置，以相同的解剖标志为起止点，双侧对比测量。

（1）上肢长度：肩峰至桡骨茎突或肩峰至中指尖。

（2）上臂长度：肩峰至肱骨外上髁。

（3）前臂长度：肱骨外上髁至桡骨茎突或尺骨鹰嘴至尺骨茎突。

（4）下肢长度：绝对长度测量自髂前上棘至内踝尖；相对长度测量自肚脐至内踝尖。

（5）大腿长度：大转子至膝关节外侧间隙。

(6)小腿长度：膝关节内侧间隙至内踝下缘，或外侧间隙至外踝下缘。

2. 肢体周径测量

(1)上肢周径：通常测两侧肱二头肌腹周径。

(2)大腿周径：通常在髌骨上 10cm 或 15cm 处测量。

(3)小腿周径：通常测腓肠肌腹周径。

3. 关节活动范围测量

用量角器较准确地测量，采用目前国际通用的中立位作为0°的记录方法。以关节中立位为0°，测量各方向的活动度。记录方法：四肢关节可记为0°(伸)⇌150°(屈)，数字代表屈伸角度，两数之差代表活动范围，"⇌"代表活动方向。脊柱活动范围包括屈、伸、侧屈和旋转。

(六)神经系统检查

1. 肌张力检查

肌张力指肌肉松弛状态下做被动运动时检查者所遇到的阻力。肌张力减低可见于下运动神经元病变及肌源性病变等。肌张力增高见于锥体束病变和锥体外系病变，前者表现为痉挛性肌张力增高，即上肢的屈肌及下肢的伸肌肌张力增高明显，开始做被动运动时阻力较大，然后迅速减小，称折刀样肌张力增高；后者表现为强直性肌张力增高，即伸肌和屈肌的肌张力均增高，做被动运动时向各个方向的阻力是均匀一致的，亦称铅管样肌张力增高(不伴震颤)，如伴有震颤则出现规律而断续的停顿，称齿轮样肌张力增高。

2. 肌力检查

需要结合视诊、触诊和动诊来了解随意运动肌的功能状态。许多疾病使某一肌肉或一条运动神经支配的肌群发生不同程度的肌力减弱。根据抗重力或阻力的程度可将肌力分为0～Ⅴ级(表 5-1)。

表 5-1 肌力测定的分级(Code 六级分法)

级别	运动
0 级	肌力完全消失，无活动
Ⅰ级	肌肉能收缩，但无关节活动
Ⅱ级	肌肉能收缩，关节稍有活动，但不能对抗重力
Ⅲ级	能对抗肢体重力使关节活动，但不能对抗外来阻力
Ⅳ级	能对抗外来阻力使关节活动，但肌力较弱
Ⅴ级	肌力正常

3. 感觉检查

一般只检查痛觉及触觉，必要时还要检查温觉、位置觉、两点辨别觉等。常用棉花测触觉；用注射针头测痛觉；用分别盛有冷热水的试管测温度觉。用以了解神经病损的部位和程度，并可观察疾病的发展情况和治疗结果。

4. 反射检查

应在肌肉放松体位下进行，两侧对比，检查特定反射。常用的有：

(1)深反射：肱二头肌(腱)反射($C_{5\sim6}$，肌皮神经)，肱三头肌(腱)反射($C_{6\sim7}$，桡神经)，桡反射($C_{5\sim6}$，桡神经)，膝(腱)反射($L_{2\sim4}$，股神经)，踝反射或跟腱反射($S_{1\sim2}$，胫神经)。深反射减弱或消失表示反射弧抑制或中断；深反射亢进通常由上运动神经元病变所致，如锥体束病损，致脊髓反射弧的抑制释放；深反射对称性改变不一定是神经系统病损所致，而不对称性改变则是神经系统病损的重要体征；髌阵挛和踝阵挛是腱反射亢进的表现，在锥体束损害时出现。

(2)浅反射：腹壁反射，上方($T_{7\sim8}$)，中部($T_{9\sim10}$)，下方($T_{11\sim12}$)；提睾反射($L_{1\sim2}$)；跖反射($S_{1\sim2}$)；肛门反射($S_{4\sim5}$)；球海绵体反射。

(3)病理反射:一般在中枢神经系统受损时出现,主要是锥体束受损,对脊髓的抑制作用丧失而出现的异常反射。常见的有:①Hoffmann 征。②Babinski 征。③Chaddock 征。④Oppenheim 征。⑤Gordon 征。⑥Rossolimo 征。

5.自主神经检查

(1)皮肤、毛发、指甲营养状态:自主神经损害时,表现为皮肤粗糙、失去正常的光泽、表皮脱落、发凉、无汗;毛发脱落;指(趾)甲增厚、失去光泽、易裂。此外,可显示血管舒缩变化:毛细血管充盈迟缓。

(2)皮肤划痕试验:用光滑小木签在皮肤上画线,数秒后如果出现先白后红的条纹,为正常。若划后出现白色线条并持续时间较长,超过 5 分钟,则提示有交感神经兴奋性增高。如红色条纹持续时间较长,而且逐渐增宽甚至隆起,提示副交感神经兴奋增高或交感神经麻痹。

(白德磊)

第二节 上肢检查

一、肩部检查

肩关节也称盂肱关节,是全身最灵活的关节。它由肩胛骨的关节盂和肱骨头构成。由于肱骨头大而关节盂浅,因而其既灵活又缺乏稳定性,是肩关节易脱位的原因之一。肩部的运动很少是由肩关节单独进行的,常常是肩关节、肩锁关节、胸锁关节及肩胛骨一胸壁联接均参与的复合运动,因此检查肩部活动时须兼顾各方面。

(一)视诊

肩的正常外形呈圆弧形,两侧对称。三角肌萎缩或肩关节脱位后弧度变平,称为“方肩”。先天性高肩胛患者患侧明显高于健侧。斜方肌瘫痪表现为垂肩,肩胛骨内上角稍升高。前锯肌瘫痪向前平举上肢时表现为翼状肩胛。

(二)触诊

锁骨位置表浅,全长均可触到。喙突尖在锁骨下方肱骨头内侧,与肩峰和肱骨大结节形成肩等边三角称为肩三角。骨折、脱位时此三角有异常改变。

(三)动诊和量诊

检查肩关节活动范围时,须先将肩胛骨下角固定,以鉴别是盂肱关节的单独活动还是包括其他两个关节的广义的肩关节活动。肩关节的运动包括内收、外展、前屈、后伸、内旋和外旋。肩关节中立位为上臂下垂屈肘 90°,前臂指向前。正常活动范围:外展 80°～90°,内收 20°～40°,前屈 70°～90°,后伸 40°,内旋 45°～70°,外旋 45°～60°。

肩外展超过 90°时称为上举(160°～180°),须有肱骨和肩胛骨共同参与才能完成。如为肩周炎,仅外展、外旋明显受限;关节炎则各个方向运动均受限。

(四)特殊检查

1. Dugas 征

正常人将手搭在对侧肩上,肘部能贴近胸壁。肩关节前脱位时肘部内收受限,伤侧的手搭在对侧肩上,肘部则不能贴近胸壁,或肘部贴近胸部时,则手搭不到对侧肩,此为 Dugas 征阳性(图 5-1)。

2. 疼痛弧

冈上肌腱有病损时,在肩外展 60°～120°范围内有疼痛,因为在此范围内肌腱与肩峰下面摩擦、撞击,此范围以外则无疼痛。常用于肩周炎的检查判定。

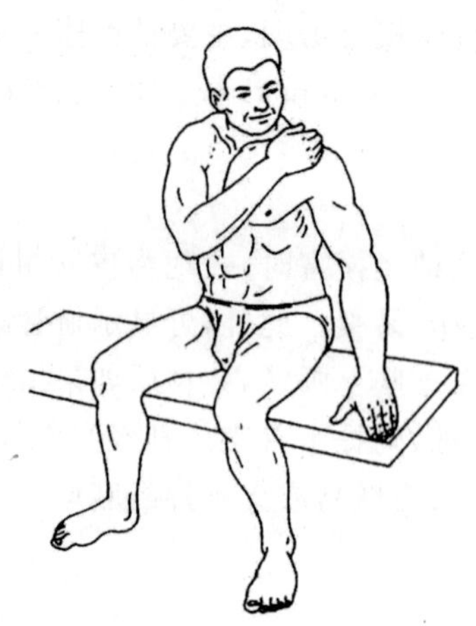

图 5-1　Dugas 征

二、肘部检查

肘关节包括肱尺关节、肱桡关节、上尺桡关节三个关节。除具有屈伸活动功能外，还有前臂的旋转功能。

（一）视诊

正常肘关节完全伸直时，肱骨内、外上髁和尺骨鹰嘴在一直线上；肘关节完全屈曲时，这三个骨突构成一等腰三角形（称肘后三角）。肘关节脱位时，三点关系发生改变；肱骨髁上骨折时，此三点关系不变。前臂充分旋后时，上臂与前臂之间有 10°～15°外翻角，又称提携角。该角度减小时称为肘内翻，增大时称为肘外翻。肘关节伸直时，鹰嘴的桡侧有一小凹陷，为肱桡关节的部位。桡骨头骨折或肘关节肿胀时此凹陷消失，并有压痛。桡骨头脱位在此部位可见到异常骨突，旋转前臂时可触到突出的桡骨头转动。肘关节积液或积血时，患者屈肘从后面观察，可见鹰嘴之上肱三头肌腱的两侧胀满。肿胀严重者，如化脓性或结核性关节炎时，肘关节成梭形。

（二）触诊

肱骨干可在肱二头肌与肱三头肌之间触知。肱骨内、外上髁和尺骨鹰嘴位置表浅容易触知。肘部慢性劳损常见的部位在肱骨内、外上髁处。外上髁处为伸肌总腱的起点，肱骨外上髁炎时，局部明显压痛。

（三）动诊和量诊

肘关节屈伸运动通常以完全伸直为中立位 0°。活动范围：屈曲 135°～150°，伸 0°，可有 5°～10°过伸。肘关节的屈伸活动幅度取决于关节面的角度和周围软组织的制约。在肘关节完全伸直位时，因侧副韧带被拉紧，不可能有侧方运动，如果出现异常的侧方运动，则提示侧副韧带断裂或内、外上髁骨折。

（四）特殊检查

Mills 征：患者肘部伸直，腕部屈曲，将前臂旋前时，肱骨外上髁处疼痛为阳性，常见于肱骨外上髁炎，或称网球肘（图 5-2）。

三、腕部检查

腕关节是前臂与手之间的移行区，包括桡尺骨远端、腕骨掌骨基底、桡腕关节、腕中关节、腕掌关节及有关的软组织。前臂的肌腱及腱鞘均经过腕部。这些结构被坚实的深筋膜包被，与腕骨保持密切的联系，使腕部保持有力并容许广泛的运动以适应手的多种复杂功能。

（一）视诊

微屈腕时，腕前区有 2～3 条腕前皮肤横纹。用力屈腕时，由于肌腱收缩，掌侧有 3 条明显的纵行皮肤隆起，中央为掌长肌腱，桡侧为桡侧腕屈肌腱，尺侧为尺侧腕屈肌腱。桡侧腕屈肌腱的外侧是扪桡动脉的常用位置，皮下脂肪少的人可见桡动脉搏动。解剖学“鼻烟窝”是腕背侧的明显标志，它由拇长展肌和拇短伸肌腱、拇长伸肌腱围成，其底由舟骨、大多角骨、桡骨茎突和桡侧腕长、短伸肌组成。其深部是舟骨，舟骨骨折时该窝肿胀。腕关节结核和类风湿关节炎表现为全关节肿胀。腕背皮下半球形肿物多为腱鞘囊肿。月骨脱位后腕背或掌侧肿胀，握拳时可见第 3 掌骨头向近侧回缩(正常时较突出)。

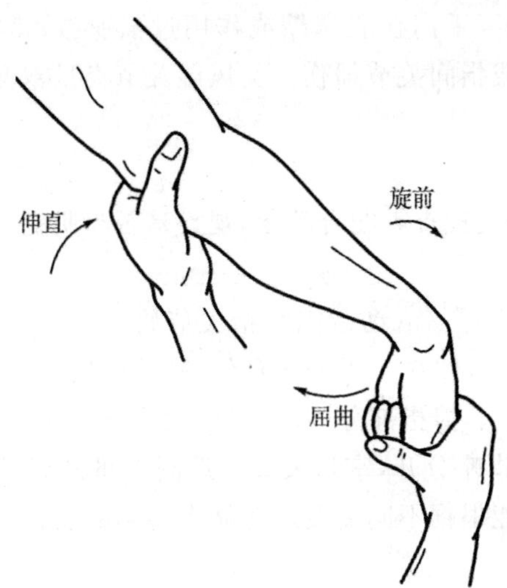

图 5-2 网球肘 Mills 征

(二)触诊

舟骨骨折时"鼻烟窝"有压痛。正常时桡骨茎突比尺骨茎突低 1cm，当桡骨远端骨折时这种关系有改变。腱鞘囊肿常发生于手腕背部，为圆形、质韧、囊性感明显的肿物。疑有舟骨或月骨病变时，让患者半握拳尺偏，叩击第 3 掌骨头时腕部近中线处疼痛。

(三)动诊和量诊

通常以第 3 掌骨与前臂纵轴成一直线为腕关节中立位 0°。正常活动范围：背屈 35°～60°，掌屈 50°～60°，桡偏 25°～30°，尺偏 30°～40°。腕关节的正常运动对手的活动有重要意义，因而其功能障碍有可能影响到手的功能，利用合掌法容易查出其轻微异常。

(四)特殊检查

1. Finkelstein 试验

患者拇指握于掌心，使腕关节被动尺偏，桡骨茎突处疼痛为阳性。为桡骨茎突狭窄性腱鞘炎的典型体征(图 5-3)。

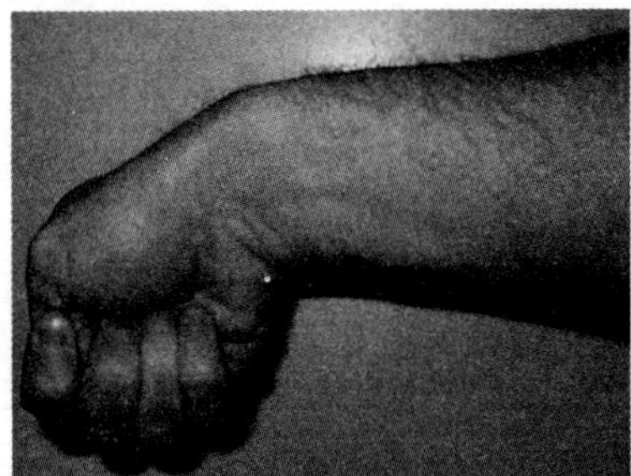

图 5-3 桡骨茎突狭窄性腱鞘炎 Finkelstein 试验

2. 腕关节尺侧挤压试验

腕关节中立位，使之被动向尺侧偏并挤压，下尺桡关节疼痛为阳性。多见于腕三角软骨损伤或尺骨茎突骨折。

四、手部检查

手是人类劳动的器官，它具有复杂而重要的功能，由 5 个掌骨和 14 个指骨组成。拇指具有对掌功能是人类区别于其他哺乳动物的重要特征。

（一）视诊

常见的畸形有并指、多指、巨指（多由脂肪瘤、淋巴瘤、血管瘤引起）等。钮孔畸形见于手指近侧指间关节背面中央腱束断裂；鹅颈畸形系因手内在肌挛缩或作用过强所致；爪形手是前臂肌群缺血性挛缩的结果；梭形指多为结核、内生软骨瘤或指间关节损伤。类风湿关节炎呈双侧多发性掌指、指间和腕关节肿大，晚期掌指关节尺偏。

（二）触诊

指骨、掌骨均可触到。手部瘢痕检查需配合动诊，观察是否与肌腱、神经粘连。

（三）动诊和量诊

手指各关节完全伸直为中立位 0°。活动范围掌指关节屈 60°～90°，伸 0°，过伸 20°；近侧指间关节屈 90°，伸 0°，远侧指间关节屈 60°～90°，伸 0°。手的休息位：是手休息时所处的自然静止的姿势，即腕关节背伸 10°～15°，示指至小指呈半握拳状，拇指部分外展，拇指尖接近示指远侧指间关节。手的功能位：腕背屈 20°～35°，拇指外展、对掌，其他手指略分开，掌指关节及近侧指间关节半屈曲，而远侧指间关节微屈曲，相当于握小球的体位。该体位使手能根据不同需要迅速做出不同的动作，发挥其功能，外伤后的功能位固定即以此为标准。

手指常发生屈肌腱鞘炎，屈伸患指可听到弹响，称为弹响指或扳机指（图 5-4）。

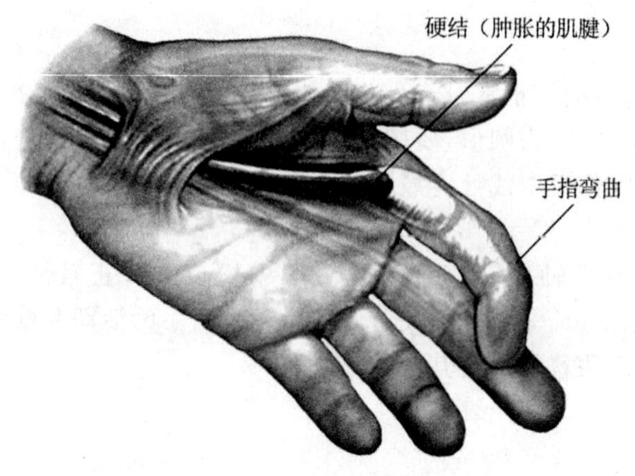

图 5-4　示指狭窄腱鞘炎

（白德磊）

第三节　脊柱检查

脊柱由 7 个颈椎、12 个胸椎、5 个腰椎、5 个骶椎、4 个尾椎构成。常见的脊柱疾病多发生于颈椎和腰椎。

一、视诊

脊柱居体轴的中央，并有颈、胸、腰段的生理弯曲。先观察脊柱的生理弧度是否正常，检查棘突连线是否在一条直线上。正常人第 7 颈椎棘突最突出。如有异常的前凸、后凸和侧凸则应记明其方向和部位。脊柱侧凸如继发于神经纤维瘤病，则皮肤上常可见到咖啡斑，为该病的诊断依据之一。腰骶部如有丛毛或膨出是脊椎裂的表现。常见的脊柱畸形有角状后凸（结核、肿瘤、骨折等）、圆弧状后凸（强直性脊柱炎、青年圆背等）、侧凸（特发性脊柱侧凸、先天性脊柱侧凸、椎间盘突出症等）。还应观察患者的姿势和步态。腰扭伤或腰椎结核的患者常以双手扶腰行走;腰椎间盘突出症的患者,行走时身体常向前侧方倾斜。

二、触诊

颈椎从枕骨结节向下,第一个触及的是第2颈椎棘突。颈前屈时第7颈椎棘突最明显,故又称隆椎。两肩胛下角连线,通过第7胸椎棘突,约平第8胸椎椎体。两髂嵴最高点连线通过第4腰椎棘突或第4、5腰椎椎体间隙,常依此确定胸腰椎位置。棘突上压痛常见于棘上韧带损伤、棘突骨折;棘间韧带压痛常见于棘间韧带损伤;腰背肌压痛常见于腰肌劳损;腰部肌肉痉挛常是腰椎结核、急性腰扭伤及腰椎滑脱等的保护性现象。

三、叩诊

脊柱疾患如结核、肿瘤、脊柱炎,以手指(或握拳)、叩诊锤叩打局部时可出现深部疼痛,而压痛不明显或较轻。这可与浅部韧带损伤进行区别。

四、动诊和量诊

脊柱中立位是身体直立,目视前方。颈段活动范围:前屈后伸均45°,侧屈45°。腰段活动:前屈45°,后伸20°,侧屈30°。腰椎间盘突出症患者,脊柱侧屈及前屈受限;脊椎结核或强直性脊柱炎的患者脊柱的各个方向活动均受限制,失去正常的运动曲线。腰椎管狭窄症的患者主观症状多而客观体征较少,脊柱后伸多受限。

五、特殊检查

(一)Eaton试验

患者坐位,检查者一手将患者头部推向健侧,另一手握住患侧腕部向外下牵引,如出现患肢疼痛、麻木感为阳性。见于颈椎病(图5-5)。

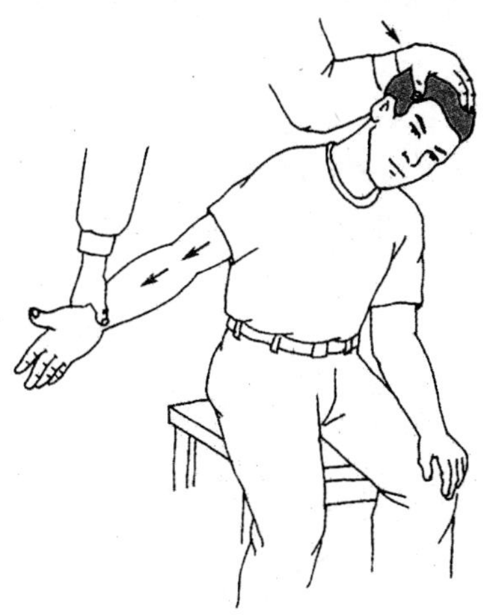

图5-5 Eaton试验

(二)Spurling试验

患者端坐,头后仰并偏向患侧,术者用手掌在其头顶加压,出现颈痛并向患侧手放射为阳性,颈椎病时,可出现此征(图5-6)。

(三)幼儿脊柱活动检查法

患儿俯卧,检查者双手抓住患儿双踝上提,如有椎旁肌痉挛,则脊柱生理前凸消失,呈板样强直为阳性,常见于脊柱结核患儿(图5-7)。

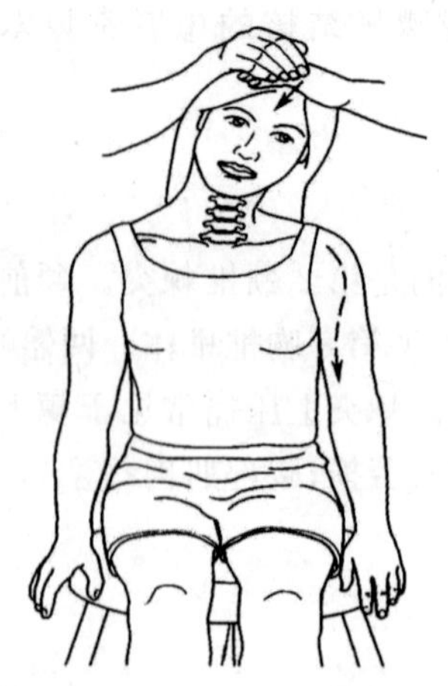

图 5-6 Spurling 试验

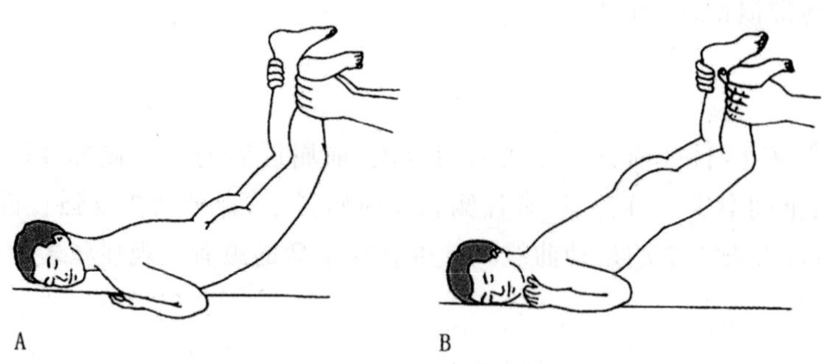

图 5-7 幼儿脊柱活动检查法

A. 正常；B. 阳性

（四）拾物试验

在地上放一物品，嘱患儿去拾，如骶棘肌有痉挛，患儿拾物时只能屈曲两侧膝、髋关节而不能弯腰，多见于下胸椎及腰椎病变。

（五）髋关节过伸试验

患者俯卧，一手将患侧膝关节屈至 90°，握住踝部，向上提起，使髋过伸，此时必扭动骶髂关节，如有疼痛即为阳性。此试验可同时检查髋关节及骶髂关节的病变（图 5-8）。

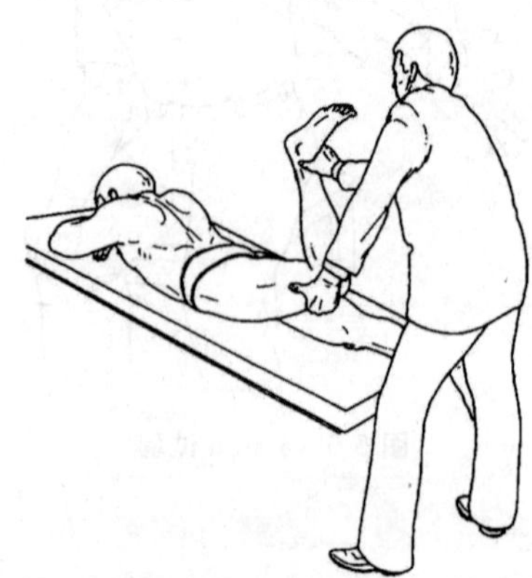

图 5-8 Yeoman 试验

（六）骶髂关节扭转试验

患者仰卧，屈健侧髋、膝，让患者抱住；病侧大腿垂于床缘外。检查者一手压病侧膝，出现骶髂关节疼痛者为阳性，说明腰骶关节有病变（图 5-9）。

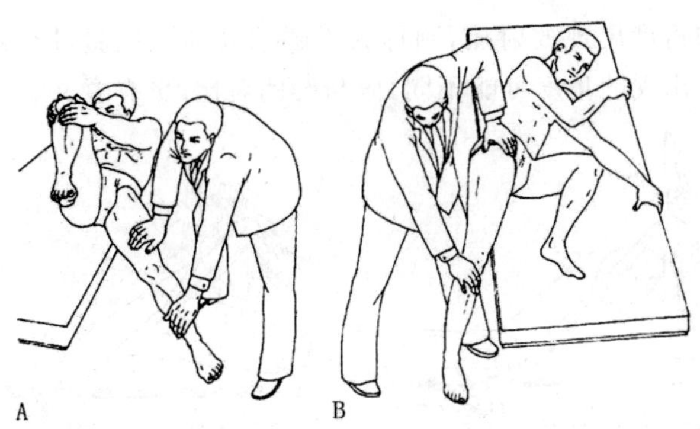

图 5-9 骶髂关节扭转试验(Gaenslen sign)

(七)腰骶关节过伸试验

患者俯卧,检查者的前臂插在患者两大腿的前侧,另一手压住腰部,将患者大腿向上抬,若骶髂关节有病变,即出现疼痛(图 5-10)。

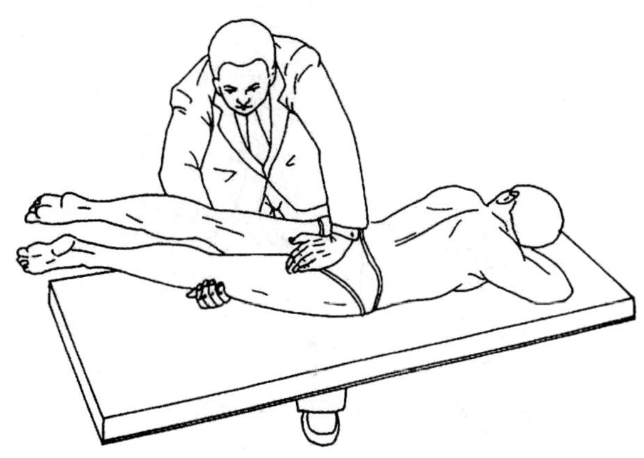

图 5-10 腰骶关节过伸试验(Naoholos sign)

(八)Addison 征

患者坐位,昂首转向患侧,深吸气后屏气,检查者手摸患侧桡动脉。动脉搏动减弱或消失,则为阳性,表示血管受挤压,常见于前斜角肌综合征等(图 5-11)。

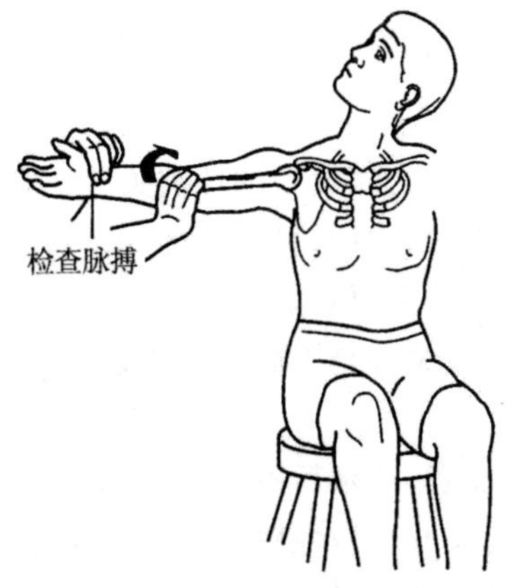

图 5-11 Addison 征

(九)直腿抬高试验

患者仰卧,检查者一手托患者足跟,另一手保持膝关节伸直,缓慢抬高患肢,如在 60°范围之内即出现坐骨神经的放射痛,称为直腿抬高试验阳性。在直腿抬高试验阳性时,缓慢放低患肢高度,待放射痛消失后，再将踝关节被动背伸，如再度出现放射痛，则称为直腿抬高加强试验(Bragard 征)阳性(图 5-12)。因个体差异，直腿抬高时，疼痛出现的角度可能不同，应与健侧对比，更有意义。

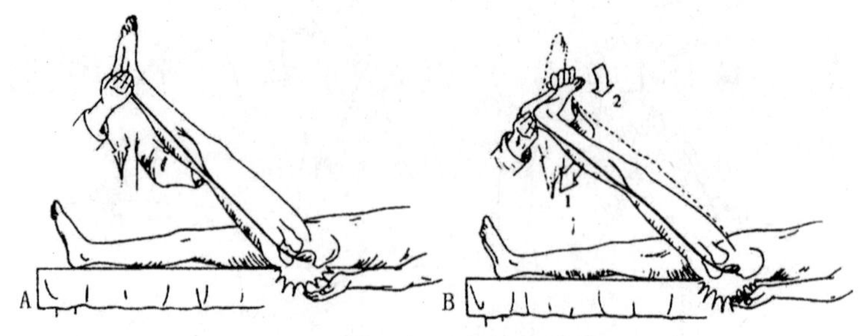

图 5-12 直腿抬高加强试验(Bragard 征)

(十)股神经牵拉试验

患者俯卧、屈膝，检查者将其小腿上提或尽力屈膝(图 5-13)，出现大腿前侧放射性疼痛者为阳性，见于股神经受压，多为 $L_{3\sim4}$ 椎间盘突出症。

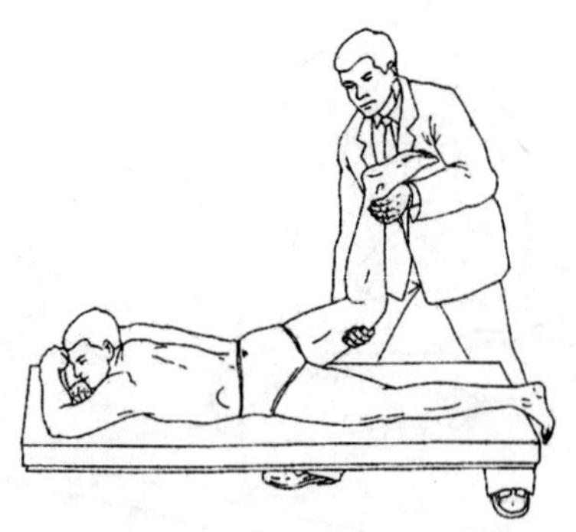

图 5-13 股神经牵拉试验

(白德磊)

第四节 下肢检查

一、骨盆和髋部检查

髋关节是人体最大、最稳定的关节之一，属典型的球窝关节。它由股骨头、髋臼和股骨颈形成关节，下方与股骨相连。其结构与人体直立所需的负重与行走功能相适应。髋关节远较肩关节稳定，没有强大暴力一般很少脱位。负重和行走是髋关节的主要功能，其中负重功能更重要，保持一个稳定的髋关节是各种矫形手术的原则。由于人类直立行走，髋关节是下肢最易受累的关节。

(一)视诊

应首先注意髋部疾病所致的病理步态，常须行走、站立和卧位结合检查。特殊的步态，骨科医生应明确其机制，这对诊断疾病十分重要。髋关节患慢性感染时，常呈屈曲内收畸形；髋关节后脱位时，常呈屈曲内收内旋畸形；股骨颈及转子间骨折时，伤肢呈外旋畸形。

(二)触诊

先天性髋关节脱位和股骨头缺血性坏死的患者，多有内收肌挛缩，可触及紧张的内收肌。骨折的患者有局部肿胀压痛；髋关节感染性疾病局部多有红肿、发热且有压痛。外伤性脱位的患者可有明显的局部不对称性突出。挤压分离试验对骨盆骨折的诊断具有重要意义。

（三）叩诊

髋部有骨折或炎症，握拳轻叩大转子或在下肢伸直位叩击足跟部时，可引起髋关节疼痛。

（四）动诊

髋关节中立位0°为髋膝伸直，髌骨向上。正常活动范围：屈130°～140°，伸0°，过伸可达15°；内收20°～30°，外展30°～45°；内旋40°～50°，外旋30°～40°。除检查活动范围外，还应注意在双腿并拢时能否下蹲，有无弹响。臀肌挛缩症的患者，双膝并拢不能下蹲，活动髋关节时，挛缩的纤维带从大转子部滑过，会出现弹响，常称为弹响髋（snappinghip）。

（五）量诊

发生股骨颈骨折、髋脱位、髋关节结核或化脓性关节炎股骨头破坏时，大转子向上移位。测定方法有（图5-14）：①Shoemaker线。正常时，大转子尖与髂前上棘的连线延伸，在脐上与腹中线相交；大转子上移后，该延长线与腹中线相交在脐下。②Nelaton线。患者侧卧并半屈髋，在髂前上棘和坐骨结节之间画线。正常时此线通过大转子尖。③Bryant三角。患者仰卧，从髂前上棘垂直向下和向大转子尖各画一线，再从大转子尖向近侧画一水平线，该三线构成一三角形。大转子上移时底边比健侧缩短。

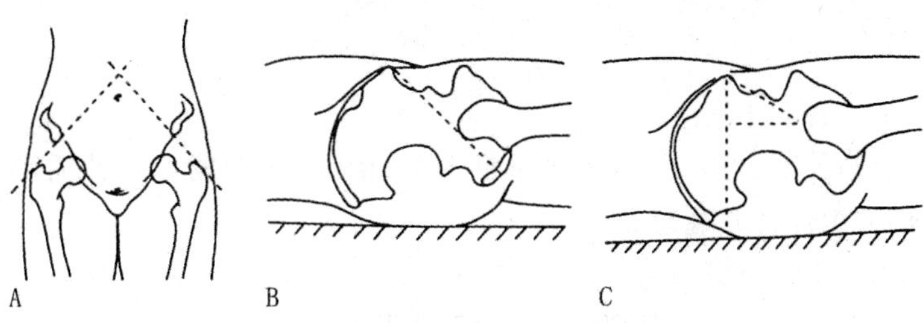

图5-14　股骨大转子上移测量方法

A. Shoemaker线；B. Nelaton线；C. Bryant三角

（六）特殊检查

1. 滚动试验

患者仰卧位，检查者将一手掌放患者大腿上轻轻使其反复滚动，急性关节炎时可引起疼痛或滚动受限。

2. "4"字试验（Patrick sign）

患者仰卧位，健肢伸直，患侧髋与膝屈曲，大腿外展、外旋将小腿置于健侧大腿上，形成一个"4"字，一手固定骨盆，另一手下压患肢，出现疼痛为阳性。见于骶髂关节及髋关节内有病变或内收肌有痉挛的患者。

3. Thomas征

患者仰卧位，充分屈曲健侧髋膝，并使腰部贴于床面，若患肢自动抬高离开床面或迫使患肢与床面接触则腰部前凸时，称Thomas征阳性。见于髋部病变和腰肌挛缩。

4. 骨盆挤压分离试验

患者仰卧位，从双侧髂前上棘处对向挤压或向后外分离骨盆，引起骨盆疼痛为阳性。见于骨盆骨折。须注意检查时手法要轻柔以免加重骨折端出血。

5. Trendelenburg试验

患者背向检查者，健肢屈髋、屈膝上提，用患肢站立，如健侧骨盆及臀褶下降为阳性。多见于臀中、小肌麻痹，髋关节脱位及陈旧性股骨颈骨折等（图5-15）。

6. Allis征

患者仰卧位，屈髋、屈膝，两足平行放于床面，足跟对齐，观察双膝的高度，如一侧膝比另一侧高时，即为阳性。见于髋关节脱位、股骨或胫骨短缩。

7. 望远镜试验

患者仰卧位，下肢伸直，检查者一手握住患侧小腿，沿身体纵轴上下推拉，另一手触摸同侧大转子，如出现活塞样滑动感为阳性，多见于儿童先天性髋关节脱位。

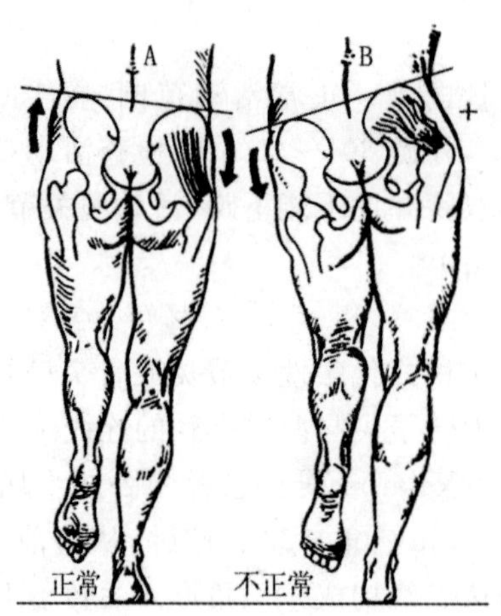

图 5-15　Trendelenburg 征

二、膝部检查

膝关节是人体最复杂的关节，解剖学上被列为屈戌关节。主要功能为屈伸活动，膝部内外侧韧带、关节囊、半月板和周围的软组织保持其稳定。

(一)视诊

检查时患者首先呈立正姿势站立。正常时，两膝和两踝应能同时并拢互相接触，若两踝能并拢而两膝不能互相接触则为膝内翻(genu varum)，又称"O 形腿"。若两膝并拢而两踝不能接触则为膝外翻(genu valgum)，又称"X 形腿"。膝内、外翻是指远侧肢体的指向。在伸膝位，髌韧带两侧稍凹陷。有关节积液或滑膜增厚时，凹陷消失。比较两侧股四头肌有无萎缩，早期萎缩可见内侧头稍平坦，用软尺测量更为准确。

(二)触诊

触诊的顺序为先检查前侧，如股四头肌、髌骨、髌腱和胫骨结节之间的关系等，然后再俯卧位检查膝后侧，在屈曲位检查腘窝、外侧的股二头肌、内侧的半腱肌半膜肌有无压痛或挛缩。

髌骨前方出现囊性肿物，多为髌前滑囊炎。膝前外侧有囊性肿物，多为半月板囊肿(图 5-16)；膝后部的肿物，多为腘窝囊肿。考虑膝关节积血或积液，可行浮髌试验。膝关节表面软组织较少，压痛点的位置往往就是病灶的位置，所以，检查压痛点对定位诊断有很大的帮助。髌骨下缘的平面正是关节间隙，关节间隙的压痛点可以考虑是半月板的损伤处或有骨赘之处。

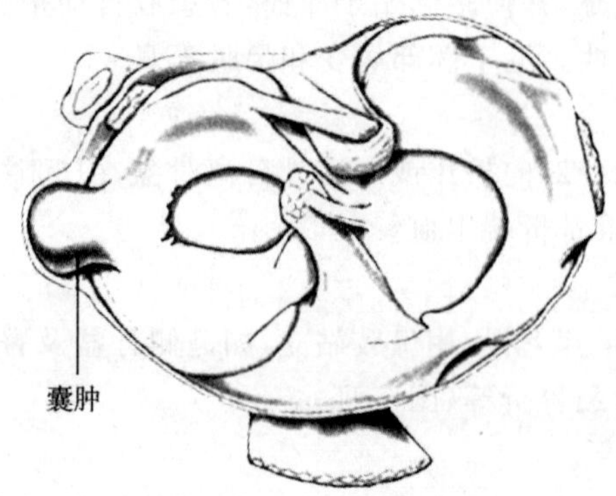

图 5-16　半月板囊肿示意图

内侧副韧带的压痛点往往不在关节间隙，而在股骨内髁结节处；外侧副韧带的压痛点在腓骨小头上方。髌骨上方的压痛点代表髌上囊的病灶。另外，膝关节的疼痛，要注意检查髋关节，因为髋关节疾病可刺激闭孔神经，引起膝关节牵涉痛。如果膝关节持续性疼痛、进行性加重，可考虑股骨下端和胫骨上端肿瘤的可能性。

（三）动诊和量诊

膝伸直为中立位0°。正常活动范围：屈120°～150°，伸0°，过伸5°～10°。膝关节伸直时产生疼痛的原因是由于肌肉和韧带紧张，导致关节面的压力加大所致。可考虑为关节面负重部位的病变。如果最大屈曲时有胀痛，可推测是由于股四头肌的紧张，髌上滑囊内的压力增高和肿胀的滑膜被挤压而引起，这是关节内有积液的表现。总之，一般情况下伸直痛是关节面的病变，屈曲痛是膝关节水肿或滑膜炎的表现。

当膝关节处于向外翻的压力下，并做膝关节屈曲动作时，若产生外侧疼痛，则说明股骨外髁和外侧半月板有病变。反之，内翻同时有屈曲疼痛者，病变在股骨内髁或内侧半月板。

（四）特殊检查

1. 侧方应力试验

患者仰卧位，将膝关节置于完全伸直位，分别做膝关节的被动外翻和内翻检查，与健侧对比。若超出正常外翻或内翻范围，则为阳性。说明有内侧或外侧副韧带损伤（图5-17）。

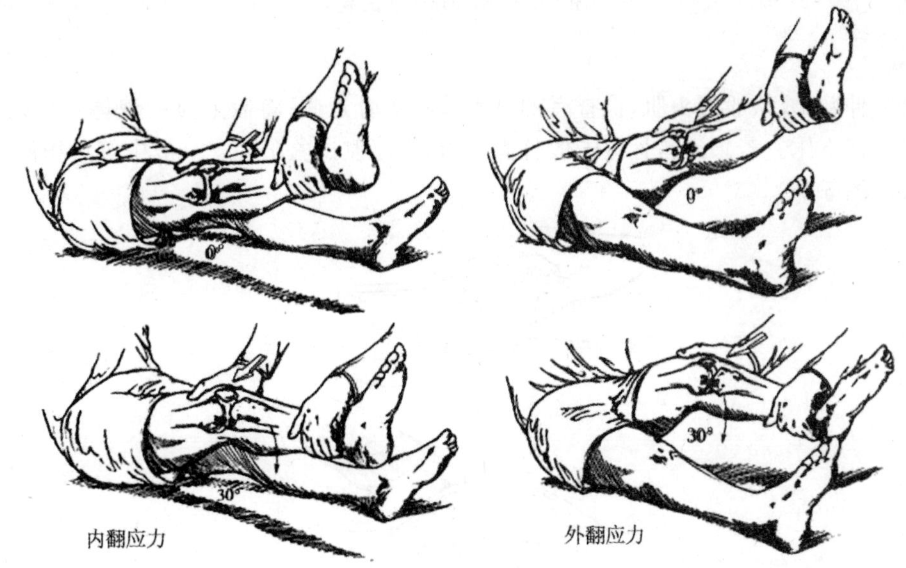

图5-17　侧方应力试验

2. 抽屉试验

患者仰卧屈膝90°，检查者轻坐在患侧足背上（固定），双手握住小腿上段，向后推，再向前拉。前交叉韧带断裂时，可向前拉0.5cm以上；后交叉韧带断裂者可向后推0.5cm以上。将膝置于屈曲20°～30°进行试验（Lachman试验，图5-18），则可增加本试验的阳性率，有利于判断前交叉韧带的前内束或后外束损伤（图5-19）。

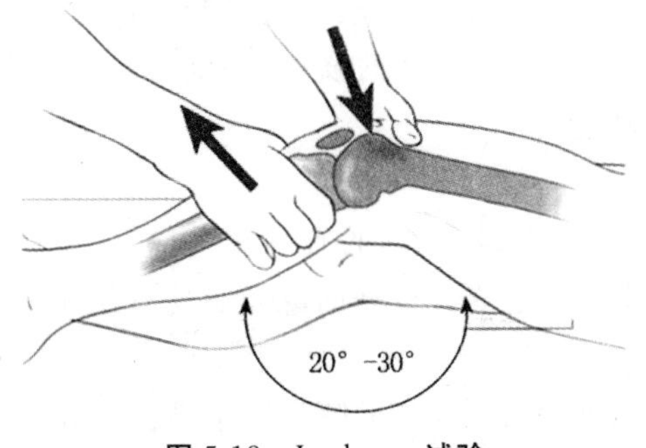

图5-18　Lachman试验

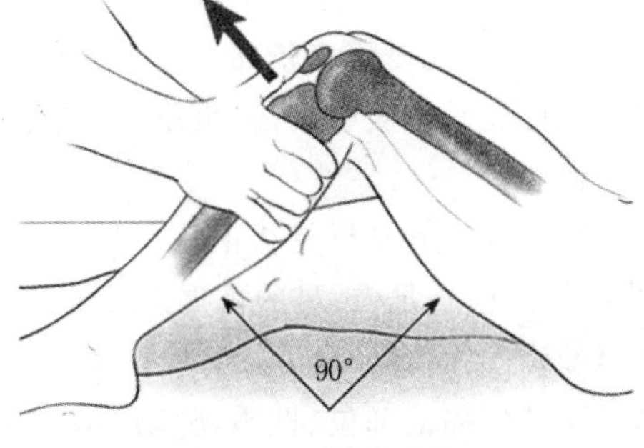

图5-19　抽屉试验

3. McMurray 试验

患者仰卧位，检查者一手按住患膝，另一手握住踝部，将膝完全屈曲，足踝抵住臀部，然后然后将小腿极度外展外旋，或内收内旋，在保持这种应力的情况下，逐渐伸直，在伸直过程中若能听到或感到响声，或出现疼痛为阳性。说明半月板有病变(图 5-20)。

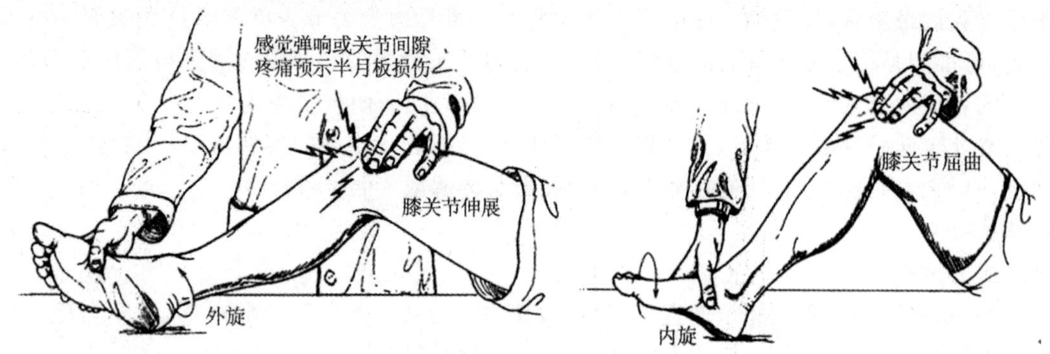

图 5-20　McMurray 试验

4. 浮髌试验

患者仰卧位，伸膝，放松股四头肌，检查者的一手放在髌骨近侧，将髌上囊的液体挤向关节腔，同时另一手示指、中指急速下压。若感到髌骨碰击股骨髁部时，为浮髌试验阳性。一般中等量积液时(50mL)，浮髌试验才呈阳性(图 5-21)。

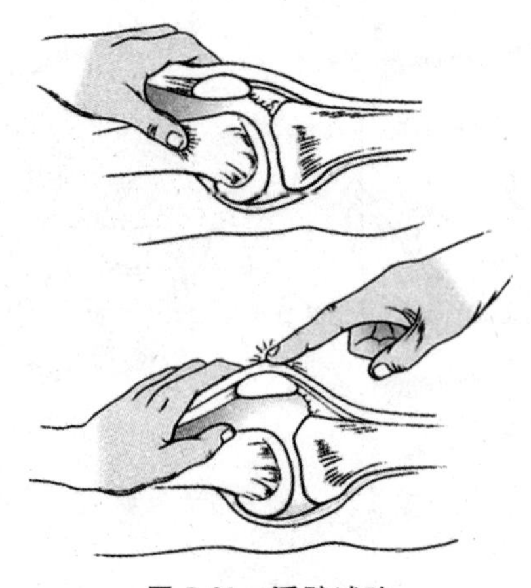

图 5-21　浮髌试验

三、踝和足部检查

踝关节属于屈戌关节，其主要功能是负重，运动功能主要限于屈伸，可有部分内外翻运动。与其他负重关节相比，踝关节活动范围小，但更为稳定。其周围多为韧带附着，有数条较强壮肌腱。由于其承担较大负重功能，故扭伤发病率较高。足由骨和关节形成内纵弓、外纵弓及前部的横弓，是维持身体平衡的重要结构。足弓还具有吸收震荡，负重，完成行走、跑跳动作等功能。

(一)视诊

观察双足大小和外形是否正常一致。足先天性、后天性畸形很多，常见的有马蹄内翻足、高弓足、平足、䠀外翻等。检查足弓、足的负重点及足的宽度时，脚印具有重要意义。外伤时踝及足均有明显肿胀。

(二)触诊

主要注意疼痛的部位、性质，肿物的大小、质地。注意检查足背动脉，以了解足和下肢的血循环状态。一般可在足背第 1、2 跖骨之间触及其搏动。足背的软组织较薄，根据压痛点的位置，可估计疼痛位于某一骨骼、关节、肌腱和韧带。然后再根据主动和被动运动所引起的疼痛，就可以推测病变的部位。例如：跟痛症多在足跟跟骨前下方偏内侧，相当于跖腱膜附着于跟骨结节部。踝内翻时踝疼痛，而外翻时没有疼痛，压痛点在外踝，则推断病变在外踝的韧带上。

（三）动诊和量诊

踝关节中立位为小腿与足外缘垂直，正常活动范围：背伸 20°～30°，跖屈 40°～50°。足内、外翻活动主要在胫距关节；内收、外展在跖跗和跖间关节，范围很小。跖趾关节的中立位为足与地面平行。正常活动范围：背伸 30°～40°，跖屈 30°～40°。

（四）特殊检查

Thompson 试验或腓肠肌挤压试验：正常情况下，挤压腓肠肌肌腹将使跟腱张力增加，使足发生跖屈运动。急性跟腱断裂时，此跖屈运动消失，称为 Thompson 试验或腓肠肌挤压试验阳性。

（裴汝星）

第五节 四肢神经检查

一、上肢神经检查

上肢的神经支配主要来自臂丛神经，它由 C_5～T_1 神经根组成。主要有桡神经、正中神经、尺神经和腋神经（图 5-22）。通过对神经支配区感觉运动的检查可明确病变部位。

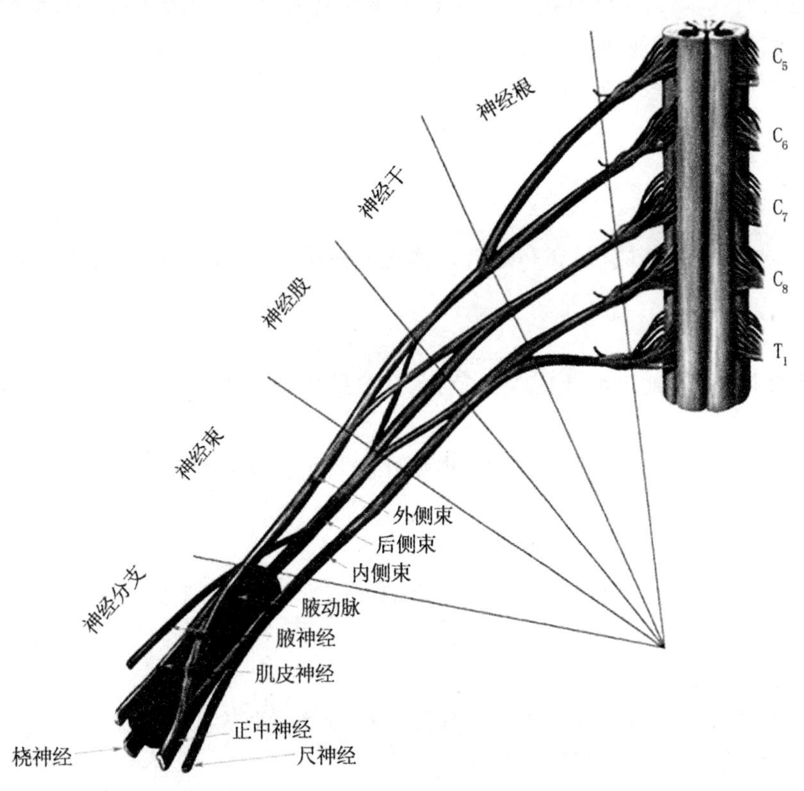

图 5-22 臂丛神经组成与主要分支

（一）桡神经

发自臂丛后束，为臂丛神经最大的一支，在肘关节水平分为深、浅二支。根据损伤水平及深、浅支受累不同，其表现亦不同，是上肢手术中最易损伤的神经之一。在肘关节以上损伤，出现垂腕畸形（drop-wrist deformity)，手背"虎口"区皮肤麻木，掌指关节不能伸直。在肘关节以下，桡神经深支损伤时，因桡侧腕长伸肌功能存在，所以无垂腕畸形。单纯浅支损伤可发生于前臂下1/3，仅有拇指背侧及手桡侧感觉障碍。

（二）正中神经

由臂丛内侧束和外侧束组成。损伤多发生于肘部和腕部，在腕关节水平损伤时，大鱼际瘫痪，桡侧三个半手指掌侧皮肤感觉消失，不能用拇指和示指捡起一根细针；损伤水平高于肘关节时，还表现为前臂旋前和拇指、示指的指间关节不能屈曲。陈旧损伤还有大鱼际萎缩，拇指伸直与其他手指在同一水平面上，且不能对掌，称为"平手"或"猿手"畸形。

（三）尺神经

发自臂丛内侧束，在肘关节以下发出分支支配尺侧腕屈肌和指深屈肌尺侧半；在腕以下分支支配骨间肌、小鱼际、拇收肌、第3、4蚓状肌。尺神经在腕部损伤后，上述肌麻痹。查Froment征可知有无拇收肌瘫痪。肘部尺神经损伤，尺侧腕屈肌瘫痪（患者抗阻力屈腕时，在腕部掌尺侧摸不到肌肉收缩）。陈旧损伤出现典型的"爪形手"(claw fingers)——小鱼际和骨间肌萎缩（其中第1骨间背侧肌萎缩出现最早且最明显），小指和环指指间关节屈曲，掌指关节过伸。

（四）腋神经

发自臂丛后束，肌支支配三角肌和小圆肌，皮支分布于肩部和上臂后部的皮肤。肱骨外科颈骨折、肩关节脱位或使用腋杖不当时，都可损伤腋神经，导致三角肌瘫痪，臂不能外展、肩部感觉丧失。如三角肌萎缩，则可出现方肩畸形。

（五）腱反射

(1)肱二头肌腱反射($C_{5\sim6}$)：患者屈肘90°，检查者手握其肘部，拇指置于肱二头肌腱上，用叩诊锤轻叩该指，可感到该肌收缩和肘关节屈曲。

(2)肱三头肌反射($C_{6\sim7}$)：患者屈肘60°，用叩诊锤轻叩肱三头肌腱，可见到肱三头肌收缩及伸肘。

二、下肢神经检查

（一）坐骨神经

损伤后，下肢后侧、小腿前外侧、足底和足背外侧皮肤感觉障碍，不能屈伸足踝各关节。损伤平面高者尚不能主动屈膝(图5-23)。

（二）胫神经

损伤后，出现仰趾畸形，不能主动跖屈踝关节，足底皮肤感觉障碍。

（三）腓总神经

损伤后，足下垂内翻，不能主动背伸和外翻，小腿外侧及足背皮肤感觉障碍。

（四）腱反射

1.膝(腱)反射($L_{2\sim4}$)

患者仰卧位，下肢肌肉放松。检查者一手托腘窝部使膝半屈，另一手以叩诊锤轻叩髌腱，可见股四头肌收缩并有小腿上弹。

2.踝反射或跟腱反射($S_{1\sim2}$)

患者仰卧位，肌肉放松，两髋膝屈曲，两大腿外展。检查者一手掌抵足底使足轻度背屈，另一手以叩诊锤轻叩跟腱，可见小腿屈肌收缩及足跖屈。

三、脊髓损伤检查

脊柱骨折、脱位及脊髓损伤的发病率在逐年升高，神经系统检查对脊髓损伤的部位、程度的初步判断及进一步检查和治疗具有重要意义。其检查包括感觉、运动、反射、交感神经和括约肌功能等。

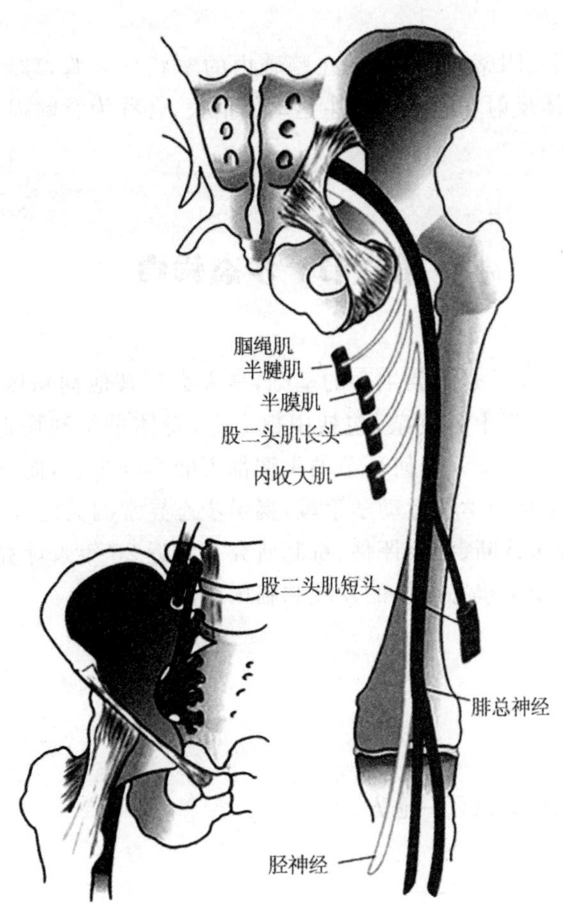

图 5-23 坐骨神经走行与分支

(一)视诊

检查时应尽量不搬动患者,去除衣服,注意观察以下内容。

(1)呼吸:若胸腹式主动呼吸均消失,仅有腹部反常活动者为颈髓损伤。仅有胸部呼吸而无主动腹式呼吸者,为胸髓中段以下的损伤。

(2)伤肢姿势:上肢完全瘫痪显示上颈髓损伤;屈肘位瘫为第 7 颈髓损伤。

(3)阴茎可勃起者,反映脊髓休克已解除,尚保持骶神经功能。

(二)触诊和动诊

一般检查躯干、肢体的痛觉、触觉,根据脊髓节段分布判断感觉障碍平面所反映的损伤部位,做好记录;可反复检查几次,前后对比,以增强准确性并为观察疗效作依据。麻痹平面的上升或下降表示病情的加重或好转。不能忽视会阴部及肛周感觉检查。检查膀胱有无尿潴留。肛门指诊以检查肛门括约肌功能。触诊脊柱棘突及棘突旁有无压痛及后凸畸形,判断是否与脊髓损伤平面相符。

详细检查肌力、腱反射和其他反射。

1.腹壁反射

用钝针在上、中、下腹皮肤上轻划。正常者可见同侧腹肌收缩,上、中、下各段分别相当于 $T_{7\sim8}$、$T_{9\sim10}$、$T_{11\sim12}$。

2.提睾反射

用钝针划大腿内侧上 1/3 皮肤,正常时同侧睾丸上提。

3.肛门反射

针刺肛门周围皮肤,肛门皮肤出现皱缩或肛诊时感到肛门括约肌收缩。

4. 球海绵体反射

用拇、示指两指挤压龟头或阴蒂，或牵拉插在膀胱内的蕈状导尿管，球海绵体和肛门外括约肌收缩。肛门反射、肛周感觉、球海绵体反射和屈趾肌自主运动的消失，合称为脊髓损伤四征。

（武加标）

第六节　步态检查

步态是步行的行为特征。步行是人类生存的基础，是人类与其他动物区别的关键特征之一。正常步行并不需要思考，然而步行的控制十分复杂，包括中枢命令，身体平衡和协调控制，涉及足、踝、膝、髋、躯干、颈、肩、臂的肌肉和关节协同运动。任何环节的失调都可能影响步态，而某些异常也有可能被代偿或掩盖。临床步态分析旨在通过生物力学和运动学手段，揭示步态异常的关键环节和影响因素，从而协助康复评估和治疗，也有助于协助临床诊断、疗效评估、机制研究等。近 20 年来计算机技术的发展促进了步态数据处理和分析能力，极大地推动了步态分析的发展和临床应用。

一、正常步态

（一）基本概念

1. 步行的基本功能

从某一地方安全、有效地移动到另一地方。

2. 自然步态的要点

(1)合理的步长、步宽、步频。

(2)上身姿势稳定。

(3)最佳能量消耗。

3. 自然步态的生物力学因素

(1)具备控制肢体前向运动的肌力或机械能。

(2)可以在足触地时有效地吸收机械能，以减小撞击，并控制身体的前向进程。

(3)支撑相有合理的肌力及髋膝踝角度(重力方向)，以及充分的支撑面(足的位置)。

(4)摆动相有足够的推进力、充分的下肢地面廓清和合理的足触地姿势控制。

（二）步态周期

1. 支撑相

足接触地面和承受重力的时相(图 5-24)，占步态周期的 60%，包括：

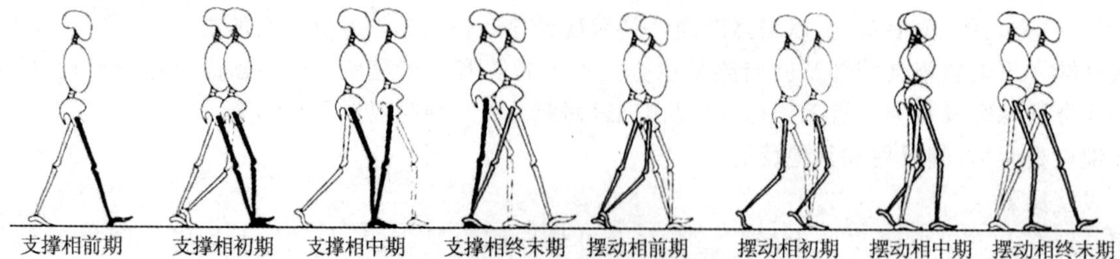

图 5-24　正常步态周期

(1)早期(early stance)：包括首次触地和承重反应，正常步速时大约为步态周期的 10%～12%。首次触地是指足跟接触地面的瞬间，使下肢前向运动减速，落实足在支撑相的位置。首次触地的正常部位为足跟，参与的肌肉主要包括胫前肌、臀大肌、腘绳肌。首次触地异常是造成支撑相异常的最常见原因之一。

承重反应指首次触地之后重心由足跟向全足转移的过程，骨盆运动在此期间趋向稳定，参与的肌肉包括股四头肌、臀中肌、腓肠肌。支撑足首次触地及承重反应期相当于对侧足的减重反应和足离地。由于此时双足均在地面，又称之为双支撑相。双支撑相的时间与步行速度成反比。跑步时双支撑相消失，表现为双足腾空。首次触地时地面反作用力(ground reaction force，GRF)一般相当于体重和加速度的综合，正常步速时为体重的120%～140%。步速越快，GRF 越高。下肢承重能力降低时可以通过减慢步速，减少肢体首次触地负荷。缓慢步态的 GRF 等于体重。

(2)中期(mid stance)：支撑足全部着地，对侧足处于摆动相，是唯一单足支撑全部重力的时相，正常步速时大约为步态周期的 38%～40%。主要功能是保持膝关节稳定，控制胫骨前向惯性运动，为下肢向前推进做准备。参与的肌肉主要为腓肠肌和比目鱼肌。下肢承重力小于体重或身体不稳定时此期缩短，以将重心迅速转移到另一足，保持身体平衡。

(3)末期(terminal stance)：指下肢主动加速蹬离的阶段，开始于足跟抬起，结束于足离地。此阶段身体重心向对侧下肢转移，又称为摆动前期。在缓慢步行时可以没有蹬离，而只是足趾离开地面，称之为足趾离地。对侧足处于支撑相早期，属于双支撑相，约为步态周期的 10%～12%。踝关节保持跖屈，髋关节主动屈曲，参与的肌肉主要为腓肠肌和比目鱼肌(等长收缩)、股四头肌和髂腰肌(向心性收缩)。

2. 摆动相

足在空中向前摆动的时相，占步态周期的 40%，包括以下三期。

(1)早期(initial swing)：主要的动作为足廓清地面和屈髋带动屈膝，加速肢体前向摆动，占步态周期的 13%～15%。参与的肌肉主要为胫前肌、髂腰肌、股四头肌。如果廓清地面障碍(如足下垂)，或加速障碍(髂腰肌和股四头肌肌力不足)，将影响下肢前向摆动，导致步态异常。

(2)中期(mid swing)：足廓清仍然是主要任务，占步态周期的 10%。参与的肌肉主要为胫前肌，保持踝关节背伸。

(3)末期(terminal swing)：主要任务是下肢前向运动减速，准备足着地的姿势，占步态周期的 15%。参与的肌肉包括腘绳肌、臀大肌、胫前肌、股四头肌。步态周期和时相与步行速度关系密切，在分析时必须加以考虑。

(三)运动学和动力学特征

1. 运动学特征

(1)人体重心：人体重心位于第二骶骨前缘，两髋关节中央。直线运动时该中心是身体上下和左右摆动度最小的部位。从运动学角度，身体重心摆动包括以下方面。①骨盆前后倾斜：摆动侧的髋关节前向速度高于支撑侧的髋关节，造成骨盆前倾。②骨盆左右倾斜：摆动侧骨盆平面低于支撑侧骨盆。③骨盆侧移：支撑相骨盆向支撑腿的方向侧移。④重力中心纵向摆动：重力中心在单足支撑相时最高，在双足支撑相时最低。上下摆动距离一般为 8～10cm。⑤膝关节支撑相早期屈曲：支撑侧膝关节屈曲 15°。⑥体重转移：支撑侧早期在跖屈肌的作用下体重由足跟转移到全足。⑦膝关节支撑相晚期屈曲：支撑侧膝关节屈曲 30°～40°。

步行时降低身体重心摆动是降低能耗的关键。

(2)廓清机制：廓清指步行摆动相下肢适当离开地面，以保证肢体向前行进，包括摆动相早期一中期髋关节屈曲，摆动相早期膝关节屈曲(60°左右)，摆动相中一后期踝关节背屈。骨盆稳定性参与廓清机制。支撑相对廓清机制的影响因素包括：支撑中期踝跖屈控制(防止胫骨过分前向行进)，中期至末期膝关节伸展和末期足跟抬起(踝跖屈)。

2. 动力学特征

步态的动力学特征与步行速度有关。临床步态分析一般采用舒适步行速度，即受试者最舒服和能量使用效率最高的步行方式。其动力学特征如下：

(1)垂直重力：垂直重力呈双峰型，即首次触地时身体 GRF 超过体重，表现为第一次高峰；在身体重心越过重力线时，体重向对侧下肢转移，至对侧下肢首次触地并进入承重期时 GRF 降低到最低点；然后由于蹬离的反作用力，GRF增加，一般与承重期的应力相似；在足离地时压力降低到零，进入摆动相。在下肢承重能力降低时，可以通过减慢步行速度，以减轻关节承重，此时GRF的双高峰曲线消失，表现为与体重一致的单峰波形。

(2)剪力：垂直剪力在首次触地时向前，越过重心线时剪力向后，表现为前后反向的尖峰图形。左右(内外)剪力形态相似，但是幅度较小。

(3)力矩：力矩是机体外力与内力作用的综合，是动力学与运动学的结合，受肌肉力量、关节稳定度和运动方向的影响。在康复治疗机制研究方面有较大的价值。

二、步态分析方法

(一)临床分析

临床分析是步态评估的基础。步态实验室的检查结果最终都必须与临床分析结合。

1.临床分析的内容

(1)病史：回顾患者既往的手术、损伤、神经病变等病史对判断步态异常有重要参考价值。例如小儿麻痹后遗症患者发病后10～15年再度出现步态恶化，其原因既可以是儿麻后综合征所造成的神经肌肉功能恶化，也可以是下肢骨关节退行性改变造成的疼痛性步态，脊柱退行性改变或腰椎间盘病变造成脊髓神经压迫也是常见原因。此外，老年性痴呆、下肢血管病变、帕金森综合征、糖尿病足病、痛风等同样可能是潜在的原因，心理功能障碍也可造成异常步态。假肢和矫形器的设计与制作决定了截肢或瘫痪患者的步态特征。

(2)体格检查：体检是研究步态的基础，侧重于神经反射(腱反射、病理反射)、肌力和肌张力、关节活动度、感觉(触觉、痛觉、本体感觉)、压痛、肿胀、皮肤状况(溃疡、颜色)等。

(3)步态观察：注意患者全身姿势，包括动态(步行)和静态(站立)姿势；步态概况，包括步行节律、稳定性、流畅性、对称性、身体重心偏移、手臂摆动、诸关节在步行周期的姿态与角度、患者神态与表情、辅助装置(支具、助行器)的作用等(表5-2)。观察应该包括前面、侧面和后面，注意对称比较，注意疼痛对步态的影响。患者要充分暴露下肢，并可以显示躯干和上肢的基本活动。受试者一般采取自然步态，必要时可以使用助行器。在自然步态观察的基础上，可以要求患者加快步速，减少足接触面(踮足或足跟步行)或步宽(两足沿中线步行)，以凸现异常；也可以通过增大接触面或给予支撑(足矫形垫或支具)，以改善异常，从而协助评估。

表5-2 步态临床观察要点

步态内容	观察要点		
步行周期	时相是否合理	左右是否对称	行进是否稳定和流畅
步行节律	节奏是否匀称	速率是否合理	
疼痛	是否干扰步行	部位、性质与程度与步行障碍的关系	发作时间与步行障碍的关系
肩、臂	塌陷或抬高	前后退缩	肩活动度降低
躯干	前屈或侧屈	扭转	摆动过度或不足
骨盆	前、后倾斜	左、右抬高	旋转或扭转
膝关节	摆动相是否可屈曲活动	支撑相是否可伸直	关节是否稳定
踝关节	是否可合理背屈和跖屈	是否下垂、内翻或外翻	关节是否稳定
足	足着地部位是否为足跟	足离地部位是否为足趾	是否稳定
足接触面	足是否可以全部着地	两足之间距离是否合理	是否稳定

(4)诊断性治疗：诊断性神经阻滞(采用利多卡因等局部麻醉剂)，有助于鉴别肢体畸形的原因和指导康复治疗。从肌肉动力学角度关节畸形可以分为动态畸形和静态畸形。动态畸形指肌肉痉挛或张力过高导致肌肉控制失平衡，使关节活动受限，诊断性治疗可明显改善功能。静态畸形指骨骼畸形以及关节或肌

肉挛缩导致的关节活动受限，诊断性治疗无变化。

2.常见步态障碍的病因和病理基础

步态障碍主要表现为活动障碍、安全性降低和疼痛。异常步态的代偿导致步行能耗增加。障碍的主要原因为神经肌肉因素和骨关节因素。

(1)骨关节因素：由于运动损伤、骨关节疾病、先天畸形、截肢、手术等造成的躯干、骨盆、髋、膝、踝、足静态畸形和双下肢长度不一致。疼痛和关节松弛等也对步态产生明显影响。

(2)神经肌肉因素：中枢神经损伤，包括脑卒中、脑外伤、脊髓损伤和疾病、脑瘫、帕金森综合征等造成的痉挛步态、偏瘫步态、剪刀步态、共济失调步态、蹒跚步态等。原发性原因主要是中枢神经对肢体运动调节失控导致肌肉张力失衡和肌肉痉挛；继发性因素包括关节和肌腱挛缩畸形、代偿性步态改变等。外周神经损伤，包括神经丛损伤、神经干损伤、外周神经病变等导致的特定肌肉无力性步态，例如臀大肌步态、臀中肌步态、股四头肌步态等。原发因素为肌肉失神经支配，肌肉无力或瘫痪；继发因素包括肌肉萎缩、关节和肌腱挛缩畸形、代偿性步态改变；儿童患者可伴有继发性骨骼发育异常，导致步态异常。

3.临床观察的局限性

(1)时间局限：由于步行速度较快，临床肉眼很难同时观察到瞬间变化的情况，例如足在摆动相的旋转，足跟着地时的旋转倾斜、髋、膝、踝关节角度变化等。

(2)空间局限：由于人的视觉局限，因此难以对步行运动同时进行多维方向全面观察。

(3)记忆局限：人的记忆能力有限，难以对纵向变化进行客观和全面的对比分析。

(4)思维局限：步态的临床观察主要依赖个人的观察能力和经验，缺乏客观数据，难以进行定量评估，从而在一定程度上影响评估的客观性和准确性。

(二)运动学分析

1.定义

运动学(kinematics)是步行时肢体运动时间和空间变化规律的研究方法，主要包括步行整体时间与空间测定和肢体节段性运动方向测定。

2.时间/空间参数测定

(1)足印法：足印法是步态分析最早期和简易的方法之一。在足底涂上墨汁，在步行通道(一般为4～6m)铺上白纸。受试者走过白纸，留下足迹，便可以测量距离。也可以在黑色通道上均匀撒上白色粉末，让患者赤足通过通道，留下足迹。步行同时用秒表记录时间。这种方式不需要复杂设备，但是十分耗时，所以实际临床应用很少。可以获得的参数包括：①步长(step length)：指一足着地至对侧足着地的平均距离。国内也有称之为步幅。②步长时间(step time)：指一足着地至对侧足着地的平均时间，相当于支撑相早期和中期。③步频(cadence)：指平均步数(步/min)＝60(s)/步长平均时间(s)。由于步长时间两足不同，所以一般取其均值。有人按左右步长单独计算步频，以表示两侧步长的差异。④步幅(stride length)：指一足着地至同一足再次着地的距离(图5-25)。国内也有称之为跨步长。⑤步行周期(cycle time)：指平均步幅时间(stride time)，相当于支撑相与摆动相之和。⑥步速(velocity)：指步行的平均速度(m/s)＝步幅/步行周期。⑦步宽(walking base)：也称之为支撑基础(supporting base)，指两脚跟中心点或重力点之间的水平距离，也有采用两足内侧缘或外侧缘之间的最短水平距离。左右足分别计算。⑧足偏角(toe out angle)：指足中心线与同侧步行直线之间的夹角。左右足分别计算。

(2)足开关：足开关是一种微型的电子开关，装置在类似于鞋垫形状的测定板内，分别置放于前脚掌(掌开关)和脚跟(跟开关)。电子开关由足跟触地首先触发跟开关，前脚掌触地时触发掌开关，脚跟离地时关闭跟开关，脚尖离地时关闭掌开关。通过有线或遥控方式将信息发送给主机测定。这种装置十分简单，有一定的临床价值。同时也是其他运动学和动力学研究必不可少的时间定位标志。除了可以迅速获得上述与时间相关的参数外，还可以获得下列参数：①第一双足支撑相：跟开关触发至掌开关触发的时间。②单足支撑相：跟开关与掌开关同时触发的时间。③第二双支撑相：跟开关关闭和掌开关关闭之间的时间。④摆动相：掌开关关闭至下次跟开关触发的时间。⑤各时相在步态周期的比例。

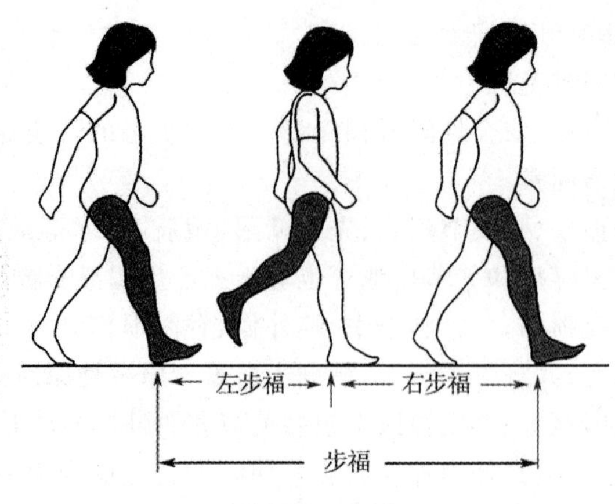

图 5-25 步幅

(3)电子步态垫:电子步态垫是足印法和足开关的结合,其长度为 3～4m,有 10 000 个压感电阻均匀分布在垫下。受试者通过该垫时,足底的压力直接被监测,并转换为数字信号,通过计算机分析,可以立即求出上述所有参数,在临床上已经逐渐成为主导方式。电子步态可以制作为类似地毯式样,以携带到现场。

3.节段性运动测定

节段性运动测定是指对步行时特定关节或运动中心的多维动态分析,即步行时关节各方向活动角度的动态变化及其与步行时相之间的关系,从而可以剖析运动障碍的具体环节和部位,以及各环节之间的关系。进行节段性分析必须要能够分解受试者的动作,并同时从多维方向进行观察,因此必须使用必要的仪器。常用的方式有以下几种。

(1)同步摄像分析:最基本的方式是在 4～8 米的步行通道的周围设置 2～4 台摄像机,同时记录受试者正面、侧面步行的图像,并采用同步慢放的方式,将受试者较快的动作分解为较慢的动作,在同一屏幕显示,从而使检查者可以获得两维图像,进行动作特征分析。

(2)三维数字化分析:通过 2～6 台检测仪(数字化检测仪或高速摄像机)连续获取受试者步行时关节标记物的信号,通过计算机转换为数字信号,分析受试者的三维运动特征。同一标记物被两台检测仪同时获取时,计算机即可进行三维图像重建和分析。其输出结果包括数字化重建的三维步态、各记录关节的屈/伸、内收/外展和内旋/外旋角度变化、速率和时相。

关节标记物分为主动和被动两种。①主动标记物:标记物主动发射红外线信号。②被动标记物:标记物反射检测仪发出红外线信号。关节标记物一般置放于需要观察的关节或重力中心。

(3)关节角度计分析:基本原理是闭链系统的关节角度动态变化可以反映运动特征,并可以重建运动模式。具体方法是采用特制的关节角度计固定于被测关节,记录关节活动时角度计的改变,转换为数字信号后可用计算机重建步态。优点是操作简便,特别是上肢检查十分方便;缺点是难以正确记录旋转和倾斜活动,对于髋关节的活动难以处理。

(三)动力学分析

1.定义

动力学(kenetics)分析是对步行时作用力、反作用力强度、方向和时间的研究方法。牛顿第三定律(作用力＝反作用力)是动力学分析的理论基础。

2.测定方法

(1)测力平台:步行时人体的重力和反作用力(GRF)可以通过测力平台记录,并分析力的强度、方向和时间。测力平台一般平行设置在步行通道的中间,可以平行或前后放置,关键是保证连续记录一个步行周期的压力。测力平台测定身体运动时的垂直力和剪力。垂直力是体重施加给测力平台的垂直应力,而剪力是肢体行进时产生的前后/左右方向的力。与运动学参数结合可以分析内力,即肌肉、肌腱、韧带和关节所产生的控制外力的动力,一般以力矩表示。

(2)足测力板:采用超薄测力垫直接插入到受试者鞋内,测定站立或步行时足底受力分布及重心移动的静态或动态变化,协助设计合适的矫形鞋和步态分析。

(四)动态肌电图

1.定义

动态肌电图指在活动状态同步测定多块肌肉电活动,揭示肌肉活动与步态关系的肌肉电生理研究,是临床步态分析必不可少的环节。

2.生理基础

肌肉收缩是步行的基础因素,涉及肌肉收缩的时相和力量。肌肉活动具有步行速度及环境依赖性。参与步行控制的肌肉数量和质量均有很大的冗余或储备力,从而使关节运动与肌肉活动之间出现复杂的关联。步态异常既可以是原发性神经肌肉功能障碍的结果,也可能由于骨关节功能的障碍,导致继发性肌肉活动异常。因此,动态肌电图对于这些问题的鉴别起关键作用。

3.方法

(1)电极:对于表浅的肌肉一般采用表面电极。对于深部肌肉可以采用植入式线电极,其导线表面有绝缘物质覆盖,导线的两端裸露,一端与检测的肌肉接触,另一端与肌电图仪连接。

(2)部位:表面电极一般置放于接近肌腹,同时与相邻肌肉距离最远的部位(减少干扰)。

(3)肌肉:通常检测的下肢肌肉包括腓肠肌、比目鱼肌、胫前肌、屈趾长肌、屈踇长肌、屈趾短肌、屈踇短肌、腓骨长肌、腓骨短肌、伸趾长肌、伸踇长肌、伸趾短肌、腘绳肌、阔筋膜张肌、缝匠肌、股四头肌、内收肌、臀大肌、臀中肌、髂腰肌、竖躯干肌。

三、病理步态

(一)分类

1.支撑相障碍

下肢支撑相属于闭链运动,足、踝、膝、髋、骨,采用特制超薄的测力垫直接插入到受试者鞋内,测定站立或步行时受试者足底受力分布及重心移动的静态或动态变化,从而有助于理解患者足的应力状态,协助设计合适的矫形鞋和步态分析。盆、躯干、上肢、颈、头均参与步行姿势。闭链系统的任何改变都将引起整个运动系统的改变,例如足踝病变可以引起头的姿势异常,同样头颈姿势的异常也可以导致整个步态的改变;相对而言,远端承重轴(踝关节)对整体姿态的影响最大。

(1)支撑面异常:足内翻、足外翻、单纯踝内翻和踝内翻伴足内翻、单纯踝外翻和踝外翻伴足外翻、足趾屈曲、踇趾背伸。

(2)肢体不稳:由于肌力障碍或关节畸形导致支撑相踝过分背伸、膝关节屈曲或过伸、膝内翻或外翻、髋关节内收或屈曲,致使肢体不稳。支撑面异常也是肢体不稳的重要诱因。

(3)躯干不稳:一般为髋、膝、踝关节异常导致的代偿性改变。

2.摆动相障碍

摆动相属于开链运动,各关节或肢体可以有相对孤立的姿势改变,但是往往引起对侧处于支撑相的下肢姿态发生代偿性改变;相对而言近端轴(髋关节)的影响最大。

(1)肢体廓清障碍:垂足、膝僵硬、髋关节屈曲受限、髋关节内收受限。

(2)肢体行进障碍:膝僵硬、髋关节屈曲受限或对侧髋关节后伸受限、髋关节内收。

(二)常见异常步态

异常步态可以孤立存在,也可以组合存在,构成复杂的临床现象。下述分类可以作为临床判断的参考。

1.足内翻

最常见的病理姿态,多见于上运动神经元病变患者,常合并足下垂和足趾卷曲。步行时足跟触地部位由正常的足后跟改变为足前外侧部,重力主要由足前外侧缘,特别是第5跖骨基底部承担,常有承重部位疼痛。足内翻通常在支撑相持续存在,导致踝关节不稳,进而影响全身平衡。支撑相早期和中期由于踝背伸障碍，导致胫骨前向移动受限，从而促使支撑相末期膝关节过伸，以代偿胫骨前移不足。由于膝关节过伸，足蹬离力降低，使关节做功显著下降。此外髋关节也可发生代偿性屈曲。足内翻常导致患肢摆动相地面廓清能力降低。步态障碍患者纠正足内翻往往是改善步态的第一要素。与足内翻畸形相关的肌肉包括胫前肌、胫后肌、趾长屈肌、腓肠肌、比目鱼肌、踇长伸肌和腓骨长肌。其中胫前肌、胫后肌、腓肠肌和比目鱼肌过分活跃较常见，踇长伸肌过度活动也有关联。如果难以鉴别胫前肌和胫后肌与足内翻的关系，可以采用胫神经利多卡因诊断性封闭。

2. 足外翻

骨骼发育尚未成熟的儿童或年轻患者多见（例如脑瘫），表现为步行时足向外侧倾斜，支撑相足内侧触地，可有足趾屈曲畸形。可以导致舟骨部位胼胝生成和足内侧（第 1 跖骨）疼痛，明显影响支撑相负重。步行时身体重心主要落在踝前内侧。踝背屈往往受限，同样影响胫骨前向移动，增加外翻。严重畸形者可导致两腿长度不等，跟距关节疼痛和踝关节不稳。早期支撑相可有膝关节过伸，足蹬离缺乏力量，摆动相踝关节跖屈导致肢体廓清障碍（膝关节和髋关节可产生代偿性屈曲）。动态肌电图可见腓骨长肌、腓骨短肌、趾长屈肌、腓肠肌、比目鱼肌过度活跃或痉挛，胫前肌、胫后肌活动降低或肌力下降。中枢神经损伤患者有时难以鉴别腓骨长短肌的异常，可以做诊断性神经阻滞。

3. 足下垂

足下垂指摆动相踝关节背伸不足，常与足内翻或外翻同时存在，可导致廓清障碍。代偿机制包括：摆动相增加同侧屈髋、屈膝，下肢划圈行进，躯干向对侧倾斜。常见的病因是胫前肌无活动或活动时相异常。单纯的足下垂主要见于脊髓损伤、儿麻和外周神经损伤。

4. 足趾卷曲

支撑相足趾保持屈曲。常见于神经损伤、反射性交感神经营养障碍、长期制动和挛缩。常伴有足下垂和内翻。患者主诉穿鞋时足趾尖和跖趾关节背面疼痛，伴有胼胝生成。患者常缩短患肢步长和支撑时间，导致足推进相力量减少。相关的肌肉包括趾长屈肌、踇长伸肌和屈肌。踝关节背屈时使该畸形加重。动态肌电图常可见趾长屈肌、踇长屈肌活动时间明显延长，腓肠肌和比目鱼肌异常活跃，趾长伸肌活动减弱。

5. 踇趾背伸

多见于中枢神经损伤患者。患者步行时（支撑相和摆动相）踇趾均背屈，常伴有足下垂和足内翻。患者主诉支撑相踇趾和足底第 1 跖趾关节处疼痛，在支撑相早期和中期负重困难，因此常缩短受累侧支撑相，使摆动相时间超过支撑相，从而影响支撑相末期或摆动前期的足蹬离力。动态肌电图可显示腓肠肌群过度活跃；摆动相踇长伸肌加强活动，以代偿足下垂，相应地趾长屈肌活动减弱；胫前肌和胫后肌则有可能减弱，但也可以活跃。动态肌电图检查对选择正确的治疗方向有关键的作用。该异常多见于双腿。

6. 膝塌陷

小腿三头肌（比目鱼肌为主）无力时，胫骨在支撑相中期和后期前向行进过分，导致踝关节不稳或膝塌陷步态。患者出现膝关节过早屈曲，同时伴有对侧步长缩短，同侧足推进延迟，如果患者采用增加股四头肌收缩的方式避免膝关节过早屈曲，并稳定膝关节，将导致同侧膝关节在支撑相末期屈曲延迟，最终导致伸膝肌过用综合征。患者在不能维持膝关节稳定时，必须使用上肢支持膝关节，以进行代偿。有关的肌肉包括腓肠肌、比目鱼肌和股四头肌。股四头肌肌电活动可延长和过度活跃。

7. 膝僵直

指支撑相晚期和摆动初期的关节屈曲角度＜40°（正常为 60°），同时髋关节屈曲程度及时相均延迟。摆动相膝关节屈曲是由髋关节屈曲带动，髋关节屈曲减少将减少膝关节屈曲度，从而减少其摆动相力矩，结果导致拖足。患者往往在摆动相采用划圈步态、尽量抬髋或对侧下肢踮足（过早提踵）来代偿。动态肌电图通常显示股直肌、股中间肌、股内肌和股外肌过分活跃，髂腰肌活动降低，有时臀大肌和腘绳肌活动增加。如果同时存在足内翻，将加重膝僵直。膝僵直常见于上运动神经元病变患者，及踝关节蹠屈或髋关节屈曲畸形患者。固定膝关节支具和假肢也导致同样的步态。

8.膝过伸

膝过伸很常见,但一般是代偿性改变,多见于支撑相早期。常见的诱因包括:一侧膝关节无力导致对侧代偿膝过伸;跖屈肌痉挛或挛缩导致膝过伸;膝塌陷步态时采用膝过伸代偿;支撑相伸膝肌痉挛;躯干前屈时重力线落在膝关节中心前方,促使膝关节后伸以保持平衡。

9.膝屈曲

膝屈曲较少见,一般为骨关节畸形或病变造成。患者在支撑相和摆动相都保持屈膝姿势。患者在支撑相时必须使用代偿机制以稳定膝关节。由于患者在摆动相末期不能伸膝,致使步长缩短。腘绳肌、股四头肌、腓肠肌、比目鱼肌的动态肌电图常显示腘绳肌内侧头比外侧头活跃,腓肠肌通常过分活跃,特别是在摆动相。动力学研究常可见伸膝受限伴髋关节屈曲增加。

10.髋过屈

髋过屈主要表现为支撑相髋关节屈曲,特别在支撑相中后期。如果畸形为单侧,对侧下肢呈现功能性过长,步长缩短,同时采用抬髋行进或躯干倾斜以代偿摆动相廓清。动态肌电图常见髂腰肌、股直肌、髋内收肌过度活跃,而伸髋肌和棘旁肌减弱。伸髋肌无力可导致躯干不稳,髋关节后伸困难;伸膝肌无力及踝关节跖屈畸形可导致伸髋肌过用综合征,导致伸髋肌无力;髋关节过屈时膝关节常发生继发性屈曲畸形,加重步态障碍。髋关节屈曲及其继发性畸形不仅影响步态,严重时还影响护理、大小便、甚至坐轮椅。因此治疗可以用于不能步行的患者,以改善其生活和护理质量。

11.髋内收过分

髋关节内收过分表现为剪刀步态,最常见于脑瘫和脑外伤患者。患者在摆动相髋关节内收,与对侧下肢交叉,步宽或足支撑面缩小,致使平衡困难,同时影响摆动相地面廓清和肢体前向运动。此外还干扰生活活动,如穿衣、卫生、如厕和性生活。相关的肌肉包括:髋内收肌群,髋外展肌群、髂腰肌、耻骨肌、缝匠肌、内侧腘绳肌和臀大肌。内收肌痉挛或过度活动即内收和外展肌群不平衡是主要的原因。

12.髋屈曲不足

屈髋肌无力或伸髋肌痉挛/挛缩可造成髋关节屈曲不足,使肢体在摆动相不能有效地抬高,引起廓清障碍。患者可通过髋关节外旋,采用内收肌收缩来代偿。对侧鞋抬高可以适当代偿。

13.单纯肌无力步态

单纯的外周神经损伤可导致特殊肌肉障碍的步态,主要包括以下方面。

(1)臀大肌步态:臀大肌是主要的伸髋及脊柱稳定肌。在足触地时控制重力中心向前。肌力下降时其作用改由韧带支持及棘旁肌代偿,导致在支撑相早期臀部突然后退,中期腰部前凸,以保持重力线在髋关节之后。腘绳肌可以部分代偿臀大肌,但是在外周神经损伤时,腘绳肌与臀大肌的神经支配往往同时损害。

(2)臀中肌步态:患者在支撑相早期和中期骨盆向患侧下移超过5°,髋关节向患侧凸,患者肩和腰出现代偿性侧凸,以增加骨盆稳定度。患侧下肢功能性相对过长,所以在摆动相膝关节和踝关节屈曲增加,以保证地面廓清。

(3)屈髋肌无力步态:屈髋肌是摆动相主要的加速肌,其肌力降低造成摆动相肢体行进缺乏动力,只有通过躯干在支撑相末期向后,摆动相早期突然向前摆动来进行代偿,患侧步长明显缩短。

(4)股四头肌无力步态:股四头肌是控制膝关节稳定的主要肌肉。在支撑相早期,股四头肌无力使膝关节必须处于过伸位,用臀大肌保持股骨近端位置,用比目鱼肌保持股骨远端位置,从而保持膝关节稳定。膝关节过伸导致躯干前屈,产生额外的膝关节后向力矩。长期处于此状态将极大地增加膝关节韧带和关节囊负荷,导致损伤和疼痛。

(5)踝背屈肌无力步态:在足触地后,由于踝关节不能控制跖屈,所以支撑相早期缩短,迅速进入支撑相中期。严重时患者在摆动相出现足下垂,导致下肢功能性过长,往往以过分屈髋屈膝代偿(上台阶步态),同时支撑相早期由全脚掌或前脚掌先接触地面。

(6)腓肠肌/比目鱼肌无力步态:表现为踝关节背屈控制障碍,支撑相末期延长和下肢推进力降低,导致非受累侧骨盆前向运动延迟,步长缩短,同时患侧膝关节屈曲力矩增加,导致膝关节屈曲和膝塌陷步态。

(冯博学)

第六章　骨关节病的影像学检查

第一节　X线检查

骨本身密度很高，与周围软组织有良好的自然对比度，所以X线检查是临床骨科最重要的检查方法之一。常规X线检查方法包括透视和摄片，必要时可辅以特殊检查（如造影、CT或MRI）。其意义有：①判断病变的有无，观察病变的进展，证实或核实初步诊断意见。②确定病变的位置、大小、形状、性质以及和邻近组织的关系。③判断骨龄，了解骨骼的生长发育情况。④指导骨折和脱位的整复、牵引固定及其他治疗措施。⑤术后复查，判定疗效。⑥用于疾病的鉴别诊断。⑦帮助术中定位。

一、常规X线检查方法

（一）透视

1. 适应证

透视检查方法不能留下记录，判定病变有无进展时，缺少原始记录对比，且对患者和医生有辐射损伤，并非骨科常规X线检查，仅限于骨折、脱位的修复和火器伤时寻找金属异物和定位。

2. 注意事项

使用透视检查时，首先要加强防护，用小照射野，透视时间要短，尽量减少X线照射，切忌在透视下进行骨折整复。

（二）X线片

骨关节的X线检查方法主要是摄片，通过观察骨的密度、皮质形态，对大多数骨关节疾病可做出定性、定量、定位的初步诊断。X线片可以保存，治疗前后可以对照比较，并能动态观察某些疾病的演变情况。

1. 常规X线摄片位置

（1）正、侧位片：一般部位均采用正、侧位投照（图6-1）。

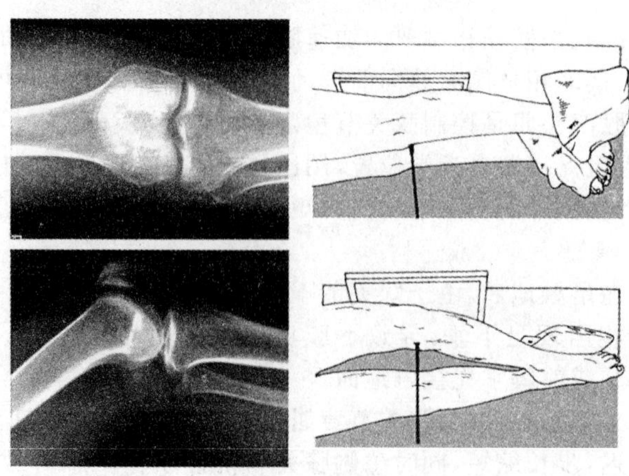

图6-1　膝关节正、侧位片及投照方法

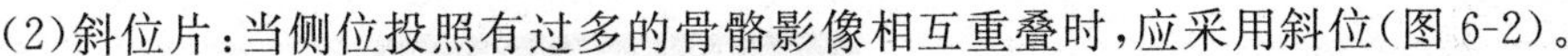

(2)斜位片：当侧位投照有过多的骨骼影像相互重叠时，应采用斜位(图 6-2)。

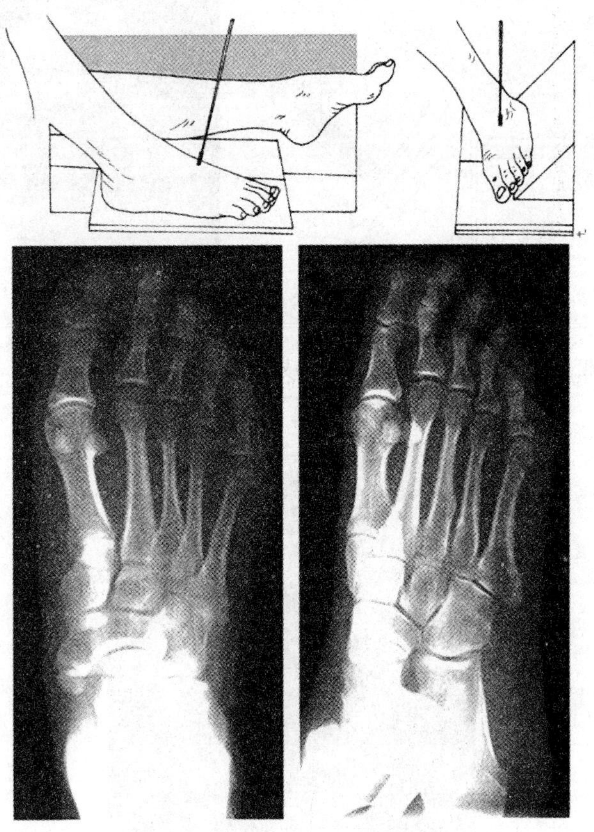

图 6-2　足正斜位片及投照方法

(3)正位片：适用于骨盆、髋、肩及锁骨等，首先只照正位(图 6-3)，如有需要再加照其他位置。

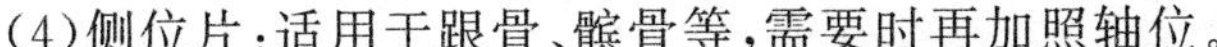

(4)侧位片：适用于跟骨、髌骨等，需要时再加照轴位。

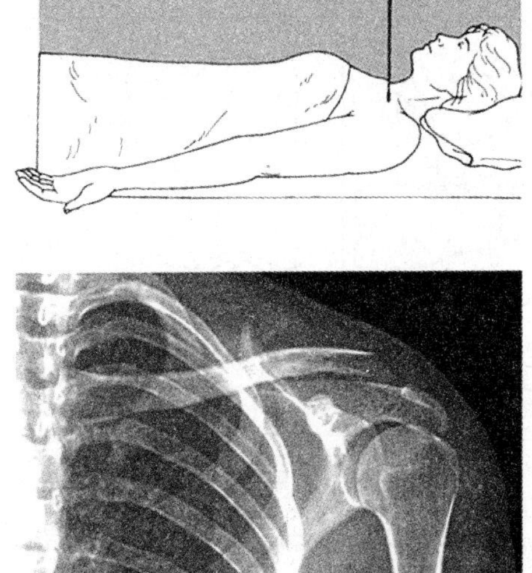

图 6-3　锁骨正位片及投照方法

2. 特殊 X 线摄片位置

当常规摄片位置不能清楚显示病灶时，需加特殊位片才能很好地显示。

(1)轴位：X 线方向与骨长轴平行，以反映该部位全貌，如髌骨、跟骨等(图 6-4)。

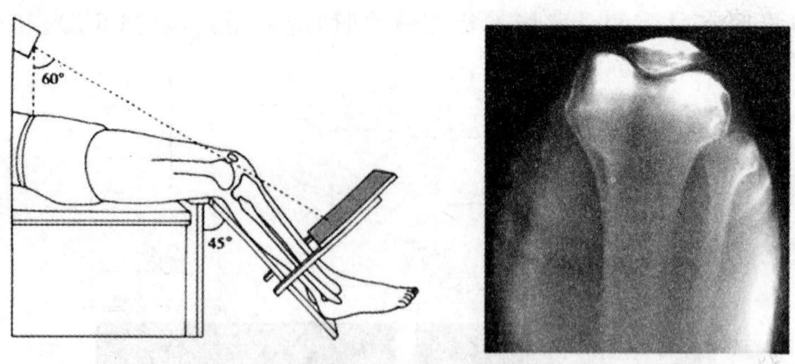

图 6-4　髌骨轴位片及投照方法

(2)开口位:适用于颈椎正位观察第一、二颈椎,减少下颌骨的重影(图 6-5)。

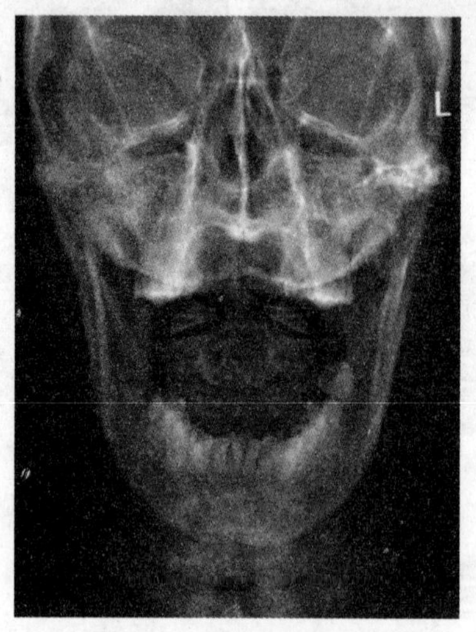

图 6-5　颈椎张口位片

(3)后前斜位:疑有股骨头后脱位时采用此位置摄片(图 6-6)。

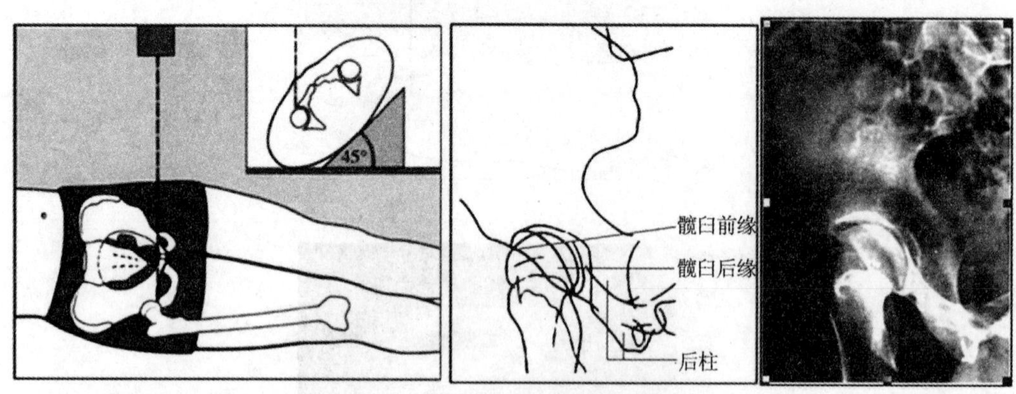

图 6-6　髋关节后前斜位片及投照方法

(4)穿胸位(肱骨头颈侧位):观察肱骨上端骨折对位、对线情况(图 6-7)。

(5)屈膝位:用以了解股骨髁间窝病变(图 6-8)。

(6)双侧对比位:为明确病变性质或对一侧病变有疑问需排除正常变异时,加拍对侧片对比(图 6-9)。

(7)功能位(脊椎运动 X 线检查):为了解椎间盘退变情况、椎体稳定性,取侧位脊椎过伸、过屈位摄片(图 6-10),对诊断很有帮助。

(8)左、右侧弯位:配合正位片,检查特发性脊柱侧凸,确定主弯及代偿性侧凸(图 6-11)。

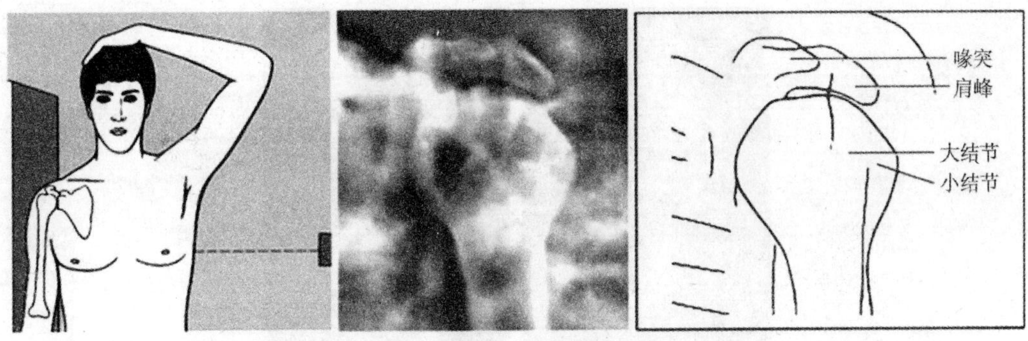

图 6-7 肱骨近端穿胸位片及投照方法

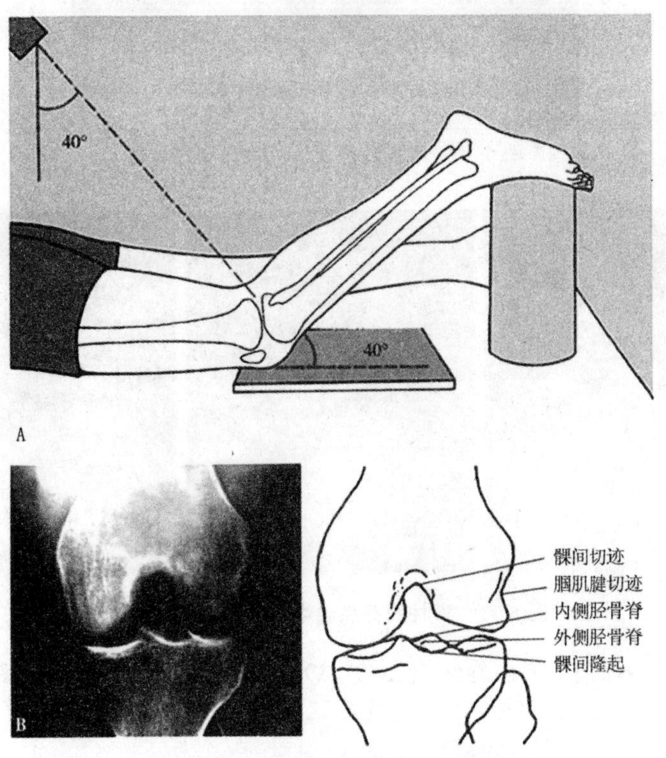

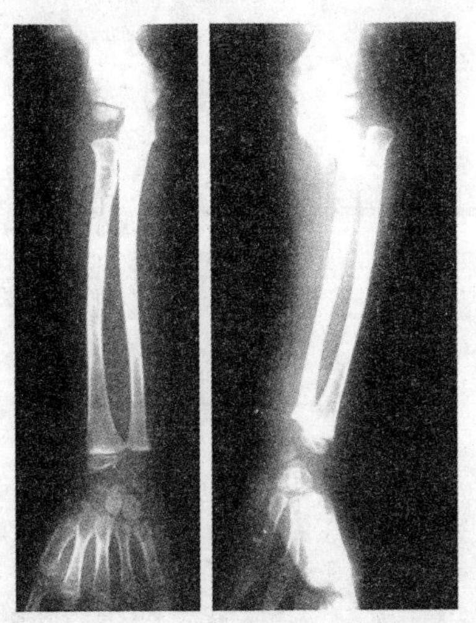

图 6-8 膝关节屈膝位片及投照方法

图 6-9 双侧对比摄片(左正常、右孟氏骨折)

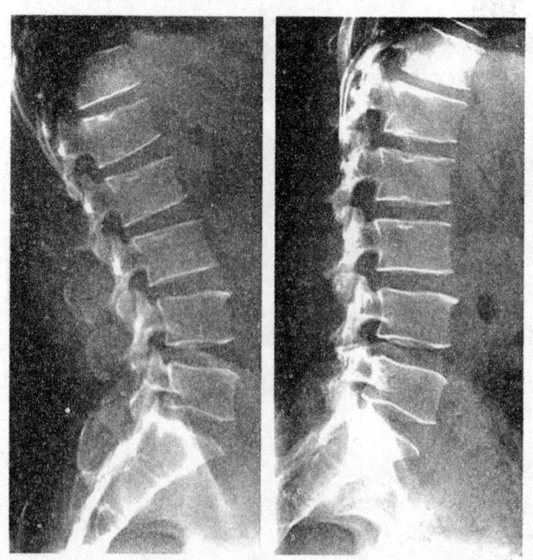

图 6-10　腰椎功能位片—过伸和过屈位

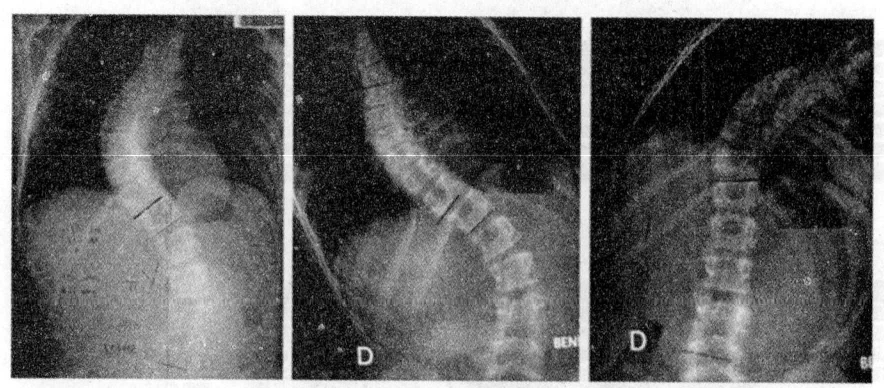

图 6-11　脊柱侧凸患者中立、左、右侧弯位片

(9)踝关节 Broden 位：踝关节向内旋转 10°、20°、30°、40°摄片，检查跟距关节跟骨载距突与距骨侧突间有无畸形(图 6-12)。

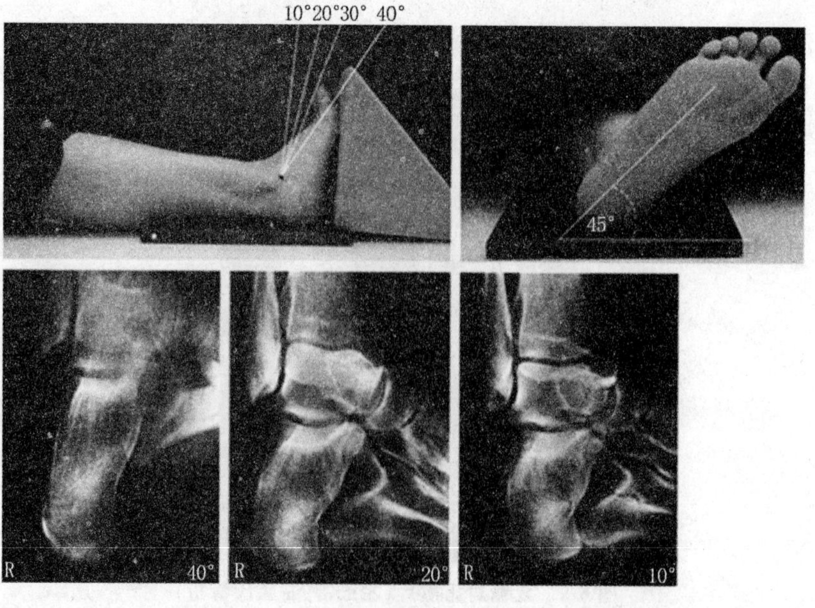

图 6-12　踝关节 Broden 位片及投照方法

二、特殊X线检查方法

（一）体层摄影

体层摄影系通过一定装置使人体某一层组织清晰显影，而其他层次的影像则模糊不清，可以减少重叠影像，显示常规摄片所不能显示的细微病变。临床上主要用于寻找平片显影不良或临床上有病变的客观表现，但普通X线不能显示的微小病灶。骨肿瘤早期采用体层摄影检查，对明确病变性质、范围、程度等，有重要意义，并且能够显示常规摄片不能显示的细小骨质破坏。对于显示慢性骨髓炎的死骨也很有价值。目前多使用CT扫描断层像替代普通的体层摄影。

（二）放大摄影

直接放大摄影是根据焦点、物体及胶片间的几何关系增加物片距离使X线影像直接放大的摄影技术，通常放大倍数为1.5或2倍。间接放大影像是普通X线片通过光学放映机进行放大观察，可将影像放大4～10倍，用于观察骨骼细微结构和轻微变化，特别是细微的骨小梁早期脱钙、骨皮质侵蚀及关节面的早期破坏等，做出早期诊断。在血管造影中，亦可将细小的微血管放大使之清楚易见。

（三）立体摄影

立体摄影可获得立体影像，即三维成像，主要用于观察结构复杂或厚密部位的病变深度和范围。

（四）四肢长度测量

四肢长度测量适用于骨骺病变引起双侧肢体长度有差异，拟行手术需要精确测量其长度者(图6-13)。

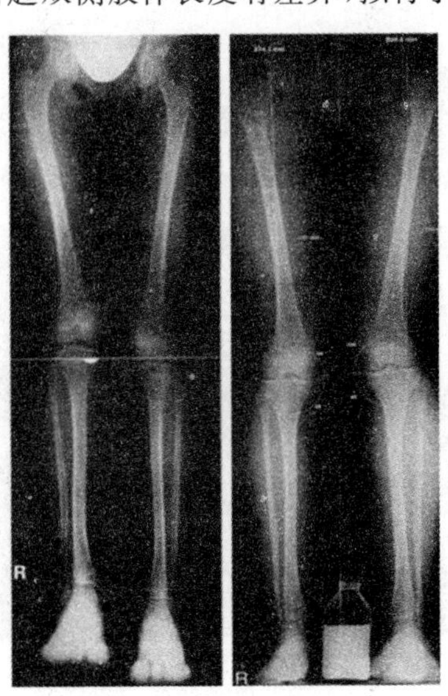

图6-13　双下肢全长X线片

（左图为普通X线片拼接而成，右图为数字荧光技术全长片）

（五）应力下摄片（强迫位摄片）

应力下摄片适用于X线平片检查不能显示的关节松弛及关节脱位，最常用于膝、踝关节。检查时采取强迫位置，将被检查肢体放在正位，强迫内翻、外翻足，分别摄片，以了解关节解剖关系有无变化(图6-14)。肩锁关节脱位有时也用到应力位摄片(图6-15)。

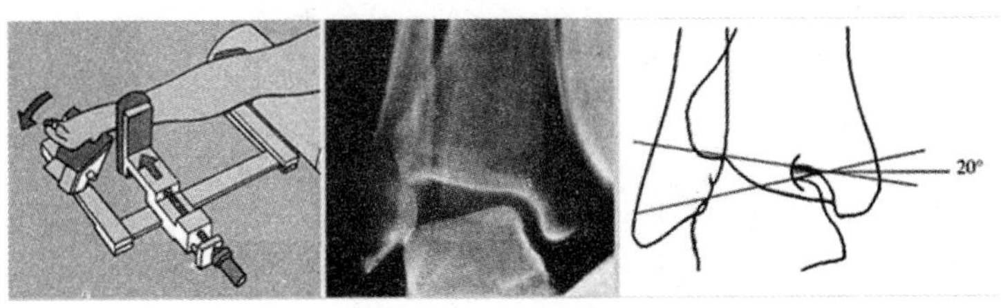

图6-14　踝关节应力位片及摄片方法

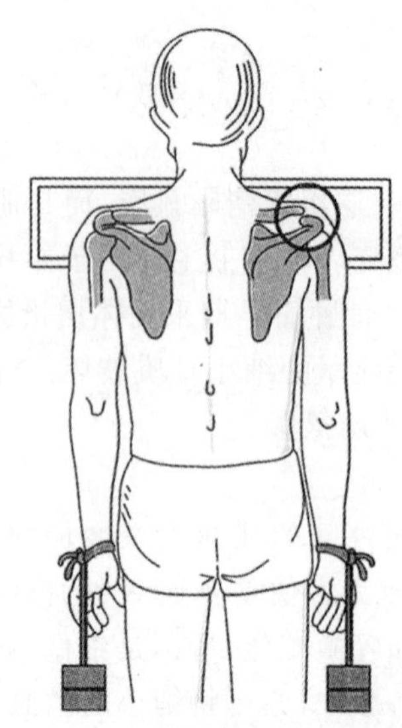

图 6-15 肩锁关节脱位应力摄片方法

三、骨关节基本病变的 X 线表现

(一)骨基本病变的 X 线表现

1. 骨质疏松

指单位体积内正常钙化的骨组织减少，但单位重量骨内钙盐含量正常，X 线表现为骨的透亮性增强、骨密度降低、骨皮质变薄(图 6-16)。

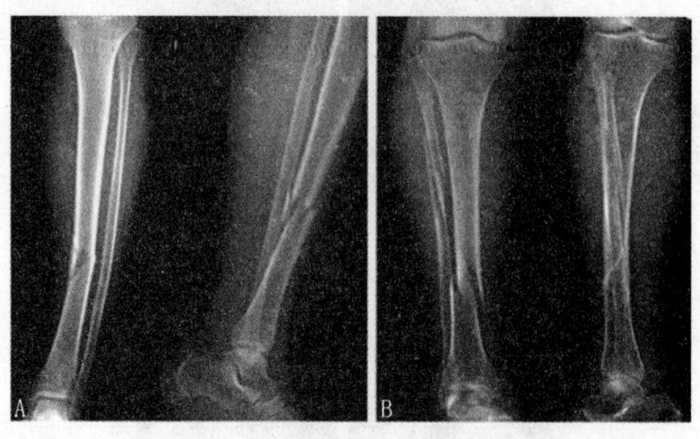

图 6-16 正常骨与骨质疏松骨对比

A. 青年胫骨正侧位片；B. 老年胫骨正侧位片

2. 骨质软化

指单位体积骨组织内矿物质含量减少，单位重量骨内钙盐含量亦减少，X 线表现与骨质疏松有许多相似之处，如骨密度降低、骨小梁模糊、骨皮质变薄。此外，骨压缩变形、假性骨折线(亦称 Looser 带)的出现是其特征表现(图 6-17)。

3. 骨质增生

骨质增生亦称骨质硬化，指单位体积内骨盐增多，X 线表现为骨的密度增高、骨皮质变厚、骨小梁增粗、髓腔变窄甚至消失(图 6-18)。

4. 骨质破坏

原有骨组织被炎症、肿瘤、肉芽组织取代而消失，称之为骨质破坏。X 线表现为骨小梁中断、消失，出现局部性密度减低区。良性骨肿瘤或瘤样病变边界清楚(图 6-19)，恶性骨肿瘤或急性骨髓炎则表现为斑片状或溶骨性破坏，呈弥漫浸润性，边缘模糊，界限不清(图 6-20)。

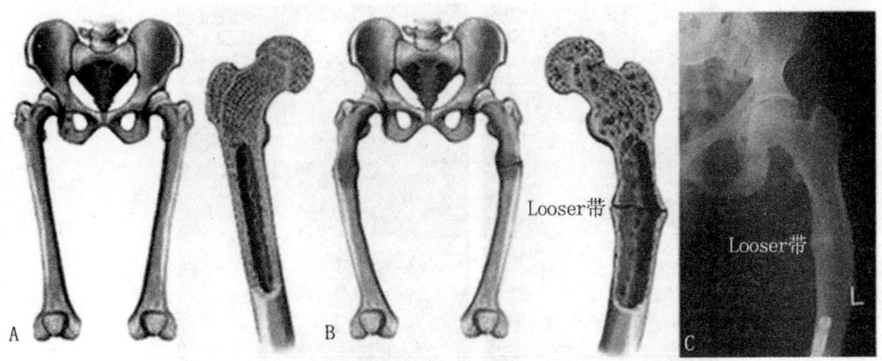

图 6-17　骨质软化

A. 正常骨;B. 骨质软化;C. 骨质软化 X 线片

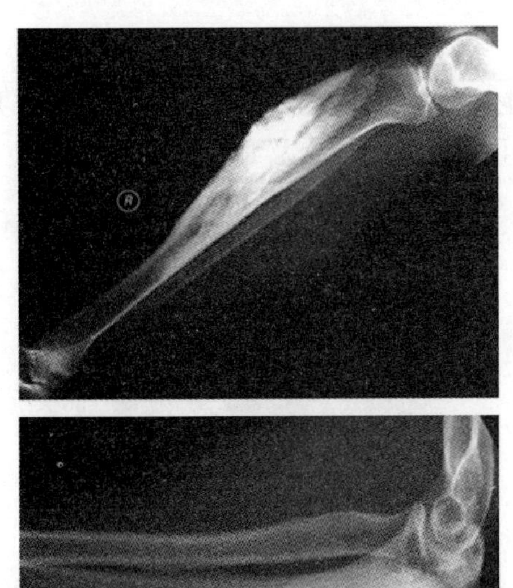

图 6-18　骨质增生—肢骨纹状肥大

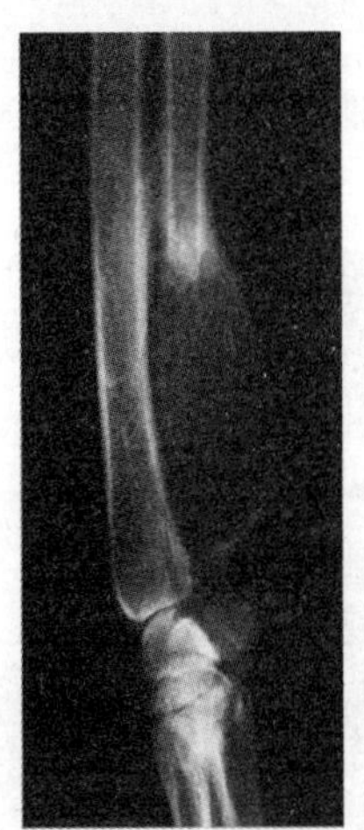

图 6-19　动脉瘤样骨囊肿—骨质破坏(良性)

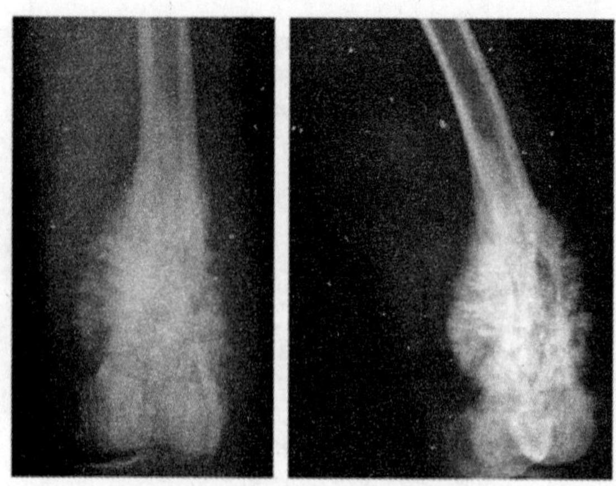

图 6-20　尤文肉瘤—骨质破坏(恶性)

5.骨质坏死

指骨的一部分失去血供而发生的病理性改变。骨坏死发生 1～2 个月后,X 线检查才有阳性表现,初期可见骨密度相对增高,中期死骨区表现骨质疏松及囊状破坏,晚期发生骨质破坏(图 6-21)。

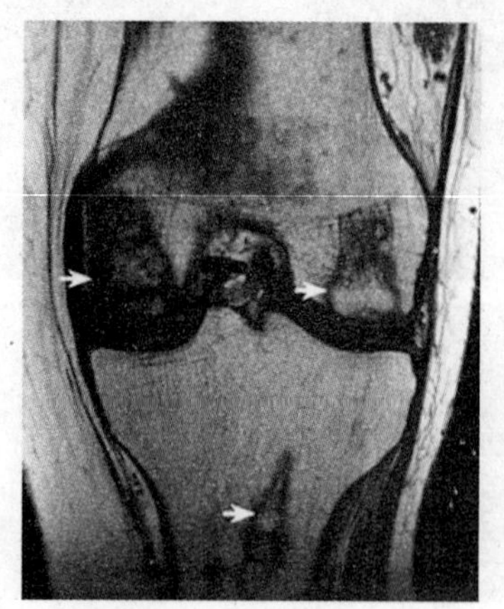

图 6-21　股骨髁及胫骨上端骨坏死 MRI 表现

6.骨膜反应

骨膜受刺激后骨膜增生,形成骨膜新生骨称为骨膜反应,X 线表现多种多样,可见单层、多层、葱皮样、花边样、日光放射样骨膜反应(图 6-22)。

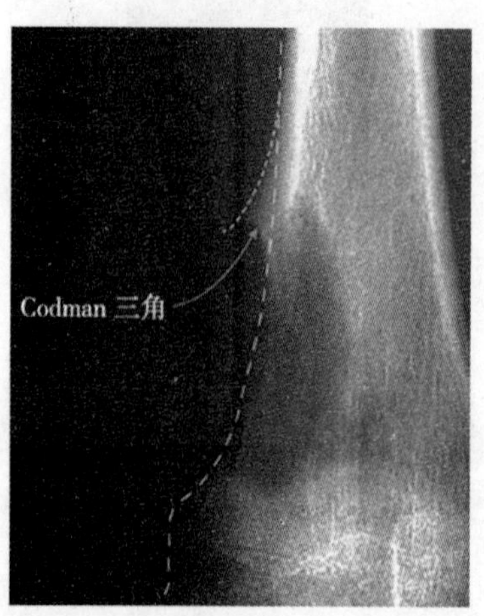

图 6-22　骨膜反应特殊表现—Codman 三角(恶性骨肿瘤)

7.骨或软骨内钙化和骨化

X线表现为局限性颗粒状、斑片状或无结构的致密阴影。

(二)关节基本病变的X线表现

1.关节肿胀

X线可见局部软组织密度增高。

2.关节积液

表现为关节间隙增宽,与健侧对比有助于诊断。

3.关节破坏

关节内软组织破坏时,X线表现为不同程度的关节间隙狭窄。累及软骨下骨时,X线表现骨质密度减低,以后逐渐发展至骨性关节面模糊、中断或消失(图6-23)。

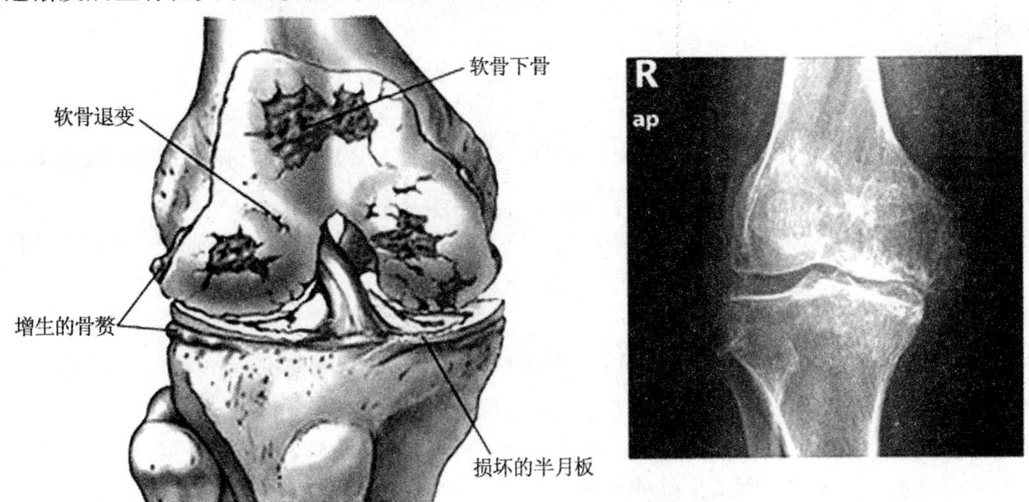

图6-23 膝关节退行性骨关节炎关节破坏

4.关节强直

纤维性关节强直X线表现为关节面模糊,关节间隙不同程度变窄,但关节间隙不消失。骨性强直X线表现为关节间隙明显变窄甚至消失(图6-24)。

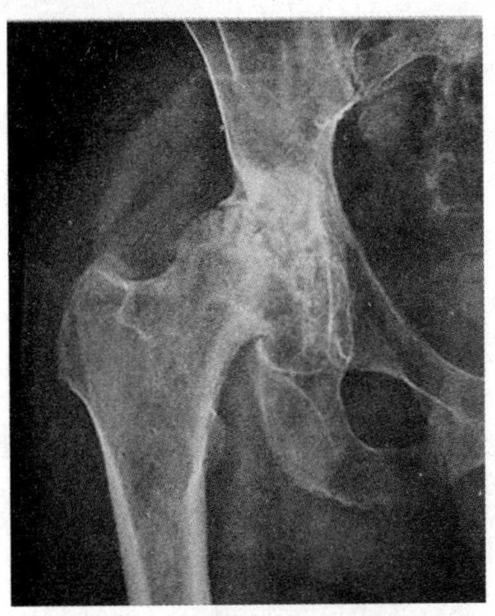

图6-24 髋关节骨性强直

四、关节造影

由于关节内结构为软组织密度,缺乏自然对比,选用关节造影可以了解普通X线难以显示的关节软骨、软骨板或韧带的损伤、关节囊病变以及关节结构的变化。当有化脓性炎症,关节面骨折或关节内出血时，禁用此项检查。关节造影最多用于检查膝关节半月板或交叉韧带的损伤，其次是肩关节和腕关节。造影剂可选用气体或有机碘溶液，前者称为阴性造影，后者称为阳性造影。现在多使用双重对比造影，即同时选用气体和有机碘溶液，它具有反差大、对比度强的优点；但需做碘过敏试验，阳性者禁用。

（一）膝关节造影

1.适应证

(1)疑有膝关节内损伤性疾患：半月板损伤、交韧带损伤、关节囊和内侧副韧带断裂。

(2)半月板畸形或囊肿。

(3)关节内游离体。

(4)剥脱性骨软骨炎。

(5)滑膜肿瘤。

(6)腘窝囊肿。

(7)其他已确定为膝关节内疾患，但不能肯定其性质或部位者。

2.造影方法

患者仰卧位，取髌骨内上或外上角为穿刺点，严格无菌操作。局部麻醉后用10～20号穿刺针刺入关节囊，回抽无回血，注入造影剂。气体造影剂常选用过滤空气、氧气或二氧化碳，用量为80～120mL。阳性造影影剂选用35%～50%的有机碘制剂10mL。双重对比造影时先注入碘剂8～16mL，并随即注入10～20mL气体。注入空气后应防止气体自针眼处外溢。

3.摄片

(1)阴性造影：患者取俯卧位，分别于外旋位、内旋位、中间位三个位置投照。

(2)阳性造影：取俯卧、仰卧位，分别投照正位、内旋位、外旋位共6张。

(3)双重对比造影：取侧卧位，行水平投照内、外侧半月板，应于内旋位、外旋位、中间位分别投照。

(4)疑有髌骨或髌上囊病变，应摄加强侧位片。

4.造影征象

正常膝关节造影片，可清楚显示内、外侧半月板及关节软骨、滑囊、髌下脂肪垫、交叉韧带等结构。如有损伤或病变时，可相应出现充盈缺损、造影剂断裂等征象。

（二）肩关节造影

1.适应证

肩部疼痛和或运动障碍疑有下列疾患者：

(1)肱二头肌长头脱位或断裂。

(2)肩袖破裂。

(3)关节囊破裂。

(4)冰冻肩。

(5)习惯性肩关节脱位。

2.造影方法

患者仰卧位，掌心向上，常规消毒、局麻后用20号腰穿针于喙突下一横指垂直刺入，针头触及肱骨头或关节盂时退出，再沿肱骨头或盂缘进入关节腔，注入有机碘造影剂15～20mL。冰冻肩时只需注入10mL。

3.摄片

于肩关节内旋30°、外旋30°，前、后位各一张及肩关节轴位片一张，共5张。

4.造影征象

造影剂充满整个关节，关节囊呈袋状密度增高影。在外旋30°位及后前位上，关节囊呈半圆形充盈。内旋30°时，则呈圆形或卵圆形。肱二头肌长头肌腱周围的滑膜鞘充盈后，在外旋30°位后前位片上显示为弯曲管状阴影，中央密度减低区为肱二头肌腱阴影脱位或半脱位。

（三）髋关节造影

1.适应证

(1)主要用于先天性髋关节脱位的检查。

(2)帮助了解以下病理性髋关节情况：①髂腰肌和关节囊的关系。②盂唇及股骨头软骨部的情况。③股骨头大小、形态。④关节囊的改变。⑤髋臼软骨情况。⑥关节内韧带情况。⑦髋臼内容物。

2.造影方法

患者取仰卧位透视定位，找到股骨头颈连接处内下，并在皮肤表面做标志。常规消毒后，在麻醉穿刺点局部和关节囊周围，以19～20号穿刺针按皮肤标志垂直刺入直达骨面，进入关节腔后即可注入有机碘造影剂2～5mL。

3.摄片

髋关节正位拍片，必要时加拍外展外旋位片。

4.造影征象

(1)正常髋关节：股骨头呈圆形，其弧度与髋臼的弧度相对应。髋臼底部造影剂分布均匀，多无积聚，亦无任何充盈缺损。髋臼缘可盖住股骨头外上部分，无增厚或内折，亦无圆韧带肥大等征象。

(2)先天性髋关节脱位时，关节囊狭长呈葫芦状填髋臼底，有充盈缺损。

（四）窦道及瘘管造影

1.适应证

(1)探测窦道或瘘管的位置、来源、范围、行程及与体内感染灶的关系，如慢性骨髓炎及骨结核伴有难以愈合的窦道或瘘管手术时定位(图6-25)。

(2)了解创伤或手术并发的窦道或瘘管以及与邻近组织或器官的关系。

(3)先天性瘘管或窦道需行手术治疗时，帮助了解其行程和分支情况。

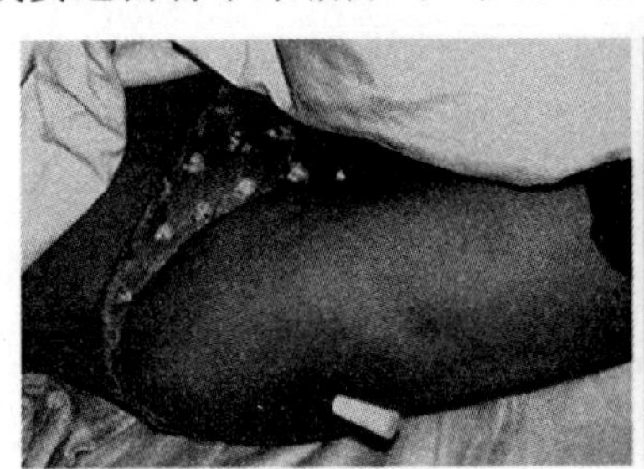
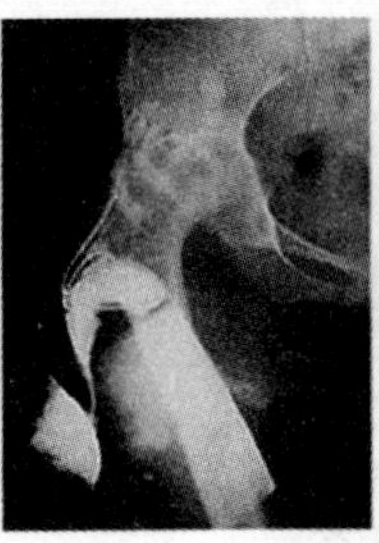
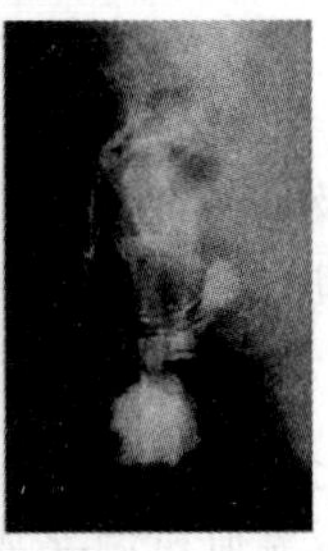

图6-25　髋关节慢性窦道泛影葡胺造影检查

2.禁忌证

(1)造影部位有急性炎症。

(2)碘过敏者禁用碘造影剂，可换用钡胶造影。

3.造影方法

注射造影剂前首先吸净瘘管或窦道内的分泌物。用刺激性和毒性小的造影剂，直接或经导管间接注入，稍加按压，注射器或导管不抽出，防止造影剂外溢。透视见瘘管或窦道完全充盈后拍摄正、侧位片。

（五）血管造影

血管造影多用于四肢血管，对骨骼肿瘤的良、恶性鉴别有重要意义，近年来也用于烧伤、脉管炎及断肢再植等。

1.四肢动脉造影

(1)适应证：①肿瘤与炎症：良性骨肿瘤与恶性骨肿瘤的鉴别，了解病变原发于骨本身还是软组织和血管，病变是否侵及骨骼。②明确骨肿瘤软组织受累范围，显示肿瘤与血管的关系及主要供血动脉的走向。③骨肿瘤切除术后疗效观察，根据血管重建情况评估治疗后残留或复发性骨肿瘤。④伴有血管损伤的四肢或骨盆骨折的术前定位和术后疗效观察，如血管成形术后。⑤闭塞性动脉疾患，如血栓闭塞性脉管炎。

⑥其他:夏科关节、骨缺血性坏死和骨萎缩等。⑦其他血管疾患,如动脉瘤、动静脉瘘等。⑧恶性骨肿瘤行动脉插管造影的同时可以做放射和化学治疗,如动脉灌注化疗药物和动脉栓塞等。

(2)禁忌证:①碘过敏者。②肾功不全影响造影剂排出者。③一般情况下难以耐受者。④严重高血压或凝血机制有异常者。⑤穿刺部位有感染者。⑥可能导致肢体缺血坏死或原有病变恶化者。

(3)造影方法:有直接穿刺法、切开暴露动脉穿刺法及插入导管法三种方法,造影剂常用60%泛影葡胺,造影前做过敏试验。上肢造影剂用量为10～15mL,下肢用量为20～30mL,要求在3～5分钟内注完,动脉插管应在透视下进行。

(4)造影征象:病变造影表现基本上有三种变化。①血管形态变化。②肿瘤血循环及血流动力学改变。③邻近血管的移位情况。

良性骨肿瘤压迫邻近血管发生移位呈握球状,恶性骨肿瘤可见到丰富的血管呈团块、网状增粗扭曲并出现肿瘤湖。肿瘤术后复发者通过造影可排除血肿、感染或纤维化,有助于确诊。

2.椎动脉造影

椎动脉造影可以协助了解椎动脉受压、狭窄的原因,为临床检查难以确定的椎动脉型颈椎病提供有价值的资料,并可为手术减压提示正确的病变部位和范围。

(六)脊髓造影

脊髓造影又称椎管造影,是检查椎管疾病的一种重要检查方法。将造影剂注入蛛网膜下腔,透视观察其充盈和流动情况,拍片了解脊髓的外形、大小,椎管通畅性,梗阻部位、范围、性质等。

1.适应证

(1)采用其他检查手段不能明确定位的髓内或髓外阻塞性病变,如肿瘤、蛛网膜炎等。

(2)临床检查性质不确定的髓内、髓外或椎管结构的病变。

(3)多节段神经损害。

(4)外伤性截瘫。

(5)血管畸形。

(6)椎间盘后突及黄韧带肥厚。

(7)为确定某些椎板切除术后病变复发的原因。

2.禁忌证

(1)全身情况差,不能耐受者。

(2)严重高血压或凝血机制异常者。

(3)椎管内出血。

(4)穿刺部位有炎症。

(5)碘过敏者。

3.造影剂选择

有机碘造影包括碘水、碘苯酯和非离子型碘液,后者包括Amipaque、Isovist、Omnipaque等。从临床应用效果看,Omnipaque是迄今为止最理想的造影剂。

4.造影方法

(1)上升性造影(腰椎穿刺造影):严格无菌操作。侧卧位,经腰椎进入蛛网膜下腔,用持续的平均压力和速度注射造影剂。改为仰卧位,然后逐渐抬高足端床面,使造影剂缓缓上行充填,显示椎管内结构。取侧位、斜位或俯卧位观察造影剂在髓腔内流动的情况以及有无充盈缺损,术后应平卧24小时。

(2)下行性造影(小脑延髓池穿刺造影):当要观察阻塞性病变上缘或因局部有炎症不适于腰穿上行性造影时,选用下行性造影。方法与腰穿造影基本相同,但应抬高头端床面使造影剂下行。

5.摄片

先在透视下观察,如发现梗阻,摄取阻塞端正、侧位局部片。观察椎间盘后突情况时,还需加拍俯卧位水平侧位片。此外,还可根据病变性质和位置做其他位置的摄片检查。

6. 造影征象

造影剂呈条带分散成细珠状向前移动，到顶点汇合成柱状。柱状影的中央有比较透明的带状影，即脊髓影像，正位 X 线片上呈现与椎管相一致的节段性变化。当有梗阻时，可有相应的充盈缺损、造影剂中断等征象。

7. 椎管造影在现代骨科中的地位

随着 CT、MRI 广泛应用于临床，椎管造影目前已较少应用。CT 能观察椎管内结构或病变的横断面特征，易于显示病变累及范围，特别是针对椎管外的病变范围，是椎管造影无法比拟的。但 CT 扫描时需初步定位，对多节段的病变诊断率不高且易漏诊，椎管造影可以为 CT 检查提供定位依据。MRI 可以同时矢状面成像，能够显示一段或多段椎管，兼有 CT 和椎管造影的优点；可以作为检查椎管疾患的首选影像诊断方法，但由于费用昂贵，设备不普及，应用受到一定限制。而对于体内有金属内植物不能作 MRI 检查的腰椎术后仍有症状的患者，椎管造影加 CT 是最好的选择。这三种检查方法提供的信息可以相互补充。非离子型碘制剂椎管造影在相当长的时间内仍是一种重要的椎管检查方法。

（陈　磊）

第二节　CT 检查

计算机体层扫描为一种无创伤、无痛苦的影像诊断手段。1917 年由澳大利亚数学家Radon证明，任何物体可以从它的投影无限集合来重建其图像。1963 年由美国科学家 Cormack 发明了用 X 线投影数据重建图像的数学方法，1972 年由英国工程师 Hounsefield 制成的第一台头颅 CT 机应用于临床，1974 年由美国工程师 Ledley 等进一步设计出了全身 CT，使这种原来只用于头部的扫描机扩展到全身各个部位，从而开始了对脊柱、关节、骨盆的研究。早期由于软组织图像不够清晰，因而只限于检查脊柱、关节、骨盆的骨组织。近年来就 CT 机提高扫描速度、检查效率、图像质量和尽量简便操作方面做了很多改进，由原始第 1 代发展到第 4 代高分辨率扫描机，如螺旋 CT 和超高速 CT 相继问世。

一、CT 的基本结构

第 1 代（原始型）CT 机，光源采用密集平行 X 线射束，聚焦在单个检测器上，射束及检测器均安装在一个桥形架上，做平移-旋转式扫描，使 X 线射束通过窄道横穿过患者某一选定部位层面。整个桥形架完成第一个平移扫描后，旋转 1°，再做另一个方向扫描，如此反复连续平移-旋转，直至转完 180°，从而获得数十万测量数据，将这些资料输入电子计算机进行处理，构成一个横断面图像。由于只有一个检测器，扫描的次数多，时间长，需 5～10 min，甚为缓慢。第 2 代扫描机，改用扇形射束和多个检测器，每次扫描转动角度由 1°增加到 10°，能做头部及全身扫描，时间明显缩短，每次需 20～120 s。第 3 代扫描机，用宽扇形射束，检测器数目增加（多达 600 个），可以连续转动 360°，扫描时间缩短 5～10 s。第 4 代扫描机，使用与第 3 代相同的宽扇形射束，数百个检测器固定排列成环状。只需转动 X 线管即可扫描，每次时间缩短2～5 s。

二、螺旋 CT

螺旋 CT 采用了单方向连续的滑环技术，利用滑环来处理旋转部分与静止部分的馈电及信号传递。其优点在于扫描时间可达 1s，大大缩短层间的延时，并发展了一系列新技术，如体积扫描（通称螺旋式扫描）、可增加造影剂利用率的动态多次扫描和快速扫描序列、动态屏幕等。

（一）扫描方式

通常的 CT 机 X 线管供电是通过高压电缆和发生器相连，并做圆周的往返运动。每次扫描都经过启动、加速、匀速采集数据、减速、停止几个过程，使扫描速度难以大幅度提高。螺旋 CT 采用滑环技术，其方法是通过碳刷与金属滑环接触而馈电或传递信号。滑环有高压滑环和低压滑环两种，前者传递 X 线发生器的输出电压为数万伏，后者传递 X 线发生器的输出电压仅为数百伏。采用滑环技术，使 X 线管可以连续旋转，缩短了层间的延缓时间，短于 5 s，提供了发展容积采集 CT 扫描的途径。

螺旋 CT 扫描是 X 线管由以往的往返运动变成单方向连续旋转运动，同时在患者检查床以均匀速度平移前进或后退中，连续采集体积数据进行图像重建。在扫描过程中，X 线焦点围绕患者形成一螺旋线行径。此类扫描不再是对人体某一层面采集数据，而是围绕患者螺旋式地能够在几秒钟内采集较大容积的数据。常规扫描与螺旋扫描方式的本质区别，在于前者得到的是人体的二维信息，而后者得到的是人体的三维信息，所以螺旋扫描方式又称之为体积扫描。螺旋 CT 扫描获得的是三维信息，且其工作效率更高，在信号处理上比二维信息的处理有丰富得多的内容和更大的灵活性，可以得到真正的三维重建图像而不会有任何重组成分，可根据需要在所扫描的体积内对任意面、任何位置进行重建，还可以在重建的三维图像中把某一部分组织或器官从图像中去掉。三维数据的采集使 CT 的血管成像(CTA)成为可能，与磁共振血管成像(MRA)相比，它没有运动、吞咽、呼吸和血流伪影，可识别钙化斑等，已有人用来检查肾动脉狭窄、血管病及内支架、移植血管等情况，对某些病例完全可以代替常规的血管造影。扫描速度的提高，除了提高时间分辨之外，也减少运动伪影，并可以实现憋一口气在 16～24 s 内就完成一个较长部位(器官)的扫描，如肺部的扫描即可在憋一口气情况下完成，这对外伤患者、儿童等尤为重要。

螺旋 CT 扫描过程中，如果扫描区域比较长或患者不能屏住呼吸时，可导致采集的数据失去连续性。扫描方法包括单螺旋、双螺旋扫描。螺旋 CT 扫描应仔细选择扫描参数。为了满足实时重建以及三维和 CTA 的重建要求，工作站方式被广泛采用，它具有高性能计算机处理单元(CPU)和陈列处理机(AP)，还有大容量的内存和外部设备。

(二)与普通 CT 的比较

1.普通 CT 的主要缺点

(1)尽管采用薄层连续或重叠扫描，冠状或矢状面成像的空间分辨率仍不能达到诊断要求。

(2)相邻两层扫描间隔时间内轻微的呼吸运动即可使扫描层面不连续，容易遗漏较小的病变，并且降低二维或三维重建图像质量。

(3)增强扫描时需要团注，造影剂在间质内弥散相对较低，减低了肿瘤和周围正常组织之间的对比，而且为了维持较长时间的强化效果所需要的剂量很大。如果不能进一步提高扫描速度，很难克服上述不足。

2.螺旋 CT 的主要优点

(1)提高病变发现率。

(2)提高扫描速度。

(3)提高病变密度测量能力。

(4)可减少造影剂用量。

(5)在造影剂最高时成像。

(6)可变的重建扫描层面。

(7)可建重叠扫描层面。

(8)可行多层面及三维重建。扫描速度的提高，可明显缩短检查时间。如床进速度 1 cm/s，30 cm 检查区域仅需 30 s。

3.螺旋的缺点

螺旋的缺点主要是影像噪声增加、纵向分辨率下降、螺旋伪影、螺旋曝光时间受限制、X 线管冷却时间延长、血管流动伪影、图像处理时间延长和数据存储量增加。

三、超高速 X—CT

超高速 CT 也称电子束 CT，它运用了高真空、超高压、电磁聚焦偏转、二次电子发射、光纤、特殊靶金属等现代化高新科学技术，利用 130 KV 的高压使电子枪产生电子束并加速。利用聚焦装置使电子束聚成一个特定的焦点，再由强力电磁偏转线圈使电子束按规定的角度做同步偏转，射向 4 个固定的钨环靶以产生旋转 X 线源，它取消了 X 线管曝光时同时进行机械旋转的取样方式，并对扫描对象进行扫描。X 线穿透扫描对象后，被静止的高灵敏探测器阵列接受，这是两组排列在靶金属对面的探测器阵列。接受的数据经预处理后由光缆送至计算机，并重建图像。由于其扫描时间为 50～100 ms，所以使得对心脏、冠状动脉和血管的研究成为可能。在使用造影剂时，能够得到最佳的造影图像。其慢速、快速成像分别为 9 层/秒和 34 层/秒。就其扫描速度来说，是一般 CT 的 40 倍，螺旋 CT 的 20 倍。对不合作患者（小儿、老年人及烦躁患者等）检查时，不会因运动而产生伪影，从而保证得到清晰的图像。

电子束 CT 兼有普通 CT、螺旋 CT 和超高速 CT 的功能，特点是扫描速度快（50 ms/层）、成像速度快（34 层/秒）、能较长久保持高检测精度。适用于冠心病预测、心脏瓣膜病变、心包疾病、先天性心脏病、肺动脉栓塞和大血管病变的诊断，还可以通过电影扫描序列对关节运动做功能检查。

四、CT 扫描的应用

高分辨率 CT 机能够从躯干横断面图像观察脊柱、骨盆及四肢关节较复杂的解剖部位和病变，还有一定分辨软组织的能力，且不受骨骼重叠及内脏器官遮盖的影响，对骨科疾病诊断、定位、区分性质范围等提供一种非侵入性辅助检查手段。

（一）脊柱扫描

CT 能显示人体横断层面图像，可鉴别人体各种不同组织的密度差异。骨组织密度最高，CT 值高，CT 片上呈白色；体内脂肪、空气密度最低，CT 值也低，CT 片上呈黑色；体内各种软组织，如肌肉、血管、韧带、椎间盘、神经、脊髓等密度差异较小，高分辨 CT 扫描均能显示，有时尚需借助各种造影剂增加对比度，提高对局部组织形态的识别能力。在脊柱方面，CT 能准确显示脊椎骨的完整骨性结构，如椎管、椎间孔、侧隐窝、神经孔、椎间后小关节、椎板结构形态等，可观察脊髓神经根鞘袖、硬膜外和椎体骨的静脉、后纵韧带、黄韧带和椎间盘。CT 还能清楚显示椎体周围软组织，包括椎体后部椎旁肌，如骶棘肌等；椎体前部，可观察到胸、腹腔脏器及相应节段的动、静脉。

CT 检查时经静脉注入非离子碘以此形成人工对比的方法，称之为造影增强法。造影辅助剂的选择，以溶速慢、吸收快、便于观察、不良反应小为首选。此法主要用于普通 CT 检查难以显示或显示不够清楚的组织病变，如脊髓病变、损伤及血管疾病等，可以增加病变与正常组织之间的对比度，血管丰富区域增强作用最为显著。脊髓造影后 1～4 h 做 CT 检查称之为 CTM；CTM 椎间盘造影后 1～4 h 做 CT 检查称之为 CTD。但造影增强检查时需腰椎穿刺和注射药物，有可能引起不良反应和严重并发症，延长检查时间或加重病情，且判定病灶范围也有一定限度。MRI 检查更有实用价值。CT 对脊柱病变的诊断有许多优于常规 X 平片之处，对脊髓病变，则不如 MRI，但 CT 在脊柱病变的诊断上仍具有特殊的价值。

适应证如下所述：

（1）椎间盘病变及迟行性病变：CT 能清楚的显示腰椎间盘的形态及其与硬膜囊和神经根的关系，通过观察椎间盘的轮廓和椎间隙的高度，CT 可鉴别椎间盘退行性变和椎间盘突出。

（2）脊椎骨肿瘤：脊椎骨肿瘤最常见为转移瘤，原发性肿瘤较少见。CT 可显示肿瘤范围包括骨内外受累的范围、显示肿瘤的组织结构（脂肪、囊性、实质性及血供）及钙化。

（3）脊椎感染性病变：CT 在显示感染性脊椎病变脊椎骨改变的同时，也可显示椎管内硬膜外、脊椎旁的受累及椎间盘的病变。

（4）脊柱损伤：对大多数脊柱损伤，常规 X 线片仍是首选的检查方法，对观察不稳定骨折如椎弓骨折、关节突关节脱位、显示骨折碎片及其在椎管内的位置，CT 是最佳的检查方法。但 CT 对脊髓、神经的损伤，效果不如 MRI。

（5）椎管内病变：CT 评价椎管内病变多需经静脉注射造影剂或椎管内注射造影剂。静脉注射造影剂 CT 增加扫描主要适用于脊髓血管畸形等。CTM 适用于椎管内肿瘤、脊髓空洞症、发育畸形、血管畸形、蛛网膜炎、损伤术后观察等。

(6)骨盆及四肢骨关节:CT在骨盆与四肢骨关节疾病中的诊断中有重要价值,主要用于:①骨盆骨折。②骨盆肿瘤。③股骨头缺血性坏死。④骨的感染性疾病。⑤骨及骨关节的其他疾病。⑥骨盆测量。⑦CT引导下骨穿刺活检。

(二)软组织及四肢关节扫描

CT的高密度分辨率克服了普通X线对软组织检查的不足,也避免了肠气或骨骼对软组织及内脏图像的干扰。各肌肉间有胶原纤维和脂肪组织结构的间隔,CT可清楚显示每条肌肉和血管以及神经主干的断面,从而为发现病变和观察其演变提供重要资料。CT检查的适应证和方法:临床上疑有四肢关节损伤与软组织病变,普通X线片不能显示清楚,均可行CT扫描检查。如:①复杂的骨盆及髋臼缘骨折及某种类型足、踝骨折脱位等。②股骨头缺血性坏死和骨性关节。③骨的囊性病变。④骨和软组织肿瘤。⑤骨与关节感染。检查方法:先摄受检部位的普通X线片,了解病变的范围和大小,以决定扫描的起始部位、范围和体位等。对某些特殊部位和结构,如肩关节、骨盆、骶髂关节、髋关节、膝关节,可利用特殊位置进行扫描。根据病变的大小和类型采用不同准直器和扫描程序,先采用低值观察软组织,高值观察骨与关节。必要时还可采用增强检查,如造影剂注入静脉、关节腔,增加对比度,以明确诊断。

(三)骨折与脱位

一般骨折常规X线片基本都能满足临床的需要,CT扫描对普通X线平片不能满意显示的骨盆、髋关节、膝关节、肩关节、踝关节及胸锁关节等部位骨折可以观察骨折的主体关系,发现平片很难辨认的小碎骨片,如髋臼缘骨折、股骨头骨折小碎片,可准确判断位置所在,对临床上正确的治疗提供重要依据。

有人对25例跟骨骨折进行CT检查,认为CT对跟骨新鲜或陈旧性骨折的检查明显优于常规X线检查,它能准确显示骨折部位、类型、严重度及移位情况,利用薄层扫描、图像重建等技术,可使病变显示更为清晰。跟骨结节角缩小对衡量跟骨骨折的严重和预后有一定价值,而后关节面的骨折和移位对预后的评估十分重要,后关节面移位超过2 mm者,预后均较差。有人对88例骶骨骨折或骶髂关节损伤进行CT扫描检查,将其分为4种基本类型:Ⅰ型骶髂关节分离,占骶骨损伤的39%,CT表现为关节不对称与间隙增宽;Ⅱ型骶骨或髂骨质部骨折,占骶骨损伤的25%,CT图像可见到骶骨或髂骨唇部骨折线累及骶髂关节面,但不累及骶骨的神经孔;Ⅲ型为骶骨纵形骨折,占骶骨损伤的25%,CT图像表现为骶骨纵行骨折线伸入神经孔;Ⅳ型为骶骨粉碎骨折,占骶骨损伤的5%,CT可见骶骨两侧都有复杂的骨折线。

五、CT诊断的创伤骨科常见疾患

(一)脊柱外伤

CT扫描能清楚地显示椎管的完整性、复杂的椎体关节突、椎板骨折及脊柱骨折合并截瘫。并能提供准确减压范围和手术入路的资料,术后也可做CT复查。

1. 主要表现

①椎体及其附近低密度骨折线或骨小梁密度呈斑片状密度增高。②椎管内或椎体旁碎骨块。③椎管变形、狭窄。④椎管内有高密度血肿影。⑤椎间盘突出。

2. 主要优点

在脊柱损伤方面,与普通X线片相比,有如下优点:①不需要过度搬动患者。②分辨率高,能显示因重叠或普通X线片不易诊断的骨折。③脊髓造影CT可对椎管内神经结构的损伤做出诊断,如脊髓血肿、脊髓断裂和髓内囊肿,亦可显示创伤后椎间盘突出、骨折碎块、硬脊膜外血肿对蛛网膜下腔及脊髓的压迫。

3. 主要缺点

①不易显示屈曲暴力性骨折。②对韧带损伤造成的脊柱不稳或关节脱位常不易显示清楚。③对脊髓损伤的病理改变仍不理想。

4. 诊断价值

CT能清楚地显示骨折与椎管的关系,是目前脊椎爆裂骨折首选方法。

(二)膝关节半月板损伤

CT 主要表现为:①半月板有裂隙,呈低密度的横或纵和斜行条状影,边界一般较清晰。②在关节腔造影时,可见撕裂的半月板间隙内有造影剂渗入其间,呈高密度条状影,边界清楚可见。③盘状半月板表现为较正常的半月板增宽、增厚,正常内侧半月板的宽度不超过同侧胫骨平台关节面的 1/2;外侧半月板不超过 1/3。④半月板囊肿时表现为半月板局部隆起。⑤十字韧带损伤,表现为胫骨髁间嵴与股骨髁窝之间的 V 形带状的低密度影中断和变形。关节囊破裂,表现为造影剂外溢。

(吕文学)

第三节 MRI 检查

一、概论

MRI 是 20 世纪 80 年代兴起的一项影像诊断新技术,是目前检查软组织的最佳手段,在骨质疏松、肿瘤、感染、创伤,尤其是在脊柱脊髓的检查方面用途较广。与 X 线、CT 相比,MRI 信号含有多种成像参数,不但能重建受检部位的解剖图像,而且在一定程度上可反映其生理及生化状态。MRI 是一项非侵袭性诊断技术,无辐射损害。图像质量也与 CT 相差无几。MRI 可随意切取检查部位的冠状面、矢状面、横断面及任意断面的图像。当今应用于临床的 MRA(磁共振血管造影)、三维成像、MRI 内镜等,使其应用前途广阔。MRI 可显示水平及纵轴两平面的图像,但对有起搏器、脑内血管夹、主要部位有金属碎片的患者禁用。

基本原理:MRI 是在磁场中对组织施以放射频率的脉冲,无须凭借离子放射即可显示所需截面的图像。MRI 将无数的光子、中子与核素进行随机排列,并使之与磁场方向平行。每个所用的磁铁具有 0.5~1.5 tesla(T)的强度[(1 tesla(T)=10 000 gauss(Gs)]。放射频率的脉冲使粒子的核磁运动发生偏振,从而产生图像,使用的表面线圈降低了信号/噪声比值。主体线圈用于各大关节,较小的线圈用于其他部位。上述效应的结果产生了短(T_1)及长(T_2)松弛时间,使原子返回正常的旋转轨道。T_1 相偏重于脂肪,T_2 相偏重于水分;T_1 相的 TR 值小于 1 000,T_2 相的 TR 值则大于 1 000。一些组织在 T_1 及 T_2 相的影像不同,水、脑脊液、急性出血、软组织肿瘤在 T_1 相为低信号,在 T_2 相为高信号,其他组织在两相上的信号强度相同。骨皮质、流动血液、纤维组织呈较暗的影像,肌肉及透明软骨为灰色,脂肪、流速较慢的血液、神经及骨髓的影像则光亮度较强。T_1 相往往显示正常的解剖结构,T_2 相则可以显示异常组织。

二、MRI 检查方法、图像特点与主要技术参数

(一)MRI 检查方法

1. 普通 MRI 扫描

相当于 CT 的平扫,但它有别于 CT,不仅能获取横断面像,还能获得矢、冠状位图像。且每个层面均需获得 T_1 加权和 T_2 加权两套图像,有时还需要质子密度(P)加权像。因此,需选择适当的脉冲序列和扫描参数。常用多层面、多回波的自旋回波(SE)技术。扫描时间参数有回波时间(TE)和脉冲重复间隔时间(TR)。使用短 TR 和 TE 可得 T_1 加权像,而用长 TR 和长 TE 可得 T_2 加权像,用短 TE、长 TR 即产生原子密度加权像。时间以 ms(毫秒)计,简记为 T_1 加权(SE 500/15)、T_2 加权(SE 2 000/96)。有的还使用部分饱和(PS)和反转回复(IR)、梯度回波(GRE)等脉冲序列。

2. MRI 造影增强

MRI 造影增强所用的造影剂,目前以顺磁性增强剂 Gd-DTPA(商用名为马根维显)应用最为广泛。但 Gd-DTPA 不像常规 X 线和 CT 所用的碘剂,它的浓度与信号强度不存在直接关系,它主要是通过改

变组织 T_1 与 T_2 值对在不同脉冲序列中组织信号强度的改变发生作用。注射 Gd－DTPA 之前应先做普通 MRI 扫描，即先做 T_1 加权、T_2 加权和质子密度加权像，注药后仅做 T_1 加权像即足以解决诊断问题。

3. MRA(磁共振血管造影)

MRA 的基本原理是液体的“流速效应”，即常规 SE 序列与 GRE 序列中司空见惯的血液流空效应与流动相关增强现象。加快扫描速度，变快速流空现象与相对慢速增强，利用相位效应改善血流与静止组织的对比度，抑制无关的噪声与伪影，无须注射任何造影增强剂，即可获得一个断层明亮的血管影像，将多层断层血管叠加压缩就可重建成清晰完整的血管造影图像。

4. MRS(磁共振波谱分析)

MRS 是检测体内化学成分唯一的无创伤性检查手段。它与 MRI 的原理基本类似，但两者存在重要差别：从临床角度看，MRI 主要显示组织器官的影像改变，MRS 主要提供化学组分的数据信息。

(二)MRI 图像特点

1. 灰阶成像

MRI 影像虽然也以不同灰度显示，但反映的是 MRI 信号强度的不同或弛豫时间 T_1 与 T_2 的长短，而不像 CT 图像灰度反映的是组织密度。MRI 图像如主要反映了组织间 T_1 特征参数，为 T_1 加权像，它反映的是组织间 T_1 的差别；如主要反映组织间 T_2 特征参数，则为 T_2 加权像。因此，一个层面可有 T_1 加权像和 T_2 加权像 2 种扫描成像方法，分别获得 T_1 与 T_2 加权像。这有助于显示正常组织与病变组织。正常组织如各种脂肪、肌肉软组织间 T_1 差别明显，所以 T_1 加权像有利于观察解剖结构，而 T_2 加权像则显示病变组织较好。

2. 流空效应

心脏血管内的血液由于迅速流动，使发射 MRI 信号的氢原子核居于接收范围之外，所以测不到 MRI 信号，在 T_1 或 T_2 加权像均呈黑色影，这就是流空效应。该效应能使心腔和血管显影，是 CT 所无法比拟的。

3. 三维图像

MRI 可获得人体横断面、冠状面和矢状面的图像，有利于病变的定位，而 CT 只能作横断面扫描。

4. 运动器官成像

采用呼吸和心电门控成像技术可改善心脏大血管 MRI 成像，还可获得其动态图像。

(三)MRI 脉冲序列与主要参数

1. 脉冲序列

MRI 临床常用的脉冲序列有 3 种，即：①自旋回波序列(SE)；②部分饱和序列(PS)；③反转回复序列(IR)。其中以自旋回波(SE)序列及其变异方法为最常用的成像技术。SE 序列实际上就是一连串交替的 90°与 180°射频脉冲，它产生的 MRI 信号能反映组织的 3 个物理特征：氢质子密度、T_1 与 T_2。

2. 主要参数

(1)人体组织参数。①氢质子密度固有差别；②组织间纵向弛豫时间(T_1)值的差别；③组织间横向弛豫时间(T_2)值的差别；④流空效应产生的差别。

(2)技术参数。①成像平面：轴位、冠状位、矢状位。②层厚：2～10 mm 不等。③矩阵大小：128×128，256×256，512×512。④信号叠加数：叠加数越多，MRI 图像质量越好。⑤脉冲序列。

三、MRI 在骨科临床中的应用

(一)膝关节病变

1. 半月板病变

半月板病变常为半月板撕裂和退行性变。MRI 诊断半月板病变主要观察半月板外形、大小及信号强度改变。较大的撕裂表现为半月板正常三角形形态消失及变形。较小的撕裂则可见半月板内线状高信号并波及半月板表面，这种高信号改变在 T_1 加权像与质子密度加权像显示最为清楚。半月板退行性变

MRI 表现分Ⅰ～Ⅲ度，主要表现为半月板内异常高信号，在 T_1 加权像为相对高信号，T_2 为明显高信号。

2. 韧带撕裂

(1)十字韧带：MRI 显示前十字韧带常用 5 mm 或薄的 1～3 mm 矢状面扫描。前十字韧带呈中等信号，后十字韧带呈低信号。完整的前十字韧带具有平行的外缘，在股骨与胫骨固着处可见清晰的纤维条纹。前十字韧带损伤时可见短 T_1 高信号；纤维带缺损或平行的外缘断裂，异常信号见于中间的基质内，多位于股骨髁附着点外侧。在 T_2 加权像上，韧带撕裂处的水肿呈高信号。广泛性关节积液呈长 T_1 长 T_2 信号，出血者呈高信号。后十字韧带在轴位面上呈环状，在矢状面上环弓向后，无论在 T_1 加权或 T_2 加权像上只要显示信号增强，就是后十字韧带损伤的佐证。

(2)侧副韧带：侧副韧带撕裂引起的水肿，出血，积液在 SE 序列或梯度回波序列的 T_2 加权像上均呈高信号。

3. 骨性关节炎

MRI 可显示早期关节软骨变性，T_1 加权像显示软骨变形、不规则、信号减低；T_2 加权像显示关节软骨下坏死区呈长 T_2 高信号且不均匀；增生的骨赘在 T_1 与 T_2 加权像均为低信号。

4. 骨折

已有临床症状但 X 线平片阴性的骨折早期，在 SE 序列的 T_2 加权像呈长 T_2 高信号。此外，还可判断有无合并关节软骨、半月板、韧带损伤及关节腔内积血、积液等。

5. 肿瘤

矢状面或冠状面 T_1 加权像加上轴位 T_2 加权像即足以显示膝关节肿瘤的全貌。无论手术、活检或化疗，最好先行 MRI 检查，以资对照。肿瘤的典型表现为 T_2 加权像呈长 T_2 高信号肿块，其范围包括瘤体及瘤周水肿。

(二)髋关节病变

主要是股骨头缺血坏死，MRI 诊断价值最大。从治疗角度讲，本病可分 5 期：①Ⅰ期，在 X 线放射学上无异常改变；②Ⅱ期，可见囊变或局灶性硬化；③Ⅲ期，发现软骨下透光区及骨折，呈新月征；④Ⅳ期，可见软骨下塌陷、股骨头变扁；⑤Ⅴ期，为髋关节间隙狭窄。Ⅰ～Ⅲ期可行手术治疗，以防止股骨头进一步坏死。MRI 可显示 X 线检查难以发现的Ⅰ～Ⅱ期病例，从而做出早期诊断。

其主要 MRI 征象有：①早期病例在 T_1 加权像上正常股骨头的短 T_1 高信号区可见黑色线状低信号；②T_2 加权像上，于低信号硬化反应线内缘还可见一高信号线，形成典型“双线征”，它是肉芽组织充血与炎症的反映，为股骨头缺血坏死的特异征象；③如合并出血，则 T_1、T_2 加权像均呈高信号；④当炎症、充血、纤维化相当严重时，会使股骨头内脂肪数量大为减少，在 MRI 上呈液体信号，即 T_1 呈低信号、T_2 呈高信号。晚期则在 T_1、T_2 与质子密度加权像上均呈低信号。

(三)骨与软组织肿瘤

1. 骨与软组织肿瘤 MRI 征象特点

(1)多数肿瘤组织的 MRI 信号与周围正常组织迥然不同，采用 T_1 加权、T_2 加权与质子密度加权的不同扫描参数，MRI 可以成功区分其改变。

(2)骨与软组织肿瘤大多呈长 T_1 和长 T_2，在 T_1 加权像上显示低信号，T_2 加权像上显示为高信号。

(3)在 T_1 加权像上肿瘤与脂肪对比性强，所以最适于显示肿瘤的骨髓浸润与骨内扩散，皮下及肌肉内脂肪受累在 T_1 加权像上也显示最为清楚。

(4)T_2 加权像能明确显示软组织受累及其严重程度。

(5)MRI 可显示肿瘤对邻近血管结构的浸润，且无须注射造影剂。

(6)骨与钙化内的氢质子密度低、T_2 值短，所以在所有成像序列中均呈低信号；软骨在 T_1 像呈中等信号，在 T_2 加权像呈高信号。

(7)MRI 不仅可诊断肌肉、骨骼的肿瘤，还可确定肿瘤侵犯的范围，从而有助于分期诊断。

(8)MRI 可行冠状、矢状位扫描，定位准确，能显示纵轴上的侵犯范围、髓腔内原发与转移瘤灶，显示髓内跳跃性转移灶。

(9)MRI 无骨质伪影干扰,可显示非铁磁性手术银夹及金属捧。

2. 良性骨肿瘤

(1)骨样骨瘤:MRI 上瘤体的钙化与硬化部在 T_1 与 T_2 加权像上均呈低信号,中心瘤灶在 T_2 加权像呈高信号,瘤巢在 T_1 加权像为低信号,T_2 加权像呈略高信号。

(2)内生软骨瘤:髓腔内异常信号肿物,T_1 与 T_2 加权像上均可见低信号骨间隔,瘤内钙化为低信号,软骨组织呈长 T_1(黑)长 T_2(白)信号。

(3)骨软骨瘤:瘤体位于骨膜外,其中含有骨软骨与骨髓信号,即骨呈低信号,软骨呈中等 T_1 与长 T_2 信号,脂性骨髓呈典型短 T_1 高信号;T_1 加权像可清楚显示瘤灶内脂性骨髓与基底骨的骨髓相连,T_2 加权像可见高信号的软骨帽。

(4)巨细胞瘤:为偏心性呈膨胀性生长的溶骨灶,在 T_1 加权像上为低信号,T_2 加权像上呈低或中等信号。

(5)骨囊肿:T_1 加权像呈均一低信号,T_2 加权像为均一高信号,边界清楚,如合并感染或出血,T_1 信号相应升高。

(6)动脉瘤样骨囊肿:瘤体边界清,其内可见分隔。典型 MRI 征象为囊内显示液一液平面,乃分层的未凝血块;另一典型征象为多个囊内在 T_1 与 T_2 加权像上均呈不同程度高信号。

3. 恶性骨肿瘤

(1)骨肉瘤:MRI 上分 4 种类型。其中以成骨型骨肉瘤最常见,其 MRI 表现为:T_1 加权像瘤组织呈云雾状长 T_1 低信号,T_2 加权像呈云絮状短 T_2 低信号。

(2)软骨肉瘤:软骨帽在 T_1 加权上呈不均匀低信号,T_2 加权像呈极不均匀高低混杂信号。软骨钙化在 T_1 与 T_2 像上均呈无信号黑影,未钙化的软骨基质呈很高的长 T_2 信号。

(3)纤维肉瘤:瘤体在 T_1 加权像上呈长 T_1 低信号,分化好者在 T_2 加权像为低信号,分化不良者多呈长 T_2 高信号。

(4)尤文肉瘤:瘤体处可见广泛骨质破坏,呈软组织肿块影,T_1 加权像为均匀的低信号,T_2 加权像则为高信号。

(5)骨转移瘤:T_1 加权像呈长 T_1 低信号,与正常髓质骨呈短 T_1 高信号形成鲜明对比;转移灶在 T_2 加权像呈长 T_2 高信号。脊椎转移瘤累及多个椎体,但很少累及椎间盘。

4. 软组织肿瘤

(1)神经纤维瘤:瘤体边界清晰规整,T_1 加权像上呈低或等信号,T_2 加权像呈高信号,若瘤体含纤维较多,则 T_2 加权像为低或等信号。

(2)脂肪瘤:T_1 加权像呈典型 T_1 高信号,T_2 加权像为灰色中等信号并与皮下脂肪密度一致。

(3)脂肪肉瘤:低恶度脂肪肉瘤,瘤灶内可见典型脂肪信号,即 T_1 加权像为高信号,T_2 加权像为中等信号;此外瘤内还有其他成分,呈长 T_1 长 T_2 信号;高恶度脂肪肉瘤可合并出血、钙化,其内脂肪成分相对较少。

(四)脊椎与脊髓病变

1. 颈椎病

(1)颈椎退变期:MRI 证实椎间盘变性信号,椎间盘与髓核含水量减少。

(2)间盘源性期:MRI 可显示椎间盘变薄、梯形变、信号不均、裂隙、点状变性等改变,含水量减少在 T_2 加权像上呈明显低信号;T_1 加权像示纤维环与髓核界限消失。MRI 矢状面显示突出物压迫脊髓最清楚,轴位显示神经根受压最清楚,且能清楚显示椎管狭窄。

(3)骨源性期:MRI 在显示骨刺方面不如 CT 清晰,皮质骨呈低信号,髓质骨增生呈高信号;但 MRI 显示脊髓、神经根、食道受压方面优于 CT,还能显示椎动脉痉挛与狭窄。

(4)脊髓变性期:因脊髓长期受压,血运障碍所致。MRI 能显示脊髓变性的直接征象,如软化灶呈长

T_1(低)长 T_2(高)信号,还可显示脊髓空洞形成与萎缩等改变。

2.椎间盘突出症

①矢状面 T_1 及 T_2 加权像可见髓核脱位压迫脊髓及纤维环的断裂;②轴位 T_1 加权像可显示椎间盘从正中线或侧方压迫硬膜囊;③可见游离髓核碎片向背侧及尾端突出;④椎管脂肪线被截断;⑤突出椎间盘上下可见纵形高信号,系硬膜外静脉丛受压血流变慢所致;⑥硬膜外脂肪及侧隐窝内脂肪减少为神经根受压的重要根据。

3.椎管内肿瘤

MRI 能很好地显示整个脊髓并区分脊髓周围结构,因此,便于对椎管内肿瘤分类。能显示脊髓形态、大小及密度的改变,能确切区分肿瘤实质或囊性脂肪等成分。髓外硬膜内肿瘤表现为脊膜囊内软组织包块,可使脊髓移位。硬膜外肿瘤可使脊膜囊移位,并见骨质改变或同时出现椎旁包块。多平面成像对神经纤维瘤诊断有特殊价值,硬膜囊的扩张及肿瘤在硬膜内外的成分都可清楚显示。脂肪瘤在 T_1 及 T_2 加权像中显示特有的强信号。脊椎肿瘤无论原发还是继发,其弛豫时间 T_1 及 T_2 均延长,因此在 T_1 加权像上表现为低信号,在 T_2 加权像上表现为高信号。椎体血管瘤在 T_1 加权像呈中等信号。

4.脊柱创伤

对急性脊柱创伤行 MRI 检查,可不翻动患者而得到各部骨结构与硬膜囊及脊髓之间的相互关系的信息,还可显示蛛网膜下隙阻塞和脊髓肿胀。问题是体线圈 MRI 有时不能显示小碎骨片,若患者体内含有铁磁性金属,则对安全与效果有影响。MRI 追踪观察脊髓创伤可显示脊髓萎缩、血肿吸收、脊髓坏死,及随之而来的脊髓空洞变化。

5.脊椎感染

脊椎或椎间盘的感染在 MRI 图像上显示特殊变化,受累椎骨或椎间盘在 T_1 加权像信号均匀减低,T_2 加权像信号增高,同时髓核内的缝隙消失。如有椎旁脓肿,MRI 可明确显示。

6.脊髓血管畸形

MRI 为其最敏感的检查方法,可显示呈匍行状无信号的血管影,静脉比动脉粗,在矢状面质子密度像、T_1 及 T_2 加权像上,脊髓背部的粗大引流静脉呈长蚯蚓状。

(吕文学)

第四节　放射性核医学检查

放射性核素骨扫描是利用亲骨性放射性核素及其标记物注入机体在骨骼和关节部位浓聚的方法,是以放射 γ 射线的放射性核素作为发射体的显像设备,称为单光子发射型计算机断层显像,英文为 single photon emission computed tomography。由于以前国内没有 PET,因此人们习惯上把 SPECT 简称为 ECT,因此 ECT 实际应该称为 SPECT。SPECT 并不是一种很新的设备,其由 Kuhl 等人于 1979 年研制成功。经过多年不断的改进,SPECT 技术已经有了很大的发展,产生了许多不同型号、不同档次的产品,但是其显像的基本原理没有变化,总体上仍属于比较低端的核医学设备。主要用于全身骨骼、心肌血流、脑血流、甲状腺等显像。

一、骨骼放射性核素检查

(一)骨显像原理

骨组织主要由有机物、无机物和水组成。有机物主要是胶原纤维。无机盐中 45% 是无定形的磷酸钙,其余均为羟磷灰石结晶。每克晶体的总面积可达 $300m^2$,成年人全身骨骼的晶体总面积可达 $3\times10^6 m$,它犹如一个巨大的离子交换柱结构,能与组织液中可交换的离子进行交换。目前认为,放射性核素进入骨组织的途径有：①离子交换。②化学吸附。③与有机成分结合。

（二）骨显像方法

可用扫描机或γ照相机。受检患者无需特殊准备，成人静脉注射骨显像剂，间隔一定时间后显像，由于骨显像剂的不同，间隔和时间也长短不一。检查取合适的体位，应包括相对的健侧或健段，以便与患侧或患段相比较。骨动态显像时需要相应的特殊器械设备。

（三）骨显像剂

放射性核素是显像的必要药物，理想的骨显像剂必须符合下列要求：

（1）亲骨性强。

（2）在体内血液清除率快。

（3）射线能量合适。

（4）对人体的辐射剂量低。

（5）使用方便，价格适宜。

目前临床上使用的骨显像剂主要是^{99m}Tc 和^{113m}In 的标记化合物。

（四）适应证

1.首选适应证

（1）恶性骨肿瘤：用以判断病变的边界和跳跃病灶，寻找和排除全身其他部位的恶性肿瘤有无骨转移（图 6-26），以帮助疾病分期和确定治疗方案。

（2）临床疑为急性骨髓炎而 X 线检查正常者。

（3）观察移植骨的血供和成骨活性。

（4）观察股骨头的血供情况。

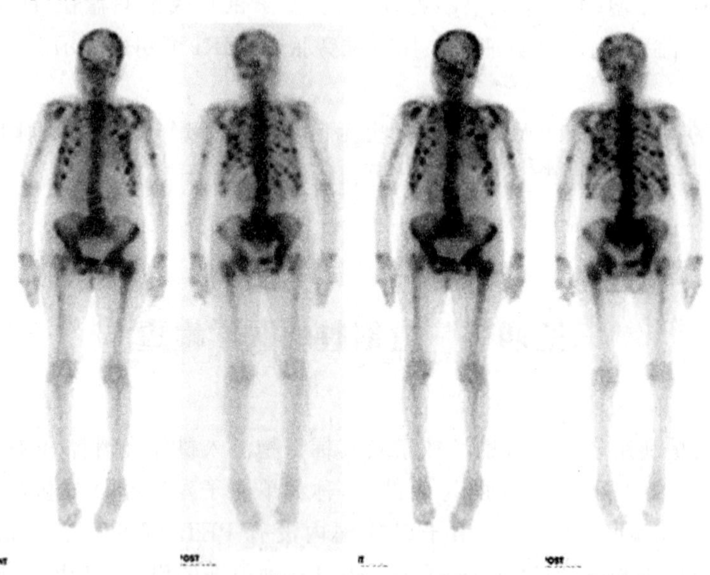

图 6-26　肺癌骨转移放射性核素检查所见

2.作为辅助诊断手段的适应证

（1）诊断各种代谢性疾病和骨关节病。

（2）诊断应力性骨折（图 6-27）。

（3）判断骨折是否为病理性。

（4）放射治疗照射野的确定。

（5）估计骨病治疗的疗效。

（6）椎体压缩骨折时间的估测。

（7）鉴别非风湿性疾病引起的血清碱性磷酸酶（AKP）升高。

(8)确定骨病区范围。

骨显像一般比 X 线检查所显示的范围大，能真实地反映出病变浸润的范围。

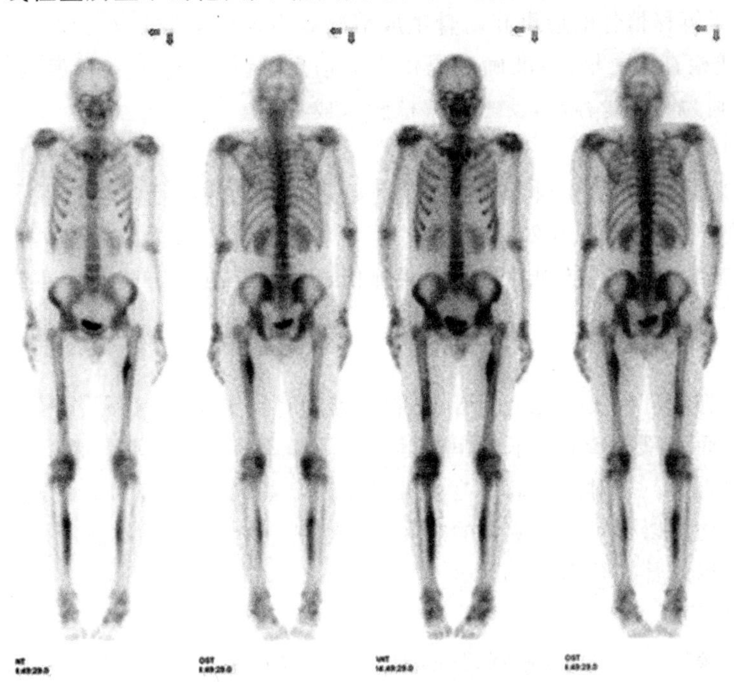

图 6-27　左股骨应力骨折放射性核素检查所见

(五)骨显像临床应用

1.骨肿瘤

骨动态显像早期血流相有助于良、恶性骨肿瘤的鉴别。良性骨肿瘤在血流相时病变部位不出现放射性增高或仅有轻度增高，恶性骨肿瘤则可出现明显的放射性核素浓聚。

(1)高度浓集：多表现在骨肉瘤、Ewing 肉瘤、皮质旁骨肉瘤、骨化性纤维瘤、骨巨细胞瘤、骨软骨瘤、骨样骨瘤、嗜酸性肉芽肿和骨囊肿等。

(2)轻度浓集：多表现在软骨肉瘤、多发性骨髓瘤、内生软骨瘤。

(3)基本正常：多见于成软骨细胞瘤、软骨瘤、非骨化性纤维瘤、软骨黏液样纤维瘤、骨瘤。

良性骨肿瘤诊断，主要依靠 X 线检查，CT 和 MRI 可作为辅助性方法。放射性核素骨显像的特异性和灵敏度均不大，应用受到一定限制。而对恶性骨肿瘤，放射性核骨显像较 X 线检查早 2～3 个月就可见异常，且能发现 X 线表现为正常的病灶，对恶性骨肿瘤的临床分期及治疗计划的制订、疗效评价及转移瘤的定位等方面均有重要价值。

2.转移性骨肿瘤

放射性核素骨显像具有高度敏感性，在临床应用上具有特殊的诊断价值。骨显像对转移性骨肿瘤的诊断主要用于以下方面。

(1)恶性肿瘤患者不论有无骨痛、有无 X 线检查异常，为明确有无骨转移。

(2)对已知有骨转移的肿瘤患者确定有无未知的转移灶。

(3)X 线检查怀疑有骨转移的患者：目前，全身骨扫描已成为恶性肿瘤患者治疗前后随诊的常规定期项目，是一种简便、安全、灵敏的诊断手段。

3.急性血源性骨髓炎

骨显像是骨髓炎早期敏感的诊断方法。一般 X 线检查 2 周后才发现骨质异常，而骨显像通常在发病后 2 天就可见到病变处出现局限性放射性浓聚的“热区”，随时间的延长而增加，少数病灶为“冷区”。骨显像还可提高骨髓炎与蜂窝织炎的鉴别。后者放射性核素呈弥漫性浓集，并随时间的延长局部放射性逐渐降低。

4.移植骨成活的判断

骨移植术后及时了解移植骨的血供和新骨生成情况对临床有重要意义。骨显像对判断移植骨是否存活有独特价值,较X线检查能更早、更准确地提供有关信息,且可进行一系列观察、随访。如果移植骨放射性增高(呈“热区”)则为移植骨存活,反之则移植骨未成活。

5.股骨头缺血性坏死

X线检查股骨头缺血性坏死缺乏特异性,发现时已是较晚期或病变比较严重。骨显像在这方面优于X线,它能早数月发现异常征象(图6-28)。早期表现为放射性核素减低区,晚期则呈“炸面圈”样改变,即股骨头中心放射性仍减少,而周边放射性增多。骨显像还可用于肌骨瓣植入术或旋股外侧动脉植入术后的长期随诊和疗效评价。

6.骨折

对应力性骨折、病理性骨折及手、足、颅骨、肋骨等处的骨折灵敏度高,外伤后数小时内骨显像即可出现异常的放射性浓聚,而X线检查在较长时间内也往往不能发现异常,容易漏诊。若外伤后几天,骨显像仍正常,则可基本排除骨折。放射性核素骨显像可以提供定量数据,研究骨折的愈合过程,评价治疗骨折方法的优劣,骨折后随访可以了解骨折愈合的时间,显示骨折愈合延迟或不愈合。骨折远端为冷区说明为缺血性骨折,有可能延迟愈合甚至不愈合。

7.诊断骨代谢性疾病

代谢性骨病,如佝偻病、Paget病、骨软化症、原发性甲状旁腺功能亢进症、肾性骨病在病变活动时,由于骨代谢异常,出现反应性新生骨,骨摄取显像剂呈放射性浓聚,同时能灵敏地反映出病变的活跃程度,有助于确定诊断标准和观察病情变化。

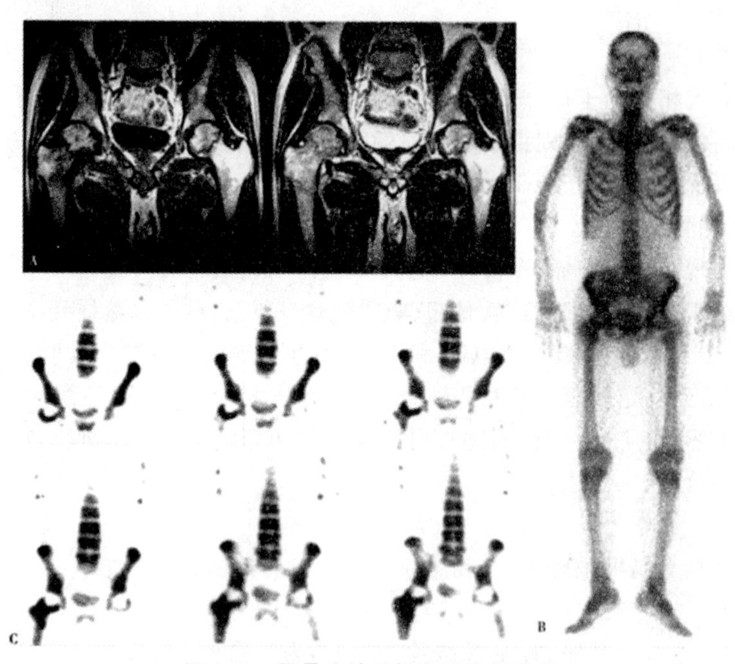

图6-28 股骨头缺血坏死影像学表现

A. MRI所见;B、C.放射性核素检查所见

二、关节的放射性核素检查

关节疾病核医学诊断具有较高的灵敏度,正常关节的放射性核素含量低于周围软组织,与正常骨的比值小于1.8。关节有炎症时,骨膜的通透性和血流量增加,周围羟磷灰石结晶沉着增加,使病变关节摄取放射性核素明显增加。

1.类风湿关节炎

早期骨显像即可见放射性增高，关节与骨的放射性比值大于1.8。通过测定其关节与骨的放射性比值的大小，可以定量评价类风湿关节炎治疗前后的活动度。

2.骨关节炎或退行性骨关节病

灵敏度在90%以上，各个时期骨显像均为阳性。

3.人工关节显像

人工关节置换术后随访，有助于人工关节感染和松动的诊断。术后6~9个月内，局部放射性增高，如以后的随访见假关节处放射性浓集，说明有松动或感染，如骨显像基本正常，则可基本排除。

此外，对深部不易诊断的骨关节炎、早期化脓性关节炎等也有很高的灵敏度。

（王　季）

第五节　PET-CT检查

PET-CT(positron emission computed tomography，PET)的全称为正电子发射计算机断层扫描。PET技术是目前唯一的用解剖形态方式进行功能、代谢和受体显像的技术，具有无创伤性的特点。是目前临床上用以诊断和指导治疗肿瘤很好手段之一。

一、基本结构

PET-CT将CT与PET融为一体，由CT提供病灶的精确解剖定位，而PET提供病灶详尽的功能与代谢等分子信息，具有灵敏、准确、特异及定位精确等特点，一次显像可获得全身各方位的断层图像，可一目了然的了解全身整体状况，达到早期发现病灶和诊断疾病的目的。

二、作用

PET的独特作用是以代谢显像和定量分析为基础，应用组成人体主要元素的短命核素如^{11}C、^{13}N、^{15}O、^{18}F等正电子核素为示踪剂，不仅可快速获得多层面断层影像、三维定量结果以及三维全身扫描，而且还可以从分子水平动态观察到代谢物或药物在人体内的生理生化变化，用以研究人体生理、生化、化学递质、受体乃至基因改变。近年来，PET在诊断和指导治疗肿瘤、冠心病和脑部疾病等方面均已显示出独特的优越性。

三、特点

PET/CT则是将PET和CT(计算机体层显像)有机结合在一起，使用同一个检查床和同一个图像处理工作站，将PET图像和CT图像融合，可以同时放映病灶的病理生理变化和形态结构，明显提高诊断的准确性。

(1)PET-CT能对肿瘤进行早期诊断和鉴别诊断，鉴别肿瘤有无复发，对肿瘤进行分期和再分期，寻找肿瘤原发和转移灶，指导和确定肿瘤的治疗方案、评价疗效。在肿瘤患者中，经PET-CT检查，有相当数量的患者因明确诊断，而改变了治疗方案；PET-CT能准确评价疗效，及时调整治疗方案，避免无效治疗。总体上大大节省医疗费用，争取了宝贵的治疗时间。

(2)PET-CT能对癫痫灶准确定位，也是诊断抑郁症、帕金森病、老年性痴呆等疾病的独特检查方法。癫痫的治疗是世界十大医疗难题之一，难就难在致痫灶的准确定位，PET-CT使这一医学难题迎刃而解。经PET-CT的引导，采用X-刀或γ-刀治疗，收到很好的治疗效果。

(3)PET-CT能鉴别心肌是否存活，为是否需要手术提供客观依据。目前，PET-CT心肌显像是公认的估价心肌活力的"金标准",是心肌梗死再血管化(血运重建)等治疗前的必要检查,并为放疗评价提供依据。PET-CT 对早期冠心病的诊断也有重要价值。

(4)PET-CT 也是健康查体的手段,它能一次显像完成全身检测,可早期发现严重危害人们身体健康的肿瘤及心、脑疾病,达到有病早治无病预防的目的。

现代医学认为,绝大多数疾病是体内生化过程失调的结果,PET-CT 可在生理状态下动态地定量观察体内分子水平的生化变化。随着人类基因的解密,对危害人类健康的肿瘤及心、脑疾病和各种遗传性疾病的产生、发展和治疗后转归,将从根本上得到认识,也可望从根本上找到有效的治疗方案。PET-CT 基因显像是连接临床与基础基因研究的"桥梁"。

(王　季)

第六节　B 型超声检查

应用于医学影像检查的超声频率范围是 2～10MHz。B 超的检查方式有两大类:超声回声图和超声声像图,后者是骨科常用的超声诊断方法。B 型超声在骨科诊断中的应用范围如下。

一、骨肿瘤(特别是恶性骨肿瘤)

可以帮助确定肿瘤的大小、部位、范围和性质,评估骨质破坏程度和软组织受侵犯的情况,是临床、X 线、病理检查的辅助手段。骨肿瘤的超声表现为:外形不规则,良性者边界多较清楚,恶性者与正常组织界限不清。

二、关节积液

B 超诊断关节积液准确可靠,并可引导定位,穿刺抽液。少量关节积液时,症状、体征多不明显,易漏诊。但超声检查有阳性声像特征,髋关节积液大于 10mL 即可检出。各个关节的超声表现:

(一)膝关节

关节腔内出现液性暗区,滑膜增厚时,则有不规则实体回声突入暗区内。

(二)髋关节

股骨颈周围为液性暗区,股骨颈回声带与关节囊光带间距增大 5mm。

(三)踝关节

胫骨远端前方出现条状液性暗区。

(四)肘关节

肱骨远端前方出现液性暗区。

(五)肩关节

肱骨头周围有液性暗区。

三、骨髓炎

可以早期发现骨膜下脓肿形成,弥补 X 线检查的不足。急性骨髓炎早期超声表现为正常骨纹理消失,骨质中出现不规则、边缘不清的低回声区,骨膜下脓肿呈液性暗区,后期可见低回声骨质缺损区。慢性骨髓炎声像图为骨皮质回声光带呈不规则浓密强回声,髓腔显示不清,死骨形成后呈孤立性强回声光点、光带、光团。

(一)化脓性关节炎

可见关节软组织增厚肿胀,关节腔内出现液性暗区或低回声区。

(二)骨关节结核

超声对结核寒性脓肿检出较为敏感,显示液性暗区或低回声区。

四、膝关节损伤

半月板损伤后超声检查可有以下发现:

(1)撕裂处不连续或有裂隙,回声增强。

(2)半月板边缘变形、凹陷,局限性回声增强。

(3)侧副韧带断裂可见韧带图像断裂或不完整。

五、肩袖撕裂

图像断裂或不连续。

(王　季)

第七章　骨关节病的实验室检查

第一节　骨代谢生化检测

骨组织的代谢是一个旧骨质不断被吸收，新骨质不断形成，周而复始的循环过程，也称为骨的再建。骨再建的速率称为骨更新率或转换率。测定血、尿的矿物质及某些生化指标有助于判断骨代谢状态及骨更新率的快慢，对骨质疏松症的鉴别诊断有重要意义。近十多年来，生物化学的研究在直接反映骨吸收和骨形成方面发现了许多相关代谢物质和相关因素（表7-1），并建立了许多检测方法。骨代谢的生化指标检查具有快速、灵敏及在短期内观察骨代谢动态变化的特点，因此，生化检查对观察药物治疗在短期内对骨代谢的影响是必不可少的指标，并可指导及时修正治疗方案。

表7-1　与骨组织代谢有关的生化指标

骨形成	骨吸收
1.总碱性磷酸酶（TALP）和骨碱性磷酸酶（BALP）	1.抗酒石酸盐酸性磷酸酶（TRAP）
2.骨钙素（osteocalcin，BGP）	2.γ-羧基谷氨酸（γ-carboxyglutamic acid，GLA）
3.Ⅰ型前胶原羟基前肽（PICP）	3.Ⅰ型胶原交联羧基末端肽（typeⅠ collagen cross-linked ctelopeptide，ICTP）
4.骨粘连蛋白	4.尿总及游离羟脯氨酸（HOP）
5.骨唾液酸蛋白（bone specific sialoproteins，BSP）	5.羟赖氨酸糖苷（HOLG）
6.骨蛋白聚糖（bone proteoglycans，BPG）	6.胶原吡啶交联（pyridinoline，Pyr）及脱氧胶原吡啶交联（D-Pyr）
7.基质γ-羟基谷氨酸蛋白（matrix GLA protein，MGP）	7.Ⅰ型胶原交联氨基末端肽（typeⅠ collagen cross-linked telopeptide，NTX）
8.α_2-HS糖蛋白（α_2-HSglycoprotein）	8.钙与肌酐比值（Ca/Cr）
9.骨特异性磷蛋白	

一、血、尿骨矿成分的检测

骨由骨矿物质与骨基质两大部分组成。由于骨细胞的活动，新骨不断形成，旧骨不断被沉积到骨上，同时又不断地从骨中释放到血循环中。因此，通过测定血、尿、便中这些矿物质的含量可间接了解骨代谢的状况。骨矿物质主要是由无定形钙磷混合物和钙磷羟磷灰石晶体构成，而镁、锌、铜、锰、氟、铝、硅、锶等元素也参与骨代谢。

（一）血清总钙

钙是人体含量最多的宏量元素，人体中的钙90%以上以磷酸钙或碳酸钙的形式存在于骨骼中，血钙含量甚少，不及总钙的1%。血清中钙以2种形式存在，一种为弥散性钙，以离子状态存在，为生理活性部分；另一种与蛋白质结合，不能通过毛细血管壁，称为非弥散性钙，无生理功能。生理情况下，血清钙水平相当稳定，其浓度受甲状旁腺素（PTH）的调节。

（1）血钙升高：可见于原发性甲状旁腺功能亢进、结节病引起肠道钙的过量吸收、维生素D过多症、多发性骨髓瘤、恶性肿瘤骨转移等。

（2）血钙降低：可见于成人佝偻病骨软化症、软骨病、甲状旁腺功能减退或不全、搐搦症、维生素D缺乏症等。

原发性骨质疏松患者血钙一般在正常范围。血清总钙与钙离子水平一般来说是一致的，但在某些特殊情况下两者水平不一致,发生分离现象。例如酸中毒时血清钙的游离度增加,离子钙增加,而血清总钙变化不大。相反碱中毒时,血清钙的游离度降低,离子钙水平下降,而血清总钙正常,这时患者可以有低血钙的症状,如手足抽搐。此外,由于蛋白结合钙中80%的钙是与清蛋白结合,20%与球蛋白结合,所以肝硬化、肾病综合征等患者血浆清蛋白降低可导致血总钙量降低,但游离钙正常。反之,血浆蛋白增高时血总钙量也增高,可见于多发性骨髓瘤、结节病等引起球蛋白增高者。

(二)血清无机磷

在体内的含量仅次于钙,约占成人体重的1%,主要以不溶解的磷酸钙的形式存在于骨骼中(70%~80%),10%~30%存在于细胞内。磷是在空肠内与钙一起被吸收,在骨骼中沉积。在软组织中的磷主要以有机磷、磷脂和核酸的形式存在。人体是按一定的钙磷比例动用骨骼中的磷。血清中的磷以无机磷和有机磷2种形式存在,生化测定中的血磷是指血中的无机磷,主要以磷酸盐的形式存在。钙、磷代谢在骨矿代谢中占重要位置,两者要保持合适比例,目前认为,钙磷比例应保持在1∶1.2~1∶1.5为宜。血清内无机磷的含量与钙有一定的关系,两者浓度的乘积为一常数(以mg/dL浓度计算,乘积等于40)。此关系对成骨作用极为重要,如钙、磷乘积过低即可发生佝偻病或软骨病等。只投钙,不投磷,钙吸收不良;投磷过多亦影响钙的吸收。

(1)血磷增高:可见于生长激素分泌增加的疾病,如巨人症、肢端肥大症、甲状旁腺功能低下、维生素D中毒、肾功能不全、多发性骨髓瘤及骨折愈合期等。

(2)血磷降低:可见于甲状旁腺功能亢进、佝偻病及软骨病。绝经后妇女骨质疏松症血磷上升,可能与雌激素下降、生长激素上升有关。老年性骨质疏松症血磷一般正常。

(三)血清镁

镁是构成人体的重要物质之一,成人体内含镁量约为25 g左右,其中50%存在于骨组织中,45%存在于软组织中,5%存在于细胞外液。血清镁在血液中有3种存在形式:与蛋白结合的镁占30%,称为蛋白结合镁;离子镁占55%;15%为复合镁。后两者又称超滤镁。只有游离状态的镁有生物活性。

镁如同钙,是维持正常神经功能和肌肉功能的重要元素。它对神经系统、心血管系统、骨的代谢均有重要生理作用。镁是多种酶的激活剂。血清镁低于0.5 mmol/L时可致镁缺乏症,低镁可影响维生素D活性,引起神经肌肉兴奋性增高、心动过速、心律失常、乏力、手足抽搐、肌肉震颤等。血清镁高于1.5 mmol/L时会发生高镁血症,抑制甲状旁腺素的释放,导致低钙血症和高尿钙,会引起血压降低、皮肤潮红。严重者可降低心肌的兴奋性,阻断骨骼肌神经-肌肉的兴奋传递,引起心脏传导阻滞、弛缓性四肢瘫痪,甚至呼吸肌麻痹和心跳骤停。

(1)血清镁升高:肾上腺皮质功能低下、白血病、关节炎、多发性骨髓瘤、肾衰竭时尿镁排出减少等。

(2)血清镁降低:营养不良、急性胰腺炎、慢性酒精中毒、过量使用维生素D等。此外,应用新生霉素、庆大霉素、洋地黄等药物后会引起血清镁降低。

(四)尿钙、磷、镁

尿钙、磷、镁是研究骨代谢的重要参数,通常测定包括24 h尿钙、磷、镁,空腹24 h尿钙、磷、镁及每克肌酐排出的尿钙/磷比值。该项检查受饮食、季节、日照、药物、疾病等影响较多,需严格限定条件下进行测定。老年性骨质疏松症尿钙、磷在正常范围,尿镁略低于正常范围。

1. 尿钙

钙大部分经过肾小球滤过,其中98%滤过的钙在肾小管重吸收,只有2%左右通过尿排出。与蛋白质结合的钙不能被滤过。

尿钙是钙排泄的主要途径之一,是肠钙吸收、骨钙吸收、肾小球滤过、肾小管重吸收等多种生理过程的最后结果。尿钙不仅反映体内钙代谢的变化,而且通过尿钙能了解骨代谢的变化,所以具有重要的临床意义。在肾功能不全时,由于肾小球滤过率下降,尿钙排出减少。测定尿钙的方法有以下3种:①24 h尿钙:24 h尿钙容易受饮食的影响,所以近年来多采用空腹晨尿钙和空腹2 h尿钙;②空腹2 h尿钙:是指早晨6∶00排掉空腹尿后饮水500 mL,8∶00时留尿测尿量、尿钙和尿肌酐,检测结果以空腹2 h尿钙量和钙/肌酐比值表示，此法兼有 24 h 尿钙和空腹尿钙测定的优点，既能减少饮食对尿钙的影响，又不会出现空腹尿量不稳定的情况；③空腹晨尿钙：是指同时测清晨首次尿钙和尿肌酐。

不同种族、不同地区、不同生活饮食习惯和不同营养状态的尿钙水平有很大的差异。例如食用牛奶较多的地区和人群，尿钙较高；而贫穷落后地区或无牛奶及其制品摄入者，尿钙较低。所以，不同地区应建立自已的正常范围。中国成人的尿钙一般低于 7.0 mmol/24 h(2.5～7.5 mmol/24 h)。

(1)尿钙升高：可见于甲状旁腺功能亢进、多发性骨髓瘤、长期卧床休息骨吸收增加、低磷饮食、服用药理量的糖皮质激素等。

(2)尿钙降低：手足抽搐、黏液水肿、骨软化症、慢性肾功能不全、慢性腹泻、应用噻嗪类利尿药促进肾小管对钙的重吸收等。

2. 尿磷

肾脏是调节磷代谢的主要器官，血磷可以自由通过肾小球滤过膜，因此原尿中磷的浓度与血液中磷的浓度相同。但原尿中的磷经过肾小管时 90%以上可以被重吸收。所以肾小球滤过和肾小管重吸收是影响磷代谢的重要原因。血磷减少时，肾小管对磷的重吸收作用增强，使尿磷减少。正常人肾磷阈值约为 0.65 mmol/L，当血磷低于肾磷阈值时，尿磷等于或接近零。

尿磷是指尿中的所有无机磷酸盐，有 24 h 尿磷、空腹晨尿磷、空腹 2 h 尿磷等测定方法。尿磷受饮食影响很大，高钙摄入会使尿磷排出量减少，因此尿磷测定需受检者在钙磷定量饮食后测定。空腹晨尿磷和空腹 2 h 尿磷受饮食影响较小。空腹 2 h 尿磷可用磷排出量的值表示，也可用磷/肌酐比值表示。正常值：13～42 mmol/24 h。

(1)尿磷升高：见于痛风、甲状旁腺功能亢进等。

(2)尿磷降低：见于甲状旁腺功能减退、佝偻病、肾小球疾病等。

3. 尿镁

镁主要经肾小球滤过后排出，其中 60%被肾小管重吸收。肾脏是维持体内镁平衡的重要器官。通过尿镁测定可以了解镁的代谢状态。

正常情况下，尿镁与镁的摄入量有关。高镁饮食时，肾脏排镁量增加，低镁饮食时，肾脏能显著减少镁的排出量。尿镁与年龄也有关系，40 岁以后随着年龄增长尿镁有减少趋势，老年性和绝经后骨质疏松可能与镁缺乏有关。

24 h 尿镁明显受饮食影响，空腹 2 h 尿镁较少受饮食影响。正常值：24 h 尿镁为 3～5 mmol/24 h，空腹 2 h 尿镁为 0.076～0.10 mmol/L。

(1)尿镁升高：见于肾脏疾病、高钙血症、甲状旁腺功能亢进、甲状腺功能亢进、醛固酮增多等。大量应用利尿剂，使用氨基糖苷类抗生素、两性霉素 B、顺铂等均可使尿镁排出增加。

(2)尿镁降低：见于肾衰竭、严重脱水伴少尿、甲状腺功能减退、醛固酮减少等。

常见的骨矿成分生化检查指标及其正常值见表 7-2。

二、常用的骨形成监测指标

原发性Ⅰ型绝经后骨质疏松症多数表现为骨形成和骨吸收过程增高，称高转换型。而老年性骨质疏松症(Ⅱ型)多数表现为骨形成和骨吸收的生化指标正常或降低，称低转换型。

1. 总碱性磷酸酶(TALP)和骨碱性磷酸酶(BALP)

TALP 和 BALP 是常用的评价骨形成和骨转换的指标。血清碱性磷酸酶 50%来源于骨，少量来源于肝、肠、肾，因此检测 TALP 变化反映骨变化的特异性并不高。BALP 由成骨细胞分泌，对骨的特异性较高。碱性磷酸酶 ALP，确切的生理作用目前仍不十分清楚，一般认为骨中 ALP 和骨的钙化作用密切相关，成骨细胞中的 ALP 作用产生磷酸，与钙生成磷酸钙沉积于骨中。

很多骨骼疾病，如变形性骨炎(Paget 病)、甲状旁腺功能亢进、佝偻病、软骨症、原发性和继发性骨肿瘤、骨折和肢端肥大症的患者血中 ALP 的浓度均可升高，尤其是变形性骨炎的 ALP 增高非常明显，可达正常上限值的50倍。ALP升高早于血钙、血磷变化以及X线检查，是一个很灵敏的诊断指标，但肝胆疾病时ALP亦可增高。因此单纯测ALP意义不大，不敏感。其同工酶BALP则是反映骨代谢的敏感指标，破骨或成骨占优势时均升高。骨更新率增加的代谢性骨病，如畸形骨炎、先天性佝偻病、甲状旁腺功能亢进、骨转移癌及氟骨症等BALP显著升高。绝经后妇女骨质疏松症约60%BALP升高，血清TALP升高者仅占22%，老年骨质疏松症形成缓慢，ALP变化不显著。

表7-2　骨矿元素在血、尿中的正常含量

指标	骨矿元素	对象	参考值	
血清(mg/dL)	离子钙*	新生儿	4.3～5.1	4.3～5.1
		成人	4.48～4.92	4.48～4.92
	总钙	儿童	8.8～10.8	8.8～10.8
		成人	8.4～10.2	8.4～10.2
	无机钙	儿童	4.5～5.5	4.5～5.5
		成人	2.7～4.5	2.7～4.5
		>60岁男性	2.3～3.7	2.3～3.7
		>60岁女性	2.8～4.1	2.8～4.1
	镁		1.3～2.1	1.3～2.1
尿(mg/d)	钙		100～300	100～300
	磷**		406～1 313	406～1 313
	镁***		73～122	73～122

*1 mg/dL=0.25 mmol/L；**1 mg/dL=0.32 mmol/L；***1 mg/dL=0.41 mmol/L

2.骨钙素(BGP)

BGP是骨骼中含量最高的非胶原蛋白，由成骨细胞分泌，受1,25-$(OH)_2D_3$调节。通过BGP的测定可以了解成骨细胞的动态，特别是新形成的骨细胞的活性，是反映骨更新率的敏感指标。

骨更新率上升的疾病如甲状旁腺功能亢进、畸形性骨炎、成骨不全、骨折、佝偻病等，血清BGP上升；BGP上升也可发生在儿童生长期、慢性肾功能不全与血液透析的患者。血清BGP降低可见于长期使用糖皮质激素、肝病、甲状旁腺功能减退与甲状腺功能减退患者，也可发生在孕妇。老年性骨质疏松症BGP可有轻度升高。绝经后骨质疏松BGP升高明显，雌激素治疗2～8周后BGP可下降50%以上。

3.Ⅰ型前胶原羧基端前肽(PICP)

Ⅰ型前胶原羧基端前肽(PICP)是成骨细胞合成胶原时的中间产物，是反映成骨细胞活动状态的敏感指标。PICP与骨形成呈正相关。成人PICP(血清)为50～200 μg/L，婴儿可高达2 900 μg/L，4岁以后迅速降低，直到青春后期仍可保持于成人的2倍。PICP在肝脏代谢，因此其血清浓度受肝功能影响。PICP增高见于儿童发育期、妊娠晚期(高2倍)、骨肿瘤(尤其是前列腺癌骨转移)、畸形性骨炎、酒精中毒及酒精肝病、肺纤维化、腹部手术后1～2个月。绝经后骨质疏松症PICP不增加，但雌激素治疗6个月可下降30%。

三、常用的骨吸收监测指标

1.羟脯氨酸(HOP)

HOP是人体结缔组织中胶原蛋白的主要成分，约占胶原蛋白的10%～13%。尿中的HOP50%来自骨组织，因此尿HOP排出量能基本反映骨代谢的变化，特别是与骨吸收率有显著关系。尿HOP既能反映骨吸收，又能反映骨形成，它的排出量受到诸多激素的影响，如甲状腺激素、生长激素、肾上腺皮质激素、性激素等。HOP受饮食影响较大，收集24 h尿之前，应进素食2～3天。临床常用测定方法有24 h尿HOP、空腹2 h尿HOP和尿HOP与肌酐比值。24 h尿HOP排出量测定值可随年龄的不同而有所差异。空腹2 h尿HOP排出量不受饮食的影响，故更能反映患者的基础代谢状况。尿HOP随着年龄增加有减少的趋势，但尿HOP与肌酐的比值却随着年龄的增长而增加。

HOP升高可见于儿童生长期、骨破坏性疾病(如甲状腺功能亢进、骨转移癌)、骨矿化不良疾病(如软骨病、佝偻病、高转换型骨质疏松症、畸形性骨炎）等。甲状腺功能低下、侏儒症的 HOP 显著降低。老年性骨质疏松症 HOP 变化不显著，绝经后骨质疏松症 HOP 升高。

2. 羟赖氨酸糖苷（HOLG）

HOLG 是胶原成分中的另一种特异氨基酸，它虽然比 HOP 含量少，由于在骨与软骨组织中半乳糖苷羟赖氨酸（Gal-HL）和葡萄糖半乳糖苷羟赖氨酸（Glu-Gal-HL）的相对比例的不同，因此尿 HOLG 可能是比尿 HOP 更灵敏的反映骨吸收的指标。尿 Gal-HL 随年龄增加而增高，这可能对骨质疏松患者是一个具有临床应用价值的指标。

3. 抗酒石酸盐酸性磷酸酶（TRAP）

TRAP 主要由破骨细胞释放，是反映破骨细胞活性和骨吸收状态的敏感指标。TRAP 增高见于甲状旁腺功能亢进、畸形性骨炎、骨转移癌、慢性肾功能不全、卵巢切除术后及绝经后骨质疏松症。老年性骨质疏松症 TRAP 增高不显著。

4. 胶原吡啶交联（Pyr）或Ⅰ型胶原交联氨基末端肽（NTX）

尿 Pyr 或 NTX 是反映骨吸收和骨转移的指标，较 HOP 更为特异和灵敏，检测方法简便、快速。甲状旁腺功能亢进、畸形性骨炎、骨转移癌及绝经后骨质疏松症的 Pyr、NTX 显著升高。老年性骨质疏松症的 Pyr、NTX 增高不显著。

5. 钙/肌酐比值

钙/肌酐比值是常用的反映骨吸收的指标，绝经后妇女尿钙/肌酐比值明显增高。

四、骨代谢调节激素

1. 钙调节激素

钙磷代谢和骨再建过程主要受甲状旁腺激素（PTH）、1,25-$(OH)_2D_3$ 及降钙素（CT）三大激素的调节。PTH 主要是促进骨吸收；CT 抑制骨吸收；1,25-$(OH)_2D_3$ 通过对肠、骨、肾的作用调节血钙浓度，它对骨代谢具有双向调节作用，既能促进骨形成又能促进骨吸收。PTH 的作用主要是协同 1,25-$(OH)_2D_3$ 促进骨吸收，使血钙浓度升高；而 CT 的主要作用是抑制骨吸收，使血钙浓度降低。它们之间的相互协调，维持了血钙的平衡，保证了骨代谢的正常进行。

2. 雌激素

雌激素对骨的调节作用有以下几方面：促进降钙素的分泌，抑制骨吸收；促进肾脏 25-羟 1α-羟化酶的活性，使 1,25-$(OH)_2D_3$ 生成增加，促进肠钙吸收；抑制 PTH 分泌，减少骨吸收；通过成骨细胞上的雌激素受体（ER）促进成骨细胞的增殖，促进骨胶原和转化生长因子 β（TGF-β）的生成，间接抑制破骨细胞的活性；雌二醇（E_2）可使内源性的一氧化氮（NO）增加，E_2 对骨的作用受骨细胞中一氧化氮合成酶（NOS）的调节。

五、其他

1. 尿酸

血液中尿酸浓度增加是痛风的一个主要标志，尿酸是嘌呤类的终末产物，当尿酸的生成减少时，均可导致血液中尿酸盐的浓度增高。痛风是长期嘌呤代谢障碍和（或）血尿酸升高所引起组织损伤的一组异质性疾病。其临床特点为高尿酸血症、特征性急性关节炎反复发作，关节滑液的血细胞内可找到尿酸钠结晶，痛风石形成。严重者可导致关节活动障碍和畸形、泌尿系结石及痛风性肾病。

正常值参考值：男性 148.7～416.4 μmol/L，女性 89.2～356.9 μmol/L。

2. 血清蛋白

血清蛋白质的检查包括：血清总蛋白、清蛋白、清/球比值、血清蛋白电泳等。由于骨关节疾病时会引起血清蛋白成分和含量的变化，因此这些检测也可为疾病的诊断和治疗有所帮助。

（高　超）

第二节　骨关节疾病的感染性指标

一、化脓性细菌感染

根据感染部位的不同可引起多种化脓性骨关节疾病，常见有急慢性骨髓炎、骨脓肿、化脓性关节炎等。常由于金黄色葡萄球菌进入骨髓及关节所致。细菌可经血行感染、附近软组织或关节直接延伸、开放性骨折或火器伤进入。其中以血行感染最多，好发于儿童和少年，男性较多。长骨中以胫骨、股骨、肱骨和桡骨多见，关节多见于承重关节，如髋和膝关节，常单发。临床表现主要是：①发病急，高热和明显中毒症状；②患肢活动障碍和深部疼痛；③局部红肿和压痛。

实验室检查主要通过血常规检查，一般中性粒细胞会增高。关节液常规检查，可见外观浑浊，白细胞增多等化脓性改变，涂片可见细菌。可同时进行细菌培养，以分离可能的致病菌并进行药敏试验，选取敏感药物指导临床用药。

二、骨关节结核感染

由结核杆菌感染引起，骨关节结核是以骨质破坏和骨质疏松为主的慢性病。多发生于儿童和青年。系继发性结核病，原发病灶主要在肺部。结核杆菌经血行到骨或关节，停留在血管丰富的骨松质内，如椎体、骺和干骺端或关节滑膜。脊椎是好发部位，其次是髋和膝等处，多为单发。临床上无急性发病历史，发病病程缓慢，局部可有肿、痛和功能障碍。还可有血红细胞沉降率增快等表现。除进行必要的 X 线检查外，实验室可采集分泌物、脓、干酪样物质进行涂片常规检查及抗酸染色，可见染成红色的细长杆菌。并进行抗酸杆菌培养，因结核杆菌生长缓慢，培养时间长。此外，可抽血检查结核抗体及结核菌素 PPT 试验，以辅助诊断。

三、溶血性链球菌感染

溶血性链球菌感染有可能导致风湿性关节炎的的发生，必要时可进行链球菌的涂片检查、培养及抗原抗体检测。

（高　超）

第三节　骨关节疾病的免疫学检查

骨关节系统的异常会出现一系列免疫学指标的改变，这些免疫因子对疾病的发生、发展及转归都起了一定的作用。

一、抗链球菌溶血素 O

抗链球菌溶血素 O 简称抗 O 或 ASO。A 群链球菌感染后可引起人类各种疾病，包括风湿热、链球菌性变态反应性疾病等，人感染链球菌后血清将产生抗链球菌溶血素 O(antistreptolysin O，ASO)。

检测方法为乳胶凝集法，正常值为 250～500 U，通常大于 500 U 才有意义。此值可因年龄、季节、气候、链球菌流行情况，尤其是地区差异，而有所差别。多次测定抗体，如效价逐渐升高，对诊断有重要意义；抗体效价逐渐下降，说明病情缓解。

风湿性关节炎活动期，ASO 升高。有人分析，类风湿患者中 ASO 升高占 30%。一般类风湿的 ASO

分为 4 种血清类型。①抗链球菌溶血素型:ASO 升高,类风湿因子阴性,见于风湿热;②凝集型:ASO 正常,类风湿因子阳性,表示预后不良;③混合型:ASO 升高,类风湿因子阳性,见于类风湿;④正常型:ASO 正常,类风湿因子阴性,可除外类风湿。

二、类风湿因子(RF)

RF 是一种自身抗体,存在于类风湿性关节炎患者的血清和关节液中,检查类风湿因子可以辅助诊断类风湿等疾病。此外,RF 也存在于多种自身免疫性疾病如红斑狼疮、硬皮病、皮肌炎等,及一些与免疫有关的慢性疾病如肝硬化、结节病、麻风、血吸虫病等。

类风湿因子包括 IgG、IgM、IgA 型。目前各实验室多以检测 IgM 型类风湿因子为主,而对 IgG、IgA 型(占 20%~30%)尚无可靠的检测手段。故 IgG、IgA 型的类风湿关节炎患者,血中的类风湿因子可表现为阴性,也就是说类风湿因子阴性并不能否定类风湿关节炎。但是,如果患者类风湿因子多次连续检测阳性,或多种检测方法均为阳性,且处于较高的滴度水平,此时尽管其他诊断条件尚不充分,也应密切随访,以免漏诊。检查类风湿因子的常用方法有 2 种。

1. 乳胶法

最常用,类风湿患者有 70%~85%出现阳性,15%~30%为阴性。

2. 致敏羊血球凝集试验(简称 SSCA 或 SCAT)

此法较敏感,1 : 64 以上为阳性,1 : 160 以上有意义,类风湿患者约有 70%~100%出现阳性,小儿病程长者为 27%。

此外自动化分析仪采用较先进的免疫速率比浊法。

三、C 反应蛋白(CRP)

CRP 是一种急性时相反应蛋白,在炎症反应时升高,是反映炎症的良好指标。正常参考值不超过 10 mg/L。类风湿早期和急性风湿时,血清中可达 50 mg/L,其阳性率为 80%~90%。其他一些疾病如炎症、感染、恶性肿瘤等亦可见升高。

CRP 的临床意义与红细胞沉降率相似,但不受红细胞、血红蛋白、脂质和年龄等因素的影响,是反应炎症感染和疗效的良好指标。类风湿活动期明显增高,与红细胞沉降率增快相平行,但比红细胞沉降率增快出现得早、消失也快。CRP 含量愈高,表明病变活动程度愈高。炎症恢复过程中,若 CRP 阳性,预示仍有突然出现临床症状的可能性;停用激素后已转阴的 CRP 又转阳性时,表明病变活动在继续。炎症缓解期和用抗风湿药后,CRP 的转阴或消失比红细胞沉降率快,且在贫血和心力衰竭时不像红细胞沉降率那样易受影响。

四、人类组织相容性抗原(HLA)

HLA 是人类主要组织相容性复合体(major histocompatibility complex,MHC)的表达产物,在免疫系统中主要负责细胞之间的相互识别和诱导免疫反应,调节免疫应答的功能。HLA-B27 基因属于Ⅰ型 MHC 基因。人们很早就发现 HLA-B27 抗原的表达与强直性脊柱炎(Ankylosing spondylitis,AS)有着高度相关性,而 AS 由于其症状与许多疾病相似而难以确诊,因此 HLA-B27 的检测在病情的诊断中有着重要意义。测定人类组织相容性抗原主要用于类风湿与强直性脊柱炎的鉴别诊断。类风湿患者 HLA-B27 为阴性,而强直性脊柱炎患者 90%~100%为阳性,健康人阳性率约为 5%~9%。

AS 的致病机制与 HLA-B27 的关系目前并不十分清楚。外国学者经动物实验发现,动物脊柱受累程度与转化的 HLA-脊椎炎 27 基因数量有关,其可能的致病机制是 HLA-B27 分子和一些自身肽片结合,形成肽-HLA 复合体在自身细胞膜上表达后,能被相应的 CD4(+)T 细胞识别,从而导致 T 细胞对自身靶细胞的杀伤,造成组织变性、器官受损。另一种观点认为是多重因子交互影响,其中基因与环境因素(如细菌感染)扮演重要角色。

HLA-B27 的检测方法常用的有经典的血清学分型技术(微量淋巴细胞毒试验技术)、分子生物学技术即 PCR-SSP 技术(DNA 分型技术)及流式细胞术。最近推出的磁珠酶免疫分析法(IMS-ELISA 法)检测 HLA-B27 因其有较高的灵敏度和特异性,且标本用量少、易于保存、反应时间短、结果稳定、易判断、不需特殊设备、影响因素少、适合批量测定等优点,将有广泛的应用前景。

五、红细胞沉降率

红细胞沉降率(ESR)即血沉:新鲜的血液放在特制的带有刻度的玻璃管中,静置一定时间后,红细胞即从血浆中分离出来而下沉。它的快慢与血浆黏滞度,尤其与红细胞间的聚集力有关系。红细胞间的聚集力大,ESR 就快,反之就慢。

ESR 病理增快:绝大多数为急性或慢性感染。恶性肿瘤以及具有组织变性或坏死性疾病(如心肌梗死、胶原组织病等)都有血浆球蛋白和纤维蛋白原的变化,或有异常蛋白进入血液,导致 ESR 加速。此外,贫血和月经期及妊娠 3 个月后也可有 ESR 加速。因此,ESR 是一种非特异性试验,不能单独用以诊断任何疾病。感染性关节炎、类风湿关节炎、结核性关节炎、痛风、各种炎症、发热、恶性肿瘤等多种疾病,ESR 均可增快。ESR 是测定关节炎活动程度较可靠和最简单的方法,并且常用来作为疾病严重程度和衡量治疗效果的指标。

ESR 在临床上可作为判断炎症活动度的指标,如用于观察结核病和风湿热的病情变化和疗效。ESR 加速,表示病情复发和活跃;当病情好转或静止时,ESR 也逐渐恢复。此外,ESR 的升降与类风湿的活动度相一致,类风湿轻度活动时 ESR 为 20～40 mm/h,中度活动时 40～80 mm/h,高度活动时超过 80 mm/h。也可作为判定疗效及诊断的指标。

正常值参考值:儿童低于 10 mm/h,成年男性 0～15 mm/h,成年女性 0～20 mm/h。

六、补体(complement,C)

补体是存在于正常人和动物血清与组织液中的一组具有酶活性的蛋白质。早在 19 世纪末 Border 即证实,新鲜血液中含有一种不耐热的成分,可辅助和补充特异性抗体,介导免疫溶菌、溶血作用,故称为补体。目前已知补体是由 30 余种可溶性蛋白、膜结合性蛋白和补体受体组成的多分子系统,故称为补体系统。在补体系统激活过程中,可产生多种生物活性物质,引起一系列生物学效应,参与机体的抗感染免疫过程,扩大体液免疫效应,调节免疫应答。同时,补体系统也可介导炎症反应,导致组织损伤。

骨关节疾病一般会伴随补体含量的变化,然而因为其含量受多种因素影响,故补体的测定只能作为辅助诊断指标。如在风湿热、风湿性关节炎、强直性脊柱炎、痛风性关节炎等急性病期,可见补体升高;在类风湿因子阳性的类风湿关节炎患者的关节液中补体降低,但是类风湿因子阴性的患者,关节液中补体成分却增加。

七、自身抗体

自身抗体是在特定的条件下机体对自身抗原产生免疫应答的产物,它是风湿性疾病的重要血清标志,其与疾病的相关性已获得认可。患者血清中高效价的自身抗体既是风湿病的特点之一,亦是临床对疾病确诊的重要依据。现研究较多且应用于类风湿关节炎的诊断和鉴别诊断的自身抗体是抗组蛋白抗体、抗Ⅱ型胶原抗体、抗核周因子抗体、抗角蛋白抗体、抗 RA33 抗体和 RA36 抗体、抗环瓜氨酸肽抗体、抗 Sa 抗体、抗 RA 相关核抗原抗体等。

1. 抗组蛋白抗体(antihistone antibody,AHA)

组蛋白是一种碱性核蛋白,由 5 个亚单位(H1、H2A、H2B、H3、H4)组成。AHA 是针对暴露于核小体组蛋白表位的自身抗体。RA 患者 AHA 阳性率约为 23.1%,AHA 阳性的 RA 患者与 AHA 阴性的患者相比关节外表现突出,如皮下结节和肺部改变。AHA 与 RA 滑膜炎密切相关,可作为 RA 活动指标之一。

2. 抗Ⅱ型胶原抗体(antibodies to type Ⅱ collagen, CⅡAb)

人体胶原蛋白根据其结构不同可分为许多型。其中Ⅰ、Ⅲ型胶原广泛存在于皮肤和器官间质中，Ⅱ型胶原主要存在于软骨中。临床上发现RA患者血清中存在抗Ⅰ型、Ⅱ型、Ⅲ型胶原抗体，其中以抗Ⅱ型胶原抗体阳性率和滴度最高。抗Ⅱ型胶原抗体在RA患者血清中阳性率的报道结果差别较大，阳性率为15%～71%不等，一般在50%左右，其原因可能与所用抗原、免疫学方法及患者选择不同有关。抗Ⅱ型胶原抗体可能是RA患者关节软骨破坏，降解产物刺激机体免疫反应的产物，是机体关节破坏的表现；同时该抗体又加剧对关节软骨的破坏，使RA患者的关节病变广泛且经久不愈。

3. 抗核周因子(antiperinuclear factor, APF)

1964年，Nienhuis等发现在RA患者血清中有APF。目前已知核周因子为一种不溶性蛋白质，而APF主要为IgG，也含有IgM及IgA成分。APF与RA有明显的相关性，不仅阳性率高(71.1%)，特异性也好。APF与RF并无相关性，RF阴性的RA患者，APF如阳性，往往预后较差。APF检测不仅有助于早期诊断，也有助于疗效及预后的判断。

4. 抗角蛋白抗体(antikeratin antibody, AKA)

1979年，Young等以Wistar大鼠食管中下1/3段的横切面组织为底物，用间接免疫荧光法检测RA患者血清时，发现有一种与大鼠食管角质层成分起反应的抗体，称之为抗角蛋白抗体。研究发现，抗角蛋白抗体的角质层荧光是RA特异的荧光图形，特异性达99%，敏感性为23%。此抗体的出现与RF及抗RA33抗体和36抗体阳性无相关性，因此，此抗体的检测，可以对RF阴性或抗RA33、36抗体阴性的RA患者提供另一个诊断指标，也有可能成为RA的又一特异性抗体。研究还表明AKA与疾病严重程度和活动性相关，在RA早期甚至临床症状出现前即可出现，有望成为RA早期诊断和判断预后的指标之一。有关此抗体在RA的致病机制还有待进一步阐述。

5. 抗RA33抗体和抗RA36抗体

抗RA33、RA36抗体是1989年Hassfeld在RA血清中发现的，其分子量为33×10^3与36×10^3。RA33对RA诊断的特异性虽然较高，但在SLE和混合性结缔组织病中也有一定的阳性率。RA33与侵蚀性关节损害有关，RA33阳性的SLE一般都有侵蚀性关节病。抗RA36抗体一般出现在RA的病程早期，对RA有较高的特异性，且在体内持续时间长，并与年龄、病情及RF无相关性。故RA33/36可作为RA早期联合诊断指标。

6. 抗环瓜氨酸肽抗体

环瓜氨酸肽(CCP)是APF、AKA、AFA的共同抗原决定簇，2000年在国外人工合成并将其抗体(抗CCP抗体)应用于临床实验。用ELISA法测定抗CCP抗体有较高的敏感性和特异性。抗CCP抗体可预测RA的发生，为早期诊断RA的另一可靠指标。它也可反映骨关节损害的程度，抗CCP抗体阳性者的骨关节破坏程度较阴性者严重。故检测抗CCP抗体可提高RA的早期诊断率和观察骨关节损害情况。

7. 抗Sa抗体(anti-Sa antibody)

抗Sa抗体是1994年加拿大学者Despres发现的一种主要为IgG型的自身抗体。在关节破坏的RA患者中，该抗体的阳性率可达68.4%，对RA诊断的特异性为78%～97%。抗Sa抗体滴度与RA病情轻重相关，对有明显关节损害的患者的敏感性则更高。抗Sa抗体在RA发病的数月内也可从血清中测得，其滴度随病情活动而消长。因此，抗Sa抗体有助于早期诊断、判断活动期及预后。抗Sa抗体与RF、AKA、APF及HLA-DR4等呈直线相关，而与RA33无关。

8. 抗RA相关核抗原抗体(RANA)

RANA由Alspaugh等于1975年发现，因为它与RA密切相关，故被称为抗RA相关核抗原抗体。其抗原是受EB病毒诱导与RA发病有关的一种酸性可溶性蛋白。RANA在RA患者中的阳性率(62%～95%)显著高于其他风湿病及正常人，也高于其他与EB病毒感染有关的疾病(如鼻咽癌)，RANA阳性的患者多有关节损害。RANA在RF阴性的RA患者中有38.5%的阳性率，故对RF阴性的RA具有诊断意义。

八、血清免疫球蛋白

通过免疫血清蛋白电泳，可将血清蛋白进行分类并测定其含量。骨关节疾病是一种多因素引发的病理过程，会导致血清蛋白含量及比例的改变。如类风湿关节炎早期出现IgM增高，以后IgG、IgA均升高，当病情趋向静止，以上各种免疫球蛋白的含量也逐渐恢复正常。

九、细胞因子

细胞因子是一类由各种免疫细胞和非免疫细胞产生的具有生物活性的多肽或糖蛋白，细胞因子种类繁多，其生物学作用亦广泛而复杂。近年的研究认为：细胞因子在风湿病发生发展中的作用是多方面的，这体现在不同的细胞因子参与不同的疾病过程，同种细胞因子在不同疾病中作用亦不尽相同；细胞因子的测定对于提示风湿病的发病机制以及对疾病的辅助诊断和疗效观察有重要的指导价值。在这方面，对类风湿关节炎和强直性脊柱炎的研究较深入。

1. 类风湿关节炎(RA)

RA是免疫介导的慢性炎症性疾病，因此多种细胞因子直接或间接介导RA炎症和组织损伤。对RA较有诊断价值的细胞因子是：白细胞介素1(IL-1)、白细胞介素2(IL-2)及其可溶性受体(SIL-2R)、白细胞介素6(IL-6)和白细胞介素8(IL-8)等。

IL-1主要由活化的单核巨噬细胞产生，RA患者单核细胞分泌IL-1明显增高，血中IL-1浓度升高，而且与RA活动度(如贫血)相关。IL-1既是免疫调节因子，又是炎症介质，在RA发病过程中起重要作用。

IL-2主要由成熟的T细胞产生(CD4细胞为主)，RA患者无论在血液还是在关节液中IL-2含量均明显减少，IL-2减少导致了免疫调节功能的紊乱，因此IL-2在RA致病过程的异常免疫应答中起着关键性作用。

SIL-2R是T细胞活化后，膜IL-2Rα链，即Tac抗原脱落所致。RA患者血清SIL-2R显著增高，且浓度变化与RF阳性检出率相平行，在RF阴、阳性两组中差异有显著性。SIL-2R在RA活动期水平明显高于非活动期，提示RA患者有异常增多的激活免疫细胞。另外，血清SIL-2R水平还与RA患者的关节僵硬、肿瘤等症状及红细胞沉降率、C反应蛋白(CRP)等明显相关，所以测定SIL-2R对于RA患者的早期诊断和鉴别诊断很有意义。

IL-6是一种具有重要生物学活性的细胞因子，它由多种淋巴及非淋巴免疫参与细胞(T细胞、B细胞、单核巨噬细胞、成纤维细胞等)产生，对机体多种组织及细胞均有不同程度的作用。RA患者血清中IL-6水平明显高于正常人和骨性关节炎对照组，在活动期RA患者的滑液内也可检测到异常升高的IL-6。IL-6水平还与RA病变程度具有相关性，当病情好转后，血清中增高的IL-6水平迅速下降。所以IL-6是RA病程进展的一个重要病理因子。

IL-8是多种细胞产生的具有趋化中性粒细胞、T细胞，参与炎症反应的细胞因子。RA患者血清中IL-8含量明显增高，有人在RA患者关节滑液中检出高水平的IL-8。IL-8在IL-1存在条件下，可破坏软骨酶，因此推测IL-8是致RA关节损伤的炎症因子之一。

2. 强直性脊柱炎(AS)

AS主要侵犯中轴骨骼，以骶髂关节炎为标志。在AS患者的骶髂关节部位有明显的T细胞浸润和TNF-α及TGF-βmRNA表达水平的升高。对AS外周血中$CD4^+$和$CD8^+$T细胞分泌细胞因子的情况进行了检测，患者外周血中IFN-γ水平显著升高，而IL-4无明显变化；Th1细胞在受刺激后分泌细胞因子的能力比Th2细胞低。所以认为，AS患者外周血淋巴细胞中，以Th1细胞为主。在AS患者的关节液及关节滑膜细胞中存在单核细胞趋化蛋白MCP-1、细胞间黏附分子ICAM-1和整合素(integrin)β的高表达，提示这些细胞因子在炎症细胞向关节的归巢以及关节局部的炎症反应中可能发挥重要的作用。

需指出的是，机体内细胞因子是一个高度复杂的网络系统，不同的细胞因子其功能既有特殊性，又有重叠性、协同性与拮抗性，其变化受多种因素的影响。因此，全面认识和分析细胞因子在骨关节疾病中的作用，在检测时选择合适的测定标本进行多种细胞因子同时检测可能更有意义。

十、其他免疫诊断指标

1. 基质金属蛋白酶(MMPs)的检测

RA 患者常有软骨破坏，但目前尚无反映软骨及骨破坏程度的实验室指标。MMPs 能直接降解软骨的骨质，对关节产生破坏，被认为是一种重要的致病因素。研究发现，MMP-3 可导致软骨降解，其水平与 RA 患者受累关节数目、X 线分期严重程度及 ESR 呈正相关。而且 MMP-3 不仅可反映病情活动，其在血清浓度的增高提示已有关节软骨破坏。骨关节炎(OA)的病理特征为关节软骨进行性变性和破坏，通过用酶谱法分析对 OA 患者血清及滑液中 MMP-9 活性进行了分析，认为 MMP-9 可能是反映关节局部炎症的标志物，并与关节软骨破坏程度相关。

2. 尿激酶型纤溶酶原激活物(uPA)

uPA 是一种丝氨酸蛋白酶，它不仅激活纤溶酶原、基质金属蛋白酶的活性，而且能直接降解细胞外基质和基底膜。有研究发现，uPA 在 OA 关节软骨破坏严重的表浅层高表达，并且蛋白表达水平与关节软骨破坏程度密切相关，可作为评估病情的指标。另外，uPA 及其受体在 RA 滑膜组织中的表达水平明显高于 OA，其中 RA 滑膜衬里细胞呈明显的强阳性表达。RA 滑膜组织中的 uPA 与其受体的表达具有良好的协同性，如增强滑膜细胞以及软骨的破坏。在随后的研究中，又发现 RA 滑液和血浆中 uPA 及其受体的表达水平可作为反映患者病情活动的有效指标。

（高　超）

第四节　关节腔液检查

正常关节腔内有很少量的液体称为关节液(滑液)，具有营养关节和润滑关节的作用。关节液是血浆的渗透液加上滑膜层分泌的黏蛋白组成，其量随关节的大小而有所不同。

正常时滑液清亮或为淡黄色，不会凝结成块，有高度黏性。关节液里含有少量的白细胞、淋巴细胞、吞噬细胞、滑膜细胞，还含有血浆中所含有的蛋白、葡萄糖、尿酸、胆红素、电解质等。正常滑液与血浆成分比较见表 7-3。

表 7-3　正常关节液与血液成分比较

成分	滑液	血液
总蛋白(g/L)	10～30	60～80
清蛋白(%)	55～70	50～65
α_1 球蛋白(%)	6～8	3～5
α_2 球蛋白(%)	5～7	7～13
β球蛋白(%)	8～10	8～14
γ球蛋白(%)	10～14	12～22
透明质酸聚合物(g/L)	3～4	—
葡萄糖(mmol/L)	3.9～6.1	3.9～6.1
尿酸(μmol/L)	119～476	119～476

微生物进入关节腔一般比进入脑脊液容易，所以在感染过程中，关节受侵袭比较常见。关节发生炎症时，常累及滑膜，使关节液的化学组成、细胞成分均发生改变。由于关节液的变化可直接反映关节炎症的性质和程度，因而临床上可以根据所抽取关节液的各种检查，用于各种关节炎的诊断和鉴别诊断。

关节腔穿刺和适应证：①原因不明的关节积液；②疑为感染性关节炎寻找病原菌；③抽积液或向关节腔内注药，以达到治疗目的。

标本采集与保存:关节腔穿刺应由有经验的临床医师在严格的无菌操作下进行。即使大关节如膝关节在正常情况下也只含0.1～2 mL的滑液,因此干抽是常有之事,除非有明显积液存在。标本采集后应分别装入3个无菌试管中,第1管作微生物学检查及一般性状检查;第2管用肝素抗凝,每毫升滑液用25 U肝素钠,作细胞学及化学检查;第3管不加抗凝剂以观察有无凝固。同时记录抽出液量。不宜选用草酸盐和EDTA粉剂作抗凝,因为这些物质影响滑液的结晶检查,如果注射器中抽出液很少仅几滴时,采取标本后应注意即时送检,并及时检查。

一、关节液颜色

1.正常参考值

淡黄色或草黄色。

2.临床意义

(1)红色:见于穿刺损伤或血友病的病理出血,如血友病色素性绒毛结节性滑膜炎等。

(2)乳白色:见于结核性关节炎、急性痛风性关节炎或红斑狼疮。

(3)绿色:见于化脓性关节炎、慢性类风湿关节炎、痛风。

二、关节液透明度

1.正常参考值

清晰透明。

2.临床意义

炎症性关节病变时呈不同程度的混浊,甚至呈脓样;非炎症性病变可清晰或微混。

三、关节液黏稠度

1.正常参考值

(1)悬滴法:4～6 cm。

(2)自然下滴法:1滴<1 s。

2.临床意义

各种炎症时黏稠度下降。

四、关节液蛋白测定

1.正常参考值

(1)黏蛋白定性:阳性(+++)。

(2)总蛋白定量:10～30 g/L。

(3)清蛋白/球蛋白:4 : 1。

2.临床意义

(1)黏蛋白定性+++以下为异常,见于各种炎症,如化脓性、痛风性以及类风湿关节炎。

(2)炎症性关节炎总蛋白多为10～30 g/L,类风湿关节炎或结晶性滑膜炎总蛋白多为40～70 g/L。

五、关节液葡萄糖测定

1.正常参考值

3.9～6.1 mmol/L。

2.临床意义

关节液葡萄糖最好与空腹血糖同时测定。非炎症关节炎时两者糖差约为0.56 mmol/L,炎症性关节炎时两者糖差超过1.4 mmol/L,或关节液糖明显减少至低于2.24 mmol/L。

六、关节液有核细胞计数

1. 正常参考值

(0.2～0.6)×10^9/L。

2. 临床意义

各种关节炎时有核细胞数增加。

七、关节液有核细胞分类

1. 正常参考值

有少量散在的细胞，主要是单核细胞、淋巴细胞及少量中性粒细胞，偶见散在的滑膜细胞。

2. 临床意义

(1)白细胞总数增加：①白细胞数大于50×10^9/L，中性粒细胞常大于0.90，见于感染性炎症疾病，如急性细菌性感染、结核、Reiter综合征、病毒感染等；②白细胞数为(12～50)×10^9/L，中性粒细胞常大于0.50，见于重度非感染性炎症疾病，如类风湿关节炎、风湿性关节炎、痛风性关节炎；③白细胞数为(3～5)×10^9/L，中性粒细胞常大于0.30，见于轻度非感染性炎症疾病，如系统性红斑狼疮(SLE)、硬皮病、绒毛结节状滑膜炎等；④白细胞数为(1～2)×10^9/L，中性粒细胞低于0.30，见于非炎症性疾病，如创伤性关节炎、退变性关节炎、肿瘤等。

(2)类风湿细胞(RA细胞)：见于类风湿关节炎、痛风及化脓性关节炎等。

(3)红斑狼疮细胞：见于SLE等。

(4)组织细胞(吞噬细胞)：见于Reiter综合征等。

(5)多核软骨细胞：见于骨关节炎。

(6)肿瘤细胞：见于骨肿瘤。

八、关节液结晶

1. 正常参考值

无结晶。

2. 临床意义

(1)尿酸盐结晶：见于尿酸盐引起的痛风。在偏振光显微镜下呈双折射的针状或杆状，长度5～20 μm。注意细胞内有无此类结晶存在，若细胞内有尿酸盐结晶，是急性尿酸盐痛风的特征，95%急性尿酸盐痛风患者的关节腔中可找到此结晶。有尿酸盐结晶时，不能排除同时有细菌存在。

(2)焦磷酸钙结晶：见于软骨石灰沉着病。呈比折射的棒状、长方形或菱形，长度为1～20 μm，宽度约为4 μm。

(3)草酸钙结晶：形态与尿液中草酸钙结晶相似，除游离于细胞外，有时吞噬细胞内也可出现草酸钙结晶，可见于慢性肾衰竭、先天性草酸盐代谢障碍引起的急、慢性关节炎的关节液中。

(4)滑石粉结晶：呈十字架形，大小为5～10 μm。见于手术后残留滑石粉引起的慢性关节炎。

(5)类固醇结晶：见于类固醇制剂引起的急性滑膜炎。结晶可呈针状、菱形，有时呈短棒状、盘状、碎片状或重叠成大块状，可见于注射过该药的关节腔内，并持续数月之久。

(6)胆固醇结晶：见于结核性、类风湿性关节炎。

应注意的是不同的结晶可能在同一标本中出现，例如尿酸盐和焦磷酸盐、尿酸盐和磷灰石结晶同时存在等。

九、类风湿因子(RF)测定

1. 正常参考值

阴性。

2. 临床意义

类风湿关节炎时，关节液 RF 阳性率可达 80%～90%，且在血清阳性之前出现。

十、抗核抗体

1. 正常参考值

阴性。

2. 临床意义

已证实有 70%的 SLE 和约 20%的 RA 的滑液中可检出抗核抗体，因此在 SLE 如有关节炎症时，可抽取关节液作抗核抗体检查。

十一、微生物学检测

1. 正常参考值

无微生物存在及生长。

2. 临床意义

在急性细菌性关节炎的关节腔积液中可以找到或培养出病原菌。微生物学检查应列为常规检查项目之一。首先应作革兰染色涂片，大约 75%链球感染、50%革兰氏阴性杆菌感染以及 25%左右的淋病奈瑟菌感染的滑液中能找到细菌。如果怀疑结核菌感染时，可用 Ziehl Neelson 染色后寻找抗酸性杆菌，但其阳性率仅 20%左右；应考虑作结核杆菌培养或 PCR 检查，以提高其阳性率。约 30%细菌性关节炎检查不出病原菌，因此需氧培养阴性时请勿轻易排除细菌性感染，还应想到做厌氧菌和真菌培养。

十二、几种常见关节液的特征

常见关节炎可分成三类：非炎症性、非化脓性和化脓性，其各自关节液的特征见表 7-4。

表 7-4　正常关节和几种常见关节炎时滑液的特征

类别		颜色、透明度	黏稠度	黏蛋白凝块	细胞计数及分类	蛋白质	糖	结晶	细胞涂片或培养
正常关节液		淡黄色，清亮	高	良好	200～700，中性粒细胞占 20%	10～30 g/L	与血糖相似	无	阴性
非炎症性	损伤性	黄至血色，常混浊	高	良好	2 000 左右，RBC 多，中性粒细胞占 30%	↑	与血糖相似	无	阴性
非炎症性	退行性	黄色，清亮	高	良好	1 000 左右，中性粒细胞占 15%～25%	↑		无	阴性
非化脓性	类风湿	黄至浅绿色，混浊	低	一般或差	15 000～40 000，中性粒细胞占 60%～90%	↑	与血糖相似	偶见胆固醇结晶，无尿酸盐结晶	阴性
非化脓性	风湿性	黄色，稍混浊 黄色至乳白色，混浊	低	良好或一般	10 000～12 000，中性，粒细胞占 50%	↑			阴性
非化脓性	热痛风		低	一般或差	1 000～2 000，中性粒细胞占 60%～70%	↑			阴性
化脓性	结核性	黄色，混浊	低	差	约 25 000，早期中性粒细胞为主，以后淋巴细胞占多数	↑	与血糖相差较大	无	可出现阳性
化脓性	化脓性	浅灰或白色，混浊至脓样	低	差	75 000 左右，中性粒细胞占 75%～90%	↑		无	可出现阳性

（高　超）

第八章　骨科手术的麻醉

第一节　骨科手术麻醉特点

一、骨科手术体位影响

骨科手术常要求多种体位，常用的体位有仰卧位、侧卧位、俯卧位、侧俯卧位、沙滩椅体位等。若体位不合适、卧位垫放置不合理或术中管理不当，都有可能导致术后相关并发症发生。

（一）呼吸系统并发症

随着近年来骨科手术采用俯卧位的增加，给麻醉管理带来一定的困难，也增加了呼吸系统并发症的发生几率。俯卧位时患者的胸廓活动受到限制，潮气量、肺活量、功能残气量及胸廓一肺顺应性均显著降低，易造成肺通气不足。因此安置俯卧位时，应取锁骨和髂骨为支点，胸腹离开手术台，以减轻体位对呼吸功能的影响。麻醉选择气管内插管全身麻醉较为安全。麻醉期间适当增加通气量，同时监测呼末二氧化碳以避免通气不足的发生。

全身麻醉气管内插管后由于体位的变化，比如当患者头转向一侧，或经后路颈椎手术安置头位时，均可能发生气管导管扭曲、梗阻、脱管等意外，因此，气管导管插入的深度应适当，固定要牢固可靠，导管选择有螺纹钢丝的加强气管导管，在翻身及手术体位固定后需立即检查导管的位置，以确保人工气道通畅。

（二）循环系统并发症

血压下降最为常见。麻醉患者术前禁食，麻醉后血管扩张等导致血容量相对不足。当体位突然变化时，可能引起血流动力学的改变，出现血压骤降，严重者可导致心搏骤停。因此，在改变体位前，尽可能补足患者的血容量，并密切观察血流动力学的变化，及时给予正确处理。此外，俯卧位手术时，因支垫物放置不当，压迫腔静脉、肝脏及心、肺，影响静脉回流及心排血量，引起血压下降或静脉回流不畅造成术野出血。截石位膝部约束过紧，支架长时间压迫动脉、静脉，可致血栓形成及肢体缺血性改变。

（三）神经及眼部损伤

上肢过度外展、外旋或托手臂支架较硬，长时间牵拉压迫神经均可造成颈丛、臂丛或尺、桡神经的损伤，这种损伤大多是暂时的，经休息可恢复。颈椎手术时，麻醉操作或安置体位不当，也可造成颈髓损伤。俯卧位手术因头部辅垫可能压迫眼球软组织造成眼部软组织损伤，压迫眼球可诱发眼心反射，使心率减慢，或发生急性青光眼、失明等。因此，安置骨科手术体位时，需考虑周全，既便于术野显露及操作，又要避免并发症的发生。

二、出血与止血带影响

（一）出血对患者的影响

骨组织的血运丰富，创面渗血较多，尤以骨断面和骨髓腔往往渗血难止。影响出血的其他因素，如手术部位、术中操作、手术时间长短、患者体质和术中血压调控等，术前需综合考虑。机体对失血有一定的代偿能力，失血量小于全身血容量的15%～20%时，可输电解质溶液及血浆代用品等，失血量超过血容量的30%时，应给予输血。如短时间内失血超过血容量的10%，即可出现微循环灌注不足，细胞代谢功能障碍，如不及时纠正,可能会发展为多器官的功能障碍或衰竭。因此,维持血流动力学稳定是手术麻醉的安全保障。输血虽是一种有效的治疗措施,但也会引起一定的并发症,如输血反应、感染、传染疾病、凝血障碍等,必须引起临床医师足够重视。

(二)止血带的应用

四肢手术应用气囊充气止血带可减少术中出血并为术者提供清晰的手术视野。止血带使用不当可产生严重的并发症,首先放置止血带的部位应正确,上肢患者应放置在上臂中上 1/3 处,下肢患者应放置在大腿根部近腹股沟处。使用前须对止血带仔细检查,观察气囊接触皮肤的面是否平整,否则充气后可引起皮肤水泡,其次检查充气囊是否漏气等,充气前应先抬高肢体,并用驱血带驱血,再充气到一个适合的压力,一般上肢需高于收缩压 4～6.7 kPa(30～50 mmHg),下肢须高于 6.7～9.3 kPa(50～70 mmHg)。止血带充气时间上肢为 1 h,下肢以 1.5 h 为限,若须继续使用,应先松气 5～10 min 再充气,以免发生神经并发症或肌球蛋白血症。若止血带充气压力过大,时间过久,尤其在麻醉作用不够完善时,极易出现止血带反应,系肢体缺血引起,多数患者难以忍受,烦躁不安,即使使用全身麻醉药物也难以控制。另外松止血带时由于驱血肢体血管床突然扩大及无氧代谢产物经静脉回流循环,抑制心肌收缩,偶出现"止血带休克",临床表现出汗、恶心、血压降低、脉搏增快,周围血管阻力降低、血钾升高和代谢性酸中毒,此时除补充血容量外,必要时给予缩血管药物。

三、骨水泥影响

骨粘合剂(又称骨水泥)为高分子聚合物,由粉剂聚甲基丙烯酸甲酯与液状甲基丙烯酸甲酯单体构成,在人工关节置换术时为加强人工关节的稳定性,增加关节的负重力和促进患者术后早期活动,在人工假体置入前常先将骨粘合剂填入骨髓腔内。在使用时将粉剂与液状单体相混合成面团状,置入骨髓腔及髋臼内,10 min 左右即能凝固而起固定作用。单体成分复杂,给动物静脉注射单体时,可出现周围血管扩张、低血压和心动过速,剂量较大时可引起肺水肿和出血,甚至死亡。在手术中截除的骨面使一些静脉窦开放,髓腔被骨水泥封闭,加之热效应,髓内压急剧上升,使得髓腔内脂肪,气体或髓颗粒被挤入静脉进入肺循环,引起肺栓塞。目前临床上用骨水泥枪高压冲洗以去除碎屑,骨水泥从底层开始分层填满髓腔,这样易使空气从髓内逸出以减少空气栓塞的发生率,也可以从下位的骨皮质钻孔,并插入吸引管,以解除髓内压的上升,以期降低并发症的发生。

临床上应用骨粘合剂时,有部分患者出现一过性低血压,但能很快恢复。对于血容量不足或心血管功能较差、高龄的患者,血压降低则更为显著,须提高警惕,采用预防措施,防止出现严重低血压甚至心搏骤停。在填塞骨黏合剂前应常规补充血容量,给予小剂量血管活性药物使血压调整到术前水平,在填塞骨黏合剂前尽量避免追加麻醉药以免引起血压下降与骨黏合剂的不良反应协同,采取以上措施多数患者能够安全度过骨水泥期。一旦发生明显的低血压状态,要及时使用缩血管药物纠正低血压,必要时联合用药,低血压状态持续较久将出现不可逆转的改变或意外发生。

四、脂肪栓塞综合征和深静脉血栓

(一)脂肪栓塞综合征

脂肪栓塞综合征是外伤、骨折等严重外伤的并发症。自 1882 年 Zenker 首次从严重外伤死亡病例肺血管床发现脂肪小滴和 1887 年 Bergmann 首次临床诊断脂肪栓塞以来,虽然已经一个世纪,并有不少人从不同角度进行过研究,但因其临床表现差异很大,有的病例来势凶猛,发病急骤,甚至在典型症状出现之前即很快死亡,有的可以没有明显的临床症状,只是在死后尸检发现。因此直至近 20 年对其病理生理才有进一步的认识。Bagg(1979)等认为该综合征是骨折创伤后 72 h 内发生的创伤后呼吸窘迫综合征。创伤早期如出现心动过速,体温升高超过 38 ℃,动脉氧分压下降以及肺部出现"暴风雪"阴影等特殊征象,可以确诊。

脂肪栓塞定义为在肺实质或周围循环中出现脂肪滴。主要病因是伤后骨髓暴露,骨折部位移动促使脂肪细胞释放出脂肪滴,进入血液循环,使脏器和组织发生脂肪栓塞。主要表现在肺或脑血管的栓塞,导致低氧血症，脑水肿，可出现中枢神经症状：意识不清，神志障碍甚至昏迷。

在髋和膝的人工关节置换术中，由于髓内压骤升，可使脂肪滴进入静脉，因此在手术期间也有发生脂肪栓塞的可能，必须予以高度重视。一旦患者出现原因不明的胸痛、胸闷、呼吸困难、气促及心动过速、血压下降、低氧血症或神志障碍、嗜睡及昏迷，并拍摄胸片，发现"云雾状"或"暴风雪状"典型肺部影像，就可以确诊脂肪栓塞，应尽早治疗。

脂肪栓塞的治疗主要是纠正低氧血症和维持血流动力学的稳定，抑肽酶或大剂量肾上腺皮质激素有一定疗效。

1. 呼吸支持

可以经鼻管或面罩给氧，使氧分压维持在 70～80 mmHg(9.3～10.6 kPa)以上即可，创伤后 3～5 d 内应定时血气分析和胸部 X 线检查。如有呼吸困难可先行气管内插管，病程长应气管切开。进行性呼吸困难，低氧血症患者应尽早行呼吸机机械辅助通气。

2. 维持有效循环血容量

补充有效循环容量纠正休克，有条件应补充红细胞和清蛋白，保障血液携氧能力和维持血液胶体渗透压，减少肺间质水肿。如果血压正常，无休克状态，液体出入量应保持负平衡。

3. 药物治疗

(1)激素：主要作用是保持活性膜的稳定性，减轻或消除游离脂肪酸对呼吸膜的毒性作用，从而降低毛细血管通透性，减轻肺间质水肿，稳定肺泡表面活性物质的作用。因此在有效的呼吸支持治疗下血氧分压仍不能维持在 8 kPa(60 mmHg)以上时，可使用激素。一般采用大剂量氢化可的松，每日 1.0～1.5 g；或每日地塞米松 10～20 mg，用 2～3 d 后逐渐减量。

(2)抑肽酶：主要作用是降低骨折创伤后一过性高脂血症，防止脂栓对毛细血管的毒性作用，抑制骨折血肿内激肽释放和组织蛋白分解，减慢脂滴进入血流速度，治疗剂量，每日抑肽酶 100 万单位。

(3)高渗葡萄糖：单纯高渗葡萄糖，葡萄糖加氨基酸，或葡萄糖加胰岛素，对降低儿茶酚胺的分泌，减少体内脂肪动员，缓解游离脂肪酸毒性均有一定效果。

(4)清蛋白：能与游离脂肪酸结合，使其毒性降低，有条件者可以应用。

(5)其他药物：如肝素、右旋糖酐、酒精、去脂己酚等，但作用尚未肯定。

4. 辅助治疗

(1)脑缺氧的预防：保护脑功能，减少脑组织和全身耗氧量，降低颅内压，防止高温反应等，给予头部降温或进行冬眠疗法。更重要的是纠正低氧血症。

(2)预防感染：可按常规用量，选用适当抗生素。

(3)骨折的治疗：需根据骨折的类型和患者的一般情况而定，对严重创伤患者可作临时外固定，对病情许可者可早期行内固定。

(二)肺血栓栓塞症(PTE)与深静脉血栓形成(DVT)

PTE 与 DVT 实际上是一个疾病的两个方面，因为肺血栓栓塞症的血栓主要来源于深静脉血栓，近来人们倾向将两者合称为静脉血栓栓塞症。肺血栓栓塞主要发生在关节置换术后，术后 7 d 内是深静脉血栓形成的高危阶段，深静脉血栓形成主要发生在下肢，在髋部手术后深静脉血栓形成高达 45%～70%，其中 3.6%～12.9%可引起致命的肺血栓栓塞症，但也偶有发生在麻醉期间。下肢骨折或手术后因活动受限，患者常须卧床休息，特别是老年及肥胖患者，其下肢血流缓慢而致静脉血淤滞，深静脉炎及创伤后的应激反应引起血液高凝状态，易使下肢深静脉血栓形成。

肺血栓栓塞所致病情的严重程度取决于以上机制的综合作用，栓子的大小和数量、多个栓子的递次栓塞间隔时间、是否同时存在其他心肺疾病、个体反应的差异及血栓溶解的快慢，对发病过程和预后有重要影响。

1. 常见症状

呼吸困难、胸痛、晕厥、烦躁、咯血、咳嗽、心悸，临床上有时出现所谓的"三联征"，即同时出现呼吸困难、胸痛及咯血。

2. 常见体征

(1)呼吸系统:呼吸频率快,发绀,双肺可闻哮鸣音,湿啰音,偶有胸膜摩擦音或胸腔积液的相应体征。

(2)心脏体征:心率快,P2 亢进及收缩期杂音,三尖瓣反流性杂音,心包摩擦音或胸膜心包摩擦音,可有右心衰表现。

(3)下肢静脉炎或栓塞的体征:不对称性肢体肿胀,局部压痛及皮温升高。

3. 辅助检查

(1)血气分析:血气分析常提示 D 二聚体强阳性(>500 mg/L),PaO_2 下降。

(2)胸片:典型的改变是呈叶段分布的三角形影,也可表现为斑片状影、盘状肺不张、阻塞远端局限性肺纹理减少等,小的梗死者 X 线片完全正常。可合并胸腔积液和肺动脉高压出现相应的影像学改变。

(3)心电图检查:急性肺栓塞的典型 ECG 改变是 QRS 电轴右偏,肺型 P 波,Ⅰ导联 S 波加深,Ⅲ导联有小 q 波和 T 波倒置。但典型改变的阳性率低,仅见于大块或广泛的栓塞。多于发病后 5～24 h 内出现,数天至 3 周后恢复,动态观察有助于对本病的诊断。

(4)超声心动图:可见心室增大,了解肺动脉主干及其左右分支有无阻塞。

(5)快速螺旋 CT 或超高速 CT 增强扫描:可显示段以上的大血管栓塞的情况。

(6)磁共振:可显示肺动脉或左右分支的血管栓塞。

(7)放射性核素肺通气/灌注(V/Q)扫描:是目前常用的无创性诊断 PTE 的首选方法。典型的改变是肺通气扫描正常,而灌注呈典型缺损(按叶段分布的 V/Q 不匹配),对亚段以上的病变阳性率>95%。

(8)肺动脉造影(CPA):CPA 是目前诊断 PTE 最可靠的方法,可以确定阻塞的部位及范围程度,有一定创伤性。适应临床症状高度可疑,肺通气灌注扫描不能确诊又不能排除,准备做肺栓子摘除或下腔静脉手术者。

(9)下肢深静脉检查:血管超声多普勒检查和放射性核素静脉造影可发现下肢血栓形成。

4. 鉴别诊断

由于 PTE 的临床表现缺乏特异性,易与其他疾病相混淆,以至临床上漏诊与误诊率极高。做好 PTE 的鉴别诊断,对及时检出、诊断和治疗有重要意义。

(1)冠状动脉粥样硬化性心脏病:一部分 PTE 患者因血流动力学变化,可出现冠状动脉供血不足,心肌缺氧,表现为胸闷、心绞痛样胸痛,心电图有心肌缺血样改变,易误诊为冠心病所致心绞痛或心肌梗死。冠心病有其自身发病特点,冠脉造影可见冠状动脉粥样硬化、管腔阻塞证据,心肌梗死时心电图和心肌酶水平有相应的特征性动态变化,PTE 与冠心病有时可合并存在。

(2)肺炎:当 PTE 有咳嗽、咯血、呼吸困难、胸膜炎样胸痛,出现肺不张、肺部阴影,尤其同时合并发热时,易被误诊为肺炎。肺炎有相应肺部和全身感染的表现,如咯脓性痰、寒战、高热、外周血白细胞显著增高、中性粒细胞比例增加等,抗菌治疗可获疗效。

(3)特发性肺动脉高压等非血栓栓塞性肺动脉高压:特发性肺动脉高压则无肺动脉腔内占位征,放射性核素肺灌注扫描正常或呈普遍放射性稀疏。

(4)主动脉夹层:PTE 可表现胸痛,部分患者可出现休克,需与主动脉夹层相鉴别,后者多有高血压,疼痛较剧烈,胸片常显示纵隔增宽,心血管超声和胸部 CT 造影检查可见主动脉夹层征象。

(5)其他原因所致的胸腔积液:PTE 患者可出现胸膜炎样胸痛,合并胸腔积液,需与结核、肺炎、肿瘤、心功能衰竭等其他原因所致的胸腔积液相鉴别。其他疾病有其各自临床特点,胸腔积液检查常有助于做出鉴别。

(6)其他原因所致的晕厥:PTE 有晕厥时,需与迷走反射性、脑血管性晕厥及心律失常等其他原因所致的晕厥相鉴别。

(7)其他原因所致的休克:PTE 所致的休克属心外梗阻性休克,表现为动脉血压低而静脉压升高,需与心源性、低血容量性、血容量重新分布性休克等相鉴别。

5. 治疗措施

(1)急救措施:宜进行重症监护卧床 1～2 周,剧烈胸痛者给止痛剂、镇静剂。纠正急性右心衰竭,防治休克。改善氧合和通气功能,吸氧或无创面罩通气,必要时气管插管人工机械通气。

(2)溶栓治疗:大面积 PTE 在 2 周内可以行溶栓治疗。活动性内出血、近期自发性颅内出血禁忌行溶栓治疗,手术、分娩、妊娠、活检、出血疾病、细菌性心内膜炎、严重高血压、近期的神经外科或眼科手术、近期曾行心肺脑复苏、严重的肝、肾功能不全等患者行溶栓治疗需慎重。

6. 栓塞与麻醉

尽管麻醉期间肺栓塞颇为罕见,但在骨科手术麻醉期间仍有报道。施行椎管内麻醉时,可能由于椎管内麻醉神经根受阻滞,使下肢肌肉松弛、血管扩张,使存在于静脉内原先比较固定的栓子松动和脱落进入血液循环。另外,麻醉后因手术野消毒和手术操作等原因,增加肢体活动,有可能使血管内松动的栓子脱落。

临床表现为突然发作呼吸困难、气促、发绀,经吸氧后低氧血症无明显改善,大汗淋漓,四肢厥冷,烦躁不安,意识不清,血压下降,心率加快,甚至心跳骤停。尽管肺血栓栓塞的发生与麻醉无直接关系,一旦在术中发生,发病突然,病情极其凶险,大多数病例常因抢救无效可在数分钟或 1～2 h 内死亡。因此常常被误诊为麻醉意外,对麻醉医师来说,对术中可能发生肺血栓栓塞症应有足够的警惕,术前应告知患者及家属可能存在的风险。

也有学者认为硬膜外阻滞和蛛网膜下隙阻滞后的患者,其术后深静脉血栓形成的发生率显著低于全麻患者,其原因可能是椎管内麻醉使交感阻滞,血管扩张,不仅动脉血流增加,而且静脉排空率也增加,减少血液黏滞度,局麻药可抑制血小板吸附、聚集和释放,并可抑制白细胞的移动和聚集,可能有利于防止静脉血栓的形成。

五、高龄老年患者麻醉特点

随着社会老龄化的到来,高龄患者逐年增多,老年人全身各系统器官功能逐渐衰退,易于合并其他疾病,对麻醉手术耐受性差,危险性增加。术前要全面评估,治疗并发症,以期降低围术期并发症的发生。术前访视除常规体检外,对心电图、胸片、心肺肝肾功能、电解质酸碱平衡和特殊检查的结果都要仔细分析掌握,制定周密切实可行的麻醉方案并积极与患者及患者家属沟通,告知利害关系,以免产生医疗纠纷。

(一)循环系统

研究表明,高龄人通过 Frank-Starling 机制,利用其储备功能来维持其心输出量,故很容易失代偿。此外心肌对 β-肾上腺素能反应、心率对异丙肾上腺素反应也随年龄增加而减弱。压力感受器敏感性也随年龄降低,且易出现体位性低血压,如果迅速扩容易造成较大风险。

大多数老年患者心血管系统发生退行性改变,易患许多心血管系统疾病,围术期应全面评估,特别要注意发生心功能不全的风险。

(二)神经系统

中枢神经系统随着患者年龄的增加,脑神经元、体积和重量均减少萎缩,能够合成递质的神经元减少或丧失,失去了突触联系,加之各种递质的受体增加很慢和分解酶活性增加,使脑功能降低,记忆力和智力均下降,老年患者术后易出现认知功能障碍。老年患者神经纤维的数量减少和排列也发生变化,传导速度缓慢,视、听、触、味、位置、温、痛等感觉均减退,运动反应延迟,咽喉反射渐渐迟钝,易发生误吸意外。皮肤痛觉感受器和中枢吗啡样受体减少,使得对麻醉性镇痛药及吸入麻药更敏感。自主神经系统也发生类似退行性改变,功能减退,肾上腺缩小,α、β 肾上腺素能受体兴奋反应减弱,往往对血管活性药物的敏感性降低。

(三)呼吸系统

随年龄增加肺纤维组织增多,顺应性降低,换气面积减少。胸廓及脊柱变形,肋间肌和膈肌收缩力下降,肺活量减少、残气量增多,因此导致呼吸做功增加,呼吸储备能力显著减少。围术期必须重视呼吸功能的评价和呼吸功能锻炼,预防或减少呼吸系统并发症及呼吸衰竭。

(四)内分泌与代谢

老年患者内分泌腺,如肾上腺、甲状腺纤维化萎缩,甲状腺素减少,代谢率降低,在围术期易出现低体温。胰岛功能受损,糖耐量降低,围术期不主张输大量含糖溶液。肝脏功能降低,其酶的活性亦降低,显著影响药物降解和排泄,使得苏醒期延长。

(五)泌尿系统

老年患者肾脏皮质、肾小管、肾小球均萎缩并减少,肾小球滤过率、肾小管重吸收、肾浓缩、稀释的功能都明显减退,对调控细胞外液、循环容量和电解质酸碱平衡能力均下降,术中应严格控制输液量,注意观察尿量,准确判断容量负荷。

(六)其他

老年牙齿松动和(或)脱落、下颌松弛、舌后坠,易造成上呼吸道梗阻。由于颈椎曲度的改变常致气管插管困难,插管时易致牙齿脱落、气道损伤。脊椎椎间孔闭锁,使硬膜外麻醉药所需容积明显减少,椎管内麻醉局麻药可使麻醉平面意外增宽,带来较大风险。黄韧带钙化使脊椎穿刺常常遇到困难,多次穿刺易造成脊神经损伤。目前国内外大型医疗机构对老年骨科患者的麻醉愈来愈多的选择外周神经阻滞和全身麻醉,或两者结合,有利于循环稳定和术后镇痛。

(路　艳)

第二节　术前评估和准备

一、全身状况及各器官功能评估

(一)全身状况

1.营养状况

肥胖会导致机体循环和呼吸等系统发生病理生理改变,致使各重要脏器功能损害。近几年有人统计,肥胖者比标准体重者并发症发病率和病死率高出40%～50%,所以过度肥胖也属于高危手术范畴,骨科手术患者也经常遇到肥胖患者,我们应予以重视。术前充分评估,并采取预防措施,保证患者围术期安全,肥胖的评估可以用体重指数(BMI)来衡量:BMI(kg/m^2)=体重(kg)/身高$(m)^2$,标准体重的男性的BMI约22 kg/m^2,女性约20 kg/m^2,BMI 25～29 kg/m^2 为超重,BMI大于或等于30 kg/m^2 即为肥胖。若体重超过标准体重的100%以上者为病态肥胖。

(1)肥胖对循环系统的危害:肥胖会使每搏输出量增加,心脏负担加重,久之会造成左室肥厚,而心脏传导组织中脂肪沉积,导致传导障碍。随着体重的不断增加,血压逐渐升高,动脉粥样硬化和冠心病发病率也增加。

(2)肥胖对呼吸系统的危害:肥胖使呼吸系统功能受损首先是胸廓和膈肌活动受限,肺顺应性降低,尤以仰卧位为甚。应用镇静剂后可发生舌后坠甚至上呼吸道梗阻。行气管插管时,因颈部粗短、颈部与下颌关节活动受限、咬肌发达、舌体肥大难以暴露声门,插管常较困难。少部分肥胖患者会伴有"低肺泡通气综合征"。临床表现为低氧血症、高碳酸血症、继发性红细胞增多症、肺动脉高压和右心室肥厚。

(3)肥胖对内分泌系统的危害:肥胖患者因代谢紊乱,糖尿病发病率较高,并多伴有高脂血症、脂肪肝、肝功能障碍等。肥胖还使患者免疫功能降低,术后易合并感染。

(4)肥胖对麻醉操作及管理的危害:肥胖患者麻醉操作及管理较困难。局麻药用量难以控制,椎管内麻醉定位困难,阻滞平面易过高。全麻插管多数较困难,术后中枢性抑制、肌松剂残留易造成低氧血症,苏醒延迟。

2. 贫血

患者贫血应该于术前积极纠正。成人血红蛋白不宜低于 80 g/L，对血红蛋白含量过高者，应分析原因予以放血或(和)稀释以改善微循环和避免出现梗死。血细胞比容以保持在 30%～35%较有利于氧的释放。对年龄小于 3 个月的婴儿，术前血红蛋白宜超过 100 g/L，大于 3 个月的婴儿其术前血红蛋白也不应低于 90 g/L。

3. 血象

白细胞计数和中性粒细胞增高，以及红细胞沉降率增快均提示体内存在急性炎症，其对麻醉的耐受能力降低，急性炎症愈严重，对麻醉的耐受愈差，术前应抗炎治疗。

4. 基础代谢率

基础代谢率的高低可明显影响患者对麻醉的耐受性。

5. 儿童

特别是早产儿、新生儿、低体重儿由于重要脏器发育不全，即使看起来较“健康”，但对麻醉及手术耐受性较差。

6. 老年人

随着社会老龄化的到来，高龄患者逐年增多，老年人全身各系统器官功能逐渐衰退，易于合并其他疾病，对麻醉手术耐受性差，危险性增加。术前要全面评估，纠正异常，治疗并发症，以期降低并发症发生率和病死率。术前访视除常规体检外，对心电图、胸片、心肺肝肾功能、电解质酸碱平衡和特殊检查的结果都要仔细分析掌握，制定周密切实可行的麻醉方案，并积极与患者及家属沟通，告知利害关系，征得家属的理解和谅解。

（二）专科体格检查

1. 头颈活动度

(1)头颈活动度：正常头颈伸屈范围在 165°～90°，如头后伸不足 80°即可使插管操作困难，常见于类风湿关节炎、强直性脊柱炎、颈椎结核、颈椎骨折脱位等，个别肥胖患者颈粗短或颈背脂肪过厚也可影响头后伸。烧伤和放射治疗的患者导致颏胸粘连使头颈部活动受限，插管也较困难。

(2)颏甲距离：从下颏至甲状切迹的距离，正常应在 3～4 cm(两横指)以上。或是在颈部完全伸展时，从下颏至甲状软骨切迹距离不小于 6 cm，否则插管困难。

2. 经口插管情况

首先了解张口情况，正常张口度可达 4～5 cm，如张口度小于 2.5 cm(2 横指宽)常妨碍喉镜置入。上切牙前突、牙齿排列不齐、面部瘢痕挛缩及巨舌症均可妨碍声门暴露。

3. Mallampati 气道分级评定

按舌根不成比例地增大影响窥视声门的程度进行 Mallampati 气道分级评定。其方法是患者取直立坐位，头自然位，尽可能张大口，最大限度伸舌进行检查。Ⅰ级：可见咽腭弓、软腭和悬雍垂；Ⅱ级：可见咽腭弓和软腭，悬雍垂被舌根掩盖；Ⅲ级：仅可见软腭；Ⅳ级：仅见硬腭。Ⅲ～Ⅳ级气道的患者预示有插管困难，应借助可视喉镜或纤支镜插管。

4. 检查鼻腔通畅情况

检查鼻腔通畅情况，是否有鼻出血史，并分别堵塞单侧鼻孔试行呼吸，判断通畅度，必要时请专科检查会诊。

5. 气管情况

术前充分了解气管是否狭窄，颈部巨大肿块、甲状腺肿、主动脉瘤等长期压迫气管情况，有否气管软骨环软化、管腔变窄，气管创伤或既往有气管造口也可有狭窄，宜选择合适的导管型号或特殊气管导管。

6. 脊柱形态

椎管内麻醉患者应检查脊柱形态、间隙、有无压痛、叩痛及局部皮肤情况，询问有无脊柱相关病史及手术史。

7. 神经阻滞

神经阻滞患者应检查穿刺部位及阻滞神经有无感觉异常，对欲穿刺部位应备皮。

8. 周围血管情况

了解周围血管情况，观察颈外静脉，平卧时静脉塌陷，表示血容量不足；静脉怒张，表示心功能不全或输液过量。检查四肢浅表静脉，估计有无静脉穿刺困难情况。如需做桡动脉穿刺测压者，需做 Allen 实验或多普勒血流检测以测试尺动脉供血是否通畅。

（三）呼吸系统

据统计分析，患者术前有呼吸系统感染者，术后呼吸系统并发症的发生率较无感染者高出 4 倍。如患者正处于急性呼吸系统感染期间，禁忌行择期性手术，一般可在感染得到充分控制 1～2 周后施行，如系急症手术，应切实加强抗感染措施，要有熟练的气道处理能力。对慢性呼吸系统感染者应尽可能使感染得到控制。

针对肺结核（特别是空洞型）、慢性肺脓肿、重症支气管扩张症等，应警惕在麻醉过程中感染沿支气管系统在肺内扩散或造成健侧支气管堵塞，或出现急性大出血而引起窒息。对这类患者施行全麻时一般均采用双腔导管行支气管插管，将健、患侧肺分开，以进行有效的呼吸管理。

慢性阻塞性肺病中慢性支气管炎、肺气肿、支气管哮喘、支气管扩张等，术前应了解有无呼吸衰竭史、急性感染、治疗及用药情况，以应对麻醉、手术中的应激因素导致的严重支气管痉挛。

在评估患者的呼吸系统时，对其肺功能的评估是一项重要的内容。肺功能的评估可作为术前准备及术中、术后的呼吸管理提供可靠的依据。例如肺活量低于预计值的 60%、通气储量百分比＜70%、第 1 秒用力肺活量与用力肺活量的百分比（$FEV_{1.0}$/FVC%）＜60%或 50%，术后有发生呼吸功能不全的可能。动脉血气分析简单易行，可用以了解患者的肺通气功能和换气功能。

麻醉医师还应熟悉一些简易的床旁测试患者肺功能的方法。

（1）屏气试验：令患者深吸气后屏住，计算憋气时间，30 s 以上属正常，10 s 以下为呼吸循环功能较差，难以耐受麻醉与手术。

（2）吹气试验：让患者尽力吸气后用力呼出，3 s 内吹完表示正常，5 s 以上吹完提示有阻塞性通气功能障碍。

（3）吹火柴试验：患者一口气吹熄 15 cm 远的火柴，如吹不灭，可估计 $FEV_{1.0}$/FVC＜60%，最大通气量＜50 L/min；7.5 cm 处时仍吹不灭，最大通气量＜40 L/min。

（4）吹蜡烛实验：如能吹灭 90 cm 处的蜡烛，提示呼吸功能基本正常。

（四）心血管系统

1. 心功能测定

测定心功能的方法很多，最简单实用的方法是根据心脏对运动量的耐受程度进行分级，一般根据临床表现分为 4 级。Ⅰ级：体力活动不受限制，日常活动不引起心功能不全的表现；Ⅱ级：体力活动轻度受限制，一般活动可引起乏力、心悸和呼吸困难等症状；Ⅲ级：体力活动明显受限制，轻度活动即可引起乏力、心悸和呼吸困难等症状；Ⅳ级：体力活动重度受限制，患者不能从事任何活动，即使在休息时也可出现心衰的各种症状和体征。目前施行的各种无创、有创心功能检查中，有诸多指标涉及左心功能、右心功能、心室的收缩功能和舒张功能。临床上常用的一些主要指标都是反映左心功能的，如心指数、左室射血分数、左室舒张末期压等。必要时做超声心动图检查，观测心脏各腔室、心肌厚度、瓣膜形态和活动以及心脏的收缩和舒张功能。

2. 心律失常

常见的围手术期心律失常有以下几种。

（1）窦性心律失常：常见的窦性心律失常有窦性心律不齐、窦性心动过缓和窦性心动过速。窦性心律不齐多见于儿童，心率随呼吸周期节律性变化，一般无临床重要意义，老年人则可能与冠心病有关，或提示患者可能有冠心病。窦性心动过缓表现为心率＜60 bpm，心电图 P、QRS、T 波规律出现，波形正常，原因多见于药物(如β-肾上腺素受体阻滞药、强心苷类药)的影响,迷走神经张力过高,如无症状,多不需处理。如为病态窦房结所致,宜做好应用异丙肾上腺素和心脏起搏的准备。窦性心动过速的临床意义决定于病因,如精神紧张、激动、体位改变、创伤、体温升高、血容量不足、体力活动、药物影响、心脏病变等,应分析其引起的原因予以评估和处理。

(2)室上性心动过速:较多见于无器质性心脏病者,亦可见于器质性心脏病、甲状腺功能亢进和药物毒性反应。对症状严重或有器质性心脏病或发作频繁者,除病因治疗外,在麻醉前宜控制其急性发作,在发作控制后宜定时服药预防其发作。

(3)期前收缩:一过性或偶发性房性期前收缩或室性期前收缩不一定是病理性异常,如发生于年龄较大的患者,尤其是其发生和消失与体力活动量有密切关系者,则患者很可能有器质性心脏病,应注意对原发病的治疗,一般不影响麻醉的实施。如室性期前收缩系频发(>5 次/分),或呈二联律、三联律或成对出现,或系多源性或室早提前出现落在前一心搏的 T 波上(R on T),易演变成室性心动过速和心室颤动,需对其进行治疗,择期手术宜推迟。阵发性室性心动过速一般认为属病理性质,常伴有器质性心脏病,如发作频繁且药物治疗效果不佳者,麻醉时需有电复律和电除颤的准备。

(4)心房颤动:最常见于风湿性心脏病、冠心病、高血压性心脏病和慢性肺心病等心脏疾病,可导致严重的血流动力学紊乱、心绞痛、昏厥、体循环栓塞和心悸不适。如果不宜进行或尚未进行药物复律或电复律治疗,麻醉前宜将心室率控制在 80 次/分左右,至少不应超过 100 次/分。

(5)束支传导阻滞:右束支传导阻滞多属良性,一般无弥漫性心肌病变,麻醉可无顾虑。左束支传导阻滞多提示有弥漫性心肌损害,常见于动脉硬化、高血压、冠心病患者,一般在麻醉中不至于产生血流动力学严重紊乱。双束支阻滞包括右束支传导阻滞合并左前分支或左后分支阻滞,或合并左束支传导阻滞,多数情况系指前者,左前分支较易发生阻滞,左后分支较粗,有双重血液供应,如出现阻滞多表示病变较重;双束支阻滞患者有可能出现三分支阻滞或发展成为完全性房室传导阻滞,对这类患者施行麻醉前宜进行心脏起搏的准备,不宜单纯依靠药物。

(6)房室传导阻滞:Ⅰ度房室传导阻滞一般不增加麻醉方面的困难。Ⅱ度房室传导阻滞Ⅰ型(或称莫氏Ⅰ型)较多见,但较少引起症状;Ⅱ度Ⅱ型(莫氏Ⅱ型)几乎均属于器质性病变,易引起血流动力学紊乱和阿斯综合征,为防止Ⅱ度房室传导阻滞转变为更严重的心律失常,对莫氏Ⅱ型患者和莫氏Ⅰ型其心率<50 次/分者,宜有心脏起搏的准备。对第Ⅲ度房室传导阻滞的患者施行手术时应考虑安装起搏器或做好心脏起搏的准备。

3.高血压

对高血压患者首先应明确其为原发性高血压(高血压病)或继发性高血压(症状性高血压)。继发性高血压,较常见的包括甲状腺功能亢进(甲亢)、原发性醛固酮增多症和嗜铬细胞瘤等,一旦怀疑或发现,应详细检查,明确诊断和治疗,待病情控制后再行骨科手术,以免在无准备的情况下于术中出现严重后果。麻醉危险性主要决定于重要器官是否受累以及其受累的严重程度,现认为收缩压升高比舒张压升高危害更大,故更重视对收缩压的控制。对多年的高血压,不要求很快降至正常,应缓慢平稳降压。临床研究表明,原发性高血压经治疗使血压下降后,其并发症发生率明显降低。

4.其他

(1)心肌梗死:过去认为在心肌梗死后 6 个月内不宜行择期性手术,否则围手术期出现再梗死或死亡的机会增多。由于对心肌梗死治疗方面的进步,并考虑到不同患者心肌梗死的范围和对心功能的影响不一,现在认为不宜硬性规定必须间隔 6 个月不可,主要应评价患者目前的心肌缺血和心功能情况。美国心脏学会认为心肌梗死后 30 天内为最高危患者,30 天以后对危险的评估则视患者的疾病表现和运动耐量而定。如果患者原来心肌梗死的范围较小,心功能未受明显影响,或经溶栓或 PTCA 治疗后目前心功能较好,手术又属限期,虽未达到一般认为需间隔的时间,亦可考虑手术。对急症手术,麻醉处理要注意对心功能的维护、支持,尽可能保持氧供需平衡。

(2)不稳定型心绞痛:近期有发作,心电图有明显心肌缺血表现,麻醉的风险较大,有人报道其围手术期心肌梗死发生率为26%，应加强术前准备。

(3)心脏扩大：对心脏明显扩大或心胸比值>0.7的患者应视作高危患者，注意对其心功能的维护、支持，因为心脏扩大与死亡率的增加有关。

(4)肥厚性心肌病：左室肥厚与术后死亡率之间无明显关系，但肥厚性心肌病一般有左室流出道梗阻、心肌缺血，麻醉危险性比较大。

(5)心脏瓣膜疾病：是较常见的心脏病之一，其中风湿性心脏病约占一半。行骨科手术危险性较健康患者大，术前应详细了解瓣膜病的种类、有无风湿活动、病程长短、有无肺动脉高压、有无心律失常、心功能情况、术前准备是否完善、手术大小及部位，综合判断并做好术前准备。

(6)先天性心脏病：骨科手术患者有时也遇到合并先天性心脏病患者，据报道我国先天性心脏发病率约为1%，疾病类型可分为100多种，但常见的有10多种。麻醉医师术前必须了解每一种心脏畸形的病理生理特点，以便麻醉管理。一般按其血流动力学、解剖特点和分流方向把先天性心脏病分为：左向右分流；右向左分流；肺循环与体循环分离；肺循环与体循环血流混合；心肌负荷增加；气管机械性梗阻等。其中按骨科手术常见的主要是左向右分流的室间隔缺损、房间隔缺损与动脉导管未闭三种，余者则应先治疗先天性心脏病，然后再考虑骨科手术问题。先天性心脏病均易患肺和心内膜感染，故常规术前应用抗生素。在无心功能降低时，在局麻、阻滞麻醉及严格控制平面的椎管内麻醉下，均能完成骨科手术。麻醉前准备、麻醉选择、麻醉监测和注意事项都要根据患者心功能状态而定。

(五)肝脏

一般情况下，肝功能异常增加麻醉手术的风险，要求在麻醉前对肝功能不全患者术前进行保肝治疗，改善肝功能，从而提高手术与麻醉的耐受性、安全性，减少术后并发症。从麻醉学的角度，比较关注肝脏的蛋白质合成、凝血因子的合成和药物的生物转化等几方面的功能。

肝功能异常者，肝脏的蛋白质合成减少导致血浆中蛋白减少，麻醉药物与血浆蛋白结合减少，容易导致麻醉药物药效过强、麻醉过深从而导致严重后果。

全身麻醉药、镇静药、镇痛药等多数在肝中降解(生物转化)，一些非去极化肌松药和吸入麻醉药部分在肝脏代谢或经胆汁消除，肝功能不全或功能低下时，药物的降解和消除速率减慢，药物时效延长，容易导致麻醉苏醒延迟。

肝功能异常者常伴有肝脏依赖性凝血因子缺乏，手术前应该积极纠正。肝病急性期以及重度肝功能不全者，如晚期肝硬化伴有严重营养不良、消瘦、贫血、低蛋白血症、大量腹水、凝血机制障碍、全身出血或肝昏迷前期脑病等征象，则危险性极高，不宜行任何择期手术。

(六)肾脏

一般情况下，椎管内麻醉比全麻对肾功能的影响小且较短暂，多数情况下麻醉和手术对肾功能的影响是完全可逆的。

血浆肌酐也可在一定程度上反映肾功能，如其浓度在132.6 μmol/L以下，肾小球清除率大都正常。血浆肌酐浓度上升1倍，示肾小球滤过率约降低一半。

肾是最重要的排泄器官，许多药物或(和)其降解产物均主要经肾排泄。有些药物的降解产物仍然具有某种程度的生物活性，故对于肾功能低下、衰竭或无尿的患者，使用药物时必须十分慎重。

对慢性肾衰竭或急性肾病患者原则上不施行择期手术。如果配合血液净化措施如透析或(和)滤过，慢性肾衰可不再成为择期手术的禁忌，但患者对麻醉和手术的耐受能力仍然较低。慢性肾衰竭已发展至尿毒症时，说明健存的肾单位已经很少，且患者伴有各种代谢紊乱和尿毒症的系统症状，只宜在局麻或部位麻醉下施行急症手术。对尿毒症患者已行血滤，或为肾移植作准备行透析者，应了解血液透析的情况、效果、透析后的维持情况，以便麻醉管理，保持适当的血容量和电解质、酸碱平衡。已行肾移植手术的患者需行其他手术时，应重视其所用抗排异药物的不利影响或不良反应，避免麻醉因素使之加重。

(七)内分泌系统

1.甲状腺功能亢进(甲亢)

甲亢患者应了解其使用哪些药物来控制甲亢,应注意目前对甲亢的控制是否已达到可以接受手术治疗的水平,如果术前准备欠妥或不够充分,未能有效控制已亢进的甲状腺功能,仓促进行手术,可能出现甲状腺危象。

2.巨大的甲状腺腺瘤或结节性甲状腺肿大

这类疾病有可能影响呼吸道的通畅,应了解患者气管是否受压,受压时间长短和受压程度,判断有无气管环软化的可能,仔细判定对气管插管的影响。

3.甲状腺功能低下

这类患者应适当采取替代疗法,否则因患者基础代谢缓慢导致药物的降解和消除速率减慢,药物时效延长,容易导致麻醉苏醒延迟。拔管期易出现黏液性水肿致上呼吸道梗阻。

4.糖尿病

首先应了解其属于胰岛素依赖型还是非胰岛素依赖型,所用控制血糖的药物和剂量,目前血糖是否已控制在合适水平。要求麻醉前应使血糖控制在稍高于正常的水平,以免麻醉时可能出现低血糖的威胁。如患者系使用口服降糖药治疗,在术前宜改用正规胰岛素。糖尿病是内分泌障碍、糖代谢紊乱的一种常见疾病,控制不当易合并重要脏器如心血管、神经、肾、眼等器官损害,麻醉与手术处理不当会不同程度加重其损害,术前应慎重评估和准备。术前要求:酮血症与尿酮体阴性;空腹血糖控制在<8.3 mmol/L,最高也要控制在<11.1 mmol/L;尿糖控制在阴性或弱阳性;术中常规监测血糖。

5.肾上腺皮质醇增多症

一般来说,此类患者对麻醉和手术的耐受能力均较差,有显著的骨质疏松,麻醉前应注意改善其体液和电解质的紊乱,适当控制高血压和高血糖,注意防止术中可能出现的肾上腺皮质功能不全。

6.肾上腺皮质功能不全

多由于长期使用激素治疗或自身免疫反应所致,也常见于老年人或久病衰弱者。平日生活活动可无困难,但难以承受手术所致的应激反应,术前常难预测,应提高警惕,注意合理使用替代疗法。

(八)中枢神经系统

手术前应对患者的神志状态和有无颅内高压做出判断,对患者有无惊厥、锥体外系综合征、神经衰弱等病史以及相关药物进行了解,并注意解除患者对麻醉的顾虑。此外,对患者脊髓功能有无障碍也应做出详细判断。

(九)消化系统

对急症手术患者应注意有无"饱胃"或胃肠胀满,应采取措施避免发生误吸,保证呼吸道通畅和防止严重肺部并发症。

胃肠道疾病患者易有营养不良和(或)水、电解质、酸碱失调,应了解治疗和纠正的情况如何,判断是否需进一步处理。

对正在行完全胃肠外营养(TPN)的患者,应了解其血糖、血磷、血钾以及血渗透浓度等情况,并保持于正常范围,应于术前中断 TPN 治疗,以免术中或术后引起高渗性非酮性昏迷。停用 TPN 时不可突然中断,最好在 24～48 h 内逐渐减少葡萄糖用量,使胰岛素分泌的调节恢复正常,以免引起低血糖。

(十)水、电解质和酸碱平衡

麻醉前应了解患者的水、电解质和酸碱平衡状态,如有异常,应适当予以纠正。应认真分析引起的原因或潜在的病情,尽可能结合病因治疗来处理,慢性的电解质异常不是短时间内可以纠正的,不能操之过急。

(十一)血液病

异常出血有先天性和后天性的原因。应着重了解患者异常出血的情况、凝血机制检查的结果,明确引起出血的原因及并存症情况,以便在术前准备中给予相应的病因治疗与全身支持疗法。在外科常见的血液异常有:血小板减少性紫癜、肝功能不佳或维生素 K 缺乏所致的凝血因子缺乏、血友病(甲型)等,应仔细鉴别，给予相应的术前处理。

二、麻醉和手术的风险因素

手术方面的风险因素包括：急症手术；失血量大的手术；对生理功能干扰剧烈的手术；新开展的复杂手术；临时改变术式、手术熟练程度欠缺等。

麻醉本身的风险因素包括：麻醉前对风险因素评估的准确程度；临时改变麻醉方式；急症手术的麻醉；麻醉者缺乏相应的经验和技术水平；缺乏对急救设备和药品的准备等。

患者疾病的风险因素包括：心血管疾病是引起术后严重并发症或死亡的重要原因，术前应充分了解心脏病的类型、心功能状态和拟施手术的类别，进行手术风险的评估。手术前对患者心脏问题危险性的预测，可参考 Goldman 的心脏危险指数（CRI）和美国麻醉医师协会的体格分级（ASA core）

Goldman 用多因素分析法研究了心脏危险指数，该指数由许多危险因子组成，根据评分将患者分成轻重不等的四级，称 Goldman 分级。该指数越大，围手术期心脏并发症发生率越高，死亡率越高。一般来说，CRI 与 ASA 分级间有一定相关性，但 CRI 对手术前预测心脏死亡较为正确，而 ASA 则在手术前预测非心脏死亡较为正确。

三、术前准备

（一）术前准备的目的

使患者在体格和精神两方面均处于可能达到的最佳状态，以增强患者对麻醉和手术的耐受能力，提高患者在麻醉中的安全性，避免麻醉意外的发生，减少麻醉手术后的并发症。

（二）术前准备的任务

做好患者体格和精神方面的准备，这是首要的任务；给予患者恰当的麻醉前用药；做好麻醉用具、设备、监测仪器和药品（包括急救药品）等的准备。

（三）患者体格与精神方面的准备

1. 体格方面的准备

（1）改善患者的全身状况：例如纠正严重贫血、低蛋白血症、纠正紊乱的生理功能与治疗并存症。

（2）及时停用在术前应停用的药物：如单胺氧化酶抑制药和三环类抗抑郁药。如因急症手术不能按要求停用，则施行麻醉以及术中处理要非常慎重。如患者在应用抗凝药物，如无必须继续使用的理由，一般情况下术前至少要停药 1 周，以免术中可能出现难以控制的出血。

（3）严格执行麻醉前的禁食、禁饮：麻醉前的禁食、禁饮的目的是避免麻醉诱导时，由于患者的保护性呛咳和吞咽反射受到抑制胃内容物反流引起误吸，导致吸入性肺炎，严重者可影响气体交换，危及生命。成人择期性手术患者应在麻醉前 12 h 内禁食，在 4 h 内禁饮。如末餐进食为脂肪含量很低的食物，亦至少应禁食 8 h，禁饮 2 h。对严重创伤患者、急腹症和产妇，虽距末餐进食已超过 8 h，由于其胃排空延迟，亦应视作“饱胃”患者对待。小儿术前禁饮食时间过长，不仅会感口渴和饥饿，引起不必要的哭闹、烦躁，严重者可出现低血糖或脱水。根据 2009 年中华医学会麻醉学分会儿科麻醉学组提出《小儿术前禁食指南》指出：小儿一般应禁食固体食物 8 h，牛奶和配方奶 6 h，母乳 4 h，清饮料（清水、糖水、无渣果汁）2 h。新生儿～1 岁婴儿可在临麻醉前 4 h 进少量清淡液体。新的研究认为，术前 2 h 进清水并不增加误吸的危险。建议对≤36 个月者禁奶和固体食物 6 h，禁饮 2 h；＞36 个月，禁食 8 h，禁饮清淡液体 2 h。如因故禁食过长应适当补充含糖液体，以防发生低血糖、脱水和低血容量。急诊手术在禁食时也应补液。

（4）其他的一般准备：如对于某种手术体位的适应性锻炼，肠道和膀胱的准备等。

（5）对急症手术患者，在不耽误手术治疗的前提下，亦应抓紧时间作较充分的准备。

2. 精神方面准备

（1）目的：解除患者对麻醉和手术的恐惧、顾虑和增强患者的信心。

（2）适当介绍所选择麻醉方式用于该患者的优点、麻醉过程、可靠的安全性和安全措施，回答并合理解释患者提出的问题，指导患者如何配合，尽量满足患者对麻醉方面提出的要求，对患者多加鼓励，取得患者的信任。

(3)麻醉医师在接触患者时应注意自己的仪表、举止、态度，言谈必须得体，有时不慎的言词可使患者更为紧张和失望。麻醉医师应尽量获得患者的信任及配合。

(四)麻醉前用药

麻醉前用药的目的在于使患者情绪安定、合作、减少恐惧、解除焦虑、产生遗忘作用(对于术前焦虑的患者和术前有过多次静脉穿刺和有创监测导管不适经历的患者较为重要)，减少某些麻醉药的不良反应，如呼吸道分泌物增加、局麻药的毒性作用等，增加胃液的 pH 值和减少胃的容量(对有反流和误吸危险的患者较重要)，调整自主神经功能，消除或减弱一些不利的神经反射活动，特别是迷走神经反射，缓解术前疼痛以及减少麻醉药的需要量。

(五)麻醉设备的准备与检查

麻醉的设备用具一般应包括：适用的麻醉机及相应气源，气管内插管用具，吸引用具及吸引管，不同型号的动、静脉穿刺用套管针，各种输液用的液体，听诊器，监测血压、脉搏、心电图、血氧饱和度、体温等的装置或监测仪，常用的麻醉药和肌松药，心血管药物和其他急救用药急救设备等。

(路　艳)

第三节　骨科手术的麻醉选择

一、脊柱手术的麻醉

脊柱疾病多种，手术也各不相同，应该根据疾病及手术的特点，有针对性地制订、实施麻醉。

(一)颈椎手术的气道管理

颈椎手术患者气管插管困难的发生率较高，类风湿患者为 48%，颈部创伤、骨折和肿瘤患者为 23%～24%，其他还有颈椎放置内或外固定器的患者。

颈椎病患者气管插管后还可能发生神经功能损伤。对明确有不稳定性颈椎病患者气管插管后神经功能损伤的发生率约 1%～2%，而术前未明确的患者则高达 10%。目前主张采用纤维支气管镜、Bulard 喉镜或逆行引导插管。近来，鉴于喉罩的优点，使用喉罩或经喉罩气管插管引起临床的广泛兴趣。但也有学者认为只有在常规方法失败后才考虑使用喉罩。

颈椎手术后有相当部分患者仍然存在气道问题。研究显示，颈前路手术术后并发声带麻痹的发生率高达 6.4%，出现吞咽困难者占 47%；需要行 Halo 牵引术的创伤患者，需紧急气管插管的几率相当大，并可能因气管插管困难而出现窒息，甚至死亡；而多节段的颈椎前路手术、或手术时间过长(>10 小时)、输血超过 1 600 mL、肥胖、再次手术患者，术后有声门水肿而发生气道梗阻的危险。此外，术中若其牵拉食管或气管可能会导致咽部撕裂、喉头水肿及喉神经麻痹，牵拉颈动脉，对于老年患者，有可能危及脑血流供应。

(二)胸椎和腰椎手术

胸椎病变在胸椎的前方或侧方时，术中的管理对麻醉医生提出了特别的挑战。该种手术主要经前路或前侧路进入，有些还需开胸或胸腔镜手术，需要实施单肺通气和控制剧烈的术后疼痛。

脊柱侧凸是胸椎手术中的一个特例，尤其对患者的呼吸、心血管系统影响巨大。脊柱侧凸致胸廓畸形，影响呼吸系统的正常结构及功能，致通气/血流比失调、低氧血症，并因代偿机制下降，高碳酸血症随年龄增加而加重。长期的低氧血症、高碳酸血症和低氧性血管收缩，使患者的心脏、肺及血管发生不可逆的病理改变，包括高血压性血管改变、肺动脉高压和心肌肥厚。脊柱侧凸的术中管理重点集中在维持脊髓功能的完整性，防止和治疗静脉气体栓塞和减少失血。

腰椎手术种类更多，从简单的椎间盘切除到复杂的多个椎体重建，因而麻醉的方式及管理也大不一样。椎间盘切除术基本上采用椎管内麻醉，特别是蛛网膜下隙阻滞，具有出血少、术后早期疼痛轻、术后恶心呕吐及栓塞发生率低的特点。但大多数学者建议严重椎管狭窄患者应避免脊髓麻醉，否则可能出现新的神经损伤。

脊柱手术术中均应注意患者的呼吸、循环、神经功能监测和手术体位等问题。特别是多节段的椎体手术，可能伴有大量失血和大量输血，可选择性应用控制性降压、术中血液回收、急性等容血液稀释等来减少术中失血。对大量失血患者还需注意维持患者正常的凝血功能，及时补充各种凝血因子，防止大量输血输液后的凝血功能障碍。

为维持脊髓功能的完整性，除了神经功能监测外，还要采用其他诸如全身血压支持和控制术中降压的幅度、时间，以防止脊髓缺血，糖皮质激素预防性治疗和防止体位性损伤等方法。此外，对于已存在脊髓损伤的患者，特别是截瘫患者，应注意避免使用琥珀胆碱，尽管在损伤后 48 小时内理论上是安全的。术中也需要将患者的血压和循环血容量维持在正常范围以保证足够的脊髓灌注压，同时避免过度通气，因为低碳酸血症可减少脊髓血流。

高位的脊髓损伤患者出现自主神经反射亢进的几率高达 85%，其特点是伴心动过缓的阵发性高血压、心律失常、损伤平面以下区域皮肤血管的收缩和损伤平面以上区域皮肤血管的扩张。任何刺激均可诱发此综合征。如果处理不及时，可能因高血压危象导致心脑血管并发症的发生。处理方式包括加深麻醉、去除不良刺激或使用扩血管药物控制血压。

二、上肢手术的麻醉

肘、前臂及手部的骨科手术非常适合使用区域阻滞技术，而肩部和上臂手术需要加用强化或全身麻醉才可达到完善的手术镇痛，持续的置管技术可提供长时间的神经阻滞、扩张血管和术后镇痛，特别适合断肢断指再植等显微手术。但对于术前存在外周神经损伤的患者，区域阻滞并不适用。并且在临床运用中，应该根据手术的长短合理选择。

通过不同径路的臂丛阻滞，可为肘、前臂、腕及手部的手术提供广泛而平稳的麻醉效果，其主要对臂丛的四个主要神经（正中、尺、桡和肌皮神经）进行阻滞。然而，其中的锁骨上和锁骨下入路阻滞存在导致气胸的危险，肌间沟入路常有尺神经阻滞不全，而腋路多用于前臂、腕及手部偏尺侧的手术。连续臂丛神经阻滞多用于肢体再植和血管修复，术后继续输注局麻药，可有效控制疼痛，防止血管痉挛和改善循环。

然而尽管在神经刺激仪指导下的外周神经阻滞到位率得到明显提高，但阻滞不完善仍有发生，即使能在所有的神经分支均产生镇痛效果，依然可能出现不能提供满足手术要求的麻醉。此外，臂丛神经阻滞，肌间沟入路，可能同时阻滞同侧膈神经，降低患者的呼吸功能。因此，长时间的手术或大手术，以及存在严重肺部疾病的患者，依然应该首选全身麻醉或区域阻滞复合全身麻醉。

上肢手术中的特例是肩关节重建术，该手术通常在“海滩椅”体位下进行，手术过程也很难显露患者的呼吸道，并且由于不能放置止血带，术中出血较多，因此常选用全身麻醉或臂丛阻滞复合全身麻醉。对于这类不好显露患者脸部和呼吸道的手术，所有的气道连接必须拧紧，可能的话需要用带子加固。

短时间的（<1.5 小时）上臂或前臂手术还可采用静脉局部麻醉。但静脉局部麻醉存在明显的缺陷，如局麻药潜在的高血药浓度（甚至止血带放气后局麻药中毒）和手术后镇痛效果的迅速消失等。

三、下肢手术

目前，大部分的下肢手术是在椎管内麻醉下完成的。与全身麻醉相比，椎管内麻醉可显著减少手术失血量，降低术后深静脉血栓形成及肺动脉栓塞的发生率，可提供更完善的术后镇痛，减少术后呼吸抑制及呼吸系统并发症的发生和降低医疗费用等。但一些复杂手术，如髋骨移植、长段股骨植入及有可能进入盆腔或损伤髂血管的手术，术中失血多，麻醉和术中管理要求高，应首选全身麻醉。

任何患者接受椎管内麻醉都有硬脊膜穿破后头痛(PDPH)的风险,但随腰麻穿刺针型号的减小,以及患者年龄的增大,此风险有所降低。然而,PDPH一旦发生,不仅可能持续数周或数月,甚至可发展成脑神经麻痹,造成硬膜下血肿。其治疗方法包括去枕平卧休息、液体疗法、口服咖啡因、使用糖皮质激素等,若上述方法均无效,有学者推荐硬膜外自体血补丁,认为其有效率高达95%,但有椎管内感染的风险。其他并发症还有椎管内麻醉后的低血压、骨水泥植入综合征、肺动脉栓塞、心肌梗死等。

椎管内麻醉另外一个倍受关注的问题是脊髓一硬膜外血肿(SEH)。研究表明,抗血小板药物可增加出血的风险,从而使区域性麻醉技术复杂化。而骨科手术,为防止血栓形成,往往需要抗凝治疗。但大量资料表明,只要抗凝治疗应用得当,一般没有SEH或较大的出血性并发症发生。如CLASP研究(包括9 364例先兆子痫患者)提示接受阿司匹林的患者接受硬膜外麻醉是安全的。在924例在椎管内麻醉下行骨科手术的研究中,其中有193例使用阿司匹林,217例使用非甾体抗炎药,22例术前一天接受皮下注射肝素,均未发生SHE和出血性并发症。但发现多点穿刺、多次穿刺、进针入路和硬膜以外穿破是增加出血性并发症和SHE发生的风险因素。

美国区域性麻醉协会(ASRA)指出单独使用非甾体抗炎药和COX-Ⅱ抑制剂不会增加神经阻滞的风险;德国麻醉医师协会指南建议术前1~2天停用非甾体抗炎药,术前3天停用阿司匹林,而西班牙的指南推荐行神经阻滞前停用所有抗血小板药。

对于肝素,现有资料发现,只要在使用肝素后和实施椎管内麻醉穿刺的时间间隔大于临界值(4小时),不会增加椎管内血肿形成的风险;而在穿刺后超过1小时使用肝素也是安全的。

此外,椎管内麻醉有一定的失败率,包括穿刺失败和麻醉效果欠佳。

(一)髋部手术的麻醉

主要包括髋关节置换、股骨颈或股骨骨折内固定等。该部位手术需要特殊的体位,如髋关节置换的侧卧位,而股骨颈或股骨骨折修复则需要更为特殊的骨折床。在摆体位过程中,必须密切注意血流动力学的改变和有意识地预防血栓脱落导致的肺动脉栓塞。

髋部手术可能有明显的血液丢失,尤其是髋关节成形术,失血量可达500~1 800 mL,若采用椎管内麻醉,当术中平均动脉压控制在50~65 mmHg时,手术失血量可降低至300 mL。其原因可能与麻醉后血压降低,血流再分布至内径较大的血管,以及局部静脉压的降低有关。

(二)膝部手术的麻醉

膝部手术需要使用止血带,因而它术中失血量一般不多,但若采用外周神经干阻滞技术,则需要完全阻滞支配下肢的四条神经,包括股神经、股外侧皮神经、闭孔神经和坐骨神经。通常选用的是腰硬联合麻醉或股神经或腰丛阻滞和腰硬联合相结合的麻醉方式。

腰硬联合麻醉的另一优势是可提供完善的术后镇痛,因为膝部手术,特别是膝关节置换术,术后使用运动机进行功能锻炼会导致剧烈的疼痛。

(三)踝部及足部手术的麻醉

相对于膝部手术,踝部及足部手术更适合采用外周神经干阻滞技术,其支配的神经较为单一,如支配足部的神经为股神经和坐骨神经。但由于该部位手术也需要使用止血带,如果止血带充气的时间超过30分钟,为减少止血带带来的不适,建议采用椎管内麻醉或全身麻醉。

四、显微血管外科手术

显微血管外科手术主要包括断肢再植和血管重建术,麻醉处理要点为镇痛完善,防止血管痉挛,维持血管吻合处的血流;术野的清晰和位置的固定;循环稳定,防止低血压,忌用血管收缩药;术后需要有持续、完善的镇痛。其中维持吻合处血管内血流是肢体和移植物能否存活的关键。主要通过充足的血管内容量和提高胶体渗透压来提高灌注压,从而达到增加血流的目的。而如果使用过多的晶体液,可能会导致包括再植肢体在内的全身外周组织水肿;过多的血制品可能导致血液黏度增加。以上两种情况均会致吻合处血管内血流减少,对再植肢体或移植物的存活不利。

低温也是决定血流量的因素之一。低温不仅使外周血管收缩，同时可激活交感神经系统，诱发寒战，使氧耗增加，氧离曲线左移，并可能影响凝血功能。因此，显微血管外科手术必须保温，可通过提高手术室温度、加温输入的液体和使用加温毛毯等。

在防止血管痉挛方面，有研究发现可用局麻药或罂粟碱来松弛血管平滑肌。直接扩张血管的药物可扩张血管，但不能防止手术刺激导致的血管痉挛，而硝普钠还会减少游离皮瓣微血管的血流灌注。区域阻滞可阻断交感神经，使受神经支配的肢体血管扩张，但对无神经支配的血管无效。

区域阻滞联合轻、中度镇静可满足大多数四肢显微血管外科手术的要求，并有利于患肢的血供，但复杂的手术（如背阔肌移植术）和长时间的手术则需要全身麻醉。鞘内或硬膜外留置导管，可随手术时间的延长而延长麻醉，并可提供可靠的术后镇痛，这对显微血管外科手术而言更有优势。

五、儿童骨科手术

儿童患者有许多骨科疾病，包括先天性畸形、创伤及恶性肿瘤等。儿童骨科手术患者的麻醉处理，不仅包括通常的儿科处理，如气道管理、体液管理、循环管理、体温维持等，而且要考虑骨科手术的特殊性，如并存的神经肌肉疾病等。

原则上说，对于 7 岁以下的，以及不能配合的小孩不采用区域麻醉。患儿的年龄、手术的部位和体位以及手术时间的长短，是选择麻醉方法的重要因素。但儿童应用区域麻醉的优点与成人相似，包括早期活动、术后镇痛延长、恶心呕吐发生下降以及早出院等。因此，对于可接受区域麻醉的儿童应鼓励其接受区域阻滞。

小儿手术术前访视除了制订麻醉计划外，还应该注意建立良好的患儿一父母一医师之间的关系，以赢得患儿的信任，以利于麻醉的顺利实施。小儿的术前用药必不可少，可通过口服或经鼻给予咪哒唑仑、肌注氯胺酮或经直肠给美索比妥等，以减少患儿的焦虑。同时要给予抑制腺体分泌的药物，如阿托品、戊乙喉谜或东莨菪碱等，特别对于哭闹的患儿。

小儿上肢的手术可在臂丛或臂丛复合全身麻醉下进行。由于小儿臂丛神经较表浅、神经细，快速注射局麻药均能增加麻醉的成功率。但异感法对于小儿会导致不适，因此常采用血管周围鞘或在神经刺激仪指导下实施麻醉。对于像前臂骨折闭合复位等小手术，静脉局部麻醉非常适用。但需要注意小儿的上肢较细，可能妨碍止血带的使用，且手术时间最好不要超过 60 分钟。

下肢的手术一样可采用硬膜外、腰麻麻醉、腰硬联合或骶管阻滞。但腰麻的部位首选腰 4～5 间隙，不主张在腰 3～4 以上的间隙实施，以防止潜在的神经损伤。

（路　艳）

第四节　围术期麻醉管理

一、围术期液体管理

（一）麻醉手术期间液体需要量

麻醉手术期间液体需要量包括每日生理需要量；术前禁饮食或手术前累计缺失量；麻醉期间液体再分布或第三间隙转移量；麻醉导致血管扩张补充量和术中失血失液量。

（二）术中液体治疗方案

1. 每日生理需要量

（1）每日正常基础量：100 mL/kg×10 kg ＋ 50 mL/kg×10 kg ＋ 25 mL/kg×以后每个 10 kg。

（2）每小时需要量：4 mL/(kg · h)×10 kg ＋ 2 mL/(kg · h)×10 kg ＋ 1 mL/(kg · h)×以后每个 10 kg。

(3)围术期生理需要量：每小时正常基础量×麻醉手术时间。例：60 kg 患者，麻醉手术时间 4 h，则围术期生理需要量为(4×10 + 2×10 + 1×40)mL/h×4 h = 400 mL。

2. 累计缺失量

累计缺失量可以根据术前禁食时间来估算。例：60 kg 体重患者，禁食 8 h 后的液体缺失量，约为 800 mL=(4×10 + 2×10 + 1×40)mL/h×8h。由于肾脏功能对水的调节作用，实际缺失量可能会比此计算量少。

3. 第三间隙转移量

应激、严重创伤、炎症患者常继发性引起大量体液渗出浆膜表面(形成腹水)或进入肠腔内，形成体液的再分布，这部分液体在体内没有调节作用，按 10 mL/(kg·h)补充晶体溶液满足需要。

4. 麻醉导致血管扩张补充量

围术期的麻醉处理(如降压处理)、麻醉药物和麻醉方法会产生血管扩张，导致有效血容量减少，建议以胶体溶液补充并维持血容量正常或接近正常。

5. 术中失血失液量

液体治疗时失血量与晶体容积比例为 1∶3，即丢失 1 mL 血就必须以 3 mL 平衡盐或生理盐水来替代。在此液体实施计划下，保证患者术中尿量 50～80 mL/h，血压、心率正常，中心静脉压 6～12 cmH_2O。

(三)临床用血

1. 输血原则

失血量占血容量 20%～30%，可输入晶体液、代血浆及浓缩红细胞进行补充；失血量>30%血容量，除以上成分外，可输入血浆；失血量>50%血容量，除以上成分外，加用清蛋白；失血量>80%血容量，需加输凝血因子和血小板等。

2. 浓缩红细胞

用于需要提高血液携氧能力，血容量基本正常或低血容量已被纠正的疾病。①血红蛋白>100 g/L 的患者围术期不需要输红细胞。②血红蛋白<70 g/L 以下需要输红细胞。③血红蛋白在 70～100 g/L 之间，根据患者心肺代偿功能、有无代谢率增高、有无有症状的难治性贫血以及年龄因素决定是否输红细胞。④输血量与血红蛋白的关系：浓缩红细胞=(所需要 Hct－实测 Hct)×55×体重/0.6。

3. 血小板

①用于血小板数量减少或功能异常，渗血的患者。②血小板计数>100×10^9/L，不需要输血小板。③血小板计数<50×10^9/L，应考虑输注血小板。(产妇血小板可能低于此值，而不一定输注血小板)。④血小板计数在 50～100×10^9/L 之间，应根据是否有自发性出血或伤口渗血决定是否输血小板。1 U 血小板含 2.5×10^{11}，可使血小板升高 50×10^9/L。成人出血 2000 mL，可考虑补充单采血小板 1 U。如术中出现不可控性渗血，经实验室检查确定有血小板功能低下，输血小板不受上述指征的限制。手术类型和范围、出血速率、控制出血的能力、出血所致的后果以及影响血小板功能的相关因素(如体温、严重肝病等)都是决定是否输血小板的指征。血小板功能低下(如继发于术前阿司匹林治疗)对出血的影响比血小板计数更重要。

4. 新鲜冰冻血浆(FFP)

含有血浆所有的蛋白和凝血因子。主要用于围术期凝血因子缺乏的患者，而不是将新鲜冰冻血浆作为容量扩张剂。适应证包括：凝血因子缺乏的患者(低于正常 30%)；PT 超过正常 1.5 倍或 INR>2.0 或 APTT 大于正常值 2 倍。每单位 FFP 使成人增加 2～3%的凝血因子。患者使用 10～15 mL/kg 的 FFP，就可以维持 30%凝血因子，达到正常凝血状态。FFP 也常用于大量输血后，以及补充血小板仍然继续渗血的病例，纤维蛋白原缺乏患者也可采用 FFP。

5. 大量失血的药物治疗

围术期首先除外引起出血的外科情况，然后考虑使用静脉止血药或局部止血药(如纤维蛋白胶或凝血酶凝胶)。

二、气道管理

(一)人工气道的建立和判断

1. 人工气道建立的常用方法

常用的人工气道建立方法有手法开放气道、面罩加压技术、口咽和鼻咽通气道、喉罩、气管插管、环甲膜切开和气管切开。

2. 人工气道的判断

从以下几方面可明确判断人工气道建立是否正确:明视导管通过声门;观察通气时的胸腹部运动;听诊双侧胸部及腹部呼吸音;呼气相可在导管内观察到水蒸气,而吸气相时则消失;连续监测 $P_{ET}CO_2$;纤维支气管镜检查和拍摄 X 线胸片。

(二)常用工具

(1)原则上在维持通气的条件下,首选相对微创和熟悉的方法建立气道。

(2)常用工具包括常规直接喉镜及镜片;可视喉镜;管芯类;光棒;可视硬质管芯类;喉罩和纤维支气管镜。

(三)院内急救插管流程及注意事项

(1)需行动迅速,向主管上级医师汇报,安排具有相关医疗能力和资历的医师实施。同时告知病房主管医师实施氧疗,简易呼吸器面罩通气。

(2)携带装备要齐全,包括喉镜、气管导管、管芯、管钳、简易呼吸器和面罩等。

(3)意识未完全消失或有自主呼吸的患者,应向家属告知插管风险,并签署知情同意书。

(4)使用最熟悉的方法和设备完成插管。清醒、自主呼吸强伴低氧血症者,可用纤维支气管镜或盲探插管。

(5)必要时可辅用镇静、镇痛药,慎用肌松药。

(6)下级医师若插管失败,不可反复尝试,应及时请示上级医师。

三、麻醉监测与处理

(一)主要无创监测指标

1. 心率

心率是最基本的循环指标之一,一般成人的正常心率范围是 60～100 次/分。围术期心率加快通常是低血容量的早期诊断指标之一,但需要除外手术刺激、麻醉偏浅、血管活性药物作用等因素。在液体复苏的早期,适当的心率为 80～110 次/分。

2. 无创袖带血压

也是基本的生命体征之一,需根据病情变化随时调整测量间隙时间。麻醉期间血压升高如超过麻醉前血压的 20%或 140/90 mmHg(18.6～11.9 kPa)以上者称为高血压;如下降超过麻醉前血压的 20%或收缩压降到 80 mmHg(10.6 kPa)以下者称为低血压。在骨科手术,为了减少失血和输血,改善术野条件,常采用控制性低血压,即使用降压药物与技术等方法,将收缩压降低至 80～90 mmHg(10.6～11.9 kPa)或将平均动脉血压降低至 50～60 mmHg(6.6～7.9 kPa),终止降压后血压可迅速回复至正常水平,不产生永久性器官损害。

3. 脉搏血氧饱和度

主要根据血红蛋白的光吸收特性而设计,可以无创伤连续经皮监测血氧饱和度,被看作是每个患者必备的常规监测手段之一。正常值应在 94%以上,否则按供氧不足处理。

4. 呼气末二氧化碳($P_{ET}CO_2$)

主要测定呼气末二氧化碳。$P_{ET}CO_2$ 对于判断导管位置迅速,直观,非常敏感,如果导管插入食管,则不能观察到 $P_{ET}CO_2$ 波形,所以 $P_{ET}CO_2$ 对导管误入食管有较高的辅助诊断价值,是证明导管在气管内的方法之一。在呼吸环路接头脱落、回路漏气或颈椎手术因头面部遮盖螺纹管接头处脱落而观察者由于遮挡往往难以发现，$P_{ET}CO_2$ 监测可及时发现二氧化碳波形消失，同时伴有气道压力骤然下降。术中可根据 $P_{ET}CO_2$ 监测值及时调整呼吸参数，避免通气过度或不足。

5.尿量、颈静脉充盈度、四肢皮肤色泽和温度

尿比重大于 1.020 的高比重尿，提示肾灌注不足；尿比重小于 1.010 的为低比重尿，提示肾衰竭或尿崩症的可能，术中尿量应维持在 1 mL/(kg・h)以上。颈静脉充盈度、四肢皮肤色泽和温度也是反映肾灌注和微循环灌注状况的有效指标。

（二）主要有创监测指标

危重患者、大手术、出血多的患者，应该常规监测中心静脉压（CVP）和有创动脉血压（ABP），并重视其动态变化以及与呼吸运动相关变化。

1.中心静脉压 CVP

中心静脉压 CVP 是围术期对血容量判断的常用监测指标，确定压力传感器零点的位置是精确测量 CVP 最关键点。正常值为 4～12 cmH_2O，低于 4 cmH_2O 提示血容量不足，高于 12 cmH_2O 提示有心功能不全或液体超负荷。术中维持适当的血压和较低的 CVP(4～5 cmH_2O)可在一定程度上减少术中的出血量。

2.有创动脉血压 ABP

有创动脉血压 ABP 是连续、可靠的循环监测指标。对于重症、一般情况差、并发症较多、手术时间长出血多的患者（如创伤休克患者、控制性低血压患者、脊柱侧弯患者、多发性骨折患者、心肌梗死和心力衰竭抢救等）需行有创动脉监测，以便更准确、直观、及时掌握患者情况。一般上肢采用桡动脉，下肢采用股动脉或足背动脉。

3.肺动脉嵌压（PAWP）和心室舒张末期容量（EDV）

PAWP 正常值为 5～12 mmHg，左心室功能不全最早体征是 PAWP 升高，而每搏量（SV）正常。EDV ＝ SV/射血分数。

4.相关实验室检查

动脉血气 pH 正常值为 7.35～7.45，是维持细胞生存重要条件。动脉血氧分压正常值 80～100 mmHg(10.6～13.3 kPa)，是判断机体是否缺氧及程度的重要指标。动脉血二氧化碳分压是反映呼吸性酸碱平衡的重要指标，正常范围 35～45 mmHg(4.6～5.9 kPa)。标准剩余碱(SB)不受呼吸因素的影响，正常平均值为 24(范围 22～26)mmol/L。实际剩余碱(AB)为血浆中$[HCO_3]^-$真实含量，可受呼吸因素影响。两者的差数可反映呼吸对$[HCO_3]^-$影响的程度。如 SB＞AB，表示 CO_2 排出量增加；AB＞SB，表示 CO_2 滞留。碱剩余（BE）是代谢性酸碱平衡失常的指标，正常值为 0±3.0（范围－3.0～＋3.0)mmol/L。

对于脊柱侧弯、结核，全髋关节翻修等手术时间长且出血量不易控制的手术，术中要及时了解机体氧供和氧耗，及时检测动脉血气电解质、血红蛋白、血细胞比容、血糖、肾功能和血乳酸，以便及时地调控和处理。

（路　艳）

第五节　术后疼痛治疗

术后疼痛是机体受到手术伤害刺激（组织损伤）后的一种反应，包括生理、心理和行为上的一系列反应。在临床工作中，疼痛已成为继体温、脉搏、呼吸、血压之后的第 5 生命体征，日益受到重视。术后疼痛是最常见的急性疼痛，其影响因素很多，在疼痛治疗上应综合考虑，选择对患者适宜的药物或技术，以达到最佳的镇痛效果。

一、术后疼痛的病理生理和影响

(一)术后疼痛的病理生理

手术后疼痛的产生是由于手术引起组织损伤,从而导致组胺以及肽类、脂质、神经递质等炎性介质的释放,激活外周伤害性感受器,伤害性刺激经外周、内脏和躯体的Aδ和C神经纤维传递到脊髓背角,并在此将外周伤害性传入与下行调节系统的信息整合,一部分冲动传递到脊髓前角和前外侧角形成节段性反射,引起骨骼肌张力增加、膈神经功能抑制以及胃肠功能减弱;其他冲动通过脊髓丘脑和脊髓网状系统传递到高级神经中枢,引起皮层反应,产生疼痛。外周炎性介质的不断释放使功能性伤害性感受器敏化,激活休眠状态的感受器,表现为:兴奋阈值降低,诱发和自发放电频率增加,导致中枢敏化和超反应性,致使脊髓背角的功能性改变以及其他后果,引发更严重的术后疼痛。

(二)术后疼痛对机体的影响

未得到控制的术后疼痛可能引发一系列有害的急慢性后果。

1.急性后果

(1)未得到控制的术后疼痛可引起神经内分泌应激反应,并伴有局部炎性物质产生,导致儿茶酚胺和分解代谢性激素分泌增加,合成代谢激素分泌降低,结果导致水、钠潴留,血糖、游离脂肪酸、酮体和乳酸水平升高,机体表现为过度代谢状态,导致负氮平衡蛋白质分解和免疫功能下降,阻碍患者的伤口愈合和康复。

(2)未得到控制的术后疼痛使交感神经系统兴奋,可使心率加快、心肌耗氧量增加以及外周血管阻力增加,导致一系列心血管事件以及胃肠蠕动的减慢和胃肠功能恢复延迟。

(3)手术后疼痛引起的应激反应是引发手术后机体高凝血状态的重要因素,其影响包括使血小板黏附能力增强,纤维蛋白溶解功能降低,有导致脑血栓或心血管意外的可能。

(4)由疼痛引起的肌张力增高可造成肺的顺应性减弱,呼吸功能显著降低,通气功能减弱,排痰能力下降,容易出现肺不张和肺部感染,严重者可导致呼吸功能衰竭。

(5)疼痛可使手术部位的肌张力增高,不利于患者早期下床活动和功能锻炼,影响机体的恢复过程和延长住院时间。

2.慢性后果

未得到控制的术后疼痛是导致术后长期慢性疼痛的重要原因。术后疼痛如果不能在初始状态下充分被控制,可能发展为慢性疼痛,其性质也可能转变为神经病理性疼痛或混合性疼痛。

二、术后疼痛评估及治疗原则

(一)术后疼痛评估

1.常态和动态的疼痛评估

治疗疼痛前后需进行常态和动态的疼痛评估,评估内容包括:①疼痛部位。②静息和运动时的疼痛强度。③是否有突发性疼痛。④是否伴危及生命的病理生理状态。⑤治疗效果和不良反应。

2.疼痛强度评估

常采用视觉模拟评分(VAS)、数字等级量表(NRS)或Wong-baker表情疼痛评定量表评定。

(1)VAS:一条长100 mm的标尺,一端指示无痛,另一端代表最剧烈的疼痛,患者依据感受的疼痛强度,标定相应位置。

(2)NRS:用0～10等分刻度标记出不同程度的强度等级,0为无痛,10为最剧烈的疼痛,4以下为轻度痛,5～6为中度痛,7～9为重度痛。

(3)Wong-baker表情疼痛评定量表:多用于小儿。在一张纸上画了6个卡通脸谱,由左到右是:很愉快的笑脸(0)、微微笑的脸(1)、有些不舒服(2)、更多些不舒服(3)、想哭(4)、到流眼泪大哭(5),脸谱下方依次标出0～5,让患儿选出最能代表他疼痛感觉的脸谱,以0～5分别记录所选择的脸谱。

(二)术后镇痛的治疗原则

根据手术的部位和性质,主动预防性地用药防治术后疼痛;联合应用不同种类的镇痛药物,尽量减少麻醉性镇痛药用量;镇痛药物需求个体差异大,疼痛治疗用药应从最小有效剂量开始,做到用药个体化;应用镇痛药物前,应观察和检查手术部位情况,明确疼痛原因,避免因疼痛治疗掩盖术后并发症的观察。

三、术后疼痛治疗的给药途径和方法

(一)术后疼痛治疗的给药途径和方法

术后镇痛是设法减轻或消除因手术创伤引起的急性疼痛,它与麻醉的区别在于患者的感觉、意识仍然存在。其方法很多,包括全身给药镇痛和局部给药镇痛。由于疼痛的多样性、复杂性,靠单一种药物或一种模式难以使所有的疼痛都能达到满意的治疗效果,尤其是对多部位复杂手术的患者,可以同时采用两种或两种以上的方法配合使用,以提高疗效和减少不良反应。

1.全身给药镇痛

全身给药方法简便,易于接受,容易实施。其常用方式包括:口服用药;经皮肤或口腔黏膜给药;肌内注射;静脉注射;患者自控静脉镇痛(PCIA)。常用药物包括以下几种。

(1)阿片类药物:常用的阿片类药物有吗啡、哌替啶、芬太尼、舒芬太尼、阿芬太尼、瑞芬太尼、可待因、氢可酮、羟可酮、丁丙诺啡、喷他佐辛、曲马多等。此类药物镇痛效果较好,但有一些不良反应,呼吸抑制是阿片类药物最严重的不良反应,接受阿片类药物治疗的患者需要严密监测意识状态、呼吸频率、呼吸幅度及模式、皮肤及黏膜颜色,一旦出现严重呼吸抑制,可静注纳洛酮拮抗。与阿片类药物相关的其他不良反应包括:恶心、尿潴留、瘙痒及便秘等。

(2)非甾体类抗炎药(NSAIDs):常用的有对乙酰氨基酚、阿司匹林、缓释布洛芬、缓释双氯芬酸、氟比洛芬、塞来昔布等。NSAIDs可用于轻度至中度疼痛的治疗,还可以辅助阿片类药物的镇痛。NSAIDs主要作用于外周,而不是中枢神经系统,所以可以作为其他镇痛药的辅助用药,NSAIDs的镇痛作用仅次于它的抗炎作用,被广泛应用于临床。NSAIDs药物的不良反应有消化道损伤、血小板功能异常及肾损伤等,因此,NSAIDs禁用于有消化性溃疡、胃炎、肾功能不全或有出血倾向的患者。

2.局部用药镇痛

一般来讲,局部用药镇痛效果较全身用药镇痛效果完善。常用药物为长效局麻药、阿片类药物或者这两类药物的混合剂。包括手术切口局麻药浸润、神经阻滞、关节腔内注药、椎管内用药(主要是经硬膜外给药镇痛 PCEA)、连续外周神经置管镇痛(PCNA)。手术切口局麻药浸润、神经阻滞和关节腔内注药可以在手术后早期提供有效的镇痛。经硬膜外给药镇痛是目前临床上应用较为广泛的一种方法,常用药物为长效局麻药和阿片类药物的混合剂,可分为间断分次给药和连续给药,间断分次给药易于操作和不需要连接注药设备,但一次性给药量较大,不良反应发生率较高,连续硬膜外给药可小剂量持续注入,提供连续的镇痛作用,小剂量持续注入使药物不易向头侧扩散,避免了血药浓度波动,因此不良反应少,易于管理。其不良反应有低血压、运动阻滞、恶心呕吐、皮肤瘙痒、呼吸抑制和尿潴留。随着近年来骨科手术围手术期抗血栓治疗的广泛开展,出于对硬膜外血肿的担忧,PCEA在骨科手术患者的使用有减少趋势。随着设备和技术的进步,近年来PCNA逐步兴起,特别是在B超引导下神经刺激探针穿刺,定位准确,所用局麻药量少,安全性高,不良反应少,镇痛效果确切,有利于骨科患者早期功能锻炼康复,此镇痛方法在我院已广泛开展。

(二)骨科手术患者的术后镇痛策略

骨科手术后的疼痛程度取决于手术部位、手术范围以及手术前镇痛药的使用情况。这类患者的最佳术后镇痛策略应该是多种药物、多种给药方式协同的多模式镇痛。

1.脊柱手术

大部分脊柱手术创伤大,出血多,部分患者手术后需监测运动功能。这类患者术后镇痛时尽可能避免选择神经阻滞镇痛和PCEA,以免影响感觉运动功能异常的早期诊断。可以选用PCIA复合手术切口局麻药浸润镇痛，手术切口局麻药浸润不适宜者可复合其他全身给药镇痛。

2.关节置换手术

大部分关节置换手术创伤大，术后疼痛剧烈，手术后需进行早期功能锻炼，此类患者围手术期大部分在接受抗凝治疗。手术后镇痛时首先选择 PCNA，外周神经置管困难或者有禁忌时选用单次外周神经阻滞复合 PCIA，镇痛不全者联合其他镇痛方式。

3.四肢手术

大部分四肢手术均可在神经阻滞麻醉或者椎管内麻醉下完成，此类患者首先选择 PCNA，也可选择 PCEA 或 PCIA。手术后需接受抗凝治疗者不选择 PCEA。

4.小儿骨科手术

由于儿童与成人存在解剖、生理、药效和药代动力学的差异，既往认为小儿和新生儿感觉不到疼痛，从而忽视了对儿童的疼痛治疗，现有大量证据证明他们确实能够感觉到疼痛，和成人一样，没有得到良好控制的疼痛可以引起身体和心理上的长期不良后果。原则上所有适用于成人的镇痛方式均可运用于儿童。小儿骨科手术大部分为四肢手术，术后镇痛首先选择神经阻滞复合其他全身给药方式镇痛。较大儿童也可以选择 PCEA 或者患儿自控静脉镇痛。

5.老年人骨科手术

随着年龄的增加，老年人的各项生理功能逐渐减退，尤其是心血管系统和呼吸系统较为明显，中枢神经也产生退行性变，表现为反射迟钝，痛阈增高，情绪容易失控。老年人常伴有高血压、冠状动脉血管供血不足、肺气肿和糖尿病等疾病，使术后处理更加困难。镇痛方式的选择应该尽可能选择镇痛完善并对老年人产生较小生理干扰的方式，选择 PCEA 或者 PCNA，必要时可以外周神经阻滞复合 PCIA。由于老年人硬膜外间隙比较狭窄，因此选择经硬膜外给药镇痛时局麻药剂量要酌减，否则常可使脊神经阻滞范围过大而导致血压剧降，椎管内阿片类药物应用容易发生延迟性呼吸抑制，应高度重视。老年人的生理年龄和实际年龄并不一致，在用药剂量上还要根据患者的实际情况而定，同时积极处理全身并存疾病，才能使老年人的术后镇痛比较安全。

（路　艳）

第六节　手术后并发症处理

一、止血带问题

止血带用于上、下肢手术可以最大限度地减少出血并提供良好的手术条件，防止恶性细胞、脂肪栓子和骨水泥扩散。但止血带是非生理性过程，有许多不利因素（表 8-1）。

（一）止血带充气时的局部反应

血带充气后 8 分钟，细胞线粒体内的氧分压降至零，从而引起无氧代谢。在随后的 30～60 分钟内，烟酰胺腺嘌呤二核苷酸（NAD）降低，磷酸肌酸酶明显增高且在肌肉中积蓄，很快产生细胞内酸中毒（pH<6.5），缺氧和酸中毒导致肌红蛋白、细胞内酶和钾离子的释放。如果止血带时间超过 60 分钟，血管内皮完整性受到损害，会产生组织水肿，以至切口缝合困难。随时间延长肢体温度下降，可与室温相同。由于止血带下面的肌肉受压，可能延迟患者康复。

（二）放止血带的全身反应

放止血带后，肢体得到灌注，代谢产物就进入了血循环。静脉氧饱和度在 30～60 秒内下降 20%，中心体温在 90 秒内降低 0.7 ℃，呼气末二氧化碳明显增高。但除非有显著的肺内分流，一般很少发生动脉血氧饱和度下降的现象。

表 8-1 四肢止血带引起的生理反应

神经系统的影响
在 30 分钟之内，躯体感觉诱发电位消失和神经传导中断
>60 分钟可引起疼痛和高血压
>2 小时可引起术后神经麻痹
在止血带下方可能发生皮肤末梢神经损伤
肌肉方面的变化
8 分钟之内发生细胞缺氧
细胞内肌酸减少
进行性细胞内酸中毒
>2 小时增加毛细血管壁通透性
肢体逐渐变冷
止血带充气时的全身性影响
动脉压和肺动脉压增高，若只是单侧肢体上止血带时，这种变化只是轻中度
止血带放气时的全身性影响
中心温度暂时性降低
一过性酸中毒
一过性中心静脉氧分压降低（但很少发生全身性低氧血症）
代谢性酸性产物进入血循环
肺动脉、全身动脉压一过性降低
一过性呼气末 CO_2 增高
氧耗量增加

（三）血流动力学反应

血流动力学改变发生在止血带充气、持续充气及放气后。

1. 充气时

肢体驱血和止血带充气时，回心血量增多，外周血管阻力增加，临床上表现为中心静脉压或动脉压轻微增高。然而当患者有严重的静脉曲张或心室顺应性极差时，肺动脉压会显著升高。若双侧下肢止血带同时充气，可导致中心静脉压力明显增高。

2. 放气时

止血带放松时缺血的肢体发生再灌注，通常会导致中心静脉压和动脉压降低。若血压下降极其明显时可导致心跳骤停，发生因素包括外周血管阻力突然下降，急性失血以及代谢产物对循环的抑制。

3. 持续充气期

在全身麻醉时，持续充气 45～60 分钟，可引起高血压，其原因尚不清楚，有人认为这可能反映了肌肉或神经细胞缺血已达到临界水平。有时加深麻醉也不能使血压降低，需加用血管扩张剂如肼苯哒嗪、硝苯地平、拉贝洛尔等才能起效。

（四）止血带疼痛

蛛网膜下隙或硬膜外阻滞的患者，止血带超过 1 小时后，可感到远端肢体疼痛或烧灼感，有时静脉使用吗啡类镇痛药也无效，但放松止血带后便可缓解，这可能与细胞内酸中毒有关。用长效局部麻醉药作完善的臂丛神经阻滞，即使 3～4 小时的手术也不引起止血带疼痛。等比重的腰麻比高比重的腰麻发生止血带疼痛的机会少。

（五）神经损伤

止血带使用超过 2 小时，或压力过大会产生神经损害。上止血带 30 分钟内神经传导就会中断，说明轴索缺氧或在止血带下面的神经过度受压。为了减少神经损伤，必须在每 90～120 分钟内放松和重新充气。另外，当患者收缩压在 90～100 mmHg 时，止血带的压力可以降低到 250 mmHg，止血压带和收缩压之间的压力梯度为 150 mmHg。这样既可以完全阻断肢体的血流，也减轻了对神经的压迫损伤。

二、脂肪栓塞

所有长骨骨折的患者都会产生不同程度的肺功能障碍，但临床上出现明显脂肪栓塞症状者仅占 10％～15％，表现为低氧血症、心动过速、意识改变以及在结膜、腋下、上胸部有出血点。在尿中查出脂肪滴还不能诊断脂肪栓塞，而当胸片显示肺浸润者基本可诊断为脂肪栓塞。

脂肪栓塞的病理生理是毛细管内皮细胞破坏导致毛细血管周围出血渗出，主要表现在肺部和脑部。肺血管渗出造成肺水肿和低氧血症，脑缺氧和脑水肿可导致神经功能障碍。

比较严重的脂肪栓塞常发生于股骨和胫骨骨折术后，延迟骨折固定和大幅度扩髓可增加其发病率和严重性。脂肪栓子可通过未闭的卵圆孔或肺循环进入体循环，导致心脑血管栓塞。因此，适当降低肺动脉压可减少通过肺循环的栓子数量，限制肺毛细血管的液体渗出量。

麻醉处理包括及早发现，充分供氧和控制输液量。大剂量激素在严重创伤后短期应用可减轻脂肪栓塞的临床症状，但大多数患者只要适当的输液，充分的通气以避免低氧血症，其预后通常都很好。

三、深静脉栓塞

骨科手术常发生深静脉栓塞，而且肺栓塞是造成术后死亡的主要原因。上肢手术、脊柱手术和膝关节镜手术深静脉栓塞发生率约 3％；全髋置换术则明显增加，为 30％～50％；全膝置换约 40％～60％；下肢创伤为 20％～50％。全髋置换后容易发生近端深静脉（股静脉和髂静脉）栓塞约 10％～20％，而且容易产生肺栓塞。

血栓可在手术时的血流淤滞期间形成。全膝置换术的患者，止血带充气后，患肢血流完全停止，放气后，血中凝血物质急剧增加，同时在右心室可监测到血栓。全髋置换术时股静脉回流受阻，髋关节重新安置时股静脉再通，血中凝血物质增加，血流中出现血凝块。术中预防血栓形成的措施包括缩短手术时间，增加下肢血流量，给予抗凝药物等。在股骨、胫腓骨手术前先使用 15～20 U/kg 肝素可使深静脉血栓发生率降至 6％。

硬膜外或蛛网膜下隙阻滞下行全膝置换术和全髋置换术时，深静脉血栓发生率可分别降低 20％和 40％。如硬膜外麻醉下行全髋置换术时，同时使用小剂量肾上腺素输注可使其发生率降至 10％。这一现象的机制尚不清楚，可能与肾上腺素能提高下肢血流速度有关。全麻合用肝素时，深静脉血栓的发生率为 33％，而硬膜外麻醉合用肝素时，发生率为 19％，但硬膜外麻醉时能否使用肝素存在争论。

术后预防深静脉血栓形成的措施有间歇气体压迫下肢，活动足部，早期下床活动，手术后当天就开始给予阿司匹林或华法林等。但对于膝关节镜诊疗和脊柱手术，一般不主张术后使用抗凝药物。硬膜外镇痛有利于患肢的早期活动，从而避免下肢深静脉血栓形成。对于易发生深静脉血栓的高危患者，可在术前安置腔静脉过滤器。

（路　艳）

第九章　牵引与固定技术

第一节　牵引疗法

牵引疗法是指利用牵引装置，通过悬垂的重锤重量为牵引力，身体重量为反牵引力相互作用以达到缓解肌肉紧张、复位骨折、脱位，预防和矫正软组织挛缩，以及某些疾病术前组织松解和术后制动的一种治疗方法。

牵引疗法以牵引方式的不同分为皮肤牵引、骨牵引及布托牵引，临床可以根据患者疾病特点、体质差异、年龄大小选用合适的牵引方法。牵引重量、力线应当根据实际情况随时调整。

一、皮肤牵引

皮肤牵引，又称皮牵引，是指利用胶布或者牵引套通过皮肤使牵引力到达患处，使患肢复位、固定的方法。其操作简单、无创、使用方便，但是由于皮肤本身所能承受力量有限，其适应范围有一定的局限性。

1.适应证

骨折或者脱位不需要强力牵引或不适于骨骼牵引、布托牵引的患者，如小儿股骨干骨折、老年股骨粗隆间骨折、肱骨髁上骨折等。

2.禁忌证

皮肤对胶布过敏者；皮肤有损伤或炎症者；肢体有血循环障碍者；骨折脱位移位严重需要强力牵引者。

3.所需材料

医用宽胶布、牵引绳、扩张板、牵引重锤、牵引架等。

4.牵引方法（图 9-1）

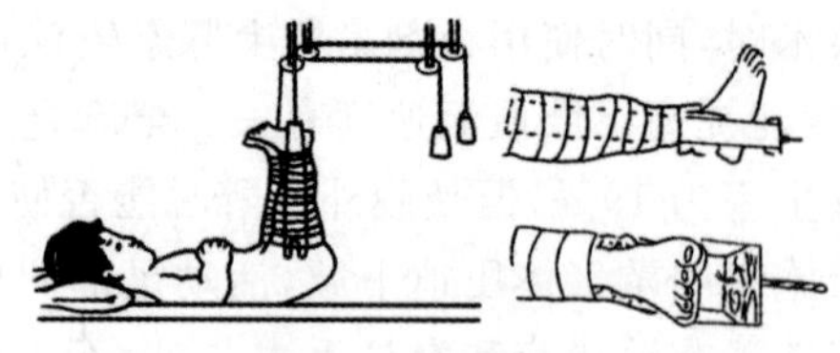

图 9-1　皮肤牵引

（1）按肢体粗细和长度，将医用宽胶布剪成相应宽度（一般与扩张板宽度相一致），其长度为稍长于骨折线以下肢体长度与扩张板长度两倍之和。

（2）将扩张板贴于胶布中央，并在扩张板中央孔处将胶布钻孔，穿入牵引绳，于板之内侧面打结，注意防止牵引绳滑脱。

（3）术者将胶布两端分成三等分或两等分撕成叉状，其分叉长度为一侧胶布长的 1/3～1/2，撕开附着在胶布表面的纱布，注意要防止胶布粘接在一起，保持胶布平整。

（4）骨突处放置纱布或棉纸保护，将胶布端平整地贴于肢体内外侧，并使扩张板与肢体远端保持两横指左右的距离，注意要保证扩张板处于水平位置。

（5）将胶布平整地固定于肢体上，用绷带缠绕，固定牢固。注意松紧适度，以免影响肢体血运或松动。

（6）将肢体置于牵引架上，根据骨折对位要求调整滑车的位置及牵引方向。

(7)腘窝及跟腱处应垫棉垫，防止压迫性溃疡。

(8)根据骨折类型、移位程度及肌肉发达情况选择适宜的牵引重量，安装牵引重锤，重量不能超过 5 kg。

5. 注意事项

(1)检查牵引重量、力线是否合适。

(2)注意有无局部皮肤损伤。

(3)注意胶布和绷带是否脱落。

(4)检查患肢血运及趾(指)活动情况。

二、骨牵引

骨牵引又称为直接牵引，是指利用钢针或牵引钳穿过骨质，使牵引力直接通过骨骼而抵达损伤部位，并起到复位、固定的作用。骨牵引可以承受较大的牵引重量，有效地克服肌肉紧张。牵引后便于加强患肢功能锻炼，防止关节僵直、肌肉萎缩，促进骨折愈合。但是因为骨牵引属于有创操作，在操作过程中如果消毒不严格或护理不当，容易导致针眼处感染，穿针部位不当或者用力不当可能损伤关节囊或神经血管，操作时用力不当可能导致局部骨折，儿童采用骨牵引可能损伤骨骺等。

(一)适应证

(1)需要较强力量牵引的骨折、脱位。

(2)不稳定性骨折、开放性骨折。

(3)骨盆骨折、髋臼骨折及髋关节中心脱位。

(4)无法实施皮肤牵引的短小管状骨骨折，如掌骨、指(趾)骨骨折。

(5)手术前准备，如人工股骨头置换术。

(6)关节挛缩畸形者。

(7)其他需要牵引治疗而又不适于皮肤牵引者。

(二)禁忌证

(1)牵引处有炎症或开放创伤污染严重者。

(2)牵引局部骨骼有病变及严重骨质疏松者。

(3)牵引局部需要切开复位者。

(三)所需材料

牵引针、牵引绳、牵引弓、手摇钻、牵引重锤、牵引架、局麻药物等。

(四)牵引方法

骨牵引按照牵引部位可以分为：颅骨牵引、尺骨鹰嘴牵引、股骨髁上牵引、胫骨结节牵引、跟骨牵引、肋骨牵引等。

1. 颅骨牵引

(1)适应证：颈椎骨折脱位。

(2)操作方法：患者首先剃光头发，用肥皂及清水洗净，擦干，仰卧位，然后确定钻孔位置，钻孔位置可以用以下方法确定：在头顶正中划一前后矢状线，再以两侧外耳孔为标记，经头顶划一额状线，两线在头顶相交为中点，张开颅骨牵引弓两臂，使两臂的钉齿落于距中点两侧等距离的额状线上，该处即为颅骨钻孔部位；另一方法是由两侧眉弓外缘向颅顶画两条平行的矢状线，两线与上述额状线相交的左右两点，即为钻孔的位置。常规消毒铺巾，穿刺点局部浸润麻醉后，用尖刀在两点处各作一长约 1 cm 小切口，深达骨膜，用带安全隔板的钻头在颅骨表面斜向内侧约 45°角，以手摇钻钻穿颅骨外板(成人约 4 mm，儿童为3 mm)。注意防止穿过颅骨内板伤及脑组织。然后将牵引弓两钉齿插入骨孔内，拧紧牵引弓螺丝钮，使牵引弓钉齿固定牢固，缝合切口并用酒精纱布覆盖伤口。牵引弓上系牵引绳并通过牵引架滑车，抬高患者头侧床脚进行牵引(图 9-2)。牵引重量一般第 1～2 颈椎用 4 kg，以后每下一椎体增加 1 kg。复位后其维持牵引重量一般为 3～4 kg。为了防止牵引弓滑脱，应当于开始牵引后的第 1、2 天，每天将牵引弓的螺丝旋紧一扣。

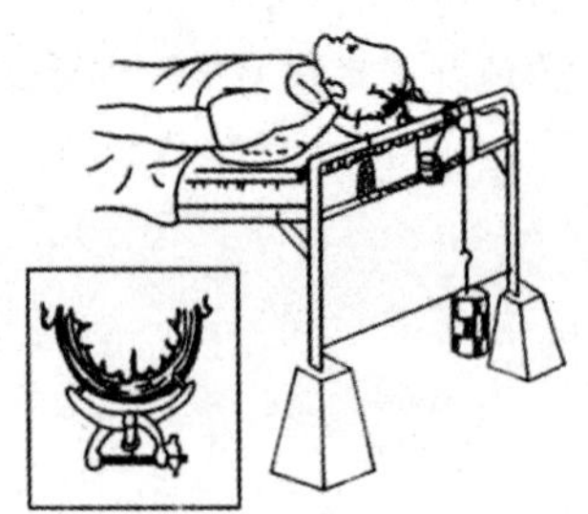

图 9-2　颅骨牵引

2.尺骨鹰嘴牵引

(1)适应证:难以复位或肿胀严重的肱骨髁上骨折和髁间骨折、粉碎型肱骨下端骨折、移位严重的肱骨干大斜形骨折或开放性骨折。

(2)操作方法:患者仰卧位,屈肘 90°,前臂中立位,然后确定穿针位置,穿针位置在尺骨鹰嘴下 2 cm、尺骨嵴旁开一横指处。常规皮肤消毒铺巾,穿刺点局部浸润麻醉后,将克氏针自内向外刺入直达骨骼,注意避开尺神经,然后转动手摇钻,将克氏针垂直钻入并穿出对侧皮肤,使两侧外露克氏针长短相等,酒精纱布覆盖针眼处,安装牵引弓、牵引锤后进行牵引。儿童患者可用大号巾钳代替克氏针直接牵引(图 9-3)。牵引重量一般为 2～4 kg。

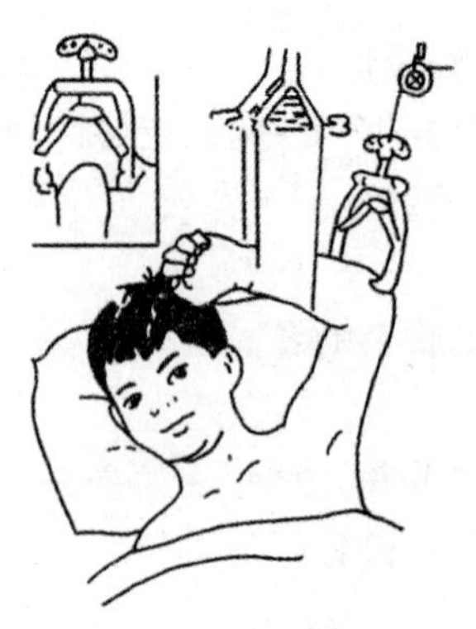

图 9-3　尺骨鹰嘴牵引

3.股骨髁上牵引

(1)适应证:股骨干骨折、粗隆间骨折、髋关节脱位、骶髂关节脱位、骨盆骨折向上移位、髋关节手术前需要松解粘连者。

(2)操作方法:患者仰卧位,伤肢置于牵引架上,伸直或膝关节屈曲 40°,然后确定穿针位置,穿针位置在内收肌结节上 2 cm 处;或者是自髌骨上缘画一横线,再由腓骨小头前缘向上画一垂线,此两线之交点相对应的内侧点,常规消毒铺巾,穿刺点局部浸润麻醉后,从内向外将克氏针穿入皮肤,以免损伤神经和血管,直达骨质,穿针的方向应与股骨纵轴成直角,将克氏针垂直钻入并穿出对侧皮肤,当穿过对侧皮肤时,以手指压迫针眼处周围皮肤,以方便穿出克氏针,使两侧克氏针长度相等,酒精纱布覆盖针孔,安装牵引弓、牵引锤后进行牵引(图 9-4)。牵引重量一般为体重 1/6～1/8,维持重量为 3～5 kg。

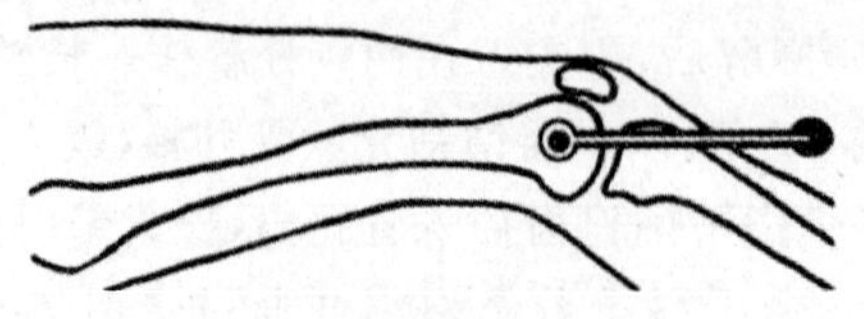

图 9-4　股骨髁上牵引

4.胫骨结节牵引

(1)适应证:股骨干骨折、伸直型股骨髁上骨折等。

(2)操作方法:患者仰卧位,将患肢置于牵引架上,然后确定穿针位置,穿针位置在胫骨结节向后1.25 cm,在此点平面稍向远侧部位。常规消毒铺巾,穿刺点局部浸润麻醉后,由外侧向内侧进针,以免伤及腓总神经,克氏针穿出皮肤后,使两侧克氏针长度相等,酒精纱布覆盖针孔,安装牵引弓、牵引锤后进行牵引(图 9-5)。牵引重量为 7~8 kg,维持重量为 3~5 kg。

5.跟骨牵引

(1)适应证:胫骨髁部骨折、胫腓骨不稳定性骨折、踝部粉碎性骨折、跟骨骨折向后上移位、膝关节屈曲挛缩畸形等。

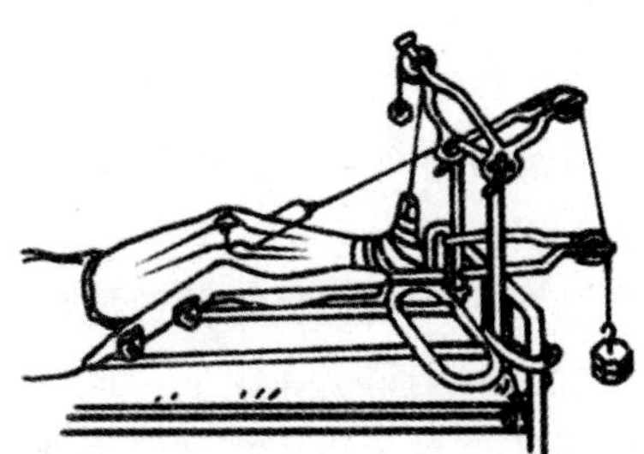

图 9-5 胫骨结节牵引

(2)操作方法:患者仰卧位,将伤肢置于牵引架上,助手一手握住前足,一手握住小腿下段,维持踝关节中立位,然后确定穿针位置,内踝尖与足跟后下缘连线的中点为穿针部位;或者内踝顶点下 3 cm 处,再向后画 3 cm 长的垂线,其顶点即是穿针处。常规消毒铺巾,穿刺点局部浸润麻醉后,以手摇钻将克氏针由内向外侧钻入,注意穿针的方向,胫腓骨骨折时,针与踝关节面呈 15°,即进针处低,出针处高,有利于恢复胫骨的正常生理弧度。克氏针穿出皮肤后,使两侧克氏针长度相等,酒精纱布覆盖针孔,安装牵引弓、牵引锤后进行牵引(图 9-6)。牵引重量为 3~5 kg。

6.肋骨牵引

(1)适应证:多根多处肋骨骨折造成浮动胸壁,出现反常呼吸。

(2)操作方法:患者仰卧位,常规消毒铺巾,选择浮动胸壁中央的一根肋骨,局部浸润麻醉后,用无菌巾钳经肋骨上下缘穿过骨质将肋骨夹住,巾钳一端用牵引绳系紧,牵引绳穿过牵引架,安装牵引锤后进行滑动牵引(图 9-7)。牵引重量一般为 2~3 kg。

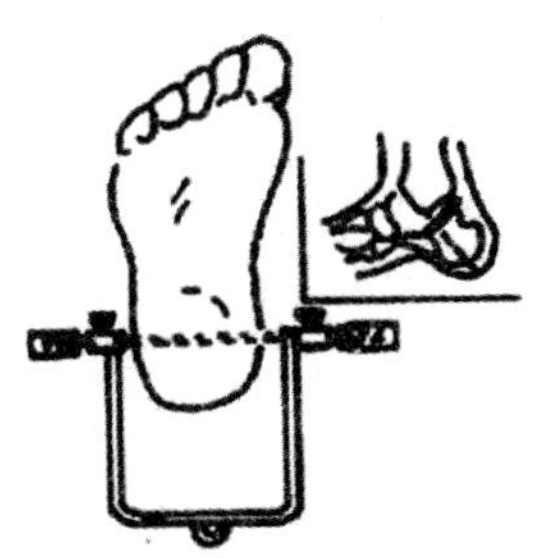

图 9-6 跟骨牵引

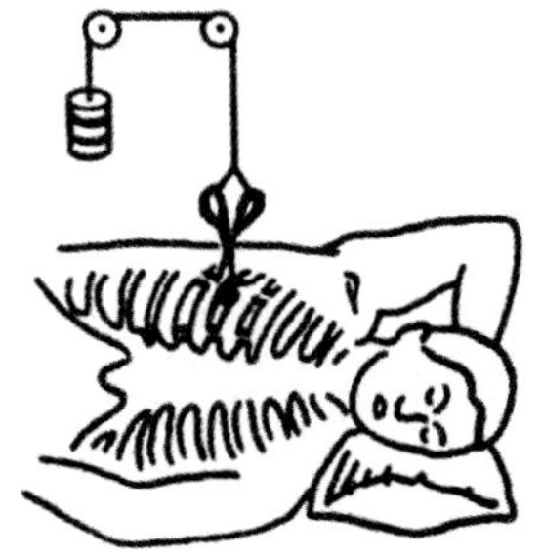

图 9-7 肋骨牵引图

(五)注意事项

(1)牵引装置安置完毕后应将牵引针两端多余部分剪去,妥善包裹两端,以防止误伤。

(2)牵引过程中注意患者体位,及时调整牵引力线,防止因阻挡导致的牵引失效。

(3)注意检查针眼处有无发生感染,定期进行针眼处换药,或者定期向针孔处滴 75%酒精。如果出现感染又无法控制,应将牵引针拔出。

(4)注意牵引针有无将骨质或皮肤拉豁,防止牵引针在局部左右滑动。如果出现以上情况,应及时调整或重新更换牵引。

(5)指导患者及时、正确进行牵引下的功能锻炼。

(6)注意肢体有无压迫性溃疡,定时观察伤肢血运、感觉功能等,定期复查 X 线片,了解复位情况、骨折愈合及移位情况。

三、布托牵引

布托牵引是指利用各种材料制成的各形兜托,托住患部,再用牵引绳通过滑轮连接兜托和重锤进行牵引的一种方法。其操作简单、使用方便。

(一)所需材料

所需材料有牵引床、牵引绳、布托等。

(二)常用布托牵引方法

根据布托形状及牵引部位不同,临床常用的布托牵引方法有以下几种。

1.颌枕带牵引

(1)适应证:无截瘫的颈椎骨折脱位、颈椎间盘突出症及颈椎病等。

(2)操作方法:颌枕带一侧牵引在枕后,一侧牵引在颌下,两带之间再以横带固定,以防牵引带滑脱,布带两端以金属横梁撑开提起,并系牵引绳通过滑轮连接重量砝码或者利用牵引床牵引(图 9-8),牵引重量为 3～5 kg。牵引重量及前后两根牵引带之间拉力不宜过大,否则影响张口进食,压迫产生溃疡,甚至压迫颈部血管及气管,引起缺血或是窒息。

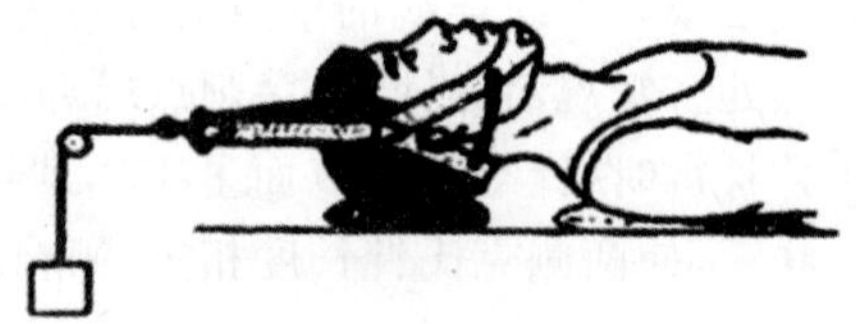

图 9-8 颌枕带牵引

2.骨盆牵引带牵引

(1)适应证:腰椎间盘突出症、神经根受压、腰椎小关节紊乱症等。

(2)操作方法:用两条牵引带,一条固定胸部,并在头侧固定,一条骨盆带固定骨盆,以两根牵引绳分别系于骨盆牵引带两侧扣眼,通过床尾滑轮进行牵引(图 9-9)。一侧牵引重量为 5～15 kg。

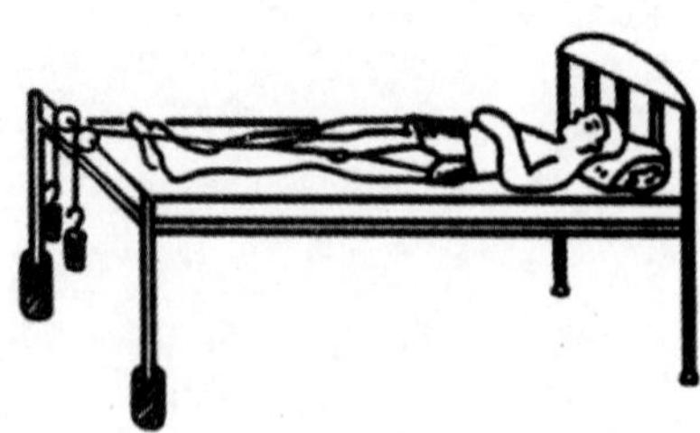

图 9-9 骨盆牵引带牵引

(郝连升)

第二节　外固定技术

外固定是用于体外的一种固定方法。目前常用的外固定方法有夹板固定、石膏固定、牵引固定及外固定器固定等。

一、夹板固定

选择柳木板、竹板、杉树皮、纸板等材料，根据肢体的形态加以塑形，制成适用于各部位的夹板，用扎带扎缚，以固定压垫配合，来保持复位后的位置的固定方法称为夹板固定法。夹板固定法是从肢体功能出发，充分利用扎带对夹板的约束力，固定垫对骨折端的防止或矫正成角畸形和侧方移位的效应力，肢体肌肉收缩活动时所产生的内在动力，克服移位因素，使骨折断端复位后保持稳定的良好的固定方法。

（一）夹板固定的作用机制

1.扎带、夹板、压垫的外部作用力

扎带的约束力是局部外固定力的基础，这种作用力通过对夹板、压垫和软组织传导到骨折段或骨折端，可以有效对抗骨折发生再移位。如三垫固定的挤压杠杆力可防止骨折发生成角移位；二垫固定的挤压剪切力可防止骨折发生侧方移位。总之，用扎带、夹板、压垫可防止骨折发生侧方、成角移位，配合持续骨牵引能防止骨折端发生重叠移位。

2.肌肉收缩的内在动力

夹板固定一般不超过上下关节，因此不影响关节屈伸活动，并可早期进行功能锻炼，肌肉纵向收缩活动一方面可使两骨折端产生纵向挤压力，以加强骨折端的紧密接触；另一方面，由于肌肉收缩时体积膨大，肢体的周径随之增大，可对夹板、压垫产生一定的挤压作用力（骨折端亦承受了由夹板、压垫产生同样大小的反作用力），不仅加强了骨折断端的稳定性，并可起到矫正骨折端残余移位的作用。因此，按照骨折不同类型和移位情况，在相应部位放置适当的压力垫，并保持扎带适当的松紧度，可把肌肉收缩的不利因素转化为对骨折愈合的有利因素。但肌肉收缩活动必须在医护人员的指导下进行，否则会引起骨折再移位。也就是说，必须根据骨折类型、部位、病程的不同阶段和患者不同年龄等进行不同方式的练功活动。

3.置伤肢于与移位倾向相反的位置

肢体骨折后的移位，可由暴力作用的方向、肌肉牵拉和远端肢体的重力等因素引起。即使骨折复位后，这种移位倾向仍然存在。因此应将肢体置于逆损伤机制方向的位置，防止骨折再移位。

（二）夹板固定的适应证和禁忌证

1.适应证

（1）四肢闭合性骨折（包括关节内和近关节处骨折经手法整复成功者）；股骨干骨折因肌肉发达，必须配合骨牵引。

（2）四肢开放性骨折，创面小或经处理闭合伤口者。

（3）陈旧性四肢骨折运用手法整复成功者。

2.禁忌证

（1）较严重的开放骨折。

（2）难以整复的关节内骨折，如胫骨髁间隆突骨折等。

（3）肢体肿胀严重伴有水泡者。

（4）难以固定的骨折，如髌骨、股骨颈、骨盆骨折等。

（5）伤肢远端脉搏微弱，末梢血循环较差，或伴有动脉、静脉损伤者。

（三）固定垫

固定垫又称压垫，一般要放在夹板与皮肤之间。利用固定垫所产生的压力或杠杆力，作用于骨折部，以维持骨折断端在复位后的良好位置。固定垫必须质地柔软，并具有一定的韧性和弹性，能维持一定的形态，有一定的支持力，能吸水，可散热，对皮肤无刺激。可选用毛边纸、棉花、棉毡等材料制作(内放金属纱网等)。固定垫的形态、厚薄、大小应根据骨折的部位、类型、移位情况而定。其形态必须与肢体外形相吻合，以维持压力平衡。压垫安放的位置必须准确，否则会起相反作用，使骨折端发生再移位。

使用固定垫时，应根据骨折类型、移位情况在适当的位置放置，常用的固定垫放置法有一垫固定法、两垫固定法及三垫固定法。

(四)扎带

扎带的束力是夹板外固定力的来源，扎带的松紧度要适宜。过松则固定力不够，过紧则引起肢体肿胀，压伤皮肤，严重者发生肢体缺血坏死。临床常用宽 1～2 cm 布带，将夹板安置妥后，依次捆扎中间、远端、近端，缠绕两周后打活结于夹板的前侧或外侧，便于松紧检查。捆扎后要求能提起扎带在夹板上下移动 1 cm，即扎带的拉力为 800 g 左右，此松紧度较为适宜。

(五)夹板固定后注意事项

(1)抬高患肢，以利肿胀消退。

(2)密切观察伤肢的血运情况，特别是固定后 3～4 天内更应注意观察肢端皮肤颜色、温度、感觉及肿胀程度。如发现肢端肿胀、疼痛、温度下降、颜色紫暗、麻木、伸屈活动障碍并伴剧痛者，应及时处理。切勿误认为是骨折引起的疼痛，否则有发生缺血坏死的危险。

(3)注意询问骨骼突出处有无灼痛感，如患者持续性疼痛，则应解除夹板进行检查，以防压迫性溃疡发生。

(4)注意经常调节扎带的松紧度，一般在 4 天内，因复位继发损伤，局部损伤性炎症反应，夹板固定后静脉回流受阻，组织间隙内压有上升的趋势，可适当放松扎带，改善血液循环。以后组织间隙内压下降，血循环改善，扎带松弛时应及时调整扎带的松紧度，保持 1 cm 的正常移动度。

(5)定期进行 X 线检查，了解骨折是否发生再移位，特别是在 2 周以内要经常检查，如有移位及时处理。

(6)指导患者进行合理的功能锻炼，并将固定后的注意事项及练功方法向患者及家属交代清楚，取得患者的合作，方能取得良好的治疗效果。

(六)夹板固定的时间

夹板固定时间的长短，应根据骨折临床愈合的具体情况而定。达到骨折临床愈合标准，方可解除夹板固定。

二、石膏固定

医用石膏系脱水硫酸钙($CaSO_4 \cdot 2H_2O$)，是由天然结晶石膏($Ca_2SO_4 \cdot 2H_2O$)煅制而成的。将天然石膏捣碎，研成细末，加热至 100%～120%，使其失去水分，即成白色粉状，变成熟石膏。使用时石膏粉吸水后又变成结晶石膏而凝固，凝固的时间随温度和石膏纯度而异，在 40℃～42℃温水中，10～20 分钟即凝固。石膏加少许盐可缩短凝固时间，石膏凝固后其体积膨胀1/500，故使用石膏管型不宜过紧。石膏干燥一般需要 24～72 小时。

(一)目的及适应证

(1)维持整复后的位置。

(2)防止邻近关节活动时可以移动断端的骨折发生移位。

(3)一侧断端容易发生无菌坏死者，应予固定。

(4)宜负重以刺激骨折愈合者，如长骨骨折之延迟连接，应予固定。

(5)战伤中便于转运，并防止骨折移位。

(6)限于条件，无法采用其他方法治疗者。

石膏应用要点：石膏应用不当，可能导致非手术疗法治疗骨折的失败，应予注意。

(二)无衬垫石膏与衬垫石膏

(1)无衬垫石膏。应用时,注意石膏卷带不能拉紧或反折,以免过紧,影响循环。在下列情况,估计软组织肿胀较不明显时可以采用:①腕舟骨骨折。②第1掌骨基部骨折脱位。③桡骨下端骨折。④肿胀已消退,或已初步愈合更换石膏者。⑤新近骨折复位良好,或极少移位,且软组织损伤较轻者。

(2)衬垫石膏。衬垫稍有弹性,能保持固定,又不会因组织的稍有消肿而变松。下列情况可以采用:①肢体手术后预计将有反应者。②创伤后软组织损伤较重者。③伴发急性炎症而需固定者。

应用要点:①应事先选择成形速度合适的石膏,预计并研究肢体重力作用,需用整复及扶持力量,如何整复及如何维持位置。②整复后,由助手扶持,术者自上石膏。③先固定必须固定的部分,在未成形前仍可维持及矫正位置。成形后,再妥善完成全部石膏型。④应用衬垫石膏时,衬垫宜光滑、平整,厚度适当。⑤不能包缠过紧,但也不宜过松。⑥厚薄均匀,不宜骨折处特厚、上下端过松或太薄。⑦如不合适,应予拆换。

(三)石膏绷带的用法

使用时将石膏绷带卷平放在30～40℃温水桶内,待气泡出净后取出,以手握其两端,挤去多余水分,即可使用。石膏在水中不可浸泡过久,或从水中取出后放置时间过长,否则石膏很快变硬,如勉强使用,各层石膏绷带将不能互相凝固成为一个整体,因而影响固定效果。

(四)石膏绷带内的衬垫

为了保护骨隆突部的皮肤和其他软组织不受压致伤,包扎石膏前必须先放好衬垫,常用的衬垫有棉纸、棉垫、棉花等。根据衬垫多少,可分为有衬垫石膏和无衬垫石膏。有衬垫石膏衬垫较多,即将整个肢体先用棉花或棉纸自上而下全部包好,然后外面包石膏绷带。患者较为舒适,但固定效果略差,多用在手术后做固定用。无衬垫石膏,需在骨突处放置衬垫,其他部位不放。无衬垫石膏固定效果较好,石膏绷带与皮肤直接接触,十分服帖确实。但骨折后因肢体肿胀,容易引起血循环障碍或压伤皮肤。

(五)石膏绷带固定的操作步骤

1.包扎前准备

(1)人员安排:小型石膏1～2人,大型石膏,如髋人字石膏,不得少于3人。

(2)患者准备:向患者说明石膏固定的注意事项,清洗伤肢。有伤口者先换药,胸腹部石膏固定者,患者不得空腹或过饱。

(3)石膏及工具准备:根据石膏固定的大小与范围的不同,需要准备相应规格与数量的石膏绷带卷,并准备相应的工具。

2.操作步骤

(1)体位:将患肢置于功能位(或特殊要求体位)。如患肢无法维持所要求体位,则需有相应的器具,如牵引器、石膏床等,或有专人扶持。

(2)保护骨突部位:在骨突部位放置棉花或棉纸。

(3)制作石膏条:在包扎石膏绷带时,先做石膏条,放在肢体一定的部位,加强石膏绷带某些部位的强度。方法是在桌面上或平板上,按所需要长度和宽度,往返折叠6～8层,每层石膏绷带间必须抹平,勿形成皱褶。也可不用石膏条,在包扎过程中,可在石膏容易折断处或需加强部,按肢体纵轴方向,往返折叠数层,以加强石膏的坚固性。

(4)石膏托的应用:将石膏托置于需要固定的部位,于关节部为避免石膏皱褶,迅速将石膏用手掌抹平,使其紧贴皮肤。对单纯石膏托固定者,按体形加以塑形。此时,内层先用石膏绷带包扎,外层则用干纱布绷带包扎。包扎时一般在肢体近端缠绕两层,然后再一圈压一圈地环状缠绕,后圈压在前圈的1/3～1/2处,依序达肢体的远端。于关节弯曲部勿包扎过紧,必要时应横向将绷带剪开适当宽度,以防边缘处的条索状绷带造成压迫。对需用双石膏托固定者,依前法再做一石膏托,置于前者相对的部位,纱布绷带缠绕两者之间。

(5)包扎石膏的基本方法:环绕包扎时,一般由肢体的近端向远端缠绕,且以滚动方式进行,切不可拉紧绷带,以免造成肢体血液循环障碍。在缠绕的过程中,必须保持石膏绷带的平整,切勿形成皱褶,尤其在第1、2层更应注意。由于肢体的上下粗细不等,当需向上或向下移动绷带时,要提起绷带的松弛部并向肢体的后方折叠,不可翻转绷带。操作时要迅速、敏捷、准确,两手互相配合,即一手缠绕石膏绷带,另一手朝相反方向抹平。使每层石膏紧密贴合,勿留空间,石膏的上下边缘及关节部要适当加厚,以增强其固定作用。整个石膏的厚度,以不致折裂为原则,一般应为8～12层。最后将石膏表面抹平,并按肢体的外形或骨折复位的要求加以塑形。因石膏易于成形,必须在成形前数分钟内完成,否则不仅达不到治疗目的,反而易使石膏损坏。对超过固定范围部分和影响关节活动部分(不需要固定关节),应加以修整。边缘处如石膏嵌压过紧,可将内层石膏掩起,并适当切开。对髋人字石膏、蛙式石膏,应在会阴部留有较大空隙。最后用色笔在显著位置标记诊断及日期。有创面者应将创面的位置标明,以备开窗。

(六)石膏固定后注意事项

(1)石膏定型后,可用电吹风或其他办法烘干。

(2)在石膏未干以前搬动患者,注意勿使石膏折断或变形,常用手掌托起石膏,忌用手指捏压,回病房后必须用软枕垫好。

(3)抬高患肢,注意有无受压症状,随时观察肢体远端血运、皮肤颜色、温度、肿胀、感觉及运动情况。如果有变化,立即将管型石膏纵形切开。待病情好转后,再用浸湿的纱布绷带自上而下包缠,使绷带与石膏粘连在一起,如此石膏干固后不会减其固定力。固定后肢体又肿胀,可沿剖开缝隙将纱布绷带剪开,将剖缝扩大,在剖缝中填塞棉花并用纱布绷带包扎。

(4)手术后及有伤口患者,如发现石膏被血或脓液浸透,应及时处理。

(5)注意冷暖,寒冷季节注意外露肢体保温;炎热季节,对包扎大型石膏患者,要注意通风,防止中暑。

(6)注意保持石膏清洁,勿使尿、便浸湿污染。翻身或变动体位时,应保护石膏原形,避免折裂变形。

(7)如因肿胀消退或肌肉萎缩,致使石膏松动者,应立即更换石膏。

(8)患者未下床前,须帮助其翻身,并指导患者做石膏内的肌肉收缩活动,病情允许时鼓励患者下床活动。

(9)注意畸形矫正。骨折或因畸形做截骨术的患者,X线复查发现骨折或截骨处对位尚好,但有成角畸形时,可在成角畸形的凹面横形切断石膏周径的2/3,以石膏的凸面为支点,将肢体的远侧段向凸面方向反折,即可矫正成角畸形。然后用木板或石膏绷带条填塞石膏的裂隙中,再以石膏绷带固定。

三、骨折整复后的稳定性

骨折每因其类型、骨折线、肌肉牵拉作用及软组织(韧带、骨膜、肌肉)的完整性不同,整复后的稳定性亦有差异。一般根据骨折整复后稳定程度将骨折区分为不稳定、稳定及部分稳定等类型,从而选择合适的治疗方法。

不稳定骨折:此类骨折包括长及短骨的螺旋形、斜形及粉碎性骨折。由于骨折形状的特点,如用手法整复,不易维持对位,易再错位。故常需采用持续牵引法整复,使其短缩,维持轴线对位,获得愈合。

在软组织较丰富处的长骨骨折,即使属于形状上稳定的横骨折,例如股骨干横骨折,周围肌肉丰富,手法整复后也不易维持对位,仍属于不稳定类型。

脊柱为畸形骨,其不稳定骨折包括椎体被压缩超过原体积1/3以上、骨折半脱位伴有棘间韧带破裂、骨折脱位及分力较大承重的$L_{4\sim5}$椎板骨折。肌肉牵拉力量不平衡的骨折也属不稳定型,如尺桡骨骨干骨折,前旋后肌不平衡,或肱骨干三角肌止端正下方斜骨折,均不稳定。

四、外固定器固定

应用骨圆针或螺纹钉穿入骨折远近两端骨干上,外用固定器使骨折复位并固定,称为外固定器固定。

(一)骨外固定的适应证

骨外固定不是治疗骨折的唯一方法,它的应用指征大都是相对的,应按病例具体情况酌情选用。一般说来,骨外固定的适应证可分为公认的和可用的两大类。

(1)公认的适应证(最适应于外固定器治疗的情况):①伴有软组织严重伤的四肢开放性骨折,特别是有广泛软组织伤的小腿骨折，AO学派规定轻度开放性骨折和伤后超过6～8小时的Ⅱ度开放性骨折。②骨折伴有严重烧伤，采用外固定器治疗，既可为骨折提供牢稳固定，也便于创面处理，防止肢体后侧植皮区受压迫。③有广泛软组织挫压伤的闭合性骨折。④骨折需用交腿皮瓣、肌皮瓣、游离带血管蒂皮瓣等修复性手术。⑤骨折需用牵伸固定保持肢体长度者。⑥多发性创伤或多发骨折，骨外固定能为受伤的肢体迅速提供保护，便于复苏和处理威胁生命的脏器伤。⑦需多次搬动（输送）和分期处理的战伤骨折，便于严密观察伤口。⑧感染性骨折与骨不连，病灶区外穿针固定，有助于控制感染和促进骨愈合。⑨骨折伴有神经血管伤。⑩肢体延长、关节加压融合术。

(2)可用的适应证：①某些骨盆骨折与脱位，骨外固定可给予较好的复位与固定，能控制出血，减轻疼痛与便于翻身。②骨与关节畸形的截骨矫形。③肿瘤根治切除后的骨移植术。④断肢再植术。⑤骨关节端粉碎性骨折（韧带整复固定术），例如胫骨上、下端粉碎骨折与桡骨下端粉碎骨折。⑥髋骨与尺骨鹰嘴骨折。⑦多发性闭合骨折。⑧合并脑外伤的骨折。⑨作为非坚强内固定术的补充。⑩股骨粗隆间骨折、儿童的下肢长骨干骨折。

对一般的长骨闭合性骨折，用骨外固定治疗虽然有效，但鉴于经皮穿针外固定疗法存在各种潜在并发症，用骨外固定治疗闭合性骨折是不适宜的，大都主张限用于其传统治疗方法不能安全有效实施的病例或场合。

(二)骨外固定的优点

骨外固定之所以被公认为治疗骨折的方法之一，是由于它具有以下优点。

(1)能为骨折提供良好的固定而无须手术。经皮穿针外固定创伤性小，失血极少，可迅速而容易地将骨折固定。这在有紧急的胸与腹内或颅内伤等多发伤时尤为重要。采用外固定器牢稳地固定骨折，亦有利于减少失血和便于搬动患者做必要的检查或立即手术，以控制威胁生命的有关损伤。

(2)便于处理伤口而不干扰骨折复位固定。在需要保持开放的伤口，便于再清创、敷料更换及观察损伤的组织，也不妨碍中厚皮片、局部移位皮瓣、交腿皮瓣或带血管蒂的复合组织的应用。外固定架因留有足够的空间，还便于逐渐准备创面，以供施行修复手术。

(3)现代的外固定器，可根据治疗需要对骨折断端间施加挤压力、牵伸力或中和力，固定后尚可进行必要的再调整，以矫正力线偏差，对骨施力灵活。

(4)固定的稳定性，主要取决于外固定器的几何构型与材料性能，外固定器和骨组成复合系统后的稳定性可以调整，例如增加或减少连接杆和钢针数目，即可改变稳定性。在骨折初期用坚牢固定，这对软组织愈合十分有益；骨折后期可改用弹性固定，以利骨折愈合与重建。固定刚度的可调性是骨外固定突出的优点。

(5)可以早期活动骨折上下的关节。牢稳地固定骨折数日后，疼痛可消失。无痛性早期活动有助于改善血循环，促进肿胀消退与防止肌肉萎缩。早期功能锻炼，有促进骨折愈合和伤肢功能恢复的效果。

(6)骨外固定特别适用于治疗感染性骨折与感染性骨折不连接。局部软组织菲薄或瘢痕广泛的骨折不连接，骨外固定也常是首选的治疗方法，有避免分期手术疗法的优点。

(7)骨外固定便于抬高肢体以利血液循环，可避免压迫肢体后侧组织，这在骨折合并肢体烧伤或皮肤广泛剥脱伤时尤为重要。

(8)易于卸除，无须再次手术摘除固定物。

(三)骨外固定的缺点

骨外固定作为一种治疗方法，也有它固有的缺点，主要有以下几种。

(1)与石膏和小夹板相比，用外固定器治疗需要经皮穿放钢针或钉，而穿针或钉不仅要求技术，也要求对皮肤与针道护理；针孔处将遗留难看的瘢痕。

(2)外固定器可能笨重，占有一定的空间，不便穿脱衣裤，患者也可能因美学原因不愿接受骨外固定这种治疗。某些患者，甚至对骨外固定有恐惧感。

(3)针道可能发生骨折，这主要发生在用粗钉穿骨固定的病例。

(4)穿针需经越肌肉时，这将影响肌肉收缩活动，使钢针平面下的关节活动受限。

(5)外固定器不像金属内固定能长期放在骨上，钢针松动与针道感染有一定的发生率，针道一旦发生感染，则难以及时采用切开复位和内固定。

（四）操作方法

各种固定器因结构不同，其操作方法亦各异。现以单侧多功能外固定支架治疗股骨干骨折说明其操作方法。

（1）构造：定位器、外套管、内套管、外固定模具等整套穿针器具；外固定支架包括两端夹块，能作 360°旋转的万向关节、延长调节装置等；固定针直径为 3～4 mm。

（2）操作方法：在硬膜外麻醉下，患者仰卧位，患肢外展 20°～30°，呈中立位。患侧大腿常规消毒铺巾，自股骨大转子顶点至股骨外髁画一连线，在电视 X 线机下确定骨折位置作标志，在所画的连线上于骨折端的两侧各穿上 2 根固定针。第 1 穿刺点距断端 4～5 cm 处，将定位器连同外套管（即保护肌肉工作导向管）经切口达骨骼，拔出定位器后用锤轻叩外套管使之固定在骨表面，将内套管插入外套管内，维持套管的正确位置，经内套管用带有定位限制器的电钻钻孔，当钻头钻破一侧皮质进入髓腔内时，停止钻头转动，将钻头推至对侧骨质，根据骨质厚度确定定位限制器的位置并固定于钻头上，继续推进钻头钻孔至对侧骨质，这样不易损伤软组织，退出钻头，测出固定针进入的深度，外套管仍置原位并维持之，拔出内套管插入固定针旋入，一般以穿出对侧皮质 2 个螺纹为准。安装外固定器模具，根据模具的孔道在皮肤上作标记，依上法打入第 2 根固定针。

在模具适当位置穿入第 3、4 根固定针，这 4 根针以相平行为准。取下外固定器模具，拔出 4 根针的外套管，将外固定器的两端夹块的锁钮放松，两端的万向关节能作 360°旋转，延长器能自由伸缩，变换长度。将固定针置于两端夹块的孔道内旋紧锁钮使之牢固夹紧，注意外固定器放置于离皮肤 1 cm 处。在电视 X 线机透视下，牵引患肢的同时，用手法或用复位钳夹紧外固定器两端的夹块，操纵骨段矫正各种移位，整复骨折直至对线对位满意后，立即将两侧万向关节的锁钮及延长调节装置的锁钮旋紧，手术完成。

（3）注意事项：外固定器术后适当给抗生素，以防感染。开放性骨折要按常规治疗方法进行。针眼皮肤护理是极其重要的，术后第 2 天更换敷料，清洁皮肤，每天两次用 75%酒精滴于针眼处，下肢术后均在腘窝处垫薄枕使膝关节屈曲 20°～30°，鼓励患者进行股四头肌锻炼，并主动和被动活动骨折远近端关节，防止肌肉萎缩和关节僵硬。下肢骨折患者在医生指导下可扶双拐行走，并要及时进行 X 线检查，以了解骨折端对位情况，如发生移位，及时调节外固定器予以矫正。当 X 线片显示骨折线模糊、有骨痂时，可将延长调节器的锁钮放松，并鼓励患者逐渐用患肢负重，扶单拐而后无拐行走；当达到临床愈合期，X 线片示有连续骨痂形成时，可拆除外固定器，拔除固定针，针眼处用酒精纱布覆盖，1 周即可愈合。

（杨小华）

第三节　内固定技术

内固定是骨折复位后，用金属内固定物维持骨折复位的一种方法。临床有两种置入方法：一种是切开后置入固定物；二是闭合复位，在 X 线透视下将钢针插入固定骨折。内固定是治疗骨折的方法之一，但具有严格的适应证，也具有一定的缺点。在骨伤科随着中西医结合的发展，复位与外固定技术不断的提高，大多数骨折都能得到治愈，但是有些复杂骨折及合并损伤采用非手术治疗效果不佳，仍有切开复位内固定的必要。

一、切开复位内固定的适应证

（1）手法复位与外固定未能达到功能复位的标准，而影响肢体功能者。

（2）骨折断端有肌肉、肌腱、骨膜或神经血管等软组织嵌入，手法复位失败者，如肱骨下 1/3 骨折伴有神经损伤。

（3）某些血液供应较差的骨折，而闭合复位与外固定不能稳定和维持复位后的位置，应采用内固定，以利于血管长入血液供应不佳的骨折段，促进骨折愈合，如三刃针内固定治疗股骨颈骨折。

(4)有移位的关节内骨折，手法不能达到满意的复位，估计以后必将影响关节功能者，如肱骨外髁翻转骨折、胫骨髁间隆突骨折等。

(5)撕脱性骨折，多因强大肌群牵拉而致，外固定难以维持其对位，如移位较大的髌骨骨折、尺骨鹰嘴骨折等。

(6)血管、神经复合损伤，骨折合并主要神经、血管损伤者，须探查神经、血管进行修复，并同时内固定骨折，如肱骨髁上骨折合并肱动脉损伤。

(7)开放性骨折，在6～8小时之内需要清创，如伤口污染较轻，清创又彻底，可直接采用内固定。

(8)多发性骨折和多段骨折。为了预防严重的并发症和便于患者早期功能活动，对多发骨折某些重要部位可选择内固定。多段骨折难以复位与外固定，应采取手术内固定。

(9)畸形愈合和骨不连造成功能障碍者。

(10)骨折伴有关节脱位，经闭合复位未能成功者，如肱骨外科颈骨折伴肱骨小头脱位。

(11)肌腱和韧带完全断裂者。

二、内固定物的材料要求

用于人体内的内固定物，必须能与人体组织相容，能抗酸抗碱，而不起电解作用，必须是无磁性的，固定后在相当长时间内有一定的机械强度，不老化，不因长时间使用而发生疲劳性折断等。常用的不锈钢材料有镍钼不锈钢、铝合金钢、钛合金钢、钴铬钼合金钢等，以后两种材料较好。但必须是设计合理、制作精细，否则亦会发生弯曲折断，产生骨折再移位，甚至发生骨折迟缓愈合和不愈合。

在选择内固定材料时还应注意：同一部位使用的接骨板和螺钉，必须由同一种成分的合金钢材料制成，否则形成电位差而形成电解腐蚀作用，内固定物不宜临时折弯、变形，否则将损坏钢材内部结构，发生应力微电池，在钢材内部起电解腐蚀作用。因此手术者必须知道内固定物原材料的性能，用过的钢板、螺丝钉不能再使用。手术过程要保护好内固定物，不要损伤表面的光洁度和内部结构等。

三、手术切开内固定的种类及操作方法

(一)不锈钢丝内固定

(1)适应证：临床多用于髌骨骨折、尺骨鹰嘴骨折、胫骨髁间隆突骨折、短小骨的斜形骨折、长管骨粉碎骨折等，有较大骨片分离而又无其他固定方法者，均可采用不锈钢丝内固定。

(2)操作方法：按正常手术操作，显露骨折断端，如髌骨骨折，可用克氏钢针在上下两骨块钻2个相应的孔道，注意孔道应在断面前后中央，以不锈钢丝按褥式缝合的方式穿过4个孔道，用巾钳将两骨折块复位夹牢后，拉紧钢丝打结，剪去多余部分，残端埋入软组织下面。如系粉碎性骨折，可行髌骨周边缝合；也可与克氏针联合使用，如张力带固定法。

(二)螺丝钉内固定

(1)适应证：一般多与钢板同时应用，在下列情况可单独使用。在骨骼突出部位发生骨折，如股骨、胫骨内外髁骨折，肱骨内外髁骨折，尺骨鹰嘴、内外踝骨折等。长管状骨的斜形及螺旋形骨折，有时也可用几枚螺丝钉作内固定，但必须有坚强的外固定，否则易发生螺丝钉脱出或截断，产生骨折再移位。使用时应注意螺丝钉的方向与骨干相垂直，切勿与骨折线垂直。

长管骨骨折有骨片时，在采用其他内固定器材的同时，也可用螺丝钉将骨片固定于骨折段上。股骨颈骨折可以用加压螺丝钉进行内固定。此种螺丝钉较普通螺丝钉粗，仅螺丝钉头部有螺纹，螺纹宽且深，无螺纹部分直径相对较细，钉的有纹和无纹部分须分别固定于近、远骨折段内，才能起到相互加压作用。钉尾需有一宽的垫圈，以防止钉尾陷于骨内。由于加压螺丝钉多用于骨松质，依靠螺纹将上下骨折段扣紧，故所需用的钻头的直径只需相当于螺丝钉的直径，不能过大，以防松动。

(2)操作方法：备好足够数目的不同长短螺丝钉，以便在手术中根据情况选用。以内踝骨折为例说明

其操作方法。按常规手术准备，在内踝前方作弧形切口，切开皮肤及深筋膜，注意勿伤及大隐静脉及隐神经，向后翻开皮瓣，即可显露骨折部，清除骨折断端血肿或筋膜碎片。以钳夹住骨折块使其复位。在内踝下端三角韧带上作一纵形小切口，暴露内踝尖端，以手摇钻由内踝尖端通向骨折线并向外上方钻一孔道，拧入长短合适的螺丝钉。一端洞壁上有一个可供加压器钩住的小孔，先用螺丝钉将接骨板固定于一侧骨干上，再将加压器固定于另一骨折段上，钩住钢板，拧紧加压器的螺丝，使骨折断端纵向挤压，然后将钢板固定于骨折处，使骨折断端维持压缩力，以消除断端间坏死骨组织吸收后遗留的间隙。

（三）张力性加压钢板内固定

这种钢板是利用特制螺丝钉帽下的斜面和钢板钉孔的“错配”关系而设计的加压钢板，钢板的孔有波浪形斜槽，拧上螺丝钉时，能使骨折断端自动压缩，维持高压。置上钢板时，先将中间两个孔用螺丝固定，之后依次向外固定，每上一枚螺丝钉，骨折端之间即增加一份压力，可消除断端间隙。原设计采用钴基合金或钛基合金制成，手术后可不用外固定。但长期高压内固定，可发生局部骨萎缩，骨折愈合并不能加速，取出钢板后可能再发生骨折。为此目前张力性加压钢板不是理想的内固定材料。

(1)适应证：一般用于长骨干骨折，如股骨、胫骨、肱骨、尺桡骨骨折等；也有特制微型钢板以固定掌骨、跖骨等。有的与三翼钉联合应用制成鹅头钉固定股骨转子间和转子下骨折，也有制成“L”形钢板固定股骨髁上骨折。

(2)操作方法：①切口与显露：以骨折处为中心，在肢体的外侧沿肢体的纵轴作切口，长度应超过钢板，切开皮肤、皮下组织后，由肌间隙进入直达骨折端，避免切开肌肉，减少创伤，沿骨的长轴切开骨膜，范围不宜过大，以放入钢板为度，清除淤血，暴露骨折端。②骨折复位：先行牵引，再以骨撬进行复位，骨折断端勿夹入软组织，对位对线要准确，断端无间隙。如是粉碎性骨折，应将骨块复于原位，不可将骨片游离。如有缺损可取髂骨块植骨，促进骨折愈合。③骨折内固定：对四肢骨折，一般应将钢板放在骨折段的侧方，这样才能起到有效的固定作用，钢板的中点要与骨折线对齐，不可偏向一方。接骨板应放在有肌肉覆盖的部位，如胫骨应放在胫前覆盖的外侧面。钢板应与骨面紧密接触，不可留有空隙。有时为了适应某些特殊部位的要求，可将钢板弯成相应形状或用特制的钢板。钢板安放妥当后，以三爪持骨器固定。之后手持骨钻或电钻，钻头对准钢板孔正中，垂直骨干徐徐钻孔，当钻头将要穿过对侧骨皮质时，其阻力较大，此时不可用力过大，以防钻头突然穿过对侧，伤及重要组织，最好以骨撬保护。最后拧入螺丝钉，以固定式螺丝刀持住螺丝钉，对准钢板孔中央，垂直旋入。螺丝钉不能过长或太短，以越过对侧骨皮质1～2个螺纹为宜。冲洗伤口后逐层缝合。根据手术部位和需要，可选择相应的石膏或牵引等外固定。

(3)注意事项：①钢板与螺丝钉要求同样材料制成，以免在体内发生“电解性炎症”或“化学性脓肿”，钢板表面要光滑，无气孔与裂痕。②螺丝钉与钻头要有一定的比例，一般螺丝钉要比钻头略粗，即螺丝钉直径4 mm，钻头则为3.5 mm。③螺丝钉最好一次拧入，不可反复多次取出、拧入，以致孔眼变大，减弱固定力量。④合并血管、神经损伤者，一般先行内固定，而后再处理血管、神经。如果主要血管损伤，且时间较长，必须尽快恢复血液循环，可吻合血管，后行骨折内固定。⑤对骨折不愈合行内固定时，应将骨折端瘢痕组织及硬化骨切除，打通髓腔。以利骨髓腔血循环的重建和骨内膜生长骨痂，必要时在骨折端周围行骨松质植骨。⑥对畸形愈合者，术前应根据X线片测量好截骨部位及角度，术中根据所测量的截骨角度进行截骨，而后作钢板内固定。

(4)术后处理：①普通钢板螺丝钉内固定者，术后应给予适当的外固定保护，一般采取石膏、皮牵引或其他外固定。根据X线检查决定外固定时间。②预防感染，术后一般应用抗生素，直至体温降至正常，一般7～10天。③防止肌肉萎缩及关节僵直，制动期间应向患者说明肌肉活动的重要意义，主动的肌肉活动有利于骨痂形成和塑形，减少术后粘连，有利于患肢功能恢复。术后应立即进行手指和足趾的伸屈活动(特别是股四头肌收缩活动)，石膏固定以外的关节也应早期活动。上肢骨折患者无特殊情况，一般1～3天即可下地活动；下肢骨折患者术后应在床上锻炼。④钢板弯曲或折断，多由于早期去掉外固定或接骨板放置的位置不当而造成，应尽早手术取出接骨板，重新作内固定。⑤钢板螺丝钉取出时间应在骨折坚强愈合后4～6个月施行。适当的麻醉下由原切口进入，依次向深层分离，直达钢板，暴露清楚，先将松动的螺丝钉取出。取坚固的螺丝钉时，螺丝刀应垂直螺丝帽沟并用力顶住，勿使滑脱，缓慢取出。如螺丝帽沟较浅不易取出，可用骨膜剥离器撬动钢板，使螺丝钉松动后再取。如螺丝钉已断在骨孔内，一般不必强行取出。

若要取出，可用一枚短的斯氏针尾部向外冲击，或用小骨凿扩大骨孔后取出，但易造成骨折，应慎用。

（四）髓内针内固定

髓内针内固定是用金属长针在髓腔内固定管状骨骨折的一种方法，如内固定材料恰当，方法正确，可牢靠地固定骨折，不但保证骨折对位，而且可以控制骨折断端的旋转及成角畸形。术后可不用外固定，即可早期功能锻炼，为促进骨折愈合和恢复肢体功能创造有利的条件。同时可避免因长期固定而产生的并发症。

（1）髓内针内固定有两种方式，即闭合法和开放法。

闭合法髓内针固定术：不显露骨折端，只在穿入髓内针部位作一小切口，经此切口以骨凿凿开一小骨洞，插入髓内针，在电视 X 线机控制下，将髓内针缓慢击入骨折处，再将骨折复位，继续穿针达骨折远段内。此法仅限于新鲜骨折，避免了手术切口和剥离骨膜等，感染机会少，手术时间短，患者痛苦少。

开放法髓内针固定术：分为顺行和逆行穿针法两种。常用逆行开放法，此法较简单，穿针方向易掌握，不易造成皮质骨劈裂或卡针现象。①顺行开放髓内针固定术（以股骨干中上 1/3 处骨折为例）：在骨折处外侧切口，依次显露骨折端，不必剥开骨膜。然后在大转子作一小切口，显露大转子之上凹陷处，以骨凿凿开一骨孔，将髓内针尖端插入骨孔内，注意髓内针的嵴背向外侧，凹面向内侧，针尖对准骨髓腔方向，针尾套入打入器，用骨锤打击打入器，当髓内针露出骨折断端时，整复骨折，并以三爪固定器固定骨折处，再将髓内针向远侧骨折段打入髓腔内，直至针尾有孔部露在骨外为止，以便骨折愈合后拔出髓内针，按层缝合伤口。②逆行开放髓内针固定术：先行切开复位，显露骨折断端，将合适的髓内针针尾插入近侧骨折段髓腔内，针尖套上打入器，将髓内针打入髓腔内直至在大转子凹部穿出达皮下，于该处作皮肤切口，显露髓内针尾部，继续向上方打入，待针尖至近侧骨折端水平时，进行骨折复位并固定，针尾套上打入器，将髓内针打入远段骨折髓腔内，针尾孔部留于骨外。冲洗伤口，彻底止血，按层缝合。

（2）手术中异常情况处理：①打入髓内针发生困难：常因髓内针过粗或因髓内针插入方向不对，针尖抵于骨皮质，或因骨折成角畸形。如果发生进针困难时，不可强行进针，应立即停止，拔出髓内针调整方向，或更换髓内针，即可顺利地击入。②进退两难：如果选针不当，或者髓腔过细，或方向有误，强行将髓内针击入髓腔，必然卡于髓腔内，既不能进，又拔不出来。有时将拔出器的钢钩拉直或折断，也难拔出。此时应拍 X 线片以确定针尖所在的位置。以圆凿将该处骨皮质凿一骨洞，将髓内针逆行顶回拔出。如果失败，只好将外露的髓内针锯断，更换其他固定方法。③髓内针弯曲或针孔处折曲断裂：常因掌握方向不准，把持力和锤击力不稳，或因打入器 V 形座过浅，而造成针孔处弯曲折断。为此，术前应仔细检查 V 形针尾与 V 形座是否相符，深浅是否适宜，如果发现髓内针弯曲，应及时更换，操作时应用力稳妥，方向正确，在击入的过程中，随时检查针的形态及进针方向。④髓内针穿出下骨折段皮质之外：由于插针的方向偏斜，发生骨质折裂。为了避免发生这种情况，除正确插针外，还应在操作过程中，随时注意骨折断端周围有无异常情况，如有针尖露出或骨质劈裂，应立即停止击入，拔出髓内针，调整方向，重新打入。对劈裂之骨块以钢丝固定。⑤骨折断端分离：打入髓内针后，有时发现骨折断端分离。一般是由于髓内针过粗或方向偏斜所致。应用手向上推顶远端肢体，使断端纵向挤压，消除间隙。如果失败，则拔出髓内针，更换较细的髓内针，重新打入。⑥对骨折不愈合的处理：骨折不愈合者，在手术中应切除硬化骨质，打通髓腔，髓内针固定后，应在骨折端植骨，以促进骨折愈合。

（3）术后并发症：①针尾处摩擦疼痛，多为针尾在骨外留得过长，因而产生疼痛或滑囊炎，髋关节活动也受到限制。②感染，多由于消毒不严格或操作粗暴及手术时间过长等因素引起。③髓内针弯曲、折断，多因髓内针质量不佳或过早下地负重，造成髓内针在髓腔内弯曲或折断。如果骨折未愈合，在麻醉和透视下，采用闭合骨折疗法予以矫正，并给予适当外固定。如果髓内针在骨折处折断，重新手术，取出髓内针，改为钢板螺丝钉内固定。如果骨折已愈合，髓内针已折断，但肢体的力线尚好，近段从臀部取出较易，远段髓内针取出则十分困难，说服患者不取，或者在骨折段适当的部位开窗取出。

（杨小华）

第十章 关节镜技术

第一节 肩关节镜技术

过去,准确诊断肩部疼痛是一件令人感到困难的事情,以致长期以来专科医师们不得不以"肩周炎"、"软组织劳损"等来笼统诊断。CT、MRI尤其是后者的诞生,极大地推动了诊断的水平。而关节镜在肩关节疾病诊疗中的运用,使得诊断的水平达到了更加准确细化,并且具有直观动态的特点。现在我们终于知道原来肩痛相当大的一部分是有着具体病因的,如肩峰撞击综合征、SLAP病、Bankart损伤、关节不稳定等,仅约5%才属于肩周炎。要准确细化地诊断肩痛,必须掌握影像学理论、肩关节理学检查等,尤其要掌握关节镜的使用技术。本节简单介绍一些肩关节镜的基本知识。

一、解剖生理

肩关节具有广义与狭义两种描述。狭义上指肱盂关节;而广义上还包括了肩锁关节与肩胸"关节"(肩胛骨一胸廓间在肩关节活动时的相对活动,它类似关节却没有关节的结构)。另外,在肩关节活动时,胸锁关节与肩峰一肩袖"关节"也参与其中。所以,肩关节的解剖生理是非常复杂的。由于进化关系,肩关节非常灵活,它是人体所有关节中活动方向最多、最复杂的,有屈伸、收展、内外旋转3组活动,并由这3组活动衍生出各种组合活动如前上举、外上举、搭肩搭背等。但肩关节这种灵活性是以牺牲结构稳定性为代价的:它没有典型的球窝关节的匹配与稳定,巨大的肱骨头关节面是关节盂关节面的3倍。如此不稳定的装置,当然需要很多辅助稳定结构。肩关节的稳定装置有静力性与动力性两种。静力性稳定装置由关节囊以及增厚的关节囊韧带(如前方的盂肱上、中、下3组韧带及喙肱韧带等)和关节盂唇等组成。这些结构将肱骨与肩胛骨连接起来;肩锁关节和喙锁韧带将锁骨与肩胛骨强有力地连接起来。但就静力结构来讲,3块骨的解剖关系形似吊车装置,胸锁关节是支点,锁骨是吊杆,肩胛骨是吊钩,肱骨以下等是悬吊重物,肩锁关节和喙锁韧带是连接吊钩与吊杆之间的主要结构。"吊车装置"形象地勾勒出3骨之间的结构与力学传导关系。动力性稳定结构主要由包裹关节周围的肩袖、肱二头肌长头关节内段等组成。肩关节前下是薄弱区域,故而前下脱位最易发生。由于长期各种急性和慢性累积损伤,肩关节静力稳定结构出现松弛或缺失,肩关节活动支点和轨迹出现病理性改变,异常支点和异常活动轨迹的形成导致关节内外及周围组织继发性损伤,最终形成关节不稳定和功能障碍。临床上可见的此类疾病有肩峰撞击综合征、关节囊肱骨头附着损伤(如HTML等)、SLAP病、Bankart损伤和关节外各类滑囊炎症等。关节镜解剖与大体解剖不同,它描述从不同的关节镜入口能观察到关节内的解剖结构。肩关节镜入口作为观察的常用入口只有后上入口与前方入口。南加利福尼亚州骨科医院制订的肩关节镜外科镜下解剖结构观察目录,比较完整不至遗漏,操作起来有条不紊,在临床运用中很有价值。共有15个解剖位点(表10-1),其中10个位点从后上入口观察,5个位点从前方入口观察;而肩峰下间隙的观察位点也有8个(表10-2)。对于每个解剖点的理解请参考有关肩关节镜专著。

表 10-1　肩关节镜入口 15 点解剖观察

从后上入口观察
1. 肱二头肌长头肌腱及上方盂唇
2. 后方盂唇及后方关节囊隐窝
3. 腋下隐窝及肱骨头下方关节囊附着
4. 下方盂唇及盂关节面
5. 肩袖冈上肌肌腱部分
6. 肱骨头裸区及肩袖后部附着
7. 肱骨头关节面
从后上入口观察
8. 前上盂唇、上中盂肱韧带及肩胛下肌肌腱
9. 前下盂唇
10. 前下盂肱韧带从前方入口观察
11. 后方关节盂唇及肱骨头后方关节囊附着处
12. 后方旋肌袖部分包括冈上肌肌腱和冈下肌肌腱
13. 前方盂唇及下盂肱韧带肱骨头附着
14. 肩胛下肌肌腱及其肩胛下隐窝和中盂肱韧带盂唇附着
15. 肱骨头前方关节面、肩胛下肌肌腱肱骨头附着处及肱二头肌长头肌腱肩袖间隙通道

表 10-2　肩关节镜肩峰下间隙 8 点解剖观察

从后方入口观察
1. 肩峰下方及喙肩韧带
2. 肩峰外缘及肩峰下滑囊外侧皱襞
3. 肱骨头大结节冈上肌、冈下肌肌腱附着
4. 肩袖肌腱一骨结合部
5. 肩峰下滑囊内侧壁
从前方入口观察
6. 肩峰下滑囊后滑膜帘
7. 肱骨大结节肩袖附着后面
8. 肩袖前方、肩袖间隙及肩峰下滑囊前方隐窝

二、设备与器械

肩关节镜手术的设备与膝关节镜的有所不同，前者需要压力泵与维持体位的牵引装置或沙滩椅架。关节镜基本器械与膝关节镜相同，前者需要成套的全肩关节镜下的修补缝合器械系统（如 Spectrumset，Linvatec）、各种口径的防漏套管等。

三、手术环境

肩关节镜手术室配置和人员站立流动与膝关节镜手术有很大不同，主要是由患者体位决定的。以外展牵引位为例，主刀医师与助手围绕肩关节 0°～180°范围内站立流动，此处必须与麻醉台隔开，因此，麻醉台一般置于患者肚脐腹侧。关节镜设备组置于麻醉台的足侧，如果光导索、摄像头电线不够长，也可置于背侧近足部。在肩关节的腹侧与背侧可各放置一个 Mayo 台，分别放置成套手术器械与刨削手柄、摄像头等。洗手护士工作台在主刀的后方(图 10-1)。

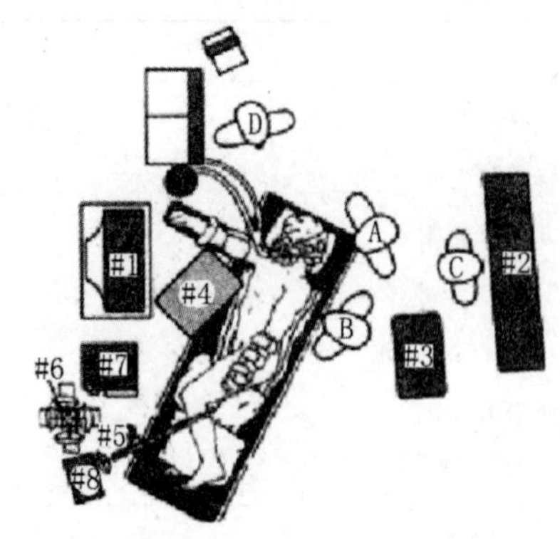

图 10-1 肩关节镜手术设备及手术人员位置

A. 主刀医师;B. 助手;C. 洗手护士;D. 麻醉师

1. 监视器;2. 手术器械;3. Mayo 台;4. Mayo 台;5. 牵引架;6. 悬吊架;7. 压力泵;8. 高频电刀

四、麻醉与体位

肩关节镜手术患者必须施行全身麻醉,手术过程中需要足够的肌肉松弛以及控制血流动力学参数。肩关节及其周围血供非常丰富,由于无法使用止血带,所以使用控制性降压措施并结合其他一些方法,就可以控制手术出血以达到关节镜手术视野的清晰。足够的肌肉松弛可使关节间隙在牵引下增大而方便手术。从某种角度讲,在肩关节镜手术中,仅有关节镜医师的经验技术而缺少麻醉师的配合,手术将不能成功。

肩关节镜手术的患者体位目前主要流行外展牵引和沙滩椅两种体位。前者患者取侧卧位,肩关节在牵引架牵引下维持外展 70°,前屈 15°,整个身体后倾 10°,一般牵引重量小于 7 kg;后者患者取坐位至少 60°,屈髋屈膝,肩胛骨脊柱缘置于手术台边缘。两种体位各有优缺点。外展牵引位具有关节间隙大且比较恒定的优点。缺点是有臂丛神经损伤的可能性;如果关节镜手术失败而转换成开放手术时,可能要重新铺巾,容易引起肩关节下脱位;图像不符合视觉习惯。沙滩椅位的优点:体位摆放方便迅速,神经损伤危险性降低,关节内解剖变形小,图像符合视觉习惯,上肢活动性好易于改用开放手术等;缺点:镜头易产生雾气,易致压迫损伤。但对于成熟的肩关节镜医师来说,究竟采取何种体位,取决自身技术特点以及患者特点。

五、一般操作技术与原则

一位能熟练操作膝关节镜手术的医师未必能很好地完成肩关节镜手术。主要是由于肩膝的解剖特征不同而形成了不同的手术技术特点和原则。①止血措施不同:膝关节能使用止血带,肩关节不能使用止血带而只能通过其他措施,主要有控制性降压、灌注液加肾上腺素,以及压力泵等的使用。②穿刺技术不同:由于肩关节腔外组织厚,有重要的神经血管毗邻以及关节腔有肩袖围绕,关节间隙又很窄,所以必须使用非贯穿性穿刺术,以免损伤这些重要结构。③套管技术:为了防止液体渗漏至关节腔外,强调钝性穿刺。由于腔外组织厚,若大量液体外渗导致组织水肿更厚,又有重要结构环绕,在穿刺口频繁进出操作器械会形成假道加重软组织损伤,增加了重要结构损伤的概率,所以必须在操作器械进出频繁的穿刺孔使用安全的套管钝性穿刺安装技术。由于肩关节镜部分的操作是在关节腔外进行,如肩袖修补,所以手术时间必须严格限制。

肩关节镜常用入口有后上入口(PSP)、前上入口(ASP)及前下入口(AIP 或 AMGP)。制作入口方法:首先,在制作入口前必须先用消毒标记笔绘出解剖标记点、线及入口点,即标出肩峰后外角、前外角、肩峰外侧缘中点、肩胛冈、锁骨前缘、肩锁关节、喙突和喙肩韧带等,然后连接起来;以拇指压住肩胛上窝,沿拇指缘画线,即可画出肩胛上窝周缘。肩胛上窝前缘即锁骨及肩锁关节后缘,后缘亦即肩胛冈缘。再画出后滑膜帘线，亦即肩峰下滑膜囊后界，具体方法是从肩锁关节后缘画一条与肩峰外侧缘垂直的线并向远侧延长 4 cm。最后很重要的是画出关节镜入口点。必须记住很重要的一点，画出的标记线实际上是骨性轮廓的浅表部，而手术入口却是位于骨性轮廓的深部以下的，所以，可根据骨性深部轮廓线作为参照。有些医师则直接画出骨性解剖标志深部轮廓线，它应该比浅表轮廓线宽大一些。后上入口一般位于肩峰后外角下方 2 cm、内侧 2 cm，或位于所谓后方的解剖“软点”处；“软点”的深层解剖位置位于冈下肌、小圆肌之间。制作入口时必须注意，从后方四边孔穿出的结构，包括腋神经与旋肱动脉，距肩峰后外角下 7～8 cm。在制作入口时，可以先以静脉穿刺针自后上入口标记点向喙突方向穿入，进入关节腔时有一种突破感，然后注射 20 mL 生理盐水，若在取走针筒时可见注入盐水自针筒流出，说明针在关节腔内，然后用镜鞘及闭孔器以上述方法穿入关节腔内，取走闭孔器可见先前注入的生理盐水流出，说明已经进入关节腔内。如果操作熟练，还可采用以镜鞘及闭孔器直接穿刺进入关节腔，具体方法是以钝头触摸肱骨头、关节盂后缘以及两者之间的“台阶”，然后向空隙处穿入关节腔，在穿刺过程中仍应以喙突为参考。前方入口的制作方法与后上入口的有所不同，后者是解剖定位后的“盲”穿，前者是解剖定位后的关节镜监视下的穿刺。体表解剖定位在喙突外侧沿喙肩韧带下缘呈外上内下排列的彼此间距约 1 cm 的两点上。前方需要制作几个入口，必须在关节镜初步诊断之后才能决定。如果发现存在 SLAP 病等，则只需做前上入口即可；如果是Bankart损伤等，则需要制作前上、前下入口。具体有两种方法：内外法和外内法。施行内外法时，先推进后上入口中的镜体接近前方恰好位于肱二头肌长头肌腱下方的前方关节囊，然后拔出镜子换作闭孔器并用力向前方穿破至皮下，形成一顶“帐子”，然后以尖刀片刺破皮肤，将镜鞘闭孔器推至皮外，将防漏套管顺闭孔器引入关节腔内，如此前上入口制作完成。而外内法，则先以静脉套管针在皮肤定位点穿入关节腔，关节腔内的位置恰位于肱二头肌长头肌腱下方的前方关节囊，此处也是肩胛下肌与冈上肌间的肩袖裂隙处，定位后作皮肤口，接着用交换棒或钝性闭孔器穿过防漏套管，然后先以闭孔器钝头穿入关节腔，再将防漏套管旋入关节腔。制作前下入口，一般只能用外内法。关节内位置位于肱二头肌长头肌腱、肩胛下肌腱及盂唇间的三角区内，低位入口时则正好位于肩胛下肌腱上缘或穿过该肌腱。制作前方入口时必须在喙突外侧以防损伤腋区臂丛神经血管束。另外，刺入关节腔时应采用先向外穿入，通过喙肱肌肌腱时再向内侧刺破关节囊的“波浪状”推进方法，以免损伤喙肱肌肌腱内侧的肌皮神经。然后，自前方防漏套管引入一根交换棒，并慢慢进入关节镜鞘，此时镜体自镜鞘慢慢退出，并监视着交换棒进入镜鞘引出后方入口，拔出镜鞘，顺交换棒插入防漏套管。完成了 3 个防漏套管的安装之后，关节镜的诊疗操作就可以在 3 个入口间相互转换。

六、专项操作技术与原则

专项操作技术并不是凭空形成的，它是针对肩关节常见疾病设计的系列技术。为修复重建肩关节损伤盂唇、关节囊韧带骨面撕裂伤、关节囊松弛、肱二头肌长头肌腱盂上附着处撕裂、肩袖损伤等，设计了骨面的锚固螺钉安装技术、全关节腔内的缝合技术、打结技术等，只有掌握这些技术并在使用时遵循一定的原则，才能完成关节镜下的各类肩关节手术。

锚固螺钉是一类尾部带孔、孔内含有缝线、螺头具有特殊设计的螺钉，螺钉部分固定入骨面一定深度并通过各种特殊设计，如螺纹(如 Linvatec 公司的 Revo 系列螺钉、强生公司的 Fastin 系列等)、弹力钢丝(如 B-2 螺钉)等结构与骨面隧道咬合，而尾孔内的缝线将自骨面撕裂的结构重新贴合固定于骨面。安装此类螺钉，必须先在骨面上开一钉道，为增强螺钉的抗拉伸强度。钉道必须与两个平面呈 45°角。另外，螺钉旋入浅深要得当，过深，钉道口骨性锐缘会磨断缝线；过浅，影响软组织贴合骨面甚至螺钉松脱。

将缝线穿过撕裂组织的两瓣，或自骨面上撕裂的一瓣组织，才能将两瓣组织缝合在一起或将一瓣撕裂的组织重新贴合固定于骨面。目前，将缝线穿过组织的器械主要有各种弯度的尖部带孔的引线器、中空的穿线器、鸟嘴钳等。

通过打结器在关节腔内打结，是非常重要的技术，甚至还形成了系统的打结理论。一般打结的两根缝线中总是以其中一根为轴线，然后以另一根围绕其打结。首先介绍半套结亦即滑结(不同于半方结)，又根据手法分为上手和下手两种。推结器推结是顺着轴线而下的，此时环绕线应不断间歇收紧来配合半套节下滑到位，这种技术被称为“推一拉技术”(push-pull)。总是沿着同一根轴线打半套结，得到的仍然是一对容易松脱的滑结。如果不断变换轴线来打半套结，那么就一根轴线来讲，它的行径会变得曲折，这样半套结就不容易松脱。当半套结的环线超过打结位置时，半套结就转换成半方结了，这种技术称为“Pastpoint技术”。由于第1个半套结在打第2个半套结时往往容易松弛，所以有些学者沿用了其他行业的一些打结并对其进行改良。目前有SMC结、田纳西结、Duncan结、Hangman结等。

七、并发症

肩关节镜手术的并发症可以分成以下几类：一般外科手术并发症、专科手术并发症以及专类手术并发症。第1类并发症主要是指诸如麻醉意外、出血损伤、手术感染等；第2类并发症是指与肩关节镜手术有关的并发症，主要是指皮肤压创、臂丛损伤、关节内外结构医源性损伤、腋神经损伤、肌皮神经损伤、肩关节周围大血管损伤等；第3类并发症是指锚固螺钉松脱、位置不正等。

八、围手术学与术后康复

肩关节镜手术是一种在全身麻醉、肌松及降压的情况下施行的微创手术，因此必须考虑到一些麻醉相关的禁忌情况。手术后建议使用镇痛泵止痛，撤除泵后必须使用镇痛药物并辅以理疗冰敷消肿治疗，使得康复锻炼在“无痛”下进行。手术后的康复训练必须是一种“安全”训练，即不至于损伤修复后的结构，所以锻炼的范围、程度在手术后的不同时间段内应有所区别。锻炼主要注重3个方面，即关节活动范围、肌力及综合动作训练。

（石利涛）

第二节 肘关节镜技术

一、概述

随着关节镜技术的普及与发展，对肘关节许多以往进行开放手术的疾病均可以在关节镜下诊断和治疗。由于肘关节周围血管神经丰富，解剖结构复杂，肘关节镜的开展还不够普遍。

二、手术适应证

(1)原因不明的肘关节疼痛，经其他诊断手段不能确诊者。
(2)肘关节内游离体、肱骨小头剥脱性骨软骨炎软骨碎片摘除及关节软骨修整。
(3)类风湿或结核性滑膜炎、化脓性关节炎、尺骨鹰嘴滑囊炎关节镜下滑膜部分切除清理。
(4)尺骨鹰嘴或鹰嘴窝内骨赘。
(5)肘关节肱骨小头骨折，镜下闭合复位固定术。
(6)肘关节粘连镜下松解术、肘管综合征和网球肘。
以上疾病均可在肘关节镜下检查手术。

三、操作前准备

标志肘关节的体表解剖结构，肘关节可选用2.7 mm或4.0 mm的30°关节镜头。备用刨削器和等离子刀以及手动关节镜器械。电视监视器放于患者对侧。必要时采用进水泵，也可采用3 000 mL生理盐水高挂于手术床以上1.5 m进行灌注。备用带有橡胶隔膜的套管，可以减少器械反复进出时损伤邻近神经血管，又可减少液体外渗进入组织间隙。手术过程中进水泵压力不要过大，维持在 5.3～8.0 kPa (40～60 mmHg)为佳。

四、麻醉与体位

可采用仰卧位、俯卧位或侧卧位进行手术。俯卧位或侧卧位有利于医师进行肘关节后入路手术操作，但不利于肘关节前室的观察和术中患肢的活动，故更多医生喜欢采用仰卧位手术。仰卧位肩关节外展 90°并屈肘 90°，该体位可使肘前窝的神经血管结构放松，使其远离手术入口。前臂牵引重量 5～6 lb (1 lb=0.454 kg)重锤，经滑轮悬吊牵引，也可采用徒手牵引。术者可根据需要自由调整肘关节屈曲角度以及前臂的旋前旋后活动。

麻醉可采用斜角肌间沟神经阻滞麻醉，可有效地使患肢肌肉松弛，并可配合使用上臂止血带控制出血，是最常使用的麻醉方法，其缺点为术后不能立刻进行神经系统的检查。局部麻醉的优点是安全，当器械靠近神经时患者会适时给医生以提示，其缺点是止痛不完全，患肢肌肉紧张，不能使用止血带。

五、操作步骤

(一)手术入路

1. 外侧入口

位于肱骨外上髁、桡骨小头及尺骨鹰嘴尖构成的等腰三角形的中心，又称为肘关节外侧软点(图10-2)。该入口可以通过触摸肘关节后方的骨性结构而准确定位，是肘关节穿刺最常选用的进针点。前外侧入口：是肘关节镜检查的标准入口，一般作为肘关节镜检的主要入口(图10-3)。根据入口与肘关节距离的远近，前外侧入口又分为：远端前外侧入口位于外上髁远端2～3 cm，前方约1 cm处；中间前外侧入口位于肱桡关节近端前方约 1 cm 处；近端前外侧入口位于外上髁近端 2～3 cm，前方约 1 cm 处。前外侧入口在桡神经下方通过，肘关节囊膨胀及屈肘可使桡神经移向前方，增加手术操作的安全性。一般入口越偏向近端越容易建立，且损伤神经的概率越小，但近端入路关节镜在软组织中走行距离长，影响器械操作的灵活性。

2. 前内侧入口

前内侧入口位于内上髁远侧 2 cm，前方 2 cm 处，相当于肘内侧屈褶纹延伸处。此入口在进入关节囊前要通过旋前圆肌的腱性部分及指浅屈肌的桡侧部分，从正中神经及肱动脉的下方经过(图10-4)。关节镜监视下从前外侧入口用 Wissinger 棒法建立前内侧入口更为方便及安全。

3. 后外侧入口

位于尺骨鹰嘴近端 3 cm 处，沿肱骨外上髁嵴，紧贴肱三头肌腱边缘的外侧穿入(图10-5)。在仰卧位时应将患者的肘关节屈曲 20°～30°，放松肱三头肌，同时应将后方关节囊膨胀。俯卧位时，应将患者的肘关节屈曲 90°，穿刺点位于肱骨外上髁嵴紧贴肱三头肌腱边缘，尺骨鹰嘴近端2 cm处。

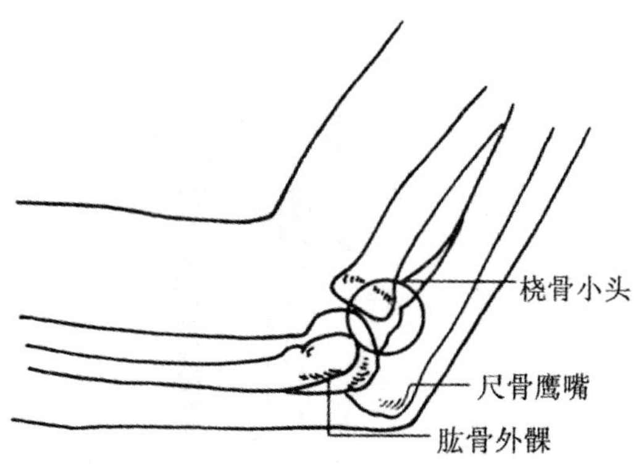

图 10-2　肘关节镜外侧入路示意图

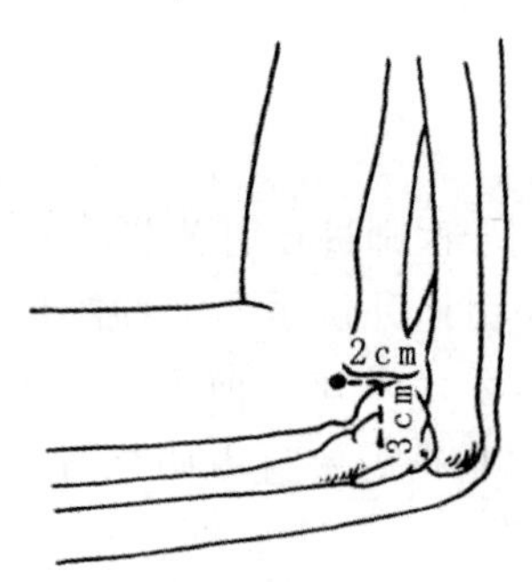

图 10-3 肘关节镜后外侧入路示意图

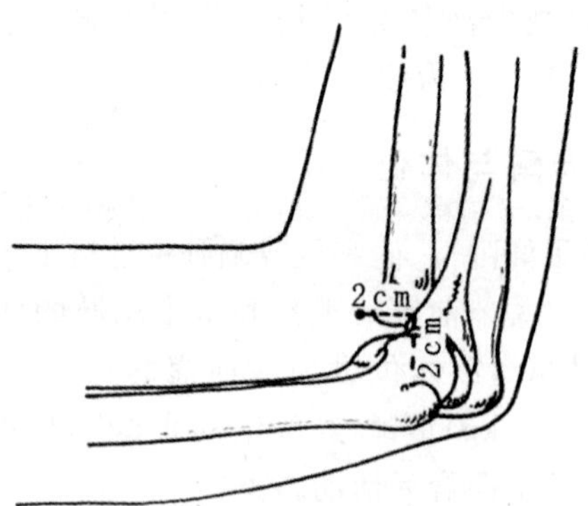

图 10-4 肘关节镜前内侧入路

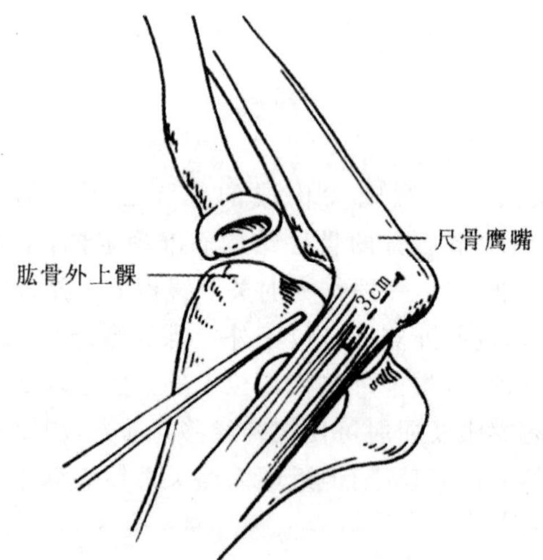

图 10-5 肘关节镜后外侧入路

4.后正中入口

位于尺骨鹰嘴尖近端 3 cm，后外侧入口内侧 2 cm 处仰卧位时肘关节体位同后外侧入口；俯卧位时肘关节屈曲 90°，入口点位于尺骨鹰嘴尖近端 2 cm 处。肘关节僵硬患者有时后正中入口更容易建立(图10-6)，可做为第一个建立的入口。

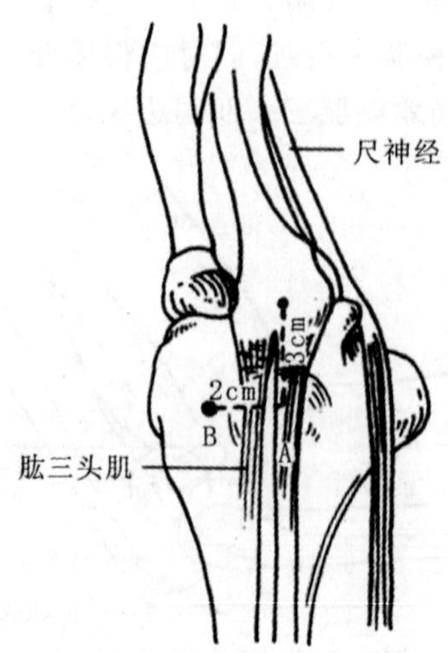

图 10-6 肘关节镜正后方入路

5. 内上入路(髁上前内入路)

俯卧,在内上髁近侧 2 cm 处,关节镜穿过肌间隔前方,紧贴近端肱骨面(可防止损伤正中神经、肱动脉),对准桡骨小头方向插入关节镜(图 10-7)。可显示整个肘关节内结构。

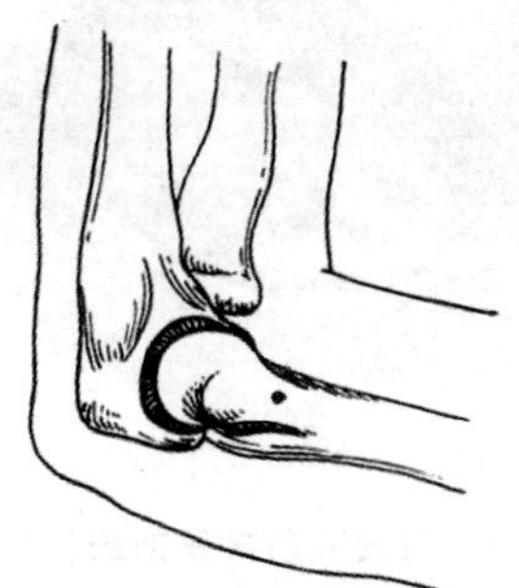

图 10-7 肘关节镜内上入路

(二)肘关节镜检查

肘关节解剖复杂,血管神经丰富,关节镜检查前,应首先将各骨性标志在体表用记号笔标记清楚(图 10-8),供术中定位参考。用注射器于外侧入口穿刺进入肘关节,注入含肾上腺素的生理盐水25～30 mL使肘关节囊膨胀。注意穿刺不宜过深,否则冲洗液注入前方软组织引起关节外肿胀。自前外侧入口插入 18 号硬膜外针,观察有液体流出确定其位于关节腔内。拔除穿刺针,于该部位用尖刀切开皮肤 3 mm,止血钳钝性分开至关节囊,将关节镜穿刺套管插入关节内,连接进水管。此入路可用以检查尺骨冠状突、冠突窝、滑车嵴以及内侧关节囊,屈伸肘关节可以检查冠状突有无撞击;将关节镜回拉少许,可观察到部分桡骨头及肱桡关节,前臂旋前、旋后位可观察到上尺桡关节。

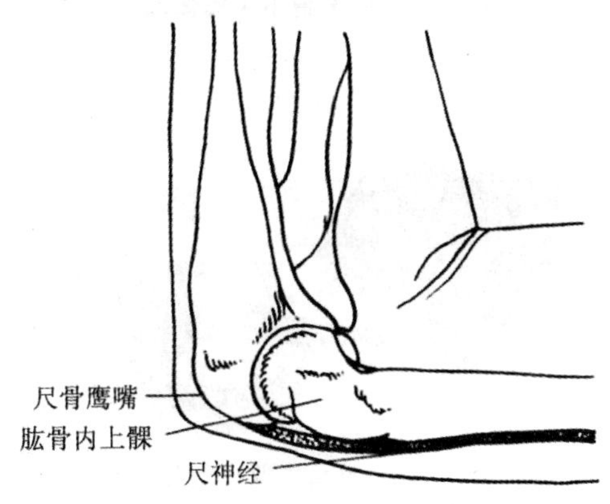

图 10-8 肘关节镜术前应标记的部位

前内侧入口,可以采用前外侧入口相同的方法自外而内建立,也可以从前外侧入口用Wissinger棒建立通道。Wissinger 棒法时,将关节镜向前推至内侧关节囊,到达预定的内侧入口位置后,拨出关节镜,插入 Wissinger 棒,推进直至顶起内侧的皮肤,将皮肤切开一小口,使交换棒穿出皮肤,再将关节镜鞘管顺交换棒插入关节腔,移除交换棒后插入关节镜。前内侧入口可以观察尺桡关节、肱桡关节、桡骨头及环状韧带(图 10-9)。施加外翻应力可以清楚观察到肱骨小头。与前外侧入口协同操作,可完成肘关节前方的游离体取出(图 10-10、图 10-11)、剥脱性骨软骨炎的清理、冠突窝骨赘的磨除等手术。

保留进水通道,维持关节囊膨胀,采用由外向内的方法建立直接外侧入口,插入套管时注意操作轻柔,避免损伤关节软骨。该入口可观察肱骨小头凸面及桡骨头凹面,有助于对剥脱性骨软骨炎软骨损害的全面评估;此外尚可观察鹰嘴与滑车关节的外侧面等,小的游离体常隐藏在此处。

可经直接外侧入口关节镜引导下建立后外侧入口或后正中入口,在关节镜下观察鹰嘴窝、尺骨鹰嘴及滑车后方,游离体常因重力作用存留在此间隙。通过此入口尚可进行骨赘的清理等手术,操作时注意保护后内侧的尺神经。

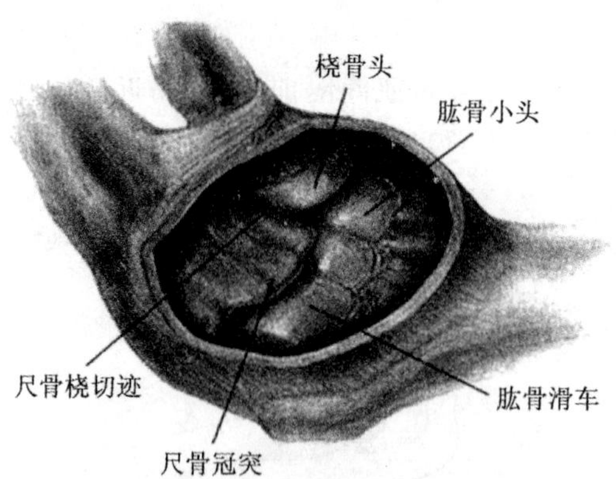

图 10-9　肘关节前方解剖结构示意图

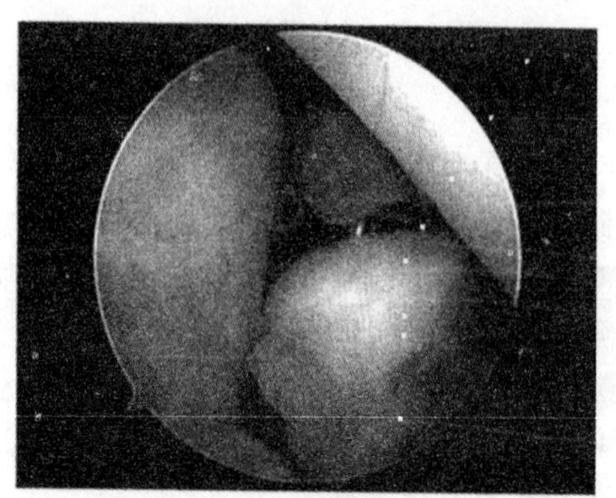

图 10-10　关节镜下游离体取出

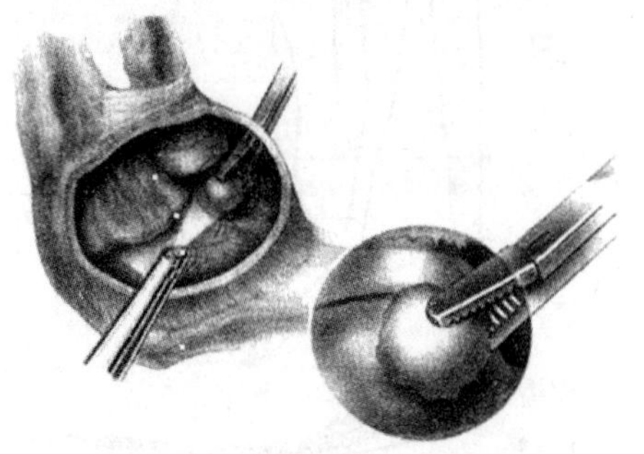

图 10-11　游离体取出示意图

（三）肘关节游离体取出

肘关节游离体多发生于肘关节创伤性骨关节炎、滑膜软骨瘤病等疾病。由于游离体在关节内游动，往往造成关节内绞锁，造成关节软骨面损伤。软骨游离体没有钙化则 X 线不显影，有时关节内游离体的数目与 X 线片的显示情况不一致，手术时注意切勿遗留游离体。关节镜下检查发现游离体多位于前关节腔或鹰嘴窝内，关节内多有增生、肥厚、滑膜充血水肿，由于游离体撞击造成上尺桡关节和肱桡关节表面损伤不平，桡骨头软骨破坏，旋转活动受阻挡。如果视野不清楚，可用刨削器或射频汽化清除增生肥厚的滑膜组织，再进行游离体取出术。太大的游离体不好取出时，可以咬碎后取出，但取出后应将其拼在一起观察有无缺损，以免遗留。如果游离体游动不好咬住时，可以用针头刺入游离体再用游离体钳夹住取出。

六、术后处理与功能锻炼

使用止血带进行关节镜手术时有可能出现肢体的暂时性麻痹，通常发生在长时间的手术之后。如果需要用止血带，应该在 60～90 min 后放气。仔细观察止血带的压力和测试止血带表的准确性可减少这些问题。一般止血带性麻痹通常较轻，几天后就可消失。

术后注意观察早期肘关节软组织肿胀情况，严防组织张力过大导致的前臂缺血性肌挛缩；注意检查有无血管神经损伤的迹象。只要病情允许，即应鼓励患者早期开始肘关节的主动与被动活动。除各部位关节镜手术共同的并发症外，肘关节镜手术报道较多的并发症主要为桡神经损伤、尺神经损伤、正中神经损伤和皮神经损伤等并发症。1986 年，北美关节镜学会报道了 1 569 例肘关节镜手术，其中 1 例尺神经损伤，2 例感染。Thomas、Andrews 等也相继报道了术中桡神经损伤及正中神经麻痹的病例。因皮神经损伤导致的感觉异常也有报道。

（刘陆勇）

第三节　腕关节镜技术

腕关节镜的应用还较少，近年来，已明确腕关节镜在诊断方面较影像学检查更为准确，在治疗方面也取得了较大的进展。腕关节镜手术可选择在局部阻滞麻醉或全身麻醉下进行。使用上臂气囊止血带，能在处理关节内骨折时使视野更清晰。国人腕关节镜的直径以 2.3～2.7 mm 和 25°～30°前倾角最适合。牵引装置用于放松腕关节，以牵引架较常用，其优点在于可无菌消毒，并高度灵活，允许腕关节在手术中有一定的屈、伸、尺偏和桡偏的活动度。牵引重量为 5～6 kg，以塑料手指牵引套套在食、中、环 3 个手指上。在整个手术过程中必须做关节灌洗和扩张以保证关节内结构、视野清晰。腕关节镜手术入路包括桡腕关节入路和腕中关节入路。桡腕关节入路取名于相关的伸肌肌腱分隔和相互联系，依次命名为 1-2，3-4，4-5，6R 和 6U。1-2 入路位于桡侧腕长伸肌腱的桡侧和桡骨远端的远侧，通常用作辅助操作入路。3-4 入路位于拇长伸肌腱和指伸肌腱之间，Lister 结节远端，为最常用和最方便的入路，除了远端的尺侧结构如月三角韧带外，它几乎能达到桡腕关节的任何区域。4-5 入路位于指伸肌腱和小指伸肌腱之间，其非常便于关节内操作，因为手术器械能够到达桡腕关节的尺侧和桡侧。6 R 入路位于手背第 6 间隔，尺侧腕伸肌腱的桡侧，能够进行清创和修复三角纤维软骨复合体（TFCC）。6 U 入路位于尺侧腕伸肌腱的尺侧，通常用作出水道，也可用于修复 1 B 型 TFCC 损伤。腕中关节入路以关节的位置命名，包括腕中、腕中尺侧、舟大小多角关节和三角钩关节。腕中桡侧是腕中关节检查最常用的入路，腕中尺侧用作引流或手术器械的进入处。舟大小多角关节适宜做导水口或处理舟骨病变，舟大小多角关节由于结构紧密，相对少应用。

一、临床应用

（一）关节镜下腕节横韧带松解减压治疗腕管综合征

1. 概述

腕管综合征多见于中、老年女性和 Colles 骨折患者。临床特点是拇、食、中指的指腹麻木刺痛，肢端感觉异常，特别是腕关节背伸和屈曲位手指麻木，睡眠状态下常因手麻木而惊醒，为缓解症状患者常采取手下垂或甩动腕关节，麻木症状可自行消失，临床经验不足者常误诊为颈椎病。查体正中神经支配区痛觉减退，严重者大鱼际肌萎缩，拇指对掌力量减弱，腕管区 Tinel'S 征阳性。传统的治疗方法采用非手术治疗，无效者采用开放手术腕横韧带切开，正中神经松解减压术治疗。开放手术常见的并发症有神经损伤和掌浅弓血管损伤，血肿形成、伤口感染、神经松解不彻底和反射性交感性萎缩症。

2. 麻醉与体位

仰卧位，患肢外展，臂丛或局部麻醉，免用止血带。

3. 手术入口设计（Chow 两点法）

（1）远端出口，拇指外展 90°位，在拇指尺侧画一条平行线，于环指掌面桡侧向腕横纹处画一垂直线，两线相交点的平分夹角，再向尺侧延长 1 cm 即为腕管手术出口。

（2）近端入口，于豆骨近端 15 mm，再向桡侧 15 mm 即近侧腕横纹掌长肌腱的尺侧缘为腕管的入口

(图 10-12,图 10-13)。

4.手术操作步骤

常规消毒铺单后,用尖刀在腕部近端入口处切开皮肤 6 mm,止血钳分离皮下组织及腕管,插入圆钝头穿刺锥及带槽套管,于腕管远端出口处穿出皮肤(图 10-14)。在套管的近端置入关节镜,套管槽沟朝上。关节镜下显示白色光滑的腕横韧带的纤维组织,从远端插入钩刀,切开腕横韧带(图 10-15),脂肪组织随之突入套管。用探钩检查腕横韧带是否已完全切开,减压是否彻底。

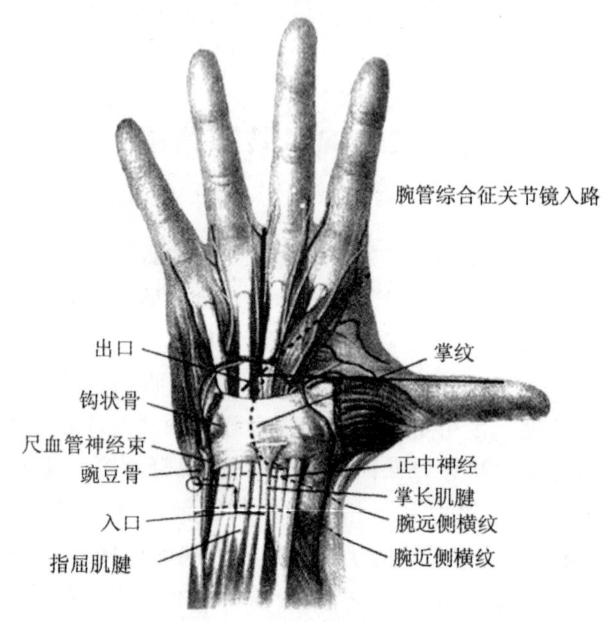

图 10-12 手术入路体表定位

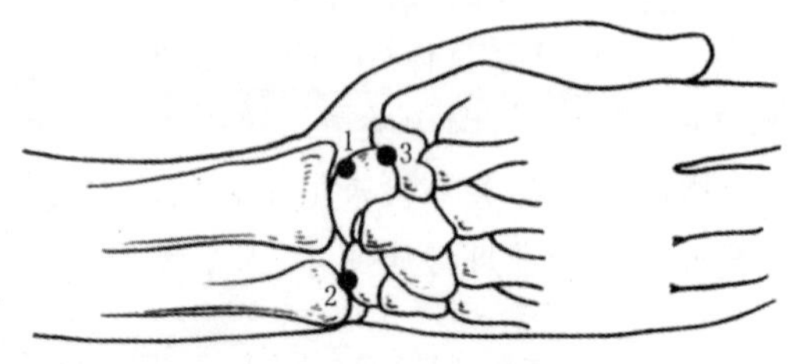

图 10-13 腕关节镜入路

1.桡腕关节入路(腕背桡侧入路);2.腕中关节入路(腕背尺侧入路);3.掌背桡侧入路

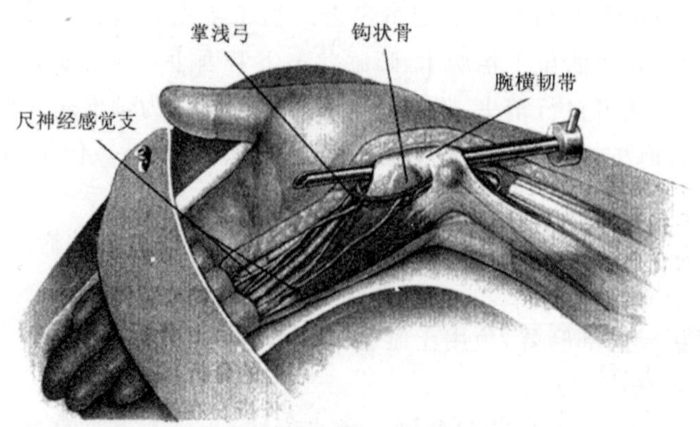

图 10-14 插入带槽的套管

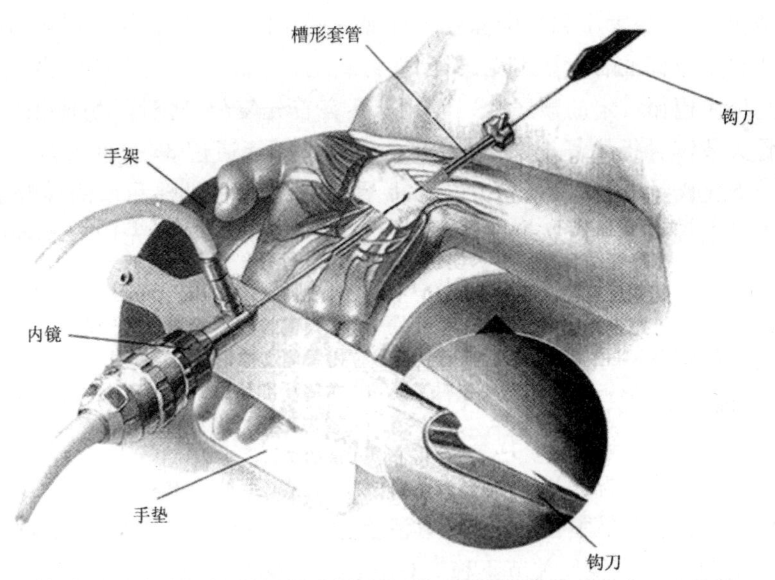

图 10-15　关节镜监视下切开腕横韧带

5. 术后处理

术毕切口用创可贴粘贴，绷带包扎，进行抓握活动，以便促进血液循环，防止肿胀。术后口服甲钴胺片 500 μg，3 次/天。

6. 评价

术前选择合适的手术适应证十分重要，如果正中神经返支嵌压，大鱼际肌萎缩明显，肌力0～1 级、肌电图显示失神经支配电位，Colles 骨折严重成角畸形愈合合并腕管综合征者，不适合本方法，建议开放手术治疗。钩刀不要脱离套管角度不要太偏向尺侧，否则有发生血管或尺神经损伤的可能。穿刺锥不要刺入太深，靠近远端易损伤掌浅弓。正中神经在腕管内位于第 3 指蹼与掌长肌腱连线的桡侧缘，术前应准确定位。术中将腕关节和手指背伸，以便腕管内结构贴向腕管背侧，防止血管、神经损伤。腕管切开后用探钩探查松解是否彻底，以免遗漏影响手术效果。

Chow 报道了采用镜下腕管切开减压治疗 84 例 116 个关节，术后 5 年的随访结果，手术成功率为 93.3%，复发率为 0.96%。Shinya 报道了 88 例 107 个腕关节镜手术疗效情况，经随访3～18个月平均 7 个月，优 73 例，良 25 例，中 3 例，差 6 例。Boeckstyns 复习了 84 篇有关文献，对关节镜下腕管切开术与开放手术的并发症进行了比较，关节镜下手术共 9 516 例，开放手术1 203例，神经损伤发生率分别为 0.3%和 0.2%。采用关节镜监视下 Chow 法腕横韧带切开减压治疗腕管综合征，手术创伤小，切口仅 5 mm，组织反应轻，可在局部麻醉下进行，不需要止血带，10～15 min 即可完成手术操作。通过带槽工作套管，潜行切开腕横韧带，不需要切开腕掌部皮肤和皮下组织，可免除因腕掌部切口引起"触发性、痛性瘢痕"形成。腕横韧带切开术后，有利于改善神经血管的微循环，有利于神经脱髓鞘后再髓鞘，促进神经传导功能的恢复，术后手指麻木刺痛症状可明显缓解。

（二）桡骨远端关节内骨折

通过腕关节镜发现桡骨远端骨折常合并韧带撕裂，如忽略损伤韧带的治疗，骨折愈合后仍可遗留腕关节不稳。传统治疗方法要达到关节面解剖复位有一定的困难。腕关节镜能在直视下检查舟月韧带、月三角韧带及 TFCC 的损伤情况，以及关节面的复位情况从而采取相应的处理措施。手术的最佳时间是伤后 7～10 d，此时关节内出血基本停止，故视野清晰，骨折和韧带的愈合过程尚未开始，便于手术复位。Dio 等对桡骨远端骨折做传统切开复位内固定和关节镜下复位内固定进行比较，结果经关节镜治疗的患者在腕部活动范围、握力、掌倾角、尺骨移位和关节面愈合等方面都明显优于传统切开复位内固定者。腕关节镜治疗桡骨远端关节内骨折最佳适应证是桡骨茎突骨折，掌侧或背侧 Barton 骨折，掌侧或背侧 die punch 骨折（月骨冲压桡骨远端关节面引起的骨折），有 3～4 块明确骨折片的关节内骨折。在镜下可以清楚地观察到大部分关节内结构、骨折块大小和移位程度。直视下用克氏针或探针作为撬棒，通过轻柔撬拨可以将关节内骨折复位。达到复位标准后直接用克氏针、螺钉或钢板固定，然后根据其稳定性和骨缺损情况决定是否植骨。骨折的复位应遵循一定的顺序。一般桡骨茎突首先复位，将骨折块应用1或多枚克氏针固定于骨干。接着将月骨关节窝骨折块复位。背侧 die punch 骨折能通过 3～4 间室远端小切口进行骨移植，抬升的关节面用软骨下克氏针支持。掌侧 die punch 骨折在掌侧屈肌腱和尺侧神经血管束之间显露，骨折块复位后用掌侧支撑钢板固定。对掌侧 Barton 骨折做掌侧标准切口，先用克氏针临时固定，将掌侧 T 形钢板螺钉固定并调整好后，再拧上其余的螺钉。

（三）三角纤维软骨复合体（triangular fibrocartilage complex，TFCC）损伤

据损伤的病因及部位将 TFCC 损伤分为创伤性损伤 1 类和退行性损伤 2 类。1 类又分为4个亚型，目前，唯一可行的腕关节镜下软组织修复就是 TFCC 损伤，报道主要集中于 palmer 分型 1 B 型、1 C、1 D 型仍存有争议。通过腕关节镜，可在直视下观察 TFCC 损伤的范围、形态、位置、断裂情况，以及腕骨和尺骨头软骨软化和腕骨间相互变化情况。Weiss 等认为腕关节镜检查是诊断 TFCC 损伤的金标准。

1 A 型损伤暂时制动后如效果不佳，关节镜下清除损伤组织是最佳的治疗方案。Osterman 认为，组织清除不能超过 2/3，否则将导致桡尺关节不稳。1 B 型损伤在关节镜下的修复方式可分为两大类：内到外套管法和外到内缝针法。内到外套管法即从 1～2 入路，将 20 G 硬膜外穿刺针穿过 TFCC 撕裂部分，接着穿越尺腕关节囊，在尺侧小纵切口穿出，将 2-0 的聚二恶烷酮缝线穿入针中，针退回尺侧切口，线固定于皮肤上，然后带线的针向背侧或掌侧移动 3～5 mm 再次穿过 TFCC，从皮肤穿出，线圈留在皮肤外面，形成一个水平褥式缝合，将 TFCC 撕裂部拉紧，重复相同步骤 2～3 次，最后在关节囊外打结。

（四）舟骨骨折

腕关节镜下经皮用螺钉固定舟骨骨折非常有效。对舟骨骨折，特别是近端或腰部骨折，宜采用腕中关节 MCR 入路观察复位情况。可经皮插入克氏针经过骨折块的近端和远端，并撬拨复位。Whipple 设计了一种特殊的加压固定导向器，能使导针经皮正确插入，随后置入螺钉固定骨折块。此法复位较之切开复位更为准确，创伤更小，术后恢复活动也更早。但此法不适用于舟骨近端骨折。Joseph 等运用关节镜下复位、背侧经皮加压螺钉固定能很好地解决这一问题。其关键步骤是先用细导针从背侧至掌侧沿舟骨长轴进入，使骨折块复位并临时固定，然后用关节镜在腕中关节检查复位情况及韧带损伤情况，最后用微型加压螺钉固定骨折块。

（五）急性腕不稳

为在腕关节镜下评价腕部骨间韧带的稳定性已建立了分级系统。1 级：通过桡腕关节的骨间韧带松弛或出血，腕中关节无裂隙或移位。2 级：韧带松弛，在腕中关节腕骨间有裂隙，可插入细探针。3 级：从腕桡与腕中关节都能看到近侧腕骨间的移位，细探针能进入腕骨间裂隙，扭转探针可使裂隙分离。4 级：2.7 mm关节镜能进入腕骨间裂隙。急性舟月或月三角韧带损伤可导致腕中关节面不平整，应在关节镜下予以复位并做钢针固定。对于舟月关节不稳的患者，关节镜首先置于 3-4 入路，细克氏针从背侧解剖烟壶口向月骨进针，镜下见克氏针进入月骨。然后关节镜置于 MCU 入路。

观察舟骨和月骨的转动情况。舟月关节解剖复位后，克氏针进一步进入，通过舟月关节使骨折块暂时稳定，然后在镜下或 C 形臂 X 线机下附加打入 3～4 枚克氏针控制骨折块的转动。腕关节肘下石膏制动，1 周后拔除克氏针。然后用肘下可移动夹板再制动 4 周，同时加理疗。4 级损伤通常需要切开关节，修复背侧舟月韧带。

（六）腱鞘囊肿切除

1995 年，osterman 等首次对发自舟月关节附近的腕背侧腱鞘囊肿采用关节镜下切除术，以6 R入路为观察口，经 3-4 入路插入电动刨削器，将背侧腕关节囊刨削出 1 cm 的切口，蒂部切开后，囊肿内黏液流出，从外观上囊肿消失。手术的原则是在腱鞘囊肿的蒂部切开，使囊肿液自动引流而使囊肿皱缩，同时破坏病理上的单向瓣效应，以防复发。与切开手术比较，关节镜手术为微创手术，术后患者瘢痕小而美观，且可以更早恢复活动。术后的复发率也明显低于切开手术。此外，手术同时可检查舟月韧带。

二、并发症

腕关节镜的并发症很少且往往很轻微，多数可以预防。关节内结构的破坏可能是最常见的并发症，为了预防其发生，手术医生应熟悉腕部的解剖标志，皮肤切开前先用针头试探，确保其进入关节内无阻挡；进入关节后用钝头套管针，以免损伤软骨面；在克氏针固定骨折块及缝针修补软骨盘时为避免对神经血管的损伤，可应用软组织保护器。

（刘陆勇）

第四节　髋关节镜技术

一、髋关节镜技术

（一）概述

髋关节疾病仅次于膝关节，但髋关节镜手术远远少于其他关节的手术。由于其位置深在，周围有丰厚的肌群和软组织包绕，有时临床检查、诊断和治疗比较困难。随着关节镜技术的应用，许多髋关节内疾病可通过关节镜进行诊断检查和镜下手术治疗。Dorfmann 报道了 12 年间413 例髋关节镜手术经验，以原因不明的髋关节疼痛进行诊断性髋关节镜检查占 68%，另外为游离体取出和髋关节骨性关节炎清理。

（二）手术适应证、禁忌证与并发症

1. 适应证

（1）游离体取出和髋关节骨性关节炎清理是其绝对适应证。

（2）髋臼发育不良合并骨性关节炎，适合于初期和部分进展期，不适合于晚期患者。

（3）股骨头坏死适合于 Ficat 分期Ⅰ～Ⅱ期的病例，Ⅲ～Ⅳ期股骨头塌陷伴者原则上不选用。

（4）髋关节内肿瘤性质不明确，关节镜下活检。

（5）强直性脊柱炎早期，关节间隙无狭窄，影像学显示滑膜组织肥厚，关节内积液，保非手术治疗效果不明显者。

（6）髋关节感染非手术治疗无效，可行关节镜下清理，进一步明确细菌学诊断并行关节内灌注负压吸引术。

2. 禁忌证

（1）关节严重粘连或强直者。

（2）关节囊挛缩，关节间隙难以牵拉张开者。

（3）关节囊有严重破裂者。

（4）局部有化脓性感染或有其他脏器疾病不能耐受手术者。

3. 并发症

（1）牵引床立柱挤压可引起会阴部或会阴神经损伤，严重者可致坐骨神经、股神经损伤。

（2）手术灌注可致腹腔内渗液。

（3）器械操作过于粗暴，可引起软骨损伤，甚至股骨头骨坏死等。

（三）设备与器械

（1）关节镜设备系列，包括摄像成像系统、监视器、冷光源。

（2）手动器械和电动切割刨削系统。

（3）广角关节镜直径 4.0 mm 30°、70°。

（4）射频气化仪和不同角度气化电极。

(5)计算机视频采集系统,收集图像资料。

(6)X线透视机。

(四)麻醉与体位

硬膜外或全身麻醉,仰卧位,置手术牵引床上,采用外展牵引位(图 10-16)。

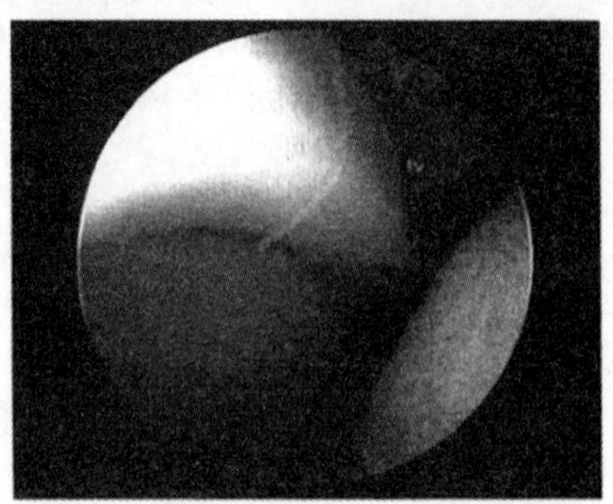

图 10-16 髋关节镜手术采用外展牵引位

(五)术前准备

(1)备C形臂或C形臂双关球X线透视机、牵引床。

(2)患者仰卧位于牵引床上,双下肢对抗牵引,牵引重量为 20～40 kg,将髋关节间隙牵开,以便关节镜进入。C形臂X线透视确认,如出现"半月征"则表示髋关节间隙已经拉开,股骨头上缘与髋臼缘的垂直距离应大于 10 mm(图 10-17)。

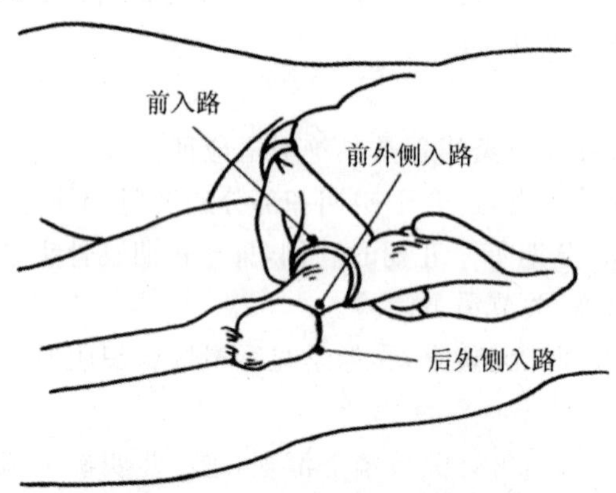

图 10-17 牵引下股骨头半脱位状态

(3)术前标记股神经、血管、股外侧皮神经的走行,股骨大转子、髂前上棘等骨性标志和关节镜入口(图 10-18)。

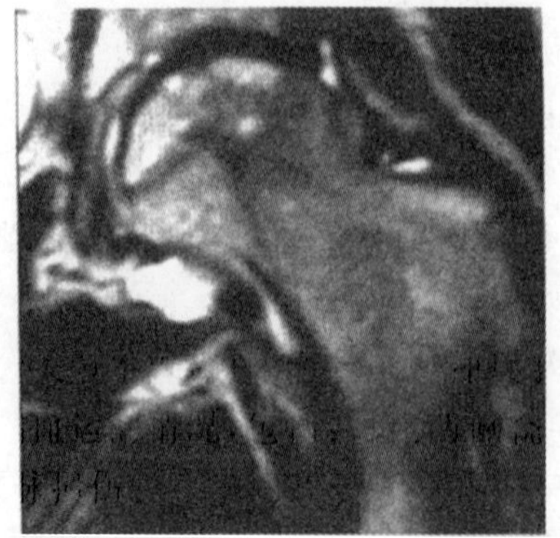

图 10-18 髋关节镜入路

（六）操作步骤

(1)在股骨大转子顶点向腹股沟韧带的中点方向与躯干纵轴线呈30°～45°进行穿刺。针头连接输液管和注射器，并充满生理盐水。由于牵引后髋关节腔内产生负压针头进入关节腔后，液体被主动吸入关节腔内6～10 mL，液体注入后反流，标示穿刺成功。注入含肾上腺素的生理盐水40～60 mL，将髋关节腔充盈扩张。

(2)关节镜直视下，在大粗隆前外侧或后外侧置入穿刺锥套管建立工作通道。由于股骨头为球形曲面，难以观察全面，可采用30°或70°关节镜交替使用，术中内、外旋转可增加观察股骨头的视角。

二、髋关节镜技术的临床应用

（一）髋关节清理减压术治疗股骨头骨坏死

1.概述

股骨头缺血性坏死（avascular necrosis，AVN）的病因和病理变化较为复杂，目前多数学者认为股骨头缺血性坏死与应用激素、饮酒和创伤等因素有关，这些会造成股骨头血供障碍，以股骨头缺血或静脉回流受阻等一系列病理改变为主。股骨头缺血性坏死是骨科领域尚未解决的难题之一。对AVN的治疗主要有非手术治疗、姑息性手术治疗及人工关节置换术。人工关节置换术主要用于晚期AVN继发髋关节骨性关节炎的患者，人工关节置换受病变程度、年龄和人工关节使用寿命等因素的制约并非首选。姑息性手术治疗为延缓股骨头坏死的发展起到了积极的作用。姑息性手术治疗以钻孔减压植骨术为代表的方法已沿用多年，为延缓病程发展、减轻临床症状和改善功能等方面起到了一定的作用。但是，术后不少患者疼痛症状缓解不显著，其疗效并非理想。甚至有的单纯髓内减压术后加速了股骨头塌陷的发生。如果股骨头顶区一旦发生塌陷，则预后欠佳，如能早期发现并予以适当的积极处理，则有可预防股骨头塌陷的发生。

2.适应证

Ficat 0～Ⅱ期的股骨头外形轮廓和关节间隙正常，属于较早期改变，股骨头并无塌陷，X线片显示其压力线和张力线无形态结构改变，在MRI图像上可以发现股骨头顶部有低信号区(图10-19)。对于年龄较轻、病变在0～Ⅱ期的患者，非手术治疗无效且人工关节置换条件尚不成熟的患者，早期采取小直径低转速、多孔道钻孔减压和髋关节镜监视下关节镜清理术，有助于减轻关节疼痛、改善功能、延缓病情发展。

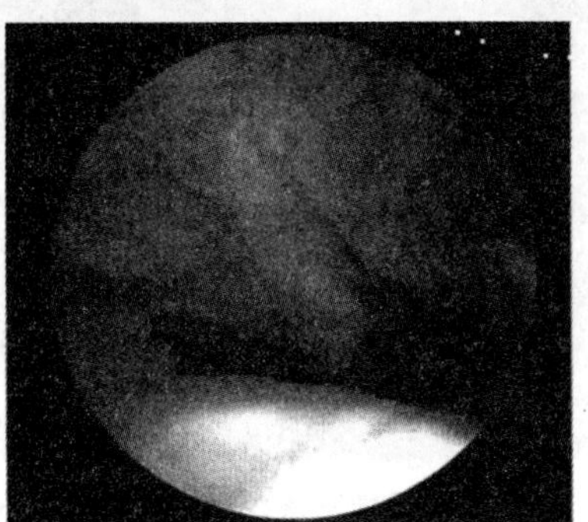

图10-19　MRI示股骨头负重区坏死，信号异常

3.术前准备

同髋关节镜手术外，准备直径3.0～4.5 mm的克氏针和电钻，进行多孔道减压。双管球或C形臂X线透视机备用。术前根据X线片CT或MRI资料预先设计钻孔位置、深度，术中应用带有刻度的钻或导针。术前将髋关节骨性标志、血管神经走行、大转子顶点和前后各3～4 cm处分别标记，作为关节镜和器械入口。

4.麻醉与体位

硬膜外麻醉，仰卧位，患者置骨折牵引床上，患肢牵引，对侧对抗牵引，重量20 kg。

5.操作步骤

(1)穿刺：选用18号穿刺针，长度25 cm，进行髋关节穿刺，注入生理盐水扩张关节腔，液体反流说明穿刺针已在关节腔内。

(2)在针旁 5 mm 切开皮肤 4 mm，将穿刺锥和关节镜套管穿入关节腔内，其方向与穿刺针一致，与身体纵轴呈 45°，穿透关节囊后退出钝性针芯，连接关节镜和进水管。穿刺锥勿损伤股外侧皮神经、血管和关节软骨面。

(3)在关节镜直视下置入另一个关节镜套管，进行滑膜切削和等离子刀消融和清理滑膜和软骨创面。

(4)关节镜检查证实，股骨头坏死各期均有滑膜组织充血水肿、增生肥厚(图 10-20)关节腔内有大量漂浮颗粒、碎屑和组织碎片。关节镜下手术包括刨削清理增生肥厚、充血水肿的滑膜组织，清除关节内碎屑、游离体、软骨降解微粒、微结晶、大分子成分、炎性因子和致痛物质，改善关节内环境。清除影响关节活动的因子，解除关节内功能紊乱。

(5)在 C 形臂透视下用直径 3.0～4.5 mm 钻头，进行股骨头髓内减压，采用低速电钻或手摇钻对坏死区进行多孔道扇形减压或减压孔 3～5 个(图 10-21)。

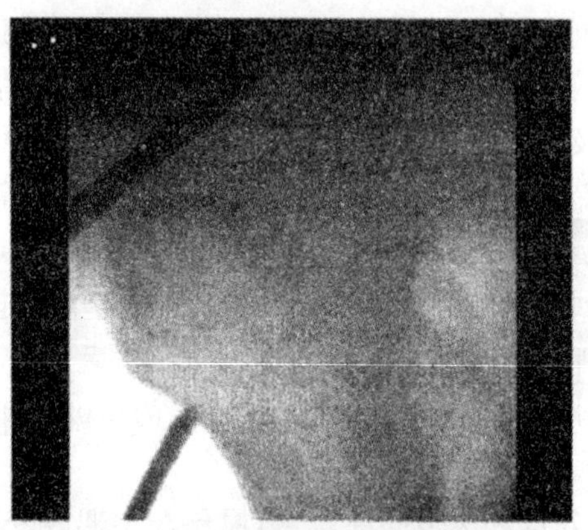

图 10-20　髋关节滑膜增生水肿

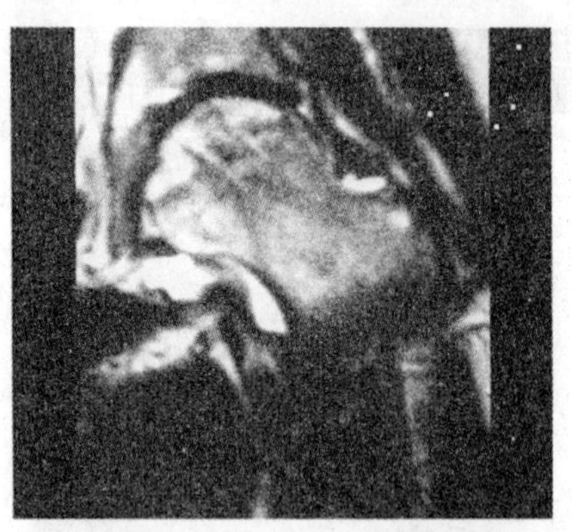

图 10-21　在 C 形臂监视下进行股骨头钻孔减压和清理术

6.评价

过去股骨头坏死术后临床症状改善并不明显，股骨头坏死的髋关节 MRI 显示除了股骨头坏死的改变外，关节内滑膜组织肥厚，关节腔积液，说明关节腔内有滑膜炎和继发性骨性关节炎的病理改变。

股骨头形态和软骨随病变程度发生相应的变化。Ficat 0 期关节内以滑膜炎改变为主，关节软骨及负重区改变不明显。Ⅰ期股骨头负重区软骨面有 1～2 mm 的凹陷，Ⅱ a 期股骨头表面为弧形凹陷大于 2 mm，Ⅱ b 期关节面呈橘皮样不平负重区软骨呈刨冰样碎裂，说明软骨下骨已有微小骨折发生，Ⅲ期关节软骨呈鹅卵石路面样高低不平，有的软骨下骨分离、剥脱，软骨下骨裸露和关节内游离体。股骨头缺血坏死发生疼痛的原因除了股骨头缺血和骨内压高之外，与关节内滑膜炎和关节内结构和内环境紊乱有关。传统的髓内减压用的钻头为联合钻，直径较粗(8～12 min)。直达股骨头的软骨下骨，通过隧道清除大量骨质后，股骨头负重区骨质已被掏空，破坏了股骨头的正常排列结构，失去了正常支撑作用。尽管植骨也难以恢复原有的结构。股骨头髓内减压采用高速电钻，钻头高速旋转摩擦可产生高热，致股骨头和隧道周壁的骨细胞坏死，对股骨头负重区埋下了一个危险的、随时塌陷的陷阱。目前采用的多隧道、细直径、扇形股骨头减压，由于钻头细采用低转速，不产生高热，不造成骨细胞坏死，有利于修复。隧道与隧道之间保留了隔离支撑带，即可以达到减压和改善血供目的，又起到了支撑和缓冲应力的作用，有效地避免了股骨头塌陷。股骨头钻孔减压后阻断缺血坏死的进程和炎症过程的恶性循环。在髋关节镜监视下手术，可有效地防止关节软骨面穿透伤。

（二）髋臼盂唇病变

髋臼盂唇对增加股骨头包容、传递关节应力、稳定髋关节具有重要意义，盂唇病变将增加髋关节骨性关节炎的发生率并加速关节退变的进程。盂唇富含痛觉神经末梢，盂唇病变本身也可引起疼痛、弹响、绞锁、关节失稳等一系列的髋关节症状。经髋关节镜检查证实：40%的不明原因髋关节疼痛由盂唇病变引起。髋臼盂唇病变的病因主要由退变引起（约占 48.6%），其次为创伤（约占 18.9%），再次为特发性（27.1%）和先天性（5.4%）。特发性指既无外伤史且镜下也无明显盂唇退变者，先天性则指盂唇本身结构正常但有半脱位者。

按关节镜下形态，可将盂唇损伤分为放射瓣状、放射纤维状、边缘纵行损伤及不稳定型盂唇等类型。其中不稳定型主要指盂唇结构正常但有半脱位功能失常者。总的来说，盂唇撕裂伤多见于前侧盂唇，以放射瓣状多见，但日本学者报道，盂唇撕裂伤以后侧盂唇多见。这可能与日本人习惯极度屈曲、外展、外旋髋关节席地而坐，髋关节后方应力增加有关。因 MRI 和髋关节造影对盂唇病变不敏感漏诊率很高，髋关节镜对诊断盂唇病变极有价值。同时可在关节镜下行盂唇部分切除术，去除病变盂唇缓解关节症状，如显示盂唇突入关节腔磨损关节软骨（图 10-22）。

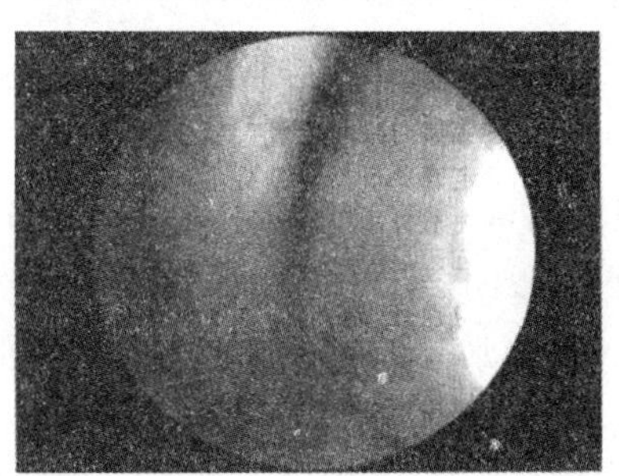

图 10-22 盂唇突入关节腔磨损关节软骨

（三）关节内异物和游离体

关节内游离体和异物的存留无疑将使关节功能严重受限。除引起关节绞锁、失稳等机械失效外，如果游离体或异物嵌夹于负重区的关节软骨面之间，关节面破坏将不可避免。同理，全髋置换术后，一旦骨水泥、羟磷灰石碎屑等进入关节成为第三体后，将大大增加关节面的磨损增高松动概率。因此，一般来说，有游离体存留的关节，预后大多不好。经关节镜可在无须关节脱位的情况下取出游离体。并且，通过关节镜下灌洗装置可有效地清除关节内一些体积较小、无法钳夹的游离体或血肿。目前，经关节镜游离体取出技术已较成熟，全髋置换术后经关节镜取出关节第三体也陆续见诸报道。

（四）关节炎

关节镜检查可在较早阶段对髋关节 OA 作出诊断，但这种早期诊断大多是因不明原因髋关节疼痛而行关节镜检查得出的。关节镜诊疗对髋关节骨性关节炎的重要意义主要在于其可以显著缓解髋痛症状，并为后继治疗提供极有价值的参考信息。关节镜下髋关节清理术可使约 60%的髋关节 OA 患者的疼痛症状在 2 年内获得较显著的缓解，术后疼痛逐渐加重后，再施行镜下关节清理术仍能获得较显著的症状缓解。目前，对清理术为何能获得较长时间的症状缓解机制尚不十分明了，估计与镜下去除病变软骨、骨赘和大量冲洗带走关节内炎性介质有关。但关节镜下关节清理术无疑对推迟全髋置换术有重要意义，对年轻患者尤其如此。髋关节镜下对髋臼及股骨头软骨面破坏的程度和部位进行准确评估，对选择截骨术还是关节置换术具有重要参考价值。同理，一旦选择截骨术后，无论是髋臼截骨术还是股骨近段截骨术，关节面情况显然是决定具体术式的最主要依据之一。就这一点而言，髋关节镜检查的价值是其他手段不可比拟的。

化脓性关节炎，一旦诊断为化脓性髋关节炎，呈现滑膜充血、水肿、软骨破坏。通常的处理是手术切开并将股骨头脱位做彻底的关节清理。但手术无疑将破坏来自小凹动脉和旋股内侧动脉升支的血供。由于化脓性髋关节炎以小儿居多，一旦造成骨骺早闭，其后果对髋关节功能而言将是灾难性的。对于成年人切开手术也有造成股骨头坏死之虞。髋关节镜技术的出现为诊治化脓性髋关节炎或全髋置换术后感染提供了新的手段，关节镜下可见滑膜充血水肿，有脓性关节液和关节软骨破坏(图 10-23)。Wui 等报道，经髋关节镜下关节减压、清除坏死组织和大量生理盐水冲洗后，其经治的 7 例化脓性髋关节炎均取得了很好疗效。Hyman 等在关节镜下对 8 例全髋置换术后迟发急性感染的髋关节施行了清创、冲洗、引流手术，术后经平均 6 年随访，无 1 例感染复发。但针对关节置换术后感染的关节镜下手术应以假体无松动迹象为原则，且仅适用于感染为急性发作、细菌对抗生素敏感者。

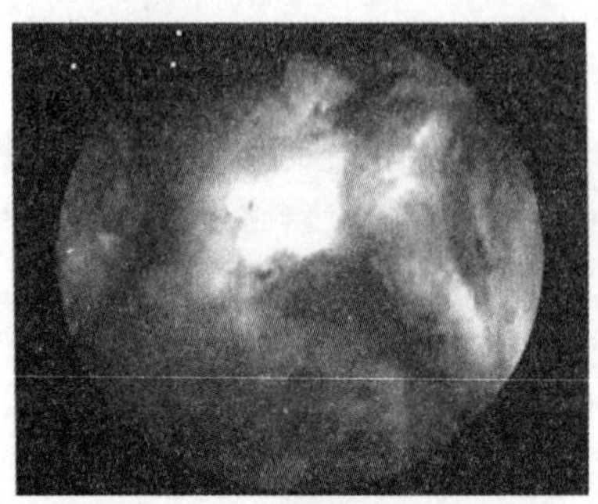

图 10-23　化脓性关节炎引起滑膜充血水肿和关节软骨破坏

(五)滑膜病变

关节镜检查对诊断滑膜病变有其特有的优势。术者不仅可在关节镜下直视滑膜，依据大体外观作出大致诊断，还可很方便地采取标本做病理检查明确诊断(图 10-24)。对色素性绒毛结节性滑膜炎(PVNS)、滑膜软骨瘤病、类风湿滑膜炎等髋关节镜下滑膜切除术可取得良好疗效。但以上经验仅限于轻度或中度病变的患者，对重度病变，因技术限制难以彻底切除滑膜，并且关节软骨已为滑膜所侵蚀，故疗效并不显著。

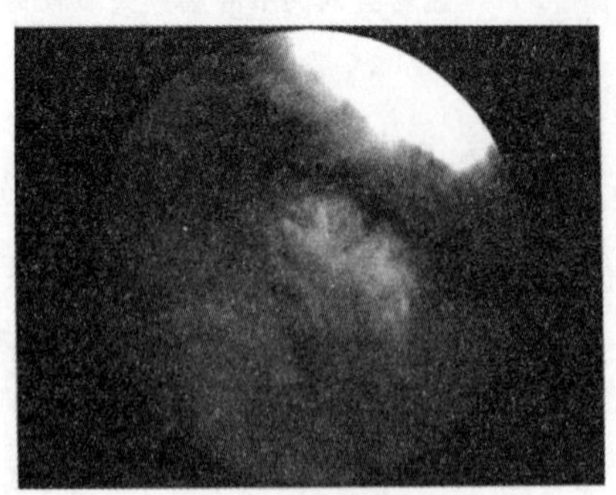

图 10-24　髋关节滑膜炎滑膜充血水肿增生

(六)其他

除上述常见病种外，髋关节镜诊疗术对 Reiter 病、Legg-Calve-Perthes 病、软骨软化以及部分骨代谢病也有一定疗效，但其作用机制尚不明了。

(七)术后治疗

髋关节镜诊疗术后，患者将会在短时期内有一定程度的腹股沟区不适。一般要求患者 3 d 内避免完全负重，6 周内避免髋关节剧烈运动。术后及早进行理疗和功能锻炼将有益于关节功能的及早康复。

（八）展望

髋关节镜外科技术为髋关节疾病的诊疗提供了全新的手段。尽管当前该技术尚不普及，无论是关节镜技术本身还是对关节镜下髋关节生理或病理解剖的认识，都有进一步深化拓展的余地，但髋关节镜外科作为一种微侵袭内镜技术，为人们在微创的前提下，更直接地认识和处理髋关节疾病提供了可能。随着认识的深化和技术的改良，髋关节镜技术一定会在髋关节疾病的诊治中起到越来越重要的作用。

（刘陆勇）

第五节　膝关节镜技术

一、解剖生理

关节镜技术已成为诊断和治疗膝关节内疾病的黄金标准。已有研究经证实，在膝关节运动损伤的诊断中，关节镜检查比 MRI 更敏感和有效。如果具备良好的关节镜操作技术，无论是使用前外侧入路或正中入路，都能对膝关节进行系统的检查。本节旨在通过介绍膝关节镜下的正常和病理性异常表现，以促进对关节镜这项新技术的了解。

（一）髌上囊

1.正常表现

常规的膝关节镜检查即从髌上囊开始。髌上囊可以看作是膝关节向近侧的囊性扩张，镜下可发现 4 种滑膜皱襞：髌骨上、髌骨下、外侧和内侧滑膜皱襞。髌上囊顶部（前侧）为白色的股四头肌腱和深红色的股四头肌，与滑膜相连。如果镜下不能发现此两种结构，则提示存在一个完全封闭的髌上滑膜皱襞，将髌上囊与关节腔分开。一般情况下，髌上滑膜是不完整的，镜下仅能见到上内侧或上外侧部分，在水平方向上沿髌骨近侧缘走行。髌上囊底部为含有脂肪的白色滑膜组织，覆盖于股骨远段前半部分。在有陈旧性关节内刺激如半月板损伤时，髌上囊底部滑膜常有肥厚增生。

在髌上囊扩张良好的情况下，医师能直观地检查滑膜组织。滑膜组织异常最常出现于风湿性关节炎，其次是反应性滑膜炎。通过镜下仔细检查滑膜绒毛的特征、血管分布和炎症表现，能确诊这两种疾病。此外，任何关节内晶体沉积或粘连征象都能通过关节镜证实。

2.病理表现

髌上囊的内容物以及髌上囊的扩张程度具有重要的临床意义。膝关节创伤是进行膝关节镜手术最常见的原因，镜下检查可发现关节内血肿在髌上囊内聚集并机化，有凝血块或纤维蛋白凝块；髌上滑膜皱襞出现纤维化增厚并破裂；陈旧性损伤时反应性关节炎症表现为充斥整个髌上囊，滑膜绒毛增生肥大。这些镜下表现应与炎症性疾病如风湿性关节炎的滑膜表现相鉴别。

如果关节腔终止于髌骨上缘，说明髌上皱襞完全闭合形成髌上间隔，或者先天性髌上囊缺失。髌上皱襞将膝关节腔和髌上囊分开，在 20% 的成年人中这层膜是完整闭合的，但大多数情况下仅保留不同程度的残迹。正确的治疗方案取决于髌上滑膜皱襞是否引起症状。镜下正常的皱襞内缘呈光滑的弧形、圆顶形或新月形，连续无中断。膝关节损伤后皱襞可出现增厚、炎症和纤维化表现。这些创伤后表现改变了皱襞的生理特性，镜下变得僵硬，缺乏弹性。值得注意的是，有些引起明显症状的游离体被完整的髌上皱襞遮挡，难以在镜下发现，此时应打开皱襞彻底检查髌上囊。

关节内血肿或关节内手术后过长时间制动可引起髌上囊部分或完全粘连封闭，此时常发现单个或多个粘连索带，提示髌股关节的生物力学结构完整性被破坏。

膝关节镜手术的另一项显著的优势就是可在镜下方便地切取组织进行活检。术中如果发现组织异常增生，应进行活检。色素沉着性绒毛结节性滑膜炎是一种以含铁血黄素沉积的绒毛异常增生为特征的疾病，可局限于单个结节或关节内弥漫性分布。局限性色素沉着性绒毛结节性滑膜炎引起的症状和体征与游离体相似。滑膜软骨瘤病是一种以软骨性或骨软骨性化生和关节内游离体形成为特征的滑膜疾病。滑膜软骨瘤病有 3 种表现：①软骨化生无游离体。②滑膜过度增生合并游离体。③正常滑膜合并游离体。

（二）髌股关节

1. 正常表现

髌骨的最重要功能是作为股四头肌收缩时伸直小腿的支点，增加伸膝装置的功效。髌股关节面被一条中间嵴分为外侧和内侧两个关节面。正常的股骨滑车沟宽度存在一定的变异。股骨颈的前倾决定了滑车的方向，并影响髌股关节的轨迹。轴线位屈膝 45°观察显示股骨外侧髁比内侧髁高 1 cm 左右。

当需要完全显露髌股关节面时，须作髌上入路，彻底的髌股关节检查还包括通过上外侧或上内侧入路评价髌骨滑行的轨迹。在膝关节完全伸屈活动中检查髌股关节运动轨迹，观察关节面之间的吻合关系。正常情况下，伸膝位时髌骨存在轻度外偏；逐渐屈曲膝关节，可见髌骨向远侧和内侧滑动，屈膝 45°时髌骨位于滑车沟正中。

伸膝装置和髌股关节的变异很大。二分髌骨就是一种由于髌骨骨化中心融合出现问题而形成的解剖变异。Saupe 根据二连髌骨的连接位置进行分型：Ⅰ型，位于下极；Ⅱ型，位于外侧缘；Ⅲ型，最为常见，位于外上极。对于膝前疼痛伴有髌骨外上部持续压痛的病例，切除二连髌骨外上部多余的部分能有效缓解疼痛并恢复膝关节功能。

2. 病理表现

对于急性高能量膝前创伤而影像学检查未发现骨折的病例，关节镜有助于评价软骨或骨软骨损伤。如果没有髌骨半脱位或不稳定的表现，则可单纯清除损伤软骨。但多数情况下髌股关节紊乱比髌股关节软骨损伤更常见。

髌下和髌前皱襞向前方延伸至前十字韧带，可与韧带连接、部分相连或完全分开。它们是最常见的膝关节皱襞，但并非膝关节疼痛的主要原因。镜下可发现起源于髌下脂肪垫的绒毛或内侧滑膜皱襞嵌夹于髌股关节中，是髌股关节疼痛的潜在病因，最终导致髌股关节软骨软化。为更明确检查，应当关闭冲洗管，在无灌注压的情况下进行伸屈膝活动，易于发现髌股关节内的嵌夹征象。

髌骨半脱位和髌骨不稳定主要通过体格检查和影像学检查诊断。关节镜检查可发现此类患者髁间凹狭窄，或者髌股关节吻合不良；髌骨处于向外侧半脱位的位置，以及髌骨和股骨外侧髁关节面存在损伤。如果存在髌股关节半脱位，屈膝 45°时髌骨并不位于滑车凹正中，只有在更大屈膝位时才处于正中位置，有时可见明显的髌骨外侧偏移和倾斜。

Fulkerson 根据髌股关节软骨损伤的位置象限分型：Ⅰ型，髌骨中线远侧或内侧；Ⅱ型，外侧关节面；Ⅲ型，内侧关节面切线骨折；Ⅳ型，上内和上外部关节面。Outerbridge 根据关节软骨损伤的程度分类：Ⅰ度，单纯软骨软化；Ⅱ度，软骨病损直径小于 1.27 cm(0.5 in)；Ⅲ度，软骨病损直径大于 1.27 cm(0.5 in)；Ⅳ度，骨质裸露。具体损伤程度的检查须使用探钩进行。

股骨滑车部位的软骨退行性改变也是关节镜检查的最常发现，此处的软骨退变与髌骨软骨退变并不一定相对应，有时此处软骨退变是引起膝关节症状的唯一原因。软骨损伤部位透明软骨消失，机体通过纤维软骨的增生进行修复，纤维软骨的生物力学性能低于透明软骨，致早期出现磨损和退行性改变。

（三）内侧沟

1. 正常表现

股骨内侧髁被一层滑膜覆盖直至关节软骨边缘，沟的内侧壁延伸至半月板滑膜边缘。检查从内侧沟的最后部分开始，然后慢慢撤回镜头，观察整个内侧沟，可见到内侧滑膜半月板结合部的前部。

镜头从髌上囊移至内侧沟的过程中有时可见内侧滑膜皱襞。一般情况下这一皱襞并非异常，但当此结构很大时，如果膝关节未处于完全伸直位，皱襞会阻止镜头轻松进入内侧沟。不引起症状的皱襞边缘较薄且光滑柔软，无炎症表现或增厚。直视下屈曲膝关节时可见皱襞绷紧，紧贴于股骨内侧髁上。

半月板滑膜边缘有时可发现显著的变异。如果不用探钩将滑膜半月板结合部充分拉开，滑膜内深深的褶皱很容易被误认为半月板外周撕裂，这一点值得注意。在膝关节急性和亚急性创伤后，滑膜增生和炎症可蔓延至内侧沟。

2.病理表现

在治疗内侧副韧带完全撕裂的病例时，可用关节镜排除其他关节内损伤，评估撕裂的韧带。内侧半月板或半月板滑膜结合部损伤也可在关节镜下修补；严重的损伤可引起内侧副韧带以及内侧关节囊断裂。在个别情况下，在内侧沟里能看到移位的内侧副韧带。

内侧沟内常能发现游离体隐匿其中。无论对于术前已诊断游离体，还是术中偶然发现游离体的病例，对内侧沟进行详细的检查都是非常必要的。当镜头从髌上囊进入内侧沟的过程中可同时观察股骨内侧髁，可见退变性骨赘突起，提示关节面明显破坏。

内侧沟内还可发现病理性内侧滑膜皱襞。尽管皱襞可从许多方面引起症状，但内侧膝关节疼痛通常是由其他的损伤引起。此外，皱襞的弹性随着年龄的增长而逐渐下降，因此改变了皱襞和内侧髁之间的关系。

（四）内侧间室

1.内侧半月板

(1)正常表现：屈膝外旋胫骨，镜头从内侧沟进入内侧间室，同时对膝关节施加外翻应力，显露内侧半月板。正常半月板呈黄白色，光滑有弹性，游离缘较锐。根据血供不同可分为内、中、外3区。从前外侧入路观察，半月板分为3个部分：前角、体部、后角。从前内侧入路插入探钩，轻柔地抬起半月板显露其下表面以及组成半月板胫骨结合部的冠状韧带。使用探钩轻柔牵拉半月板，这样可以发现已复位和未达全层的半月板撕裂。在屈伸膝关节的过程中，结合直视和探钩可动态评价半月板的活动性。将镜头插入后内侧间室可观察半月板后角在胫骨上的附着部，以及内侧半月板后角周缘的附着情况。内侧和外侧半月板前角之间有膝横韧带连接。

当对膝关节施以外翻应力时，正常的半月板游离缘会出现小的皱褶，注意不要和半月板撕裂混淆。正常半月板的活动范围有限，异常的活动提示外周性半月板撕裂。正常半月板在前后向平均可移动5 mm，而前角活动范围相对更大一些。半月板和股骨髁的生理特性随年龄变化，半月板游离缘磨损，但只要不出现游离的碎片即不应视为异常。

(2)病理表现：半月板撕裂分为创伤性和退变性两种。创伤性半月板撕裂可根据位置、方向和形状分型。根据位置的分型揭示了撕裂部位与其血供的关系，提示愈合潜力。在内侧间室可观察内1/3和中1/3的撕裂，外1/3撕裂需探钩协助或从后内侧间室进行观察。在半月板体部，内侧副韧带的斜行纤维撕裂容易和半月板外周撕裂相混淆。

对于半月板损伤除了应观察损伤形态和部位外，更应区分新鲜和陈旧性损伤。血性关节积液、半月板基底部及邻近关节囊部位的淤血、锐利而有弹性的半月板撕裂缘，以及伴发的新鲜韧带损伤均提示新鲜半月板损伤；浆液性关节积液、半月板撕裂部圆钝或毛边样改变，以及伴发的陈旧性损伤均提示陈旧性半月板损伤。半月板连接部位滑膜的隆起或翻起、滑膜的铁锈色改变、关节囊的增厚、受检查部位关节软骨损伤也是陈旧性半月板损伤的继发改变。半月板损伤根据位置和形态分为以下类型：①纵形撕裂，常出现于后角，往往需通过探钩才能检查其存在以及大小范围。局限于后角的4周内损伤通过制动常能自行愈合，如果损伤延伸至半月板中部，应行半月板修补；如果前十字韧带(ACL)断裂则应保留半月板；如果为陈旧性损伤应行半月板修整性切除。②放射状撕裂：常出现于体部，需行修整性切除。③桶柄样撕裂：复位状态的桶柄样撕裂很容易诊断，如果桶柄脱位至股骨髁间凹，在内侧关节间室可能仅发现很小的半月板残端，回抽镜头就能看到脱位部分。如果桶柄于半月板前角断裂，则可能脱位至后内侧室，应对半月板后角以及后内侧室进行详细检查。④水平撕裂：常为半月板退变的一种表现，往往不是膝关节症状产生的原因，对其切除应谨慎。⑤舌瓣形撕裂：又称鸟喙状撕裂，是桶柄样损伤的进展，当蒂在后角时，整个舌瓣可能隐匿于后内侧室，如果通过探钩或关节囊挤压不能脱出，应行后内侧室检查。

2. 内侧胫股关节

(1)正常表现:对股骨髁和胫骨平台关节面系统的检查是非常必要的,可发现软骨软化和骨软骨损伤。正常的关节软骨呈黄白色,光滑有弹性。磨损最常见的部位是屈膝 30°～45°。用探钩轻柔地检查关节面,正常情况下关节软骨应和软骨下骨贴合牢固。

(2)病理表现:关节面的非炎症性损伤存在以下病因。①骨关节炎。②骨软骨和软骨性骨折。③剥脱性骨软骨炎。骨软骨炎或退变性关节炎是老年患者关节损伤的最常见原因。而很多陈旧性膝关节不稳的年轻患者也可出现加速的骨关节炎,如陈旧性 ACL 损伤的年轻患者可出现后内侧胫骨髁磨损,深至骨质。胫股关节的横形损伤条纹提示 ACL 功能不全,是由于胫股关节滚动滑动机制异常引起。损伤条纹间隔2～3 mm,位于胫股关节后 1/3 部分。ACL 断裂所致损伤条纹多位于股骨内髁外侧半,常伴有软骨的局限性剥脱。内侧胫股关节的退变应与膝关节力线联合起来分析,有明显膝内翻者应行力线矫正。

骨软骨和软骨性损伤由撞击、撕脱或剪切力引起,常见于髌骨和股骨髁。用探钩探查关节面与镜下观察同样重要,尤其对于症状延续时间较长的患者,因为关节面的纤维性愈合可能掩盖其下面的异常情况。剥脱性软骨炎是一种局限性的软骨或骨软骨分离,可伴有或不伴有坏死的骨碎片,股骨内侧髁外表面是最多发的部位。

(五)髁间凹

1. 内侧半月板后角、后十字韧带

(1)正常表现:镜头从内侧间室移至髁间凹,其间可通过摆动镜头将脂肪垫挡在镜头侧面的前方,以免妨碍视野。导光索接头 11 点钟处可观察内侧半月板后角和后内侧结合部,在 2～4 点钟处可观察后十字韧带(PCL)内侧部分纤维。PCL 的股骨附着点位于 ACL 后内侧,常被滑膜覆盖。

(2)病理表现:内侧半月板后角的撕裂常位于半月板滑膜结合部,呈放射状撕裂。

2. 髌下滑膜皱襞

(1)正常表现:髌下滑膜皱襞(又称黏膜韧带)一般分为 3 种类型,独立的条索型、与 ACL 相连的条索型、隔膜型。不同类型临床意义不大。

(2)病理表现:髌下滑膜皱襞淤血、断裂,或嵌夹于胫股关节之间引起伸膝障碍。髌下脂肪垫的撞击和纤维化也可引起膝前疼痛。镜下可见一块白色纤维化滑膜在关节屈伸过程中与髁间凹发生撞击,从髌上入路最易观察。这种情况下切除纤维化脂肪垫效果显著。

3. ACL

(1)正常表现:ACL 是一种关节囊内滑膜外结构,属于关节腔外结构,表面可见滑膜血管。前内侧束在整个伸屈过程中几乎保持等长状态,而后外侧束于伸膝时紧张。ACL 也会慢慢随年龄退化。ACL 常常被髌下皱襞覆盖,为了显露髁间凹可将其切除。ACL 前方可见半月板间横韧带。

镜下直视 ACL 时作前抽屉试验,拉紧 ACL 纤维,然后用探钩从 ACL 股骨附着点至胫骨止点探查 ACL 纤维,这样能够发现隐匿的韧带部分损伤。将镜头插入股骨外侧髁内侧面和 ACL 之间可观察 ACL 的股骨附着点,这里是 ACL 断裂最多发的部位。韧带纤维的渗血也提示撕裂。

ACL 的股骨附着点是外侧髁最后内侧部分的一个半圆形区域,其长轴向前方稍倾斜,后方凸面与股骨髁后关节面平行。这一位置的精确定位对于 ACL 重建中移植物的等长植入是非常重要的。在髁间凹范围内,外侧髁解剖变异会导致移植物定位不良。髁后缘前方的髁间凹壁上有一个突起,称为“住院医师嵴”,只有在髁间凹成形术中切除这一突起,才能显露真正的后缘。

少数情况下,ACL 内部的韧带囊肿也会引起膝关节疼痛。术前 MRI 有助于诊断和定位韧带囊肿。

(2)病理表现:急性 ACL 损伤时,滑膜组织和韧带纤维之间的出血有助于诊断。探查 ACL 可发现完全断裂的纤维、被拉长却连续的纤维和正常纤维。

陈旧性 ACL 断裂的表现和急性损伤者不同,更容易混淆。最典型的病例是更靠近侧部位的断裂,ACL 从其股骨附着点处移位,其残端在髁间凹深部与 PCL 发生瘢痕连接。这就可能出现体检和关节镜检查上的矛盾。Lachman 试验显示硬性终止点,前向移位增大,而轴移试验阳性。镜下检查,韧带前部表现正常，韧带纤维延伸至胫骨止点，前抽屉试验时紧张。只有沿着外侧髁内壁深入镜头观察，直至发现韧带未终止于正常股骨附着点，方能作出正确的诊断。

单纯PCL断裂从后内侧或后外侧入路更易发现，尤其对于PCL陈旧性损伤或部分损伤的病例，因为从前侧入路观察时完整的ACL会遮挡大部分PCL。

（六）外侧间室

1.正常表现

镜头从髁间凹进入外侧间室。当镜头到达外侧半月板最内侧缘，屈膝并施以外翻应力（“4”字位），即打开外侧间室，使镜头能够越过外侧半月板前角，进入外侧胫股关节之间。由于外侧半月板比内侧半月板更接近圆形且更小，通常能看到其整体。使用探钩检查半月板下表面，可观察腘肌腱裂隙。腘肌腱裂隙位于半月板的后外侧约1 cm宽，可由于创伤原因延长，或成为半月板纵形撕裂的组成部分。外侧半月板前角和胫骨的附着部位于髁间隆突前方，ACL胫骨止点后方，两者的纤维部分融合。由于外侧半月板不与外侧副韧带相连，故比内侧半月板活动度更大，膝关节屈伸过程中可在胫骨平台上移动10 mm左右。探钩能轻易地进入腘肌腱裂隙，将外侧半月板向前方牵拉，注意不要将此现象误认为半月板撕裂。外侧半月板会随年龄退变，出现不同程度的钙化，内缘磨损。虽然这并非膝关节疼痛的常见原因，但使半月板易于出现退变性撕裂。

外侧盘状半月板是一种较常见的变异，可分为3型：①不完全型。②完全型。③Wrisberg韧带型。膝关节弹响综合征即与Wrisberg型盘状半月板密切相关。这种类型的盘状半月板失去外周附着，仅保留后板股韧带（Wrisberg韧带）与股骨的连接。

2.病理表现

内侧半月板的分型也适用于外侧半月板。一般来说，外侧半月板更小，更易于切除，所以应在切除撕裂前检查整个半月板的上下表面。外侧半月板囊肿比内侧半月板多发，通常位于外侧副韧带前方的关节线上，体检时伸膝位易于触及。囊肿常发生于半月板撕裂处，呈水平走向，深入关节囊。

外侧胫股关节软骨退变较内侧少，且罕见剥脱性软骨炎。股骨外侧髁软骨损伤的发生概率较胫骨外侧平台高，主要由髌骨脱位引起。外侧间室还可发现游离体。

（七）外侧沟

1.正常表现

镜头从外侧间室越过外侧半月板外侧缘进入外侧沟，同时对膝关节施以内翻应力。外侧髌股韧带附着于外侧髁，尺寸和紧张度各异。镜头在沟内从下向上可观察半月板滑膜结合部，有时可见沿结合部有一条较宽的裂隙，属正常变异。深入镜头可见腘肌腱以及腘肌腱裂隙。外侧沟的髌外侧滑膜皱襞比内侧沟少见，当镜下发现炎症和纤维化表现时视为异常。

2.病理表现

外侧沟病理性皱襞的诊断方法和内侧间室相同。外侧沟外侧壁的出血提示外侧副韧带撕裂，Ⅲ度撕裂时可见外侧关节囊壁的裂口。必须对外侧沟及外侧间室进行详细的检查，以排除隐匿于滑膜褶皱内的游离体。

（八）后内侧间室和后外侧间室

1.正常表现

完整的关节镜检查包括后内侧间室和后外侧间室。后内侧室内可观察股骨内侧髁后部、内侧半月板后角、PCL后部和半月板滑膜皱襞后部。

膝关节后外侧角的解剖结构较复杂。在关节囊组织和外侧半月板外缘下方，腘肌腱分为相同尺寸的两束：一束（腘肌腱）延续至腘肌肌腹附着；另一束（腘腓韧带）直接附着于腓骨头最靠近端和后侧的突起。屈膝过程中板股韧带向前方牵拉外侧半月板后角。板股韧带从外侧半月板后角延伸至股骨内侧髁外表面，被分为两束，走行于PCL前的Humphrey韧带和走行于PCL后的Wrisberg韧带。韧带的粗细变异较大，直径通常为PCL的1/3。这两种板股韧带并不一定同时存在。后外侧室常隐匿游离体，可用手挤出，也可通过后外侧入路取出。

2.病理表现

在诊断内侧半月板撕裂时，观察半月板后角附着部非常重要，因为撕裂经常发生于半月板滑膜结合部，尤其伴发 ACL 断裂时。一项研究显示，仅进行常规前路关节镜检查会漏诊 63%的此类损伤。过伸损伤的患者中可发现后侧关节囊的撕裂。

二、设备与器械

关节镜是一项对医师操作要求极高的技术，关节镜手术依靠一系列专业性极强的设备与器械。优秀的关节镜外科医师必须熟练掌握设备器械的维护、安装和使用。关节镜手术常用的设备与器械如下：①镜头。②套管和钝头。③光缆和冷光源。④摄像头和监视器。⑤图像记录设备。⑥冲洗和吸引装置。⑦操作器械。⑧止血带。⑨下肢固定器。

器械的维护和消毒：镜头、摄像头、纤维光缆和电动刨削系统都对高温敏感，所以不宜用常规的高压蒸汽消毒。环氧乙烷消毒效果好，但消毒时间需要 6～8 h，通常用于器械过夜消毒。手术之间的消毒可使用戊二醛浸泡或过氧乙酸消毒。

使用戊二醛消毒器械可能使患者及手术室内其他人员出现接触性皮炎、呼吸道刺激、黏膜刺激，甚至鼻出血等不良反应，所以戊二醛浸泡后的器械必须用无菌生理盐水冲洗两遍方能使用。

过氧乙酸是一种最新应用的消毒技术。消毒效果好，对器械无腐蚀，消毒装置携带方便且使用自来水。消毒温度在 50～56 ℃，对热敏感器械安全。消毒时间仅 20～30 min，适用于手术之间使用。

国内的医疗质量控制标准都规定了器械必须做到灭菌，所以应多备几套器械以应对同时多台手术开展的需要。

三、麻醉与体位

（一）麻醉

膝关节镜手术的麻醉分为术前、术中、术后 3 期。术前准备与一般常规手术相同。

诊断性膝关节镜检查可在局部麻醉、区域麻醉或全身麻醉下进行，具体麻醉方式的选择取决于疾病的情况和预计进行的手术，以及患者、麻醉师和医师的喜好。

局部麻醉需在入路部位和关节腔内先后注射麻醉剂。早期使用局部麻醉手术失败的原因主要是利多卡因和丁哌卡因等局部麻醉药的用量和浓度不足。目前使用 0.5%丁哌卡因 30～50 mL或 1%利多卡因 20～30 mL，效果较好。

局部麻醉适用于诊断性关节镜检查、游离体取出、半月板切除、滑膜皱襞切除、外侧支持带松解或软骨成形术。而对于需要长时间使用止血带或需要建立骨隧道重建关节内结构的手术不适用。仅使用局部麻醉的患者至多能耐受充气止血带阻断血流 30 min。局部麻醉在关节镜手术中的使用需要患者的配合。

利多卡因、丁哌卡因，或两者联用是膝关节镜局部麻醉最常用的麻醉剂。0.25%丁哌卡因和 1.0%利多卡因加肾上腺素联用，总量 30～50 mL 行关节内注射效果较满意。另取 5～7 mL 行入路局部麻醉。建议布比卡因总剂量不应超过 3 mg/kg，联用肾上腺素。关节内注射后 20 min 达到最大麻醉效应。由于局部麻醉和区域麻醉剂的毒性效应有蓄积作用，医师应及时与麻醉师沟通，以控制麻醉剂总量。然而在关节镜手术开始的 10 min 内至少 50%的麻醉剂被灌注液冲出，所以更大的麻醉剂量也在安全范围内。有鉴于此，在联用肾上腺素的情况下，1%利多卡因最大剂量为 7 mg/kg，0.25%丁哌卡因最大剂量为 3 mg/kg。应额外使用静脉内镇静剂协助镇痛并缓解焦虑。如果在关节镜手术过程中发现局部麻醉效果不理想，应立即使用全身麻醉。未有报道显示，膝关节镜手术中使用局部麻醉存在明显的并发症。关节镜手术中局部麻醉患者所需术后观察时间也明显少于区域麻醉或全身麻醉的患者。

区域麻醉适用于存在全身麻醉禁忌证的患者，包括蛛网膜下隙麻醉（简称腰麻）和硬膜外麻醉。通常联用静脉内镇静剂。区域麻醉的禁忌证包括变态反应、凝血紊乱、局部或全身性感染和神经系统异常。

当预计术后疼痛持续时间较长时，可在全身麻醉后立即通过导管加用连续硬膜外麻醉，有助于术后立即恢复膝关节活动。连续蛛网膜下隙麻醉由于可能引起马尾综合征已很少使用。全身麻醉并发症包括深静脉血栓形成、肺栓塞、心肌梗死、心律失常、充血性心衰、呼吸衰竭等。相比之下，区域麻醉此类并发症的发生率较低。区域麻醉可能引起的并发症包括感染、神经系统后遗症、中枢神经系统或心血管系统毒性。

硬膜外麻醉需要将麻醉剂穿过黄韧带注入硬膜外腔，而腰麻将麻醉剂穿过硬脑膜注入蛛网膜下隙。麻醉时患者取坐位或侧卧位，$L_2 \sim L_5$ 或 $L_3 \sim L_4$ 椎间隙为常用穿刺点。腰麻常用利多卡因、丁哌卡因和丁卡因，硬膜外麻醉常用利多卡因、丁哌卡因、氯普鲁卡因和依替卡因。两种麻醉方法中，腰麻的运动阻滞效果更好，较少引起止血带疼痛，但头痛的发生率较高，尤其多发于女性患者和年轻患者以及使用大号穿刺针的病例。局部麻醉和区域麻醉使患者在手术过程中保持清醒状态，相比全身麻醉全身性并发症发生率显著降低。

全身麻醉的指征是需长时间使用止血带，需建立骨隧道，对局部麻醉药过敏，以及关节内结构的重建手术。全身麻醉时肌肉松弛，便于关节镜下观察膝关节间室。全身麻醉技术的发展已经降低了术后不良反应以及门诊手术后的不适，使用丙泊酚（异丙酚）代替巴比妥酸、硫喷妥钠作为诱导剂就是一个很好的例子。硫喷妥钠的半衰期为 5～12 h，而丙泊酚的半衰期仅为 55 min。如此迅速的消除使麻醉不良反应甚为轻微。

周围神经如股神经、闭孔神经、股外侧皮神经、坐骨神经以及腰丛的神经阻滞也可用于膝关节镜手术，但相对硬膜外麻醉和腰麻而言可行性不大。

（二）体位

膝关节镜手术的患者一般都取仰卧位，患肢可固定于伸膝位或屈膝 90°位，医师使用大腿固定器或外侧挡板固定患肢。对侧下肢的体位可自然下垂于手术台末端，平放于手术台上或外展抬高。自然下垂于手术台末端可能引起静脉血淤滞，增加下肢深静脉血栓形成的风险，也可影响患肢内侧或后内侧入路的操作。

通常于大腿近中 1/3 交界处放置止血带。如果需要在屈膝位进行手术，应使患膝在手术台远端缺口处下垂，使膝关节屈曲大于 90°，大腿固定器放置于靠近缺口处，便于操作。腓总神经是麻醉过程中下肢最容易损伤的神经，所以可使用一条无菌巾将对侧下肢固定于微屈曲位，髋关节微屈曲可缓解股神经张力；膝关节微屈曲可缓解关节后侧神经血管结构张力，使其更靠后侧，进入安全区域。使用支架将对侧下肢外展抬高也能有效缓解上述结构的张力，同时也便于内侧和后内侧入路的操作。无论使用何种体位，消毒范围都应包括从足部至大腿近侧的所有皮肤，并用无菌巾包扎足部。聚伏酮碘（碘伏）或碘溶液是常用的皮肤消毒剂，碘过敏者可使用其他消毒剂。

医师可选择坐位进行手术，也可站立位进行手术。

四、一般操作技术

（一）入路

诊断性关节镜检查的入路可以采取标准入路，也可以任意选择。标准入路一般包括前内侧、前外侧、后内侧和上外侧入路。在膝关节镜的发展史中，关节镜外科医师发现需要建立额外的入路彻底检查膝关节。这些额外的入路包括后外侧、上内侧、内侧髌韧带旁、外侧髌韧带旁、内侧辅助、外侧辅助、内侧髌骨中、外侧髌骨中、髌韧带中央入路等。

了解膝关节的相关解剖是安全顺利完成膝关节镜手术的关键。准确的入路定位能将手术损伤降至最低，保证清晰地观察到相应的关节内结构，协助器械操作。开始学习关节镜手术时，在体表作入路标记有助于准确定位。标记部位包括髌骨、髌韧带、胫骨结节、关节线、腓骨头和股骨髁，然后根据这些标记的位置定位关节镜入路。入路的定位最好在屈膝 90°位进行。建立入路必须遵循一定的原则：①准确定位。②是否有必要。③逐个建立，以利关节充盈膨胀，达到视野清晰。

(二)三角技术

关节镜手术的三角技术是指镜头和其他任意一种器械的同时使用。器械顶端和镜头的顶端组成三角的顶点。三角的顶点就是观察操作的目标物。三角技术至少需要两个入路,通常是前外侧入路和前内侧入路。需掌握3个基本原理:选择正确的入路和器械,明确病损情况,掌握操作步骤。当初学者开始学习三角技术时,可使用一根探钩协助镜头定位。当技术逐渐熟练后可增加其他器械。熟练掌握这一技术需要一条较长的学习曲线。

(三)标准关节镜检查

患者仰卧位,膝关节外侧放置挡板。麻醉效果满意后,膝关节镜检查准备工作就绪。进行麻醉后膝关节检查,重点检查并记录膝关节屈伸活动度、髌骨活动度和膝关节稳定性。以上的检查项目都必须与对侧健膝对比进行。妥善包扎止血带,捆绑于大腿中上部。止血带充气至300 mmHg。

触及外侧关节线,于髌骨下方髌韧带外侧1 cm内作水平切口,建立前外侧入路。通过镜头注入灌注液,灌注压设为55～65 mmHg。通过镜头观察内侧间室,同时在直视下建立前内侧入路,初学者可借助针头定位。从前内侧入路插入探钩,进行系统的镜下检查。

医师用腰部支撑患侧下肢的足部并保持伸膝,镜头向上指向髌骨,向下指向滑车沟即可观察整个前室。然后屈曲膝关节可评价髌骨的运动轨迹。接着医师用腰部外侧支撑患足并给予外翻应力,于屈膝30°位观察内侧间室。将手术台放低可以获得更好的力矩。镜头从前室移至内侧室的过程中检查内侧沟。检查内侧室时使用探钩检查关节面,屈膝可检查股骨内侧髁后部。检查半月板时必须包括其上表面和下表面。镜头穿入髁间凹后十字韧带内侧的空隙可观察内侧半月板后角,操作时先将套管和钝头沿股骨内侧髁外缘插入,然后拔出钝头插入镜头。同样使用探钩检查外侧半月板后角的上表面和下表面。将患侧下肢摆成“4”字位,用内侧间室相同的方法检查外侧间室,再检查外侧沟。

检查结束后,在其中一个入路放置一根引流管,无菌敷料加压包扎,放止血带。

五、专项操作技术与原则

(一)半月板修补的专项操作技术与原则

1.由内到外技术

常规关节镜检查,清除半月板边缘所有的纤维性无细胞物质,使半月板边缘新鲜。根据半月板撕裂的位置从前内侧或后内侧入路插入锉刀或篮钳完成这一操作。锉掉半月板周围的滑膜可刺激血管反应,促进愈合。

在内侧副韧带后方作一条6 cm长的后内侧切口,游离关节囊。隐神经在此水平上位于缝匠肌和股薄肌之间,必须加以保护。

从前内侧入路插入关节镜,前外侧入路插入缝线套管,使用连接“2-0”不可吸收缝线的长弯针穿透撕裂半月板。在屈膝20°～40°的位置沿垂直方向穿过缝线。当缝针穿透关节囊时,牵拉后内侧入路的软组织保护器,使缝线可从后内侧入路撤出,将穿过后方关节囊外线打结。使用双腔导管系统时两根针同时穿出,单腔导管系统的缝针则是先后穿出。每根缝线间距5 mm。除了缝合后角的缝线外,其他所有的缝线都能通过这种方法进行缝合。缝合后角时,关节镜从前外侧入路插入,缝线套管从前内侧入路尽可能靠近髌韧带的位置插入。在内侧副韧带前方缝合时,需要作一个前内侧小切口进行打结。每穿过一根缝线就立即在关节囊外打结,防止和未打结的缝线缠绕。完成半月板缝合后,最后使用探钩检查固定的牢固性,逐层缝合切口。

2.由外到内技术

由外到内的半月板修补技术从一个紧靠关节线的安全的解剖位置开始,避开神经血管结构在关节镜监控下穿入关节腔,从而把神经血管损伤的风险降至最低。由外到内技术通常都是从关节外周向关节内穿入直的或弯曲的空心针,再将缝线沿针芯穿入。

体表定位时,外角的位置靠近屈膝90°时股二头肌腱前方的外侧关节线上(避开腓总神经),内角的位置在屈膝15°时后内侧角后方2 cm处紧靠鹅足肌腱后方，直接向关节囊钝性分离。使用一根直的或弯曲的18号穿刺针穿过半月板的撕裂部位，穿入缝线，并从前侧入路拉出。在缝线末端打多个线结，形成一个较大的线团。再将线团拉入关节，压紧半月板。也可将穿过半月板的缝线再引出关节囊外打结，然后将成对的缝线在关节囊上打结，固定半月板。

3.全关节内技术

全关节内修补技术无须开放的切口，只需要一个和关节镜入路相同尺寸的小切口。全关节内技术对器械的要求很高，齐全的器械是成功完成手术的前提。最基本的器械配置：①30°和70关节镜。②套管、牵引器和由内到外修补的缝针。③全关节内修补的器械。

作关节镜入路，镜头插入后侧室。使用70°关节镜观察后侧半月板。一旦确认撕裂类型适合修补，使用透照法确定后侧切口的位置。屈膝90°，使用一根穿刺针获取入路的角度。作1 cm长的切口，将一根锐性套管从此切口插入关节。将半月板修补套管和锐性内芯推进至紧靠滑膜外侧，钝性内芯在关节镜直视下插入关节。当关节镜刺入关节间室时神经血管束位于关节镜顶端的后方。全关节内缝线系统通过手柄向前推送缝线，使缝线从穿线器顶端伸出(Linvatec软组织修补系统)。顶部的结构是一个中空的缝针，有不同角度和(或)形状，根据撕裂确切的位置及其和套管的位置关系替换。缝针通常穿过关节囊穿入半月板。当一段缝线卷入关节间室时必须保持穿线器顶部，在关节镜的直视下确保穿线器能穿过半月板撕裂端后缩回，并从套管退出。从套管插入一把缝线抓钳，将缝线头端从套管推出。缝线打结使用滑结或打结器完成。一般而言，缝合的方向最好从套管顶端向撕裂的中心，垂直缝合2～5针。

(二)前十字韧带重建的专项操作技术与原则

1.移植物的切取

(1)髌韧带移植物的切取：自髌骨下极开始，至胫骨结节内侧1 cm处，在髌韧带表面作一斜形切口。自肌腱表面仔细剥离腱鞘。肌腱切取的宽度不可超过髌韧带总宽度的1/3。如果髌韧带总宽度不小于30 mm，可使用一把可调节间距的双刃手术刀(Parasmillie，Linvatec，Largo，FL)切取髌韧带中1/3，双刃间距10 mm。切取过程中应注意方向与髌韧带纤维平行。对于体形较小的患者则切取髌韧带中央9 mm肌腱。髌骨骨栓的标准尺寸为10 mm×23 mm，胫骨端骨栓为10 mm×25 mm。可使用Stryker的环形摆锯切取骨栓，其内径有9、10、11 mm 3种。先切取胫骨骨栓，最常用的是内径10 mm的环形摆锯。当胫骨骨栓切取后，将伸膝装置向远端牵拉，暴露髌骨，软组织回缩覆盖髌骨近端，这样可以使手术切口更小。然后使用同一把摆锯切取髌骨骨栓。最后用骨刀将骨栓小心切下。

(2)腘绳肌肌腱移植物的切取：在鹅足的胫骨止点处作一垂直切口，屈曲膝关节约90°。自胫骨结节内侧1.5 cm、远侧0.5 cm开始，向远侧做一个2～3 cm长的纵形切口。浅筋膜下钝性分离，暴露鹅足。顺缝匠肌走行切开缝匠肌腱膜约3 cm，在该肌腱内侧面探及半腱肌和股薄肌腱，用直角钳将肌腱钩出，将扩展为膜状的半腱肌和股薄肌腱止点端连同骨膜一起切下。翻转肌腱，从背侧的分界面将两根肌腱分开，用2号缝线分别捆绑肌腱的游离端。通常先取半腱肌腱。切断肌腱下表面的分支纤维束，用力向外牵拉肌腱末端缝线，可松解黏附的组织，将分支束拉入切口并在直视下切断。将肌腱穿入剥离器。然后用力牵拉肌腱，同时剥离器沿直线方向剥离至肌腹。使用同样的方法切取股薄肌腱。

2.移植物的处理

采用髌韧带移植物重建时，用咬骨钳将两块骨栓的直径修剪至9 mm或10 mm大小，并将骨栓边缘修成圆形使其能顺畅地通过隧道。在胫骨骨栓上钻3个孔，穿入5号尼龙线。髌骨骨栓钻1个孔，穿入2号尼龙线。然后把移植物固定在牵引板上预牵张(3.63 kg负荷)。在骨一肌腱结合处用无菌笔做标记。沿股骨隧道骨栓中央画一条纵行标记线，在将其拉入股骨隧道的过程中监测骨栓的旋转。当移植物的处理完成后，结束牵张，并用抗生素浸泡的纱布覆盖。采用腘绳肌肌腱重建时，将取下的肌腱缩短至22～24 cm。刮除肌腱上附着的肌肉，并用2号不吸收缝线在每束肌腱的末端标记。将对折后的肌腱穿过测量管，测出的直径即是骨隧道的内径。将移植物湿润。放置一边。在滑轨上换上钢板固定夹和牵引钩。在微型钢板(一般长12 mm，宽6 mm，带有4孔)的两端共两孔内分别穿入6号聚乙烯牵引线和2号聚乙烯翻转线后，将微型钢板夹持于固定夹中。将聚乙烯带的一端从微型钢板中间一孔穿过，再从另一孔穿回；另一端从肌腱反折袢孔穿过。将肌腱的缝线端固定在牵引钩上，拉紧聚乙烯带，用 80 N 的牵张力进行肌腱的预牵张。预牵张时间 5 min 以上。

3. 隧道定位

胫骨和股骨隧道的定位选择对重建手术的结果至关重要。应避免股骨隧道定位偏前方，防止移植物张力过大及屈膝受限。同样，过于靠前的胫骨隧道会导致移植物与髁间凹发生撞击。采用髌韧带和腘绳肌肌腱重建的隧道定位相似。

从前内侧入路插入胫骨定位器顶端，隧道内口的定位可参考 PCL 前缘、外侧半月板前角后缘和胫骨髁间嵴。外侧半月板前角后缘形成的弧紧靠内侧胫骨嵴，大约位于 PCL 前方 7 mm。然后插入钻头建立胫骨隧道。胫骨隧道外口的位置大约在胫骨结节内侧一横指，内侧关节线远侧两横指附近。

然后通过胫骨隧道建立股骨隧道。使用过顶点参考型定位器在髁间凹侧壁做一标记，在此标记后方留一层皮质骨。当用髌韧带作移植物时，建立内径 10 mm 的股骨隧道，标记点在"过顶点"前方 6.5 mm 处。直径 10 mm 的隧道后方需要留置 1.5 mm 厚的皮质骨。在屈膝 70°位将导针穿过胫骨隧道，定位于髁间凹上的标记的位置并钻入。将一根空心股骨钻头沿导针扩股骨隧道(通常直径为 10 mm)。隧道深度为 25～30 mm。

4. 移植物的植入和固定

(1)髌韧带移植物的植入和固定：髌韧带移植物通常使用界面螺钉固定。先固定股骨隧道内骨栓。从前内侧入路插入界面螺钉的导针，于屈膝 70°位，使用 7 mm 丝锥攻丝。然后沿导针放入 8 mm×23 mm 界面螺钉。用力牵拉胫骨骨栓上的尼龙线以测试股骨隧道固定是否牢靠。在触摸胫骨隧道内骨栓活动度的同时屈伸膝关节数次。无活动并不一定表示移植物已完全达到等长的标准，更可能表示胫骨骨栓卡在隧道中，牵拉缝线时移植物无法达到合适的张力。屈伸膝关节，标记出胫骨骨栓在隧道中最远端的位置，通常接近完全伸膝位。在此位置牵拉尼龙线使移植物紧张，穿入一颗 9 mm×23 mm 可吸收界面螺钉，固定胫骨端。移植物固定后完全屈伸膝关节数次，做轴移试验和 Lachman 试验，如果结果不满意，则需要重新调整移植物张力，直至达到要求的膝关节稳定性。

(2)腘绳肌肌腱移植物的植入和固定：用带尾孔导针，将牵引线和翻转线贯穿两隧道，从大腿的外上方拉出。牵拉牵引线，使微型钢板呈纵向，依次将微型钢板、聚乙烯带和肌腱近段拉入股骨隧道。当预计微型钢板刚好完全从股骨隧道外口牵出时，牵拉翻转线，将微型钢板由纵向转为横向，回拉肌腱，钢板横架于股骨隧道外口上，完成植入物股骨端固定。将胫骨端缝线从钛质纽扣孔中穿出，沿缝线将纽扣向上推，使其紧贴胫骨隧道外口。反复伸屈膝关节，进行等长检查和撞击试验。在屈膝 40°位将较粗肌腱段两端缝线打结，在完全伸膝位将较细肌腱段缝线打结。

(三)后十字韧带重建的专项操作技术与原则

自体髌韧带曾经作为交叉韧带重建的金标准，但是现在认为，在 PCL 重建过程中 6～8 股腘绳肌肌腱提供的强度远大于髌韧带。另外，关节镜下骨块在关节腔内有限的空间翻转和在隧道内穿行翻转比较困难；采用腘绳肌肌腱就不存在这些问题，而且对供区的损伤小，几乎没有并发症，逐渐成为重建的首选材料。

1. 移植物的切取

同腘绳肌肌腱重建 ACL 的取材方法。

2. 移植物的处理

刮除肌腱上附着的肌肉，测量肌腱总长度(如半腱肌长 28 cm)后，用 2 号不吸收缝线分别缝合肌腱两端。然后对折肌腱成等长的两段(各 14 cm)，在其反折处穿入 2 根同样的缝线。两端的缝线打相同的结以区别，再次对折两段肌腱成 4 股(股长 7 cm)。如果股薄肌长度为 21 cm 以下可 3 折，编织缝合时两端各缝合 2 根 2 号不吸收缝线，一端线直接绑在聚乙烯带，剪断缝线后，回折在对端的 1/3 处，其 2/3 处和留置缝线的一端等齐，在齐折处穿入 2 根缝线；如果长度和半腱肌接近可 4 折，同样编织两端的线打成相同的结以固定时对应，在移植物反折端直接将聚乙烯带穿入打结。原则是在保证最后移植物长度在 7 cm 的前提下，尽可能多地增加其股数(一般7 股或者 8 股)。测量移植肌腱总直径后，用 100 N 拉力行预牵张，至移植物植入。在距移植物近端 25 mm 处用亚甲蓝(美蓝)笔或者可吸收线做一个标记。

3.隧道定位

从后内侧入路插入镜头，从前内侧入路插入胫骨隧道定位器，钻胫骨隧道。隧道内口位于胫骨关节面下 1 cm，中线外侧，隧道与胫骨轴成 45°。隧道直径与移植物直径相同。从高位前内翻入路进镜，从前外侧入路进操作器械，钻股骨隧道。隧道内口位于髁间凹 1～2 点钟或者 10～11 点钟，距软骨缘 1 cm。股骨隧道分为靠关节的粗隧道和靠外侧的细隧道两部分，粗隧道部分直径与移植物总直径相同、隧道深度为肌腱应当内置的长度 20 mm 细隧道部分直径 4.5 mm。

4.移植物的植入和固定

从高位前内侧入路插入镜头，监控下将导线从胫骨隧道送入关节，再从股骨隧道拉出。将移植物近端的聚乙烯带从胫骨隧道拉入关节腔，再从股骨隧道拉出。持续牵拉聚乙烯带，利用韧带腔内推托器，将移植物于胫骨隧道内口反转处向后上方反复推提，先将其提入关节腔，而后拉进股骨隧道，直至近端标记线至股骨隧道内口。

将聚乙己烯带两端穿入微型钢板中间两孔，沿聚乙烯带将微型钢板推至股骨隧道外口，将聚乙烯带打结，使移植物固定于股骨端。将移植物胫骨端编织线穿入钛质纽扣中，拉紧韧带，于屈膝 40°前抽屉位将半腱肌肌腱缝线打结(4 股或 3 股)，于完全伸膝位将股薄肌肌腱缝线打结(2 股或 3 股)，完成韧带胫骨端固定。固定后再次抽屉试验，检查关节的情况，如果紧张强度不足，可以通过旋转纽扣来加强。

六、手术适应证

(一)半月板修补的适应证

半月板撕裂是否适合修补取决于多个因素。撕裂部位的供血情况是首先需要考虑中的因素。Arnoczky 及 Warren 证实了半月板的外 1/3 部分存在血管网。这个解剖发现引出将半月板撕裂分为 3 个区的概念：①位于血管区的红一红撕裂，修补后愈合率很高。②位于血管区与非血管区连接处的红一白撕裂，修补后有一定的愈合率。③位于血管中心的白一白撕裂，修补后一般不能愈合，部分切除是最好的手术方法。

撕裂的类型是考虑是否进行修补的另一个重要因素。桶丙样撕裂及垂直纵向的撕裂自身有趋向稳定的复位及固定的趋势。水平撕裂，放射状、片状、复杂及退行性撕裂难以愈合，部分切除是最常见的治疗方法。在放射状撕裂的病例中，周围的环状纤维断裂，所以即使愈合后半月板仍没有功能。

虽然年龄较大不是绝对的禁忌证，但对于修补手术来说年龄因素是必须予以考虑的。通常多数老年患者的退行性撕裂不适合手术治疗。关节表面的情况、个人的活动能力及关节的其他合并损伤都必须予以考虑。一系列新材料和新技术的出现扩大了半月板修补术的适应证。

半月板缺失对膝关节退行性变的影响相比十字韧带损伤更为显著。当半月板损伤合并 ACL 时，如果半月板有中等程度的愈合可能性，就应该进行半月板修补术。关节镜下半月板切除术仅适用于半月板愈合可能性很小的病例。

有学者认为，具有以下特点的半月板撕裂修补愈合率较高：①同时伴有 ACL 损伤，尤其当半月板修补术和 ACL 重建术同时进行时。②撕裂部位于半月板周缘。③长度较短的撕裂。④年轻患者。⑤新鲜损伤。

(二)前十字韧带重建的适应证

治疗 ACL 功能不全的目的在于恢复膝关节稳定性。避免损伤复发及预防半月板和关节软骨等的继发性损伤。任何年龄希望恢复运动功能的和对生活质量要求较高的患者都适合做 ACL 重建手术。此外，决定是否须手术治疗 ACL 损伤不应仅仅建立在出现膝关节不稳定的基础上，还取决于患者的生活方式及运动水平。不应简单地把年龄作为衡量标准，因为总体水平才是更为重要的因素。通常认为更年轻的个体的运动水平也更高，更依靠膝关节。然而，很多老年的个体正参与高运动量的娱乐活动，并且持续较长时间。所以年龄不应成为ACL重建术的禁忌证。重建手术的成功取决于严格遵守手术原则，包括具有足够强度和刚度的移植物的选择、移植物的准确定位以避免张力过大和髁间凹撞击、移植物的坚强固定为早期康复提供足够的强度和刚度等。

很多组织曾被用来做ACL的替代品，包括自体移植物、同种异体移植物和人工合成材料。目前，最流行的移植物是自体骨一髌韧带一骨和四股腘绳肌腱。

无使用髌韧带作为移植物禁忌的患者都可以采用髌韧带进行韧带重建。采用髌韧带重建ACL有一些特殊的适应证：全身性韧带松弛的患者相对禁忌采用腘绳肌肌腱，而髌韧带刚度较大，是这类患者使用自体移植物重建的最佳选择；对于合并有膝关节后内侧韧带复合结构损伤的患者，也不宜采用腘绳肌肌腱进行ACL重建，因为此方法会进一步损伤膝关节后内侧的稳定性，所以也特别适合采用髌韧带进行重建。对于经常跪地工作(如地毯工、木匠等)要避免膝前痛和跪地痛，髌韧带短小、有损伤或有病变，患髌股关节疾病的患者禁忌采用髌韧带重建。

采用腘绳肌腱的优势在于不损伤伸膝装置，这对有髌股关节紊乱史和曾使用髌韧带重建后翻修的患者尤其重要，同时也更美观。排除腘绳肌腱已被切除的患者，采用腘绳肌腱重建ACL没有绝对的禁忌证。全身性韧带松弛的患者相对禁忌采用腘绳肌肌腱，这些患者可能更适合采用最终刚度较大的髌韧带。而对于合并有膝关节后内侧韧带复合结构损伤的患者，也不适合采用腘绳肌肌腱进行ACL重建，因为此方法会进一步损伤膝关节后内侧的稳定性。如果术前通过MRI检查，或者术中取半腱肌肌腱时发现肌腱直径小于3 mm，则四股半腱肌肌腱也难以保证强度，应当改用其他材料。

(三)后十字韧带重建的适应证

通过患者的病史、体检和影像结果诊断后PCL的损伤，根据PCL损伤的程度选择适当的患者。一般习惯把后抽屉试验中胫骨结节的后移范围作为PCL损伤程度的分级标准。正常膝关节屈曲90°时胫骨结节位于股骨髁前1 cm，与正常侧对比，如果胫骨结节后移3～5 mm，PCL损伤为Ⅰ度；胫骨结节后移6～10 mm为Ⅱ度；后移11 mm以上为Ⅲ度。PCL损伤后，膝关节的向后松弛是一个进行性过程，在伤后关节周围纤维化期，后抽屉试验可能阴性；进行到纤维化消退期时，此时胫骨结节后移达到Ⅱ度；如果辅助稳定结构松弛时，在关节向后位移达到Ⅲ度。目前根据韧带的损伤程度，把PCL损伤分为部分损伤和完全断裂。对于高龄或者活动较少陈旧性PCL完全断裂的患者以及PCL部分损伤的患者，可以采取非手术治疗的方法。尽管近期效果尚可，但远期有诱发髌股关节炎的可能。

急性损伤、单纯PCL损伤、撕脱骨折并且向后移位大于10 mm，即Ⅲ度损伤的患者必须手术治疗。合并后外侧角损伤的PCL损伤患者应该尽早行重建术，合并有内侧副韧带损伤的患者首先制动，内侧副韧带和关节囊愈合后，方可行PCL重建术。

对于陈旧性损伤的单纯PCL损伤，胫骨后移位大于10 mm者考虑手术治疗。关节损伤引起胫骨后移大于10 mm者考虑关节韧带复合伤，合并有后外侧韧带结构损伤比较常见，需要一期手术重建所有的韧带，后外侧的韧带结构是PCL修复重建的基础。

对于Ⅱ度以内的PCL损伤，传统的观点认为，通过股四头肌功能操练，可以恢复关节的稳定性。等到出现髌股关节炎或者内侧膝关节炎时，才予以择期行PCL重建。现在则认为，韧带损伤应该积极治疗，对于韧带损伤小于50%的患者，采取刺激增强技术；大于50%的患者，则采取PCL重建。因为股四头肌是动力性稳定结构，它是在膝关节产生不稳后，通过本体感受器产生的调节反应，其反应是滞后的，不能提供即时的稳定性；而PCL是静力性稳定结构，在膝关节的活动中提供即时稳定性。尽管增加股四头肌力能增加髌腱对胫骨结节向前的提升力，但引起的代价是髌股关节和胫股关节的压力增加，导致关节的退行性改变。

(四)滑膜切除的适应证

膝关节出现持续性反复发作的关节肿胀、疼痛，如果明确诊断为弥漫性色素沉着绒毛结节性滑膜炎，应当尽早进行治疗，这样才能够保证膝关节功能。因为前后十字韧带都在滑膜包绕之内，滑膜炎拖延不治会造成十字韧带侵蚀，严重影响膝关节稳定性，最终影响膝关节整体功能。

经过适当治疗后不愈的顽固性滑膜炎和经化疗或放疗的滑膜炎需要作滑膜切除术。滑膜的化疗或放疗方法仅在欧洲施行，对于其治疗的效果和引起的不良反应仍有争议。关节镜下滑膜切除术的优点就是可以在滑膜炎的早期手术治疗，不影响半月板的完整性，不用限制活动，对关节的稳定性没有影响，无畸形情况发生，不会引起诸如关节间隙狭窄、骨赘发生等影像学的改变，其手术效果良好。

关节镜下滑膜切除术的禁忌证主要包括出血性疾病。既往认为化脓性关节炎也是禁忌证。现在则认为，随着医疗技术的提高，这两种疾病为相对禁忌证，尤其是化脓性关节炎，有学者在关节镜下清理灌洗化脓性关节炎取得良好的效果。因此，如果具备足够的技术条件仍可以切除。

七、并发症

1988 年，美国和加拿大一些关节镜医师对 8 791 例膝关节共同进行了一项广泛的、多中心的随访研究，结果发现 162 例并发症，发生率为 1.85%。综合这些大型研究可以发现，膝关节镜最常见的并发症是关节积血。所有膝关节镜手术中，需要吸引或手术排出的关节积血的病例约占 1%。仅次于关节积血的最常见并发症是感染，多中心研究中有 19 例出现感染，发生率为0.02%。血栓栓塞性疾病和麻醉并发症也较常见于关节镜手术，发生率均为 0.01%。1988 年的多中心研究显示，器械断裂、神经系统并发症和严重血管并发症已较早期的研究明显减少。外侧支持带松解术的并发症发生率最高，达到 7.2%。半月板切除的并发症发生率令人吃惊地高于半月板修补。也有关于不同方式的 ACL 重建术的并发症的研究，其中人工材料重建的发生率最高(3.7%)，同种异体重建的发生率为 3.3%，自体组织重建的发生率最低(1.7%)。

八、围术期与术后康复

(一)围术期

1.术前评价

术前评价应包括详细的病史和体检。现病史应包括主诉以及何时、何地、何种方式受伤。过去史应包括以前曾经受到的骨科相关损伤以及治疗方式，任何用药史和药物过敏情况。应详细询问是否存在胃炎或消化性溃疡，以确定使用非甾体类抗炎药(NSAID)的安全性；应了解过去曾进行手术的麻醉并发症情况。

体检应包括以下项目：膝关节渗出、活动度、压痛、畸形、股四头肌周长、详细的韧带检查。对侧下肢必须进行相同检查以资对比。应常规检查脊柱和同侧髋关节有无畸形以及可能引起膝关节疼痛的病变，这对于青春期和老年患者尤其重要。还应检查下肢力线和步态，并进行详细的神经血管检查。

术前应权衡手术的利弊，并记录于病历卡上。

2.对患者的宣教

对患者的宣教于关节镜手术的结果以及手术过程都起到非常重要的作用。教育对象包括患者本人及其家属，应向其详细介绍关节镜手术的作用、风险和可能出现的并发症，并强调术后康复锻炼对于整个治疗结果的重要作用。教育过程中可使用图表、膝关节模型、宣教手册、X 线片、MRI 片。术中发现的病理情况可通过摄片或录像记录后保存。术后应制订详细的康复计划，协助患者出院后进行康复锻炼。

(二)术后康复

如果预计术后会出现持续的关节内渗血，应放置关节内引流。引流管放置时间根据具体情况调整，一般在术后 1～2 天内拔除。术中切开操作术后可在 24～48 h 内预防性使用抗生素，一般情况下不建议使用。

研究显示，术后关节内注射丁哌卡因有助于控制术后疼痛，使用的剂量至今尚有争议。0.50%丁哌卡因 30 mL 能有效减少患者在复苏室内阿片受体类药物的用量，促进早期活动，并减少住院时间。但尚未发现 0.25%丁哌卡因 30 mL 关节内注射有任何相似的镇痛效果。研究已经显示，丁哌卡因对关节软骨不造成伤害，且只要关节内注射量不超过 150 mg，丁哌卡因血清浓度的毒性作用极低。单独使用吗啡或联用布比卡因都不能明显缓解术后疼痛，需要进行额外麻醉，或佩戴负重支具。术前疼痛与术后疼痛有密切的联系。

手术入路应使用 2 号或 3 号缝线闭合，术后使用无菌敷料加压包扎，可调节支具固定膝关节，冰敷，并抬高患肢。调节支具至一定角度，可限制膝关节屈伸。每 1～2 h 抬高下肢并使用冰敷 10～15 min 能有效缓解疼痛和肿胀。对于剥脱性骨软骨炎、软骨缺损，或其他需要限制负重的病例，应使用拐杖。

术后 4～5 天通常服用口服麻醉药。口服或肌内注射非 NSAID，尤其是滑膜切除、粘连松解等术后患者。

膝关节镜手术患者关节功能恢复较快。坐着工作的患者通常术后几天即可恢复工作。但这只是相对情况，受到诸如疼痛、伤口情况、关节活动度、下肢力量、活动强度、工作、希望恢复的运动水平等因素的影响。

各种不同手术的术后康复计划不尽相同。半月板部分切除的术后康复包括等长伸展训练和力量训练。等长训练应在手术后立即开始。肌力训练应包括股四头肌、踝关节、90°～45°伸屈膝、内收或外展位直腿抬高、跟腱训练。伸展训练维持膝关节活动度，应包括腘绳肌、股四头肌、跟腱训练。在条件允许的情况下，固定自行车是一种很有效的训练方式。出院后可根据医师或理疗师的建议在家中继续康复训练。

患者出院时，应对其反复强调可能出现的并发症，以及继续康复训练的注意事项。出院后定期门诊或电话随访。

（刘陆勇）

第十一章　关节置换术

第一节　肩关节置换术

肩关节置换术最早由法国外科医师 Juls Pean 于 1892 年用铂和橡胶假体植入替代因感染而损坏的肱盂关节，改善了患者肩关节疼痛和功能，但因结核感染复发而不得不将假体取出。近代人工肩关节发展始于 20 世纪 50 年代。1951 年，Neer 首先采用钴铬钼合金成功研制出 NeerⅠ型肩关节假体，为第 1 代假体，由于单一固定的假体柄，肱骨头不能调整，现很少应用。70 年代初期，Neer 在其人工肱骨头原有的基础上，用高分子聚乙烯制成肩盂假体，设计了 Neer 型全肩关节假体（NeerⅡ型），此后以 NeerⅡ型假体为代表的一些非限制性和半限制性全肩关节假体问世并应用于临床，属于第 2 代假体，其假体柄和肱骨头是组配式，满足不同的需要。90 年代初，在 NeerⅠ、Ⅱ型的基础上，综合考虑了肱骨颈干角、肱骨头的偏心距等因素，设计了解剖型的第 3 代肩关节假体，如 Aequalis 假体。近年来，文献报道了"三维型"肩关节假体，能更好地满足不同的解剖需求。因此，随着假体的设计和制造工艺不断提高，使用最为普遍的非制约型全肩关节假体已由早期的肱骨头假体和肩盂假体。发展成肱骨柄、肱骨头、肩盂假体多元组合的可调节式系统，可通过分别调节不同部件的尺寸，保证肱骨头中心位于肩袖和肩关节囊组成的软组织窝的中央，有利于术后肩关节周围软组织张力的平衡而减少肩关节的不稳定，使肩盂假体的偏心性负荷可降至最低以延长假体使用寿命。固定方式也由单一的骨水泥固定发展成骨水泥紧密压配、骨组织长入等多种方式。

一、人工肱骨头置换术

（一）适应证

（1）老年人新鲜的肱骨近端 3 部分以上骨折。

（2）肱骨头坏死，包括特发性缺血性坏死、镰状细胞梗死、放射性坏死等。

（3）肱骨近端骨不连，伴有严重的骨关节疼痛的功能障碍。

（4）肱骨近端肿瘤。

（二）禁忌证

（1）感染。

（2）肩袖和三角肌功能缺失或严重障碍。

（3）肩盂存在严重病变。

（4）神经性关节病。

（三）手术操作

国内进行人工肱骨头置换手术的大多数原因是肱骨近端粉碎骨折和肱骨近端肿瘤，下面以骨折为例介绍手术方法。

1. 体位

平卧或 30°～40°半卧位。为保证良好地暴露肩关节上方区域，可在肩下垫一小枕。

2. 麻醉

全身麻醉。

3. 手术入路

采用肩关节前入路，切口起自肩锁关节上方，越过喙突，向下沿着三角肌胸大肌间沟的方向，延伸到三角肌的止点，长约 14 cm，注意保护胸大肌和二头肌之间的头静脉。必要时可部分游离二头肌在肱骨干的止点或分离三角肌在锁骨的起点。外展外旋上肢，将二头肌拉向外侧，联合肌腱拉向内侧。肱骨头脱向联合肌腱的前方或后方时，可以作联合肌腱松解。

4. 肩关节前方的显露

在肩胛下肌的下后方可以找到旋肱前动脉，予切断结扎。在联合肌腱内侧可找到肌皮神经，于喙突下 4～5 cm 进入肌肉，该神经有时会穿入联合肌一肌腱复合体，注意不要损伤。然后沿肩胛下肌找到并保护腋神经。在松解和切除关节囊前下部时同样也要注意神经的保护。在肩胛下肌背面分离关节囊，前方关节囊从肩盂处切开。处理病变肱骨头将肱骨头脱出肩盂，充分暴露肱骨头。如果脱位困难，说明下方的关节囊松解不够。截骨平面最好位于股骨解剖颈。应根据所用假体的头部基底进行相应角度的截骨。打开肱骨髓腔，逐步扩髓，最后的尺寸即为假体的大小。肱骨假体植入必须注意以下 3 个方面：①恢复肱骨的长度，对解剖标志缺失的骨折患者更要注意，以二头肌腱为解剖标志，识别、分离大小结节骨折块，大小结节必须修复，可以采用可吸收缝线缝合。如果假体放置太低，可能导致永久性的半脱位；位置太高可能导致修补的大结节和肩袖因张力过高而失败。②确保肱骨头正确的后倾角度，如果大小结节骨折，可参照前臂，后倾 25°～30°。③合适的肱骨头大小和偏距。

5. 骨水泥固定

安装假体时注意将患肩外展外旋后伸在手术床一侧。彻底清理髓腔，然后用骨水泥枪将骨水泥缓缓注入髓腔，将选择好的假体插入髓腔，注意按标记调整假体的旋转位置以及假体露出肱骨近端的距离。

6. 复位并固定大小结节

骨水泥固化后，将关节复位，将先前取出的松质骨填入到骨干和假体的颈领之间，以促进大小结节之间和结节与肱骨干之间的愈合。将原已穿过大小结节和肱骨近端钻孔的缝线打结，将大小结节骨折块牢固地连接到肱骨干近端。打结前将部分缝线穿过假体上的小孔，使骨折块可更好地包绕在假体上(图 11-1)。然后用不可吸收缝线修补撕裂的肩袖，固定肱二头肌长头腱。

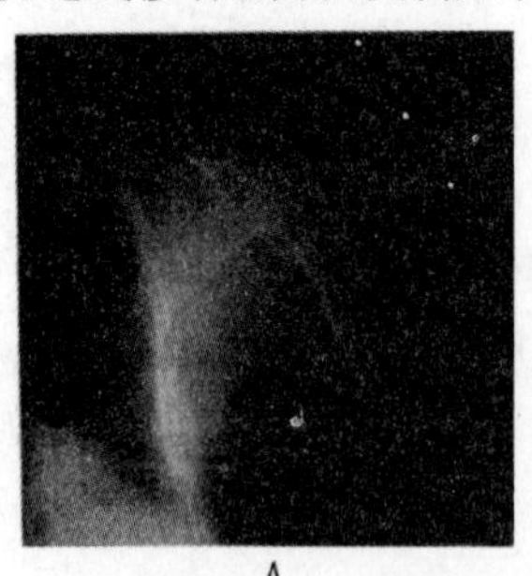
A

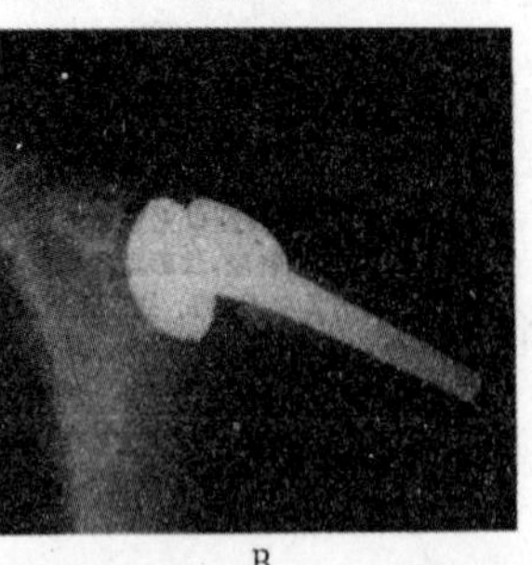
B

图 11-1 肱骨外科颈 4 部分骨折伴有肱骨头脱位，人工肱骨头置换手术，注意大小结节缝合固定在假体的侧翼上，重建肩袖功能

7. 关闭伤口

冲洗伤口，逐层缝合，留置负压引流。

(四) 术后处理

(1)术后第 2 天，无异常可拔除引流。在医师指导下用健肢帮助患肩进行康复锻炼，也可以采用床架上的滑轮吊绳装置进行训练。患者能够站立后即应弯腰进行术肢钟摆式锻炼，进行关节屈曲、外展、后伸、旋转，每个动作持续 5 s，每天锻炼 4～6 次，锻炼间隙应用肩关节吊带保护。手术 4 d 后开始主动活动锻炼，鼓励患者在术后尽早恢复生活自理，如自己进食、刷牙、喝水等。

(2)术后3周渐进性加强三角肌和肩袖力量的训练。同时加强稳定关节肌群的训练。如耸肩运动锻炼斜方肌,推墙运动锻炼前锯肌和菱形肌等。

(3)在术后的初始6周内,患者应注意避免主动屈曲和外展肩关节。

二、人工全肩关节置换术

全肩关节置换术可以分为非制约型、半制约型和制约型。能够精确地维持软组织张力并易于翻修的组合式假体一度被认为很有希望,但较快的磨损限制了它的应用。最近出现的关节面非一致性假体能产生平移运动同时减少关节盂边缘的载荷和聚乙烯的磨损,可能是未来发展的方向。

(一)非制约型全肩人工关节置换术

目前来讲,在临床上已经取得成功的是非制约型假体。下面以Neer非制约型假体为例,介绍非制约型全肩人工关节置换术。

1.适应证

病变同时累及肱骨头和肩胛盂,手术以解除肩胛盂和肱骨头不匹配引起的疼痛为主要目的。疼痛消除后,肩部功能有望部分恢复。

2.禁忌证

同肱骨头置换术。

3.体位和手术操作

与人工肱骨头置换基本一致,全肩关节置换增加肩盂部分的操作。

(1)关节盂准备:手臂外展位以充分暴露关节盂,将肱骨牵向后方,保护腋神经,切除盂唇和前下方增厚的关节囊,于关节盂中心钻孔,插入骨锉,磨去关节盂软骨,选择合适的假体试模,插入导钻模块,中央孔用长钻头,边缘孔用短钻头钻孔。插入合适的假体试件。选择与盂窝匹配的假体,假体应与盂窝大小相同或略小,假体过大会影响肩袖功能。正常肩关节的肱骨头可有前、后方向各6 mm的移动度,盂假体比相应肱骨头的曲率直径大6 mm,从而允许肱骨头在盂假体上移动。

(2)假体安装:肱骨头假体应该可以向后移位达到盂窝的50%。肩胛下肌肌腱应该在保持足够的张力下进行修复,并保证使肩关节至少有30°外旋。如果肱骨头太紧,内外旋不满意,那么必须松解后方关节囊或使用短头。如果有明显的前、后方不稳定,可以使用长颈的肱骨头。合适长度的肱骨侧假体有利于保持肩关节周围软组织的张力;合适大小的肱骨头可以避免关节前方或后方不稳定。

取出假体试件,将肱骨向后牵,暴露盂窝,先安装盂假体。大多数盂假体均需使用骨水泥加固,骨水泥不要太多,夹在假体和肩盂之间,假体用手指加压并保持位置直到骨水泥硬化。如果此时发现肩胛盂假体有松动,应重新用骨水泥固定。

在安装肱骨假体前,必须先将肩胛下肌肌腱缝回肱骨近端。肌腱的松解部位位于小结节止点处,将其上点内移可以获得更多的外旋。用一个小钻在肱骨颈前方钻3～4个小孔,使用穿孔器将缝线穿过这些小孔,这些带襻缝线可以将手术开始时缝入肩胛下肌肌腱的编织线引过小孔,并将肌腱固定在肱骨近端。将肱骨假体插入骨髓腔,注意假体的位置要和试件的位置一致。肱骨头内取下的松质骨可以用来填塞肱骨近端的骨缺损区。骨水泥固定或压配固定均可,对于老年患者,常规应用骨水泥。如果患者年轻,骨质状况较好时,可采用压配型肱骨假体。

(3)关闭切口:再次检查腋神经,确保其未受损伤。冲洗伤口,安放负压引流后缝合伤口。术后上肢以绷带悬吊贴胸固定。如果肩袖修复较紧张时,可使用上肢外展架固定。

4.术后处理

同人工肱骨头置换。

5.手术并发症

常见并发症有血管神经损伤、假体安放位置不当、肩关节不稳定伴发半脱位或脱位、肩关节功能不佳等,手术中要对三角肌、旋转袖、肩胛下肌进行认真修复或重建。其中肩关节功能不佳是最常见的并发症,除了没有掌握合适的手术适应证外，术后锻炼不当是主要原因。常由于锻炼不足导致肌肉萎缩和关节粘连。如果锻炼过早与过于激烈，可导致软组织修复部位的撕裂。因此，术后最初 3 周避免过分的被动锻炼。3 周后逐渐增加主、被动活动范围，6 周后可允许和鼓励患者做较用力的主动活动，但 3 个月内禁止做投掷运动。

（二）半制约型全肩关节置换术

半制约型全肩关节置换术是由 Gristina 和 Webb 提出的，基本设计思想是无关节、半制约型和单球面全肩关节置换术。这种假体的肱骨头较小，呈球面，头颈角为 60°，以获得较大的活动度。肩胛盂假体与肱骨头假体相匹配，两部分假体的关节面可以持续接触。肩胛盂假体有一个金属衬垫用于减少关节面在载荷下的变形。有一个特点是不用塑料而是将一个金属的突起插入肩胛盂穹隆来固定肩胛盂假体。聚乙烯肩胛盂假体关节面呈梨形，在其上方有一唇样突起，当三角肌收缩、外展肩关节时可用以防止肱骨头向上方半脱位。此类关节的临床应用尚不多。

（三）制约型全肩关节置换术

制约型假体又称球一窝假体，最早在 1980 年由 Post 等报道。但是此类假体目前仍处于实验阶段。目前的制约型全肩关节假体是由半球面金属肱骨头和聚乙烯材料的肩胛盂窝相组成。此类假体的设计存在严重不足，只要扭矩超过耐受或患者试图过度活动肩关节时，假体即可发生脱位。

（张振杰）

第二节　肘关节置换术

肘关节成形术开始于 19 世纪初。现代人工肘关节发展始于 20 世纪 70 年代，经历了从简单的单轴铰链发展到复杂的无限制型或半限制型关节，术后功能得到明显改善。根据肱骨假体对尺骨假体固定程度的不同，可将假体植入关节成形术分为完全限制型、半限制型与非限制型 3 类。

Verneuil 和 Olier 等于 19 世纪初首先开展了肘关节成形术，目的是将僵硬、强直或畸形的肘关节重建成无痛的、功能正常的关节。Dee 于 1970 年左右报道骨水泥固定型金属铰链式肘关节假体在临床的使用，这种假体短期效果令人满意，但松动率高。目前已很少使用。

一、解剖及生物力学

肘关节由肱骨下端、桡骨小头和尺骨近端所组成，即包括肱尺关节、肱桡关节和近端尺桡关节。3 个关节共在一个关节囊内。肘关节关节囊附着于前方的冠状突窝上缘和后部鹰嘴窝的上缘，关节囊两侧肱骨内、外上髁的下方及半月切迹两侧、外侧部分与环状韧带相连。关节囊内的滑膜层紧贴关节囊的纤维层。肘关节旋转主要通过肱桡关节完成。肱桡关节有两个运动轴，伸屈运动的横轴与肱尺关节运动轴一致，另一个为前臂旋转运动轴，上下方分别通过桡骨小头和尺骨小头。

肘关节的伸屈运动与前臂的旋转往往是联合运动，运动过程是一种复杂的生物力学作用。正常的肘关节依靠关节几何形状和关节匹配的结合、关节囊和韧带的完整性以及肌肉系统的平衡完整来保持其稳定性。其中肱二头肌、肱肌、肘肌和肱三头肌尤为重要。肘关节的外侧副韧带复合体是由桡侧副韧带、外侧尺骨副韧带、辅助性外侧副韧带和环状韧带组成。外侧尺骨副韧带由桡侧副韧带的后部纤维组成，当肘关节受到内翻应力时，呈紧张状态。环状韧带起止于尺骨的小乙状切迹的前后缘，起到将桡骨头稳定地紧贴于尺骨的作用。内侧副韧带复合体包括前、后和横向三部分韧带纤维，前部纤维沿着冠状突内侧缘附着，在肘关节屈、伸时维持紧张。后部纤维只在肘关节屈曲时维持紧张。实验研究表明，内侧副韧带的前斜纤维断裂可导致肘关节的后外侧不稳和脱位。肘关节的运动大部分产生外翻应力，因此，内侧副韧带和桡骨小头的完整对防止肘关节的后外侧脱位至关重要。

肘关节成形术成功与否，取决于能否将肘关节恢复成无痛、活动、稳定、耐用且能承受巨大的压力和扭转力的关节。另外有学者提出肘关节假体必须尽可能地小，并且获得尽可能多的骨组织覆盖，手术中必须保留肱骨的内外上髁和鹰嘴，假体应有携物角。大多数学者认为设计假体的携物角和内在松弛度是十分重要的。手术中切除的骨组织越少，将来补救或重建手术将越容易进行。

二、关节置换术的分类

肘关节置换术可以分为以下几种：关节切除置换术、生物材料间置关节置换术、桡骨头切除关节置换术和假体植入关节置换术。根据肱骨假体对尺骨假体固定程度的不同，可将假体植入关节置换术分为限制型、半限制型与非限制型3类：①完全限制型全肘关节假体。完全限制型肘关节假体于20世纪70年代初期起源于欧洲，为骨水泥固定型铰链式假体，仅能完成关节的屈伸活动，无侧向松弛度。代表性的假体有Dee假体、GSB(Gschwend-Scheier-Bahler)假体和Swanson假体。这类肘关节假体的应力直接传递到骨一骨水泥界面，因此，松动率高达8%，目前已经很少使用，仅在肘关节骨性或软组织广泛损伤造成关节严重不稳时使用。②半限制型全肘关节假体。半限制型肘关节假体为金属和高分子聚乙烯材料组配而成。代表性假体有Mayo假体、Pritchard-Walker假体、Tri-Axial假体、GSBⅢ假体和Coonrad-Morrey假体。这些假体有一定的松弛度，有利于外力的消散，能完成内外侧方和旋转活动。③非限制型全肘关节假体。其特点是肱骨和尺骨两部分假体间有咬合匹配关系，为解剖型假体。它要求肘关节具有完整的韧带和前部关节囊结构。代表性假体有Kudo假体、Suoter假体和Ewald肱骨小头一肱骨髁假体。骨与软组织严重缺损和关节严重畸形时，效果不佳，肿瘤患者不宜使用。

(一)适应证

各种疾病引起肘关节疼痛、关节不稳和双侧肘关节的僵硬。

(1)严重创伤引起肘关节疼痛、畸形及强直者。

(2)类风湿关节炎致肘关节畸形和强直者。

(3)肘关节创伤或置换术后形成的梿枷关节。

(4)肱骨下端良性或低度恶性肿瘤。

(二)禁忌证

既往有肘关节的脓毒感染病史是绝对禁忌证。

(1)肘关节屈伸肌肉瘫痪无动力。

(2)肘部没有健康皮肤覆盖。

(3)感染。

(4)肘部有大量骨化性肌炎。

(5)神经性关节病变。

(6)不伴疼痛的关节畸形。非制约型表面关节置换术的相对禁忌证还包括骨质缺损过多、创伤性和退行性关节炎。

(三)麻醉

采用臂丛神经阻滞麻醉或全麻。

(四)手术操作

1.麻醉及体位

(1)全身麻醉或锁骨上阻滞麻醉。

(2)依术者习惯，摆好患者体位。推荐采用仰卧位，用一个沙袋垫在肩胛骨下，并且将手臂放置胸前。患肢上臂绑扎空气止血带，前臂用消毒手术巾包裹，便于自由屈伸和旋前、旋后。

(3)常规消毒铺巾后将空气止血带充气至250～300 mmHg(33.3～39.9 kPa)。

2.手术方法

(1)切口与显露：如果肱骨远端骨质条件良好，采用Bryan－Morrey内侧入路。在鹰嘴尖内侧与肱骨内上髁之间做直切口。切口从鹰嘴尖向远侧延 5 cm，近侧 7 cm(图 11-2)。当松解肱三头肌内侧皮下组织，显露其内侧缘和尺神经时，要找出并转移以前未转移的尺神经。近端在肱三头肌内侧缘游离尺神经，向远端解剖到达肘管筋膜，切开此筋膜，进一步向远端分离，到尺神经尺侧腕屈肌的第一个运动支。如果尺神经与关节囊粘连，分离后应注意止血。游离尺神经，并用橡皮引流管牵开保护后，远侧在屈肌、旋前肌筋膜表面，近侧在肱三头肌前方形成一皮下组织袋。准备接纳前置的尺神经(图 11-3)。继续解剖肱三头肌的内侧，将其自内侧肌间隔和肱骨远端的后面掀起。在远端则向尺骨方向切开尺侧腕屈肌筋膜(图 11-4)。然后即可将肱三头肌止点从尺骨上直接锐性剥离并翻开。反之，如果肱骨远端严重骨缺损，则可采用 Bryan－Morrey“保留肱三头肌”入路。同上法解剖并前置尺神经。继续进行从内侧向外侧的解剖分离，直至肘肌和肱三头肌都可以从肱骨外髁上拉开为止。由于附于尺骨近端的筋膜菲薄，容易在剥离的过程中被穿破。因此，可用比较窄小的骨刀在掀开筋膜的同时带一小块骨质，有助于手术结束时肱三头肌止点的重建(恢复其正常长度)以及伸肘装置与尺骨近端的愈合。肱三头肌的止点通过骨孔用不吸收缝线与尺骨近端缝合修复。将肱三头肌自肱骨后方分离，向内或外牵开，暴露关节囊。为扩大手术野，可自肱骨附着处，松解并保护内外侧侧副韧带，注意勿将其切断。切除肱桡关节的关节囊及增生滑膜，显露桡骨头。在环状韧带近端切除桡骨头。注意不要残留骨赘，以免前臂旋转时影响尺骨活动。在肱骨滑车和尺骨之间切开内侧关节囊。游离部分尺侧腕屈肌止点，显露指浅屈肌止点及内侧侧副韧带并松解(图 11-5)。此时，可将尺骨自肱骨滑车上抬起，显露出滑车切迹和尺骨冠状突。如术前有屈肌畸形，可在尺骨近端松解一部分肱肌。为了显露肱骨，可切除鹰嘴和冠状突尖端，以防阻挡术后关节活动。外旋肱骨，完全屈曲前臂。

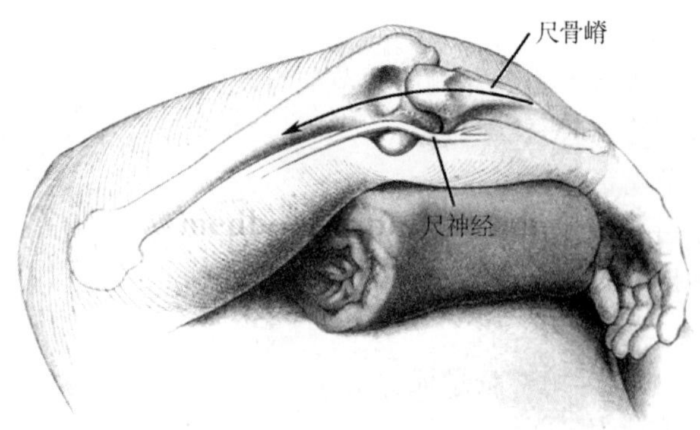

图 11-2　肱骨内上髁和尺骨鹰嘴尖之间做直切口

患者仰卧于手术床上，上肢用消毒巾包裹，以利自由移动，放置胸前。在肱骨内上髁和尺骨鹰嘴尖之间做直切口

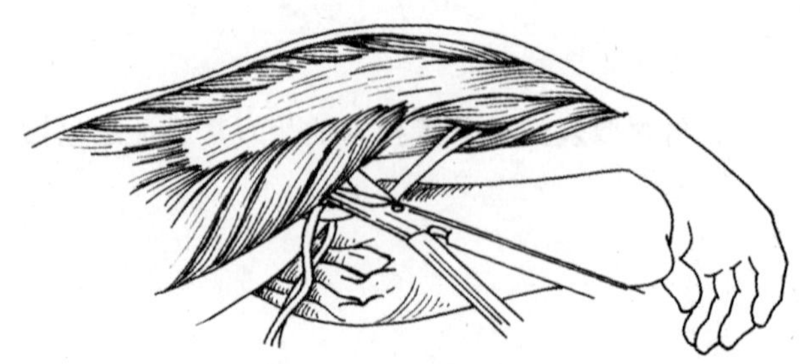

图 11-3　前置的尺神经

在肱三头肌内侧缘找出尺神经。并将其分离到其第一运动支为止。小心将分离出来的尺神经向前移至皮下组织内

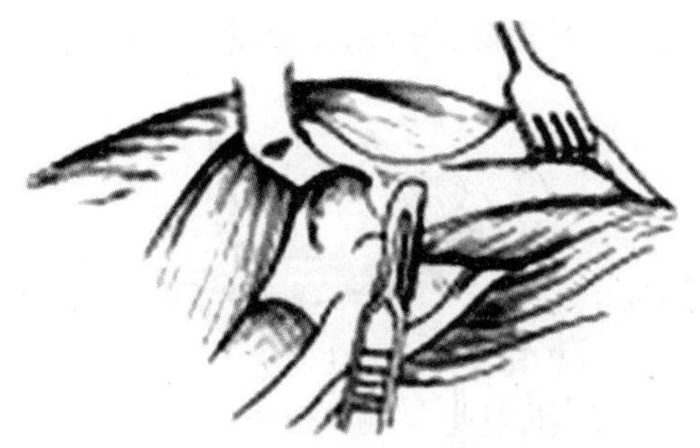

图 11-4 切开尺侧腕屈肌筋膜

在整个手术过程中必须对尺神经加以保护。在尺骨内侧面做一切口将尺骨骨膜连同前臂筋膜一起掀起

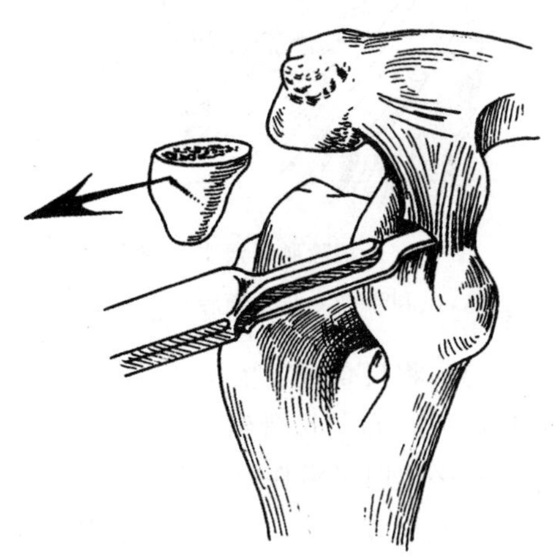

图 11-5 截除尺骨鹰嘴尖端

将整个伸肌装置向外侧半脱位。截除尺骨鹰嘴尖端，并将肘关节内外侧侧副韧带从肱骨附着部松开

(2)植入假体：Coonrad－Morrey 人工肘关节假体有全套用于置换的器械，可按切模进行大部分操作。

准备肱骨端：显露肱骨远端的内外侧柱，脱出肱尺关节，用微型电锯或咬骨钳切除肱骨滑车中部骨质，进入尺骨鹰嘴窝(图 11-6)。从尺骨鹰嘴窝顶部用圆头磨钻或咬骨钳去除一小部分骨皮质，显现骨髓腔。然后用尖钻头钻入髓腔，肱骨髓腔宽大，容易进入。确定肱骨髁上的内外侧柱，显露备用的整个肱骨远端，确定排列和方向合适。将导向柄插入整个肱骨髓腔中可准确定出远端切割的中心。去掉手柄，安装切割模具，准确切出肱骨远侧关节面。支撑在肱骨小头上的侧臂是可以相互交换的，同一器械可用于左肘或右肘。切模的水平部要与肱骨内外侧柱后皮质保持于同一平面，确保准确地旋转定位。用摆锯按切模引导切除肱骨滑车及部分远端骨质。肱骨截骨模具的宽度与选择要截除肱骨的那部分尺寸相一致，这样可以精确地移除肱骨的远端关节面。用摆锯首先沿着模具的内、外侧平面，然后沿近端平面切除剩余的滑车。不要紧靠切割模具切割，以免切出的空间太窄，插入假体时，会对肱骨内外侧柱产生过大的应力。要小心避免破坏髁上任何一侧的骨柱，否则可能会使局部应力增加，从而导致骨折。近端切割通常要离开导向器两侧完好的骨皮质。移除截骨模具和导向杆以完成尺骨鹰嘴窝顶部的切割。当横向切割时，摆动锯刀不要前后成角，而要斜向切割，这样可以减少在鹰嘴窝柱结合部形成缺口的可能性，这个缺口可产生应力增加，导致骨柱发生骨折。然后去除碎片，如果需要，可将合适尺寸的远端肱骨试模插入两侧柱之间以检查切除部分的精确程度。用一个小的薄锉再插入髓腔，要保证骨锉位于已完成切割的肱骨中心。如有必要，轻轻地旋转骨锉以进一步拓宽髓腔。然后，要根据髓腔的大小选择合适型号的骨锉(标准型号或更小型号的髓腔锉)，采用由大到小尺寸的骨锉，逐级扩大肱骨远端髓腔呈三角形。最后选用与肱骨组件尺寸相一致的髓腔锉，在尺骨鹰嘴窝顶部形成一个小于髓腔直径的开口。肱骨假体柄长通常为 10 cm，如果患者存在严重骨缺损或骨质疏松，可采用 15 cm 柄，翻修或肱骨远端骨缺损要用 20 cm 的长柄。为了安置假体翼，准备肱骨前缘和移植骨的位置、从肱骨远端前方松解前关节囊并用 12～20 mm 带有弧度的骨剥器将肱肌掀开。如果已切除了足量的骨质，在切除的滑车间隙试行安放假体。

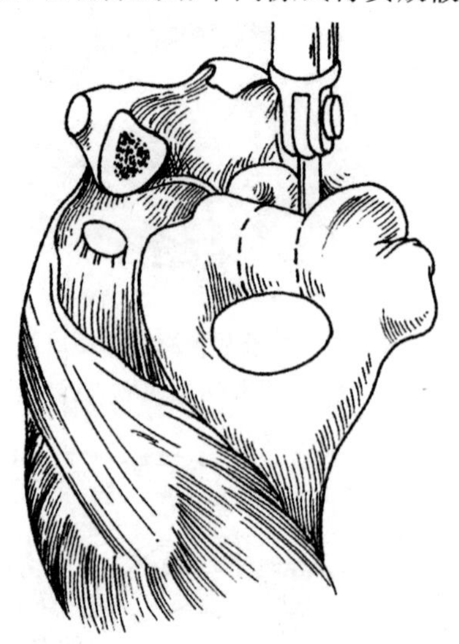

图 11-6　切除肱骨滑车中部骨质

用咬骨钳或摆锯将滑车中部去除，以利于进入肱骨髓腔。能容下假体的宽度，则将假体插入髓腔

准备尺骨端：根据假体旋转轴的特点，将尺骨鹰嘴依尺骨冠状突平面截除，以单纯截除关节面。在尺骨冠状突的基底部，用高速小圆钻或咬骨钳，在与尺骨纵轴 45°的方向，钻孔打开髓腔。再用小探针探明髓腔方向，为了保证纵行进入尺骨髓腔，必要时可沿探针方向在尺骨鹰嘴尖端去除更多的骨质，或做成“凹槽”状，即可将逐渐增粗的髓腔钻轴向插入尺骨髓腔。用一导向锉以旋转方式进一步探明和扩大髓腔，然后插入尺骨锉进一步扩髓，完全插入通常需要锤击。接着使用右侧或左侧的启动锉(starter rasp)。如果要置入最小的尺骨假体，可最后使用启动锉(starter rasp)，使其完全到位，让最小假体插到合适的深度。如果置入小号或标准型号尺骨假体，可在合适的右侧或左侧构件中轻轻地旋转，插入小号或标准型号骨锉(图 11-7)。如果置入一个小号假体而髓腔宽大，可随着标准小号骨锉方向在假体柄周围注入更多骨水泥。用锤子去除冠状突基部软骨下骨和髓腔周围骨质，以准备好尺骨髓腔的最后几个毫米。若需要，而且髓腔又小，可选用合适的绞刀准备髓腔。将髓腔锉旋转手柄垂直于尺骨鹰嘴的平面放入髓腔，在尺骨细小时，先用试验骨锉，如果髓腔允许，可插入更大的骨锉。确定置入假体最终的方向。

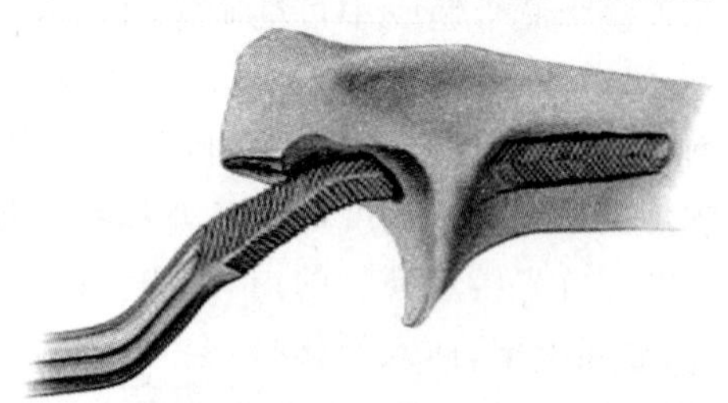

图 11-7　将骨锉插入髓腔

将合适大小的骨锉插入髓腔，有时需要圆头锉开孔，在这一步骤中，为了让骨锉插入，需用锤敲击

假体试模插入：切骨和扩髓完成后，分别将合适大小的肱、尺骨假体试模插入，以略有 2～3 mm 间隙为度。置入螺栓拧紧，将两个部件连接起来。检查假体位置、大小适当与否，并作调整；屈伸肘关节，检查关节活动度和稳定性，注意活动范围和活动过程中是否存在鹰嘴、冠状突、桡骨头与假体之间的撞击现象。如桡骨头有病变或与假体撞击，顶压过紧，应将其切除。然后去除试模。

假体置入：使用脉冲冲洗系统，彻底清洁和擦干尺骨和肱骨髓腔。使用即使最小尺骨髓腔也可以插入的骨水泥注入系统，将骨水泥注入尺骨髓腔，或同时注入尺骨与肱骨髓腔。不过对于那些经验少的医师，最安全的方法是分别注入骨水泥和置入假体。注入软管要修剪到适合肱骨或者尺骨假体的长度。由于阻力高，骨水泥要在聚合过程的早期注入(图 11-8)。注入骨水泥前向尺骨髓腔内塞入骨栓一枚，推至比扩大的髓腔还深 2 cm 处，注入骨水泥至溢出。尽量远离冠状突插入尺骨假体。尺骨假体的中心应与尺骨鹰嘴半月切迹中心一致，尺骨假体的平面应平行于尺骨鹰嘴平面。固定尺骨假体柄，骨水泥硬化后，将尺骨假体周围过量的骨水泥清除(图 11-9)。同法将骨水泥注入肱骨髓腔。切记，肱骨开口比髓腔小。需要时，可用一个特殊设计的塞子或几块移植骨塞住髓腔底部，防止骨水泥注入髓腔深部。将注射管修剪到合适长度，按常规方式把水泥注入髓腔(图 11-10)。插入肱骨假体前，在肱骨残端前方与假体翼之间植骨。从切除的滑车上获取移植骨块，也可由供修补手术用的髂嵴或骨库获取移植骨块。移植骨厚 2～3 mm，长约 1.5 cm，宽约 1 cm。将约 1/2 移植骨放在肱骨远端皮质前，而将另一半穿过切除的滑车露在外面。将肱骨假体插到髓腔内一个可以使它能与尺骨假体相关节的点上。在此位置植骨块可被肱骨假体翼压住。将尺骨和肱骨假体进行连接，并置入内销中空螺栓将假体连接在一起，再用外销螺钉越过假体旋紧，确保能与内销钉牢固结合。两枚螺栓结合时可以听到咔哒声，如果没有，可能有软组织夹在两个螺栓之间，从而导致螺栓难以正常结合。假体连接完成后，将尺骨屈曲 90°，使用肱骨打击器敲击肱骨假体进入髓腔，假体远端位于肱骨小头水平或稍低于肱骨小头水平(1～2 mm)，实际插入深度由假体翼与尺骨鹰嘴窝顶相关节的深度所决定，植骨块位于肱骨骨皮质前方，假体翼后方(图 11-11)。通常假体组件应该能插入，其旋转轴应位于正常解剖旋转轴平面上。这样可使肱骨假体前方假体翼底部与尺骨冠状突窝的前方相平齐。屈伸肘关节，检查撞击存在部位，用咬骨钳去除任何产生撞击的骨质。假体安装完成后，伸肘位固定，直至骨水泥凝固。再检查关节活动度和稳定性。要保证肘关节能完全屈伸。术中通常可获 0°～140°的活动范围。为了发挥假体的最佳功能，不必将桡骨头切除，但如有病变，应予切除。仔细清理肱骨和肱骨假体前方多余的骨水泥，冲洗伤口。用不可吸收缝线将三头肌断端缝回到鹰嘴。前置尺神经，清理创面，松止血带，止血。安置负压引流管，仔细缝合切口。

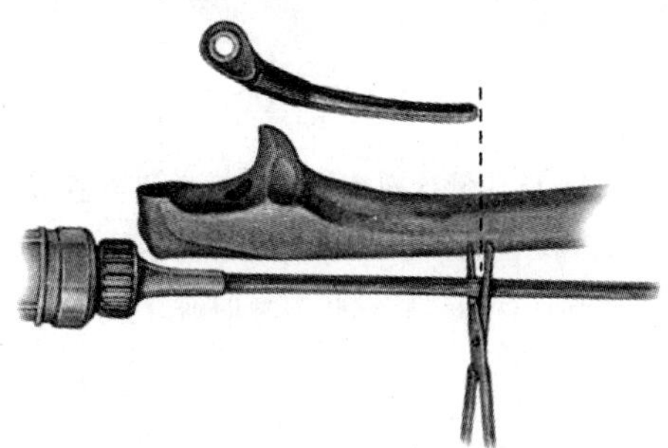

图 11-8　修剪注入软管长度

使用脉冲冲洗系统，彻底清洁并干燥尺骨和肱骨髓腔。使用最小尺骨髓腔也能用的注入系统将水泥注入尺骨髓腔，或同时注入尺骨与肱骨髓腔。将注入软管修剪到适合肱骨或者尺骨假体的长度

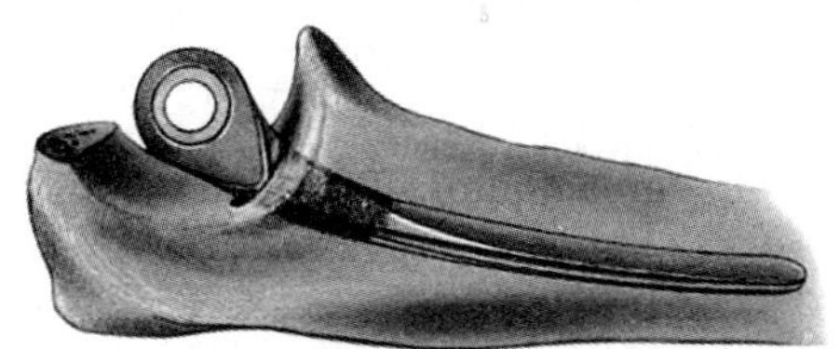

图 11-9　插入尺骨假体

尽量远离冠状突插入尺骨假体。尺骨假体的中心应与尺骨鹰嘴大半月切迹中心一致。尺骨假体的平面应平行于尺骨鹰嘴平面

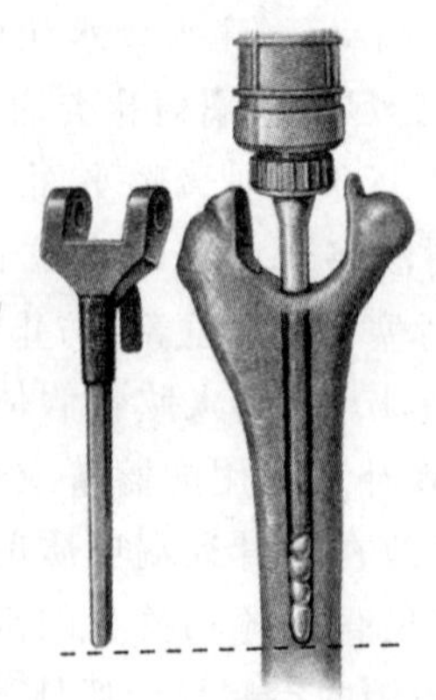

图 11-10 水泥注入肱骨髓腔

按常规方式把水泥注入到肱骨髓腔

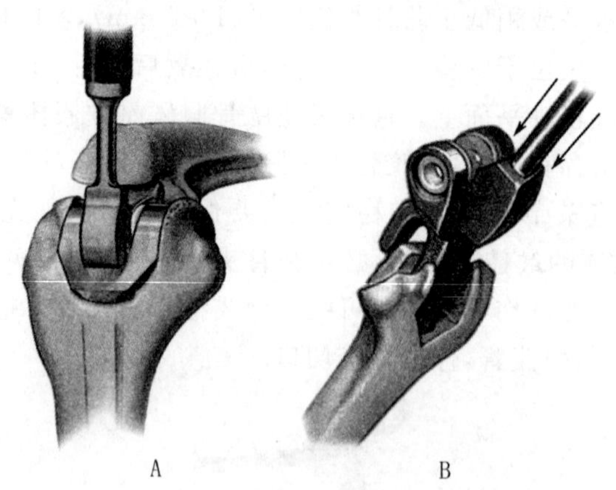

图 11-11 骨锉把柄与尺骨近端平面垂直

A. 确保两个螺栓完全咬合，假体连接完成后，使用肱骨打击器敲击肱骨假体进入髓腔；
B. 使肱骨假体前方假体翼的底部与尺骨冠状突窝的前方相平齐，完成假体安装

（五）术后处理

石膏托将肘关节固定于45°屈肘位，术后患肢抬高4～5 d，保持肘关节高于肩关节，24～36 h拔出引流条。颈腕带悬吊4周，每天定时进行肘关节非负重锻炼，术后3个月内避免用患肢提携重物。

（六）疗效评价

目前还没有统一的肘关节假体植入置换术疗效评价标准，常采用Momy等的评价标准，采用了3项指标，即X线影像表现、疼痛的程度和关节活动度。利用这一标准将手术疗效分为好、中、差3个等级。①好：X线片上，骨一骨水泥一假体交界面间无异常改变，无疼痛，肘关节屈曲大于90°，旋前、旋后活动度达60°。②中：X线片上，骨一骨水泥一假体交界面间出现超过1 mm的透亮区，中等程度的疼痛，肘关节屈伸活动度在50°～90°，旋前和旋后活动度小于60°。③差：X线片上，骨一骨水泥一假体交界面间出现超过2 mm的透亮区，因疼痛而显著影响肘关节的活动，屈伸活动度小于50°，旋前和旋后活动度小于40°，肘关节置换术失败，需要进行翻修术。

三、并发症及处理

（一）感染

人工肘关节术后感染确诊后，应尽早清除所有异物。包括假体、骨水泥和磨损碎屑，彻底切除假体周围的界膜和肉芽组织，充分引流。混合性感染较单一感染预后差，如经过6周抗生素治疗，细菌培养为阴性，骨与软组织无明显缺损，可考虑再次手术植入假体。如感染未能完全控制，或局部条件不允许，可行关

节切除置换术。一般不考虑肘关节融合术。

(二)脱位和不稳

表面置换型假体如发生脱位，通常与软组织结构丧失局部张力或术后未能充分恢复软组织平衡有关。因此，术中保持软组织合适的张力和假体的正确安放对防止脱位至关重要。如软组织失代偿可改用铰链式肘关节假体进行翻修，或重建侧副韧带。软组织重建的效果很难预测，术后肘关节的活动虽有改善，但常造成肘关节不同程度的强直。对于固定牢固的表面肘关节假体实施翻修术十分困难。因此，最为谨慎的方法是修复侧副韧带，并用石膏固定，术后肘关节可获得一定程度的稳定。

半制约型假体的脱位主要因关节对线不良以及假体设计不合理等因素所致。判断脱位的原因非常重要，由于聚乙烯等假体部件损坏而导致的肘关节不稳或脱位，可更换假体的部件。如因假体位置不佳、旋转中心偏移、关节线对位不好而造成聚乙烯部件破坏或脱位，应行翻修术重新安放假体，恢复旋转中心的位置。

(三)松动

主要由于假体位置不佳或骨水泥使用不当造成。患者感觉肘部疼痛，运动范围减少，运动轨迹异常。一经确诊，应行翻修术，防止松动的假体进一步破坏周围的骨质。如肱骨的内髁或外髁与骨干分离，手术时应重建肱骨髁，以恢复韧带的附着点。改善内外翻负荷的动力性限制。如尺侧副韧带遭到破坏，必须选用内在限制的假体以防止脱位。

(张振杰)

第三节 全髋关节置换术

一、适应证

1994年美国国立健康研究所在针对全髋置换的共识性声明中指出："全髋关节置换术适用于几乎所有患髋关节疾病而引起慢性不适和显著功能障碍的患者"。以往认为60～75岁患者最适宜作全髋关节置换术，但近10年来年龄条件已明显放宽。

(1)各种非感染性髋关节炎，包括原发或继发性骨关节炎、类风湿性关节炎、强直性脊椎炎等。

(2)各种原因导致的股骨头缺血性坏死。

(3)股骨颈骨折不连接。

(4)股骨近段或髋臼肿瘤。

(5)先天性髋关节半脱位或完全脱位，有严重疼痛和失稳，且继续加重者。

(6)髋关节固定术后位置不佳或融合不良。

(7)化脓性髋关节炎稳定期或髋关节结核。

二、禁忌证

全髋关节置换是可能出现许多并发症的大手术，其死亡率约为1%。因此，当需要行全髋关节置换时，必须对患者作全面细致的评估，改善患者的全身状况。

(1)全身情况差或有严重伴发病，难以耐受较大手术者。

(2)髋关节或身体其他部位存在活动性感染。

(3)全身或局部严重骨质疏松或进行性骨量丧失性疾病。

(4)神经营养性髋关节病。

(5)髋外展肌肌力丧失或不足。

(6)髋臼周围及股骨上段严重骨缺损且难以修复者,不宜使用传统全髋假体。

(7)年龄小于 45 岁应慎用。

三、麻醉

气管插管全身麻醉或硬脊膜外阻滞麻醉。

四、手术入路

全髋关节置换有多种手术入路和手术方法。在过去的几十年间,随着对髋关节解剖的深入认识以及微创髋关节置换的进展,许多新型髋关节手术入路被人们所采用,这依医师所受教育和临床经验,根据个人的偏好而定。然而其根源大部分还是在旧的手术入路的基础上改良而成。此外,鉴于微创技术存在手术视野受限、强力牵拉导致的额外软组织损伤、假体位置安装不良等缺陷,下面介绍的手术方法包括后侧入路,直接外侧入路和前外侧入路。

(一)后侧入路

髋关节后侧入路操作简便安全,显露充分又不易损伤髋关节外展装置,有利于术后功能的迅速康复。特别是髋关节发育不良高脱位型需要股骨截骨短缩,髋关节强直、内突和广泛的异位骨化,可采用后侧入路。Moore 入路经臀大肌纤维间隙,Osborne 入路经臀大肌与阔筋膜张肌间隙,由于前者可以比较充分地显露髋关节又不会引起明显的失神经支配,故临床上更为常用。

以大转子为中心作一略呈弧形的切口。皮肤切口近端起自髂后上棘远端约 10 cm 处,沿大转子后缘平行的方向切开。切口向远端延长至大转子中心,然后沿股骨干切至大转子以远 10 cm。

沿皮肤切口的同一平面切开皮下组织至阔筋膜及覆盖于臀大肌上部表面的薄层筋膜。在大转子中心表面沿皮肤切口切开筋膜。沿臀大肌纤维方向将其钝性劈开,电凝肌肉内所有出血点。向远端充分延长筋膜切口以显露股骨后缘的臀大肌腱附着点。

分离转子滑囊并将其向后钝性剥离以显露短外旋肌群及臀中肌的后缘。需要注意的是,臀中肌的后缘几乎与股骨干成一直线,而其前缘则向前呈扇形展开。在进行后侧解剖时髋关节保持伸直位。屈膝并内旋髋关节以紧张短外旋肌群。扪及梨状肌和闭孔内肌的腱性附着点并在肌腱处缝标志线以便缝合切口时辨别层次。然后在其股骨附着处切断包括股方肌上半部分在内的短外旋肌群。

电凝沿梨状肌腱走行的血管及股方肌内的旋股内侧动脉终末支。向后翻转短外旋肌群,保护坐骨神经。向上、下分别插入钝性板状或 Hohmann 拉钩以充分显露关节囊的上部、后部及下部。沿关节囊于股骨的附着部分将其切开,切除显露的关节囊或牵开关节囊留作以后修补。切除髋臼盂唇,屈曲、内收并轻轻内旋髋关节使之后脱位。在小转子水平股骨颈下插一骨钩,若髋关节不易脱位,勿用暴力内旋股骨,将关节囊上、下部分尽可能向前作充分松解,切除髋臼后缘所有可能阻碍股骨头脱位的骨赘。如果仍不能将髋关节脱位,则需先在合适的水平用摆锯将股骨颈切断,随后用取头器或将股骨头碎成几块后取出。切除转子间线处残留的软组织并显露小转子的上缘。

(二)直接外侧入路

外侧入路由 McFarland 和 Osborne 介绍,Hardinge 加以改良。外侧入路的优点是它既可以仰卧位也可以侧卧位进行,并且脱位率低;缺点是有使外展肌力下降的风险,可致异位骨化。当手术需要显露髋臼后壁和后柱时本入路是禁忌。手术的成功依赖于髋外展肌的牢固修复,以及避免损伤臀上神经。

切口中心经大转子前中 1/3 交界部位,做与股骨轴线呈 30°角直切口。

该切口与股骨轴线呈角使髋关节脱位及进行髋臼侧、股骨侧的操作更为方便。顺切口切开脂肪层,显露阔筋膜和阔筋膜张肌,纵行切开阔筋膜张肌及钝性分离臀大肌纤维,Charnley 拉钩将切口向两侧牵开,切除大转子滑囊,暴露臀中肌和股外侧肌。

于臀中肌腱腹交界部位稍偏后侧切开臀中肌腱,于臀中肌前后 1/2 交界部顺肌纤维向近端劈开直到髋臼上缘。

注意近端劈开的距离不必超过 3 cm，以避免损伤臀上神经。在臀中肌劈开处的远端，沿腱腹交界部位的稍后方完全切断直达骨面，并逐渐向前方和远端延长，并与股外侧肌前部纤维汇合。沿股外侧肌的前部纤维向深层分离，贴骨面分离到股骨颈下缘。

然后用一个 Hohman 拉钩植入外展肌腱和关节囊之间，牵开臀中肌、臀小肌肌腱显露髋关节囊，注意保持臀小肌腱和臀中肌的附着，切口近端前方组织一同从骨面分离并向前牵开。T 形切口关节囊，上下两部关节囊以缝线牵引，以便手术结束时修复关节囊。稍屈曲、内收并外旋髋关节使股骨头脱位。然后进行股骨颈截骨。

（三）前外侧入路

最初由 Watson－Jones 推广，随后 Charnley、Harris、Müller 等予以改进。该入路与外侧入路的区别在于虽髋臼显露充分，但股骨扩髓时容易损伤臀中肌等髋关节外展装置，因而显露时需要于股骨大转子臀中肌附着点进行部分切断，可能会影响术后髋关节功能恢复。其余操作步骤与外侧入路相似。

对于消瘦患者可以采用仰卧位，注意骶尾部和足跟保护，预防压创；对于肥胖患者建议采用侧卧位，利用肥厚软组织的重力牵拉作用便于牵开显露入路。切口始于髂前上棘远侧和外侧 2.5 cm 处，向远端及后端切开，经过大转子的外侧和股骨干的外侧至大转子远端约 5 cm 处，切开脂肪组织直至深层阔筋膜。确定臀中肌和阔筋膜张肌的间隙，沿阔筋膜张肌和后方阔筋膜移行部切开，显露深层臀中肌，臀中肌的纤维粗大、纤维的走行方向偏前斜，由此显露髋关节前关节囊。向近端延长切口显露支配阔筋膜张肌的臀上神经下支。在股骨颈的前上表面，沿股骨颈的方向切开关节囊，在切口的远端部分，将股外肌的起点向远端牵开，或沿其纵行方向劈开，显露转子的基底及股骨干的近端部分。Longenbeck 拉钩向后牵开臀中肌，Allis 钳钳夹阔筋膜并向前牵开，充分显露前关节囊。外旋髋关节紧张前关节囊，以前转子间线股外侧肌附着部位为 T 基线，切开关节囊即可显露股骨头及股骨颈，外旋髋关节即可前脱位。如果需要更广的显露，从转子上游离臀中肌腱的前部纤维，或施行大转子截骨术，并将其前上部分及臀中肌的附着点向近端翻转。这样可以保护臀中肌的附着点并利于术后再附着。

五、人工全髋关节置换术手术步骤

人工全髋关节置换术可采用的手术入路有很多，目前较为常用的是后侧入路。该入路操作简便安全，显露充分又不易损伤髋关节外展装置，有利于术后功能的迅速康复。Moore 入路经臀大肌纤维间隙，Osborne 入路经臀大肌与阔筋膜张肌间隙，由于前者可以比较充分地显露髋关节又不会引起明显的失神经支配，故临床上更为常用。

1. 体位与切口

侧卧位时，患侧在上，腋下垫起，以不影响下部上肢循环为度。上面的上肢放于侧卧架上，并用约束带固定。腹、背侧下部，用软面沙袋垫稳，特别是肩、臀部要垫牢，避免滚动，并在肩胸部用约束带固定下肢要交错放置，且关节处要垫以软垫，以免压伤及影响下肢循环。以大转子为中心做一略弧形切口，沿大转子后缘平行的方向切开。切口向远端延长至大转子中心以下共约 12 cm(图 11-12)。

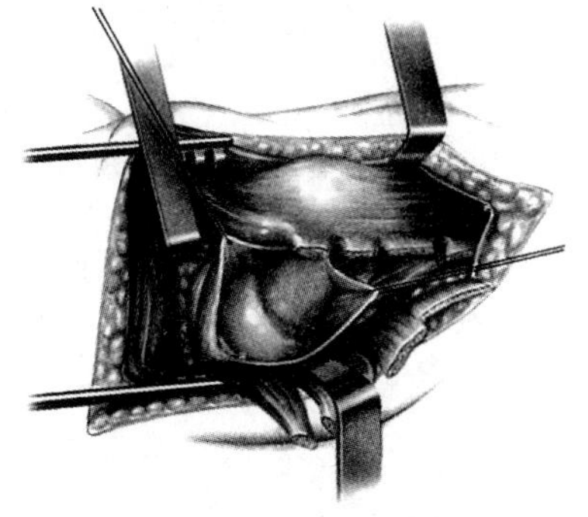

图 11-12　大转子为中心略弧形切口

2. 显露

向下切开皮肤组织及阔筋膜，沿皮肤切口方向钝性劈开臀大肌纤维，电凝止血。自转子间窝切断梨状肌、上下孖肌等外旋肌及关节囊，将其翻向臼缘显露股骨头。

3. 截骨

屈曲、内收、内旋，顺利脱位髋关节，在小转子上处截断股骨颈，切断圆韧带及周围关节囊，取出股骨头。有时股骨颈断面周围会有骨赘，需要去除。

4. 髋臼侧操作

在髋臼上方、前方切开部分关节囊，髋臼上方、前方和后下方分别用 3 把 Hohmann 显露板牵开软组织，切除髋臼盂唇，去除髋臼窝内软组织，注意保护横韧带，显露髋臼。

(1)髋臼磨锉：第 1 磨锉的直径可较模板测量或切除股骨头测量结果小 8～10 mm，磨锉髋臼软骨至软骨下骨。注意髋臼的底部尤其是圆韧带窝的周围，很容易形成骨质增生，当用比较大的髋臼锉时，髋臼底部圆韧带窝的增生或者是圆韧带窝周围的软骨很难锉到，所以要从小号锉开始。要注意使用时的力度和方向。在磨锉圆韧带窝周围软骨时尤其要注意，只需将周围软骨磨去即可，有时还需要在窝内植骨。如果把圆韧带窝也锉平，可能会造成髋臼其他处大部分的骨质锉得太深。切忌使用髋臼锉时做摇摆状动作，如果髋臼锉和外杯的形状不一致，压配的效果就不好(图 11-13)。

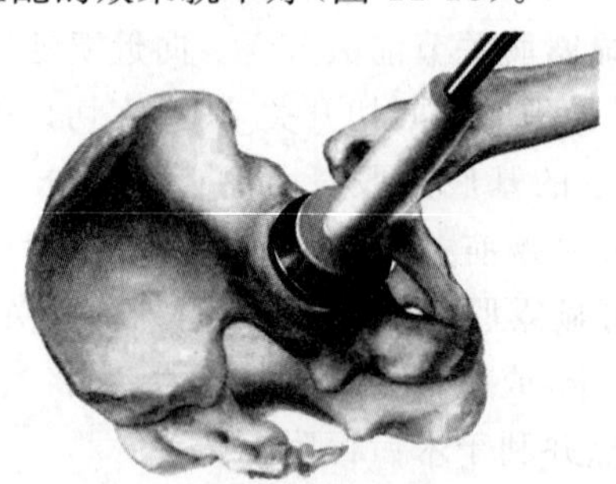

图 11-13　髋臼磨锉

(2)确认髋臼假体规格：用金属外杯髋臼试模连接试模杆确认髋臼假体的规格，通常情况下所选假体(与试模相同)的外径比最后使用的髋臼锉规格大 2 mm。一定要使金属试模对骨性髋臼形成压配效果，即试模用锤打入低于髋臼入口平面 1～2 mm 后，试模边缘均与骨性髋臼相接触，试模柄可以不需要手扶而固定在髋臼内(金属髋臼假体对骨性髋臼形成压配效果)(图 11-14)。

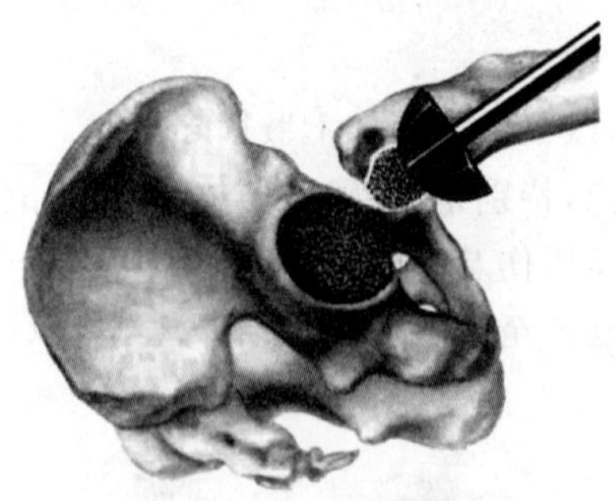

图 11-14　确认髋臼假体规格

(3)植入生物型髋臼假体：打开所选髋臼假体的金属外杯，连接相对应的金属外杯植入托和植入杆。植入前应确定患者完全侧卧，假体臼保持在外倾 45°，前倾 15°。

若包容性稍差或骨质弹性稍差，可用 2 枚螺钉辅助固定。注意避免损伤盆腔血管脏器及坐骨神经。

(4)植入聚乙烯内衬：植入内衬时应注意将防脱位高边放置髋臼外上方，或将内衬缺口对准髋臼横韧带处，均匀平置把持杆捶击 2～3 下，使内衬嵌入髋臼杯并锁定(图 11-15)。

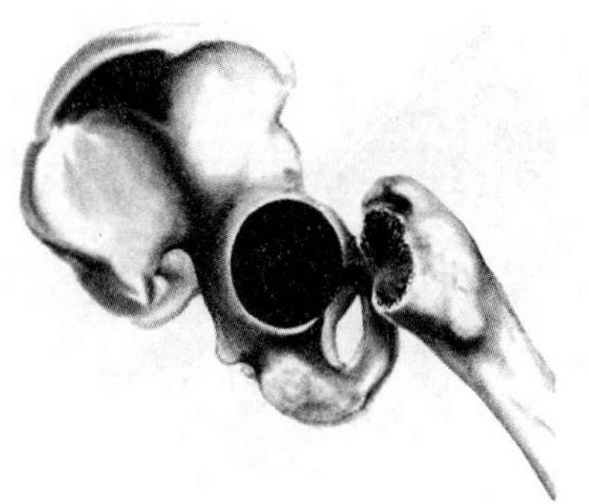

图 11-15　植入聚乙烯内衬

5.股骨侧操作

髋、膝关节均屈曲 90°，内旋内收髋关节，助手顶住膝关节向后用力，同时，两个板钩放在股骨颈部，另一个板钩自截骨端翘住股骨颈后缘，即可充分显露股骨截骨面。

(1)开髓：选择使用开口器在转子间窝处沿股骨髓腔的方向开口深度为 1～1.5 cm(图 11-16)。

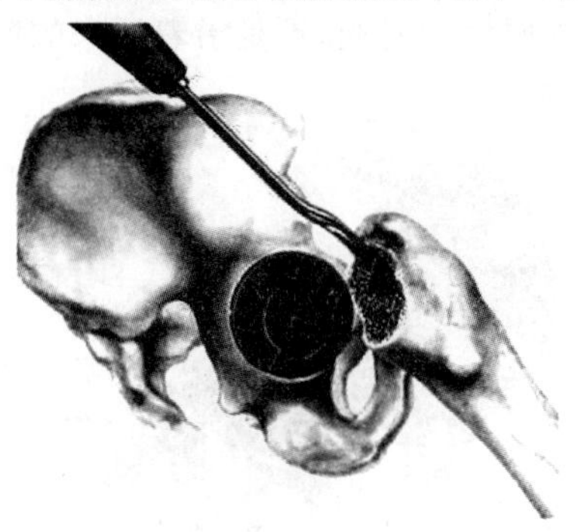

图 11-16　开髓

(2)扩髓：选择使用软钻连接动力工具沿股骨髓腔钻入，注意操作手法和方向避免将软钻穿出髓腔，同时注意钻入深度(从股骨近端截骨面中点向下 150 mm)，软钻使用应由小到大直到软钻与股骨髓腔的皮质有轻微接触为止，由此可以确认股骨假体的远端直径(图 11-17)。

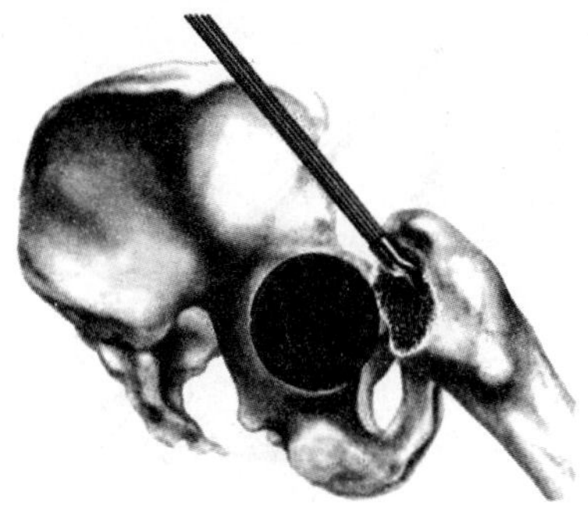

图 11-17　扩髓

(3)打入髓腔锉：根据手术前测量 X 线模板和手术中的测量选择合适规格的髓腔锉，连接髓腔锉柄沿股骨髓腔有节奏地打入直到股骨近端截骨面下方 2 mm。每锤入两下髓腔锉应向下有所进入，否则，应作相应的调整，比如凿除部分大转子处的骨质、股骨近端髓腔狭窄时可用短柄球钻作修整。打入过程中注意髓腔锉的前倾角(图 11-18)。

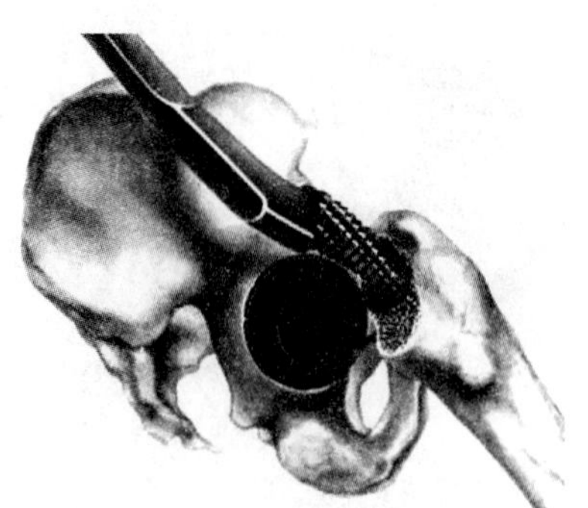

图 11-18　打入髓腔锉

(4)试复位：复位髋关节，检查股骨假体和髋臼假体之间的位置是否正确，通常情况下，对于后外侧切口，在髋关节屈曲 90°、内旋 45°时没有发生脱位，头臼覆盖率达到 50%即为合适(图 11-19)。

(5)植入股骨假体：选用与髓腔锉相同规格的股骨假体，连接打入器。如果髓腔锉打入顺利，而假体植入困难，要注意检查假体的打入方向。在植入假体时由于助手不注意，将体位改变，造成假体植入方向并不是沿着髓腔锉打入的方向；或者打入假体的时候，不是沿着原来的髓腔按节奏打，而是直接使用暴力打，都可能会造成假体植入困难(图 11-20)。

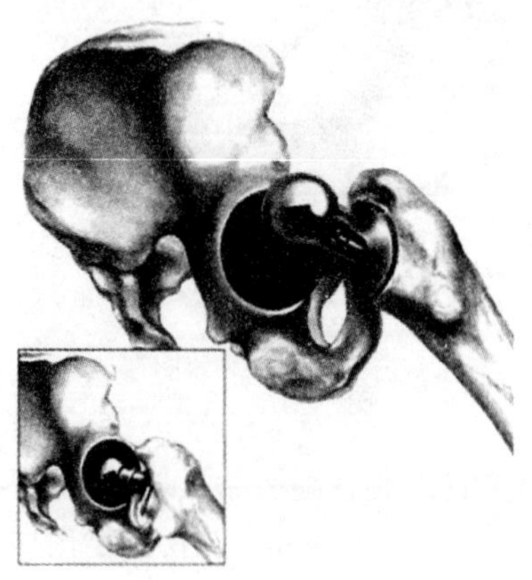

图 11-19　试复位

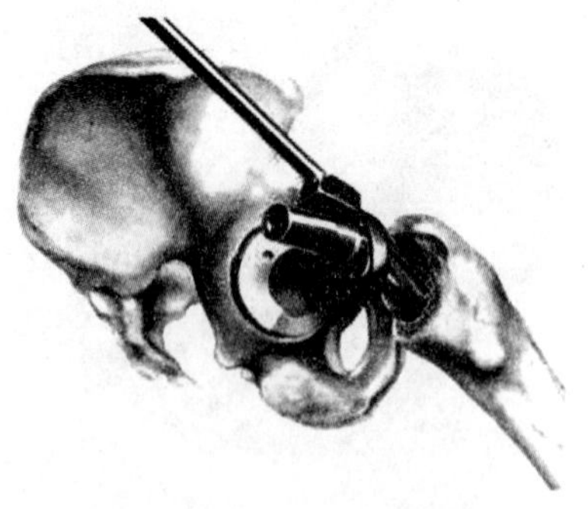

图 11-20　植入股骨假体

(6)安装股骨头假体：将假体柄的颈部擦拭干净，安装假体头并复位髋关节(图 11-21)。再次检查假体的位置和关节的活动度以及稳定性(图 11-22)。

6. 冲洗引流和缝合

反复冲洗创腔和切口边缘，切口以远 8～10 cm 处放置引流并固定，旋转肌群、臀大肌、皮下层与皮肤逐层缝合。

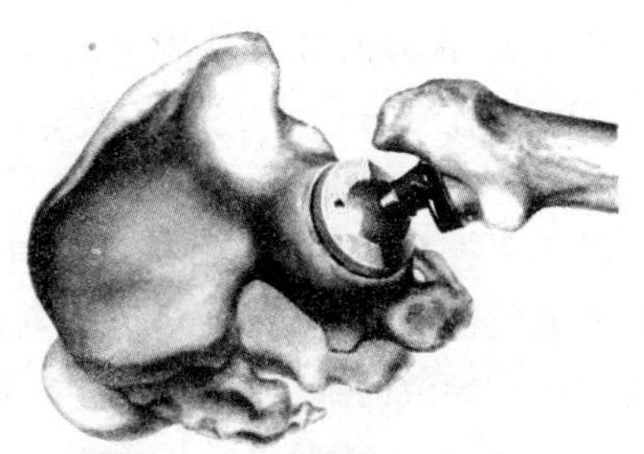

图 11-21　安装股骨头假体

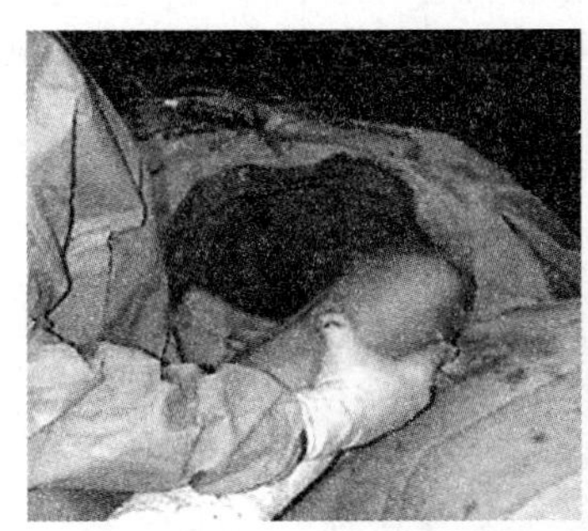

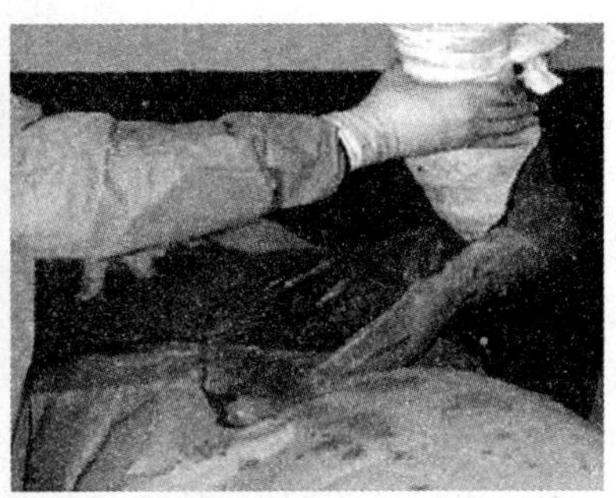

图 11-22　检查假体的位置和关节的活动度以及稳定性

六、术后处理

非骨水泥型人工全髋关节置换术后卧床 3 d，患肢置于外展位。3～7 d 后可依靠助行器作床边活动，2～6 周持双拐不负重活动，并逐渐过渡至部分负重活动，6～12 周使用单拐，以后逐步弃拐活动。

(张振杰)

第四节　膝关节置换术

人工膝关节置换术作为一种治疗膝关节疾病的手段已成为临床常用的手术。膝关节置换术的目标是解除关节疼痛、改善关节功能、纠正关节畸形和获得长期稳定。

一、适应证

(1)老年退变性膝关节骨关节炎(OA)，站立位 X 线片膝关节间隙已明显狭窄和(或)伴有膝关节内/外翻/屈曲挛缩畸形，其症状已明显影响关节活动和生活能力，经保守治疗不能改善症状者(图 11-23)。

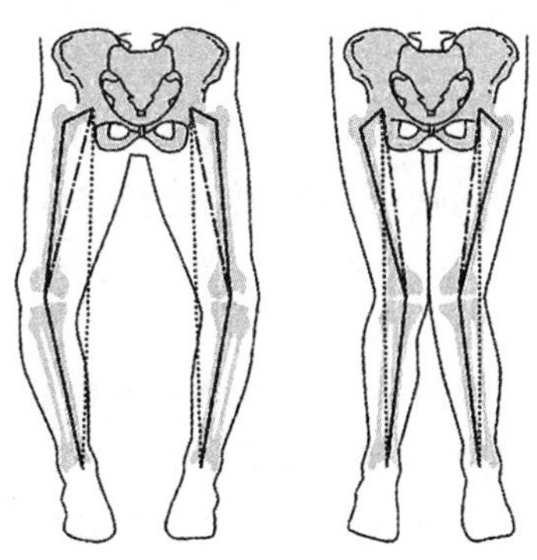

图 11-23　对线不良的膝关节，膝关节内/外翻

(2)类风湿关节炎(RA)和强直性脊柱炎(AS)的膝关节晚期病变,明显地改善关节功能,提高患者的生存质量。但由于RA/AS患者的关节周围结构的挛缩以及多关节的病变,对此类患者的疗效期望值不应过高。

(3)其他非感染性关节炎引起的膝关节病损并伴有疼痛和功能障碍。如大骨节病、血友病性关节炎等。

(4)创伤性骨关节炎:严重涉及关节面的创伤后的骨关节炎,如粉碎性平台骨折后关节面未能修复而严重影响功能的以及因半月板损伤或切除后导致的继发性骨关节炎等。

(5)大面积的膝关节骨软骨坏死或其他病变不能通过常规手术方法修复。

(6)感染性关节炎后遗的关节破坏,在确认无活动性感染的情况下,可作为TKA的相对适应证。

(7)涉及膝关节面的肿瘤切除后无法获得良好关节功能重建。可能需要特殊定制的假体。

二、禁忌证

(1)膝关节周围或全身存在活动性感染病灶应为手术的绝对禁忌证。

(2)膝关节肌肉瘫痪或神经性关节病变包括肌性膝反张等。

(3)全身情况差或伴有未纠正的糖尿病得到控制后方可考虑手术。

(4)其他可预见的导致手术危险和术后功能不良的病理情况。

(5)对无痛且长期功能位融合的病例不应作为人工关节的适应证。

三、手术入路

一般情况下,患者麻醉成功后,取仰卧位,助手将膝关节置于屈曲位。可在术侧膝下放置沙袋,手术中便于膝关节屈曲在适当角度。如屈膝90°,便于股骨、胫骨截骨;屈曲30°,便于显露、缝合。另外,在床侧放置托板可以防止屈曲下肢中出现外旋。这样能减少助手负担,甚至减少一个助手。

膝关节的手术入路有很多,应根据患者情况和术者的临床经验进行选择。原则上应选择术野显露充分,便于延长切口,创伤小,操作简便的入路。一般情况下,根据切口显露深度,膝关节入路分为皮肤切口和关节囊切口两部分。

1. 皮肤切口

人工膝关节置换术常用的皮肤切口包括膝正中纵切口、正中偏内侧弧形切口和偏外侧弧形切口。一般正中切口最常用,它起自髌上7.5 cm,沿膝中线向远端至胫骨结节偏内。正中切口的皮肤瘢痕较弧形切口要小,术后出现皮肤愈合问题和感染的几率小,向远近端延伸方便,且不直接与关节囊相通。正中切口适用于大部分患者,尤其是肥胖患者的手术显露。如果局部有陈旧的纵向切口瘢痕,一般适宜采用原切口,必要时向远近端延伸。这样可在不影响显露的同时,避免新旧切口之间的皮肤因缺乏血运而坏死。

由于隐神经髌下支多跨越切口,不少患者术后出现切口外下方麻木,多数在2～3个月可逐渐恢复,但有个别患者局部感觉障碍持续存在,应在手术前与患者充分沟通。

2. 关节囊切口

(1)髌旁内侧入路:髌旁内侧入路是最经典的膝关节置换术手术入路,又称Von Langenbeck入路,后由Insall改良推广。该入路优点是难度小,切口延长方便,暴露充分,神经血管创伤小等,非常实用。只要适当调整切口长度,大部分膝关节手术都可以经此切口完成。不足之处是,不利于显露关节后结构,也不宜于膝外侧手术。另外,对膝关节前方有纵向切口瘢痕,或有伸膝装置挛缩者,此入路可能会遇到麻烦。其次是隐神经髌下分支损伤,造成的膝关节前外侧皮肤麻木、感觉下降。少数患者也可出现髌骨半脱位、脱位及血运受损造成的骨折等。

操作技巧:①膝前正中皮肤切口,暴露股四头肌肌腱、髌骨和髌韧带内侧缘。在股四头肌肌腱中内1/3交界处,由近向远,沿纵轴切开股四头肌肌腱,至股内侧肌髌骨止点附近绕向髌骨内缘。保留髌骨内缘有0.5～1 cm宽度的软组织附着,以便随后缝合,沿髌韧带内缘向下延至胫骨结节内下缘。切开内侧支持带,关节囊和滑膜,进入关节腔(图11-24)。②适度屈膝,牵开半月板,显露并切断连接内外侧半月板前脚的膝横韧带,深达骨性平台。将内侧软组织连同局部胫骨骨膜一起从胫骨皮质表面剥离，行向后下，可直抵半膜肌腱胫骨附着处。③拉钩牵开髌韧带，暴露介于髌韧带和胫骨之间的关节囊。切开脂肪垫与外侧半月板前缘的连接，显露膝关节前外侧。然后向外翻转髌骨，切断外侧髌股韧带(图 11-25)。④清理位于股骨髁上方的关节囊和脂肪组织。为扩大膝关节外侧的暴露视野，可以切除部分靠近关节腔的脂肪垫。将 Homan 拉钩紧贴胫骨平台外侧缘插入膝外侧，以胫骨外侧为支点，向外牵开伸膝装置。切除外侧半月板，切除前交叉韧带。向前脱位胫骨平台。修整股骨、胫骨及髌骨关节面边缘，咬除骨赘，如果滑膜增生严重，尽量予切除。

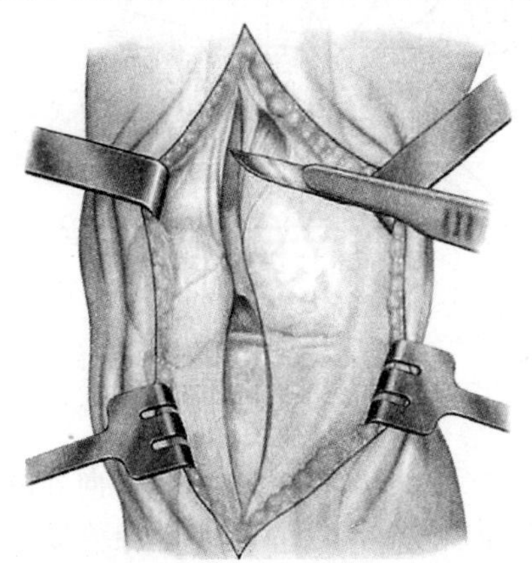

图 11-24　切开内侧支持带、关节囊和滑膜，进入关节腔

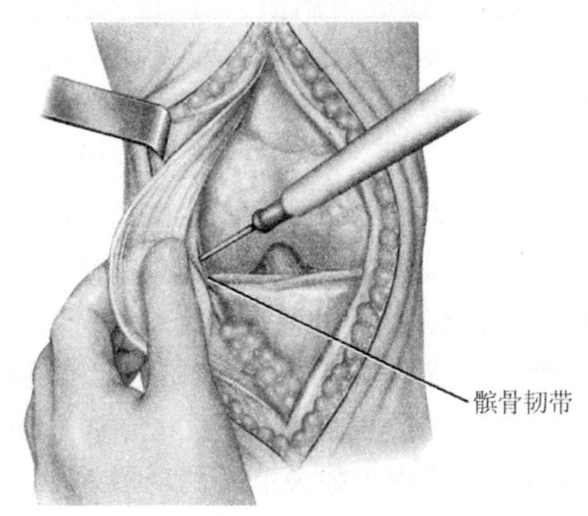

图 11-25　外侧显露，外翻髌骨，切断髌股韧带

(2)股内侧肌下方入路：股内侧肌下方入路也称 Southern 入路，显露关节时不需要切开股四头肌肌腱，从股内侧肌下方和膝内侧支持带之间进入关节腔。该入路的优点为：①保持了伸膝装置的完整性，完整的伸膝装置对术中判断髌骨滑行轨迹和是否松解外侧关节囊显得十分重要，从而降低了术后髌股关节半脱位、脱位的风险。②保护了膝上动脉与膝降动脉，使髌骨与伸膝装置的血供得以保留；③不干扰伸膝装置与髌上囊，术后粘连减少，伸膝肌力量恢复更快，患者可以早期离床活动；④即便有皮肤感染，因有股内侧肌保护，感染不易向深处扩散。

但股内侧肌下入路对手术区域的显露受患者的髌骨位置、股骨长短、股四头肌强度与止点位置等诸多因素的影响，不适用于翻修术、既往有大的关节切开手术史、胫骨近段截骨史和肥胖患者。在这些情况下，陈旧的手术瘢痕或过于肥厚的软组织将影响髌骨翻转，妨碍手术操作。同时，该入路缺乏可延伸性，它对外侧关节间室的暴露不如内侧室，所以严重畸形或关节僵硬的患者也不适用。

切口选择包括膝前正中或内侧弧形切口，切开皮肤、皮下脂肪。深筋膜切口上部顺皮肤切口，至髌骨水平，下部偏向髌骨内侧，以保护髌骨血管丛。用手指将深筋膜与股内侧肌筋膜钝性分离，由近向远直至其在髌骨附着处。

确认股内侧肌下后缘，用手指，从内收肌结节到其上方 10 cm 范围内，钝性分离股内侧肌与内侧肌间隔,然后向前牵开股内侧肌肌腹。向前外侧提拉髌骨,从髌上囊,经髌下脂肪垫内侧,向下至胫骨结节,切开关节囊(图 11-26)。

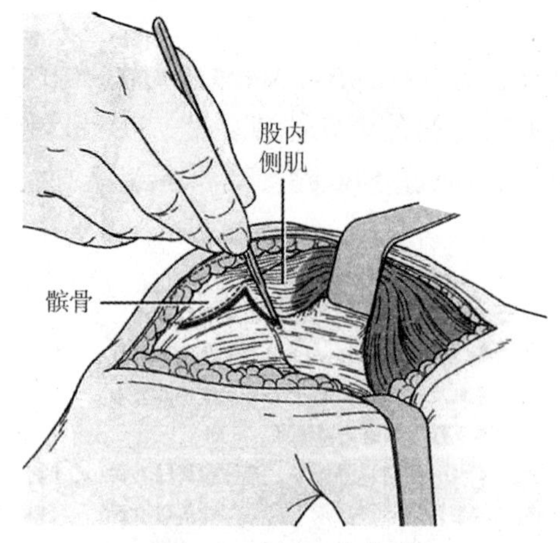

图 11-26　切开关节囊

切除内侧部分脂肪垫,并锐性分离胫骨近段软组织。伸膝位,向外翻转脱位髌骨。然后逐渐屈曲膝关节。假体放置完毕后,观察髌骨活动轨迹,如果需要外侧松解,则屈曲膝关节,根据观察或者触诊情况,在髌骨外缘旁开 1～2 cm 处(避免伤及膝下外侧动脉),针对性地对紧张部分的软组织,由关节外向关节内进行松解。

(3)经股内侧肌入路:Engh 等首先提出经股内侧肌入路,该入路综合了内侧髌旁入路暴露好与股内侧肌下入路对伸膝装置保护好的优点。该入路的上段是从髌骨内上极,转向股内侧肌肌腹中央。

该入路的优点为:①避开膝降动脉可保护髌骨血供;②较少干扰伸膝装置,能改善髌骨运行轨迹与髌股关节稳定性,并减少髌上囊区域瘢痕形成,利于活动度的改善,促进康复。该入路的主要缺点是术中显露要较传统的内侧髌旁入路差,切口向上延伸有限。另外,股内侧肌功能恢复、髌股关节稳定性也较经股内侧肌下方入路要逊色。肥胖、肥大性关节炎、有过胫骨高位截骨史和屈膝小于 80°的患者,不宜采用该入路。

屈膝位,采用膝前正中切口,切开皮肤、皮下脂肪和浅筋膜,向内侧分离,显露髌骨和股内侧肌并入股四头肌肌腱的位置。以手指顺股内侧肌肌纤维方向,距髌骨内上方 4 cm 范围内,钝性全层分离肌肉。然后沿分离的肌纤维,距髌骨内缘 0.5 cm 向下,远端止于骨结节内侧 1 cm,切开关节囊。余操作方法与其他入路相似。

(4)髌旁外侧入路:髌旁外侧入路主要适用于膝关节外翻畸形的患者。在治疗膝关节外翻畸形时,髌旁外侧入路与髌旁内侧入路相比具有独特的优势:①将关节囊切口与外侧支持带松解合二为一,避免了髌旁内侧入路治疗膝外翻的矫正不足的弊端。②不破坏髌骨内侧的血供,从而减少了髌骨血供障碍和坏死的发生率。③暴露中,内移伸膝装置可内旋胫骨,使挛缩关节囊后外侧角前移至手术野,方便松解。该入路不利之处是:①手术技术要求高;②膝关节内侧结构暴露不充分,髌骨翻转不方便;③操作过程中外侧会留下组织缺口,需采用髂胫束或筋膜的转移修复。

膝前稍偏外作皮肤弧形切口,切口旁开胫骨结节 1.5 cm,远端止于胫骨结节以远 5 cm 处。切开皮肤、皮下脂肪和浅筋膜层。保持髌骨外侧支持带深层完整,向内侧锐性剥离髌骨支持带浅层纤维直至伸膝装置边缘。然后向下切开深筋膜进入关节腔。深筋膜切口起自股四头肌肌腱外缘,沿髌骨缘外侧 1～2 cm,经胫骨 Gerdy 结节内缘,约距胫骨结节外 2 cm,向下进入小腿前肌筋膜。切开关节囊,显露膝关节。

外侧入路因用于膝关节外翻畸形的关节置换,因此需要对外侧软组织进行松解,具体原则如下:①轻度外翻畸形,将髂胫束自胫骨骨膜下从 Gerdy 结节处掀起,减轻来自髂胫束的膝外翻力量。②外翻 10°～20°,屈膝 90°,在股骨外髁处,将外侧副韧带和腘肌腱从骨膜下掀起。③外翻＞20°,屈膝 90°,骨膜下切除腓骨头。注意操作过程中对腓总神经的保护。对于外侧支持带松解后遗留的组织缺口,在关闭关节囊时,可用扩大脂肪垫法来修补。

四、非限制性假体手术步骤

（一）股骨切骨

（1）远端股骨钻孔，插入股骨髓内对线导向器 8 mm 钻在股骨后交叉韧带止点前方 1 cm 处凿股骨远端中央钻孔。把导向器插入孔内，导向器要适度外旋直至它与胫骨切骨面平行，此时膝关节应保持屈曲 90°，用通用手柄把导向器打入，一直到它接触股骨内髁关节面为止（图 11-27）。

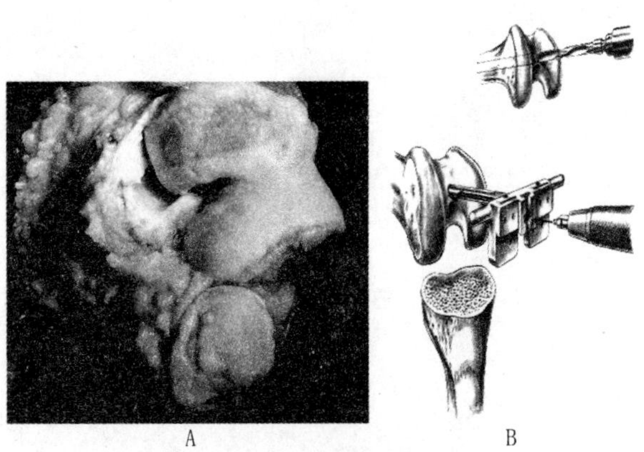

图 11-27　远端股骨钻孔

A. 暴露远端股骨；B. 并进行髓腔钻孔定位

（2）股骨髁前部切骨把股骨前部切骨导向器放在股骨髓内对线导向器上，同时使定位尖端触及刚处于前髁关节面近端处的皮质。定位后建议用钳子将螺母拧紧，以防切骨时松动。

通过槽孔对股骨前部进行切骨。切开皮肤以后，用一支灭菌的记号笔标记髁上连线和 Whiteside 线，这是很有用的。前后轴线 Whiteside Line 髌骨滑槽最低点与髁间窝中点连线（图 11-28）。

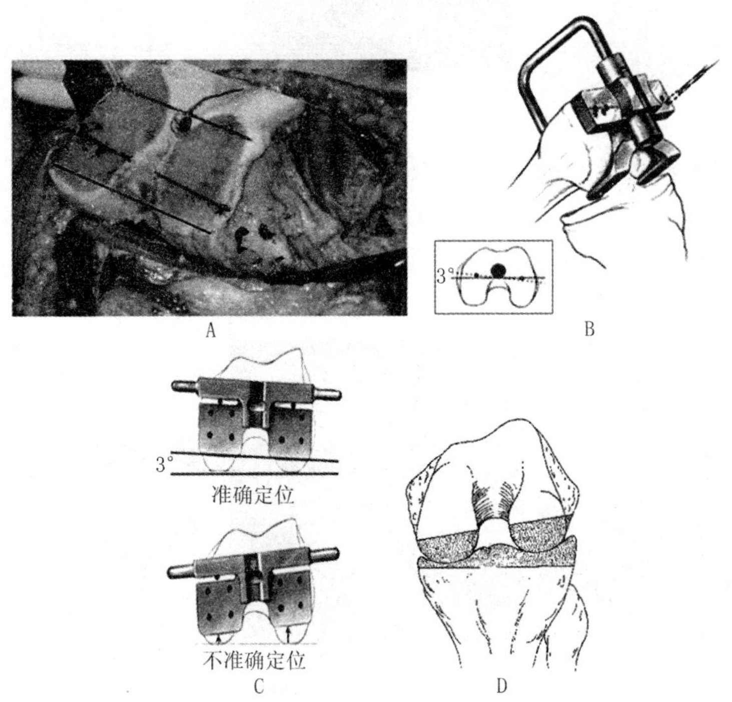

图 11-28　股骨切骨

A，B. 使用导向器和截骨板；C. Whiteside 线截骨示意图；D. 术中行股骨定位截骨

（二）近端胫骨切骨

胫骨切骨导向器上端位于胫骨结节近端，下端位于踝关节中心点，置导向柱在近端胫骨内外缘的中央，柱与力学轴线平行。一般设定在关节面下 5 mm 处。需要时可调节到 10 mm 厚度。髓外对线杆正确方向应与胫骨结节、踝关节前方胫前肌或内踝外缘保持一线，这些标志较易被识别。无论用长杆或短杆髓内杆对线，对线导块系统提供了内、外对线相互确证的有效手段。再次用胫骨角检测工具确证其平整与 3°～5°后倾角（图 11-29）。

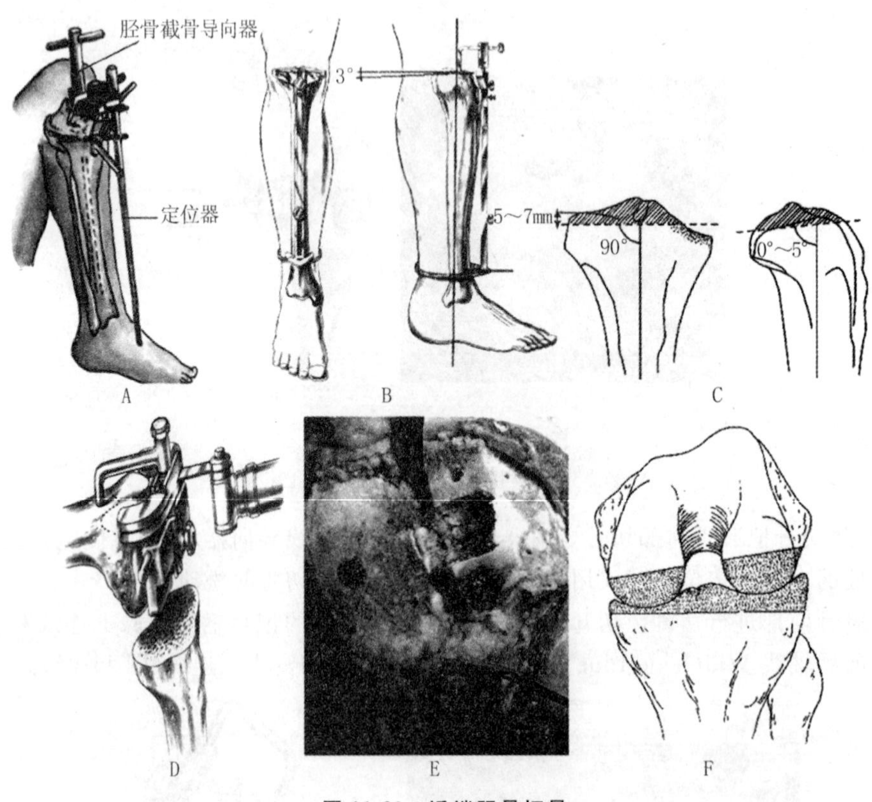

图 11-29　近端胫骨切骨

A～D. 胫骨髓外定位至截骨的示意图；E. 术中完成显露；F. 胫骨近端截骨的角度示意图

（三）假体植入

极度屈曲膝关节，膝后方插入大号屈膝拉钩，同时膝两侧用两个小号拉钩牵开暴露整个胫骨切骨面。骨水泥混合后分别固定髌骨，胫骨和股骨假体部分（图 11-30）。

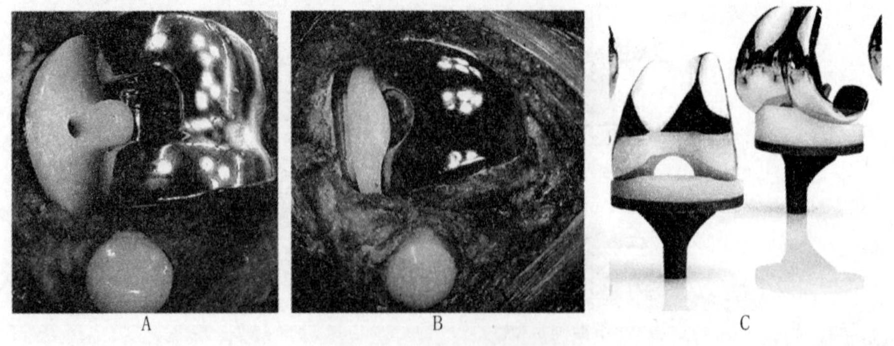

图 11-30　非限制性假体

A，B. 传统的表面膝关节置换；C. 新式的不牺牲股骨髁间骨量 ColumbusUC（高形合度垫片）

五、术后的康复

鼓励患者在可耐受的限度内逐渐增加活动量，不主张术后立即进行过度的物理疗法或以增强肌力为目的的剧烈锻炼，因过度负荷容易导致关节肿胀和僵硬，从而引发一系列问题。

人工膝关节置换术后的患者，必须进行康复训练，这是由膝关节的解剖结构所决定的，而且康复训练的效果直接影响患者膝关节的功能。但肢体严重肿胀，有血栓形成时，不能进行。

（一）术后（1～3 天）

患者疼痛较重一般不主张活动关节，可以抬高患肢，尽可能地主动伸屈踝关节和趾间关节，开始进行股四头肌等肌肉收缩训练，促进血液回流，防止血栓形成。在医生的指导下借助膝关节连续被动活动器（continue passive motion，CPM 机）进行关节活动度的训练（图 11-31）。

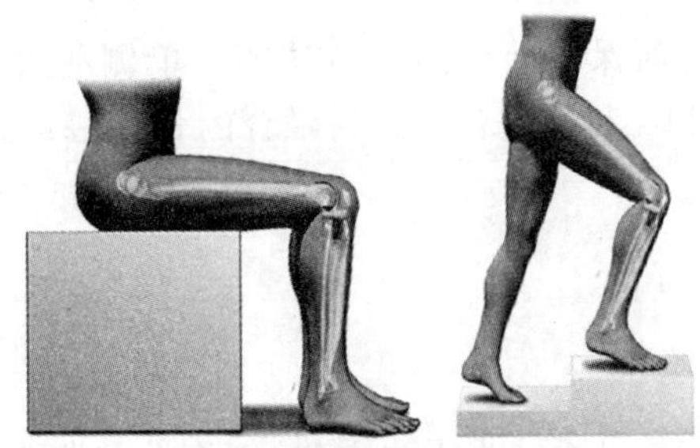

图 11-31　CPM 机进行术后关节活动度的训练

（二）术后（4～14 天）

促进膝关节的活动，膝关节屈伸活动范围应达到 0°～90°以上。开始伸屈范围在 0°～45°。以后每天伸屈范围增加 10°，出院时应达到 95°以上。在医生的指导下通过：床上膝关节的屈伸活动；床边膝关节的屈伸锻炼；床上侧身膝关节屈伸活动功能锻炼，必要时应采用医生被动活动。下床站立下蹲锻炼。

（三）术后（2～6 周）

主要进行股四头肌和腘绳肌的力量训练。同时，保持关节活动度的训练。患者坐在床边，主动伸直小腿多次，循序渐进；患者站立位，主动屈膝，练习腘绳肌。行走和上下楼本身也是对肌肉和关节功能的一种康复锻炼。

使用骨水泥型假体的患者术后 4 天可下地，最好在术后 6 周后下地负重行走。不要做剧烈的跳跃和急停急转运动。以尽可能地延长假体的使用寿命。

（张振杰）

第十二章　关节融合术

第一节　肘关节融合术

标准的融合术是肱尺关节融合而保持前臂的旋转功能。单侧肘关节融合位置是屈肘 90°，双侧时一侧为 65°方便个人卫生，另一侧为 110°利于进食。因为融合的骨接触面积少而且杠杆力矩的增加，所以它是全身最难融合的关节之一。

一、适应证和禁忌证

（一）适应证

严重的肘关节粉碎性骨折关节软骨面缺损无法重建；创伤性关节炎，非功能位肘关节强直；陈旧性脱位关节破坏，三头肌严重挛缩；关节感染或肘关节结核，伤口愈合 6 个月以上者；全肘关节置换术失败者。

（二）禁忌证

同侧肩关节、腕关节或手功能障碍不能用其他方法改善者；12 岁以下儿童。

二、手术操作

（一）入路和显露

可选用肘后外直切口或“S”形切口充分暴露，保护尺神经，必要时前移尺神经。关节前方显露时注意保护肱血管和正中神经，彻底清除病灶，去除残留的肱骨滑车与尺骨鹰嘴关节软骨组织，尽可能保留最大的骨接触面，若有可能影响桡骨小头旋转，则须行桡骨小头切除术（注意保护桡神经）。

（二）肱尺间植骨固定方法

1. 镶嵌式肘关节融合

肱骨远端修整成梯形截骨面，两侧修整至与尺骨嵌槽基本等宽，修整尺骨近端形成凹陷嵌槽与肱骨远端截骨面相匹配，镶嵌于融合角度后以 1 枚螺钉由尺骨鹰嘴后方向肱骨打入固定，镶嵌间隙以松质骨填充（图 12-1）。

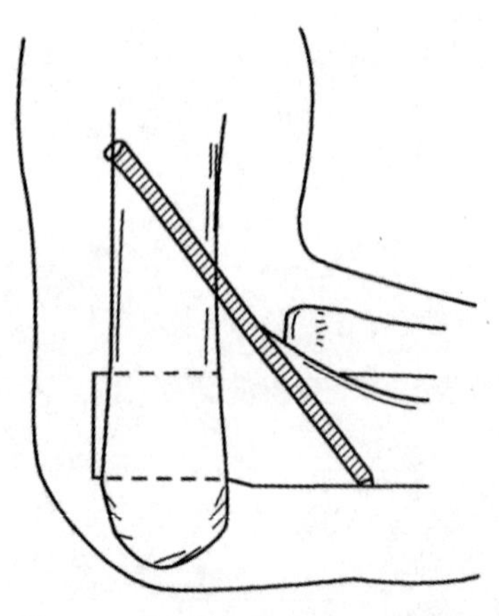

图 12-1　镶嵌式肘关节融合示意图

2. Steindler 肘关节融合

修整肱尺关节关节面使之能紧密接触，置关节于融合角度，肱骨远端后侧开槽，在骨槽延长线上相应的尺骨鹰嘴尖端也挖一短槽。取大小合适的自体胫骨骨片嵌入槽内，用 1～2 枚螺钉固定于肱、尺骨。融合间隙以自体松质骨填充（图 12-2）。

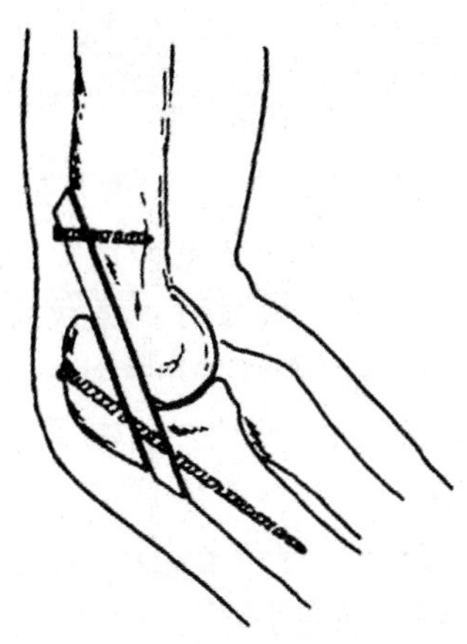

图 12-2 Steindler 肘关节融合术示意图

3. Staples 肘关节融合

部分切下尺骨鹰嘴，修整肱骨远端后侧与尺骨近端后侧形成斜面，将适当大小自体髂骨骨片植于斜面后侧，一枚螺钉固定植骨块与肱骨远端，复位尺骨鹰嘴后以螺钉固定尺骨鹰嘴、植骨块及尺骨近端，间隙以自体髂骨填充（图 12-3）。

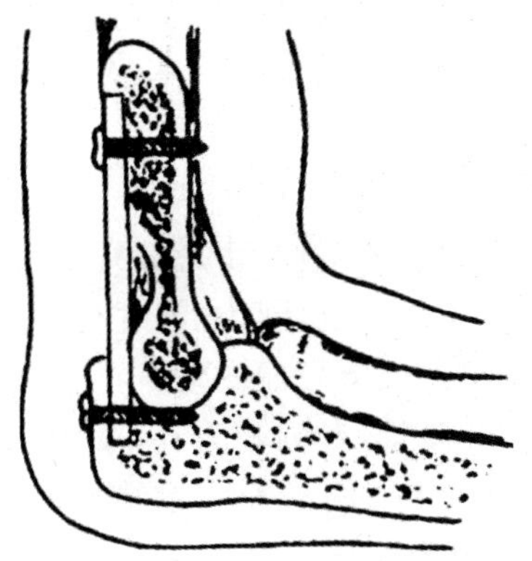

图 12-3 Staples 肘关节融合术示意图

4. 接骨板内固定

目前大部分学者推荐融合方法，修整关节面使肱尺关节间紧密接触后用 10～12 孔重建接骨板塑形后固定于肱尺关节后侧，间隙用松质骨填充，可达到牢固固定，可靠融合的目的。

5. 其他

尚有 Brittain 关节间交叉皮质骨植骨、Arafiles 三角形镶嵌植骨、Muller 加压融合等融合方法。

三、术后处理

长臂石膏固定肘关节于功能位，前臂中立位，抬高患肢，鼓励手指活动，术后 2 周拆线，石膏固定至骨性愈合。

（贾淮海）

第二节 髋关节融合术

一、适应证和禁忌证

目前全髋关节置换术在青少年或年轻成人(＜40 岁)中的长期疗效尚不明确,因此,对于年龄小于 40 岁的单侧、非炎症性终末期关节病的患者可以考虑给予此种治疗。适应证主要包括:髋关节破坏,骨质缺损,任何由于髋臼、股骨近端、髋关节外展肌的先天性发育不良或局部创伤导致功能障碍。在单侧髋关节患病,且既往没有腰椎疾病、同侧膝关节疾病或对侧髋关节疾病的年轻、术后有较高活动要求的患者中,由于髋关节周围骨折、骨坏死、化脓性关节炎引起的终末期关节病,是目前临床上常见的髋关节融合术指征。

髋关节融合术的绝对禁忌证包括:髋关节炎症性疾病,髋关节活动性感染,髋关节疾病伴随腰椎、同侧膝关节、对侧髋关节活动受限,以及外伤所致同侧膝关节失稳、内翻或外翻畸形。对于髋关节活动性感染的患者,需待感染完全控制后一年才可行关节融合手术。对于仅存在背部疼痛或髋关节相邻其他关节疼痛症状,而无关节炎症性病变、或活动度丧失、或失稳等表现的患者,也可根据实际情况考虑为其施行髋关节融合术。因为,临床观察表明,有些患者的上述症状可以在髋关节融合术后得到缓解。

因为髋关节融合本身会使患者术后在步态、活动度、肢体长短等方面发生改变而受一定程度限制,所以在考虑为患者进行此种治疗时,不仅需要严格把握上述适应证和禁忌证,还需要医师和患者进行充分地沟通。尤其是对于髋关节外伤的年轻患者,医师要确保和患者讨论过所有可能的重建方式,使患者明确为何髋关节融合术是目前最合适的选择,并使其不对术后患肢功能恢复程度产生不合理的预期。大多数人的固有理念认为,髋关节融合以后,髋部僵硬、活动受限,会显著影响术后生活质量。但事实上,良好的髋关节融合不仅可以明确解决患髋疼痛问题,而且可以使患者继续各种力所能及的活动,并不会对日常生活造成太大困扰。在术前交代病情时,医师要使患者对于术后自身状况有所了解。一般来讲,髋关节融合术后患侧肢体会有所短缩,行走速度较正常人有所减慢,步态跛行,但行走时无疼痛。术后患者活动量会较正常人略微减少,大多数患者均可以重返工作岗位并且能够进行适当的体育活动。髋关节融合后对于患者日常生活的最大困扰在于那些需要患侧髋关节屈曲的动作,如,弯腰、低坐、穿鞋袜、骑自行车等。由于髋关节融合,在患者进行以上日常活动时,腰椎、对侧髋关节和同侧膝关节所受应力将明显增加,消耗的能量增加,因此髋关节融合术可能仅适用于无其他骨骼肌肉系统疾病的年轻患者。如果认为髋关节疾病是由于某种系统性疾病引起的,则在考虑行患侧髋关节融合术前必须给予对侧髋关节 MRI 检查,以排除静止期的缺血坏死。此外,还需使患者明白,髋关节融合可能对于性生活带来一定程度的不便,但对于女性患者而言并不影响正常分娩。

二、术前计划与融合位置的评选

(一)术前计划要点

对于不同患者,要具体考虑选择何种术式。正确选择髋关节融合术式需充分考虑:患者骨缺损情况、患肢短缩情况、术后感染的可能性和日后为患者改行全髋关节置换的可能性。目前临床上使用的髋关节融合术式多种多样,但所有术式都是基于同样的目的:尽量扩大融合处骨接触面;坚强内固定;争取短期内获得稳定的一期融合;避免使用术后石膏固定;尽量减少双下肢不等的长度;保护同侧膝关节活动度;使髋关节融合于合适的位置;术中保留髋关节外展肌,为日后施行全髋关节置换手术创造条件。但无论使用哪种融合技术,术后患髋功能很大程度上取决于最终的融合位置。因此,髋关节融合位置的选择在术前计划中就显得尤为重要。

(二)融合位置的选择和评估

髋关节融合位置的选择决定了术后髋关节最终能否顺利融合,决定了融合的髋关节是否可以满足患者的日常生活需求，决定了患者的早期满意程度，决定了融合手术的远期成功率。但由于髋关节在各个平面中的位置无论在术前、术中、还是术后都难以准确测量，因此如何将髋关节融合于一个理想的位置，对术者仍然是个严峻的考验。

1. 矢状面(屈曲)

融合的髋关节屈曲程度一般以水平面与股骨干的夹角计算。屈曲程度不足会导致患者术后坐立困难；而过度屈曲会使得患肢更加短缩，并且会导致腰椎承受更大张力。

2. 冠状面(外展、内收)

下肢机械轴垂直于两侧骶髂关节下缘连线时的位置，称为下肢中立位(图 12-4)。股骨干解剖轴与机械轴有平均 6°夹角(男性 5°，女性 7°)。当下肢处于中立位时，屈曲髋关节会使前后位 X 线片上所见股骨外展角增大，因此在通过 X 线片评估髋关节融合位置时应特别注意。此外，在中立位时，肢体内收 3°可以导致短缩 1 cm，而外展 3°则可以导致肢体增长 1 cm。无论肢体短缩或增长都会导致骨盆在冠状面上产生倾斜，导致继发的腰椎受力变化，相关肌肉、肌腱受力变化，以及患者步态改变等一系列变化。因此，患肢在冠状位上的位置也是术中评估髋关节位置时必须特别予以关注的因素。

(三)纵断面(旋转)

可以通过髌骨和足与骨盆的相对位置对下肢纵断面内的旋转情况(即髋关节旋转情况)进行判断。若髋关节融合位置过度内旋会导致患者行走时易被内旋的足部绊倒。相反，若下肢融合与过度外旋的位置则会导致膝关节在矢状面内产生屈曲，从而当患者下地负重行走时，在较短的时间内引起膝关节软骨不可逆性磨损。对于纵断面上的融合位置选择应有利于穿脱鞋袜和足部日常护理(如修剪指甲等)，因此应将髋关节融合于轻度外旋位置。

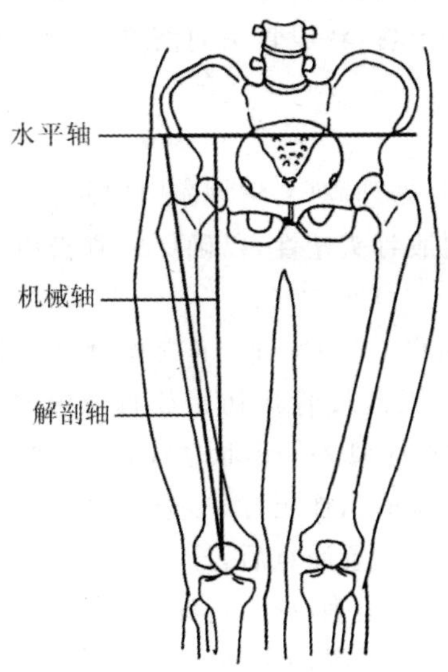

图 12-4　冠状面内股骨机械轴和解剖轴

(四)肢体长度

如果患者术前双下肢等长，那么在髋关节融合术中去除关节面软骨及轻度屈曲患肢后将会导致<2 cm的短缩。一般而言，2～4 cm 的短缩均可以通过适度的患侧髋关节外展得到补偿，但应防止过度外展。通过患肢外展或内收进行下肢长度矫正的极限值不应超过 2 cm，因此当双下肢长度不等大于 4 cm 时应考虑先通过外展或内收初步平衡长度，并使得患肢融合在一个良好的位置，然后再通过其他截骨矫形的方法彻底恢复患肢长度。此外，还需注意，下肢无论外展还是内收，当超过 6°时对于髋关节融合以及融合后的功能均是不利的。

(五)最佳融合位置

目前，大多数临床医师推崇的髋关节融合最佳融合位置是：屈曲 20°～30°，内收 5°(股骨解剖轴相对于人体长轴的夹角。此时，下肢解剖轴与骨盆横轴垂直，可以尽可能地减少背部及同侧膝关节疼痛)，外旋

5°～10°;患肢较健侧肢体短缩不应超过 1.5 cm。由于内收患肢可以使得双侧肢体不等长情况增加,因此在总体原则指导下,应根据患者个体情况选择冠状面内髋关节融合位置。根据临床随访效果,笔者认为,融合时髋关节冠状面内处于外展 5°和内收 5°之间都是可以接受的。此外,在选择髋关节融合位置时还应考虑患者的日常活动情况。例如,若患者主要从事体力劳动,站的时间较多,那么 20°屈曲比较合适;相反,若患者日常生活以坐为主,那么 30°的屈曲对他可能更加适合。

三、手术方式

随着时代的发展和科技的进步,年青一代医师对于髋关节融合手术方式的了解并不十分深入。目前临床上有多种手术方法可供选择,每一种手术方法都有自己的优缺点,这需要手术医师根据不同患者的具体病情及其对重返日常生活和工作的要求进行个体化考量。由于温哥华术式简单、精准,避免了骨盆截骨,并且能够使得患者术后早期活动,临床医师多倾向于使用此术式进行髋关节融合治疗。但目前尚无证据表明哪种术式是现在所使用的各种髋关节融合术式中的最佳选择。在选择术式时需要着重强调的一点是,应尽可能多地保留髋关节骨性结构和外展肌,以备日后进行全髋关节置换手术。

(一)温哥华术式

1.体位和显露

患者取侧卧位,患侧髋关节向上。患侧下肢屈曲 20°,内收 10°。健侧髋关节屈曲以减少脊柱前凸。手术开始前拍摄前后位 X 线片,确定骨盆位置。

以股骨大转子为中心做外侧直切口,切口近端略向后方呈弧形。分离阔筋膜张肌,牵开股外侧肌显露股骨干。在股骨大转子处做常规截骨,将骨块及其所附的外展肌群向近侧牵开,显露前方关节囊。注意保护臀上神经血管束,并从前方切开髋关节囊,将股骨头向前方脱位。避免损伤后方关节囊和外旋肌,以保留股骨头血供。

2.骨处理

首先处理髋臼。使用半球形扩孔钻处理髋臼,清理髋臼内侧骨质,内移髋臼至骨盆内侧壁。清理股骨头骨赘后,使用大号股骨头凹面铰刀对股骨头塑性,以确保两侧松质骨能够紧密贴合。将髋关节复位后,评估骨接触区域。

将下肢放置于屈曲 20°、外旋 5°、内收 15°的位置。正常情况下股骨相对于骨盆 5°～10°内收,而外侧接骨板加压固定后内收角度将有所减小,因此接骨板初始放置位置时股骨的位置应该比预期位置多内收 10°。选择合适型号的眼镜蛇接骨板根据股骨外侧形状塑性,使其紧密贴附于股骨外侧。用螺钉把接骨板近端中心固定于骨盆上,并对接骨板远端适当加压,术中透视确定股骨相对于骨盆的内收角度在 10°～20°之间,以确保加压完成后股骨位置正确。位置满意后,拧入剩余螺钉,可再次透视确保固定位置良好。拧入近端螺钉前一定要确保髋关节屈曲角度正确,拧入远端螺钉前则需保证股骨旋转角度正确。最后使用皮质骨螺钉将股骨大转子重新固定于解剖位置,恢复外展肌长度和张力。

3.术后处理

术后第一天即可卧床无负重活动患肢,术后 48 小时即可允许患者无负重行走。术后拄拐 3 个月。术后 6 周若影像学检查提示骨愈合情况良好,可允许患者在保护下患肢部分负重,并逐渐过渡到全部负重(一般在术后 12 周)。一般情况下,术后 3～4 个月可以完全融合,术后 6～12 个月可以重返工作岗位。如果术后随访患者 6～12 周,患髋持续疼痛,或活动及术后 6 个月时 X 线片仍可见髋关节间隙,均提示骨不愈合,此时应该考虑重复进行关节融合术并植骨。

(二)眼镜蛇接骨板术式

1.体位和显露

患者取仰卧位,术侧臀部下垫高,消毒、铺巾,确保双侧髂嵴和踝关节显露。经股骨大转子沿股骨干长轴方向做长 6～10 cm 的纵向切口,切口远端一般需达到大转子远端 8 cm 处。沿切口全长打开阔筋膜张肌和臀大肌,仔细辨识臀中肌前后缘,做大转子外侧截骨,注意避免损伤旋股内动脉,并使得截骨所得近端骨块带有臀中肌和臀小肌止点。在髋关节上方 T 字形切开关节囊显露股骨头。

2. 骨处理

向前方将股骨头脱位后，去除股骨头和髋臼表面的软骨和硬化的皮质骨，并塑形使得髋臼和股骨头表面形状完全匹配。为了保证术后患肢不会显著短缩，股骨近端截骨量要适当，如果近端广泛骨质硬化，可以使用股骨头或髋臼表面钻孔的方法进行处理。在髂耻隆起与髋臼上方坐骨大切迹之间做横行髂骨截骨，将截骨处远端部分和股骨近端向内侧撬起平移以达到对股骨头颈部良好覆盖。去掉臀部衬垫，将髋关节置于合适位置，使用无菌量角器确定下肢屈曲和内收程度。使用塑形好的眼镜蛇接骨板从股骨外侧固定，并在接骨板与股骨之间的间隙内植入前面取出的碎骨片，最后使用 4.5 mm 皮质骨螺钉和垫圈将股骨大转子复位固定。

3. 术后处理

术后不需要制动。如果患者可以耐受，术后第二天即可拄双拐下地进行部分负重活动。术后维持拄双拐部分负重活动 6 周，若此时患者康复情况良好并且影像学显示骨愈合情况良好，即可开始完全负重锻炼，并根据情况逐渐脱离助行器辅助。

（三）前路内固定术式

1. 体位和显露

患者取仰卧位，使用改良的 Smith－Pethersen 切口，由肌肉止点分离缝匠肌和阔筋膜张肌显露股直肌，并将股外侧肌由外向内牵拉显露髋关节和股骨近段。此种显露切口在保证骨盆和股骨固定的情况下保留了外展肌不受干扰，为以后进行全髋关节置换治疗保留了良好条件。

2. 骨处理

向前方将股骨头脱位后，去除股骨头和髋臼表面的软骨和硬化的皮质骨。将髋关节置于合适的融合位置，由股骨大转子外侧向髋臼上方植入 6.5 mm 螺钉一枚，随后沿股骨干前方、股骨小转子向髂窝方向植入 12 或 14 孔预弯的低接触动力加压接骨板一块，并用螺钉固定。植入接骨板近端 10°凹面预弯以适应髂窝形状，中段跨越髋臼边缘处进行 50°凸面预弯，远端经过股骨转子间区的地方进行 35°凸面预弯（图 12-5～图 12-8）。如果股骨头覆盖不好，还可以同时进行髂嵴内板植骨。

3. 术后处理

术后 8～10 周患肢允许负重 30 lb（1 lb≈0.45 kg）；12 周以后，若 X 线片上骨愈合情况良好，则可逐渐完全负重。

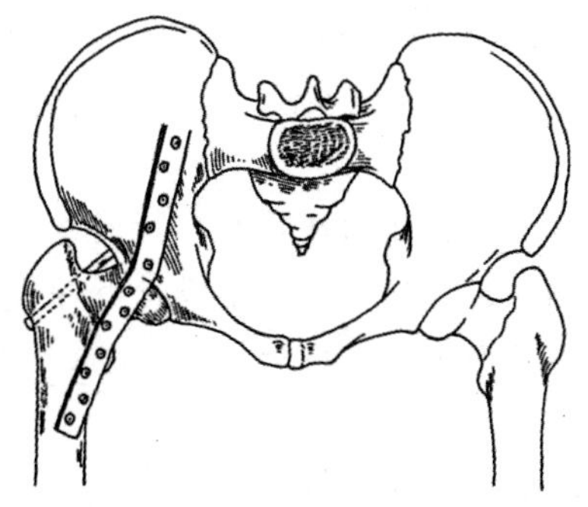

图 12-5　前路内固定髋关节融合术示意图（正位）

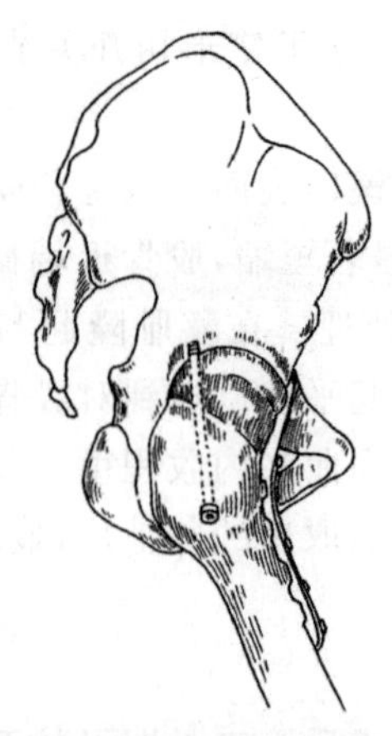

图 12-6　前路内固定髋关节融合术示意图(侧位)

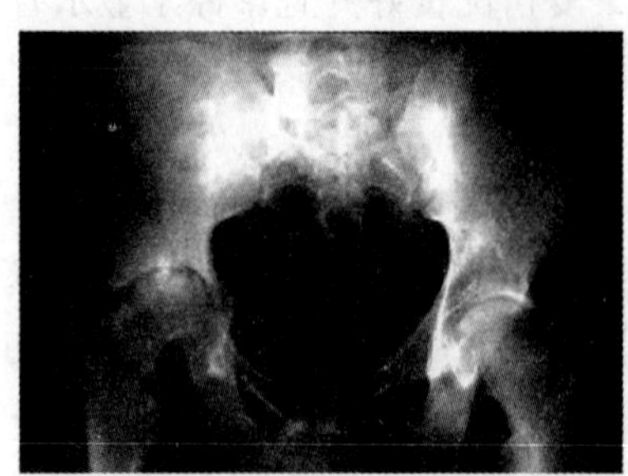

图 12-7　化脓性关节炎所致右侧髋关节破坏患肢短缩

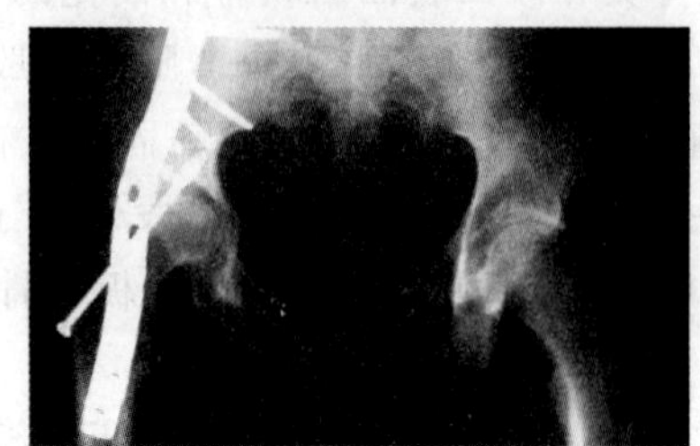

图 12-8　前路手术后 X 线片

(四)两阶段髋关节融合术式

对于早期没有复位的髋关节脱位,股骨头缺血性坏死,髋关节严重创伤多次手术的患者,患侧肢体较对侧短缩超过 4 cm 的患者,依从性差的患者等比较复杂的病例可以考虑应用两阶段手术融合患侧髋关节。

1.第一阶段手术

患者取仰卧位,首先清除股骨头和髋臼表面的软骨和坏死骨组织,使之有利于相互融合。然后,进行股骨转子间截骨以去除股骨力臂对于髋关节的影响,使得股骨近端可以被融合在合适的位置。最后,使用接骨板螺钉将股骨近端固定于骨盆上,并给予下肢悬吊牵引,或髋人字石膏固定,6～8 周以后进行第二阶段手术。

2.第二阶段手术

患者取侧卧位,进行股骨大转子截骨,将截骨块与臀中肌和臀小肌一起牵开。由缝匠肌和阔筋膜张肌之间的间隙向髋关节方向显露。将塑形过的接骨板贴附股骨外侧放置直达坐骨大切迹前缘。凿除髂前下棘后,沿股骨干前方经股骨颈至髂骨放置第二块接骨板并固定。最后使用螺钉将大转子截骨块重新复位固定(图 12-9～图 12-11)。术中根据患肢短缩情况选择是否植骨。

3.术后处理

术后 8～12 周患肢允许负重 30 lb(1 lb≈0.45 kg);12 周以后,若 X 线片上骨愈合情况良好,则可逐渐完全负重。

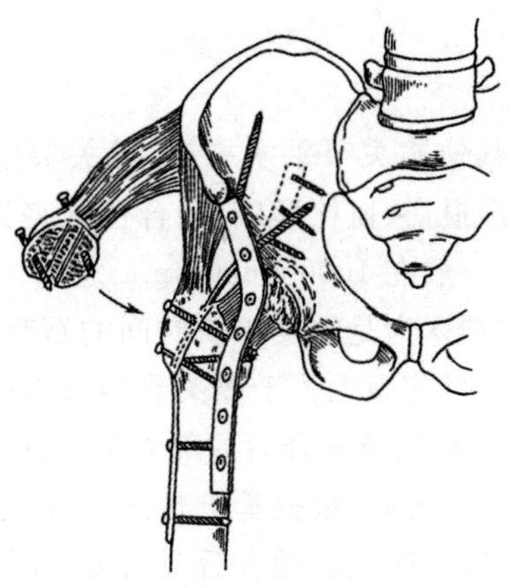

图 12-9 两阶段髋关节融合术示意图

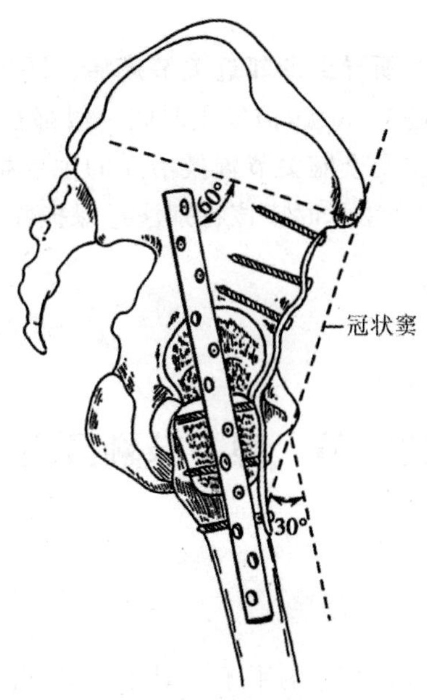

图 12-10 钢板放置位置和髋关节融合角度

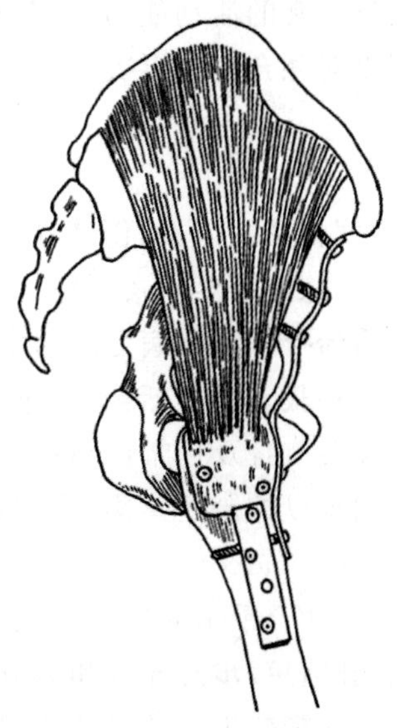

图 12-11 重新固定大转子

四、手术并发症

如同全髋关节置换术后翻修术和其他髋关节手术一样，髋关节融合术后的并发症也是比较常见的。其中，早期并发症包括：失血、感染、神经损伤、血栓形成、融合位置丧失、股骨骨折、骨不连、骨愈合位置不佳等。出血量根据术式不同有所变化，一般在 1000～6000 mL 之间。感染率 4%～8%。髋关节融合术时神经损伤并不常见，在早期神经损伤曾被认为是继发于长时间的石膏外固定，根据近期研究显示，神经损伤多出现在进行了骨盆截骨的患者中。目前尚无关于髋关节融合术后深静脉血栓发生率的确切数据，但有报道指出其发生率为 2%～9%。由于髋关节融合后局部力学条件变化，使得轻微外伤就有可能导致融合部位以下股骨发生骨折。如果发生骨折，则可根据骨折具体局部情况选择使用股骨外侧接骨板固定等方法解决。有研究者发现在青少年患者中，髋关节融合后会出现不同程度内收，对于此类患者治疗时需要特别注意。髋关节融合术后骨不连的情况虽仍有发生，但随着现代融合技术的采用，目前融合率已经达到 85%～95%。

晚期并发症主要是由于髋关节融合所导致的邻近关节疼痛。同侧膝关节疼痛、下腰部疼痛和对侧髋关节疼痛在长期随访的患者中发生率超过 50%，但发生时间一般都在患者接受髋关节融合术 20 年以后。邻近关节疼痛是髋关节融合术后患者接受全髋关节置换治疗的主要指征，而外展肌力量决定了全髋关节置换的手术效果，因此在进行髋关节融合手术时应该特别注意保护股骨大转子和外展肌，为患者进一步接受治疗打好基础。

（贾淮海）

第三节　膝关节融合术

一、概述

膝关节融合术是为病变关节提供骨性结合的手术。对于感染、肿瘤、创伤、瘫痪患者以及部分骨性关节炎、类风湿关节炎患者来说，关节融合术通常是一种满意的解决方案。虽然它容易导致相邻关节僵直和下肢运动费力，然而它可以让患者达到接近正常的活动能力，尤其对活动较多的年轻人来说，该手术利大于弊。同时，对于伸膝装置存在的病例可以对融合关节再次进行置换手术。

二、手术适应证及效果

以往，膝关节融合手术适应证包括：重度骨性关节炎、创伤性关节炎、Charcot 关节病、感染性关节炎、脊髓灰质炎合并膝关节畸形和肿瘤切除后的膝关节疼痛及不稳。随着全膝关节置换手术技术的成熟以及手术成功率的提高，膝关节融合已很少作为治疗膝关节病变的初次选择，而通常作为不适宜膝关节置换人群的备选手术，以及膝关节置换术后失败的补救。这包括：①严重的难以控制的膝关节感染、严重的膝关节结核以及严重畸形的类风湿膝关节；②膝关节骨及韧带严重损毁伤以及膝关节肿瘤术后痛疼且关节稳定性差或关节僵直；③关节置换术后严重的难以控制的感染、骨缺损严重、软组织条件差、难以进行翻修；④肢体瘫痪伴关节畸形以及神经性关节病变（Charcot 关节病等）；⑤伸膝装置功能丧失。

目前，多数报道膝关节融合成功率较高，融合手术的成功关键在于适应证的把握，患者选择合适则融合满意度高。虽然膝关节融合后会出现患肢缩短，步态异常和关节活动丧失等情况，但术后疼痛明显减轻是关节融合的最大获益。在日常生活方面，除了落坐运动以及使用椅子的活动时表现不便，多数能够完成相当的体力活动和休闲运动，能够获得良好的行走功能，在行走速度方面与关节置换术后相当。有的学者认为患者可以通过术前试验性膝关节制动（佩戴膝关节支具或石膏）来想象术后面临的问题，从而有助于患者心理的适应以及决定是否进行关节融合手术。

三、手术方法及术后处理

膝关节融合术的方法很多，根据所采用的固定方式可分为：使用外固定加压的关节融合术、使用髓内针固定的关节融合术、使用接骨板内固定的关节融合术以及混合固定的关节融合术等。手术方法的选择取决于骨量的多少和骨的质量，以及患者的情况和术者的经验，根据骨缺损的多少决定是否需要植骨。

（一）使用外固定加压的关节融合术

外固定加压关节融合术通常适用于膝部骨缺损较少、骨松质表面积大并且有足够骨皮质的患者。其优点是可在感染性及神经病性关节远端及近端实施固定，在融合部位可获得良好而稳定的加压，术后仍可以调节加压及对线，去除外固定简单方便以及愈合后体内不余留金属物等。缺点包括外固定针道感染问题、股骨及胫骨应力增加，部分骨缺损较大的患者难以获得骨性融合，患者适应较难以至往往需要提早拆除和石膏固定。

外固定方式包括使用单侧、双侧或环形等各种螺钉固定器。前方单侧外固定器融合，具有组织损伤少和患者舒适等优点，但稳定性稍差；环形融合器具有稳定性好及融合率高的优点，但比较笨重，患者适应困难。膝关节融合位置一般为膝关节屈曲 0°～15°、外翻 5°～8°和外旋 10°，术后允许膝关节加压固定，术后根据外固定的稳定性决定是否使用石膏固定。外固定加压融合的融合率为 30%～100%，而对于局部行多次手术、膝关节成形术失败或膝关节置换术后感染伴有大量骨丢失的病例行膝关节融合时，其融合率较低。外固定加压关节融合术没有绝对禁忌证，其相对禁忌证包括下肢粗大，合并糖尿病，严重骨量缺损，不能坚持随访及进行针道护理等。

术后处理，常规进行针道护理以预防感染，三角形或双面固定架通常已经足够牢固，患者可以用拐杖保护负重，在临床和影像学检查联合确认之后去除固定架的，外固定支具至少保留 3 个月。

（二）使用髓内针固定的关节融合术

髓内针固定适用于有广泛骨缺失而使得大面积的骨松质不能经受加压作用的患者，如肿瘤切除术后或全膝关节置换术失败后。优点是可以立即负重、易于康复锻炼、无针道并发症和融合率高等。缺点是血液丢失量多、严重并发症多，且难以获得正确的对线。

孔萱髓内钉曾是在膝关节融合术中最常用的固定器械，近年来，也出现了用于膝关节融合的髓内钉，其优点是在近端和远端可以使用螺钉交锁。使用髓内针的膝关节融合术在骨质缺损广泛时特别有用，如在膝关节置换术后感染时，选用标准的髓内钉或近端及远端可以锁住的髓内针，可以增加稳定性和对旋转的控制。其融合率为 80%～98%。对于关节急性感染、股骨或胫骨弓弯畸形者不易选用髓内针固定的关节融合术。

术后处理：术后用后侧石膏夹板从臀到足趾固定。引流管于术后 2～3 天拔除，可以拄拐行走，术侧下肢可以部分负重。如果 6 周后有明显的骨愈合迹象，可以逐渐增加负重。一直拄拐行走，直到临床和 X 线诊断骨愈合为止。

（三）使用接骨板内固定的关节融合术

使用接骨板内固定的关节融合术特别适用于创伤后畸形，骨折固定失败，膝关节置换术后长骨缺损，股骨严重弓弯，同侧髋关节炎或髋关节置换术后的患者，也可与髓内针固定联合应用融合膝关节。与外固定架相比，优点是可以避免针道感染和钉的松动，并且可以早期负重。接骨板内固定融合术的并发症较低，包括应力性骨折、反复感染、持续性膝关节疼痛以及神经血管损伤等。

接骨板可以一块置于内侧，另一块置于前侧；或一块置于内侧，另一块置于外侧。但安放前侧接骨板时常遇到闭合伤口的困难。另外，两块接骨板交错安放可以减少接骨板边缘发生骨折的危险。术中根据情况可以切除髌骨作为自体骨植骨。接骨板内固定的关节融合术的融合率为 50%～100%。禁忌证是局部严重软组织缺损不能行皮瓣转移或接骨板软组织覆盖不足的患者。若膝关节有广泛感染和急性感染时，也不主张使用双接骨板固定，但低毒感染不是使用双接骨板固定的绝对禁忌证。

术后处理：术后一般以长腿管形石膏固定，直到融合牢固为止，在患者能够耐受的前提下可以让患者部分负重行走，在之后的10～14周中逐渐增加负重。接骨板在彻底融合后取出。

（四）TKA失败后膝关节融合术

随着膝关节置换术的广泛开展，膝关节置换失败的病例也越来越多，对于这部分病例，可采用的措施包括关节翻修术、关节融合术以及膝上截肢术。其中关节翻修术仍是首选治疗方案，而对于严重的不可修复的膝关节失败病例，关节融合术是减轻患者疼痛、恢复行走能力的有效措施。目前膝关节融合术开展较少，主要作为膝关节置换术后失败的一种补救手术。由于前期手术失败，导致关节融合时面临的情况更加复杂，如反复感染，大量骨缺损，软组织缺损，患者依从性差等，使得融合率以及术后效果不够理想。主要并发症包括反复感染及融合失败等。

膝关节融合术的适应证包括膝关节置换术后难以关节翻修的患者，包括全关节感染导致骨或软组织严重破坏，难以根治的感染，部分无菌性松动，伸膝装置无力以及严重不稳定等。一般来讲，禁忌证包括双侧同时膝关节融合或同侧髋关节和踝关节置换者。

对于膝关节置换术后感染的患者，推荐二期行融合术，首先彻底去除原假体及骨水泥，对骨及软组织进行彻底清创，抗生素骨水泥制成占位假体，术后静脉使用抗生素，临床及检验结果证实感染完全控制后再行关节融合术；术前需评估患者局部骨及软组织条件、感染类型以及患者期望值，综合上述因素选择关节融合的固定方式。

综上，膝关节融合术主要作为膝关节置换失败后的一种补救手术。近年来，人们对关节功能及外观要求的提高，关节置换技术及假体设计的改进可以满足绝大多数病例的需要，而复杂病例膝关节融合术的融合率较低，尽管部分仍具有伸膝装置的患者在膝关节融合后仍可选择膝关节置换术，但选择膝关节融合术时要更加谨慎。

（贾淮海）

第四节　踝关节融合术

一、概述

人类因直立行走，踝关节成为承载全身体重的负重关节，其稳定功能十分重要。当各种病因引起踝关节严重病损时，踝关节融合术虽然有失去关节活动功能之虞，但是可以起到稳定无痛，终止病损，矫正畸形等作用，成为临床上治疗踝关节终末期疾病的经典术式，为临床医师和患者所接受。

踝关节融合术常用的手术入路有经前侧入路、外侧入路、内侧入路和后侧入路，可根据踝关节局部的软组织条件，病灶部位，是否方便矫正畸形及固定方式综合选择。手术者习惯于某种入路施行融合亦应作为选择因素之一。经外侧入路和经前侧入路因为可以充分利用腓骨下段和胫骨下端前方骨质作为关节外植骨材料，既可以促进融合，又可以起到即刻稳定作用，是临床上应用最多的手术入路。当踝关节前侧和外侧软组织条件差，骨病灶偏于内侧和后侧或不利于矫正畸形时，内侧入路及后侧入路则应作为首选。另外，采用微创小切口入路或在关节镜下施行踝关节融合术临床上均已取得了较好的效果，其手术入路和适应证均有相应的要求。

踝关节应融合在功能位即直角90°中立位，可以保持5°外翻，0°～15°外旋。应避免内翻和背伸位融合。另外还应根据患者的性别、职业以及生活习惯而定，如女性可以适当跖屈。手术中判断融合角度的方法除目测外，还可以沿足底长轴置一克氏针并妥为固定，C形臂X线机透视侧位影像，测量克氏针与胫骨纵轴形成等角度更为准确。

为保持融合骨面的密切接触和稳定，提高融合率，需要辅以各种内、外固定。一般情况下，内固定是踝关节融合的首选方式，但当伴有感染性病变，软组织条件差及严重骨缺损时以采用外固定方式为妥。临床上常采用的内固定有各种螺丝钉、接骨板、髓内钉、骑缝钉等，以克氏钉制作的骑缝钉具有固定简单、经济、微创等优点，辅以石膏固定，效果可靠。临床上常用的外固定方式有 Ilizarov 器械、环形外固定支架、Charnley 加压器、三角形外固定器等，当具备上述指征时，可根据术者使用的熟练程度酌情选用。

二、手术适应证

(1)踝关节创伤性关节炎。
(2)踝关节骨性关节炎。
(3)踝关节全关节结核。
(4)踝关节化脓性关节炎晚期。
(5)距骨缺血性坏死。
(6)严重类风湿关节炎。
(7)人工踝关节置换术失败。
(8)踝关节融合术失败需再次融合。
(9)由神经病损不可修复引起且肌腱替代不能解决的足下垂畸形或踝关节不稳。
(10)年龄为 14 岁以上。

三、术前准备

摄踝关节正侧位 X 线片，必要时做三维 CT 重建，评估踝关节病变程度、范围、部位及力线改变，制订手术方案。踝关节结核患者手术前应用抗结核药物治疗 2～4 周。

四、手术入路

(一)经外侧入路踝关节融合术

(1)连续硬脊膜外麻醉，侧卧位或侧俯卧位，患肢居上，大腿中上段上气性止血带。
(2)切口起自外踝尖上方 6～8 cm，沿腓骨后缘向下，绕外踝至跟骰关节，呈长弧形(图 12-12)。

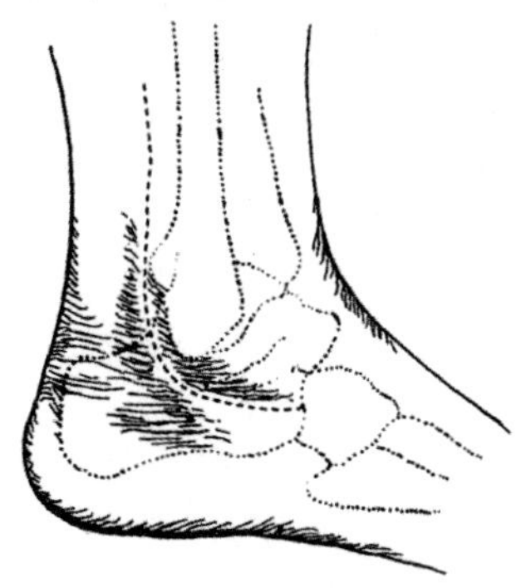

图 12-12　切口

(3)切开皮肤，皮下组织，牵开腓骨肌，骨膜下剥离腓骨至外踝尖，于踝尖上 6～7 cm 处用线锯或摆锯斜行截断腓骨，牵向外下，切断与之相连的骨间膜、关节囊及韧带，游离腓骨下段，切除外踝关节软骨，将其外侧突起部及胫侧面修整平齐，备植骨用(图 12-13)。

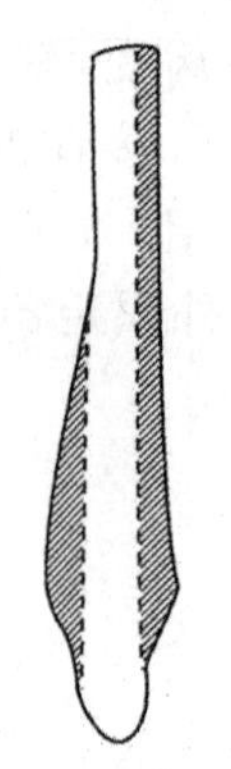

图 12-13 修整腓骨

(4)沿骨间膜处纵行切开胫骨骨膜,骨膜下剥离胫骨下段外侧面,切开关节囊,内翻患足,张开胫距关节。清除关节腔内病灶,切除胫距关节软骨与软骨下硬化骨,切骨时注意保持胫骨下端切骨面与纵轴垂直,距骨上端切骨面与胫骨下端切骨面平行(图 12-14)。

(5)在胫骨下段外侧面和距骨外侧面用骨凿凿一与腓骨植骨条对应的浅骨槽,自胫骨下端刮取少量松质骨备作填充融合面的残余间隙。

(6)将踝关节置于需要融合的功能位,可用两根克氏针临时固定,在C形臂X线机透视下确认位置满意,将腓骨植骨条嵌入胫骨和距骨骨槽内,在踝关节上下加压,使胫距切骨面紧密接触后,用3枚螺丝钉将腓骨植骨条内固定于胫骨和腓骨上(图 12-15~图 12-17),残余间隙用松质骨充填。松开止血带,彻底止血,冲洗创口,逐层缝合。

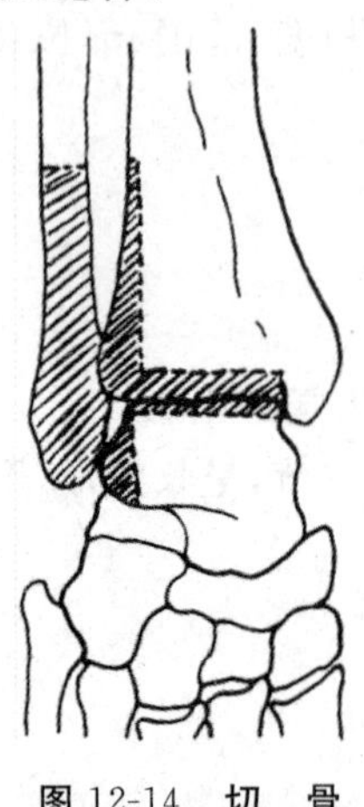

图 12-14 切 骨

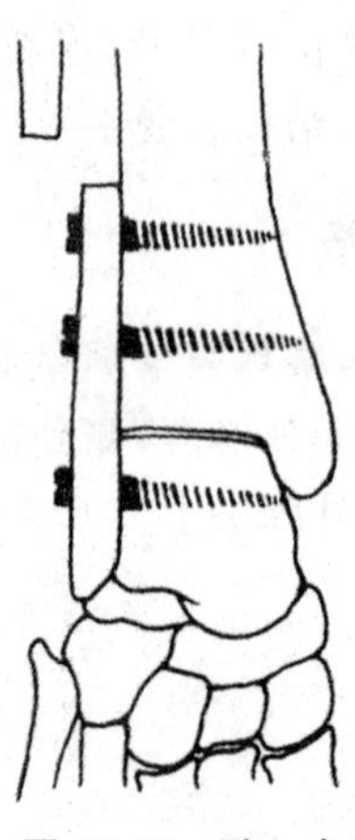

图 12-15 融 合

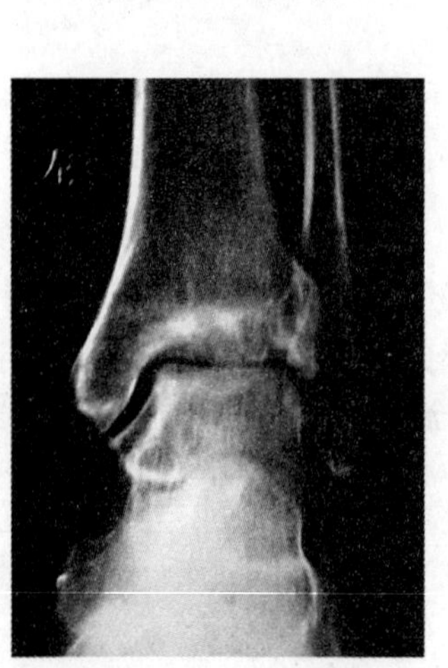

图 12-16 术前

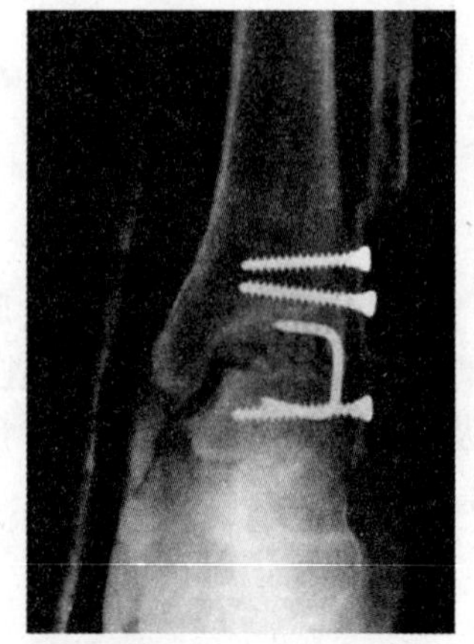

图 12-17 术后

(7)术后用短腿石膏托外固定踝关节于功能位，注意观察趾端血液循环，10～14 天后拆线，更换短腿管型石膏外固定，直至骨性融合。

(二)经前侧入路踝关节融合术

(1)连续硬脊膜外麻醉，仰卧位，患肢大腿中上段上气性止血带。

(2)切口位于踝关节前侧正中，起自踝关节线上 6～8 cm，沿胫骨嵴内侧纵行向下至距舟关节(图 12-18)。

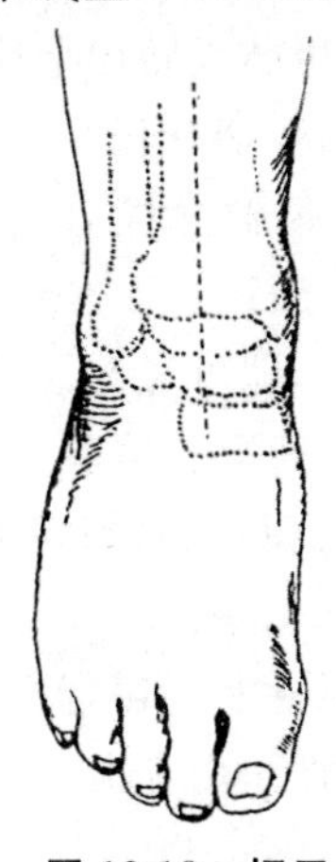

图 12-18　切口

(3)逐层切开皮肤、皮下组织，小腿横韧带及十字韧带，将伸长肌腱和伸趾长肌腱分别向内外侧牵开，即可显露胫骨下段和踝关节前侧。切开关节囊进入关节，亦可切除前侧病变关节囊，使关节显露更加充分。

(4)助手保持患足跖屈位，使胫距关节充分张开，直视下清除关节内病灶，病变之滑膜组织尽量切除之。用一薄骨刀与胫骨纵轴垂直切除胫骨下端关节软骨面和软骨下硬化骨，再与胫骨下端切骨面保持平行切除距骨上部软骨面及软骨下硬化骨，两切骨面以见到松质骨为度。经前侧关节间隙切骨易发生关节面前后切骨不均现象，尤其是当关节前部切骨厚度大于后部切骨厚度时，会出现踝关节背伸位融合情况，应注意避免发生，可选用锐利骨刀从前向后逐步推进切骨，以保持前后切骨厚度相同。

(5)骨膜下剥离胫骨下段前侧骨膜，以踝关节前侧中线为基线，于胫骨下段前面，起自踝关节上方 5 cm，止于关节线，用骨刀切取长 5 cm，宽 2 cm 全厚皮质骨，备植骨用。在与胫骨切骨相对应的距骨体部凿一等宽骨槽。

(6)保持踝关节功能位，使胫骨下端切骨面与距骨上部切骨面紧密接触，将切下的胫骨块嵌入胫骨下端和距骨体骨槽内，用 1～2 枚螺丝钉将骨块上部与胫骨固定，残余的关节空隙可用松质骨紧密填充(图 12-19)。

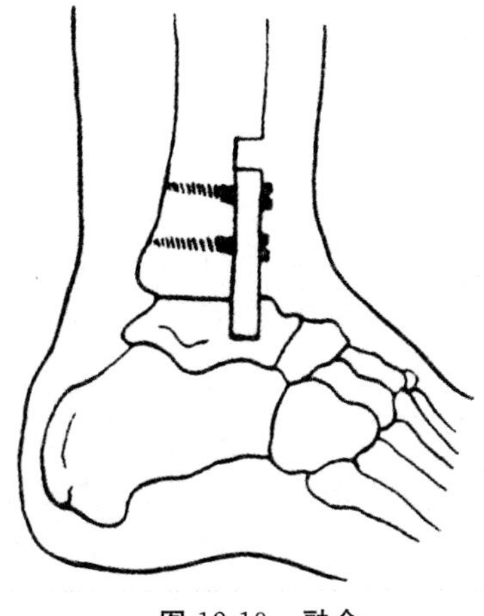

图 12-19　融合

(7)术中C形臂X线机透视确认踝关节融合在功能位后，放松止血带，彻底止血，冲洗创口，逐层缝合。术后用短腿石膏固定。

(三)经后侧入路踝关节融合术

经后侧入路踝关节融合术可以同时行跟腱延长和切除后侧挛缩关节囊，以及完成胫、距、跟骨间融合，因此适合于伴有跟腱及后侧关节囊挛缩，同时需要融合踝关节与距下关节的病例。

(1)连续硬脊膜外麻醉，俯卧或侧俯卧位，患肢大腿中上段上气性止血带。

(2)切口自跟骨内侧，沿跟腱内侧缘向上纵行切开长8～10 cm。

(3)切开皮肤，皮下组织，游离跟腱，伴有跟腱挛缩者可作Z字形切断，以便延长矫正踝关节跖屈畸形。

(4)牵开胫后血管神经，将长屈肌牵向内侧，即可显露踝关节后方和距骨后突。切除后侧关节囊和距骨后突，助手背伸踝关节，张开胫距和距跟关节间隙。清除关节内病变组织，用一薄骨刀由后向前切除胫距关节软骨面和软骨下硬化骨。于胫骨下段后面，用骨刀切取5 cm×2 cm长方形骨块，在与胫骨切骨面相对应的跟骨上用骨刀凿一等宽骨槽，深度1～1.5 cm。

(5)保持踝关节于功能位，使胫骨下端和距骨上部切骨面紧密接触，将切取的胫骨骨块下部嵌入跟骨骨槽内，骨块上部用两枚螺丝钉分别固定于胫骨和距骨上。骨块两侧可辅以骑缝钉固定胫距关节，残留的关节空隙用松质骨紧密充填。

(6)术中C形臂X线机透视确认关节融合于功能位后，放松止血带，彻底止血，跟腱作Z字形切断者，行延长缝合，冲洗创口，逐层缝合。术后短腿石膏固定。

（贾淮海）

第十三章 肩部及上臂损伤

第一节 锁骨骨折

一、功能解剖

锁骨属长管状骨,连接于肩胛骨与胸骨之间,外形呈∽状,内侧向前突出成弓状,外侧向后弯曲,如弓的末端凹进。锁骨中 1/3 以内的截面呈棱柱状,外 1/3 截面扁平状。中 1/3 段直径最细,是薄弱之处,若纵向或横向暴力作用于此,其弓状突出部位容易发生骨折。中 1/3 与外 1/3 交界处是棱柱状与扁平状的交接处,这种生理解剖的改变也是骨折的好发部位。

锁骨内端与胸骨的锁骨切迹构成胸锁关节,外端与肩峰形成肩锁关节。锁骨外端被喙锁韧带、肩锁韧带、三角肌及斜方肌附着而稳定。

锁骨与下后方的第 1 肋骨之间有肋锁间隙、间隙中有锁骨下动脉、静脉及臂丛神经通过。锁骨骨折内固定时应小心保护血管和神经。

锁骨的功能和作用较多:①锁骨桥架于胸骨与肩峰之间,使肩部宽阔、壮实而美观,如果锁骨缺如,肩部就会狭窄而下垂。②锁骨通过韧带和软组织作用牵动肩胛带上举,带动肋骨上移,有协同呼吸和保护肺脏的作用。③为肌肉提供附着点,胸锁乳突肌附着在锁骨内 1/3,胸大肌附着在锁骨前缘,三角肌和斜方肌附着在锁骨外 1/3。④锁骨的骨架支撑作用不仅串连内侧的胸锁关节和外侧的肩锁关节,而且通过韧带辅助肩胛带和肩关节进行相关活动。⑤锁骨中段的前凸和外侧的后凹,宛如动力机的曲轴,锁骨纵轴发生旋转时(可在纵轴上旋转 50°),可带动肩胛带发挥旋转和升降作用。⑥为通过锁骨下方的血管和神经提供支撑和保护作用。

二、损伤机制及分类

间接与直接暴力均可引起骨折,以间接居多。体操运动员跌倒时手掌支撑肩部着地,自行车运动员在运动中突然翻车,双足不能及时抽出,肩部着地跌倒,地面的反作用力与撞击力相互作用造成锁骨骨折,大多为斜形或横断骨折(图 13-1)。直接暴力即运动员肩部直接撞击在器械或物件上,形成斜形或粉碎性骨折。幼儿或青少年大多为横断或青枝骨折,如检查不仔细,容易漏诊。

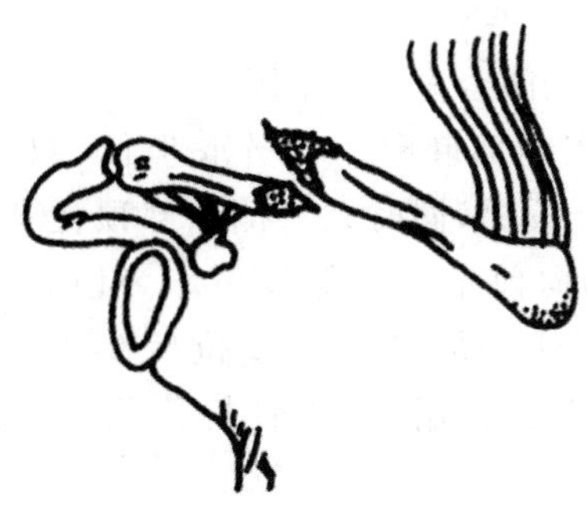

图 13-1 锁骨外 1/3 斜形骨折

竞技运动所发生的锁骨骨折，研究损伤机制要重视运动员摔倒的速度和体重作用于着力点的力量。摔倒时手掌先行撑地，但如速度很快，惯性力量带动体重使肩部直接撞击物件或地面而损伤。

锁骨骨折的分类若按部位可分为内 1/3 骨折、中 1/3 骨折及外 1/3 骨折。锁骨内侧半向前凸，外侧半向后迂回，交接处正是力学上的薄弱之处，所以中 1/3 骨折最多见，占所有锁骨骨折的75％～80％。

锁骨中段骨折近侧端因受胸锁乳突肌牵拉可向上、向后移位，远侧端因上肢的重量和肌肉牵拉而向下前内移位(图 13-2)。

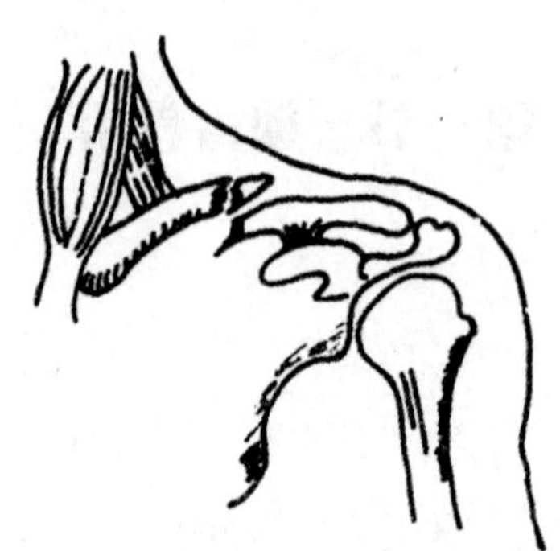

图 13-2　锁骨中段粉碎骨折，骨折端移位

三、症状与诊断

(一)受伤史

摔倒时一侧上肢撑地或肩锁部位直接撞击损伤史。

(二)肩锁部位疼痛、肿胀、畸形

锁骨骨折后肩锁部位疼痛明显，骨折处有肿胀，且有向前突起畸形。患肢不敢活动，患者常用健手托住患肢肘部以减少肩部疼痛。

(三)骨擦音

于锁骨骨折处触诊时有骨折端移动的骨擦音，表示骨折端有错位。

(四)X 线检查

X 线拍片检查多能显示骨折形式和移位状况。锁骨骨折后，由于胸锁乳突肌的牵拉，近折端向上向后移位，远折端因为上肢的重力作用和韧带的牵拉大多向下向内移位。

四、治疗

(一)悬吊

儿童青枝骨折、不完全骨折或成人无移位骨折，可用三角巾或颈腕吊带悬吊 1～2 周即可自愈。

(二)绷带固定

对常见的中 1/3 段移位骨折可采用闭合复位绷带固定。

复位方法：以 1％～2％普鲁卡因局部麻醉。伤员取坐位，双手插腰挺胸，双肩后伸。医师立于伤员背后，双手握住伤员两肩向后上扳提，同时以一侧膝部顶住其背部起对抗作用，一般大多能复位(图 13-3)。有时需术者将两骨折端向前牵拉方能复位。为使骨折端维持对位，以适当厚度的棉垫压住骨折近侧端，用胶布固定在皮肤上(图 13-4)。复位后双侧腋窝棉垫保护，以“∞”字绷带固定。“∞”字绷带的松紧度要恰当，太松不起作用，形成骨折移位，太紧压迫损伤神经血管，应恰如其分(图 13-5)。

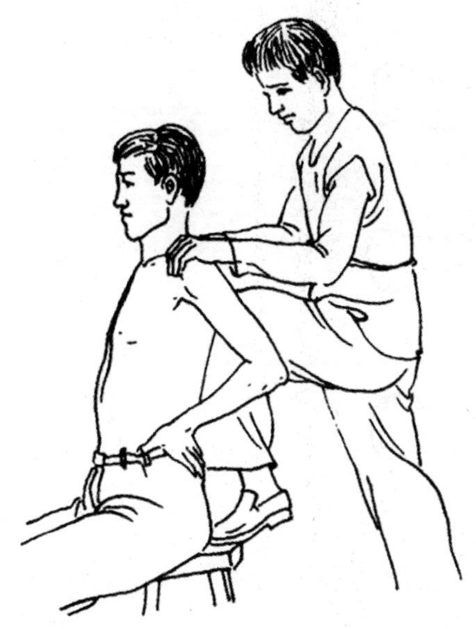

图 13-3 锁骨骨折整复方法

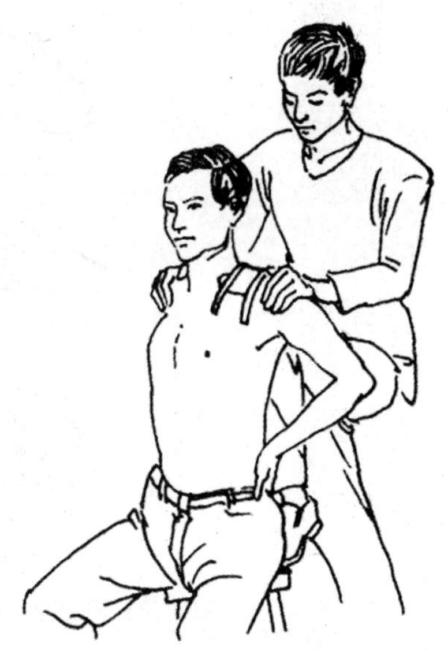

图 13-4 放置棉垫

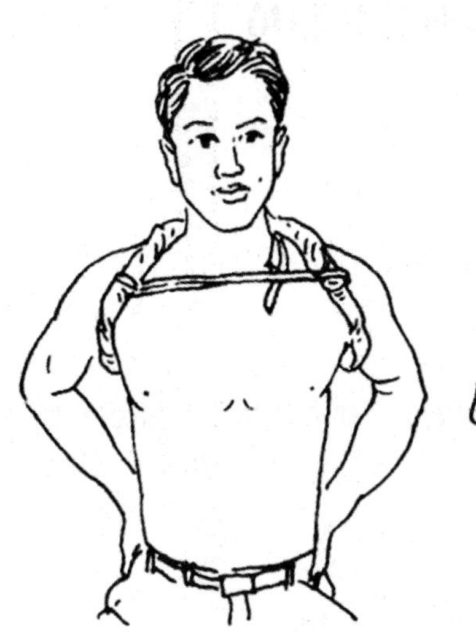

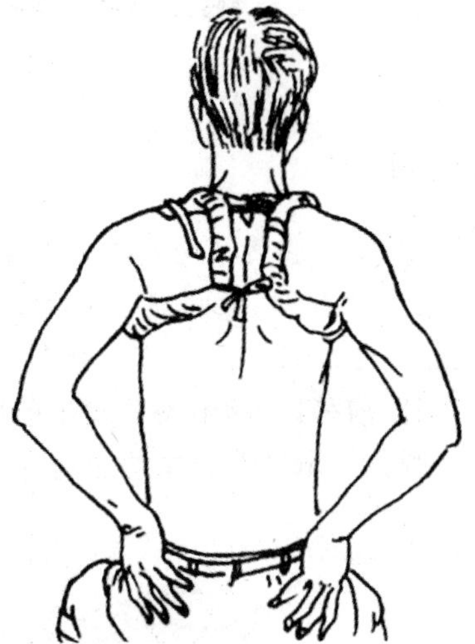

图 13-5 锁骨骨折"∞"字绷带固定法

(三)手术切开复位

手术切开皮肤遗留瘢痕不雅观,且切开骨膜后需延迟愈合时间,所以一般多不采用。但严重粉碎骨折合并神经血管损伤者可谨慎选用。锁骨位于皮下,血液循环并不十分丰富,骨折愈合所需要的血液供应主要依靠骨膜。锁骨骨折行钢板内固定如骨膜剥离太多,容易发生延迟愈合与不愈合。锁骨骨折内固定方式较多,主要有克氏针交叉内固定、钢板内固定及张力带钢丝内固定等(图 13-6)。其中克氏针交叉内固定不必剥离骨膜,其他各种方式也应尽一切努力减少剥离骨膜的范围,使术后的骨折愈合能得以顺利进行。

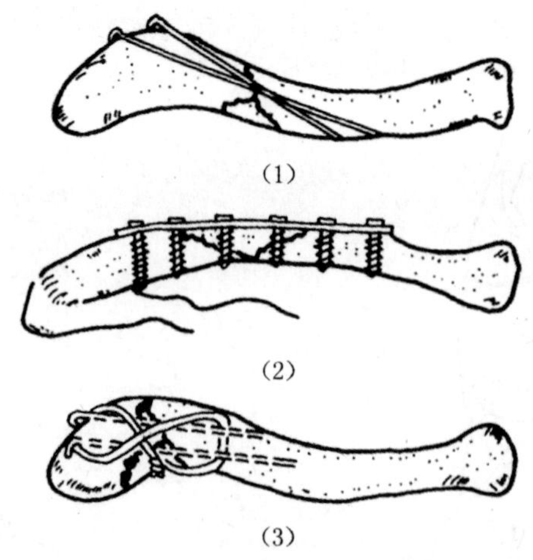

图 13-6 锁骨骨折内固定
(1)克氏针内固定;(2)钢板螺钉内固定;(3)张力带钢丝内固定

(杨卫东)

第二节 胸锁关节脱位

一、解剖与损伤机制

胸锁关节是由锁骨内侧端与胸骨柄切迹构成的关节,锁骨关节面较胸骨关节面大,锁骨内侧关节面仅有 50%与向外倾的胸骨关节面相对,其间借一个软骨盘补偿。胸锁关节由关节囊、前后胸锁韧带、锁骨间韧带和肋锁韧带维持其稳定性(图 13-7)。正常状态下胸锁关节约有 40°的活动范围。上肢外展时肩前方受到暴力可导致锁骨内端向前移位,胸锁关节发生前脱位。暴力作用于肩部后外侧,可导致锁骨移位到胸骨后方,发生胸锁关节后脱位。胸锁关节脱位也可以是先天性的,还可在发育、退变及炎症过程中发生。

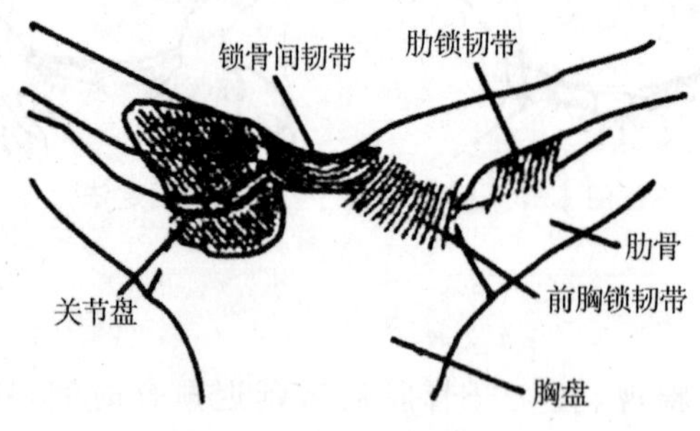

图 13-7 胸锁关节解剖图

二、临床表现

当创伤导致前脱位时,会产生剧烈疼痛,脱位关节处有明显的的肿胀和前突畸形,锁骨内端相对于胸骨向前隆起,而在靠近第 1 肋骨处出现凹陷,程度取决于韧带损伤的程度。胸锁关节后脱位很少见,但锁骨内端向后移位,可导致气管、食管、胸导管或纵隔内大血管的损伤,故可能会出现严重的损伤。

三、诊断及鉴别诊断

(一)诊断

对症状和体征可疑有胸锁关节脱位者,可进一步行前后位 X 线平片检查和 CT 扫描。以胸骨为中心的胸腔上部的顶前凸位X线平片具有诊断意义，阳性表现是锁骨内端位于对侧正常锁骨内端前方或后方。CT扫描可显示胸锁关节的结构变化，明确诊断胸锁关节脱位。

（二）鉴别诊断

胸锁关节是半脱位还是脱位，取决于关节囊韧带、关节软骨盘及锁骨间韧带和肋锁韧带的损伤程度。20岁以下患者的锁骨内端骨骺损伤与胸锁关节脱位表现相似，应加以鉴别。

四、治疗

（一）手法复位外固定

胸锁关节后脱位的闭合复位方法有两种：一种为患者取仰卧位，在肩胛骨间垫大沙袋，肩内收位牵引患侧上肢，由前向后用力下压肩和锁骨远端；另一种为外展位牵引伤肢，用手指夹住锁骨，用力向前牵引以帮助复位，如仍不能复位，消毒皮肤，用无菌巾钳夹住锁骨，向前牵引复位，大多数后脱位复位后是稳定的，复位后以“8”字绷带、商品化的锁骨固定带或“8”字石膏固定4周，限制活动6周。如果在全麻状态下仍无法使后脱位闭合复位，应行手术复位，因为使其处于脱位状态是危险的。手术复位时应找有胸外科经验的医生会诊。

（二）切开复位内固定

1.前脱位者

如不易复位或有小片骨折，整复不易维持关节的对合关系，且有疼痛者，可考虑行开放复位，用2枚克氏钢针经过关节固定，合并有骨折者也可用2枚空心拉力螺钉内固定（图13-8），用克氏针时需将克氏针尾端弯成钩状，以防克氏针移位；缝合修复撕破或断裂的胸锁前韧带，术后用前“8”字石膏绷带固定4周，6周左右拔除克氏针，活动关节。

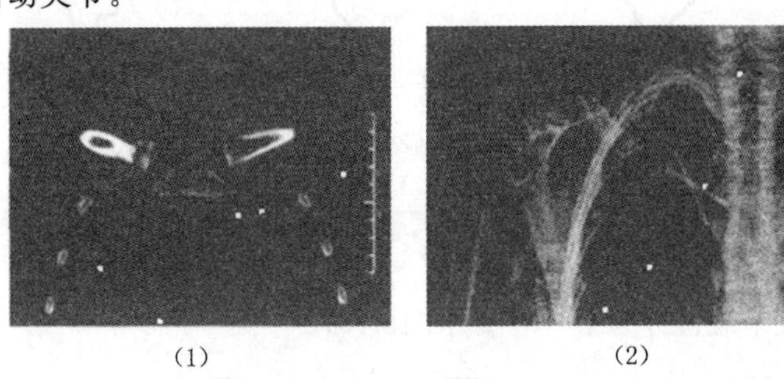

（1）　　　　（2）

图13-8　锁骨近端骨折并胸锁关节脱位切开复位空心钉内固定

（1）术前CT表现；（2）术后X线表现

2.后脱位者

不能用手法复位，或有气管或纵隔血管压迫症状者，沿锁骨内侧段切口，暴露胸锁关节及锁骨内侧段，在直视下向外牵引上臂，并用巾钳夹住锁骨内端向外前方牵拉，使脱位整复，并用2枚克氏针经过关节固定，尾端弯成钩状，术后用后“8”字石膏固定5周，6周左右拔除克氏针。

3.陈旧性未复位的胸锁关节前脱位

一般认为造成的功能丧失即使有，也是程度较轻的。这种疾病手术治疗的指征是患者主诉在用力或者在体育运动时上臂乏力和疲劳。常用的手术方法有在锁骨和第1肋骨周围使用阔筋膜稳定，在锁骨和胸骨之间行阔筋膜稳定术，锁骨下肌腱移植重建术，锁骨内侧端切除术。

（杨卫东）

第三节 肩锁关节脱位

一、病因

肩锁关节脱位通常由暴力自上而下作用于肩峰所致。坠落物直接砸在肩顶部后，锁骨下移，由于第1肋骨阻止了锁骨的进一步下移，如果锁骨未骨折，则肩锁、喙锁韧带断裂，同时可伴有三角肌和斜方肌锁骨附着点的撕裂，肩峰、锁骨和喙突的骨折，肩锁纤维软骨盘的断裂和肩锁关节的关节软骨骨折。锁骨的移位程度取决于肩锁和喙锁韧带、肩锁关节囊以及斜方肌和三角肌的损伤程度。

二、分型

Urist根据关节面解剖形态和排列方向，把肩锁关节分为三种形态(图13-9)。Ⅰ型，冠状面关节间隙的排列方向自外上向内下，即锁骨端关节面斜形覆盖肩峰端关节面；Ⅱ型，关节间隙呈垂直型排列，两个关节面相互平行；Ⅲ型，关节间隙由内上向外下，即肩峰端关节面斜形覆盖锁骨端关节面。Ⅲ型的结构居于稳定型，Ⅰ型属于不稳定型。在水平面上，肩锁关节的轴线方向由前外指向后内。

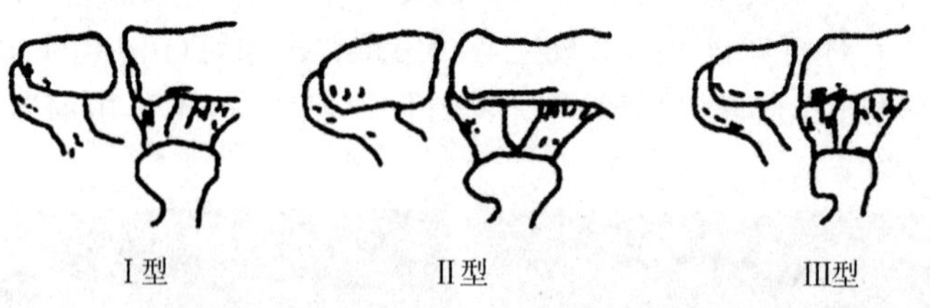

图13-9 肩锁关节三种形态

三、分类

Rockwood等将肩锁关节脱位分为Ⅰ～Ⅵ型(图13-10)。

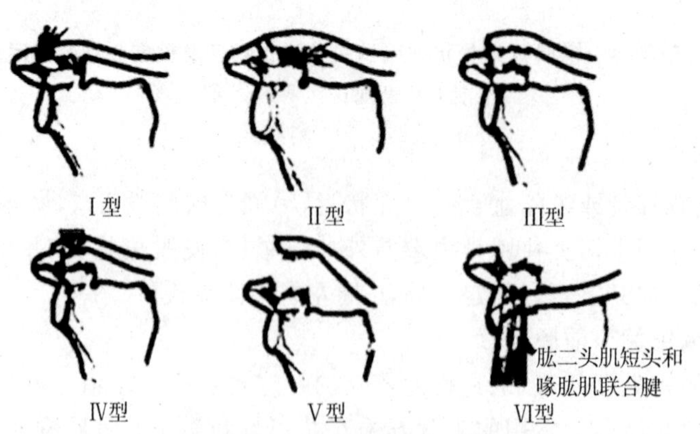

图13-10 肩锁关节损伤分六型

(一)Ⅰ型

指肩锁关节的挫伤，并无韧带断裂和关节脱位，肩锁关节稳定，疼痛轻微，早期X线平片阴性，后期可见锁骨远端骨膜的钙化。

(二)Ⅱ型

由更大的外力引起，肩锁韧带和关节囊破裂，但喙锁韧带完好，肩锁关节不稳定，尤其是在前后平面上不稳定。X线平片上可看到锁骨外侧端高于肩峰，但高出的程度小于锁骨的厚度，肩锁关节出现明显的疼痛和触痛，但必须拍摄应力下的X线平片来确定关节不稳定的程度。

（三）Ⅲ型

损伤肩锁韧带和喙锁韧带以及锁骨远端三角肌附着点的撕裂。锁骨远端高于肩峰至少一个锁骨厚度的高度。

（四）Ⅳ型

损伤的结构与Ⅲ型损伤相同，但锁骨远端向后移位进入或穿过斜方肌。

（五）Ⅴ型

损伤三角肌与斜方肌在锁骨远端上的附着部均从锁骨上分离，肩锁关节的移位程度为100%～300%，同时在锁骨和肩峰之间出现明显的分离。

（六）Ⅵ型

损伤较少见，由过度外展使肩锁韧带和喙锁韧带撕裂所致，锁骨远端移位至喙突下、肱二头肌和喙肱肌联合腱后。

四、临床表现及诊断

查体有局部疼痛、肿胀及肩锁关节不稳定伴锁骨远端移位，X线平片可以帮助评价损伤的程度。患者直立，摄双侧肩锁关节的前后位平片，然后进行两侧比较。必要时可在患者腕部悬挂4.5～6.8 kg的重物，可以观察到肩锁关节的不稳定，重物最好系在患者腕部，避免让患者用手握，以使上肢肌肉能够完全放松。

五、治疗

（一）非手术治疗

Ⅰ型损伤通常采用吊带制动，配合局部冰敷、止痛药物治疗。Ⅱ型损伤的治疗方法与Ⅰ型相似，如果锁骨远端移位的距离不超过锁骨厚度的1/2，可应用绑扎、夹板或吊带制动2～3周，但必须在6周以后才能恢复举重物或参加体育运动。

（二）手术治疗

对于Ⅲ、Ⅳ、Ⅴ、Ⅵ型损伤应行手术治疗，手术方法有许多种，可以分为五个主要类型：①肩锁关节复位和固定。②肩锁关节复位、喙锁韧带修复和喙锁关节固定。③前两种类型的联合应用。④锁骨远端切除。⑤肌肉转移。常用的手术方法如下所述。

1. 喙锁韧带缝合、肩锁关节克氏针内固定术（改良 Phemister 法）

通过肩部前内侧的 Thompson 和 Henry 入路，显露肩锁关节、锁骨外侧端及喙突。探查肩锁关节，去除关节盘或其他妨碍复位的结构，然后褥式缝合肩锁韧带，暂不要打结，接着逆行穿出克氏针，整复脱位的肩锁关节后顺行穿入，使其进入锁骨2.5～4 cm。通过前后位和侧位（腋部）X线平片检查克氏针的位置和复位的情况。如二者均满意，于肩峰外侧边缘将克氏针折弯90°并剪断，保留0.6 cm的钩状末端以防止其向内侧移位，旋转克氏针，将末端埋于肩峰下软组织内，修复肩锁关节囊和韧带，并将预先缝合喙锁韧带的线收紧打结，修复斜方肌和三角肌止点的损伤。术后处理用肩胸悬吊绷带保护，术后2周去除绷带并拆线，开始主动活动，8周在局麻下拔除克氏针。克氏针的折断和移位是常见的并发症。

2. 喙锁关节的缝线固定术

作一个弧形切口显露肩锁关节、锁骨的远端和喙突，显露肩锁关节，彻底清除关节盘或其他碎屑，褥式缝合断裂的喙锁韧带，暂不打结。用直径约为0.7 cm的钻头在喙突上方的锁骨上前后位钻两个孔，在喙突基底的下方穿过1根不吸收缝线，并向上穿过锁骨的两个孔，复位肩锁关节，打紧缝线，这样缝线就可不绕住整个锁骨，以避免缝线割断锁骨。如果仍有前后向不稳定，可按 Phemister 法用1枚克氏针固定肩锁关节，最后收紧打结喙锁韧带的缝线，修复肩锁关节囊，缝合撕裂的三角肌和斜方肌。术后处理同改良

Phemister 法。

3. 喙锁关节螺钉内固定及喙锁韧带缝合术(改良 Bosworth 法)

通过前内侧弧形切口显露肩锁关节和锁骨末端,向远外侧牵开三角肌以暴露喙突尖和喙锁韧带(图 13-11)。同 Phemister 法一样,检查肩锁关节,去除关节盘或其他妨碍复位的结构,缝合喙锁韧带,暂不要打结,用直径为 4.8 mm 的钻头在锁骨上垂直钻一个孔,此孔在锁骨复位后应同喙突基底在同一直线上。复位锁骨,用另外一个直径为 3.6 mm 的钻头通过先前在锁骨上钻好的孔在喙突上再钻一个孔,选择一个合适长度的 Bosworth 螺钉穿过两孔,拧紧螺钉使锁骨上表面与肩峰上表面平齐,收紧打结喙锁韧带缝线,修复撕裂的斜方肌和三角肌止点。术后用悬吊带制动,1 周后去除悬吊,开始轻微的主动功能锻炼,2 周拆线,术后 6～8 周取出螺钉,10 周内避免超过 90°的外展运动和举重物。

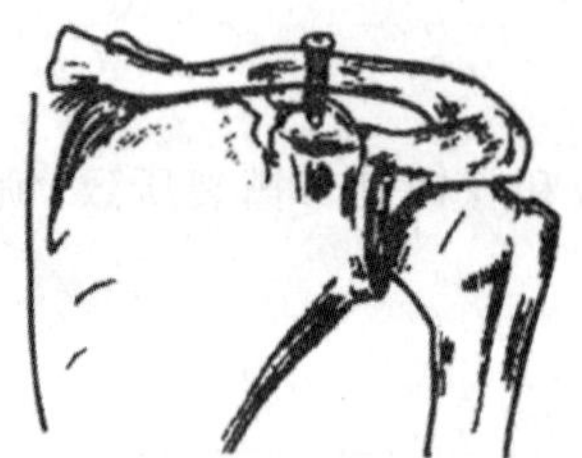

图 13-11 改良 Bosworth 法

4. 锁骨远端切除术(Stewart 法)

通过前方弧形切口显露肩锁关节、锁骨外侧端及喙突,沿锁骨长轴切开关节囊和肩锁上韧带,骨膜下剥离显露锁骨,然后修复关节囊和韧带,用咬骨剪或摆动锯在骨膜下自下外方斜向内上方截除 1 cm 长的锁骨外侧端,挫平上缘残端。褥式缝合损伤的喙锁韧带,暂不打结,交叉穿入 2 枚克氏针,将锁骨外侧端维持在正常位置。术后悬吊制动 1 周,进行轻微的主动环绕运动,2 周拆线,增加活动量,4 周内避免抬举重物,8 周内避免体育活动。

5. 喙肩韧带移位加强肩锁关节术(Neviaser 法)

通过前内侧弧形切口显露肩锁关节、锁骨外侧端及喙突,切断喙肩韧带在喙突前外侧缘的起点,向下推压锁骨外侧段,复位肩锁关节,用克氏针 1～2 枚,贯穿固定肩锁关节,将喙肩韧带向前上翻转,固定缝合于锁骨外侧端前方,修复肩锁韧带和喙锁韧带。术后处理同 Stewart 法。

6. 喙肩韧带移位重建喙锁韧带术(Weaver 法)

同 Neviaser 法显露肩锁关节、锁骨外侧端及喙突,切断喙肩韧带在肩峰前内侧缘的起点(图 13-12)。在锁骨外侧端相当于喙突尖的上方行锁骨切骨术,切骨线由内下向外上倾斜,切除锁骨外侧端约 2 cm。在切骨端近侧 1 cm 处,于锁骨前壁钻两个骨孔,以细钢丝或粗丝线在喙肩韧带的肩峰端作褥式缝合,两线端分别经髓腔,从锁骨的骨孔引出。下压锁骨,恢复正常喙锁间距,抽紧缝线,结扎固定,使喙肩韧带移入锁骨断端的髓腔内。

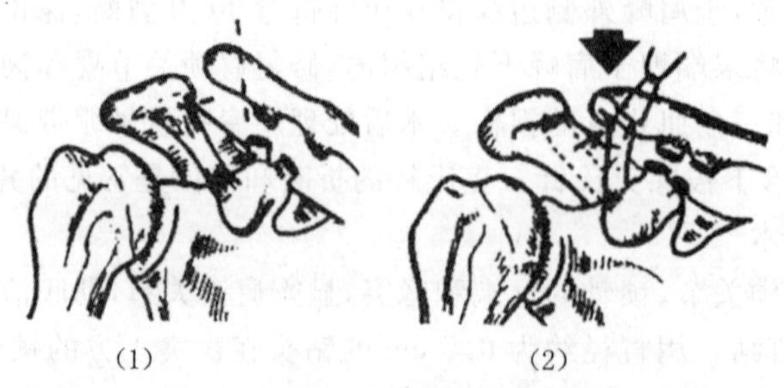

(1) (2)

图 13-12 Weaver 法喙肩韧带移位重建喙锁韧带术

(1)切除锁骨外侧端,切断喙肩韧带;(2)喙肩韧带移入锁骨断端的髓腔内

术后用 Velpeau 绷带固定患肩 4 周，之后改用三角巾悬吊 4 周，术后 8 周去除悬吊，进行康复训练。

7. Dewar 手术

显露肩峰、肩锁关节及锁骨外侧端，自肩峰和锁骨外侧端前方切断三角肌附着点，行骨膜下剥离，显露肩锁关节。切除破碎的肩锁关节囊，软骨盘，显露锁骨外侧端并切除 1.0 cm。切开喙突上方的锁骨前方骨膜，将锁骨前面 1.5～2.0 cm 的皮质骨制成粗糙面，于骨粗糙面中央由前向后钻孔备用。切开胸肌筋膜，显露喙突及其下方的肱二头肌短头、喙肱肌和胸小肌。在肱二头肌短头、喙肱肌和胸小肌之间作由下而上的逆行分离，至喙突前、中 1/3 交界处，环形切开骨膜，在喙突角部由前向后钻备用。以骨刀在喙突前、中 1/3 处截骨，使喙突骨块连同肱二头肌短头腿和喙肱肌一起向下翻转，以 1 枚适当长度的加压螺钉贯穿固定喙突骨块于锁骨前方原钻孔部位。将三角肌前部重新缝合。

术后三角巾悬吊患臂 3 周，3 周后练习上举及外展活动，6～8 周后即可负重功能训练。

8. 锁骨钩钢板内固定、喙锁韧带缝合术

近年我们采用锁骨钩钢板内固定，喙锁、肩锁韧带缝合治疗肩锁关节脱位（图 13-13）取得满意疗效。该方法固定牢靠，并可早期行肩关节功能锻炼，又无克氏针内固定断裂后游走的危险。

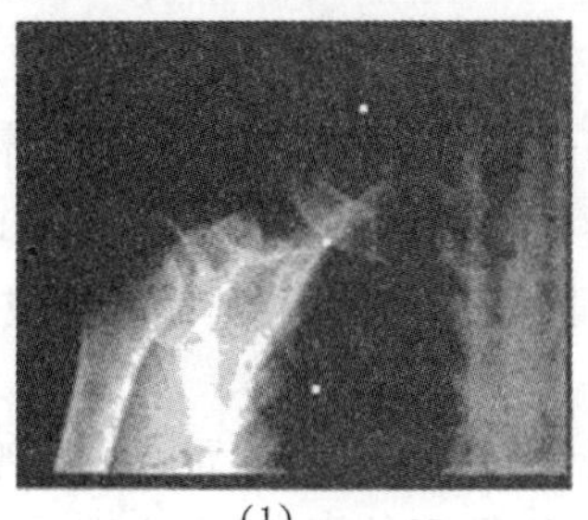
(1)

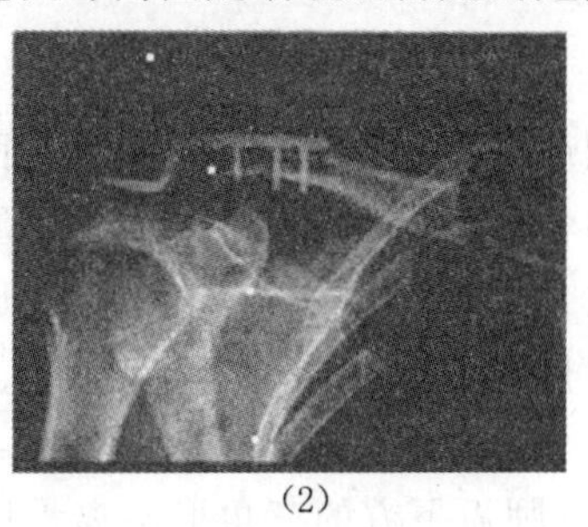
(2)

图 13-13　肩锁关节脱位锁骨钩钢板内固定、喙锁韧带缝合术

(1)术前 X 线平片；(2)术后 X 线平片

六、护理要点

1. 心理护理

给予患者生活上的照顾，及时解决困难，精神安慰，缓解紧张心理。

2. 病情观察

移位的骨端可压迫临近的血管和神经，引起患肢缺血、感觉、运动障碍。对皮肤感觉功能障碍的肢体要防止烫伤。定时检查患肢末端的血液循环状况，若发现患肢苍白、发冷、大动脉搏动消失，提示有大动脉损伤的可能，应及时处理。动态观察患肢的感觉和运动，以了解患肢神经损伤的程度和恢复情况。

3. 复位

做好复位前的身体与心理准备。复位前给予适当的麻醉，以减轻疼痛，同时使用肌肉松弛剂，利于复位。复位成功后被动活动。

4. 固定

向患者及家属讲解复位后固定的目的、方法、意义、注意事项。使之充分了解关节脱位后复位固定的重要性。固定期间，要保持固定有效，经常观察患者肢体位置是否正确；固定时间不宜过长，固定时间过长易发生关节僵硬；固定时间过短，损伤得不到充分修复，易发生再脱位。一般固定 3 周左右，若合并骨折、陈旧性脱位、习惯性脱位，应适当延长固定的时间。由于肩关节脱位患肢固定于胸壁，注意腋窝下要垫棉垫以保护腋窝胸壁皮肤。40 岁以上患者可适当缩短制动时间，注意肩关节僵硬的发生。

5. 缓解疼痛

早期正确复位固定可使疼痛缓解或消失。移动患者时，帮患者托扶固定患肢，动作轻柔，避免因活动患肢加重疼痛。指导患者和家属应用心理暗示、松弛疗法等，转移注意力而缓解疼痛。遵医嘱应用镇痛剂,促进患者舒适与睡眠。

6.健康指导

向患者及家属讲解关节脱位治疗和康复知识,讲述功能锻炼的重要性和必要性,指导并使患者能自觉地按计划进行正确的功能锻炼,减少盲目性。

(杨卫东)

第四节 肩胛骨骨折

肩胛骨位于两侧胸廓后上方,周围有丰厚的肌肉覆盖,骨折较为少见。肩胛骨对上肢的稳定和功能起着重要的作用,骨折后如不能得到正确治疗,可能会对上肢功能造成严重影响。

一、骨折分类

(一)按部位分类

肩胛骨骨折按解剖部位可分为肩胛体骨折、肩胛冈骨折、肩胛颈骨折、肩胛盂骨折、喙突骨折和肩峰骨折等。肩胛体和肩胛冈骨折最为常见,其次为肩胛颈骨折,然后是肩胛盂骨折、肩峰骨折、喙突骨折,不少骨折属于上述各类的联合骨折。另外,还有肌肉和韧带附着点的撕脱骨折、疲劳或应力骨折。

1.肩胛盂关节内骨折

此类骨折可进一步分为六型。①Ⅰ型盂缘骨折:通常合并肩关节脱位。②Ⅱ型骨折:是经肩胛盂窝的横形或斜形骨折,可有肩胛盂下方的三角形游离骨块。③Ⅲ型骨折:累及肩胛盂的上1/3,骨折线延伸至肩胛骨的中上部并累及喙突,经常合并肩锁关节脱位或骨折。④Ⅳ型骨折:骨折线延伸至肩胛骨内侧。⑤Ⅴ型骨折:是Ⅱ型和Ⅳ型的联合类型。⑥Ⅵ型骨折:是肩胛盂的严重粉碎性骨折。

2.喙突骨折

根据骨折线与喙锁韧带的位置关系,可进一步分成两型。①Ⅰ型骨折:位于韧带附着点后方,有不稳定倾向。②Ⅱ型骨折:位于韧带前方,稳定。

(二)按关节内外分类

根据骨折是否累及肩盂关节面,肩胛骨骨折可分为关节内骨折和关节外骨折。关节外骨折根据稳定性,又可进一步分为稳定的关节外骨折和不稳定的关节外骨折两种。

1.关节内骨折

此类骨折为涉及肩胛盂关节面的骨折,常合并肱骨头脱位或半脱位。肩胛盂骨折中只有10%有明显的骨折移位。

2.稳定的关节外骨折

此类骨折包括肩胛体骨折、肩胛冈骨折和一些肩胛骨骨突部位的骨折。单独的肩胛颈骨折,一般较稳定,也属稳定的关节外骨折。

3.不稳定的关节外骨折

此类骨折主要指合并锁骨中段移位骨折的肩胛颈骨折,即“漂浮肩”(图13-14)损伤,该损伤常由严重暴力引起,此种骨折造成整个肩胛带不稳定。由于上臂的重力作用,它有向尾侧旋转的趋势。常合并同侧肋骨骨折,也可损伤神经血管束,包括臂丛神经。

二、临床表现及诊断

肩胛骨骨折根据外伤史、症状、体征及X线检查,可明确诊断。

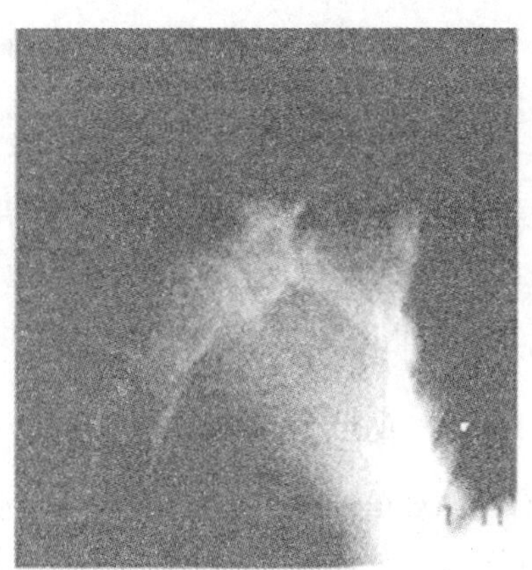

图 13-14 “漂浮肩”损伤

(一)病史

1.体部骨折

常为直接暴力引起,受伤局部常有明显肿胀,皮肤常有擦伤或挫伤,压痛也很明显,由于血肿的刺激可引起肩袖肌肉的痉挛,使肩部运动障碍,表现为假性肩袖损伤的体征。但当血肿吸收后,肌肉痉挛消除,肩部主动外展功能即恢复。喙突骨折或肩胛体骨折时,当深吸气时,由于胸小肌和前锯肌带动骨折部位活动可使疼痛加剧。

2.肩胛盂和肩胛颈骨折

多由间接暴力引起,即跌倒时肩部外侧着地,或手掌撑地,暴力经肱骨传导冲击肩胛盂或颈造成骨折。多无明显畸形,易于漏诊。但肩部及腋窝部肿胀、压痛,活动肩关节时疼痛加重,骨折严重移位者可有肩部塌陷,肩峰相对隆起呈方肩畸形,尤如肩关节脱位的外形,但伤肢无外展、内收、弹性固定情况。

3. 肩峰骨折

肩峰突出于肩部,多为自上而下的直接暴力打击,或由肱骨突然强烈的杠杆作用引起,多为横断面或短斜面骨折。肩峰远端骨折,骨折块较小,移位不大;肩峰基底部骨折,远侧骨折块受上肢重量的作用及三角肌的牵拉,向前下方移位,影响肩关节的外展活动。

(二)X 线检查

多发损伤患者或怀疑有肩胛骨骨折时,应常规拍摄肩胛骨 X 线平片,常用的有肩胛骨正位、侧位、腋窝位和穿胸位 X 线平片。注意肩胛骨在普通胸部正位片上显示不清,因为肩胛骨与胸廓冠状面相互重叠。此外,还可根据需要加拍一些特殊体位平片,如向头侧倾斜 45°的前后位平片可显示喙突骨折。CT 检查能帮助辨认和确定关节内骨折的程度和移位,以及肱骨头的移位程度。因为胸部合并损伤的发生率高,胸片应作为基本检查方法的一部分。

(三)合并损伤

诊断骨折的同时,应注意检查肋骨、脊柱以及胸部脏器的损伤。肩胛骨周围有肌肉和胸壁保护,所以只有高能量创伤才会引起骨折。由于肩胛骨骨折多由高能量直接外力引起,因此合并损伤发生率高达 35%～98%。合并损伤常很严重,甚至危及生命。然而,在初诊时却常常漏诊。最常见的合并损伤是同侧肋骨骨折并发血气胸,其次是锁骨骨折、颅脑闭合性损伤、头面部损伤、臂丛损伤。肩胛骨合并第 1 肋骨骨折时,因可伤及肺和神经血管,故特别严重。

三、治疗

绝大多数肩胛骨骨折可采用非手术方法治疗,只有少数患者需行手术治疗。由于肩胛骨周围肌肉覆盖多,血液循环丰富,骨折愈合快,骨折不愈合很少见。

(一)肩胛体和肩胛冈骨折

肩胛体和肩胛冈骨折一般采用非手术治疗,可用三角巾或吊带悬吊制动患肢,早期局部辅以冷敷,以减轻出血及肿胀。伤后1周内，争取早日开始肩关节钟摆样功能锻炼，以防止关节粘连。随着骨折愈合，疼痛减轻，应逐步锻炼关节的活动范围和肌肉力量。

（二）肩峰骨折

如肩峰骨折移位不大，或位于肩锁关节以外，用三角巾或吊带悬吊患肢，避免作三角肌的抗阻力功能训练。如骨折块移位明显，或移位到肩峰下间隙，影响肩关节运动功能，则应早期手术切开复位内固定。手术取常规肩部切口，内固定可采用克氏针张力带钢丝，骨块较大时也可选用拉力螺钉内固定。如合并深层肩袖损伤，应同时行相应治疗。

（三）喙突骨折

对不稳定的Ⅰ型骨折应行手术治疗。对单纯喙突骨折可以保守治疗，因为喙突是否解剖复位对骨折愈合及局部功能没有影响。但如合并有肩锁分离、严重的骨折移位、臂丛受压、肩胛上神经麻痹等情况，则需考虑手术复位，松质骨螺钉固定治疗。

（四）肩胛颈骨折

对无移位或轻度移位的肩胛颈骨折，可采用非手术方法治疗。用三角巾制动患肢2～3周，4周后开始肩关节功能锻炼。

肩胛颈骨折在冠状面和横截面成角超过40°或移位超过1 cm时，需要手术治疗。根据骨折片的大小和骨折的类型，内固定物是在单纯的拉力螺钉和支撑接骨板之间选择。使用后入路，单个螺钉可从后方拧入盂下结节。骨折片很大时，应在后方使用1/3管状接骨板支撑固定，使带有关节面的骨片紧贴于肩胛骨近端的外缘。接骨板与直径为3.5 mm的皮质骨拉力螺钉的结合使用，增加了固定的稳定程度。合并同侧锁骨骨折的肩胛颈骨折，即“漂浮肩”损伤，由于肩胛骨很不稳定，移位明显，应采用手术治疗。通常先复位固定锁骨，锁骨骨折复位固定后，肩胛颈骨折常常也可得到大致的复位，如肩胛骨稳定就不需切开内固定肩胛颈骨折；如锁骨复位固定后肩胛颈骨折仍不能有效复位，或仍不稳定，就需进一步手术治疗肩胛颈骨折。

（五）肩胛盂骨折

肩胛盂骨折只占肩胛骨骨折的10％，而其中有明显骨折移位者占肩盂骨折的10％。对大多数轻度移位的骨折可用三角巾或吊带保护，早期开始肩关节活动范围的练习。一般制动6周，去除吊带后，继续进行关节活动范围及逐步开始肌肉力量的锻炼。

1. Ⅰ型盂缘骨折

如骨折块面积占肩盂面积的25％（前方）或33％（后方），或移位大于10 mm将会影响肱骨头的稳定并引起半脱位现象，应考虑手术切开解剖复位和内固定。目的在于重建骨性稳定，以防止慢性肩关节不稳。以松质骨螺钉或以皮质骨螺钉采用骨块间加压固定（图13-15）。如肩盂骨块粉碎，则应切除骨碎片，取髂骨植骨固定于缺损处。小片的撕脱骨折，一般是肱骨头脱位时由关节囊、唇撕脱所致。前脱位时发生在盂前缘，后脱位时见于盂后缘。肱骨头复位后，采用三角巾或吊带保护3～4周。

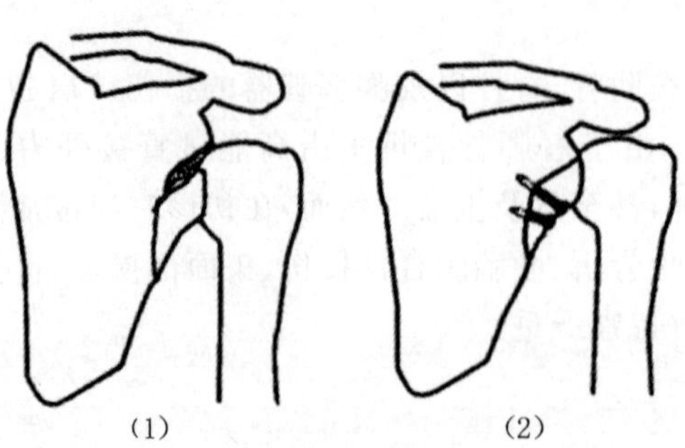

图13-15　盂缘骨折松质骨螺钉内固定

（1）盂缘骨折；（2）松质骨螺钉内固定

2. Ⅱ型骨折

如果出现台阶移位 5 mm 时，或骨块向下移位伴有肱骨头向下半脱位，应行手术复位固定。可采用后方入路，复位盂下缘骨折块，以拉力螺钉向肩胛颈上方固定。也可采用易调整外形的重建钢板，置于颈的后方或肩胛体的外缘固定。

3. Ⅲ～Ⅴ型骨折的手术指征

骨折块较大合并肱骨头半脱位，采用肩后方入路，复位盂下缘骨折块，以拉力螺钉向肩胛颈上方固定。也可采用易调整外形的重建钢板，置于肩胛颈的后方或肩胛体的外缘固定(图13-16)；关节面台阶大于或等于 5 mm，上方骨块向侧方移位或合并喙突、喙锁韧带、锁骨、肩锁关节、肩峰等所谓肩上部悬吊复合体(SSSC)损伤时，可采用后上方入路复位骨折块，采用拉力螺钉，将上方骨折块固定于肩胛颈下方主骨上。手术目的是防止肩关节的创伤性骨关节炎、慢性肩关节不稳定和骨不愈合。

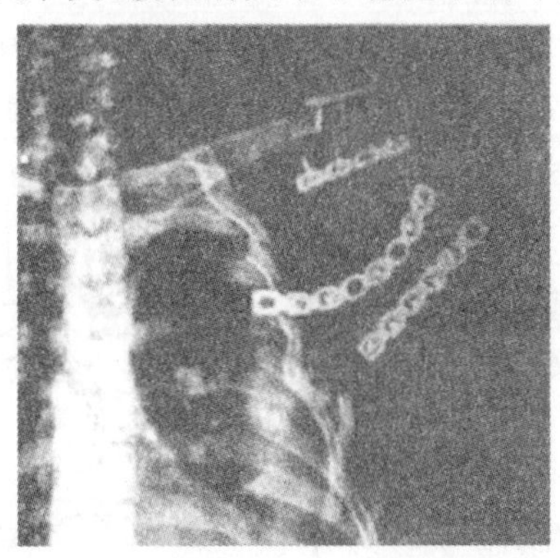

图 13-16 肩胛骨骨折合并肩锁关节脱位，切开部位重建钢板、锁骨钩钢板内固定术后

4. Ⅵ型骨折

较少见，也缺乏大宗病例或对照研究结果指导治疗。由于盂窝严重粉碎，不论骨块移位与否或有无肱骨头半脱位的表现，一般都不行切开复位。可采用三角巾悬吊制动，或用外展支架制动，也可采用尺骨鹰嘴牵引，早期活动锻炼肩关节。如果肩上方悬吊复合体有严重损伤，可行手术复位、固定，如此可间接改善盂窝关节面的解剖关系。

(六)上肩部悬吊复合体损伤

上肩部悬吊复合体(SSSC)是在锁骨中段和肩胛体的外侧缘间组成的一个骨和软组织环，由肩盂、喙突、喙锁韧带、锁骨远端、肩锁关节和肩峰组成。SSSC 的单处损伤，不会影响其完整性，骨折移位较小，只需保守治疗；两处损伤则会影响其完整性，可能会引起一处或两处明显移位，对骨折愈合不利，影响其功能。对这种骨折，只要有一处或两处存在不能接受的移位，就应行切开复位内固定。即使只固定一处，也有利于其他部位骨折的间接复位和稳定。

(杨卫东)

第五节 肩袖损伤

一、功能解剖

肩关节外侧有两层肌肉，外侧层为三角肌，内侧层为冈上肌、冈下肌、肩胛下肌及小圆肌。其肌肉和腱性部分在肱骨头的前、上、后方形成袖套样组织，附着于肱骨大结节和解剖颈的边缘，称为肩袖。

肩袖可使肱骨头与肩胛盂紧密接触，使肩关节在运动或静息状态下均能对抗三角肌的收缩，防止肱骨头被拉向肩峰，以三角肌的拮抗作用保持肩关节的稳定。不仅如此，肩袖还以杠杆的轴心作用协助肩关节进行外展和旋转。其中冈上肌能使上臂外展及轻度外旋,冈下肌和小圆肌在肩下垂时能使上臂外旋,肩胛下肌在肩下垂时能使上臂内旋,所以有人将肩袖又称为"旋转袖"。

冈上肌、肩胛下肌的肌腱伸出在喙肩弓的下方,当肩关节在内收、外展、上举、前屈及后伸等大范围运动时(如吊环、蛙泳、体操等),冈上肌与肩胛下肌在喙肩弓下被反复夹挤、频繁碰撞而造成损伤。在解剖上,冈上肌、冈下肌腱止点末端1.5 cm长度内是无血管的"危险区",有人认为这是肌腱近侧滋养血管与来自骨膜的微细血管的吻合交接处,此处血供应减弱,是肌腱退行变性和撕裂的好发部位。

二、发病原因

肩袖损伤的发病原因学说较多,主要有以下各点。

(一)撞击学说

肩撞击综合征首先由Neer(1972)提出,他在解剖100例肩关节中发现11例的肩盂边缘有骨刺出现和肩峰前突下骨赘增生,这是肩袖与肱骨头多次反复撞击的结果。冈上肌腱从喙肩弓下方穿出向外下方附着于肱骨大结节,肩关节前屈时很容易被肩峰前突所撞击(图13-17)。

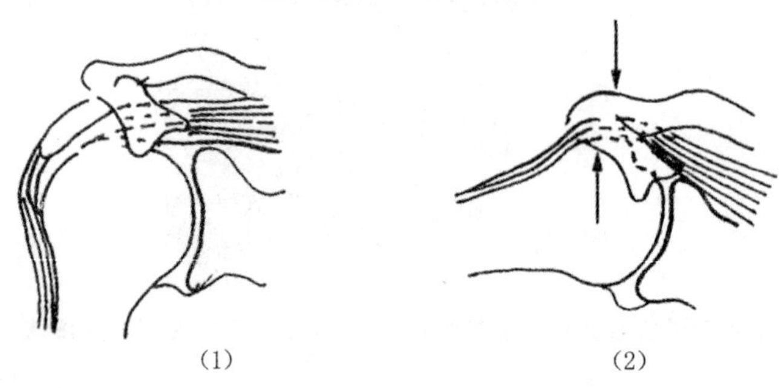

图13-17 肩袖撞击损伤示意图

(1)肩自然下垂;(2)肩外展撞击

(二)退变学说

肩袖疾病的病因是多方面的,肩袖肌腱维持肱骨头的稳定,其力臂较短,又在肱骨的顶端即突出部分,容易发生肌腱退行变。其病理表现往往是细胞变性坏死,钙盐沉积,纤维蛋白玻璃样变性,肌纤维部分断裂,肩袖止点出现潮线复制及不规则。退变后的肌腱在运动中稍加用力即行断裂,一般在40岁以上者易发生。

(三)创伤学说

由于创伤导致肌腱损伤已不容置疑。例如肩关节脱位无其他合并伤,复位后肩关节仍不能外展,其根源很可能就是肩袖损伤。肱骨头大结节撕脱骨折大多伴有不同程度的肩袖损伤。运动损伤在肩袖损伤中占有一定的比例。暴力作用于肩袖造成急性损伤的方式较多,主要有以下几种。

(1)肩部被直接撞伤,造成冈上肌腱损伤。

(2)上臂突然过度内收,冈上肌被极度牵拉而撕裂。

(3)上臂接受纵轴牵拉暴力而使肩袖损伤。

(4)暴力从腋下向上冲击,冈上肌受到顶撞对冲而损伤。

三、损伤机制

体操运动员在单杠、吊环、高低杠上运动时进行"转肩"、"压十字"动作,标枪投掷运动员上臂上举做反弓爆发力时,因反复外展、急剧转肩,肩袖受到摩擦、劳损、牵拉,造成肌腱纤维反复磨损变性,呈慢性炎症样改变,同时可发生肩峰下滑囊炎症改变和退行性改变。这种情况也可见于游泳时的肩部旋转、举重时的抓举、篮球的转手及排球的扣球动作等。追问病史大多有一次损伤史可以追溯,但也有部分运动员何时损伤难以清晰回忆。

肩袖损伤的病理牵涉到肌腱、关节软骨、滑囊及肩峰。在正常情况下,冈上肌、冈下肌对抗三角肌的收缩力，拉紧肱骨头使其在一定的范围内活动。一旦冈上肌、冈下肌损伤（急性或慢性），三角肌丧失拮抗力量，收缩时肩峰下组织与肩峰撞击，关节盂和肱骨头因机械力量受到破坏，出现关节退行变。肩袖肌腱损伤后发生玻璃样变性或断裂，断端之间充斥瘢痕并发生挛缩。肩袖损伤时因局部渗血、出血及积液，加上机械性压迫和劳损，终于产生肩峰下滑囊炎。滑囊壁玻璃样变性，滑膜浅层出现纤维素，导致组织增生和粘连。由于反复劳损和机械力的重复叩击，肩峰骨膜增厚，刺激成骨细胞产生骨唇，造成肩关节活动受限或疼痛（图 13-18）。

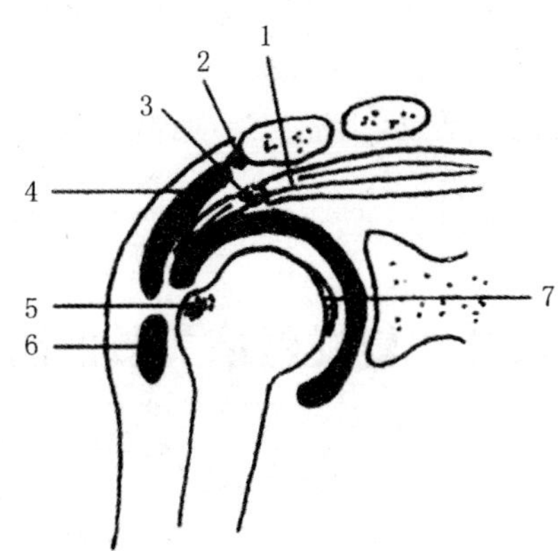

图 13-18　肩袖损伤病理变化

1. 肩袖钙化；2. 肩峰骨赘；3. 肩袖断裂（冈上肌）；4. 肩峰下滑囊炎；5. 肱骨大结节骨质硬化；6. 三角肌下滑囊炎；7. 肱骨头软骨退变

四、症状及诊断

（一）慢性损伤

此型较为多见。肩痛不明显，当上臂外展至某一特定部位时突然疼痛而停止活动。平时能全程参加训练，但成绩进步不快，有肩部不舒适的感觉。

（二）亚急性损伤

此型最多见。系反复慢性挫伤积累而形成。检查肩外展试验：伤员伸肘旋后位，做肩部外展运动至 80°～110°时出现肩部疼痛，外展动作突然中止或卡住，这可能是肩袖与喙肩韧带或肩峰摩擦挤压造成。一些病例训练前做好准备活动后外展时无疼痛。多数病例按压肩外侧肱骨大结节部位有压痛，肩关节外展和上臂抗阻内外旋有疼痛。如已迁延时日，未经正规治疗可出现三角肌萎缩现象。

（三）急性损伤

此型少见。大多为一次急性损伤所致。肩部疼痛、活动受限均较显著。检查臂下落试验：将患肩被动外展 90°位去除扶持，患肢不能维持外展，伤臂迅速下落，说明肩袖明显损伤。

五、治疗

（一）非手术治疗

（1）由急性炎症或急性损伤所形成的肩部剧烈疼痛，应暂停训练。可将上臂外展 30°位支架外固定，卧床休息 3 天后可适当活动。

（2）慢性或亚急性损伤，可用 1%普鲁卡因溶液 10～20 mL 加入泼尼松龙 1 mL 局部封闭，疗效非常理想。

（3）物理治疗：人工太阳灯，紫外线（4～5 生物剂量）及直流电碘离子透入对肩袖损伤的康复有明显的辅助作用。

（4）运动训练适当改变，慢性挫伤可继续一般训练，对于引起疼痛的外展动作可适当减少或避免，要加强三角肌力量训练。

(二)手术治疗

肩袖肌腱断裂如面积较大,断端分离较多,残端缺血或经非手术治疗4～6周后症状未见改善,可选择手术治疗。术中可将断端褥式缝合,如不能对合,取阔筋膜修补缝合。也可在肱骨大结节上钻孔缝合肩袖,术后以外展支架将患肢固定于外展、前屈及外旋位,6周后拆除外固定积极进行功能锻炼活动。

六、预防

(1)在进行大范围转肩运动训练前应循序渐进并加强肩关节各组肌肉力量训练,如三角肌肌力加强训练等。

(2)每次训练前应严格认真做好准备活动,以适应运动,减少损伤。

(杨卫东)

第六节　复发性肩关节前脱位

一、病因

复发性脱位的发生主要取决于第一次脱位时的损伤程度。初次脱位的创伤越大,复发性脱位的发生率就越高。初次脱位时的年龄越小越易复发脱位。初次脱位复位后未能将肩关节有效固定,也可能是一个原因。肩关节脱位复发的病理方面有以下几种原因:

(1)盂唇从关节盂腔的前缘上剥离,肩盂前方或前下方的盂唇一旦剥离,很难重新愈合,成为永恒缺陷,构成了肩关节前方不稳定因素。

(2)肩关节囊过度松弛,盂肱中韧带松弛或断裂,肩关节囊的前壁松弛及膨胀不易修复。随脱位次数增加,其松弛程度加重。

(3)肩关节前脱位时,肱骨头撞向关节盂缘,可导致肱骨头的后外侧面嵌插骨折。该部位的凹陷性骨缺损,使肱骨头外旋到达一定角度,加上后伸动作即可促使肱骨头的缺损部位自肩盂的边缘向前滑出,导致再次脱位。

二、分型

肩关节脱位可依据以下几方面来进行分型和决定治疗:不稳的方向、程度和病程,引起不稳的原发创伤,患者的年龄、心理状态及伴随疾病情况。

(一)肩关节脱位的分型

1.按方向分型

分为前脱位、后脱位及上、下脱位。约97%的复发性脱位为前脱位,约3%为后脱位,上、下脱位极为罕见。

2.按程度分型

分为半脱位或全脱位。

3.按病程分型

分为急性、亚急性、慢性或复发性。如果肱骨头脱位超过6周,被称为慢性脱位。

4.按与脱位有关的创伤分型

分为大创伤性脱位,即由一次单独的创伤即可造成的脱位;微创伤性脱位(获得性的),即肢体运动时反复的创伤造成了关节囊盂唇复合体的塑性变形。

5. 随意性脱位

即一些患有后方不稳定的患者能通过选择性地收缩肌肉，使其肩关节随意地脱位。对这些患者应以心理治疗为主。另对患有原发性神经肌肉疾病或综合征而伴发的复发性脱位，应首先进行药物治疗。

（二）患者的年龄

患者的年龄对于预后极为重要。依年龄常分为小于 20 岁、20～40 岁和大于 40 岁。

三、诊断

复发性肩关节脱位，有经常脱位的病史，当上臂外展、外旋和后伸时，即可发生脱位。但肩关节复发性半脱位的患者，症状不典型，有的患者诉说有肩关节滑进与滑出的感觉，有的无任何不适，常被漏诊。检查时应双侧对比，进行双肩关节的全面检查。观察肩部是否有萎缩，有无压痛，压痛部位和程度。检查双肩的主动与被动活动范围，评价三角肌、肩袖与肩胛骨稳定肌肉的肌力。此外，还有一些特殊检查可帮助判断肩关节的稳定性。

（一）肱骨头推移试验

上臂 0°外展位，检查者一手固定肩胛骨，另一只手握住肱骨头施加压力，观察肱骨头在关节盂中前后移位的程度。

（二）陷窝试验

分别在上臂 0°和 45°外展位，牵拉患侧上肢远端，观察肱骨头与肩峰间的陷窝，测量肱骨头与肩峰间距离，并分为三级，小于 1 cm 为 1＋，1～2 cm 为 2＋，大于 2 cm 为 3＋，0°外展位时，半脱位更多地提示旋转间隙的松弛；而 45°外展位时，半脱位则提示下盂肱韧带复合体的松弛。

（三）肩关节 Lachman 试验

患者仰卧位，在肩胛骨平面，将肢体在各个角度外展、外旋。检查患者的右肩时，检查者的左手握住肱骨近端，右手轻握住肘部。用左手在肱骨近端向前方施压，观测移位程度及脱位点。移位程度被分为 0～3 级。1 级，移位超过对侧正常肢体；2 级，肱骨头滑至关节盂缘的上方，但可自行复位；3 级，脱位。检查左肩时相反。

（四）前恐惧试验

将肩关节外展 90°，屈肘 90°，肩部在向前的压力下，轻度外旋上肢。此时患肩关节前侧不稳定的患者一般可产生一种恐惧感。

（五）复位试验

用于检查击球运动员的不稳定，患者仰卧位，肩关节外展 90°并外旋，检查者在肱骨的后部向前方施压，如果患者出现疼痛或脱位的恐惧感，对肱骨施以向后的压力，使肱骨头复位于关节内，疼痛或恐惧感消失，解除向后的压力，疼痛或恐惧感又出现，提示前不稳定。

（六）其他

存在后方不稳定时，要判断患者是否能将肩关节随意脱位。如果患者有掌指关节过伸超过 90°、肘膝关节过伸、双肩关节松弛、拇指能被动触及前臂等表现提示存在韧带普遍松弛。

通过病史及体格检查一般能诊断肩关节不稳，常规 X 线检查可进一步支持诊断。X 线检查包括肩关节的前后位与腋窝侧位平片。如仍不能得出结论，必要时可行 MRI 扫描或 CT 关节造影。

四、治疗

（一）复发性肩关节前脱位的治疗

虽然已有 100 多种手术及更多的改良方法来治疗创伤性复发性肩关节前方不稳定，但却没有一种最好的方法。要获取满意效果需依据不同的病理特点选择手术方法。复发性肩关节前脱位的手术方法可分为下列三类：①修复关节囊前壁，加强肩关节前方稳定性的手术，常用的有 Bankart 手术和 Putti-Platt 手术。②肌肉止点移位，加强肩关节前壁的手术，常用的有Magnuson手术。③骨阻挡术，采用骨块移植将肩盂前方的缺损填平或使之加高，以阻挡肱骨头向前滑脱，常用的有 Bristow 手术。

1. Bankart 手术

盂唇与关节囊在关节盂缘分离或关节囊较薄时，有行 Bankart 手术的指征。该手术的优点是可矫正盂唇缺损并将关节囊重叠加固；主要缺点是手术操作较困难。

(1)患者体位：患者取仰卧位，患肩垫高，头端摇高 20°，整个肩部消毒并铺单。

(2)切口及显露：从喙突部至腋皱襞作一直切口，于胸大肌、三角肌间沟进入，将头静脉及三角肌牵向外侧，显露喙突及附着其上的肱二头肌短头、喙肱肌与胸小肌联合腱，向内侧牵开联合腱。如果显露困难，可行喙突截骨，先自喙突的尖部沿其纵轴钻一骨孔，以利于喙突重新固定。

(3)手术方法：骨刀截断喙突，将喙突尖与附着的联合腱一起向内下方牵开，注意勿损伤肌皮神经。外旋肩关节，显露整个肩胛下肌肌腱，如发现有裂口，在肱骨头上方修补该裂口，如果打算把肩胛下肌肌腱从关节囊上游离下来，则应在切断肩胛下肌肌腱后，切开关节囊前修补该裂口。如果打算水平切开肩胛下肌及其肌腱，则应在切开肩胛下肌前修补该裂口。切开肩胛下肌的方法有：①二头肌间沟的外侧约 1 cm 处，锐性垂直分离肩胛下肌腱。②仅切开肩胛下肌肌腱的上 3/4，下 1/4 保留于原位以保护腋神经及其下方的血管。③沿肩胛下肌肌纤维方向分开。外旋肩关节打开关节囊，如关节囊松弛或多余，那么在关节囊修补过程中，应收紧松弛部分。外旋肩关节，垂直切开关节囊，如发现有 Bankart 损伤，则通过盂缘的 3 个骨孔将关节囊重新固定于关节盂缘，打孔前，用刮匙刮净肩胛颈边缘及前关节盂缘。促进关节囊附着并与骨组织愈合。骨孔距关节盂缘 4～5 mm。然后将关节囊的外侧部与关节盂缝合。检查肩关节的活动，外旋应能达到 30°。缝合前关节囊的所有剩余开口，将肩胛下肌肌腱缝回原位，如截断喙突，则要用 1 枚螺纹钉重新固定。

(4)术后处理：吊带固定肩关节，以防止外旋。第 3 天解除吊带，进行肩关节摆动锻炼。3 周后，开始肌肉等长收缩锻炼。3 个月后，进行抗阻力锻炼。6 个月时应恢复肩关节的全部功能。

2. Putti-platt 手术

该方法的优点是不论肱骨头外上方是否缺损，不论盂唇是否脱落，均可防止肱骨头再脱位；缺点是术后肩关节外旋受限。

(1)手术方法：大部分与 Bankart 手术相似，主要不同在于重叠缝合关节囊和肩胛下肌肌瓣。用褥式缝合法将关节囊的外侧瓣缝在肩胛骨颈部软组织上，内旋上臂，并下压上臂近端，然后收紧结扎缝线。将关节囊的内侧瓣重叠缝于外侧瓣的浅层，然后将肩胛下肌向外侧移位，缝于肱骨头大结节处的肩袖肌腱上或肱二头肌沟处。缝合后肩胛下肌的张力应以肩关节仅能外旋 35°～45°为宜。这样就形成一个抵御再脱位的结实的屏障。但当前关节囊组织结构较差或如果后肱骨头缺损较大需行手术以限制外旋时，这种重叠手术的作用极小。

(2)术后处理：同 Bankart 手术。

3. Magnuson-Stack 手术

由 Magnuson 与 Stack 设计，该方法将肩胛下肌的止点由小结节移至大结节，由于这种手术的成功率较高，且简单可行，因而目前非常流行。其缺点是不能矫正盂唇及关节囊的缺损，且术后外旋受限。外旋恢复正常的患者会出现复发。

(1)手术方法：手术入路同 Bankart 手术，显露肩胛下肌后，外旋上臂，沿肩胛下肌的上、下缘作一切口，游离肩胛下肌至小结节的附着部。在肱骨小结节处将肩胛下肌凿开，附着一薄骨片，但不要损伤肱二头肌腱沟，将肩胛下肌向内侧掀起，显露肩关节囊。内旋上臂，显露肱骨大结节，在大结节部位选择新的附着点，其标准是以能限制肩关节 50%的外旋。选定新附着点后，在新的附着点骨皮质上凿楔形骨槽，骨槽外侧壁钻 3～4 个小孔，将肩胛下肌腱连同附着的骨片用粗丝线缝在骨槽内。将肩胛下肌上、下缘与邻近组织间断缝合，逐层缝合关闭切口。

(2)术后处理：同 Bankart 手术。

4. Bristow 手术

手术指征为关节盂缘骨折、慢性破损或前关节囊肌肉等支持组织结构不良。喙突转位的位置是否正确是手术成败的关键。喙突转位后必须贴近关节盂前缘，而不是超越。手术的关键在于：①喙突转位点在关节盂中线以下，距关节盂内侧缘 5 mm 以内。②固定螺钉应不穿透关节面，并过关节盂后方皮质骨。③喙突与肩胛骨之间产生骨性融合。该手术的主要缺点是：①术后产生内旋挛缩。②不能矫正盂唇或关节囊的病理状况。③可能损伤肌皮神经。④肩胛下肌相对短缩，降低了内旋力量。

(1)手术方法：取肩关节前切口，于胸大肌、三角肌间沟进入，显露喙突及其上附着的联合腱。切断喙突，将喙突尖及与其附着的腹股沟镰与喙肩韧带移向远端，注意保护肌皮神经。然后，找到肩胛下肌的上下界限，顺其肌纤维方向，约在该肌的中下 1/3，由外向内劈开肩胛下肌，显露前关节囊。同法劈开前关节囊。探查关节内的病理变化，摘除游离体。如果关节囊及盂唇从关节盂前缘剥离，用缝线将其缝合于新的骨床上。骨膜下剥离，显露肩胛颈前部。转位点位于关节盂中线以下，距关节盂内侧缘 5 mm。在这一位置，钻一个直径 3.2 mm 的骨孔，穿过肩胛颈的后部皮质，测深，在喙突尖钻一个同样直径的孔。去除肩胛颈的所有软组织并使其表面粗糙。间断缝合关节囊，将转位的喙突尖及其附着的肌肉穿过肩胛下肌的水平裂隙固定于肩胛颈，用 1 枚适当长度的松质骨螺钉将喙突尖固定于肩胛颈。检查肌皮神经不被牵拉，间断缝合肩胛下肌纵裂，逐层缝合切口。

(2)术后处理：肩关节制动 1 周，然后悬吊制动 3～4 周，并进行肩关节摆动锻炼。6 周内不能伸肘关节，但可被动屈肘。6 周后，不负重增加活动范围。3～4 个月时进行非接触性运动。6 个月后进行接触性运动。定期摄片，以观察转位的喙突或螺纹钉位置的变化。螺钉松动，应及时去除。可能仅有50%～70%的患者产生骨愈合，其余患者可产生牢固的纤维连接。

(二)复发性肩关节后脱位的治疗

1. 保守治疗

肩关节后方不稳定的初期应采用非手术治疗。治疗包括以下内容。

(1)教育指导患者避免特殊的、可引起后方半脱位的随意动作。

(2)进行外旋肌与三角肌后部的肌力锻炼，锻炼恢复肩关节正常的活动范围。经过至少4～6个月恰当的康复治疗后仍不能好转，并且疼痛与不稳定影响日常生活和工作，在排除了习惯性脱位且患者的情绪稳定后，则应手术治疗。

2. 手术治疗

多年来已有多种类型的手术用于矫正肩关节后方不稳定，包括后关节囊肌腱紧缩术、关节囊后壁修复术，如反 Bankart 与反 putti-platt 手术，肌肉转位术，骨阻挡术以及关节盂截骨术。

(1)后关节囊肌腱紧缩术：后关节囊肌腱紧缩术基本上是一种改良的反 putti-platt 手术，由 Hawkins 和 Janda 提出。可用于肩关节反复遭受向后的创伤或有一定程度内旋丧失的运动员或体力劳动者。

手术方法：患者取侧卧位，患肢消毒铺单，应使其可被自由搬动。从肩峰后外侧角的内侧2 cm处开始作纵向切口，延伸至腋后部。顺肌纤维方向钝性剥离分开下方的三角肌，显露冈下肌与小圆肌。将上肢置于旋转中立位，平行关节线，垂直切开冈下肌肌腱与关节囊，注意保护小圆肌或腋神经。切开关节囊后，缝定位线，将肱骨头半脱位，检查关节，外旋上肢，将关节囊外侧缘缝合于正常的后关节盂盂唇上。如果盂唇已被剥离，在关节盂上钻孔固定关节囊的边缘。将关节囊内侧部与冈下肌向外侧缝合于关节囊外侧缘的表面。上肢应能内旋约 20°。缝合三角肌筋膜，常规缝合切口。

术后处理：上肢用支具或肩“人”字石膏制动于外展 20°并外旋 20°位。非创伤性脱位的患者，制动 6 周。创伤性脱位的患者，制动 4 周。然后除去支具，开始康复训练，先被动锻炼，后主动锻炼，一般经6 个月的积极锻炼，患者才能重新参加体育运动或重体力工作。

(2)关节盂截骨术：①手术方法：患者取侧卧位。切口同后关节囊肌腱紧缩术，显露三角肌肌纤维。在肩峰后角内侧 2.5 cm 处，顺三角肌肌纤维方向向远端将三角肌劈开 10 cm，向内、外侧牵开三角肌，显露下方的冈下肌与小圆肌。然后，将小圆肌向下翻至关节囊水平。切断冈下肌肌腱并将其翻向内外侧，注意勿损伤肩胛上神经。垂直切开关节囊显露关节。于关节盂缘截骨，截骨部位不要超过关节盂面内侧0.6 cm，以免损伤肩胛上神经。骨刀边推进，边撬开截骨部，使后关节盂产生向外侧的塑性变形。截骨不应穿出前方，恰好止于肩胛骨的前侧皮质部，以形成完整的前侧皮质、骨膜软组织链，使移植骨不用内固定即能固定于截骨处。然后从肩峰取约 8 mm×30 mm 的移植骨，用骨刀撬开植骨处，插入移植骨。维持上肢于旋转中立位。将内侧关节囊向外并向上牵拉缝在外侧关节囊的下面。将外侧关节囊向内并加上牵拉缝在内侧关节囊上。然后在上肢旋转中立位修复冈下肌肌腱。②术后处理：术后石膏或支具维持上肢于外展 10°～15°并旋转中立位。6～8 周拆除石膏，循序渐进开始康复锻炼。

（栗庆东）

第七节　肱骨近端骨折

一、解剖特点（图 13-19、20）

肱骨近端包括肱骨头、小结节、大结节以及外科颈。肱骨头关节面呈半圆形，朝向上、内、后方。在肱骨头关节面边缘与大小结节上方连线之间为解剖颈，骨折少见，但骨折后对肱骨头血运破坏明显，极易发生坏死；大、小结节下方的外科颈，相当于圆形的骨干与两结节交接处，此处骨皮质突然变薄，骨折好发于此处。大结节位于肱骨近端外上后方，为冈上肌、冈下肌和小圆肌提供止点，向下移行为大结节嵴，有胸大肌附着。小结节居前，相当于肱骨头的中心，有肩胛下肌附着，向下移行为小结节嵴，有背阔肌及大圆肌附着。结节间沟内有肱二头肌长头腱经过。

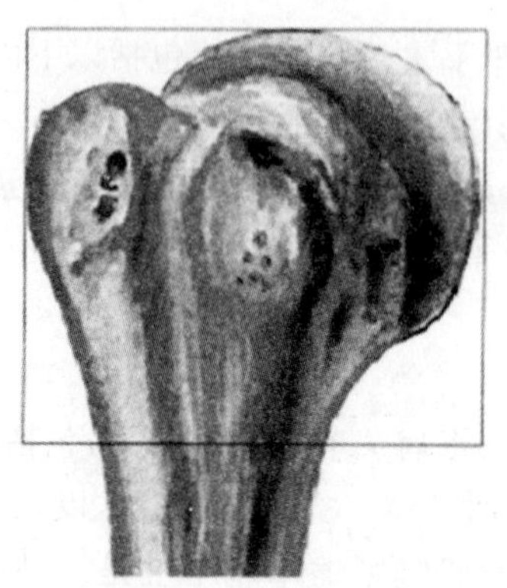

图 13-19　肱骨近端

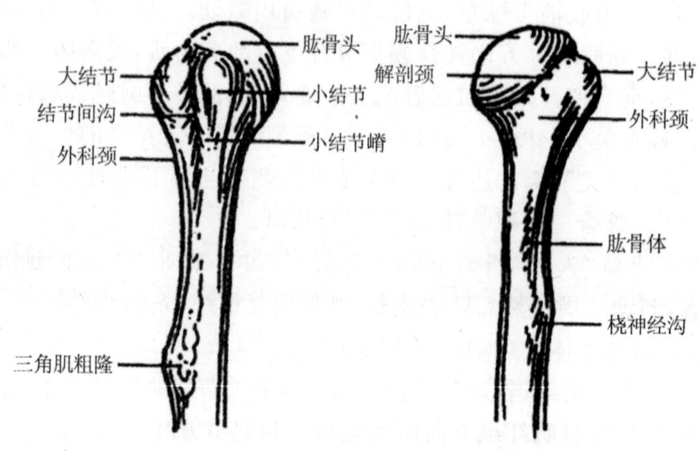

图 13-20　肱骨近端解剖特点

二、损伤机制

肱骨近端骨折多为间接暴力所致。对于老年患者，与骨质疏松有一定关系，轻或中度暴力即可造成骨折。常见于在站立位摔伤，即患肢外展时身体向患侧摔倒，患肢远端着地，暴力向上传导，导致肱骨近端骨折。对于年轻患者，其受伤暴力较大，多为直接暴力。

大结节骨折时，在冈上肌、冈下肌和小圆肌的牵拉下向后上方移位；小结节骨折时，在肩胛下肌的牵拉下向内侧移位。外科颈骨折时三角肌牵拉使骨折端短缩移位，胸大肌使远折端向内侧移位。

三、骨折分类

（一）骨折分类法的发展

肱骨近端骨折的分类不但能充分区别和体现肱骨近端骨折的特点，并能对临床治疗有指导意义。1986 年，Koher 根据骨折线的位置进行了骨折的解剖分类，分为解剖颈、结节部和外科颈，但没有考虑骨折的移位，对临床治疗的意义不大。Watson-Jones 根据受伤机制将肱骨近端骨折分为内收型和外展型，有向前成角的肱骨近端骨折，肩内旋时表现为外展型，而肩外旋时表现为内收型损伤。所以临床诊断有时会引起混乱。1934 年，Codman 描述了肱骨近端的 4 个解剖部分，即以骺线为基础，将肱骨近端分为肱骨头、大结节、小结节和干骺端四个部分。1970 年 Neer 发展 Codman 理念，基于肱骨近端的四个解剖部分，将骨折分为一、二、三、四部分骨折。4 个解剖部分之间，如骨折块分离超过 1 cm 或两骨折块成角大于 45°，均称为移位骨折。如果两部分之间发生移位，即称为两部分骨折；三个部分之间或四个部分之间发生骨折移位，分别称为三部分或四部分骨折（图 13-21）。任何达不到此标准的骨折，即使粉碎骨折也被称为一部分骨折。Neer 分类法对临床骨折有指导意义，所以至今广为使用。肱骨近端骨折除 Neer 分类法外，AO 分类法在临床应用也较多。

（二）Neer 分类

Neer（1970）在 Codman 的四部分骨块分类基础上提出的 Neer 分类（图 13-22）包括因不同创伤机制引起的骨折的解剖位置、移位程度、不同骨折类型的肱骨血运的影响及因为不同肌肉的牵拉而造成的骨折的移位方向，对临床治疗方法的选择提供可靠的参考。

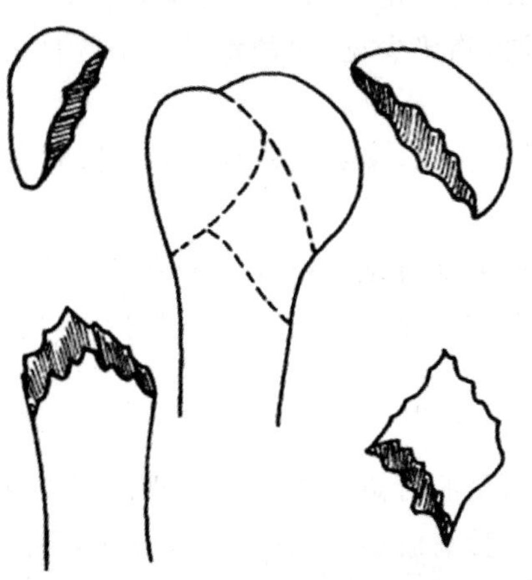

图 13-21　肱骨近端四个解剖结构

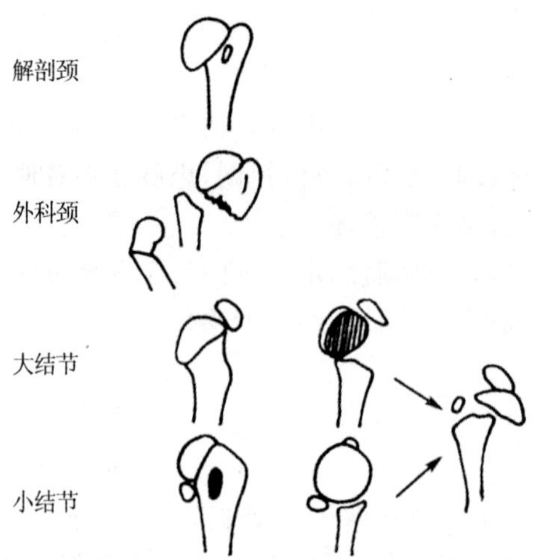

图 13-22 肱骨近端骨折 Neer 分型

Neer 分类法骨折移位的标准为：相邻骨折块彼此移位大于 1 cm 或成角大于 45°。

1. 一部分骨折（包括无移位和轻度移位骨折）

轻度移位骨折是指未达到骨折分类标准的骨折，无移位和轻度移位骨折占肱骨近端骨折的 85%左右，又常见于 60 岁以上老年人。骨折块因有软组织相连，骨折稳定，常采用非手术治疗，前臂三角巾悬吊或石膏托悬吊治疗即可。

2. 二部分骨折

指肱骨近端四部分中，某一部分移位，临床常见外科颈骨折和大结节撕脱骨折，为二部分骨折。小结节撕脱或单纯解剖颈骨折少见。

（1）大结节骨折：多种暴力可引起大结节骨折，如肩猛烈外展、直接暴力和肩关节脱位等。骨折后，主要由于冈上肌的牵拉可出现大结节向上、向后移位，骨折后往往合并肩袖肌腱或肩袖间隙的纵形撕裂。大结节撕脱骨折可以被认为是特殊类型的肩袖撕裂。

（2）外科颈骨折：发生于肱骨干骺端、大结节与小结节基底部。多见，占肩部骨折的 11%，外科颈骨折由于远端胸大肌和近端肩袖牵拉而向前成角。临床根据移位情况而分为内收型和外展型骨折。

（3）解剖颈骨折：单纯解剖颈骨折临床少见，此种骨折由于肱骨头血运破坏，造成骨折愈合困难、肱骨头坏死率高的特点。

（4）小结节骨折：单纯小结节骨折少见，多数与外科颈骨折同时发生。

3. 三部分骨折

三个主要结构骨折和移位，常见为外科颈骨折合并大结节骨折并移位，肱骨头可因肩胛下肌的牵引而有内旋移位。CT 扫描及三维成像时可清楚显示。三部分骨折时，肱骨头仍保留较好的血运供给，故主张切开复位内固定。

4. 四部分骨折

四个解剖部位均有骨折和移位，是肱骨近端骨折中最严重的一种，约占肱骨近端骨折的 3%，软组织损伤严重，肱骨头的解剖颈骨折使肱骨头血供系统破坏，肱骨头坏死率高。若行内固定手术，应尽可能保留附着的软组织结构。四部分骨折因内固定手术后并发症多，功能恢复缓慢，对 60 岁以上老年人，人工肱骨头置换是手术适应证。

5. 骨折脱位

在严重暴力时，肱骨近端骨折可合并肱骨头的脱位，脱位方向依暴力性质和方向而定，可出现前后上下甚至胸腔内的脱位，临床二部分骨折合并脱位常见，如大结节骨折并脱位。

6. 肱骨头劈裂骨折

严重暴力时，除引起肱骨近端骨折、移位和肱骨头脱位外，还可造成肱骨头骨折或肩盂关节面的塌陷。

肱骨头关节面塌陷骨折如达到或超过关节面的 40%，应考虑人工肱骨头置换；肱骨头劈裂伴肩盂关节面塌陷时，应考虑盂肱关节置换术。

（三）AO 分类法

A 型骨折是关节外的一处骨折。肱骨头血循环正常，因此不会发生头缺血坏死。B 型骨折是更为严重的关节外骨折。骨折发生在两处，波及到肱骨上端的三个部分。一部分骨折线可延及到关节内。肱骨头血循环部分受到影响，有一定的肱骨头缺血坏死发生率。B_2 型骨折是干骺端骨折无嵌插，骨折不稳定，难以复位，常需手术复位内固定。C 型骨折是关节内骨折，波及肱骨解剖颈，肱骨头血液供应常受损伤，易造成肱骨头缺血坏死。

AO 分类较复杂，临床使用显得繁琐，但分类法包括了骨折的位置和移位的方向，还注重了骨折块的形态结构，同时各亚型间有相互比较和参照，对临床治疗更有指导意义。而 Neer 分类法容易操作，但同一类型骨折中缺少进一步的分类。对同一骨折不同的影像照片，不同医生的诊断会有不同的结果。

四、临床表现及诊断

肩部的直接暴力和肱骨的传导暴力均可造成肱骨近端骨折，骨折患者肩部疼痛明显，主、被动活动均受限，肩部肿胀、压痛、活动上肢时有骨擦感。患肢紧贴胸壁，需用健手托住肘部，且怕别人接触伤部。诊断时还需注意有无病理性骨折的存在。肱骨近端骨折可能合并肩关节脱位，此时局部症状很明显，肩部损伤后，由于关节内积血和积液，压力增高，可能会造成盂肱关节半脱位，待消肿后半脱位能自行恢复。单纯肱骨近端骨折合并神经、血管损伤的机会较少，如合并肩关节脱位，在检查时应注意有无合并神经血管损伤。

骨折的确诊和准确分型依赖于影像学检查，而影像学检查的质量直接影响对骨折的判断。虽然投照中骨折患者伤肢摆放位置上不方便，会增加痛苦，但应尽可能帮助患者将伤肢摆放在标准体位上。肱骨近端骨折检查通常采用创伤系列投照方法。包括肩胛骨标准前后位，肩胛骨标准侧位及腋位等体位。通过三种体位投照，可以从不同角度显示骨折移位情况。

肩胛骨平面与胸廓的冠状面之间有一夹角，通常肩胛骨向前倾斜 35°～40°，因此盂肱关节面既不在冠状面，也不在矢状面上。通常的肩关节正位片实际是盂肱关节的轻度斜位片，肱骨头与肩盂有一定的重叠，不利于对骨折线的观察，拍摄肩胛骨标准正位片，需把患侧肩胛骨平面贴向胶片盒，对侧肩向前旋转 40°，X 线球管垂直于胶片（图 13-23）。正位片上颈干角平均为 143°，是垂直于解剖颈的轴线与平行肱骨干纵轴轴线的交角，此角随肱骨外旋而减少，随内旋而增大，可有 30°的变化范围。肩胛骨侧位片也称肩胛骨切线位或 Y 形位片。所拍得的照片影像类似英文大写字母 Y（图 13-24）。其垂直一竖是肩胛体的切线位投影，上方两个分叉分别为喙突和肩峰的投影，三者相交处为肩盂所在，影像片上如果肱骨头没有与肩盂重叠，需考虑肩关节脱位的可能性。腋位 X 线片上能确定盂肱关节的前后脱位，为确定肱骨近端骨折的前后移位及成角畸形，提供诊断依据（图 13-25，图 13-26）。

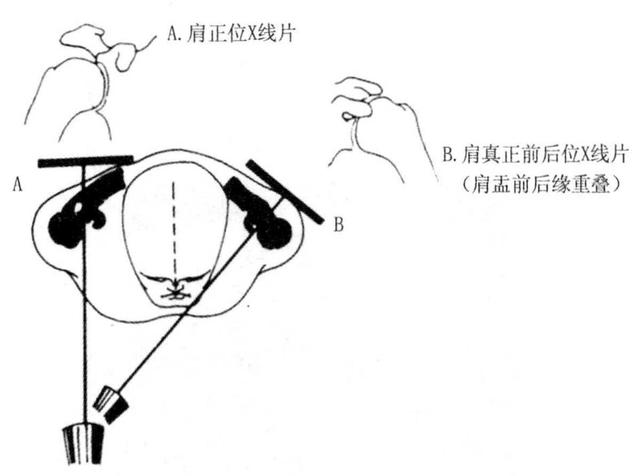

图 13-23　肩真正前后位 X 线片拍摄法及其投影

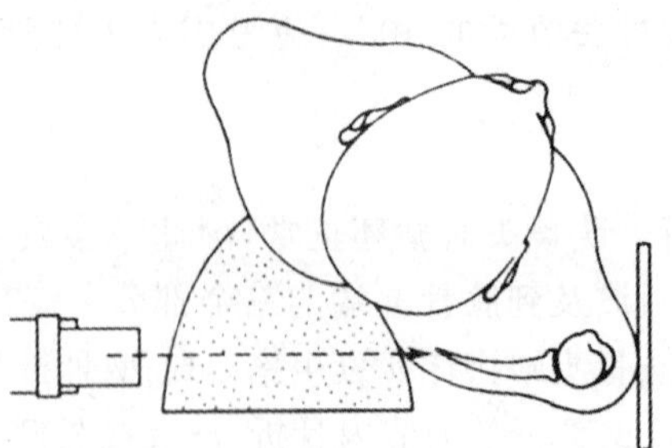

图 13-24 肩真正侧位 X 线片拍摄法

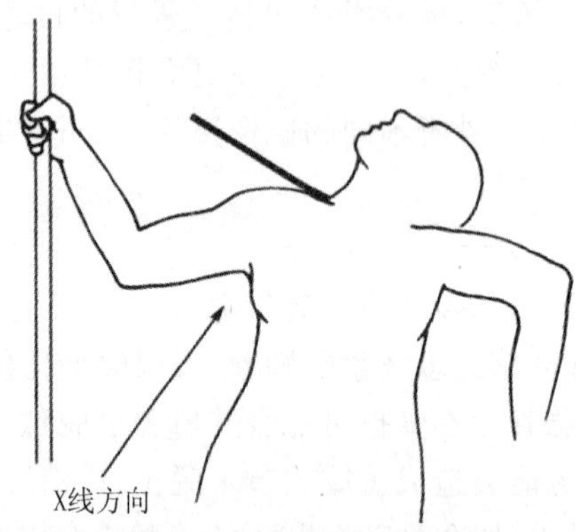

图 13-25 标准腋位投照

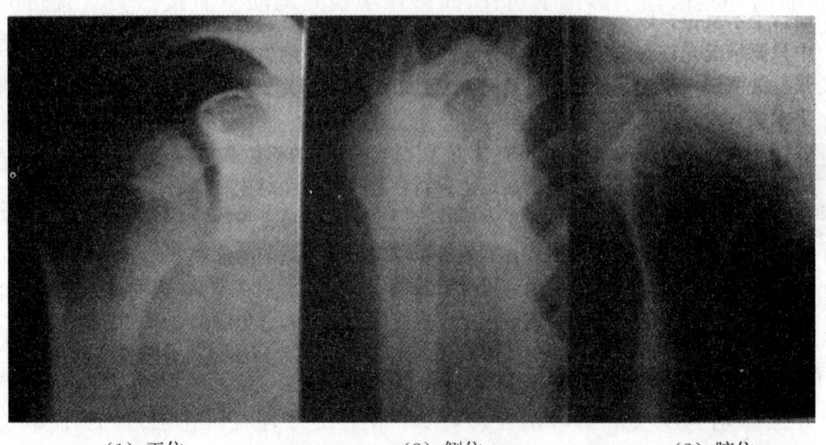

(1) 正位　(2) 侧位　(3) 腋位

图 13-26 肩关节 X 线投照

对新鲜创伤患者，由于疼痛往往难于获得满意的各种照像，此时 CT 扫描及三维重建具有很大的帮助，通过 CT 扫描可以了解肱骨近端各骨性结构的形态，骨块移位及旋转的大小及游离移位骨块的直径。CT 扫描三维重建更能提供肱骨近端骨折的立体形态，为诊断提供可靠的依据(图 13-27)。MRI 对急性损伤后骨折及软组织损伤程度的判断帮助不大。

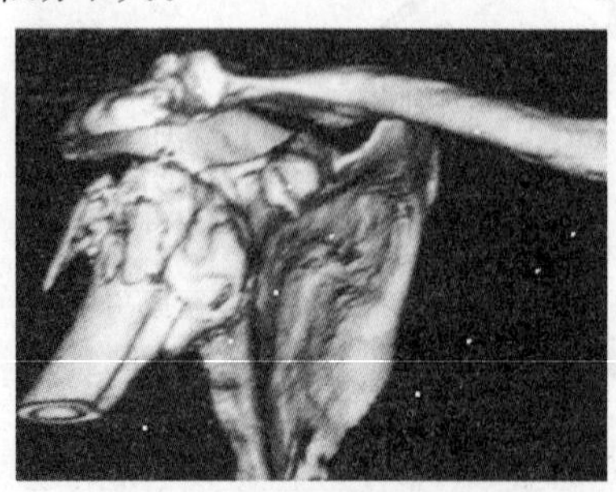

图 13-27 肱骨近端骨折三维重建图

五、治疗

肱骨近端骨折的治疗效果直接影响肩关节的功能，治疗原则是争取骨折早期解剖复位，保留肱骨头血运，合理可靠的骨折固定，早期功能锻炼，减少关节僵硬和肱骨头坏死的发生。肩关节是全身活动最大的关节，关节一定程度的僵硬或畸形愈合，由于代偿的功能，一般不会造成明显的关节功能障碍。治疗骨折方法的选择需综合考虑骨折类型、骨质量条件、患者的年龄、功能要求和自身的医疗条件。

肱骨近端骨折中有80%～85%为轻度移位骨折，Neer分型中为一部分骨折，常采取保守治疗；二部分骨折中，部分外科颈骨折可以保守治疗，大结节骨折明显移位者尽可能行手术复位，以免骨折愈合后，引起肩峰下撞击和影响肩袖功能。而三、四部分骨折中只要情况允许，应尽可能行手术治疗。肩关节脱位的患者，无论有无骨折，有学者主张行关节镜内清理，撕脱盂唇缝合修复，以免引起肩关节的再脱位；肱骨头劈裂多需要手术探查或固定或切除。

（一）一部分骨折

肱骨近端虽有骨折线，但骨折块的移位和成角均不明显。骨折的软组织合页均有保留，肱骨头的血运也保持良好。骨折相对比较稳定，一般不需再闭合复位或切开复位，尽可能采取非手术治疗。通过制动维持骨折稳定，减少局部疼痛和骨折再移位的可能，早期功能锻炼，一般可以取得较为满意的治疗效果。

常用颈腕吊带或三角巾悬吊，可把患肢固定于胸前，肘关节90°屈曲位，腋窝垫一棉垫，保护皮肤，如上肢未与胸壁固定，患者仰卧休息时避免肘部支撑。固定3周左右即可开始做上臂摆动和小角度的上举锻炼，定期照X线片观察是否有继发性的移位，4周后可以练习爬墙，3个月后可以部分持重。

（二）二部分骨折

1.外科颈骨折

原则上首选闭合复位，克氏针固定或用外固定治疗。闭合复位需在麻醉下进行。全麻效果好，肌间沟麻醉不完全。肌肉松弛有利于操作，复位操作手法应轻柔，复位前认真阅片和分析暴力机制，根据受伤机制及骨折移位方向，按一定的手法程度复位，切忌粗暴盲目地反复复位。这样不但难以成功，反而增加损伤，复位时尽可能以X线透视辅助。骨折断端间成角大于45°时，不论有无嵌插均应矫正，外科颈骨折侧位片上多有向前成角畸形，正位有内收畸形。整复时，先行牵引以松开断端间的嵌插，然后前屈和轻度外展骨干，以矫正成角畸形，整复时牵引力不要过大，避免骨折端间的嵌插完全解脱，以免影响骨折间的稳定。复位后三角巾悬吊固定或石膏托固定。

骨折端间完全移位的骨折，近骨折块因大、小结节完整，旋转肌力平衡，因此肱骨头没有旋转移位。远骨折端因胸大肌的牵拉向前，故有内侧移位，整复时上臂向远侧牵引，当骨折近端达到同一水平时，轻度内收上臂以中和胸大肌牵拉的力量，同时逐渐屈曲上臂，以使骨折复位，正位片呈轻度外展关系。整复时助手需在腋部行反牵引，并以手指固定近骨折块，同时帮助推挤骨折远端配合术者进行复位，复位后适当活动肩关节，可以感觉到骨折的稳定性，如果稳定，可用三角巾悬吊或石膏固定。如果骨折复位后不稳定，可行经皮克氏针固定。克氏针固定一般需3根克氏针。自三角肌点处向肱骨头打入两枚克氏针，再从大结节向内下干骺端打入第3枚克氏针。克氏针需在透视下打入，注意不要损伤内侧的旋肱血管。旋转上臂观察克氏针位置满意、固定牢固，再处理克氏针尾端，可以埋于皮下，也可留在皮外，三角巾悬吊，早期锻炼，6周左右拔除克氏针。

如骨折端有软组织嵌入，影响骨折的复位，二头肌长头腱卡于骨折块之间是常见的原因。此时需采取切开复位内固定治疗。手术操作应减少软组织的剥离，可以依据具体情况选择松质骨螺钉、克氏针、细线缝合固定或以钢板螺钉固定。

总之，外科颈骨折时，不管移位及粉碎程度如何，断端间血运比较丰富，只要复位比较满意，内、外固定适当，骨折基本能按时愈合。

2.大结节骨折

移位大于1 cm的结节骨折，由于肩袖的牵拉，骨块常向上方移位，此时会产生肩峰下撞击和卡压，影响肩关节上举活动，且肩袖肌肉松弛、肌力减弱，往往需切开复位内固定。

肩关节前脱位合并大结节撕脱骨折。一般先行复位肱骨头，然后观察大结节的复位情况，如无明显移位可用三角巾悬吊，如有移位>1 cm，则手术切开内固定为宜。现有学者主张肱骨头脱位时，应当修复损伤的盂唇和关节囊，以免关节脱位复发。

3.解剖颈骨折

单纯解剖颈骨折少见。由于骨折时肱骨头血运遭到破坏，因此肱骨头易发生缺血性坏死，对于年轻患者，如有肱骨头移位建议早期行切开复位内固定。术中操作应力求减少软组织的剥离，减少进一步损伤肱骨头的血运。尤其是头的边缘如有干骺端骨质相连或软组织连接时，肱骨头有可能由后内侧动脉得到部分供血而免于坏死，内固定方式可用简单的克氏针张力带固定，也可用螺钉或可吸收钉固定。

4.小结节骨折

单独小结节骨折极少见，常合并肩关节后脱位。骨块较小不影响肩关节内旋时，可行悬吊保守治疗。如骨块较大，且有明显移位时，会影响肩关节的内旋，则应切开复位螺丝钉内固定术。

（三）三部分骨折

三部分骨折中常见类型是外科颈骨折合并大结节骨折，由于损伤严重，骨折块数量较多，手法复位常难以成功，原则上需手术切开复位；三部分同时骨折时由于肱骨头血运常受到破坏，肱骨头坏死有一定的发生率，有报告为3%～25%不等。手术治疗的目的是将移位骨折复位，重新建立血供系统，尽量减少软组织剥离，可用钢丝克氏针张力带固定，临床也常用解剖型钢板螺钉内固定，这样可以早期功能锻炼。对有骨质疏松的老年患者，临床使用AO的LCP系统锁定型钢板取得了较好的效果，对骨缺损患者可以同时植骨，但对骨质疏松非常严重，估计内固定可能失败的患者，可一期行人工肱骨头置换术。

（四）四部分骨折

四部分骨折常发生于老年人，骨质疏松患者。比三部分骨折有更高的肱骨头坏死发生率，有的报告高达13%～34%，目前一般均行人工肱骨头置换术（图13-28）。对有些患者，由于各种原因，不能行人工肱骨头置换术，也可切开复位，克氏针张力带内固定术，基本能保证骨折愈合，但关节功能较差，肩关节评分不高。但这些患者，对无痛的肩关节也很满足。但年轻患者，四部分骨折，一般主张切开复位内固定术。

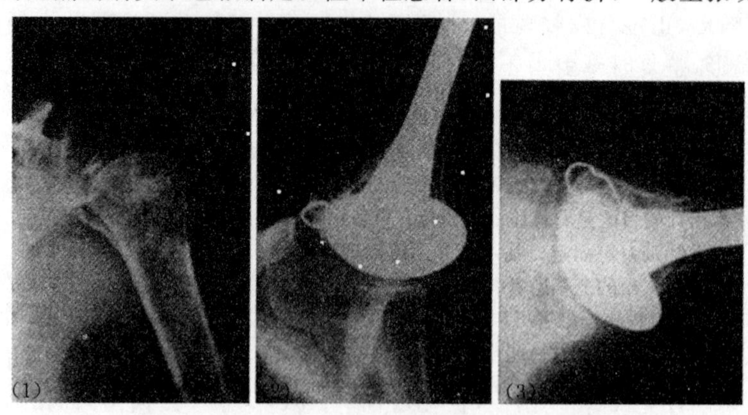

图13-28 **肱骨上端粉碎骨折，人工关节置换**

人工肱骨头置换术首先由Neer在1953年报告，在此之前，肱骨近端的严重粉碎骨折只能采用肱骨头切除术或肩关节融合术治疗。人工关节的应用为肱骨近端骨折的治疗提供了更多的选择，对某些特殊骨折患者有着内固定无法达到的效果。1973年Neer重新设计出新型人工肱骨头（Neet Ⅱ）型，经过几十年的应用和改进，目前人工肱骨头置换术治疗肱骨近端骨折已达到83%以上的优良效果。

（五）骨折合并脱位

1.二部分骨折合并脱位

此类以大结节骨折最常见，此时应先急诊复位，复位后大结节骨折往往达到同时复位，如大结节仍有明显移位，则应切开复位内固定。

肱骨头脱位合并解剖颈骨折时，此时肱骨头血管破坏严重，宜考虑行人工肱骨头置换术。肱骨头脱位合并外科颈骨折时，可先试行闭合复位脱位的肱骨头，然后再行外科颈骨折复位。如闭合复位不能成功，则需手术切开复位，同时复位和固定骨折的外科颈。

2.三部分骨折脱位

一般均需切开复位肱骨头及移位的骨折，选择克氏针、钢板螺钉均可，尽可能减少软组织的剥离。

3.四部分骨折脱位

由于肱骨头解剖颈骨折失去血循环，应首先考虑人工肱骨置换术。手术复位肱骨头时，应常规探查关节囊及盂唇，应缝合修补因脱位引起的盂唇撕裂，可用锚钉或直接用丝线缝合，防止肱骨头再次脱位。

(1)肱骨头压缩骨折：肱骨头压缩骨折一般是关节脱位的合并损伤，肱骨头压缩面积小于20%的新鲜损伤，可进行保守治疗；后脱位常发生较大面积的骨折，如肱骨头压缩面积达20%～45%时，可造成肩关节不稳定，引起复发性肩关节脱位，需将肩胛下肌及小结节移位于骨缺损处，以螺钉固定；压缩面积大于40%时，需行人工肱骨头置换术。

(2)肱骨头劈裂骨折或粉碎骨折：临床不多见，此种骨折因肱骨头关节面破坏，血运破坏严重，加之关节面内固定困难，所以一般需行人工肱骨头置换术。年轻患者尽可能行切开复位内固定，尽可能保留肱骨头。

（栗庆东）

第八节　肱骨远端骨折

肱骨远端骨折是指肱骨髁上以远的部位的骨折。肱骨远端骨折包括肱骨髁上骨折、肱骨髁间骨折、肱骨内外髁骨折及肱骨小头骨折等，下面分别叙述。

一、解剖特点

肱骨远端前后位扁平，有两个关节面分别为肱骨滑车和肱骨小头。滑车关节面的上方有三个凹陷，前侧有冠突窝和桡骨头窝，屈肘时容纳冠突和桡骨头；后侧为鹰嘴窝，伸肘时容纳鹰嘴。

外上髁前外缘粗糙，是前臂浅层伸肌的起点；内上髁比外上髁要大，是前臂屈肌的起点，其后面光滑，以容纳尺神经通过肘部。外髁肱骨小头凸出的关节面与桡骨头凹状关节面相对合，组成了肱桡关节。内髁滑车的中心为中央沟，与尺骨近端的滑车切迹(半月切迹)相吻合，前方起自冠突窝，后方终止于鹰嘴窝，几乎环绕整个滑车。在滑车的后面，滑车中央沟向外侧轻度倾斜，使伸肘时产生提携角又称外翻角。肱骨远端骨折后复位不良可致提携角减小或增大，形成肘内翻或肘外翻畸形。

二、肱骨髁上骨折

此类骨折为AO分类的A型骨折，最常见于5～8岁的儿童，约占全部肘部骨折的50%～60%。属关节外骨折，及时治疗后功能恢复较好。

(一)骨折类型

根据暴力来源及方向可分为伸直、屈曲和粉碎型三类。

1.伸直型

该型最多见，占90%以上。跌倒时肘关节在半屈曲或伸直位，手心触地，暴力经前臂传达至肱骨下端，将肱骨髁推向后方。由于重力将肱骨干推向前方，造成肱骨髁上骨折。骨折线由前下斜向后上方。骨折近段常刺破肱前肌，损伤正中神经和肱动脉。骨折时，肱骨下端除接受前后暴力外，还可伴有侧方暴力，按移位情况又分尺偏型和桡偏型。

(1)尺偏型：骨折暴力来自肱骨髁前外方，骨折时肱骨髁被推向后内方。内侧骨皮质受挤压，产生一定塌陷。前外侧骨膜破裂,内侧骨膜完整,骨折远端向尺侧移位。因此,复位后远端容易向尺侧再移位。即使达到解剖复位,而因内侧皮质挤压缺损而会向内偏斜,尺偏型骨折后肘内翻发生率最高。

(2)桡偏型:与尺偏型相反。骨折断端桡侧骨皮质因压挤而塌陷,外侧骨膜保持连续。尺侧骨膜断裂,骨折远端向桡侧移位。此型骨折不完全复位也不会产生严重肘外翻,但解剖复位或矫正过度时,亦可形成肘内翻畸形。

2. 屈曲型

该型较少见。肘关节在屈曲位跌倒,暴力由后下方向前上方撞击尺骨鹰嘴,髁上骨折后远端向前移位,骨折线常为后下斜向前上方,与伸直型相反。很少发生血管、神经损伤。

3. 粉碎型

该型多见于成年人。本型骨折多属肱骨髁间骨折,按骨折线形状可分T形和Y形或粉碎型骨折。

(二)临床表现与诊断

伤后肘部肿胀,偶有开放伤口。伤后马上就医者,肿胀轻,可触及骨性标志;多数病例肿胀严重,已不能触及骨性标志。远折端向后移位,可与肘后脱位相混淆,但肘后三角关系正常,据此可鉴别。伤后或复位后应注意是否有肱动脉急性损伤和前臂掌侧骨筋膜室综合征,是否出现5P征,即:①疼痛(pain)。②桡动脉搏动消失(pulselessness)。③苍白(pallor)。④麻痹(paralysis)。⑤肌肉无力或瘫痪(paralysis)。正中神经、尺神经、桡神经都有可能被累及,但以正中神经和桡神经损伤多见。X线检查可明确骨折的类型和移位程度。

(三)治疗

主要取决于合并同侧肢体骨与软组织损伤的情况,特别是神经血管是否有损伤。所有骨折均可考虑首先试行闭合复位,但若血循环受到影响,则应行急诊手术。

1. 非手术治疗

无移位或轻度移位可用石膏后托制动1～2周,然后开始轻柔的功能活动。6周后骨折基本愈合,再彻底去除石膏固定。闭合复位尺骨鹰嘴牵引:在某些病例,行鹰嘴骨牵引也是一种可选方法。Smith提出的行鹰嘴骨牵引的指征为以下几点。

(1)用其他闭合方法不能获得骨折复位。

(2)闭合复位有可能获得成功,但单纯依靠屈肘不能维持复位。

(3)肿胀明显,血循环受影响,或可能出现Volkmans缺血挛缩。

(4)有污染严重的开放损伤,不能进行外固定。侧方牵引和过头牵引都可采用。应用过头牵引容易消肿和方便敷料更换,在重力的帮助下还可以早期进行肘关节屈曲活动。

2. 手术治疗

(1)闭合复位、经皮穿针固定:臂丛神经阻滞麻醉无菌操作下行整复,待复位满意后,维持复位,一助手取1枚2.0 mm克氏针自肱骨外上髁最高点穿入皮肤,触及骨质后在冠状面上与肱骨纵轴呈45°角,在矢状面上与肱骨纵轴呈15°角进针,直至穿透肱骨近折端的对侧骨皮质。再取1枚2.0 mm克氏针在上进针点前0.5 cm处穿入皮肤,向近折端尺侧穿针至透过对侧骨皮质。C形臂X线机透视复位、固定满意后,将针尾屈曲90°剪断,残端留于皮外。无菌纱布包扎针尾,石膏托固定于屈肘90°前臂旋前位(图13-29)。

术后常规服用抗生素3天以预防感染。当日麻醉恢复后即可行腕关节的屈伸及握拳活动,4周后拔除克氏针,解除外固定,加强肩、肘关节的功能锻炼。此外,对于较严重的粉碎性骨折,可行外固定架固定(图13-30)。

(2)切开复位内固定(ORIF):成人常需采用此种方法。手术指征包括:①骨折不稳定,闭合复位后不能维持满意的复位。②骨折合并血管损伤。③合并同侧肱骨干或前臂骨折。另外,对老年患者应尽量选择切开复位内固定,以利于早期功能锻炼。若合并血管损伤需进行修补,更应同时稳定骨折端,可通过前方的Henry入路来完成。若未合并血管损伤,则可以采取内、外侧联合切口或后正中切口。多数认为后正中切口显露清楚,能够直视下复位骨折,也方便进行内固定。可使用AO半管状钢板、重建钢板或特制的Y形钢板,尽可能用拉力螺钉增加骨折端稳定。Heffet和Hotchkiss已证实两块钢板呈90°角分别固定内、外侧柱,其抗疲劳性能优于后方单用一块Y形钢板或双髁螺丝钉固定。Home认为,如果因骨折粉碎不能获得良好的稳定,可采取非手术疗法,但此观点并不适用于所有移位的粉碎骨折。粉碎骨折内固定同时应一期植骨。如内固定不稳定,则需延长石膏制动时间以维持复位,将导致疗效欠佳,故应尽可能获得稳定固定,手术后不用外固定,以便进行早期功能锻炼。开放骨折应及时行清创术,污染严重者可考虑延期闭合伤口,彻底清创后可用内固定或外固定稳定骨折端。

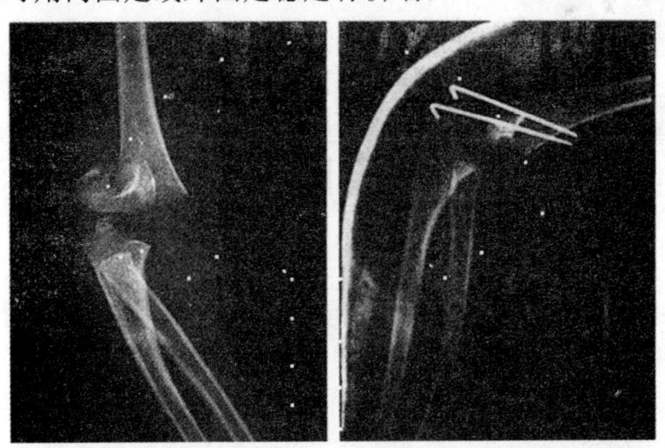

图13-29　肱骨髁上骨折闭合复位经皮穿针内固定,石膏托外固定

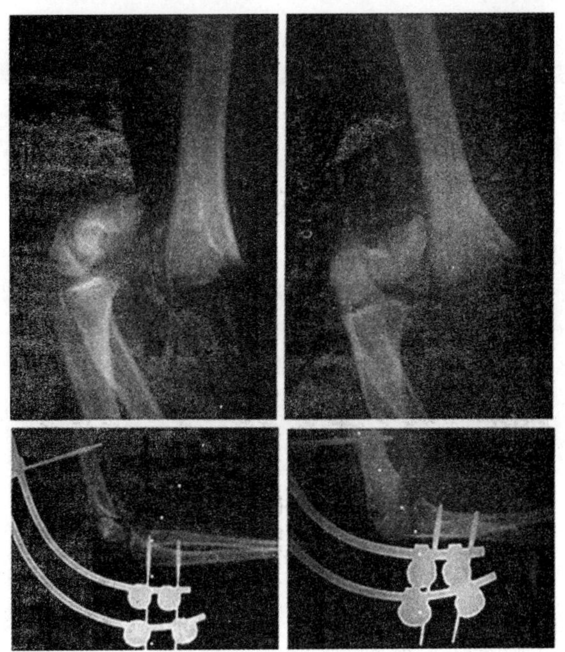

图13-30　儿童肱骨髁上骨折外固定架固定

(四)并发症

肱骨髁上骨折的并发症较多,有以下几种。

1. Volkmanns缺血挛缩

为髁上骨折最最严重的并发症,发病常与处理不当有关,出血和组织肿胀可使筋膜间室压力升高,外固定包扎过紧和屈肘角度太大使间室容积减小或无法扩张是诱发本病的重要因素。

(1)临床表现

早期:伤肢突然剧痛,部位在前臂掌侧,进行性灼痛,当手主动或被动活动时疼痛加剧,手指常处于半屈曲状态,屈指无力。同时,感觉麻木、异样感,继之出现感觉减退或消失,肢端肿胀、苍白、发凉、发绀。受累前臂掌侧皮肤红肿,张力大且有严重压痛。桡动脉搏动减弱或消失,全身可有体温升高,脉快。

晚期：肢体出现典型的 Volkmanns 缺血挛缩畸形，呈爪形手，即前臂肌肉萎缩、旋前，腕及手指屈曲、拇内收、掌指关节过伸。这种畸形被动活动不能纠正，桡动脉搏动消失。

(2)治疗：一旦诊断明确，应紧急处理。

早期：应争取时间改善患肢血运，尽早去除外固定物或敷料，适当伸直屈曲的关节，毫不顾惜骨折对位。如仍不能改善血运时，则应即刻行减压及探查手术(应力争在本症发生6～8 小时内施行)。术中敞开伤口不缝合，等肢体消肿后，再作伤口二期或延期缝合。全身应用抗生素预防感染，注意坏死物质吸收可引起的酸中毒、高血钾、中毒性休克和急性肾衰竭，给予相应的治疗。严禁抬高患肢和热敷。

晚期：以手术治疗为主，应根据损害时间、范围和程度而定。6 个月以前挛缩畸形尚未稳定，此时可作功能锻炼和功能支架固定。待畸形稳定后(至少半年至 1 年后)，可行矫形及功能重建手术。酌情选择：尺桡骨短缩、腕关节固定、腕骨切除、瘢痕切除及肌腱延长和肌腱转位等。还有神经松解，如正中神经和尺神经同时无功能存在，可用尺神经修复正中神经。

2.神经损伤

肱骨髁上骨折并发神经损伤比较多见，发生率为 5%～19%。大多数损伤为神经传导功能障碍或轴索中断，数日或数月内可自然恢复，神经断裂很少见，偶发生于桡神经。正中神经损伤引起运动障碍常局限于掌侧骨间神经支配的肌肉，主要表现为拇指与示指末节屈曲无力，其他分支支配肌肉不受影响。

神经损伤的早期处理主要为支持疗法，被动活动关节保持功能位置。伤后 2～3 个月后临床与肌电检查皆无恢复迹象时，应考虑手术松解。

3.肘内翻

为髁上骨折最常见的合并症，尺偏型骨折发生率高达 50%。由于内侧皮质压缩和未断骨膜的牵拉，闭合整复很难恢复正常对线；其次，悬吊式石膏外固定或牵引治疗均不能防止远骨折段内倾和旋转移位；再有是骨折愈合过程成骨能力不平衡，内侧骨痂多，连接早，外侧情况相反，内、外侧愈合速度悬殊使远段内倾进一步加大。

预防措施主要有以下几方面。

(1)闭合复位后肢体应固定于有利骨折稳定位置，伸展尺偏型骨折应固定在前臂充分旋前和锐角屈肘位。

(2)通过手法过度复位骨折使内侧骨膜断裂，消除不利复位因素。

(3)骨折复位 7～10 天换伸肘位石膏管型，最大限度伸肘，同时手法矫正远段内倾。

(4)不稳定骨折或肢肿严重不容许锐角屈肘固定者，骨折复位后应经皮穿针固定，否则牵引治疗。

(5)切开复位务必恢复骨折正常对线，提携角宁可过矫，莫取不足。内固定要稳固可靠。

轻度肘内翻无须处理，肘内翻大于 15°畸形明显者可行髁上截骨矫形。通常闭合式楔形截骨方法，从外侧切除一楔形骨块。术前先摄患肘伸直位正位 X 线片，测量出肘内翻的角度，然后算出应予矫正的角度。先画出肱骨轴线 AB，另沿尺桡骨之间画一轴线 CD，于其相交点 E，再划一直线 EF，使∠FEB＝10°(提携角)，则∠DEF 即为需切骨矫正的内翻角。然后于肱骨鹰嘴窝上 1.5～2 cm 处画一与肱骨干垂直的横线 HO，并于 O 点向肱骨桡侧划一斜线 GO，使∠HOG 等于∠DEF，楔形 GHO 即为设计矫正肘内翻应切除的骨块，其底边在桡侧。

手术取外侧入路，在上臂下 1/3 外侧，沿肱骨外髁嵴作一长约 6 cm 的纵形切口。判明肱三头肌与肱桡肌的间隙，分开并向前拉开肱桡肌与桡神经，将肱三头肌向后拉，沿外上髁纵形切开骨膜，在骨膜下剥离肱骨下 1/3 至鹰嘴窝上缘为止，以显露肱骨的前、后、外侧骨面，毋需剥离其内侧的骨膜，也不可损伤关节囊。按设计在鹰嘴窝上约 1.5～2.0 cm 处，和肱骨干垂直的横切面(HO)上，先用手摇钻钻一排约 3～4 个穿透前后骨皮质的小孔，再在与测量切骨相同角度的另一斜面(GO)上，钻一排小孔，用锐利骨刀由外向内切骨，至对侧骨皮质时不要完全凿断，以免切骨端不稳定而易发生移位，取下所切掉的楔形骨块。切骨后将前臂伸直，手掌朝上，固定切骨近段，将前臂逐渐外展，使切骨面对合，矫正达到要求后，即可用两根克氏针，分别自肱骨内外上髁钻入，通过切骨断面，达到并恰好穿透对侧骨皮质为止，折弯尾端于骨外；亦可用

U形钉内固定。彻底止血，需要时，可摄X线片复查，了解畸形矫正是否满意，否则重新复位与内固定。克氏针尾端埋在皮肤下，分层缝合切口。术毕，用前后长臂石膏托外固定肘关节于功能位。

三、肱骨髁间骨折

肱骨髁间骨折至今仍是比较常见的复杂骨折，多见于青壮年严重的肘部损伤，常为粉碎性。严重的肱骨髁间骨折常伴有移位、滑车关节面损伤，内髁和外髁常分离为独立的骨块，呈T形或Y形，与肱骨干之间失去联系，并且有旋转移位，为AO分类的C型，治疗较困难，且对肘关节的功能影响较大，采用非手术治疗往往不能取得满意的骨折复位。

（一）骨折类型

肱骨髁间骨折的分型较多，现就临床上应用广泛且对骨折治疗的指导意义较大的Mehne分型叙述如图13-31。

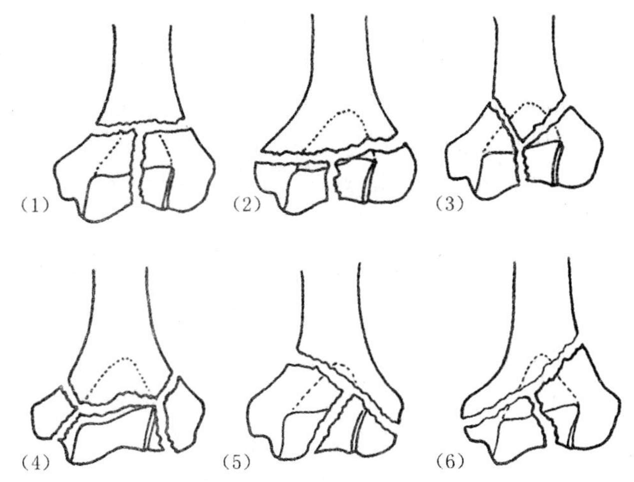

图13-31　肱骨髁间骨折的Mehne分型

(1)高T形；(2)低T形；(3)Y形；(4)H形；(5)内λ形；(6)外λ形

（二）临床表现与诊断

局部肿胀，疼痛。因髁间移位、分离致肱骨髁变宽，尺骨向近端移位使前臂变短。可出现骨擦音，肘后三角关系改变。明显移位者，肘部在所有方向均呈现不稳定。摄肘关节正侧位X线片可明确骨折的类型和移位程度，需注意的是，骨折真实情况常比X线片的表现还要严重和粉碎。判断骨折粉碎程度还可行多方向拍片或重建CT检查。

（三）治疗

肱骨髁间骨折是一种关节内骨折，由于骨折块粉碎，不但整复困难，而且固定不稳，严重影响关节功能的恢复，故而对髁间骨折要求复位正确，固定稳妥，并早期进行功能锻炼，以争取获得满意的效果。治疗时必须根据骨折类型、移位程度、患者年龄、职业等情况来选择恰当的方法。

1. 非手术治疗

对于内、外髁较为完整及轻度分离无明显旋转者，可于透视下手法复位长臂石膏前后托固定，2周后再换一次石膏，肘部的屈曲程度不能单纯依靠是屈曲型还是伸直型来定，而要在透视下观察在何种位置最稳定。制动时间为4～5周，去除石膏后再逐渐练习肘关节的屈伸活动。无移位的骨折仅维持骨折不再移位即可，可用石膏托制动4周。

尺骨鹰嘴牵引：对于伤后未能及时就诊或经闭合复位失败者，因局部肿胀严重，不宜再次手法复位及应用外固定，许多学者主张采用此方法，它能够使骨折块达到比较理想的对线。在过头位，能迅速使肿胀消退，一旦患者能够耐受疼痛就开始活动。但单纯采用纵向牵引并不能解决骨折块的轴向旋转。可待局部肿胀消退，肱骨髁和骨折近端的重叠牵开后，做两髁的手法闭合复位。

2. 手术治疗

大多数骨折均需手术切开复位内固定。过去多采用肘后正中纵形切口，将肱三头肌作 A 形切断并向远端翻转，以显露骨折。但该手术入路的缺点是术后外固定至少需 3 周，使患肘不能早期屈伸锻炼，关节僵直发生率高。目前多数学者认为采用鹰嘴旁肘后轻度弧形正中切口，尖端向下的 V 形尺骨鹰嘴截骨是显露骨折并行牢固内固定的最佳方式。因其保持肱三头肌的完整性，减少损伤和术后粘连，同时髁间显露充分，复位精确，固定稳妥，常不需用外固定，术后可早期功能锻炼。术中可将尺神经分离显露，并由内上髁区域移开。原则是首先复位和固定髁间骨折，然后再处理髁上骨折。但如果存在大块骨折块与肱骨干对合关系明显，则无论其涉及关节面的大小，都应先将其与肱骨干复位和固定。髁间部位骨折处理重点是维持髁间关节面的平整，肱骨滑车的大小、宽度，特别对于 C_3 型骨折，可以考虑去除那些影响复位、影响固定的小的关节内骨折块，有骨缺损时一定要做植骨固定，争取骨折一期愈合和骨折固定早期的稳定性。通常，在复位满意后先临时用克氏针固定，然后再选用合适的永久性的内固定物。

肱骨髁间骨折手术时必须采用坚强的内固定，才能早期进行关节功能锻炼，避免肘关节僵硬。对 C_2、C_3 型骨折采用双钢板固定于肱骨髁外侧及内侧，内侧也可采用 1/3 管形钢板。合并肱骨髁上骨折常需加用重建钢板，一般需使用两块接骨板才可达到牢固的固定效果，接骨板相互垂直放置可增加固定的强度。日常功能锻炼可使无辅助保护的螺钉固定发生松动。要达到牢固的固定，外侧接骨板的位置应下至关节间隙水平。内侧接骨板应置于较窄的肱骨髁上嵴部位，此处可能需要轻度向前的弧线。3.5 mm 的重建接骨板是较好的选择。髁部手术后，对截下的尺骨鹰嘴复位后使用的固定为 1～2 枚直径为 6.5 mm、长度不短于 6.5 cm 的松质骨螺钉髓内固定＋张力带钢丝，或 2 枚平行克氏针髓内固定＋张力带钢丝（图 13-32，图 13-33）。需要特别指出的一点是：在做尺骨鹰嘴截骨时应尽量避免使用电锯，因其可造成骨量的丢失，从而导致尺骨鹰嘴的短缩或复位不良，而影响手术效果。

内固定结束后，如果尺神经距内固定物很近，则将尺神经前置，放置引流条，术后 24～48 小时内拔除。早期有效的肘关节功能锻炼，对于肘关节功能的恢复至关重要，肘关节制动时间一旦过长，必将导致关节纤维化和僵硬。骨折坚强固定的病例，患肢不做石膏固定，术后 3 天内开始活动肘关节。内固定不确实的，均石膏托屈肘固定 3 周左右，去除石膏后无痛性主动活动肘关节，辅以被动活动。

早期利用 CPM 进行功能锻炼，有利于肘关节周围骨与软组织血液供应恢复，肿胀消退，能加快关节内滑液的循环和消除血肿，减少关节粘连，可刺激多种间质细胞分化成关节软骨，促进关节软组织的再生和修复，可抑制关节周围炎性反应。

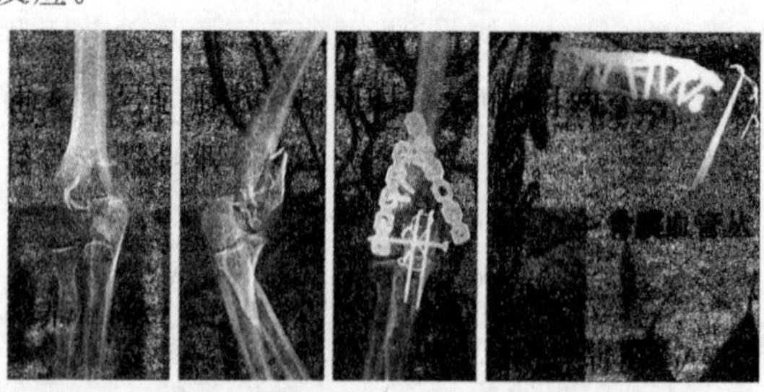

图 13-32　低 T 形肱骨髁间骨折

采用尺骨鹰嘴截骨入路，AO 双重建钛板螺钉内固定

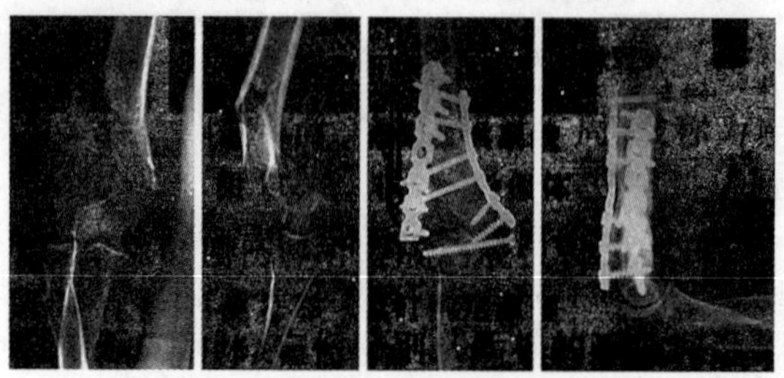

图 13-33　外 λ 形肱骨髁间骨折，采用 AO 双重建钛板螺钉内固定

3. 肱骨远端置换与全肘关节置换

近年来，随着人工关节材料的改进和医疗技术的进步，人工关节越来越广泛地应用于髋关节、膝关节等全身大关节严重疾患的治疗，但因人工肘关节研制和应用在国内起步较晚，临床应用尚不多见。对于关节面破坏严重，无法修复或经内固定术后，内固定物松动将严重影响肘关节功能者可行人工关节置换。手术采用肘关节后侧正中切口，游离并保护尺神经，显露肱骨远端、尺骨近端及桡骨小头。锯除肱骨中段滑车，扩大肱骨远段髓腔，参照试件，切除滑车及肱骨小头，直至假体试件的边缘恰能嵌至肱骨内外上髁的切骨断面间隙中。钻开尺骨近端髓腔，扩大髓腔，凿除冠状突周围的软骨下骨。插入试件，检查肘关节屈、伸及旋转活动范围。如桡骨小头内侧关节面有骨折，可切除桡骨小头。冲洗髓腔后置入骨水泥，安装假体。尺神经前置于皮下软组织层，修复肱三头肌腱、韧带及关节囊，放置引流，加压包扎。

术后不做外固定，引流 1～2 天，1 周内做肌肉收缩锻炼，1 周后开始做肘关节屈伸及旋转活动，3 周后逐渐加大幅度行功能锻炼。

四、肱骨内髁骨折

肱骨内髁骨折是一种少见的肘关节损伤，仅占肘关节骨折的 1%～2%，在任何年龄组均少见，儿童相对要多一些。骨折块通常包括肱骨滑车内侧 1/2 以上和(或)肱骨内上髁，骨折块因受前臂屈肌群的牵拉多发生旋转移位，属关节内骨骺损伤。治疗上要求解剖复位，若复位不良不仅妨碍关节功能恢复，而且可能引起肢体发育障碍，继而发生肢体畸形及创伤性关节炎。

(一)骨折类型

肱骨内髁骨折分为三型。

Ⅰ损伤：骨折无移位，骨折自滑车关节面斜形向内上方，至内上髁上方。

Ⅱ型损伤：骨折块轻度向尺侧或内上方移位，无旋转。

Ⅲ型损伤：骨折块明显旋转移位，常为冠状面旋转，也可同时伴有矢状面的旋转，结果骨折面向后，滑车关节面向前。

(二)临床表现与诊断

外伤后肘关节处于部分屈曲位，活动明显受限，肘关节肿胀、疼痛，尤以内侧明显。局部明显压痛，可触及内髁有异常活动。

儿童肱骨滑车内侧骨骺出现时间为 9～14 岁。对骨化中心出现后的肱骨内髁骨折，临床诊断一般比较容易。而在肱骨内上髁骨骺骨化中心出现之前发生的肱骨内髁骨折诊断则较困难，因为骨骺尚未骨化，其软骨于 X 线片上不显影，通过软骨部分的骨折线也不能直接显示，此类损伤于 X 线片上不显示任何阳性体征(既无骨折又无脱位影像)。因此，临床上必须详细检查，以防漏诊、误诊。细致的临床检查，熟悉不同部位骨骺出现的时间、形态及其与干骺端正常的位置关系是避免漏诊、误诊的关键。对于诊断确有困难的病例，可拍健侧相同位置的 X 线片加以鉴别，必要时可行 CT 或 MRI 检查以明确诊断。

(三)治疗

肱骨内髁骨折既是关节内骨折，又是骨骺损伤，故治疗应遵循关节内骨折及骨骺损伤的治疗原则。无论采取何种治疗方法，应力求使骨折达解剖复位或近似解剖复位(骨折移位<2 mm)。复位不满意不仅妨碍关节功能恢复，而且可能引起生长发育障碍，继而发生肢体畸形及创伤性关节炎。

Ⅰ型骨折和移位不大的Ⅱ型骨折可行长臂石膏后托固定伤肢于屈肘 90°，前臂旋前位。石膏托于肘部应加宽，固定范围应完全包括肘内侧，且应仔细塑形，以防骨折发生移位。1 周后应摄 X 线片，如石膏托松动，则更换石膏托；如骨折移位，则应采取其他措施，一般 4 周后去除石膏托行肘关节功能练习。

对于移位大于 2 mm 的Ⅱ型骨折及Ⅲ型骨折，因骨折移位大，关节囊等软组织损伤较重，而且肱骨下端髁间窝骨质较薄，骨折断端间的接触面较窄，加之前臂屈肌的牵拉，使骨折复位困难或复位后骨折不稳定，则应采取手术治疗。

手术方法：取肘关节内侧切口，显露并注意保护尺神经，显露骨折后，清除局部血肿或肉芽组织，将骨折复位后以 2 枚克氏针交叉固定或松质骨螺钉内固定。术中注意保护尺神经，必要时做尺神经前移；不可过多地剥离骨折块内侧附着的肌腱等软组织，以防影响骨折块的血液供应；术中尽量使滑车关节面及尺神经沟保持光滑。对于骨骺未闭合的儿童骨折，内固定物宜采用 2 枚克氏针交叉固定，因克氏针固定操作简单、牢固，对骨骺损伤小且便于日后取出；丝线缝合固定不易操作且固定不牢固；螺丝钉内固定固然牢固，但对骨骺损伤较大，且不便日后取出。外固定时间一般为 4～6 周，较肘部其他骨折固定时间稍长，因为肱骨内髁骨折软骨成分较多，愈合时间较长。固定期满后拆除石膏，拍 X 线片示骨折愈合后拔除克氏针，行肘关节早期、主动功能练习。对于骨骺已闭合的或成人的肱骨内髁骨折，可采用切开复位 AO 重建板内固定术(图13-34)。

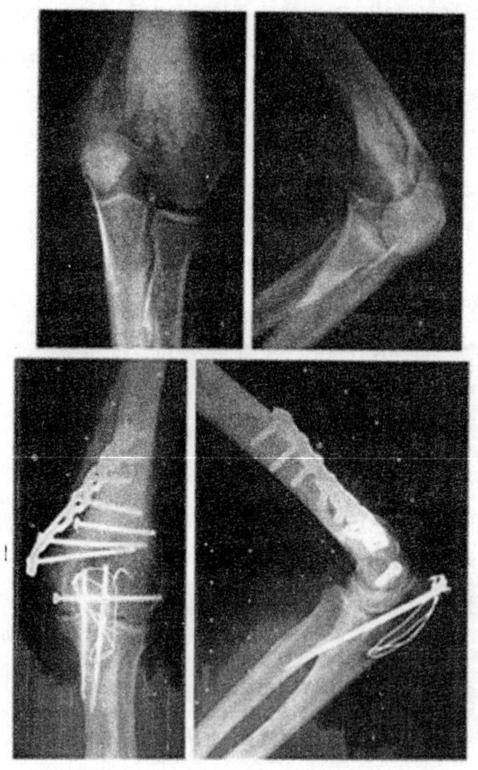

图 13-34　成人肱骨内髁骨折

采用尺骨鹰嘴截骨入路，AO 重建板内固定

五、肱骨外髁骨折

肱骨外髁骨折是儿童肘部常见损伤，发病多在 2～18 岁，以 6～10 岁最为常见，亦有成人发生此类损伤。骨折块通常包括肱骨小头骨骺、滑囊外侧部分及干骺端骨质，故亦称为骨骺骨折。此类骨折多为关节内骨折，且肱骨小头与桡骨小头关节面对应。骨骺部分与骨的生长发育密切相关，如治疗不当，将留有肘部畸形，导致功能障碍及远期其他类型并发症。

(一)骨折类型

小儿肱骨外髁骨折的 Wadsworth 分类如下。

Ⅰ型：无移位。

Ⅱ型：有移位，但不旋转。

Ⅲ型：外髁骨折块向外侧同时向后下反转移位。

Ⅳ型：与通常骨折不同，多见于 13～14 岁儿童，肱骨小头与桡骨头碰撞发生，有骨软骨的改变。

(二)临床表现与诊断

肱骨外髁骨折的伤因多由间接复合外力造成，当儿童摔倒时手掌着地，前臂多处于旋前，肘关节稍屈曲位，大部分暴力由桡骨传至桡骨头，再撞击肱骨外髁骨骺而发生骨折。骨折后，肘部外侧肿胀并逐渐扩散，以致达整个关节。局部肿胀程度与骨折类型有明显关系，骨折脱位型肿胀最严重。肘外侧出现皮下淤斑，逐渐向周围扩散，可达腕部。肘部外侧明显压痛，若为Ⅳ型骨折，则内侧也可有明显压痛，甚至发生肱骨下端周围性压痛。肘关节活动功能丧失，患儿常将肘关节保持在稍屈曲位，被动活动肘关节时出现疼痛，但前臂旋转功能多无受限。

肱骨外髁骨折线常呈斜形，由小头一滑车间沟或滑车外侧缘斜向髁上嵴。根据骨折类型不同，可出现尺骨相对于肱骨干的外侧移位。伸肌附着点的牵拉可使骨块发生移位。应与肱骨小头骨折相鉴别：外髁骨折包括关节面和非关节面两个部位，并常带有滑车的桡侧部分，而肱骨小头骨折只累及关节面及其支撑骨。

X线摄片时因骨片移位及投照方向造成多种表现，在同一骨折类型不同X线片中表现常不一致；加之儿童时期肘部的骨化中心出现和闭合时间相差甚大，部分X线表现仅是外髁的骨化中心移位。另外因肱骨外髁骨化中心太小，放射或临床医师常因缺乏经验而造成漏诊或误诊。有些病例X线片肱骨外髁干骺部未显示骨折裂痕，但有肘后脂肪垫征（八字征），在诊断是应加以注意。肘外伤后，肱骨远段干骺部外侧薄骨片和三角形骨片是诊断肱骨外髁骨折的主要依据，肘后脂肪垫征（八字征）是提示肘部潜隐性骨折的主要X线征象，要特别予以注意。诊断确有困难的病例可拍健侧相同位置的X线片加以鉴别，必要时可行CT或MRI检查以明确诊断。

（三）治疗

早期无损伤的闭合复位是治疗本病的首选方法。肱骨外髁骨折的固定方法是屈肘60°～90°前臂旋后位，颈腕带悬吊胸前，可使腕关节自然背伸，此时前臂伸肌群松弛，对骨折块的牵拉小；同时屈肘位肱三头肌紧张，有利于防止骨折块向后移位，又由于桡骨小头顶住肱骨小头防止其向前移位，因此，骨折较稳定。另外，从前臂伸肌群的止点在肱骨外上髁的角度来看，屈曲90°以上，前臂伸肌群的力臂减少，牵拉肱骨外髁的力变小，骨折将更稳定。但由于骨折后血肿的形成及手法复位时的损伤，可造成关节明显肿胀，屈肘角度太小会影响血液循环，所以不主张固定在小于屈肘60°的体位，以屈肘60°～90°固定为宜。

对于Ⅰ型和移位轻的Ⅱ型骨折（骨折移位小于2 mm），因其无翻转，仅用手法复位后小夹板或石膏托固定即可；但Ⅲ、Ⅳ型骨折，因骨折处有明显的旋转和翻转移位，由于前臂伸肌腱的牵拉，手法往往难以使骨折达到满意的复位，即使在透视下复位很好，外固定也很难保持满意的位置。可用手捏翻转、屈伸收展手法闭合复位，插钢针固定，或切开复位内固定。

手术方法：取肘后外侧切口，显露骨折后清除局部血肿或肉芽组织。可使用克氏针或AO接骨板内固定（图13-35）。与肱骨内髁骨折一样，对于骨骺未闭合的儿童，内固定物宜选用2枚克氏针交叉固定，螺丝钉固定比较稳固，但由于儿童肱骨外髁的结构特点，螺丝钉如使用不当易损伤骨骺而影响生长发育。术后外用长臂石膏托外固定4～6周，摄X线片证实骨折愈合后，去除石膏托，行肘关节功能练习。

（四）预后

肱骨外髁骨折是儿童肘关节创伤中最多见、最重要的骨折类型，常引起畸形愈合，会发生不同程度的骺间骨缺损，即鱼尾状畸形，无论复位好坏都可能发生这种畸形。它的发生是因骨折线经过骺板全层，愈合时局部产生骨桥。骨折同时也损伤了骺软骨的营养血管，使骨折面的软骨细胞坏死、吸收，使骨折间隙增大。骨折愈合后，肱骨内、外髁骨骺继续发育，而骨桥处生长缓慢以致停滞，最终发生鱼尾状畸形。所以，损伤年龄越小，骨折复位越不满意者，畸形就越明显。肱骨外髁骨折延迟愈合或不愈合以及鱼尾状畸形是造成肘外翻的原因。延迟手术治疗（伤后3周），也可导致骨折块的坏死和肘外翻畸形。此外，还可以引起肱骨外髁增大、肱骨小头骨骺早闭、肱骨小头骨骺缺血性坏死、肱骨外上髁骨骺提前骨化等后遗症。

六、肱骨小头骨折

Hahn在1853年第一次提出，Kocher自1896年起对此骨折倾注了许多精力进行研究，又称之为Kocher骨折。肱骨小头骨折是一种不太常见的肘部损伤，各种年龄组均可发生。单纯肱骨小头骨折以成年人多见，合并部分外髁的肱骨小头骨折多发生在儿童。本骨折是关节内骨折，常因有些骨折较轻，骨折片较小且隐蔽而容易漏诊或误诊，从而导致延误治疗。

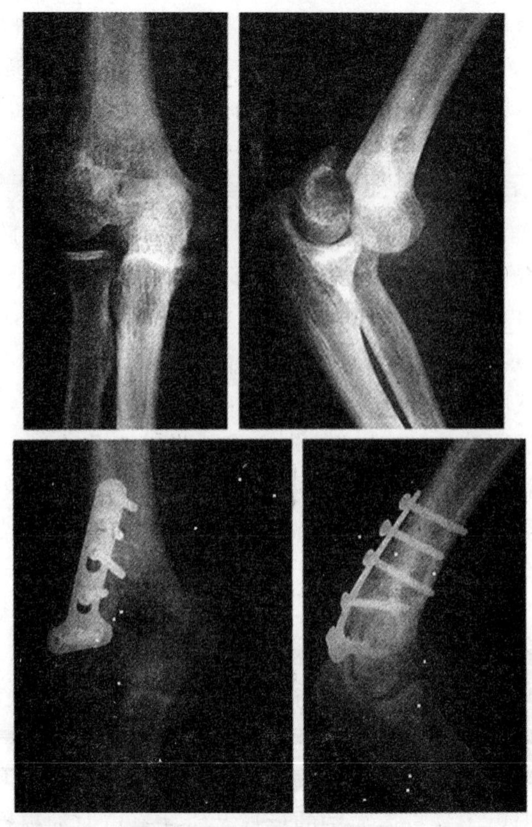

图 13-35　肱骨外髁骨折
AO 斜 T 形解剖板内固定

(一)骨折分类

Kocher 和 Lorenz 将肱骨小头骨折分为两类。

1. Ⅰ型

完全骨折,又称 Hahn-Steinthal 型,骨折发生在肱骨小头基底部,骨折线位于冠状面,包含一个较大块骨质的小头,亦可累及相邻的滑车桡侧部。

2. Ⅱ型

部分骨折,又称 Kocher-Lorenz 型,主要累及关节软骨,几乎不包含骨组织。

Wilson(1933)又提出了第Ⅲ型,即关节面向近侧移位,且嵌入骨组织,也有人将其称为肱骨小头关节软骨挫伤,是致伤外力不足以导致发生完全或部分骨折,早期行普通 X 线检查多不能明确诊断。

(二)临床表现与诊断

常由桡骨头传导的应力所致,故有时可合并桡骨头骨折。最为常见的致伤方式是跌倒后手掌撑地,外力沿桡骨传导至肘部;或跌倒时处于完全屈肘位,外力经鹰嘴冠状突传导撞击肱骨小头所致。急诊患者除了肘关节积血肿胀、活动受限以外,局部症状不突出,多于拍照 X 线片时发现,前臂旋转不受限制是其特点。临床上应注意将肱骨小头骨折与外髁骨折进行鉴别。外髁的一部分即关节内部分是肱骨小头骨折,不包括外上髁和干骺端;而外髁骨折除包括肱骨小头外,还包括非关节面部分,常累及外上髁。

其典型 X 线表现如下:侧位片常常可以看到肱骨下端前面,相当于滑车平面有一薄片骨块影,因骨折块包含有较大的关节软骨,故实际的骨折片要比 X 线片所显示的影像大得多。值得注意的是侧位片上一般很难发现骨折块的来源,需要观察其正位 X 线片究其来源。正位片由于肱骨小头骨折块大都移位于肱骨下端前方,与肱骨远端重叠,故在肘关节正位片上一般都看不到骨折块影而易致漏诊。但如仔细观察其正位 X 线片,可以发现其肱桡关节间隙增宽,肱骨侧关节面毛糙,失去正常关节面的光滑结构。如出现此典型改变,再加上侧位片肱骨前下端有骨折块影出现,一般不难做出肱骨小头骨折的诊断。

（三）治疗

争议颇多，包括非手术方法（进行或不进行闭合复位）、骨块切除及假体置换。不论是采取闭合或切开复位，都应争取获得解剖复位，因为即使轻度移位亦可影响关节活动。若不考虑骨折类型，要想获得良好疗效，术后康复至关重要。

1.非手术治疗

对无移位骨折可行石膏后托固定3周。对成人移位骨折，并不建议闭合复位；儿童和青少年移位骨折，可首选闭合复位，可望获得快速而完全的骨愈合。

如有可能，可对Ⅰ型骨折试行闭合复位，伸肘位对前臂进行牵引，直接对骨折处进行施压以获得复位。对肘部施加内翻应力，可使外侧开口加大，有利于骨折复位。一旦复位满意，应保持屈肘，由桡骨头的挤压作用来维持骨折块的复位。尽管有人强调应在最大屈肘位固定以维持复位，但应注意对严重肿胀者应减少屈肘，以防出现缺血性挛缩。前臂旋前有助于桡骨头对骨折块的稳定作用。完全复位后，应将肘部制动3～4周。

2.手术治疗

手术难度较大，因为即使获得了解剖复位，也做到了术后早期活动，仍可能发生部分或完全性的肘关节僵硬。

因骨折块位于关节囊内，并且常旋转90°，充分的手术显露很有必要。可采取后外侧入路，在肘肌前方进入关节，注意保护桡神经深支。此切口稍偏前方，优点是术中可以避开后方的肱尺韧带，减少发生后外侧旋转不稳定的危险，且不易损伤桡神经深支。若术中或原始损伤累及了后外侧韧带复合体，应在术中行一期修补，并可将其与骨骼进行锚式固定，术后将前臂置于旋后位短期制动，以维护这种修补术的效果。

术中固定可采用松质骨螺钉、克氏针及可吸收螺丝钉固定骨折块，其中以松质骨螺钉的固定效果最好，螺丝钉可自后方向前旋入固定。手术目的是恢复关节面解剖，并给予稳定固定，以允许术后早期活动。若骨折块不甚粉碎，复位满意后用松质骨螺钉固定稳定可靠，术后则不必进行制动，可立即进行屈伸功能锻炼，临床疗效较为满意。对粉碎严重的骨折，普通螺钉或克氏针固定常很难达到理想效果，则可采用外固定架固定。若骨折块太小或严重粉碎，则可考虑行碎骨块切除。对移位骨折，Smith认为骨折块切除的疗效优于进行闭合或切开复位，并建议早期行切除术，而不是伤后4～5天血肿和渗出开始机化时手术。术后只用夹板或石膏制动2～3天即可开始进行关节活动。骨折块切除术后发生桡骨向近端移位和下尺桡关节的异常并不多见。如果确实因骨折块太小，无法进行复位及固定，遗留在关节内又将成为游离体，进行早期切除有助于功能恢复；但对完全骨折，尤其是骨折累及滑车桡侧时，早期进行骨折块的切除显然不合适，将造成关节活动受限和外翻不稳定。

Jakobsson建议用金属假肢来重建肱骨远端关节面，以避免发生肱骨小头骨折块的无菌性坏死和维持肘关节稳定性，但此种治疗没有得到普遍开展。

对陈旧性骨折伴明显移位而影响肘关节功能时，无论受伤时间长短，都应将骨折块切除。通过手术包括软组织松解、理疗和功能锻炼，肘关节功能将得到明显改善。反之，如行切开复位内固定，即使达到解剖复位，效果也不理想。

七、肱骨内外上髁骨折

每一个上髁都有自己的骨化中心，这在儿童肘部损伤中有其特殊的意义，因为相对于富有张力的侧副韧带，骨骺生长板本身是一个薄弱点。由于撕脱应力的作用，在儿童发生的内上髁骨折常常是一个骨骺分离。在成人，原发的、单纯的上髁骨折比较少见，大多与其他损伤一起发生。

（一）肱骨内上髁骨折

内上髁的骨化中心直到20岁才发生融合，是一个闭合比较晚的骨骺，也有人终生不发生融合，应与内上髁骨折相鉴别。儿童或青少年发生肘脱位时，可合并内上髁撕脱骨折，骨折块可向关节内移位，并停留在关节内，影响肘脱位的复位。20岁后再作为一个单独的骨折出现或合并肘脱位则比较少见。若内上髁骨化中心与肱骨远端发生了融合，成人就不大可能因撕脱应力导致骨折。成人内上髁骨折并不局限于骨化中心的原始区域，可向内髁部位延伸。因内上髁在肘内侧突出，易受到直接暴力，故成人比较多见的是直接暴力作用于内上髁所致的单纯内上髁骨折，这也是成人内上髁骨折的特点之一。尺神经走行于内上髁后方的尺神经沟，发生骨折时可使其受到牵拉、捻挫，甚至连同骨折块一起嵌入关节间隙，导致尺神经损伤。

1. 肱骨内上髁骨折的分类

Ⅰ型：内上髁骨折，轻度移位。

Ⅱ型：内上髁骨折块向下、向前旋转移位，可达肘关节间隙水平。

Ⅲ型：内上髁骨折块嵌夹在肘内侧关节间隙，肘关节实际上处于半脱位状态。

Ⅳ型：肘向后或后外侧脱位，撕脱的内上髁骨块嵌夹在关节间隙内。

2. 临床表现与诊断

前臂屈肌的牵拉可使骨折块向前、向远端移位。内上髁区域肿胀、甚至皮下淤血，并存在触痛和骨擦音等特点。腕、肘关节主动屈曲及前臂旋前时可诱发或加重疼痛。应仔细检查尺神经功能。

对青少年患者，应将正常的骨化中心与内上髁骨折进行鉴别，拍摄健侧肘部 X 线片有助于诊断。

3. 治疗

对轻度移位骨折或骨折块嵌顿于关节间隙内的治疗已达成共识。若骨折无移位或轻度移位，可将患肢制动于屈肘、屈腕、前臂旋前位 7～10 天即可。如果骨折块嵌顿于关节内，则应尽早争取手法复位，可在伸肘、伸腕、伸指、前臂旋后位，使肘关节强力外翻，重复创伤机制，利用屈肌群的紧张将骨折块从关节间隙拉出，变为Ⅱ型损伤，然后用手指向后上方推挤内上髁完成复位，以 X 线片证实骨折复位满意后，用石膏或夹板制动 2～3 周。

中度或重度移位骨折的治疗至今仍存争议，有三种方法可供选择：①手法复位，短期石膏制动。②切开复位内固定。③骨折块切除。

Smith 认为，对患者来说获得纤维愈合与获得骨性愈合的最终结果是一样的。支持手术治疗者认为，移位的内上髁骨块可导致出现晚期尺神经症状及屈腕肌力弱和骨折不愈合，行外翻应力试验检查时会产生肘关节不稳定，并把上述并发症作为手术治疗的理由。但对于骨折块移位超过 1 cm 者，笔者认为应行手术切开复位内固定，可选用两枚克氏针交叉固定或螺钉内固定（图 13-36）。

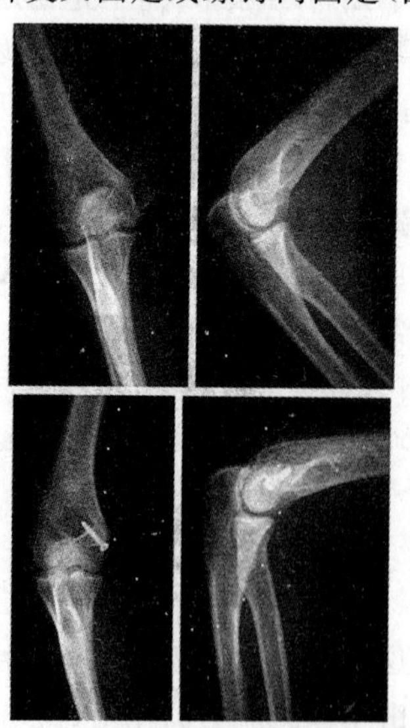

图 13-36　肱骨内髁骨折螺钉内固定

（二）肱骨外上髁骨折

临床上非常少见，实际上，有很多学者怀疑它在成人是否是一个单独存在的骨折。外髁的骨化中心较小，在 12 岁左右出现，一旦骨化中心与主要部分的骨骼融合，撕脱骨折更为少见。外上髁与肱骨外髁平坦的外侧缘几乎在一个水平，遭受直接暴力的机会很少。治疗原则类似于无移位的肱骨外髁的治疗，包括对肘部进行制动，直至疼痛消失，然后开始功能活动。

八、肱骨远端全骨骺分离

肱骨远端骨骺包括外上髁、肱骨小头、滑车和内上髁四个骨骺，借助软骨连成一体。肱骨远端全骺分离是指包括肱骨下端骨骺线水平、肱骨小头和滑车骨骺与肱骨干在水平轴上的分离，婴幼儿童时期肱骨远端为一大片较为扁平薄弱的软骨，在解剖学上不能属于肱骨髁的范围，其实质是一种关节内的骨骺损伤，虽然其损伤机制与髁上骨折相同，但在部位上不同于髁上 2 cm 的骨折。儿童肱骨远端全骨骺分离骨折是儿童肘部损伤中较少见的一种类型，多发生于1～6 岁学龄前儿童，因肱骨远端四块骨骺尚未完全骨化，或分离四块骨骺中仅见肱骨小头骨骺，X 线检查不能显示其全貌，常因此发生误诊。

（一）骨折分类

根据 Salter-Harris 对骨骺损伤分类方法，肱骨远端全骨骺分离可分为Ⅰ型及Ⅱ型损伤。

Ⅰ型损伤：多见于 2 岁以下的婴幼儿，骨折线自外侧缘经过生长板与干骺端相连接的部位达到内侧，造成了生长板以下骨骺的分离移位。

Ⅱ型损伤：多见于 3 岁以上的儿童。根据肱骨干骨骺骨折块的位置和全骨骺分离移位方向，Ⅱ型损伤又可分为两种亚型。

Ⅱa 亚型：为骨折线自外侧缘横形至鹰嘴窝内侧部分转向上方，造成干骺端内侧有骨块伴随内移位，其骨块多呈三角形，称为角征，此亚型常见，是肱骨远端全骨骺分离典型 X 线表现。

Ⅱb 亚型：骨折线自内侧缘横形至鹰嘴窝外侧转向上方，在干骺端外侧有薄饼样骨折片，称为板征。肱骨小头骨骺与尺桡骨近端一起向外侧移位，移位程度较Ⅱa 型轻，侧位片显示肱骨小头骺和骨片有移位。

（二）临床表现及诊断

有明显肘外伤史，伤后肘部肿痛，肱骨远端压痛。典型 X 线表现为分离的肱骨远端骨骺与尺桡骨近端一起向同一方向移位，桡骨近段纵轴线总是通过肱骨小头骨骺中心，常伴有肱骨干骺端骨块游离。由于这一时期肱骨远端 4 块骨骺中，只有肱骨小头骨骺发生骨化，在 X 线片上不能见到其他 3 块骨骺核。因此，肱骨远端全骨骺分离，常以肱骨小头骨骺的位置作为 X 线诊断的主要依据。判定肱骨小头骨骺与桡骨近段纵轴线的关系，肱骨小头骨骺与肱骨干骺端的对应关系，尺桡骨近端与肱骨干骺端对应关系，从 X 线照片上可见的影像去分析判定不显影部分的损伤，就可减少对肱骨远端全骺分离的误诊和漏诊。在 X 线片，除正常肘关节外，如果见到桡骨近段纵轴线通过肱骨小头骨骺中心，则应考虑为肱骨髁上骨折或是肱骨远端全骨骺分离。但髁上骨折在肱骨干骺端可见骨折线。在肱骨干骺端有分离的骨折块伴随移位，就是Ⅱ型骨骺损伤，否则就是Ⅰ型骨骺损伤。

（三）治疗

肱骨远端全骨骺分离骨折属关节内骨折，复位不佳对关节功能多有影响及出现外观畸形，且涉及多个骨化中心，故应尽可能解剖复位。应该采用闭合复位还是手术切开复位，尚有争论。许多学者推崇闭合复位外固定，我们认为应根据具体情况，若局部肿胀不明显，且闭合复位后骨折对位稳定，则可仅作外固定。但如局部肿胀明显，由于骨折断面处为软骨，断端多较光整，仅靠单纯外固定很难维持断端的稳定，复位后若再移位则难免出现畸形，故应尽早行手术切开复位内固定。术中宜采用克氏针内固定，尽量减少损伤次数，若用 1 枚克氏针固定较稳定，则不必用交叉双克氏针。因小儿的生理特点，其愈合相当快，常在受伤 1 周后就有骨痂生长，故我们主张宜早期复位。一般在 3 周以内均可考虑手术，但在 3 周左右，骨折实际上已基本上愈合，周围骨痂亦生长多时，切开复位意义不大，可待以后出现后遗畸形再矫形。

（栗庆东）

第九节　肱骨干骨折

一、解剖特点

自胸大肌附着处上缘至肱骨髁上为肱骨骨干。近端肱骨干横断面呈圆周形，远端在前后径上呈狭窄状。内、外侧肌间隔将上臂分成前间隔和后间隔。前间隔包括肱二头肌、喙肱肌和肱肌。肱动、静脉及正中神经、肌皮神经及尺神经沿肱二头肌内侧走行。后间隔包含肱三头肌和桡神经。桡神经穿过肱三头肌在后方骨干中段走行于桡神经沟内，在臂中下 1/3 处穿过外侧肌间隔至臂前侧，骨折移位时易受到损伤。

二、损伤机制

（一）直接暴力

是造成肱骨干骨折的常见原因，如打击伤、机械挤压伤、火器伤等，可呈横断骨折、粉碎骨折或开放骨折。

（二）间接暴力

如摔倒时手或肘部着地，由于身体多伴有旋转或因附着肌肉的不对称收缩，发生斜形或螺旋形骨折。

（三）旋转暴力

以军事或体育训练的投掷骨折，以及掰手腕所引起的骨折最为典型，多发生于肱骨干的中下 1/3 处，主要由于肌肉突然收缩，引起肱骨轴向受力，导致螺旋形骨折。

由于肱骨干上的肌肉作用，骨折后常呈典型的畸形。当骨折线在胸大肌止点近端时，由于肩袖的作用，骨折近端呈外展和内旋畸形，远端由于胸大肌的作用向内侧移位；当骨折线位于胸大肌以远、三角肌止点以近时，骨折远端由于三角肌的牵拉向外侧移位，近端则由于胸大肌、背阔肌及大圆肌的牵拉作用向内侧移位；当骨折线位于三角肌止点以远时，骨折近端外展、屈曲，远端则向近端移位。

三、骨折的分类

同其他骨折的分类一样，肱骨干骨折可依据不同的分类因素构成多种分类方式。根据骨折是否与外环境相通，可分为开放和闭合骨折；因骨折部位不同，可分为三角肌止点以上及三角肌止点以下骨折；由于骨折程度不同，可分为完全骨折和不完全骨折；根据骨折线的方向和特性又可分为纵、横、斜、螺旋、多段和粉碎型骨折；根据骨的内在因素是否存在异常而分为正常和病理骨折等。

四、肱骨干骨折的临床症状和体征

同其他骨折一样，肱骨干骨折后可出现疼痛、肿胀、局部压疼、畸形、反常活动及骨擦音等，骨科医师不应为证实骨折的存在而刻意检查骨擦音，以免增加伤者的痛苦和桡神经损伤。对于不完全或无移位的骨折，单凭临床体检很难判断，所以对可疑骨折的患者必须拍 X 线片。拍片范围包括：肱骨的两端、肩关节和肘关节。对于高度怀疑有骨折的患者，即使在急诊拍片时未能发现骨折也不要轻易下无骨折的结论，可用石膏托暂时固定两周后再拍片复查，若有不全的裂纹骨折此时因骨折线的吸收而显现出来。若骨折合并桡神经损伤，可出现垂腕、手部掌指关节不能伸直、拇指不能伸展和手背虎口区感觉减退或消失。肱骨干骨折的患者应当常规检查患肢远端血运的情况，包括：对比两侧桡动脉搏动、甲床充盈、皮肤温度等，必要时可行血管造影，以确定有无肱动脉损伤。

五、治疗方法

近几十年来，骨折固定技术有了极大的提高，治疗手段远比过去丰富，在具体实施何种治疗方案时必须考虑如下因素：骨折的类型和水平、骨折的移位程度，患者的年龄、全身健康情况、与医生的配合能力、合并伤的情况，患者的职业及对治疗的要求等，此外经治医师还应考虑本身所具备的客观设备条件，掌握各种操作技术的水平、经验等。经过全面分析比较后再确定一最佳治疗方案。根本原则是：有利于骨折尽早愈合，有利于患肢的功能恢复，尽可能减少并发症。

（一）闭合治疗

近几十年来的骨科著作中，均强调绝大多数的肱骨干骨折可经非手术治疗而痊愈，国外的文献报道中其成功的比例甚至可高达 94%以上。但在临床实际工作中能否达到如此高的比例仍值得商榷。此外，现代的就医人群已对骨科医师提出了更高的要求，即不仅要获得良好的最终治疗结果，而且希望治疗过程中尽量减少痛苦，在骨折愈合期间有相对高的生活质量，甚至仍能够从事一些工作。那种令患者在石膏加外展架上苦撑苦熬数个月，夜间无法平卧的传统治疗方式很难为多数患者所接受。依现代的治疗观点，闭合治疗的适应证应结合患者的具体情况认真审视后而定。

1.适应证

可供参考的适应证如下。

(1)移位不明显的简单骨折（AO 分类：A_1、A_2、A_3）。

(2)有移位的中、下 1/3 骨折（AO 分类：A_1、A_2、A_3 或 B_1、B_2）经手法整复可以达到功能复位标准的。

2.闭合治疗的复位标准

肱骨属非负重骨，轻度的畸形愈合可由肩胛骨代偿，其复位标准在四肢长骨中最低，其功能复位的标准为：2 cm 以内的短缩，1/3 以内的侧方移位、20°以内的向前、30°以内的外翻成角以及 15°以内的旋转畸形。

3.常用的闭合治疗方法

(1)悬垂石膏：应用悬垂石膏法治疗肱骨干骨折已有半个多世纪的历史，目前在国内外仍有相当多的骨科医师在继续沿用。此法比较适合于有移位并伴有短缩的骨折或者斜形、螺旋形的骨折。悬垂石膏应具有适当的重量，避免过重或过轻，其上缘至少应超过骨折断端 2.5 cm 以上，下缘可达腕部，屈肘 90°，前臂中立位，在腕部有三个固定调整环。在石膏固定期间，前臂需始终维持下垂，以便提供一向下的牵引力。患者夜间不宜平卧，而采取坐睡或半卧位（这是使用悬垂石膏的不便之处）。吊带需可靠地固定在腕部石膏固定环上，向内成角畸形可通过将吊带移至掌侧调整，反之向外成角则通过背侧的固定环调整。后成角和前成角，可利用吊带的长短来调整，后成角时加长吊带，而前成角则缩短吊带。使用悬垂石膏治疗应经常复查拍 X 线片，开始时为1～2周，以后可改为 2～3 周或更长的间隔时间。石膏固定期间应注意功能锻炼，如握拳、肩关节活动等，减少石膏固定引起的不良反应。对某些患者，如肥胖或女性，可在内侧加一衬垫，以免由于过多的皮下组织或乳房造成的成角畸形。当骨折的短缩已经克服、骨折已达到纤维性连接时，可更换为 U 形石膏。

悬垂石膏曾成功地治愈过许多患者，但也不乏骨折不愈合或延迟愈合的例子。故治疗期间应注意密切观察，若固定超过 3 个月仍无骨折愈合迹象，已出现废用性骨质疏松时，应考虑改用其他方法，如切开复位内固定加自体植骨，不要一味地坚持下去，以避免最后因严重的废用性骨质疏松导致连内固定的条件都不具备，丧失有利的治疗时机，对中老年患者更应注意这点。

(2)U 形或 O 形石膏：多用于稳定的中下 1/3 骨折复位后，或应用其他方法治疗肱骨干骨折后的继续固定手段。所谓 U 形即石膏绷带由腋窝处开始，向下绕过肘部，再向上至三头肌以上。若石膏绷带再延长一些，使两端在肩部重叠则成为 O 形石膏。U 形石膏有利于肩、腕和手部的关节功能锻炼（图 13-37），而 O 形石膏的固定稳定性更好一些。

(3)小夹板固定：对内外成角不大者，可采用二点直接加压方法（利用纸垫）；对侧方移位较多，成角显著者，常可用三点纸垫挤压原理，以使骨折达到复位。不同水平的骨折需用不同类型的小夹板，如上 1/3 骨折用超肩关节小夹板，中 1/3 骨折用单纯上臂小夹板，而下 1/3 骨折需用超肘关节小夹板固定。其中尤以中 1/3 骨折的固定效果最为理想（图 13-38）。

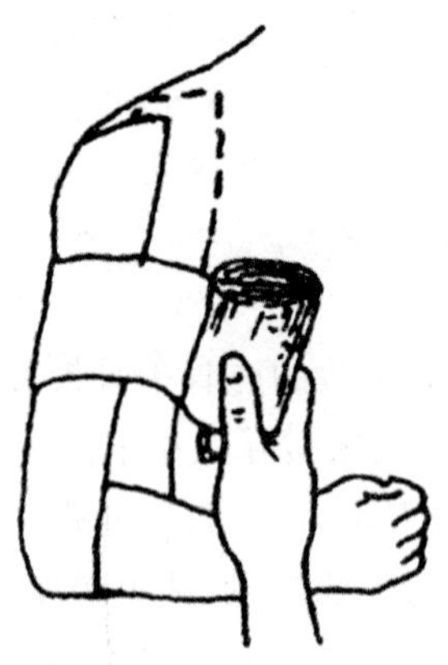

图 13-37　U 形石膏

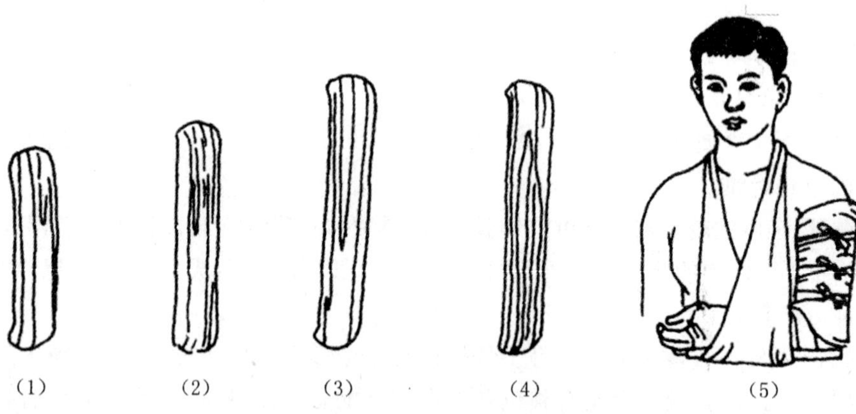

(1)　(2)　(3)　(4)　(5)

图 13-38　小夹板固定治疗肱骨干骨折

(1)内侧小夹板;(2)前侧小夹板;(3)后侧小夹板;(4)外侧小夹板;(5)小夹板固定后的外形

利用小夹板治疗肱骨干骨折时,经治医师需密切随诊,观察病情的变化,根据肢体肿胀的程度随时调整夹板的松紧度,避免因固定不当而引起并发症,同时鼓励患者在固定期间积极锻炼患肢功能。

(4)其他治疗方法:采用肩人字石膏、外展架加牵引或鹰嘴骨牵引等治疗肱骨干骨,但多数情况下已经较少使用。

(二)手术治疗

如果能够正确掌握手术指征并配合以高质量手术操作,绝大多数的肱骨干骨折可以正常愈合。同时可以减少因长期石膏或小夹板等外固定带来的邻近关节僵硬、肌肉萎缩和废用性骨质疏松等不利影响,甚至可在在固定期间从事某些非负重性工作,治疗期的生活质量相对较高。不利的方面是:所花费用较多,需二次手术取出内固定物,手术本身具有一定的风险等。

1. 手术治疗的适应证

(1)绝对适应证:①保守治疗无法达到或维持功能复位的。②合并其他部位损伤,如:同侧前臂骨折、肘关节骨折、肩关节骨折,伤肢需早期活动的。③多段骨折或粉碎性骨折(AO 分型:B_3、C_1、C_2、C_3)。④骨折不愈合。⑤合并有肱动脉、桡神经损伤需行探查手术的。⑥合并有其他系统特殊疾病而无法坚持保守治疗的,如严重的帕金森病。⑦经过 2～3 个月保守治疗已出现骨折延迟愈合现象,开始有废用性骨质疏松的(如继续坚持保守治疗,严重的废用性骨质疏松可导致失去切开复位内固定治疗的机会)。⑧病理性骨折。

(2)相对适应证:①从事某些职业对肢体外形有特殊要求,不接受功能复位而需要解剖复位的。②因工作或学习需要,不能坚持较长时间的石膏、夹板或支具牵引固定的。

2. 手术治疗的方法

(1)拉力螺丝钉固定:单纯的拉力螺钉固定只能够用于长螺旋形骨折,而且术后常需要外固定保护一段时间，优点是骨折段软组织剥离较少，骨折断端的血运影响小，正确使用可缩短骨折愈合时间。

(2)接骨钢板固定：尽管带锁髓内钉的使用趋于增多，但现阶段接骨钢板仍在较广的范围内继续应用，缘于其操作简单，易于掌握，无需C形臂X线透视等较高档辅助设备。钢板应有足够长度，螺钉孔数目不得少于6孔，最好选用较宽的4.5 mm动力加压钢板(DCP或LC-DCP)，远近骨折段至少各由3枚螺钉固定，以获得足够的固定强度。对于短斜形骨折尽量使用1枚跨越骨折线的拉力螺钉，而粉碎性骨折最好同时植入自体松质骨(图13-39)。AO推荐的手术入路是后侧切口(Henry1966)，将钢板置于肱骨干的后侧，而且在骨折愈合后不再取出。但国内多数骨科医师愿意采用上臂前外侧入路，将钢板放置在骨干的前外侧，在骨折愈合后取出内固定物也相对比较容易。

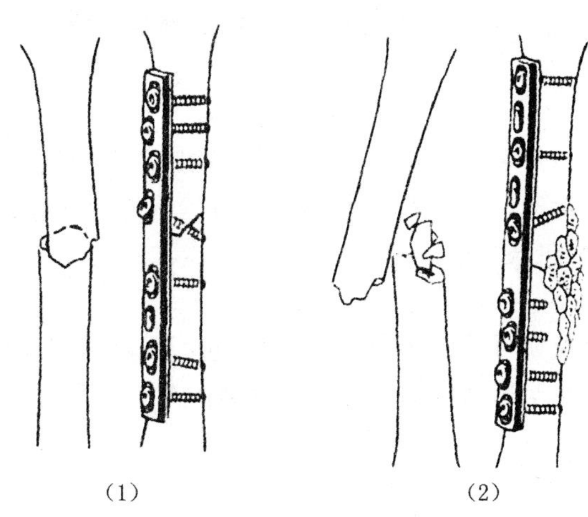

图13-39 肱骨干骨折钢板螺钉内固定

(1)横形骨折的固定方法；(2)如为粉碎性骨折应Ⅰ期自体松质骨植骨

(3)带锁髓内针固定：随着带锁髓内针的普及应用，以往的Rush针或V形针、矩形针已较少使用。使用带锁髓内针的优点是：软组织剥离少，术后可以适当负重，用于粉碎性骨折时其优点更为突出。由于是带锁髓内针，其尾端部分基本与肱骨大结节在同一平面，对肩关节功能影响不大(近期可能有一定影响)。使用时刻采用顺行或逆行穿针方法，与股骨或胫骨不同的是，其近端锁钉一般不穿过对侧皮质(避免损伤腋神经)，而远端锁钉最好采用前后方向(避免损伤桡神经)(图13-40)。

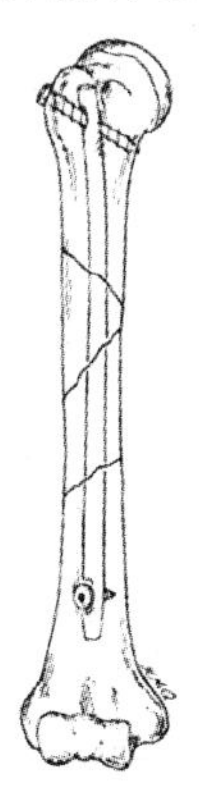

图13-40 髓内针治疗肱骨干骨折(顺行穿针)

(4)外固定架固定：从严格意义上讲，外固定架固定是一种介于内固定和传统外固定之间的一种固定方式，其有创、有固定针进入组织内穿过两侧皮质，必要时可切开直视下复位。优点是：创伤小，固定相对可靠，愈合周期比较短，不需二次手术取出内固定物，对邻近关节干扰小。缺点是：针道可能发生感染，尽管其固定物已经比其他外固定方式轻便了许多，但仍有不便，用于中上1/3骨折时可能影响肩关节活动。肱骨干骨折多用单边固定方式，有多种比较成熟的外固定架可供选择，治疗成功的关键在于熟悉和正确使用，而不在于外固定架本身。

(5)Ender针固定:采用多根可屈件的髓内针——Ender针固定,现国内少数医院的医师仍在应用。利用不同方向插针和三点固定原理,可较好地控制骨折端的旋转,成角。操作比较简单,既可顺行也可逆行打入。术前需要准备比较齐全的规格、型号,包括不同长度和直径的Ender针。切忌强行打入,否则可造成骨质劈裂和髓内针穿出髓腔。

六、护理要点

1.固定的患者护理

可平卧,要保持固定不移位,悬垂石膏固定患者取坐位或半卧位,以保证下垂牵引作用。内固定术后宜取半卧位,患肢下垫枕,减轻肿胀。伴有桡神经损伤者,注意观察神经恢复情况。石膏或夹板固定者,密切观察患肢血运。术后观察伤口渗血情况。

2.功能锻炼

骨折1周内,做患侧上臂肌肉的主动舒缩活动,握拳、伸曲腕关节、小幅度的耸肩运动。伴桡神经损伤者,可被动进行手指的主动屈曲活动。2～3周后可做肩关节内收外展活动。4周后可做肩部外展、外旋、内旋、后伸,手爬墙等运动以恢复患肢功能。

3.健康指导

向患者解释,肱骨干骨折复位后可遗留20°以内向前成角,30°以内向外成角,不影响功能。伴桡神经损伤者伸指伸腕功能障碍,要鼓励坚持功能锻炼。嘱其分别在术后第1、第3、第6个月复查X线,伴桡神经损伤者,应定期复查肌电图。

(冯博学)

骨与关节创伤

（下）

陈　磊等◎编著

吉林科学技术出版社

第十四章　肘部及前臂损伤

第一节　尺桡骨茎突骨折

一、桡骨茎突骨折

单纯桡骨茎突骨折临床上较为少见，在20世纪初，也被称为Hutchinson骨折。

（一）损伤机制

直接暴力或间接暴力均可引起此类骨折，但以间接暴力引起为多见。直接暴力常由汽车摇柄直接打击而骨折。间接暴力常为跌倒时手掌着地，暴力沿腕舟骨冲击桡骨下端而致骨折。

（二）分类

按桡骨茎突骨折的受伤机制分为：①横形骨折：常为间接暴力手掌着地所致，骨折线为横形，从外侧斜向关节面（图14-1）。②桡骨茎突撕脱性骨折：此类骨折块甚小，并向远侧移位，损伤机制为受伤时腕关节强力尺偏，桡侧副韧带牵拉桡骨茎突而造成。

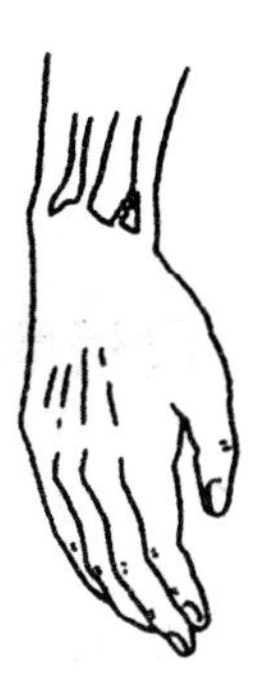

图14-1　桡骨茎突骨折

（三）临床表现

伤后桡骨茎突处出现肿胀，疼痛。桡骨茎突处压痛明显，并有较明显的骨擦音。

（四）影像学检查

侧位X线片不易见到骨折。正位X线片，可见一横形骨折线，骨折线从外侧斜向关节面，骨折块常为三角形。很少有移位，如有移位，常向背侧桡侧移位。

（五）治疗

大部分桡骨茎突骨折均可通过手法复位石膏外固定而治愈。手法复位的方法为：术者一手握着患者之手略尺偏，纵形牵引，另一手持腕部，其拇指于骨折片近侧向下并向尺侧推压即可得到满意的复位。复位后采用短臂石膏固定于腕中立位，轻度尺偏位5～6周（图14-2）。

通过手法复位如骨折块不稳定或再移位，可行经皮克氏针内固定或行切开复位克氏针或加压松质骨螺钉内固定。

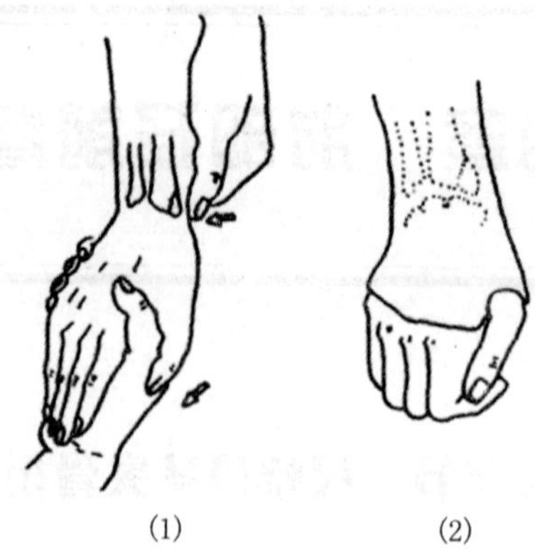

(1) (2)

图 14-2 手法治疗
(1)手法复位;(2)石膏外固定

二、尺骨茎突骨折

单纯尺骨茎突骨折极为少见,临床上常与 Colles 骨折并发损伤。单纯尺骨茎突骨折常为跌倒时手旋前尺偏着地而造成。尺骨茎突骨折处局部轻度肿胀、疼痛,常与扭伤不易区别,但通过腕部 X 线拍片即可得到准确的诊断。

治疗:单纯尺骨茎突骨折可行牵引下手法复位,短臂石膏托固定前臂于中立位,腕关节尺偏位 4 周即可。但大部分尺骨茎突骨折很难达到骨性愈合。近几年,有许多学者主张对不稳定性的尺骨茎突骨折应早期行切开复位,螺钉加张力带内固定。如尺骨茎突骨折发生骨不愈合,局部疼痛较重,压痛明显时可考虑行手术切除骨不愈合的尺骨茎突。

(白德磊)

第二节 尺骨鹰嘴骨折

一、损伤机制

直接暴力作用于肘关节后侧面,即尺骨鹰嘴后方,跌落伤致上肢受伤,间接作用于肘关节,均可发生鹰嘴骨折。不容置疑的是,肌肉肌腱的张力,包括静态和动态,所产生的应力决定了骨折出现的类型和移位程度。若肘关节遭受到了特别大的暴力或高能量损伤,强大的外力直接作用于前臂近端后侧,使尺桡骨同时向前移位,由于肱骨滑车对尺骨鹰嘴的阻挡,致使其在冠状突水平发生骨折,在骨折端和肱桡关节水平产生明显不稳定。表现为鹰嘴的近骨折端常常向后方明显移位,而尺骨的远骨折端则会和桡骨头一起向前方移位,称为“骨折脱位”或“经鹰嘴的肘关节前脱位”。由于常常是直接暴力创伤所致,故鹰嘴或尺骨近端的骨折大多呈粉碎状,而且多合并有冠状突骨折。这种损伤比单纯的鹰嘴骨折要严重得多。如果尺骨鹰嘴或尺骨近端骨折不能获得良好的解剖复位和稳定的内固定,则易出现持续性或复发性畸形。

二、临床表现

由于尺骨鹰嘴骨折属关节内骨折,所有的尺骨鹰嘴骨折都包含有某种程度的关节内部分,故常常发生关节内出血和渗出,这将导致鹰嘴附近的肿胀和疼痛。骨折端可以触及凹陷,并伴有疼痛及活动受限。肘关节不能抗重力伸肘是可以引出的一个最重要体征。它表明肱三头肌的伸肘功能丧失,伸肌装置的连续性中断,并且这个体征的出现与否常常决定如何确定治疗方案。因为尺骨鹰嘴骨折有时合并尺神经损伤,特别是在直接暴力导致严重、广泛、粉碎性骨折时，更易合并尺神经损伤，故应在确定治疗方案之前仔细判断或评定神经系统的功能，以便及时进行处理。

三、放射学检查

在评估尺骨鹰嘴骨折时，最容易出现的一个错误是不能坚持获得一个真正的肘关节侧位X线片。在急诊室常常获得的是一个有轻度倾斜的侧位X线片，它不能充分判断骨折线的准确长度、骨折粉碎的程度、半月切迹处关节面撕裂的范围以及桡骨头的任何移位。应尽可能获得一个真正的肘关节侧位X线片，以准确掌握骨折的特点。前后位X线平片也很重要，它可以呈现骨折线在矢状面上的走向。若桡骨头也同时发生了骨折，在侧位X线片上可以沿骨折线出现明显挛缩，并且没有成角或移位。

四、骨折分类

有几种分类方法，每一种分类都有其优缺点，但没有一种分类能够全面有效地指导治疗以及合理地选择内固定物。有些学者将鹰嘴骨折仅分为横形、斜形和粉碎性3种类型。有的将其分为无移位或轻度移位骨折、横形或斜形移位骨折、粉碎性移位骨折以及其他4种类型。Home(1981年)按骨折线位于关节面的位置将骨折分为近侧中段和远侧三种类型。Holdsworth(1982年)增加了开放骨折型。Morrey(1995年)认为骨折移位超过3 mm应属移位骨折。Graves(1993年)把儿童骨折分为骨折移位小于5 mm、骨折移位大于5 mm和开放骨折3型。Mayo Clinic提出的分型是：1型，无移位，1a型为非粉碎骨折，1b型是粉碎骨折；2型，骨折移位，但稳定性良好，移位大于3 mm，侧副韧带完整，前臂相对于肱骨稳定，2a是非粉碎骨折，2b属粉碎骨折；3型，骨折移位，不稳定，前臂相对于肱骨不稳定，是一种真正的骨折脱位，3a无粉碎骨折，3b有粉碎骨折。显然，对粉碎性骨折、不稳定者治疗最困难，预后也最差。

现在临床上应用比较流行的是Colton(1973年)分类，它简单实用，易于反映骨折的移位程度和骨折形态。1型，骨折无移位，稳定性好；2型，骨折有移位，又分为撕脱骨折、横断骨折、粉碎性骨折、骨折脱位。①无移位骨折是指移位小于2 mm，轻柔屈曲肘关节至90°时骨折块无移位，并且可抗重力伸肘，可以采取保守治疗。②撕脱骨折(avulsion fractures)：在鹰嘴尖端有一小的横形骨折块(近骨折端)，与鹰嘴的主要部分(远骨折端)分开，最常见于老年患者。③斜形和横形骨折(oblique and transverse fractures)：骨折线走行呈斜形，自接近于半月切迹的最低处开始，斜向背侧和近端，可以是一个简单的斜形骨折，也可以是由于矢状面骨折或关节面压缩性骨折所导致的粉碎性骨折折线的一部分。④粉碎性骨折(comminuted fractures)：包括鹰嘴的所有粉碎骨折，常因直接暴力作用于肘关节后方所致，常有许多平面的骨折，包括较常见的严重的压缩性骨折块，可以合并肱骨远端骨折、前臂骨折以及桡骨头骨折。⑤骨折－脱位(fracture-dislocation)：在冠状突或接近冠状突的部位发生鹰嘴骨折，通过骨折端和肱桡关节的平面产生不稳定，使得尺骨远端和桡骨头一起向前脱位，常继发于严重创伤，如肘后方直接遭受高能量撞击等。更为重要的是，骨折的形态决定了这种骨折需要用钢板进行固定，而不是简单地用张力带固定。

五、治疗方法

(一)无移位的稳定骨折

屈肘90°固定1周，以减缓疼痛和肿胀；然后在理疗师的指导下进行轻柔的主动屈伸训练。伤后1周、2周、4周复查X线片，防止骨折再移位。

(二)撕脱骨折

首选张力带固定(图14-3)，亦可进行切除术，将肱三头肌腱重新附丽，主要是根据患者的年龄等具体情况来决定。

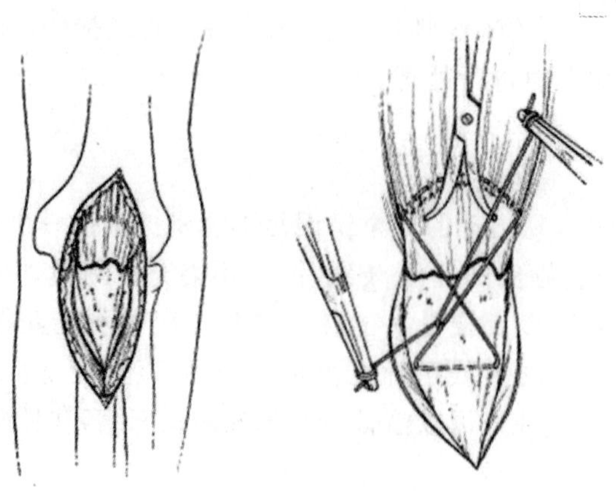

图 14-3 张力带钢丝

(三)无粉碎的横断骨折

应行张力带固定。可采取半侧卧位,肘后方入路,注意保护肱三头肌腱在近骨折块上的止点,可用6.5拉力螺丝钉加钢丝固定;若骨折块较小,则可用 2 枚克氏针加钢丝盘绕固定(图14-4)。

(四)粉碎的横断骨折

应行钢板固定。若用张力带固定,可导致鹰嘴变短,活动轨迹异常,关节面变窄,造成关节撞击,活动受限。最好用克氏针加钢丝,再加上钢板固定。有骨缺损明显者,应行一期植骨,以防止关节面塌陷和鹰嘴变形。

(五)伴有或不伴有粉碎的斜形骨折

用拉力螺钉加钢板固定最为理想,有时亦可用张力带加拉力螺丝钉固定,或用重建钢板固定,1/3 管状钢板易失效。重建钢板不要直接放置在尺骨背侧,否则极易出现伤口的问题,可沿尺骨外侧缘固定。若骨折粉碎,则不宜用张力带固定,最好用钢板固定并行植骨术。重建钢板在强度上优于 1/3 管状钢板,且厚度小于 DCP,钢板近端的固定非常重要,可使用松质骨螺丝钉,但注意不要进入关节内。

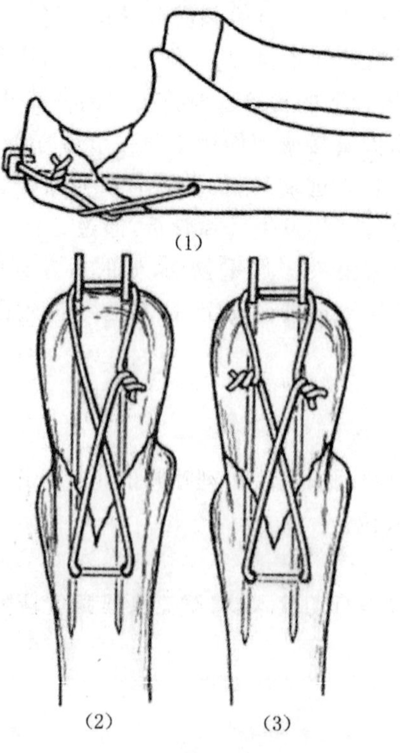

图 14-4 8 字钢丝固定

(六)斜形骨折

适宜于拉力螺丝钉固定,比较理想的是拉力螺钉加中和钢板,或拉力螺钉通过中和钢板的钉孔拧入。对骨折端的加压应小心。

(七)单纯的粉碎骨折

无尺骨和桡骨头脱位以及无前方软组织撕裂者,可行切除术,肱三头肌腱用不吸收缝线重新附丽于远骨折端,术后允许肘关节早期活动。重要的是要保持侧副韧带,特别是内侧副韧带前束的完整,以保证肘关节的稳定。若骨折累及尺骨干,则不能进行切除术,可行张力带加钢板固定,有骨缺损者应一期植骨。

(八)骨折脱位型

骨与软组织损伤严重,应切开复位内固定,可用钢板加张力带固定。骨折块的一期切除应慎重,否则可致肘关节不稳定。

(九)开放性骨折

内固定并不是禁忌,但需彻底清创。若对鹰嘴的软组织覆盖有疑问,应行局部皮瓣或游离组织转移。有时可延期行内固定治疗。

(白德磊)

第三节 桡骨小头骨折

一、桡骨小头骨折的创伤机制

桡骨小头部骨折临床并不少见,急诊检查易误诊,延误治疗,结果导致肘关节创伤性关节炎,或者影响前臂旋转功能。创伤机制为传导暴力,患者跌倒时,肘关节呈半屈曲位手掌着地。由于肘部提携角的存在,肘部外翻,暴力经桡骨向上传导,使桡骨小头冲击肱骨小头而致骨折。前臂外翻角度越大,单纯桡骨小头骨折的机会越多。桡骨小头骨折时,根据创伤暴力的作用方向与大小,常同时发生肱骨内上髁骨折、尺骨鹰嘴骨折、尺骨近端骨折、肘关节后脱位。Masson 将桡骨小头骨折分为 4 种类型:Ⅰ型,无移位的桡骨小头骨折;Ⅱ型,骨折块有移位;Ⅲ型,粉碎性骨折,桡骨头常碎裂分离;Ⅳ型,桡骨小头粉碎性骨折并发肘关节脱位。

二、桡骨小头骨折的临床症状与诊断

患者有明确的外伤史,前臂近端外侧肿胀、压痛。伤肘常呈半屈曲位,不愿活动。前臂旋转受限,尤以旋后明显。肘部 X 线正侧位片即可确诊。

三、桡骨小头骨折的治疗

无移位或者轻度嵌插骨折采用肘部功能位固定,3 周后开始功能活动,预后较好。

桡骨小头骨折移位明显、塌陷骨折应在臂丛麻醉下行手法整复。患者仰卧位,上肢外展,肘屈曲位对抗牵引。术者用拇指触及移位的桡骨小头,根据 X 线片提供的骨折移位方向,在助手旋转前臂的同时用拇指用力推压,复位。一般认为小儿桡骨小头骨折复位后,桡骨头倾斜成角在 30°以内,侧方移位小于1/3,随着骨折愈合再塑形,日后对肘关节功能影响不大。复位后屈肘 90°前臂旋中位固定 3 周。

对于桡骨头骨折,嵌插较紧,手法复位困难时,可以在透视下,穿入克氏针撬拨复位。穿针时注意不要损伤桡骨小头前外侧的桡神经。

骨折复位不满意时,应行切开复位,克氏针内固定。对于成年人粉碎性骨折,关节面破坏大于 1/3,或

者骨折后治疗较晚，主张行桡骨小头切除术。桡骨小头切除术可以延期施行，待局部软组织创伤恢复后手术，术后仍然可以获得较好的功能。

手术方法：臂丛麻醉下，以桡骨小头为中心S形切口。于尺侧腕伸肌与肘后肌之间分离。显露肱桡关节，此时关节囊多已破裂，仔细确定骨折移位方向，检查桡骨头关节面的情况。直视下手法或借助于骨膜剥离器，将桡骨小头撬起复位，准确对位后，打入克氏针或者可吸收螺钉固定。如果桡骨小头呈粉碎状，关节面严重破坏，或者陈旧性骨折，则清除骨折片，继续向桡骨干方向切开骨膜，剥离至桡骨结节部，于桡骨结节近侧横形切断，取出桡骨头。桡骨头内固定术后，肘部固定3～4周后开始功能活动。桡骨头切除用肘部石膏托固定肘屈曲90°位一周后去除，开始练习前臂旋转活动。

（白德磊）

第四节　尺骨冠突骨折

尺骨冠突是尺骨半月关节面的一部分，它可阻止尺骨向后脱位，阻止肱骨向前移位，防止肘关节过度屈曲对维持肘关节的稳定性起重要作用。冠突边缘有肘关节囊附着，前面为肱肌附丽部，尺骨冠突骨折常合并肘关节脱位及肘部骨折，临床上并不少见，常见报道15%肘关节后脱位患者可合并尺骨冠突骨折。而单纯的尺骨冠突骨折较少，多为肱肌猛烈收缩牵拉造成的撕脱性骨折。冠突骨折常并发肘关节的后脱位，如处理不当，可产生创伤性关节炎、疼痛和功能障碍。

一、应用解剖和损伤机制

尺骨冠突在尺骨鹰嘴切迹前方，与鹰嘴共同构成切迹，冠突在切迹之前方与肱骨滑车形成关节，并与外侧桡骨头一起构成肘关节（尺肱桡关节），借助环状韧带，尺桡骨紧密相合，并互成尺桡上关节。尺骨冠突不仅是肱尺关节的主要组成部分，而且也是肘关节内侧副韧带前束，前关节束和肱肌的附着点，起阻止肱二头肌、肱肌和肱三头肌牵拉尺骨向肘后移位的作用，是维持肘关节稳定的主要结构。

冠突有三个关节面，与滑车关节面相合，关节面互相移行。冠状高度是指尺骨冠突尖到滑车切迹的最低点的垂直距离，高的为1.5 cm，低的0.9 cm，儿童的发育4岁时最快，至14～16岁大致长成。

当暴力撞击手掌，冠突受到传导应力，与肱骨滑车相撞。若暴力足以大到引起冠突骨折时，会造成冠突不同程度的骨折，进而发生肘关节后脱位。研究表明，冠突的损伤会对肘关节的稳定性产生影响；与此同时，附丽于冠突前下的肱肌强力收缩还引起间接暴力的冠突撕脱骨折。

二、临床分类

Regan和Marry在1984年将冠突骨折分三种类型（图14-5）。

Ⅰ型骨折：冠突尖小骨片骨折（又称撕脱骨折），骨块常游离关节腔内或附着于关节囊壁上。

Ⅱ型骨折：50%的冠突骨折，伴肘关节不稳定，临床上往往行手法石膏外固定，必要时行切开复位内固定。

Ⅲ型骨折：冠突基底部骨折，如有移位常伴肘关节后脱位。如冠突骨折无移位者，可单纯石膏固定。临床上偶见冠突纵形骨折合并尺骨鹰嘴骨折，治疗方法同尺骨鹰嘴。

根据解剖及临床文献报道，尺骨冠突内侧缘高度1/2处为尺侧副韧带前束的附着部，冠突骨折常合并该韧带的损伤，而尺侧副韧带前束是肘关节内侧副韧带的主要结构，对肘关节内侧稳定具有重要作用。因此，尺骨冠突骨折的分型应考虑尺侧副韧带前束损伤情况。

此外，还按骨折形态分类，斜形抑或横形骨折，通过冠突骨折与否各有异同，其预后亦有不同。O'Driscoll从冠突关节面作了骨折分类。

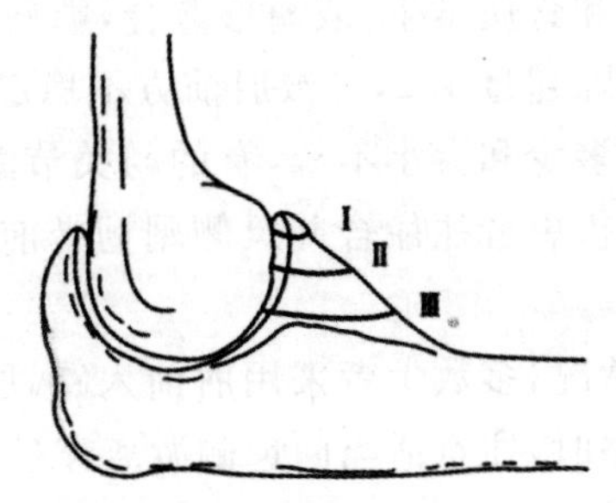

A.尺骨冠突骨折的Regan-Morrey分类

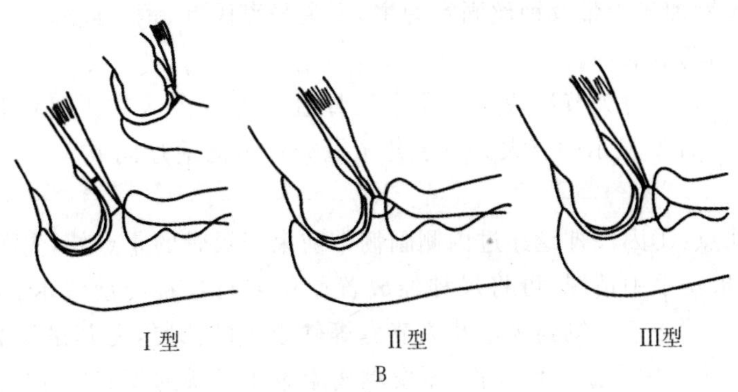

图 14-5 尺骨冠突骨折的分类分型

三、诊断

临床上出现的关节肿胀、出血和肘关节的功能障碍情况，仅能提示可疑骨折，而借以确诊的唯一依据是作 X 线检查，可见冠突残缺和骨折线，骨片上移，偶可进入肱尺关节囊内，影响功能。从 X 线片上观察半月切迹是否圆滑，若不圆滑而出现阶梯样，则提示发生骨折，可作为诊断的一个重要指标。骨片进入关节内，以 CT 扫描最形象地描记出部位、骨片大小，必要时亦可行 CT 三维重建检查。

四、治疗

(一)非手术治疗

适用于冠突骨折骨块小或没有移位的患者。仅用石膏托固定，肘关节于屈曲 80°～90°位。2 周解除石膏托，开始活动肘关节，并继续作颈腕带悬吊，间歇行主动肘关节功能锻炼。对骨折块较大，可行手法复位，石膏外固定方法。

(二)手术治疗

O'Driscoll 认为维持尺关节的稳定须具备 3 个条件：完整的关节面、完整的内侧副韧带前束和桡侧副韧带复合体。所以对尺骨冠突骨折的手术治疗，首先恢复骨性解剖结构，其次应重视内侧副韧带的修复和重建，以期获得一个稳定的关节。对关节腔内游离骨块或骨块较大，手法复位失败的患者，均可考虑手术治疗。避免因非手术治疗因神经或肌肉损伤的忽视而造成后期预后不良、活动度降低等现象。

(1)关节腔内的游离骨切摘除术(Ⅰ型)。对较小的冠突骨折，游离于关节腔内，影响肘关节的活动，应行骨块摘除。有条件者，可行肘关节镜下骨块摘除术。

(2)大块冠突骨折，影响尺骨半月关节面。为恢复滑车的屈戌关节的稳定性，应进行切开复位与内固定。AO 提出开放整复，螺钉内固定方法，从尺侧入路，辨认并保护尺神经，用一薄凿将肱骨内上髁截骨，将内上髁连同附着肌肉和尺神经一起牵向前方，切开关节囊，即可充分显露骨折部，此时可在直视下将冠突复位，并从尺骨背侧穿入螺钉固定，然后再复位内上髁，用预先准备好的螺钉固定，同时检查前关节囊、肱肌和内侧副韧带前束止点，如有损伤一并缝合。最后将尺神经放回原位或行前置术。冠突骨折超过1/2高度必须良好复位，近特制螺钉固定尤为推崇。

(3)冠突切除术。对于冠突骨折愈合和骨质增生,或畸形愈合,影响肘关节正常屈曲时,应手术切除冠突。一般以不超1/2冠突高度为限;如切除超过1/2,可致肘前方不稳定。

对于尺骨冠突粉碎性骨折,由于碎片多少和大小不等,有的与关节囊相连,有的游离于关节腔内影响关节屈曲功能,所以应手术摘除。Ⅲ型骨折患者往往合并尺侧副韧带前束断裂。在冠突骨折的切开内固定时,一定要修复或重建前束。

目前根据骨折类型及肘部合并伤等情况,多数学者采用肘前入路,肘前入路可避开尺神经,直接行冠突骨折的复位内固定术。但采用肘前入路时,注意适当向远侧游离穿过旋前圆肌深浅头的正中神经,防止术中过度牵拉,产生神经症状或损伤正中神经支配前臂屈肌及旋前圆肌的分支。内固定物可选用螺钉包括小的可吸收螺钉或克氏针加张力带及钢丝固定为主,不主张克氏针、钢丝或缝线单一固定。要求尽量牢固固定,争取早期肘关节的功能锻炼。

儿童冠突骨折少见,常合并肘关节后脱位。儿童尺骨冠突骨折在X线上显示骨块虽小,但周围有软骨,因此实际上骨块比X线片所显示的要大。对于儿童冠突骨折的治疗同成人相同。由于儿童冠突骨折大都较易愈合,预后良好。

手术时应注意以下几点:①因尺神经穿过内侧副韧带前束于尺骨的止点外,先游离尺神经并牵开加以保护,避免损伤之。术终根据手中情况,可将尺神经放置原位或行尺神经前置术。②内固定尽量留于背侧,以利肘关节功能练习。③注意尺侧副韧带及关节囊等软组织的修复,尤其是尺侧副韧带前束的修复,以防产生肘外翻不稳定。④术中注意微创操作,不要剥离附着于骨块的关节囊等软组织,以防发生骨化性肌炎。⑤冠突骨折多为复杂骨折的一部分,应重视合并症,尤其是肘部合并伤,也是影响预后的重要因素。⑥内固定要加强,争取早期行肘关节的主、被动功能练习,提高治疗效果。

当冠突骨折合并桡骨小头骨折和肘关节脱位谓肘部“恐怖三联征”,应引起重视,诊断时有时须借助X线和CT三维重建,采用特别螺钉,后期采用人工桡骨小头替代切除桡骨小头,有些则不得不采取人工肘关节置换。

五、并发症

(一)早期并发症

可因肘关节屈曲固定时间过长,影响肘关节的活动功能或在锻炼中引起疼痛。

(二)后期并发症

在冠突骨折合并肘关节脱位和臂部软组织有广泛撕裂时,偶可发生肘关节的纤维性僵直。当冠突骨折块落入关节腔内,较难退出,而形成关节内的游离体,游离骨块对关节面造成损伤或发生交锁。因此,关节内骨块一经确认,就需尽早切除。当晚期骨折处骨质增生,形成骨化性肌炎骨突,严重妨碍肘关节活动。

部分冠突骨折术后关节活动范围稍差,但肘关节稳定性良好。关节活动范围减少的常见的原因为关节粘连,另外可能与重建骨无软骨而致术后发生创伤性关节炎有关。因此,在今后的临床中可考虑采用带软骨面且有血供的骨块或人工冠突假体重建,以期术后肘关节功能良好恢复,减少肘关节退变和发生骨性关节炎的可能,提高冠突骨折治疗的效果。

(白德磊)

第五节　桡骨干骨折

桡骨干单骨折比较少见,患者多为青、少年。桡骨的主要功能是参与前臂的旋转活动和支持前臂。桡骨干上1/3骨质较坚固,具有丰厚的肌肉包裹,不易发生骨折,中、下1/3段肌肉逐渐变为肌腱,容易受直接暴力打击而骨折。在桡骨中、下1/3交界处,为桡骨生理弯曲最大之处,是应力上的弱点,故骨折多发生于此处。

一、病因病理

直接暴力和间接暴力均可造成桡骨干骨折，但多由间接暴力所致。直接暴力多为重物打击于前臂桡侧所造成，以横断或粉碎骨折较常见。间接暴力多为跌倒时手掌撑地，因暴力向上冲击，作用于桡骨干所致，以横断或短斜形骨折较常见。桡骨干骨折，因有尺骨支持，骨折端重叠移位不多，而主要是肌肉造成的旋转移位。在幼儿多为不全或青枝骨折。成人桡骨干上 1/3 骨折时，附着于桡骨结节的肱二头肌及附着于桡骨上 1/3 的旋后肌，拉骨折近段向后旋移位；而附着于桡骨中部及下部的旋前圆肌和旋前方肌，拉骨折远段向前旋转移位。桡骨干中 1/3 或中下 1/3 骨折时，骨折位于旋前圆肌终止点以下，因肱二头肌与旋后肌的旋后倾向，被旋前圆肌的旋前力量相抵消，骨折近段就处于中立位，而骨折远段被附着于桡骨下端的旋前方肌的影响而向前旋转移位。

二、临床表现与诊断

骨折后局部疼痛、肿胀、压痛和纵向叩击痛。完全性骨折时，可有骨擦音，较表浅的骨段骨折，可触及骨折端。不完全性骨折症状较轻，尚有部分旋转功能。前臂 X 线正侧位片可明确骨折部位和移位情况，拍摄 X 线片时，应包括上、下尺桡关节，注意检查是否有尺桡关节脱位。

三、治疗

无移位的骨折，先将肘关节屈曲至 90°，矫正成角畸形，再将前臂置于中立位，用前臂夹板或长臂管型石膏固定 4～6 周。对有移位的骨折应以手法整复夹板固定为主。

（一）手法复位夹板固定法

1. 手法复位

患者平卧，麻醉下，患肩外展，屈肘 90°。一助手握住肘上部，另一助手握住腕部。两助手作对抗牵引，骨折在中或下 1/3 时，前臂置中立位，在上 1/3 置稍旋后位，牵引 3～5 分钟，待骨折重叠移位矫正后，进行夹挤分骨。在牵引分骨下，术者一手固定近侧断端，另一手的拇指及食、中、环三指，捏住向尺侧倾斜移位远侧断端，并向桡侧提拉，矫正向尺侧移位。若有掌背侧移位可用折顶提按法，加大骨折断端的成角。术者一手将向掌侧移位的骨折端向背侧提拉，另一手拇指将向背侧移位的骨折端向掌侧按捺，一般都可复位成功。

手法整复要领：桡骨骨折后可出现重叠、成角、旋转、侧方移位等 4 种畸形，其中断端的短缩、成角和侧方移位是在暴力作用时发生，而旋转移位则是在骨折以后发生的。由于前臂的主要功能是旋转活动，故如何纠正旋转移位就成为整个治疗的关键。由于有尺骨的支撑，桡骨骨折的短缩重叠移位甚少，但常有桡骨骨折端之间的旋转畸形存在。因此，在整复时，只有恰当地处理好这个主要移位，才能为纠正其他移位创造条件。如上 1/3 骨折，为旋前圆肌止点以上的骨折，则骨折端是介于两旋转肌群之间，近侧断端只有旋后肌附着，则近折端处于旋后位，远折端只有旋前肌附着，则远折端相对旋前，按照骨折远端对近端的原则，首先应将前臂牵引纠正至稍旋后位，以纠正远折端的旋前移位。如桡骨中、下 1/3 骨折，近折端有旋后肌与旋前肌附着，其拮抗作用的结果使近折段仍处于中立位，远折端则受旋前方肌的作用而相对旋前，故应首先纠正远折端的旋前移位至中立位。对于桡骨中、下 1/3 骨折整复侧方移位较容易，而桡骨上 1/3 骨折因局部肌肉丰满则较难整复，但如果能以前臂创伤解剖为基础，使用推挤旋转复位亦较易成功。即整复时将肘关节屈曲纵行牵引，前臂由中立位渐至旋后位，术者两手分别握远近骨折端，将旋后而向桡背侧移位的骨折近端向尺掌侧推挤，同时将旋前而向尺掌侧移位的骨折远端向桡背侧推，使骨折断端相互接触，握远端的助手在牵引下小幅度向后旋转并作轻微的摇晃，使骨折完全对位。

2. 固定方法

骨折复位后，用前臂夹板固定，尺侧夹板和桡侧夹板等长，不超过腕关节。在维持牵引下，先放置掌、背侧分骨垫各一个，再放置其他压垫。桡骨上 1/3 骨折须在骨折近端的桡侧再放一个小压垫，以防向桡侧移位。然后放置掌、背侧夹板，用手捏住，再放桡、尺侧夹板。桡骨中 1/3 骨折及下 1/3 骨折，桡侧夹板下端超腕关节，将腕部固定于尺偏位，借紧张的腕桡侧副韧带限制骨折远端向尺侧偏移。两骨折端如有向掌、背侧移位，可用两点加压法放置压垫。夹板用 4 条布带缚扎固定，患肢屈肘 90°。桡骨上 1/3 骨折者，前臂固定于稍旋后位；中、下 1/3 骨折者，应将前臂固定于中立位。用三角带悬吊前臂于胸前，一般固定4～6 周。

固定要领：无论是手法复位或夹板固定，均应注意恢复和保持桡骨旋转弓的形态，复和保持骨间隙的正常宽度。桡骨旋前弓、旋后弓的减少或消失，骨间隙的变窄，不仅影响前臂旋转力量，也将影响前臂的旋转范围。为了保持桡骨旋转弓的形态和骨间隙的正常宽度，在选择前臂夹板固定时，掌背侧夹板应有足够的宽度，使扎带的约束力主要作用于掌背侧夹板上，尺桡侧夹板宜窄，尺侧夹板下端不宜超过腕关节，强调腕关节应固定于尺偏位以抵消拇长肌及伸拇短肌对骨折端的挤压。

3. 医疗练功

初期应鼓励患者作握拳锻炼，待肿胀基本消退后，开始作肩、肘关节活动，如小云手等，但应避免作前臂旋转活动。解除固定后，可作前臂旋转锻炼。

4. 药物治疗

按骨折三期辨证用药。

(二)切开复位内固定

不稳定骨折和骨折断端间嵌有软组织手法整复困难者，应行切开复位，以钢板螺丝钉固定，必要时同时植以松质骨干于骨折周围。手术途径在桡骨中下段以采用前臂前外侧切口为宜，经桡侧腕伸肌、肱桡肌与指浅屈肌之间进入，此部位桡骨掌面较平坦，宜将钢板置入掌面。桡骨上 1/3 则宜选用背侧切口，经伸指总肌与桡侧腕短伸肌之间进入，钢板置于背侧。术后仍以长臂石膏固定较稳妥。

(白德磊)

第六节 尺桡骨干双骨折

一、受伤机制

1. 直接暴力

直接致伤因素，作用于前臂，骨折通常基本在同一水平。

2. 间接暴力

多为跌倒致伤，由于暴力传导，骨折水平多为桡高尺低，常为短斜形。

3. 其他致伤因素

如暴力碾压、扭曲等，多为多段骨折，不规则，且伴不同程度软组织损伤。

二、分型

常用的 AO 分型如图 14-6 所示。

三、治疗原则

闭合复位外固定：用于移位不明显的稳定性前臂双骨折。传统的复位标准，桡骨近端旋后畸形小于 30°，尺骨远端的旋转畸形小于 10°，尺、桡骨成角畸形小于 10°。桡骨的旋转弓应恢复。不稳定的前臂双骨折或稳定性的骨折，闭合复位失败，骨折再移位及伴有其他血管神经并发症的，应行切开复位内固定。

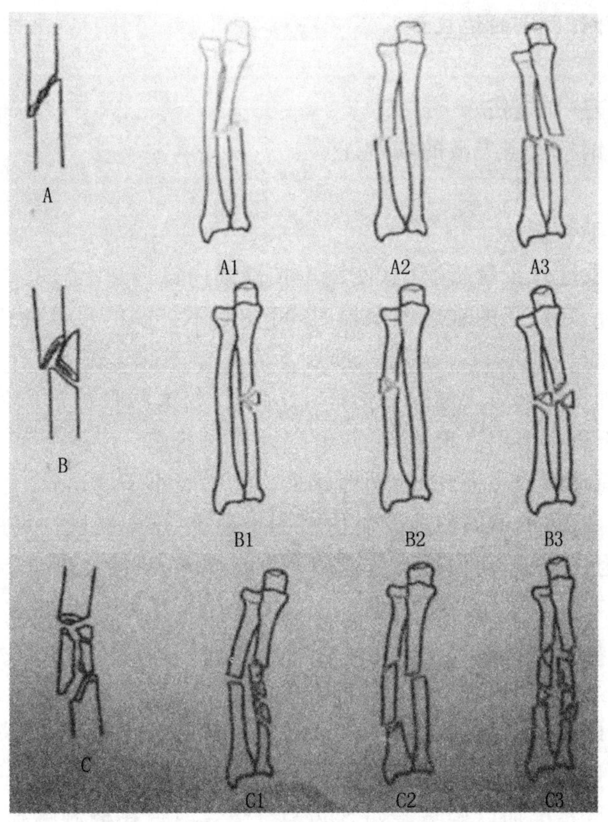

图 14-6　骨折的 AO 分型

A 型:简单骨折;B 型:楔型骨折;C 型:粉碎骨折

(一)钢板螺钉内固定

主要是根据 AO 内固定原则发展的内固定系统,用于前臂双骨折的治疗,明确提高了骨折的治疗水平,提高了愈合率,达到早期功能锻炼及恢复的目的。

(二)髓内固定系统

用于前臂双骨折的治疗,最初应用是 20 世纪 30 年代的克氏针内固定,20 世纪 40 年代以后,较广泛流行的有 Sage 设计的髓内系统,至目前发展到较成熟的带锁髓内钉固定系统。虽然目前带锁髓内钉固定系统用于前臂骨折,意见仍不统一,特别是对于桡骨的髓内固定,但对于尺骨的髓内固定效果目前是比较肯定的。

满意有效的内固定必须能牢固地固定骨折,尽可能地完全消除成角和旋转活动。我们认为用牢固的带锁髓内钉或 AO 加压钢板均可达到此目的。而较薄的钢板,如 1/3 环钢板及单纯圆形可预弯的髓内钉效果欠佳。手术时选用髓内钉或钢板,主要根据各种具体情况来确定。每种器械均有其优点和缺点,在某些骨折中使用其中一种可能比另一种更易成功。在许多尺、桡骨骨折中,用钢板或髓内钉均能得到满意的效果,究竟选用哪一种则主要根据外科医师的训练和经验。

AO 加压钢板内固定系统已应用多年,业内比较熟悉,这里不再赘述。而髓内钉固定,特别是前臂髓内钉固定系统,近几年有重新流行的趋势。使用髓内钉固定时,其长度或直径的选择、手术方法和术后处理的不慎都可导致不良的后果,这里着重讨论一下。

根据文献,最早广泛使用的前臂髓内钉系统是由 Sage 于 1959 年研制成功的,他曾对 120 具尸体桡骨做解剖,并对 555 例使用髓内固定治疗的骨折作了详细回顾。根据他的设计,预弯的桡骨髓内钉可以保持桡骨的弧度,三角形的横断面可以防止旋转不稳定。桡骨和尺骨 Sage 髓内钉的直径足以充满髓腔,能够做到牢固地固定。虽然在某些医疗机构传统的 Sage 髓内钉仍在应用,但根据 Sage 的研究和临床经验,目前又有更新的髓内钉系统设计应用于临床。

（三）前臂骨折应用髓内钉固定的适应证

（1）多段骨折。

（2）皮肤软组织条件较差（如烧伤）。

（3）某些不愈合或加压钢板固定失败的病例。

（4）多发性损伤。

（5）骨质疏松患者的骨干骨折。

（6）某些Ⅰ型和Ⅱ型开放性骨干骨折病例（使用不扩髓髓内钉）。

（7）大范围的复合伤在治疗广泛的软组织缺损时，可使用不扩髓的尺骨髓内钉作为内部支架，用以保持前臂的长度。

几乎所有前臂的骨干骨折均可应用髓内钉治疗（图 14-7）。这些骨折都可使用闭合髓内穿钉技术，同样的方法目前在其他长骨干骨折应用已很成熟。

前臂骨折应用髓内钉固定的禁忌证：①活动性感染。②髓腔小于 3 mm。③骨骺未闭者。

包括 Sage 髓内钉在内，有多种不同的前臂髓内钉固定系统，这些器械均可用于闭合性骨折的内固定。髓内钉优于加压钢板之处为：①根据使用的开放或闭合穿钉技术，只需要少量剥离或不剥离骨膜。②即使采用开放穿钉技术，也只需要一个较小的手术创口。③使用闭合穿钉技术，一般不需要进行骨移植。④如果需要去除髓内钉，不会出现骨干应力集中所造成的再骨折。同加压钢板和螺丝钉固定不一样，髓内钉固定的可屈曲性足以形成骨旁骨痂。正如 Sage 所推荐的那样，所有需要切开复位的骨干骨折都应做骨移植，通常使用钻和扩髓器时即能获得足够的用于移植的骨材料，因此不需另外采取移植骨。无论使用哪一种髓内钉系统，尺骨钉的入口都是在尺骨近端鹰嘴处。桡骨的钉入口根据钉的不同设计有所不同，其原则是根据钉设计的弧度、预弯等情况加以调整。如 Sage(C)桡骨内钉在桡侧腕长伸肌腰和拇短伸肌腰之间的桡骨茎突插入。Fore Sight(B)桡骨髓内钉则在 Lister 结节的桡侧腕伸肌腰下插入。Ture-Flex 和 SST(A)桡骨髓内钉的插入口是在 Lister 结节的尺侧拇长伸肌键下（图 14-8）。所有桡骨髓内钉均应正确插入，并将钉尾埋于骨内，防止发生肌腱磨损和可能的断裂。

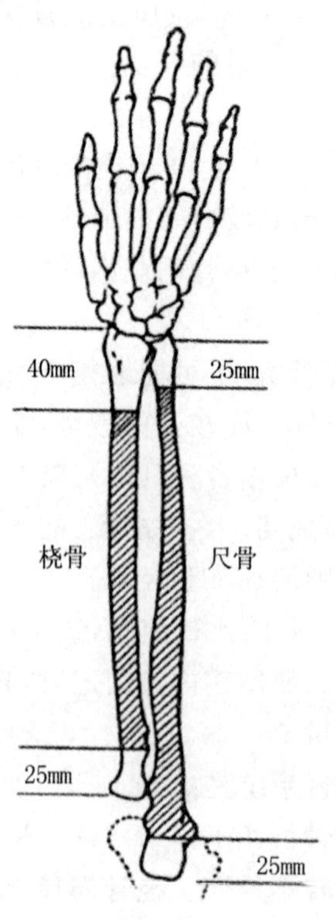

图 14-7　尺、桡骨骨折适用髓内钉的骨折部位

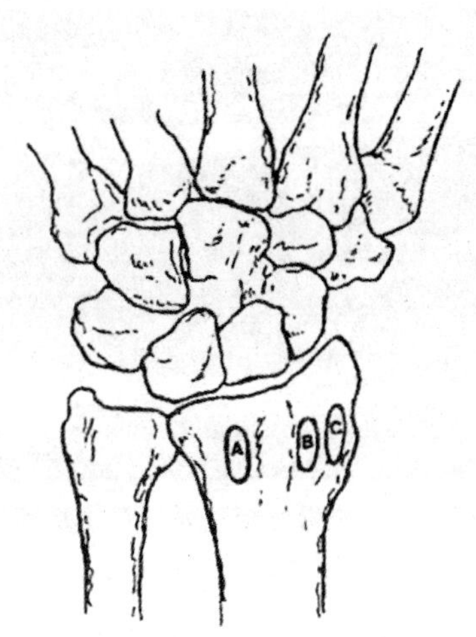

图 14-8　桡骨骨折采用髓内钉固定时，根据不同钉设计的进针点(A、B、C)调整

四、前臂开放骨折

对前臂开放性骨折的治疗原则是不首先做内固定，我们认为以创口冲洗和清创为最初治疗时，并发症较少。这样做能使创口的感染显著降低，或者愈合。如果创口在10～14天愈合，即可做适当的内固定。

Anderson曾报道过采用这种延迟切开复位和加压钢板做内固定的方法治疗开放性骨折的经验。在采用这个方法治疗的38例开放性骨折中，没有发生感染。在许多GustiloⅠ型、Ⅱ型创口中，能够在早期做内固定，而无创口愈合问题。但我们认为延迟固定会更安全。对于单骨骨折，由于延迟内固定骨折重叠所造成的挛缩畸形一般切开后即可复位(图14-9)。对有广泛软组织损伤的前臂双骨折，为了避免短缩畸形，并方便软组织处理，需要进行植皮等治疗时，可采用外固定支架、牵引石膏，进行整复和骨折的固定，如果软组织损伤范围较大，必须进行皮肤移植和后续的重建治疗，而这些治疗措施又不能通过外固定支架、牵引石膏的窗口完成时，可采用髓内钉来固定前臂。只有通过外固定或内固定方法，使前臂稳定后，才能进行皮肤移植和其他软组织手术。

目前，对开放性前臂骨折的治疗趋势为立即清创、切开复位和内固定。有人曾报道，对103例GustiloⅠ型、Ⅱ或ⅢA型前臂开放性骨干骨折，采用立即清创和加压钢板及螺丝钉固定治疗，其中90%效果满意。但ⅢB型和ⅢC型损伤采用此法治疗，疗效不佳，一般用外固定治疗。

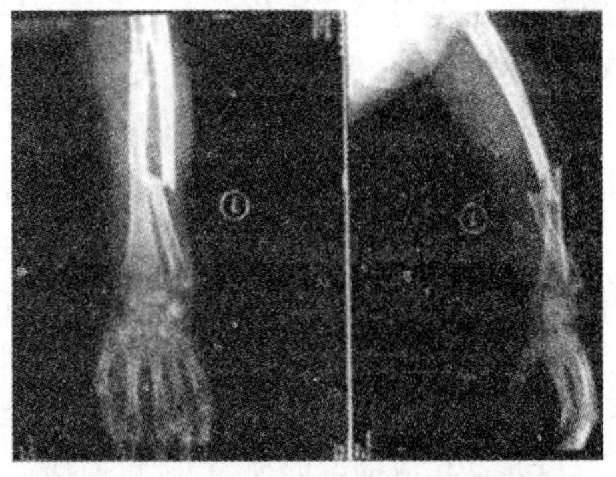

图 14-9(1)　外伤致尺、桡骨中远端双骨折

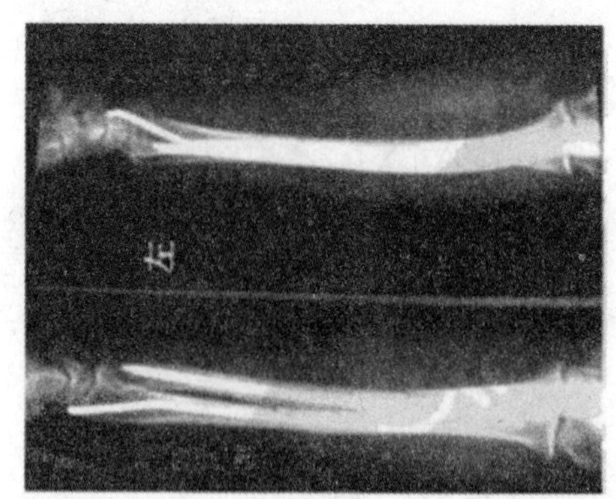

图 14-9(2) 尺、桡骨骨折髓内钉复位及固定情况

五、护理要点

1.保持有效的固定

注意观察石膏或夹板是否有松动和移位。

2.维持患肢良好血液循环

术后抬高患肢,观察患肢皮肤的颜色、温度、有无肿胀及桡动脉搏动情况。如出现剧痛,手部皮肤苍白、发凉、麻木,被动伸指疼痛,桡动脉搏动减弱或消失等表现时,提示骨筋膜室综合征的发生,如有缺血表现,立即通知医生处理。

3.康复锻炼

术后 2 周开始练习手指屈伸活动和腕关节活动。4 周后开始练习肘、肩关节活动。8～10 周后 X 线片证实骨折愈合后,可进行前臂旋转活动。

(白德磊)

第七节　肘关节脱位

构成肘关节的骨骼在外力作用下,关节面的相对关系被破坏,超出正常范围,即为肘关节脱位。肘关节脱位的发生率居国内关节脱位之首,约占全身关节脱位总数的 1/2。肘关节为屈戍关节,构成关节的肱骨下端内外侧宽、前后薄,关节两侧有坚强的韧带保护,而前后关节囊相对薄弱。根据尺骨鹰嘴脱出肱骨下端的方向和位置,将肘关节脱位分为前脱位、后脱位和侧方脱位。肱骨下端滑车和尺骨上端鹰嘴窝的特殊构形,正常情况下只允许关节屈伸运动,无侧方活动。关节前方尺骨冠状突短而小,只有肱前肌附着,关节囊松弛,对抗向后移位的作用小,因此肘关节后脱位相对比较容易。而向前方、侧方脱位暴力往往需要突破骨性结构的阻碍,引起相应部位的骨折后发生关节脱位。肘关节脱位根据关节腔与外界相通与否分为开放性脱位和闭合性脱位;根据脱位已发生的时间,一般以 3 周为界,3 周以内为新鲜脱位,3 周以上为陈旧性脱位;此外,根据脱位程度,分为全脱位和半脱位。肘关节前内侧有肱动脉、正中神经,前外侧有桡神经,内侧有尺神经,关节脱位时,可以并发相应部位的神经、血管损伤。

一、肘关节后脱位

(一)病因与发病机制

肘关节后脱位是肘关节脱位最常见的类型,多由间接暴力所至。比如摔倒后手掌撑地,肘关节在半伸直、旋前位,暴力沿尺桡骨向肘部传导,尺骨鹰嘴通过在鹰嘴窝内的杠杆作用被推向后外方,肱骨下端前移,撕裂前关节囊和肱前肌,后关节囊和肱骨下端后侧骨膜剥离,内侧副韧带也可有不同程度的撕裂,形成肘关节后脱位。少数情况下，肘关节处于伸直位，在暴力作用下，尺骨鹰嘴尖端撞击肱骨下端鹰嘴窝，使肱骨远端向前移位、脱出，造成肘关节后脱位，此时多伴有关节的侧方移位。

（二）诊断

肘部明显肿胀、疼痛，关节远端向后侧凸出畸形，关节常呈半屈曲位，活动消失。关节周围广泛压痛。关节前方饱满，可触及肱骨远端。肘关节后方空虚，可触及尺骨鹰嘴。尺骨鹰嘴和肱骨内、外髁的正常解剖关系改变，屈肘时不成等腰三角形。患侧前臂较健侧短缩。肱骨远端明显向前移位，压迫肱动脉时，手指远端皮肤发白，毛细血管反应迟钝，桡动脉触诊搏动减弱，甚至消失。尺神经有报道嵌入关节内，但属罕见。正中神经和桡神经都可以出现牵拉损伤，引起分布区皮肤的麻木感，多可以自行恢复。合并尺骨鹰嘴骨折时，局部触诊可触及骨摩擦音和骨折端。拍摄肘关节正侧位 X 线片，可以明确脱位与伴随骨折的情况。

（三）治疗

肘关节后脱位一经诊断，即应及时行手法整复。局部麻醉或者臂丛麻醉下，患者仰卧位。半屈肘位，助手分别牵拉上臂及前臂，术者双手掌置于关节两侧，相对挤压，纠正关节侧方移位。然后双拇指向前下方推压，其余指自后方提拉尺骨鹰嘴，或者用一手掌自肘前方向后下推压，另手掌置肘后托起鹰嘴部，向前提拉，助手与术者密切配合，牵拉、复位的同时逐渐屈肘。关节复位时出现明显弹跳感，此时肘关节恢复无阻力的被动活动。肘关节复位后，骨折小骨块也可复位。肘关节屈曲 90°位，长臂石膏托或上肢支具固定 2～3 周，使关节囊韧带修复。去石膏后开始逐渐练习关节屈伸活动，配合理疗，中药薰洗，促进关节功能恢复。一般 2～3 个月后可达正常关节活动度。

肘关节后脱位伴有严重开放性软组织损伤时，常伴有桡骨小头或者尺骨鹰嘴骨折，清创复位可采用肘前弧形切口，清除污染，坏死组织，直视下复位尺骨鹰嘴，清除不影响关节面的小骨折块，复位、固定较大骨块，缝合修复肘关节囊及其他损伤的软组织，冲洗关节腔，仔细止血，放置引流管，关闭伤口。术后患肘功能位固定 3 周后，功能锻炼，避免强力被动牵拉关节或者重手法按摩，应在理疗师指导下，采取主动训练为主的康复计划，防止骨化性肌炎的发生，促进关节功能恢复。

二、肘关节前脱位

（一）病因与发病机制

肘关节前脱位发生率较低。多因屈肘位着地，直接暴力作用于尺骨鹰嘴，使其向前方移位，肱骨下端相对移向后方，形成肘关节前脱位。也可以因摔倒后手掌撑地，前臂相对固定支撑体重的情况下，身体突然旋转，肘关节受旋转外力，先向侧方移位，旋转外力继续作用，尺骨鹰嘴随即旋至肘前。此类暴力较大，肘部软组织损伤严重，易合并肘关节周围神经、血管的损伤，多并发有尺骨鹰嘴骨折。

（二）诊断

肘前肿胀、疼痛，关节弹性固定，不能自主活动。前臂外观似伸长，后方凹陷，关节周围触痛明显。尺神经牵拉损伤时，尺侧手指发麻，屈指、尺侧屈腕功能障碍。肱动脉、静脉损伤时，远端手指发白，血管搏动减弱或者消失。并发正中神经、桡神经损伤时，出现相应的神经功能障碍表现。肘关节正侧位 X 线片可以明确关节脱位及并发骨折的情况。应该结合临床表现，确定有无重要神经、血管的损伤。

（三）治疗

肘关节前脱位诊断明确后，应及早行手法复位。根据肘关节前脱位的创伤机制，手法复位前应判断尺骨鹰嘴脱至肘前方的途径。如果从肘内侧脱出，复位时应使尺骨鹰嘴从内侧旋回复位，而从外侧脱出，则应从外侧旋回复位。在局麻或者臂丛麻醉下，助手分别持上臂和前臂远端，于关节半屈位牵拉，术者用双手分别推压肱骨远端和尺、桡骨近端，根据创伤机制，先将尺骨鹰嘴推向侧方，继而向后方挤压，助手屈伸关节，无明显阻力后，即达圆满复位。关节复位后，如果尺骨鹰嘴骨折对位良好，则石膏托或者上肢支具固定 2～3 周后，开始功能锻炼。尺骨鹰嘴骨折对位差者，再行尺骨鹰嘴骨折的整复，必要时开放复位，张力带钢丝内固定，术后早期康复训练，促进关节功能恢复。

三、肘关节侧方脱位

（一）病因与发病机制

肘关节侧方脱位根据关节移位的方向分为内侧脱位和外侧脱位。肘关节内侧脱位是肘内翻暴力所致，肘关节外侧脱位则是由肘外翻暴力引起。肘关节侧方脱位，实质上是肘关节侧副韧带和关节囊的严重撕裂（断）伤。肘关节内侧脱位时，内翻暴力作用于关节，关节囊纤维层撕裂，外力继续作用，外侧副韧带断裂，尺、桡骨关节面向内侧移位。而肘关节外翻暴力作用下，内侧关节囊，内侧副韧带相继撕裂，尺、桡骨关节面向外侧移位。

（二）诊断

肘部外伤后剧烈疼痛，肿胀，关节常处于半屈曲位，不能活动。肘关节外侧脱位时，关节外翻畸形，关节周围广泛压痛，以内侧为重，有时局部可见皮下淤血，关节内后方空虚。肘关节内侧脱位时，关节出现内翻畸形，关节周围肿胀，压痛，以外侧为重，前臂提携角消失，关节外后方空虚。一般关节脱位侧软组织损伤较轻，对侧软组织损伤严重。肘关节外侧脱位时，应注意有无尺神经牵拉损伤；肘关节内侧脱位时，应注意有无桡神经损伤，不要遗漏诊断。肘关节正侧位 X 线片可以明确肘关节侧方脱位及其脱位方向。

（三）治疗

肘关节侧方脱位由于软组织损伤较重出血较多，疼痛严重，整复应在臂丛麻醉下进行。患者仰卧位或者坐位，助手牵拉上臂部，术者一手牵拉前臂部，另手推压关节脱位相对应面的肘关节近端，双手协作，根据脱位方向，做内翻或者外翻移动。肘关节侧方脱位整复后，用石膏或者支具固定 2～3 周后开始肘关节屈伸练习活动。

四、肘关节爆裂型脱位

（一）病因与发病机制

肘关节爆裂型脱位包括肘部肱尺关节脱位，肱桡关节脱位和上尺桡关节脱位。爆裂型脱位临床比较少见，肱骨远端经撕裂的上尺桡关节囊、侧副韧带、前臂骨间膜和环状韧带，插于尺桡骨近端之间。爆裂型脱位软组织损伤严重，关节囊广泛撕裂，韧带完全断裂，根据近端尺桡骨移位方向的不同，通常分为前后爆裂型脱位和内外爆裂型脱位两种类型。

肘关节前后爆裂型脱位是在前臂极度旋前位时，肘关节向后移位，脱出。即尺骨在暴力作用下脱向关节后方时，极度旋前的桡骨小头在暴力作用下使关节囊、韧带、骨间膜撕裂，向肱骨远端前方移位，肱骨远端嵌插于前后移位的近端尺桡骨之间。肘关节内外爆裂型脱位是在前臂处于旋前或者旋后位时，暴力沿前臂向肘关节传导，肱尺关节脱位的同时，环状韧带、尺桡骨骨间膜撕裂，尺桡骨近端被肱骨远端冲击向内外侧方移位，肱骨远端嵌插于内外侧方移位的近端尺桡骨之间。

（二）诊断

肘关节爆裂型脱位是严重的肘关节完全脱位，由于肘部 3 个关节全部脱位，关节囊、韧带、前臂骨间膜等软组织广泛撕裂伤，关节部肿胀较其他类型肘关节脱位严重，且范围广泛。关节周围明显压痛，肘关节处于微屈曲位，前臂旋转功能受限，肘部固定，不能活动。前后爆裂型脱位关节远端前后方向突起，可触及移位的尺骨鹰嘴和桡骨小头，前臂短缩。内外暴裂型脱位关节远端向内外侧方突起，关节增宽，前臂短缩，旋转受限。由于前臂近端损伤严重，应注意观察前臂张力，有无前臂挤压伤的表现。肘关节正侧位 X 线片可以明确诊断肘关节爆裂型脱位，以及尺桡骨移位的方向。

（三）治疗

肘关节爆裂型脱位应在上肢麻醉下整复。前后爆裂型脱位在牵引下，逐渐向后旋转前臂，使桡骨小头复位。再于关节半屈位纵向牵拉肘部，向远端推压尺骨鹰嘴并屈肘，使肱尺关节复位。内外爆裂型脱位在关节半屈位下，持续牵引，当肱尺关节脱位牵开并复位后，再由两侧挤压上尺桡关节，使其复位。关节复位后，半屈曲位固定 3 周。由于前臂软组织损伤严重，肿胀明显，关节复位后外固定不能太紧，并注意及时观察，如果发生前臂挤压伤，应及时减压，避免导致前臂、手的严重缺血性损伤。

五、陈旧性肘关节脱位

肘关节脱位因误诊或者未及时治疗，延误3周以上时，为陈旧性肘关节脱位。

（一）病理改变

3周以上的肘关节陈旧性脱位，骨与关节发生明显病理性变化，脱位时间越长，病理变化越显著。其主要特征有：①关节软骨因失去关节液的营养，以及长期非应力负荷的影响，出现退变、软化，甚至剥脱，软骨退变剥脱的范围越大，关节功能恢复越差；②关节周围肌肉、筋膜挛缩，肌肉纤维化；③关节囊、侧副韧带挛缩，与关节面软骨粘连；④肱骨远端鹰嘴窝，尺骨滑车切迹等部位，因关节脱出，为大量纤维组织充填，影响脱出关节的复位。

（二）治疗

陈旧性肘关节脱位治疗的效果，直接取决于治疗的时间，治疗越早，效果越好。脱位时间过久时，因关节软骨继发性损害，无法恢复，功能常不满意。有时需行肘关节成形术，人工关节置换术，或者肘关节融合术，改善上肢的功能。

（1）陈旧性肘关节脱位3周左右时，关节周围软组织粘连，愈合尚不牢固，关节间隙尚未被软组织充填可试行手法复位。臂丛麻醉下，患者仰卧位，助手握住上臂近端牵引，术者握前臂，开始做关节屈伸，旋转活动，并逐渐加大活动范围；待关节周围瘢痕组织松解后，肘部活动度明显增大；此时，加大牵引力，术者用双手掌同时由内侧和外侧挤压关节，纠正侧方移位，然后握住肱骨髁部，用双拇指用力推挤尺骨鹰嘴，助手同时屈曲肘关节，直至＜90°拍肘部X线片证实已复位，肘部用石膏或者支具固定3周。

（2）陈旧性肘关节脱位开放复位：治疗陈旧性肘关节脱位闭合复位失败，或者脱位时间过长，关节完全固定，应及时行切开复位手术。手术方法：肘关节后外侧切口，由肘部近端10cm起，向下延伸，由外侧绕过尺骨鹰嘴突，偏向桡骨小头方向。锐性分离内侧皮肤，在肱骨内上髁后侧的尺神经沟内游离出尺神经，用橡皮条牵出保护。通过肱三头肌腱舌状切口，显露肘关节后侧。肱骨下端正中切开骨膜、关节囊，骨膜下剥离关节前侧、后侧肌肉附着，纤维瘢痕组织。剥离前侧组织时应小心，避免损伤肱动脉、肱静脉和正中神经。肘关节后侧显露后，清除肱骨下端后侧的纤维骨痂，尺骨鹰嘴窝内的纤维组织，松解所有骨痂内外侧的粘连组织。注意不要损伤关节软骨。关节远近端牵引，直视下复位。如果复位困难，或者复位后关节活动阻力较大，应进一步剥离，松解关节内外粘连，挛缩组织。直接关节复位后全程屈伸活动自如。冲洗关节后，缝合肘后侧骨膜、肱三头肌舌状腱膜、筋膜、皮下和皮肤。术后石膏托或者支具固定肘关节屈曲90°位，10d后在理疗师指导下开始主、被动功能锻炼，逐渐增加白天活动时间及强度，晚上继续用石膏托保护2个月。

（3）陈旧性肘关节脱位、关节融合术：陈旧性肘关节脱位时间过长，对于体力劳动者如果软骨大部分剥脱，出现关节疼痛，关节弹性固定在非功能位，为了方便、经济起见，可以行滑动骨板法肘关节融合术。手术方法：臂丛麻醉下，取肘后外侧切口，游离出尺神经，橡皮条牵出保护。沿正中线切开肱三头肌腱，筋膜和骨膜。骨膜下剥离，充分显露肘关节后侧。屈曲肘关节，切除关节滑膜和残留的退变软骨。于肱骨远端和尺骨鹰嘴部各凿长形骨槽，以容纳自体骨板。屈肘90°，肱骨滑车和尺骨半月切迹接触紧密后，于后侧嵌入骨板，用螺钉固定至尺骨鹰嘴和肱骨远端，骨板二侧周围植入松质碎骨，促进骨融合（图14-10）。术后长臂管型石膏固定至少8周以上，待X线片证实牢固骨融合后再去除外固定。

（4）陈旧性肘关节脱位、关节成形术：陈旧性肘关节脱位时间长，关节僵直在非功能位，局部疼痛，严重影响上肢功能，患者为非重体力劳动者，其职业又要求肘关节有一定活动度时，为了方便和经济起见，可以行肱骨远端叉形肘关节成形术。手术方法：臂丛麻醉下，肘后侧切口，显露肘关节后侧包括尺骨近端。游离出尺神经，橡皮条牵拉保护。切断肱三头肌腱止点，于中线部切开肱三头肌直至骨质。骨膜下剥离显露肱骨远端，尺骨鹰嘴，尺骨近端，桡骨头、颈。截除尺骨鹰嘴和桡骨头颈，截骨面修整平滑。肱骨远端截成叉状，边缘磨光滑。肘关节屈曲90°，使上下骨端相对，其中间距离2.5cm。两根克氏针由尺骨部钻进，分别钻入肱骨远端内外侧固定，维持关节的相对位置（图14-11）。缝合肱三头肌腱膜，分层缝合切口，石膏托固定肘屈曲90°位。术后4～6周去除外固定，继续用三角巾悬吊前臂，并开始主被动训练肘部活动。

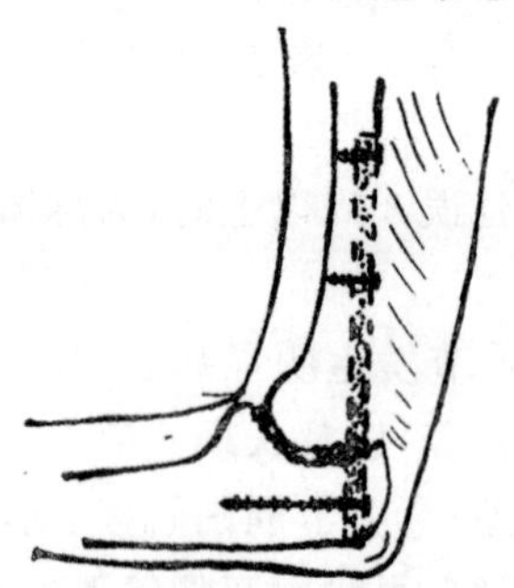

图14-10　滑动骨板法肘关节融合术

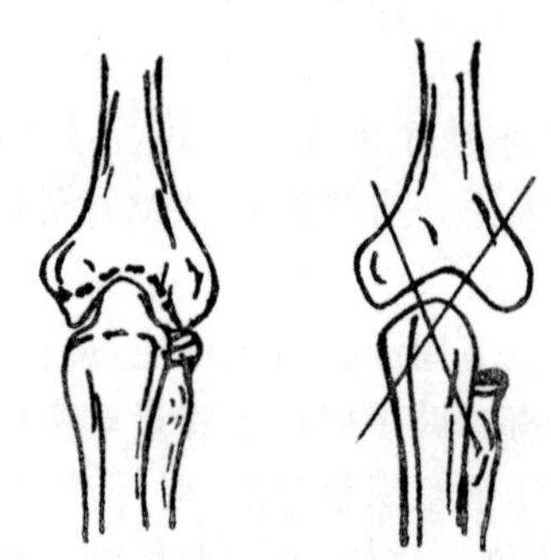

图14-11　肱骨远端叉形肘关节成形术

(5)陈旧性肘关节脱位：人工关节置换术人工肘关节置换术的发展大致分为3个时期。20世纪40～70年代，主要以半关节置换术为特点。由于早期的关节切除术，关节内衬垫术的远期临床效果欠佳，外科医师开始寻求更加接近解剖构形的人工假体替代术。virgen(1937)设计应用金属尺骨鹰嘴假体。Mellen，Phalen(1947)，MacAusland(1954)分别采用聚酯柄的肱骨髁假体。为防止假体的旋转，Barr和Eaton(1965)设计了小皮质螺钉固定金属髓内肱骨髁柄的假体，可以提供早期稳定。Swanson(1968)成功地应用硅胶人工软骨假体，10年随访，疗效满意。20世纪70年代早、中期，以Dee为代表，应用骨水泥技术固定限制型金属对金属铰链人工肘关节假体，标志人工肘关节发展史的第2个阶段。但由于对肘关节受力和运动的生物力学研究的欠缺，早期患者获得稳定且有满意屈伸功能的肘关节，但数年后，随着假体松动，断裂，最终导致治疗失败。人工肘关节假体发展的第3阶段，即近代人工肘关节假体，主要为半限制型和非限制型金属高分子聚乙烯表面置换假体。5～10年随访，成功率都在80%以上，松动率低于10%，大大提高了人工肘关节的治疗效果。

目前临床应用的人工肘关节主要为二种类型：铰链型，又称为合页式人工肘关节和非铰链型，又称表面置换型人工肘关节。非铰链型人工肘关节结构类似人工髋关节，一侧为凹面，由高分子聚乙烯制成，另一面为凸面，由医用金属材料制成。铰链型人工肘关节由医用金属材料制成。

中老年陈旧性肘关节脱位患者，已引起肘部畸形强直，患者肘关节成形术后形成链枷关节，如果屈伸肌力良好，条件允许，可行人工肘关节置换术，可以恢复关节的活动度，并保持一定的稳定性。

人工肘关节置换术的禁忌证：人工肘关节置换术的禁忌证包括肘关节屈伸肌力麻痹，严重损伤纤维化或者缺如；肘部感染，皮肤广泛瘢痕纤维化；严重肘部骨化性肌炎；年轻患者以及从事需要一定强度体力活动的劳动者。

人工肘关节置换手术操作步骤：肘后"S"形切口，将尺神经由尺神经沟内游离，用橡皮条拉开，予以保护，游离皮瓣至肱骨内外髁。将肱三头肌作成底部附着于尺骨鹰嘴的舌形腱膜，切开肱三头肌和远端的肘肌，骨膜下剥离，显露肱骨远端尺骨鹰嘴和桡骨小头。肱骨内外上髁远侧切除肱骨关节面。切除尺骨鹰嘴关节面，但保留肱三头肌腱抵止部。切除桡骨小头，保留环状韧带。骨髓腔钻分别钻通肱骨、尺骨骨髓腔，并用髓腔锉扩大骨髓腔，直至可以放入人工肘关节柄。试安装人工肘关节满意后，冲洗骨髓腔，将骨水泥填入，分别将人工肘关节肱骨部分和尺骨部分插入肱骨和尺骨骨髓腔内，术者保持假体与骨髓腔嵌插紧密，直至骨水泥固化。去除挤出骨髓腔的骨水泥。放松止血带，彻底止血。抗生素溶液冲洗创面，尺神经移至肘前皮下，缝合肱三头肌腱膜，放置负压引流器，分层缝合伤口。

用支具将肘关节固定于90°位，48h后拔除负压引流。术后第一日理疗师开始行上肢功能康复训练，3周后去除外固定，开始肘关节抗阻力训练。

六、习惯性肘关节脱位

习惯性肘关节脱位临床比较少见。但是发生肘关节习惯性脱位后，则在日常生活、工作中经常发生脱位，给患者带来不便，影响生活与工作。

（一）病因与发病机制

习惯性肘关节脱位发生的原因是多方面的。由于肘关节功能所要求的特殊解剖构造，肱尺、肱桡、上尺桡3个关节相互依存，共同维持肘关节的功能运动。而近似杵臼状的肱尺关节和肘关节侧副韧带是肘关节稳定的基本因素，临床常见习惯性肘关节脱位的原因有：①尺骨鹰嘴畸形，发育不全，或者尺骨鹰嘴突骨折不愈合，畸形愈合；②肘关节尺桡侧侧副韧带不稳定，可由于骨折不愈合致韧带松弛，也可因韧带撕脱损伤，尤其是肘关节桡侧副韧带，临床易遭损伤，发生习惯性脱位；③肘关节囊松弛，无论是先天的因素，还是创伤引起的损伤，关节囊松弛后关节松动，活动范围增大，容易脱出。

（二）诊断

习惯性肘关节脱位临床诊断不困难，患者常因某种姿势下脱出关节，复位并不困难。脱位、复位频繁者，临床症状亦不典型。常规肘关节正侧位X线片可以确定脱位情况，以及关节发育不良，关节骨折畸形愈合，不愈合等情况。有助于诊断和分析判断习惯性脱位的原因。

（三）治疗

习惯性肘关节脱位的手术治疗主要是针对肱骨外髁骨折，外侧副韧带损伤或者松弛，后外侧关节囊牵拉松弛，甚至破裂等常见的损伤后的关节不稳定因素而设计。

肘关节损伤后早期发生习惯性脱位时，主要是肘关节外侧关节囊和侧副韧带撕裂、剥脱、松弛，尺骨鹰嘴和桡骨头在一定的外翻应力下可滑入此间隙内。关节脱出使局部稳定结构愈合不良，形成潜在腔隙，关节很容易再脱出至此，形成习惯性脱位。应采用肘关节双侧关节囊、韧带缝合术。手术方法：取肘外侧弧形切口，显露肘外侧关节囊、侧副韧带和肱骨远端的骨皮质。于肱骨远端外侧骨皮质上钻孔，将外侧关节囊，侧副韧带锐性分离后，牵向近端，经骨孔拉紧缝合。术后长臂石膏固定4周后练习关节屈伸活动。

对于因尺骨鹰嘴发育不良，或者骨折不愈合造成的习惯性肘关节脱位，可采用肘关节前侧加固修复术维持关节稳定，手术方法采用肘前"S"形切口，显露肱二头肌腱后，将其由止点（桡骨粗隆）上凿下。于尺骨鹰嘴冠状突部位凿骨槽，将自体移植骨块插入槽中，以加深尺骨滑车切迹前缘。将肱二头肌腱采用拉出钢丝法重新止于植骨块远端的尺骨鹰嘴部，进一步产生动力性稳定机制，加强关节稳定。术后长臂石膏固定4～6周后，逐渐开始肘部屈伸功能训练，待植骨块完全愈合后，加强肘部肌力训练。

习惯性肘关节脱位发生时间过长，关节周围组织被动牵拉松弛，除修复原损伤的稳定结构外，还要应用自体筋膜、肌腱加强关节周围韧带、关节囊，才能改善关节稳定性。通常可采用肱二头肌的一部分缝至外侧副韧带部位，并用肱三头肌腱膜修复环状韧带。手术方法：经肘关节前侧及后侧弧形切口，分别显露肱二头肌腱和肱三头肌腱。将肱二头肌腱劈开一半，总长约10cm，宽1cm，于附着部切断。将肱三头肌腱中央部宽1cm，长10cm部分于近端切断。肱二头肌腱穿过尺骨鹰嘴冠状突部，经肱骨远端骨孔，缝合至肱三头肌腱。肱三头肌腱条经骨孔拉至肘前固定至尺骨鹰嘴冠状突部，肘关节屈曲位关闭切口（图14-12）。术后长臂石膏固定肘于屈曲90°位4～6周，开始功能训练。

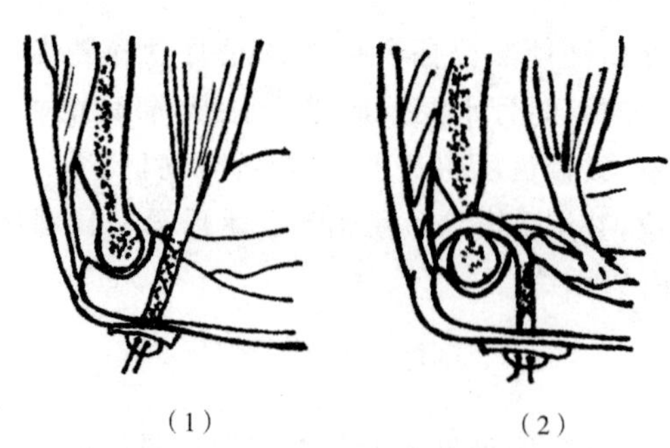

图 14-12 习惯性肘关节脱位

肱二头肌腱(1)、肱三头肌腱(2)转移,加强关节稳定

总之,习惯性肘关节脱位手术治疗应根据关节稳定结构的情况,分别采用骨性阻滞,关节囊、韧带修复重建,以及筋膜,肌腱加强手术,达到肘关节的功能稳定。

(白德磊)

第八节 孟氏骨折

孟氏骨折又称尺骨上 1/3 骨折合并桡骨头脱位,是指尺骨半月切迹以下的上 1/3 骨折,桡骨头同时自肱桡关节、桡尺近侧关节脱位,而肱尺关节没有脱位的联合损伤,约占全身骨折的1.7%。许多学者对这种损伤做了进一步观察和机制研究,使该损伤概念的范围逐渐扩大,将桡骨头各方向的脱位合并不同水平的尺骨骨折、尺桡骨双骨折都列入在内。本病可发生于各种年龄,但多发生于儿童和少年。

上尺桡关节由桡骨头环状关节面和尺骨桡切迹构成,桡骨头被附着在尺骨切迹前后缘的环状韧带所约束,当前臂旋转时,桡骨头在尺骨切迹中转动。桡神经在肘前部向下走行时分为深支和浅支两束,桡神经深支绕过桡骨头,进入旋后肌深浅层之间,然后穿出旋后肌位于骨间膜表面走向远端。

一、病因与发病机制

直接暴力和间接暴力均能引起尺骨上 1/3 骨折合并桡骨头脱位,而以间接暴力者为多,且多为传导暴力所致。但不同的损伤机制,可造成不同类型的损伤,通常按照损伤机制及 X 线表现,即尺骨骨折成角与桡骨小头移位情况,将本病分为伸直型、屈曲型、内收型和特殊型四种类型。

(一)伸直型(Ⅰ型)

此型较为常见,多见于儿童,约占 60%。跌倒时,手掌先着地,肘关节处于伸展位或过伸、前臂旋后位,传达暴力由肱骨向下传导,地面反作用力通过掌心、尺桡骨传向上前方,先造成尺骨斜形骨折,继而迫使桡骨头冲破或滑出环状韧带,向前外方脱出,骨折断端随之向掌侧及桡侧成角。对于成人,外力直接打击尺骨背侧,亦可造成伸直型骨折,为横断或粉碎骨折(图 14-13)。

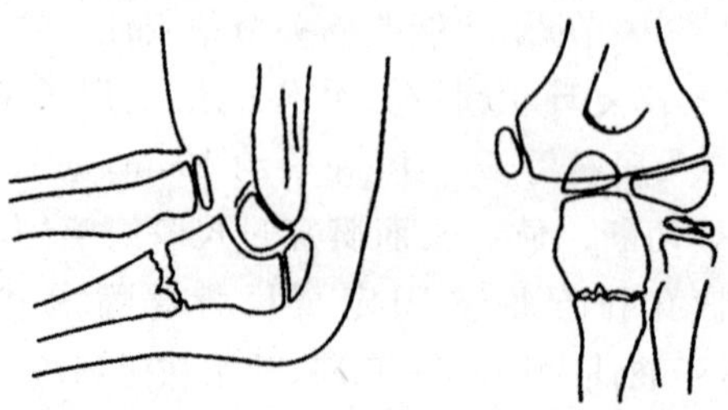

图 14-13 尺骨上 1/3 骨折合并桡骨头脱位的类型(Ⅰ型)

（二）屈曲型（Ⅱ型）

此型多见于成年人，约占15%。当暴力作用时，肘关节呈微曲状，前臂处于旋前位置，传达暴力由肱骨向下传导，地面反作用力自手掌向后上方传导，可先造成尺骨近侧横断或短斜形骨折，并向背侧、桡侧成角，桡骨头在肘关节屈曲和向后外力作用下向后外方滑脱（图14-14）。

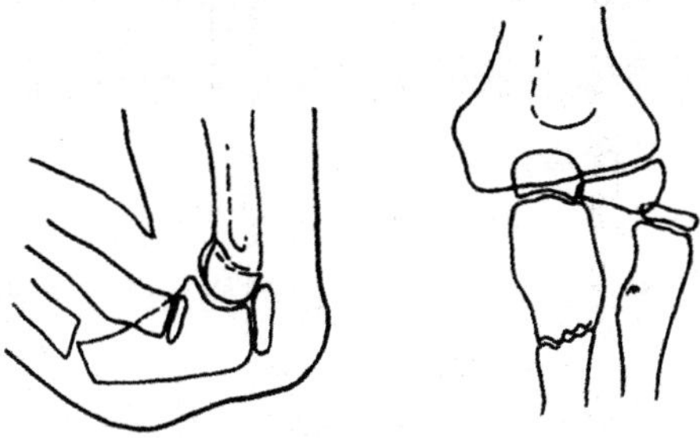

图14-14 尺骨上1/3骨折合并桡骨头脱位的类型（Ⅱ型）

（三）内收型（Ⅲ型）

此型多见于幼儿或年龄较小的患者，约占20%。在暴力作用的瞬间，肘关节处于伸直位，前臂旋前，由于上下外力传导到肘部，在肘部内侧向外侧作用，可造成尺骨冠状突下方纵形劈裂、褶皱或横形劈裂，骨折端移位不明显，或仅轻微向桡侧成角，桡骨头向外侧脱出（图14-15）。

（四）特殊型（Ⅳ型）

此型儿童和成人均可发病，是一种较为少见的损伤（图14-16），约占5%。大多数学者认为本病的发生与伸直型损伤机制相同，是较大暴力作用的结果，先造成尺桡骨双骨折后，暴力继续作用，迫使桡骨头脱位；也有学者认为是在桡骨小头脱位后，桡骨又受到第二次创伤所致。

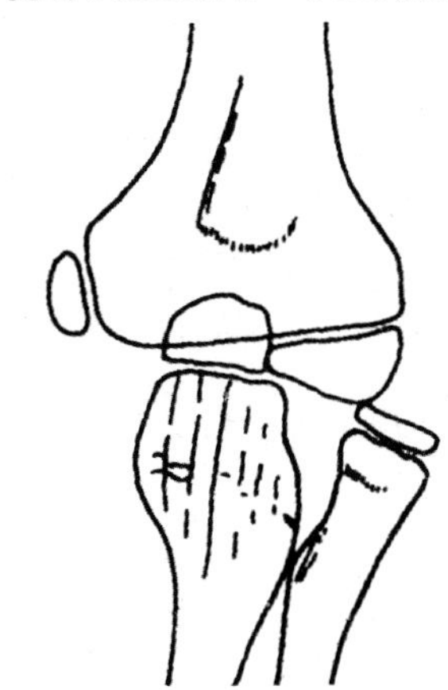

图14-15 尺骨上1/3骨折合并桡骨头脱位的类型（Ⅲ型）

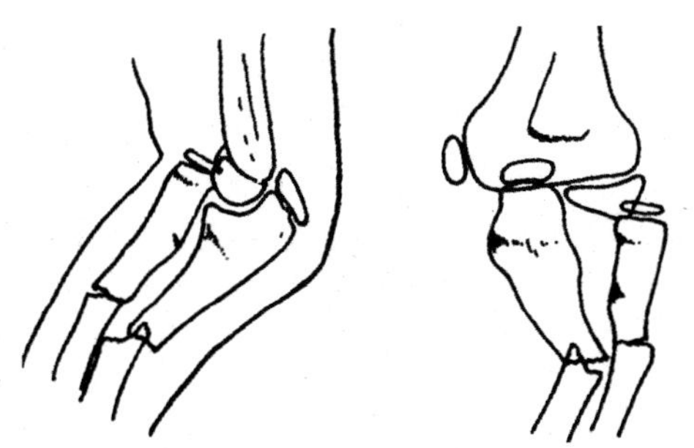

图14-16 尺骨上1/3骨折合并桡骨头脱位的类型（Ⅳ型）

本病的特点就是尺骨发生骨折移位，尺骨变短，由于暴力的持续作用，造成上尺桡关节错位，环状韧带有不同程度的撕裂，于是就破坏了桡、尺两骨间的相对稳定性。尺骨骨折移位越大，脱位也就越严重，尺骨失去桡骨的支持，则会加大移位。因此说骨折移位与关节脱位互成因果。

二、诊断

明确的外伤史、疼痛、压痛和清晰的 X 线片，诊断并无困难。小儿多不能确切叙述外伤史和疼痛部位，可能出现误诊，因此临床检查和 X 线摄片同等重要。

伤后肘部及前臂有明显的疼痛、肿胀，前臂的旋转功能及肘关节屈伸功能障碍。移位明显者，可见尺骨成角畸形。检查时，在肘关节前、外或后方可摸到脱出的桡骨头。骨折和脱位处压痛明显，被动旋转前臂时有锐痛，在尺骨上 1/3 处可以扪及骨擦感或异常活动。

检查时应注意腕、手指感觉和运动情况，以便确定是否因桡骨头向外脱位而合并桡神经挫伤。对儿童的尺骨上 1/3 骨折，必须仔细检查桡骨头是否同时脱位。凡有移位的桡尺骨干单骨折的 X 线照片须包括肘、腕关节，以免遗漏上下桡尺关节脱位的诊断。儿童肘部 X 线解剖关系是根据关节端骨骺相互对应位置来判断的，正常桡骨头与肱骨小头相对，桡骨干纵轴线向上延长，一定通过肱骨小头的中心，如有偏移者，应视为脱位（图 14-17）。桡骨小头骨骺一般在 1～2 岁时出现，因此对 1 岁以内的患儿，最好同时摄健侧 X 线片以便对照。桡骨头脱位后可能自动还纳，X 线照片仅见骨折而无脱位，若此时忽略对桡骨头的固定，可能发生再脱位。

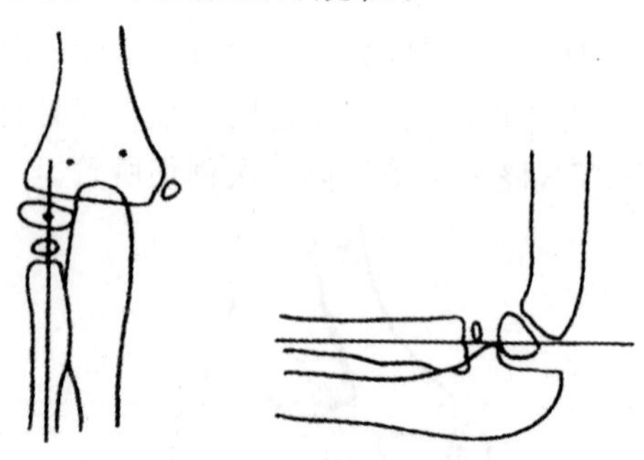

图 14-17　桡尺关节脱位

本病特殊型损伤应与桡、尺骨干双骨折相鉴别。两者症状、体征相似，儿童及成人均可见，其主要区别是有无桡骨头脱位征。

尺骨鹰嘴骨折与本病鉴别较容易，压痛仅局限于尺骨鹰嘴，桡骨头处无压痛，前臂旋转功能尚好，X 线照片示患侧桡骨干纵轴线通过肱骨小头的中心。

三、治疗

对于新鲜的闭合性孟氏骨折，手法复位是一种有效且简便的治疗措施，尤其是小儿肌肉组织较纤弱，韧带和关节囊弹性较大，容易牵引分开，桡骨头也容易还纳，整复后前臂超肘夹板固定。

对于开放性骨折的骨折端未在创口内直接暴露者，可在清创缝合后采用闭合手法复位。骨折端外露者，应在清创的同时，在直视下将其复位，但通常不必采用内固定。

合并桡神经挫伤者，多可采用手法复位，前臂超肘夹板固定。桡骨头脱位整复后，桡神经功能多在 3 个月内自行恢复。陈旧性骨折时间在 1 个月以内且尺骨骨折移位不大者，可先试行手法复位，如果不能复位，必须采取切开复位内固定。

（一）整复固定方法

1. 手法整复外固定

原则上先整复桡骨头脱位，后整复尺骨骨折。

(1)无移位尺骨骨折合并桡骨头脱位：不必麻醉，两位助手分别握住患者的上臂和腕部进行对抗牵引，术者用拇指沿桡骨头脱位的相反方向按压，并做前臂旋前旋后动作，一般桡骨头即可复位，然后术者轻轻做肘关节屈伸活动，如果不再脱位，说明复位是稳定的。在维持牵引下，先以尺骨骨折平面为中心，在前臂的掌侧与背侧各置一分骨垫，于骨折的掌侧放置一平垫，在桡骨头的前外侧放置一葫芦垫；在尺骨内侧的上、下端分别放一平垫，夹板固定前臂于中立位或轻度旋后位(图 14-18)。亦可行上肢管型石膏或石膏托固定于屈肘90°，前臂中立位。固定 4～6 周后，X 线片显示尺骨骨折线模糊，有连续性骨痂生长，骨折临床愈合后，才可拆除固定，进行后期功能锻炼。

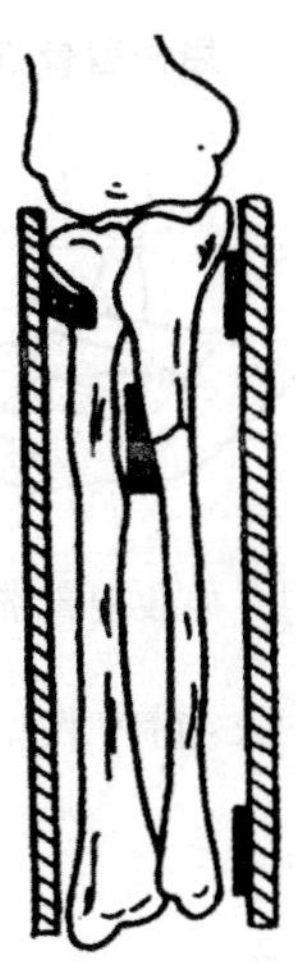

图 14-18　分骨垫和纸压垫的放置法图

(2)伸直型骨折：患者平卧，肩外展 70°～90°，肘伸直，前臂中立位。一助手握持上臂下段，另一助手握持腕部，两助手拔伸牵引，矫正重叠移位。术者立于患者外侧，两拇指放在桡骨头外侧和前侧，向尺侧、背侧按捺，同时嘱助手将肘关节徐徐屈曲 90°，使桡骨头复位。复位后嘱牵引近段的助手，用拇指固定桡骨头，维持复位。然后术者两手紧捏尺骨骨折断端，小幅度旋转前臂，并逐渐屈曲肘关节至 120°～130°，利用已复位的桡骨的支撑作用使尺骨复位。若仍有向掌侧、桡侧成角移位，术者可将尺骨骨折远端向尺侧、背侧按捺、挤压，使之复位。若仍有残余侧方移位，可用摇晃手法加以矫正(图 14-19)。夹板固定同无移位骨折，尺骨平垫放置于背侧上下端，前臂中立位，肘关节屈曲 120°～130°位，亦可用石膏托固定于屈曲位。固定 2～3 周后，改为肘关节屈曲 90°位再固定 2～3 周。

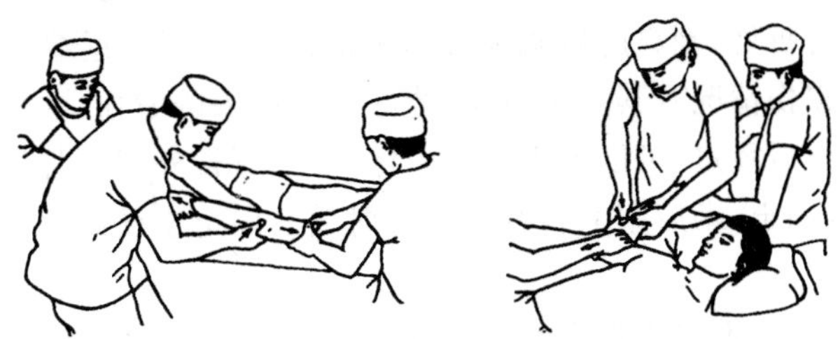

图 14-19　伸直型骨折整复图

(3)屈曲型骨折：患者平卧，肩外展 70°～90°，肘关节半伸屈位。一助手握持上臂下段，另一助手握腕部，两助手进行拔伸牵引。术者两拇指在桡骨背侧、桡侧按住桡骨头并向掌侧、尺侧按压，同时助手将肘关节徐徐伸直，使桡骨头复位，有时还可听到或感觉到桡骨头复位的滑动声。然后术者在尺、桡骨间隙挤捏分骨，并将尺骨骨折远端向掌侧、尺侧按捺，使尺骨复位(图 14-20)。保持复位情况下，在前臂的掌侧与背侧各置一分骨垫，于骨折的背侧放置一平垫，在桡骨头的后侧放置葫芦垫；在尺骨掌侧的上、下端分别放一平垫，夹板固定前臂中立位、肘关节屈曲 20°～40°位。固定 2～3 周后，改为肘关节屈曲 90°位再固定 2～3 周。

(4)内收型骨折：患者平卧，肩外展，肘伸直或半伸直位，前臂旋后。两助手分别握持上臂下段和腕部，进行拔伸牵引。术者站于患肢外侧，拇指放在桡骨头外侧，同时助手在维持牵引下将患肢肘关节外展，向内侧推按脱出的桡骨头，使之还纳。与此同时，尺骨向桡侧成角畸形亦随之矫正(图 14-21)。维持牵引，夹板固定方法同无移位骨折，亦可用石膏托固定肘关节屈曲 90°位 3～4 周。

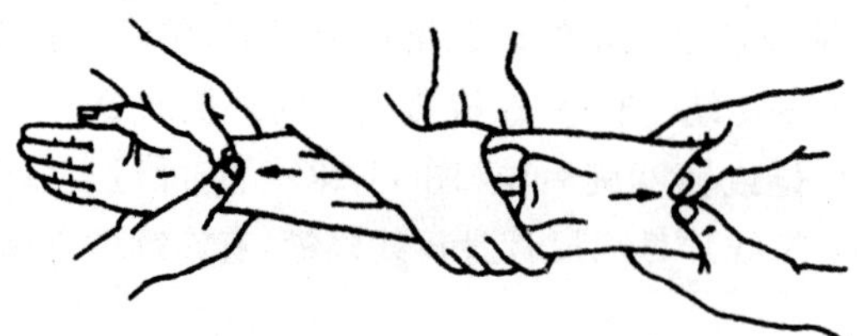

图 14-20 屈曲型骨折整复图

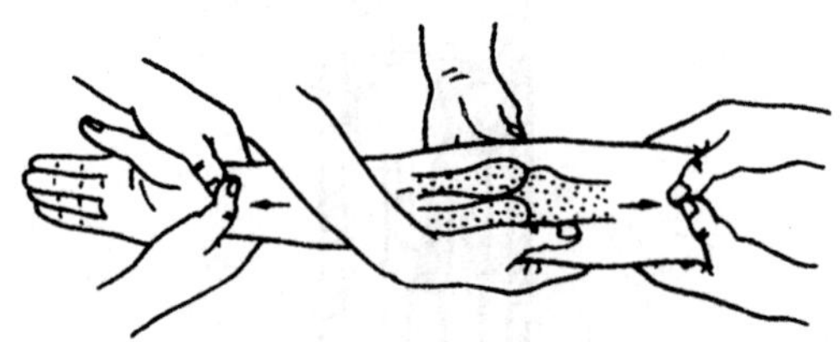

图 14-21 内收型骨折整复图

(5)特殊型骨折：先做桡骨头脱位的整复手法，同内收型。桡骨头复位后，术者用手捏住复位的桡骨头做临时固定，再按桡尺骨干双骨折处理。

2.闭合穿针内固定

若新鲜骨折经多次复位不成功或整复后不稳定者，可采取闭合复位穿针内固定。

在臂丛麻醉下，常规消毒铺巾，先将桡骨头手法复位，屈肘 90°，再整复尺骨，助手维持尺骨良好位置，术者用细骨圆针或三棱针自鹰嘴突部穿入尺骨髓腔内，钢针达尺骨近折端时，在 X 线透视下将尺骨远端髓腔对位，骨圆针穿过断端 5～10 cm，针尾留于皮外 1～2 cm，覆盖无菌纱布，外用石膏托或夹板固定屈肘前臂于中立位。

3.切开复位内固定

手术治疗的目的在于矫正尺骨畸形，维持桡骨头稳定性并恢复其功能。

(1)适应证：①某些手法整复失败者，系青壮年。②局部粉碎不能穿针固定者。③陈旧性损伤，尺骨畸形愈合，肘关节屈伸功能受限及前臂旋转障碍。④陈旧性损伤，桡骨头尚未复位者(伤者在 3～6 周内)。

(2)手术方法：臂丛麻醉，取肘外后侧切口，自肱骨外髁上方 2 cm 处开始，沿肱三头肌外缘至鹰嘴外侧，向远侧沿尺骨背到尺骨骨折处，剥离肘后肌及尺侧腕屈肌，注意保护近端桡尺关节的环状韧带附着点，暴露桡骨头，查看环状韧带损伤情况及其复位障碍，清除关节腔内的淤血块，复位桡骨头，修补环状韧带；然后复位尺骨骨折，如果复位后稳定，可以不进行内固定，依靠石膏外固定加以维持，如果复位后不稳定，则可应用髓内钉或钢板进行固定，术后用上肢石膏托将肘关节固定于屈曲 90°位，并在术后 6 周拆除石膏摄片查看骨折愈合情况。

对于陈旧性骨折畸形愈合严重和桡骨头脱位者，可行切开矫形环状韧带重建术，不能重建者，成人可行桡骨头切除术。对骨折不愈合者，行尺骨切开复位植骨并行桡骨小头切除术。

复位固定后，应注意观察患肢血液循环情况，卧床休息时抬高患肢，以利肿胀消退，要经常检查夹板固定的松紧度，注意压垫是否移动，石膏是否压迫骨突部位，防止压疮。定期复查 X 线片，了解骨折是否移位及其愈合情况。

(二)药物治疗

初期宜活血化瘀、消肿止痛，内服和营止痛汤，瘀肿较甚者加三七或云南白药；外敷跌打万花油或消肿止痛膏。中期宜和营生新、接骨续损，内服续骨活血汤；外敷驳骨散或接骨膏。后期宜补肝肾、壮筋骨、养气血，内服六味地黄汤。解除夹板后，外用散瘀和伤汤熏洗患肢。

(三)功能康复

复位固定后，应做指掌关节的屈伸、握拳活动和肩关节活动的功能锻炼。肘关节不要过早活动，禁止做前臂旋转活动。3 周内伸直型和特殊型禁止伸肘活动,屈曲型禁止做屈肘活动,以免引起桡骨头再脱位、环状韧带再损伤以及骨折部位向掌侧或背侧成角移位。3 周后骨折初步稳定,可逐步做肘关节屈伸活动,如小云手等,但前臂应始终保持中立位,严防尺骨骨折处发生旋转活动,否则可造成尺骨迟缓愈合或不愈合。当骨折临床愈合,拆除夹板固定后,可加强肘关节伸屈活动,并开始进行前臂旋转活动功能的锻炼。

(裴汝星)

第九节 盖氏骨折

盖氏骨折具有许多名称。早在 1929 年法国人即称之为反 Monteggia 骨折。1934 年 Galeazzi 详细描述了此种损伤,并建议强力牵引拇指整复之,此后即称此种损伤为桡骨中下 1/ 3 骨折合并尺桡关节脱位。此种损伤较 Monteggia 骨折更为多见,其发生率约高于后者 6 倍。

一、病因

Galeazzi 骨折可因直接打击桡骨远 1/3 段的桡背侧而造成,亦可因跌倒时手撑地传达的应力而造成,还可因机器绞轧而造成。受伤机制不同,其骨折也有不同特点。

二、分类

(1)桡骨远端青枝骨折合并尺骨小头骨骺分离均为儿童,此型损伤轻,易于整复。

(2)桡骨远 1/3 骨折可为横形,短斜形,斜形。短缩移位明显,下尺桡关节脱位明显,多为跌倒手撑地致伤。前臂旋前位致伤时,桡骨远折段向背侧移位;前臂旋后位致伤时,桡骨远折段向掌侧移位。临床上以掌侧移位者多见。此型损伤较重,下尺桡关节掌背侧韧带,三角纤维软骨盘多已断裂(三角纤维软骨盘无断裂时多有尺骨茎突骨折)。骨间膜亦有一定的损伤。

(3)桡骨远 1/3 骨折,下尺桡关节脱位,并合并尺骨干骨折或尺骨干之外伤性弯曲。多为机器绞轧伤所致。损伤重,可能造成开放伤口。此时除下尺桡关节掌、背侧韧带,三角纤维软骨盘破裂处,骨间膜多有严重损伤。

三、临床表现

症状和体征与创伤严重程度有关。移位不显著的骨折仅有疼痛、肿胀和压痛。如移位明显,桡骨将出现短缩和成角,下尺桡关节压痛,尺骨头膨出,多为闭合性骨折。开放骨折时多为桡骨近折端穿破皮肤所致,伤口小,神经血管损伤罕见。

四、诊断

通常骨折部位在桡骨中下 1/3 交界处,为横形或短斜形,多无严重粉碎。如桡骨骨折移位显著,下尺桡关节将完全脱位。于前后位 X 线片上,桡骨表现为短缩,远侧尺桡骨间距减少,桡骨向尺骨靠拢。侧位 X 线片上,桡骨通常向掌侧成角,尺骨头向背侧突出。

五、治疗

Galeazzi 骨折牵引下复位并不十分困难,但维持闭合复位的位置却颇为困难,正如 Hughston(1957)所指出的有几种力量造成复位位置难于维持(图 14-22)。①旋前方肌的收缩,使桡骨远折段向尺骨靠拢,并牵拉其向近侧及掌侧移位。②肱桡肌牵拉桡骨远折段,使之向近侧短缩移位。③拇外展肌及拇伸肌使桡骨远折段向尺骨靠拢,向近侧移位短缩。

即使手腕尺偏位固定于石膏中，以上几种造成移位的力量依然存在，因此闭合复位的成功率不高，其治疗结果极不理想。

为了获得良好的前臂旋转功能，避免下尺桡关节紊乱，桡骨骨折必须解剖复位。所以，切开复位内固定术几乎是必选的方法。髓内针于此处宽大的髓腔内难于提供坚固的固定作用，以防止骨折端间的旋转，而小的钢板也难于对抗肌肉牵拉产生的再移位力量，因为在这种移位力量的作用下，钢板可能弯曲，螺钉可能松动而造成畸形愈合和不愈合。所以钢板必须有足够的长度和强度，我们习惯使用DCP钢板，而手术切口采用Henry切口，钢板置于桡骨掌面。术后短臂石膏前后托，前臂旋转中立位制动4～6周，以使下尺桡关节周围被损伤的组织获得愈合。去除石膏后，积极进行功能锻炼。

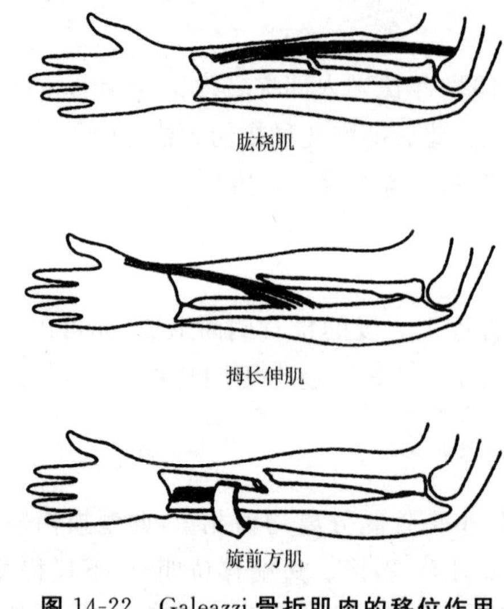

图14-22　Galeazzi骨折肌肉的移位作用

（裴汝星）

第十节　肘关节损伤后遗症

一、肘内翻

（一）病因及机制

（1）肱骨髁上骨折为最常见的原因，约占整个肘内翻的80%。有报道肱骨髁上骨折并发肘内翻发生率可达30%～57%。多数学者认为发生原因是骨折远端向内侧倾斜。研究表明骨折后复位不良、内侧骨质压缩嵌插、骨折外侧端分开及骨折远端内旋扭转是引起骨折远端内侧倾倒的主要原因。

（2）肱骨远端全骨骺分离和内髁骨骺损伤。该损伤易产生骨骺早闭或肱骨内髁缺血坏死，使得内髁生长缓慢或停止，导致肘内翻。

（3）肱骨内髁骨折复位不良。

（4）陈旧性肘关节脱位。

（二）临床表现及诊断

肘关节伸直位内翻角明显增大，可达15°～35°（图14-23），肘后三角关系改变，外髁与鹰嘴距离加宽；一般肘关节活动正常，但均有不同程度肌力减弱。从X线片上可测量出肘内翻角度。

（三）治疗

治疗的目的是改善功能，矫正畸形。

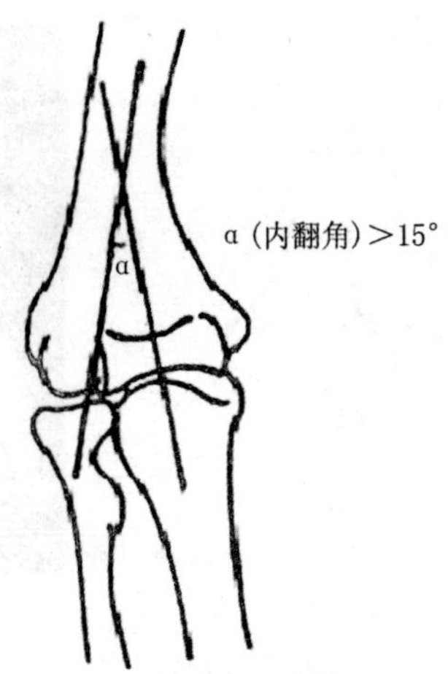

图 14-23　肘内翻畸形示意图

1.手术指征

(1)引起功能障碍或屈肘肌力减弱者。

(2)肘关节疼痛尚未形成创伤性关节炎者。

(3)肘内翻大于 20°,畸形已固定者(伤后 1～2 年)。

(4)肘内翻同时并发迟发性尺神经炎者。

2.手术方法

肱骨髁上楔形截骨及肱骨髁上"V"形截骨,以前者常用。手术不仅要矫正内翻,同时须矫正内旋、过伸(图 14-24,25),亦可采用肱骨髁上杵臼截骨术矫正。

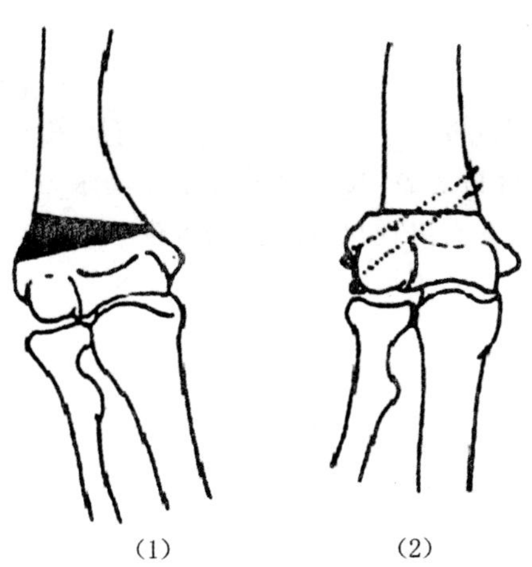

图 14-24　肘内翻畸形楔形截骨矫正术示意图

(1)肘内翻畸形楔形截骨线;(2)截骨后拉力螺钉固定

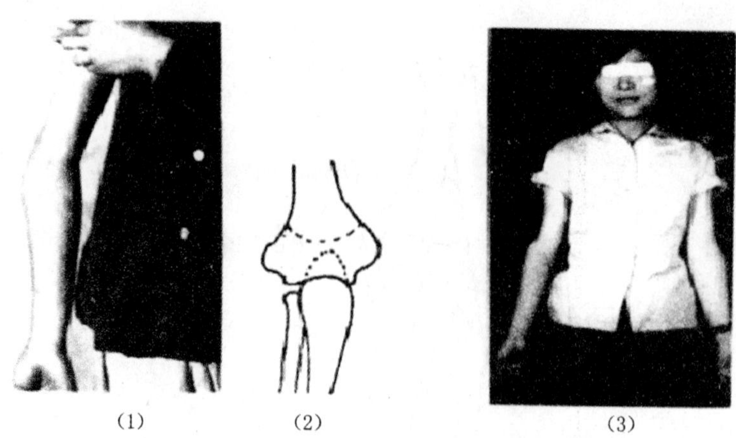

(1)　　(2)　　(3)

图 14-25　肘内翻畸形杵臼截骨矫正术示意图

(1)术前外观;(2)手术(前预定截骨线);(3)术后外观

二、肘外翻

(一)病因及机制

(1)未经复位或复位不良的儿童肱骨髁上骨折和肱骨远端骨折是肘外翻畸形发生最常见的原因。其原因是肱骨远端内外侧生长的不均衡。

(2)儿童肱骨内外髁骨折未能及时复位或复位不良,肱骨外髁骨骺早闭或缺血性坏死可致肘外翻;肱骨内髁骨折引起肘外翻则是由于肱骨内髁过度生长所致。

(3)未经复位或复位不良的肘关节脱位。

(4)桡骨小头切除后:其发生肘外翻的原因是由于切除桡骨小头后桡骨近端重要的机械阻挡作用消失,使肘关节和前臂生物力学发生异常。

(二)临床表现及诊断

肘关节伸直位时肘部外翻角增大,可达 30°以上(图 14-26);肘关节活动一般无明显障碍;晚期肘关节的关节面损伤可引起疼痛。对严重外翻患者,由于尺神经处于高张力牵拉状态,或外伤后因尺神经粘连而经常受到摩擦,可发生迟发性尺神经炎而出现尺神经损伤表现。

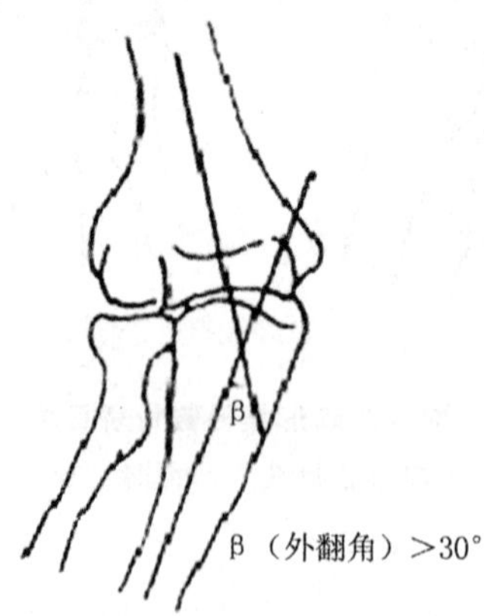

图 14-26　肘外翻畸形示意图

(三)治疗

一般对无肘关节功能障碍和疼痛症状的肘外翻可不予治疗。

1. 保守治疗

适用于早期肘关节骨性关节炎而临床症状轻,且肘关节功能障碍不明显的患者。疼痛是最常见的症状,可进行理疗、按摩等治疗或服用阿司匹林等药物。

2. 手术治疗

手术指征包括以下几点：

(1)严重肘外翻畸形，且畸形稳定 2 年以上者。

(2)关节的疼痛和无力症状明显，影响肘关节功能者。

(3)伴有创伤性关节炎者。

(4)伴有迟发性尺神经炎者。手术方式为肱骨髁上截骨矫正术及尺神经前移术。截骨矫形的目的主要为矫正畸形，稳定关节，减轻疼痛和改变关节的受力不均，防止关节退变的加重。

三、迟发性尺神经炎

尺神经与肱骨内上髁关系密切，凡肘部损伤及其后遗症很容易波及尺神经。

(一)病因

产生尺神经炎的原因多与肘部骨折及其后遗畸形或骨异常增生有关，如肱骨外髁骨折后的肘外翻畸形，内上髁骨折后复位不佳或瘢痕增生，肘关节骨化性肌炎等均可使尺神经受到牵拉或压迫而引起损伤。

(二)临床表现及诊断

迟发性尺神经炎引起尺神经麻痹症状，发病缓慢，开始出现手尺侧部麻木、疼痛，病程较久者则可感觉完全丧失；受尺神经支配肌肉肌力减弱，晚期出现爪形手畸形、小鱼际肌及骨间肌萎缩。可扪及肘部粗大的尺神经，Tinel 征阳性。

(三)治疗

一旦出现尺神经麻痹症状，应尽早手术治疗。治疗越早，效果越好。手术方式为尺神经前移及神经内松解术。

四、肘关节骨化性肌炎

肘关节骨化性肌炎是肘部创伤严重和较常见的并发症，约占肘部骨折与脱位的 3%。

(一)病因及机制

肘部骨折、脱位等严重损伤后，骨膜被剥离、破裂，血肿形成，或局部受到被动牵拉、手术刺激，形成血肿，这些可引起血肿骨化为主的骨化过程；血肿吸收后则逐渐向骨膜下骨化发展。目前对其机制并不十分清楚，可归纳为骨膜生骨学说和纤维组织转化生骨学说。

(二)与骨化性肌炎发生有关的因素

(1)反复强力被动活动。

(2)治疗时间：早期治疗可得到良好的复位，减少血肿形成，利于软组织修复。

(3)年龄：儿童发生骨化肌炎的机会少于青壮年。

(三)临床表现及诊断

有明确外伤史；伤后反复被动屈伸关节；关节肿胀、疼痛持续不消伴局部温度升高；关节活动范围逐渐变小；X 线早期无特殊，3～4 周后关节周围发现云雾状的骨化团，晚期骨化范围缩小，密度增高，界限清楚。一般伤后 3～6 周内有增大趋势，6～8 周后趋于稳定。

(四)治疗

1. 一般治疗

骨化性肌炎诊断确立后，肘关节应妥善加以保护，是否行主动关节活动锻炼要视情况而定，如局部有肿胀、压痛及温度增高，活动时疼痛加重，则不应过度活动；如上述症状不明显，则应在疼痛可忍受情况下锻炼，以保留一定程度的关节活动和功能。

2. 放射治疗

有人认为放射治疗能影响炎性反应过程，可防止骨化性肌炎发生。每周 2 次，4 周一个疗程，每次 5.16×10^{-2} C/kg(200 伦琴)。

3.手术治疗

凡影响肘关节屈伸功能,而骨化性肌炎处于静止者,即异位骨化致密硬化,界限清楚者,方可考虑手术切除。切除的目的是不使任何与骨化块有关的肌、骨组织残留,以防止复发;切除时宜切除骨化块连同一薄层正常肌肉,彻底止血。术后石膏固定1~3周。

五、肘关节强直

各种原因造成肘关节活动丧失,固定于某一特定位置,称为肘关节强直,常可分为纤维性僵硬和骨性强直两种。

(一)病因

(1)肘关节骨折,特别是关节内骨折后,复位不当。

(2)骨化性肌炎。

(3)肌肉、肌腱、韧带、关节囊等损伤引起广泛严重粘连。

(4)肘关节创伤后治疗不当,如长期固定、强力活动、按摩治疗等。

(5)肘关节感染。

(二)临床表现及诊断

肘关节可强直于任何位置,以屈曲位最多,约占2/3;伸直位约1/3。无论强直于何种体位,均造成肘关节严重功能障碍,X线检查可帮助分析肘关节强直的原因。

(三)治疗

1.保守治疗

对纤维性强直可试行体疗,主动锻炼,配合理疗,这对早期关节内粘连者有效。切忌强力被动伸屈。

2.手术治疗

手术治疗是治疗肘关节强直可靠的方法,一般伤后4~6个月进行。过早手术因骨化性肌炎未静止,易再强直;过晚手术则关节周围软组织挛缩、粘连,失去弹性,效果欠佳。手术方法包括:①肘关节松解术。②肘关节成形术,如筋膜成形术、肘关节切除成形术。③肘关节融合术等。

六、创伤性肘关节炎

创伤性肘关节炎是肘关节创伤后的继发性病变,主要表现为肘关节疼痛和活动受限,其改变主要表现在关节软骨软化、脱落,软骨下骨质增生、硬化,最后关节面大部分消失,关节间隙狭窄。

(一)病因

创伤性肘关节炎主要发生在肘关节骨折、脱位,特别是关节面的损伤后。关节软骨损伤后复位不佳;或粗暴手法加重其损伤;或骨折畸形愈合,关节负重不均,最终都可致创伤性肘关节炎。

(二)临床表现及诊断

肘关节损伤后功能基本恢复患者,又重新出现肘关节疼痛和不同程度活动障碍,并逐渐加重,伸屈活动范围越来越小,疼痛也越来越明显。X线早期表现不明显,晚期可出现软骨下骨质硬化,关节边缘骨质增生或关节间隙变窄。

(三)治疗

1.保守治疗

对轻型患者,可做主动肘关节功能锻炼。

2.手术治疗

适用于重型创伤性关节炎者。手术方法包括肘关节松解,肘关节成形或肘关节融合。

(裴汝星)

第十五章　腕部及手部损伤

第一节　桡骨远端骨折

桡骨远端骨折是一个范围比较广泛的术语，是指桡骨远端涉及或不涉及关节面的骨折，伴或不伴脱位。其中包括Colles、Smith、Barton等特定名称的骨折及脱位。

Colles骨折，1814年由Abraham Colles首先描述此种损伤，指桡骨远端的关节外骨折，伴或不伴下尺桡关节的损伤，骨折远端向桡背侧移位，形成刺刀或餐叉样畸形，而后特指此种损伤为Colles骨折。

Smith骨折，1847年由Smith详细描述此种损伤，即桡骨远端的关节外骨折，伴下尺桡关节脱位的损伤，骨折远端向掌侧移位。后来Barton于1838年又补充了此种骨折的一种类型，后人称之为Barton骨折。

Barton骨折曾应用的名称比较混乱，因历史的原因曾有多种称呼，最初是指桡骨远端涉及关节面的骨折伴有桡腕关节的半脱位。我们习惯上称其为掌侧及背侧Barton骨折。

一、受伤机制

Colles骨折常见于跌倒时肘部伸直，前臂旋前，腕关节背伸，手掌撑地等的损伤。Smith骨折常见于腕背着地，腕关节急剧掌屈受伤时。但也有人认为，跌倒时手掌伸展旋后位着地更易造成此种损伤。而背侧Barton骨折多见于间接暴力，跌倒时腕背伸而前臂旋前，腕骨撞击桡骨远端关节面背侧而形成。掌侧Barton多为手背侧着地，冲击力沿腕骨撞击桡骨远端掌侧关节面而形成。

二、AO分类及Fernandez分类

有学者认为桡骨远端骨折应该根据损伤的机制进行分类。手法复位技术应以与发生损伤的受力方向相反的方向进行。桡骨远端骨折可分为以下五种类型(图15-1)。

Ⅰ型骨折是关节外干骺端的折弯骨折，如Colles骨折(背侧成角)或Smith骨折(掌侧成角)。一处骨皮质被折断，其对侧的骨皮质粉碎并嵌插。

Ⅱ型骨折是关节内骨折，由剪切应力所致。这些骨折包括掌侧Barton骨折、背侧Barton骨折及桡骨茎突骨折。

Ⅲ型骨折是压缩性损伤所引起的关节内骨折和干骺端嵌插，包括复杂的关节内骨折和桡骨Pilon骨折。

Ⅳ型骨折是桡腕关节的骨折一脱位并有韧带附着处的撕脱骨折。

Ⅴ型骨折是由于多个力和高速度造成的桡骨远端的广泛损伤。

三、治疗原则

虽然目前对于桡骨远端骨折治疗的方法存在一定的分歧，但良好的骨折愈合及具有良好功能的腕关节是最终的治疗目标。具体方法包括数种，常见为闭合复位石膏外固定、克氏针有限固定辅助石膏外固定、钢板螺钉内固定及外固定架固定等方法。内固定钢板的选择目前有传统的解剖及非解剖型T型支撑

钢板，各种设计原理的锁定钢板，包括 AO、Stryker 等公司的锁定钢板系统产品，特别适用于严重骨质疏松、粉碎的骨折患者。

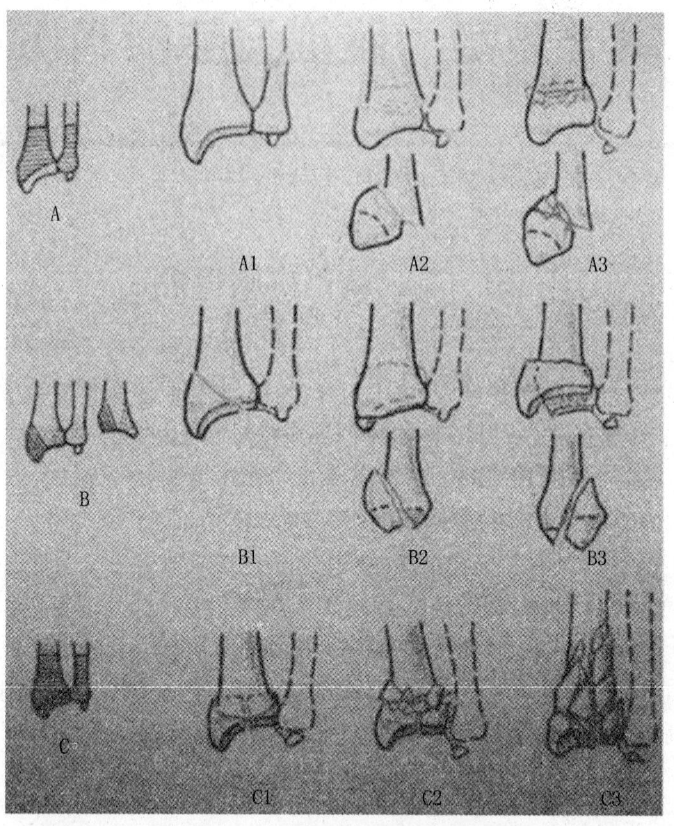

图 15-1(1)　桡骨远端骨折 AO 分类

A 型：关节外骨折；B 型：部分关节内骨折；C 型：完全关节内骨折

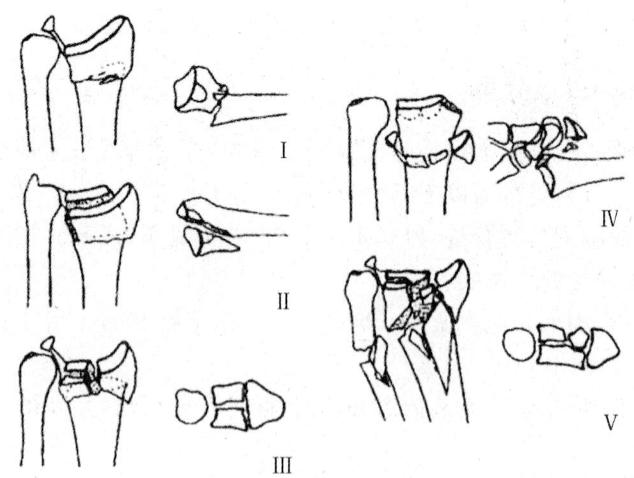

图 15-1(2)　Fernandez 桡骨远端骨折分类

按照 AO 的观点，不稳定性桡骨远端骨折均需手术治疗以达到良好的功能恢复。所谓不稳定性骨折包括：①骨折面背侧范围超过 50%关节面。②原始的背倾角低于 20°。③侧方移位超过1 cm。④短缩 5 mm以下。⑤关节内骨折。⑥伴随尺骨远端的骨折。⑦骨折伴有严重骨质疏松。

有学者认为大多数Ⅰ型骨折，保守治疗能够成功。若 Colles 或 Smith 骨折整复后需要长时间固定于过度矫正的位置，或复位不久又错位时，可以在闭合复位后通过桡骨茎突向桡骨远端经皮穿针。如桡骨茎突骨块较大，此法尤为有用。也可用于骨折闭合复位伴发急性腕管综合征需要松解时。严重的干骺端粉碎骨折或严重骨质疏松骨折用经皮穿钉固定不稳定时，最好采用外固定架固定。Ⅱ型桡骨远端剪切力骨折通常要做切开复位和内固定，特别是对于 Barton 骨折，几乎不能用闭合方法治疗，掌侧 Barton 型骨折常需用支撑钢板固定治疗。Ⅲ型压缩性损伤若有严重的关节内损伤或桡骨短缩，则需要手术治疗。仔细恢复关节面和桡骨的角度与长度极为重要。通常必须用多根克氏针固定，在被嵌压的部位常需要用移植松质骨充填。常常需联合应用切开与闭合技术，才能满意地治疗Ⅲ型骨折。Ⅳ型撕脱骨折常并发桡腕关节骨折一脱位，因此是不稳定的。撕脱的骨折块常常很小，只有用缝线才能将其修复。只有用克氏针才能将腕骨复位固定于桡骨远端。由于有广泛的韧带撕裂，以韧带整复法为原理的外固定效果较差。Ⅴ型高速度骨折总是不稳定的，经常是开放性，需结合应用内、外固定的方法。

根据临床经验，结合以上观点，桡骨远端骨折的治疗原则为：①对于稳定性关节外简单骨折，无明显移位或复位后位置满意的可行石膏外固定。②其中对于稳定性骨折，但手法复位失败或位置不能达到基本标准的，可行切开复位内固定手术，已达到复位及早期功能恢复的目的，其中首选钢板螺钉内固定术（图 15-2）。③不稳定性关节内、外骨折粉碎性骨折，首选切开复位，术中根据情况决定植骨与否，若骨质量较好，远端螺钉有足够的把持空间、骨质、力量，首选钢板螺钉内固定术，否则可行克氏针辅助石膏或外固定架固定术（图 15-3）。

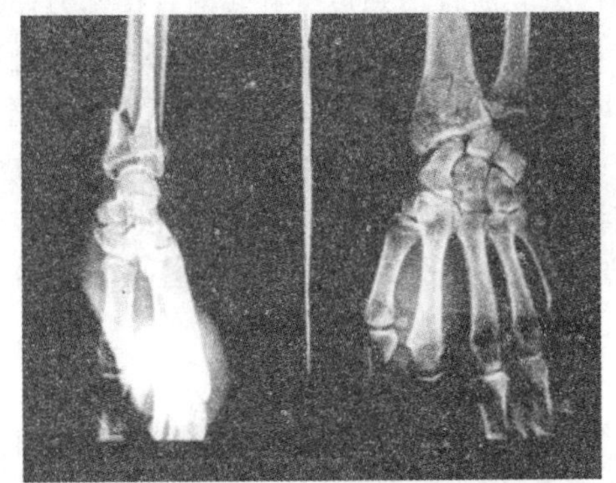

图 15-2(1)　桡骨远端骨折，AO C 型

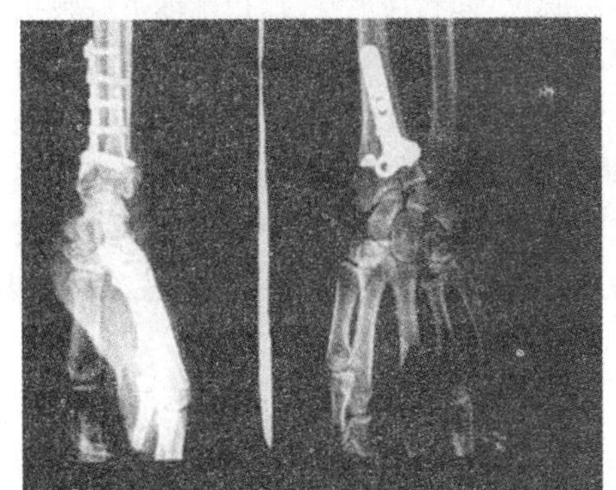

图 15-2(2)　传统斜 T 型钢板固定术后

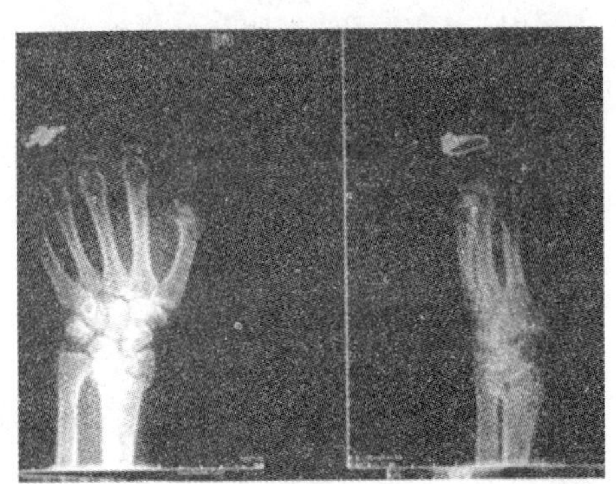

图 15-3(1)　桡骨远端骨折，AO C 型

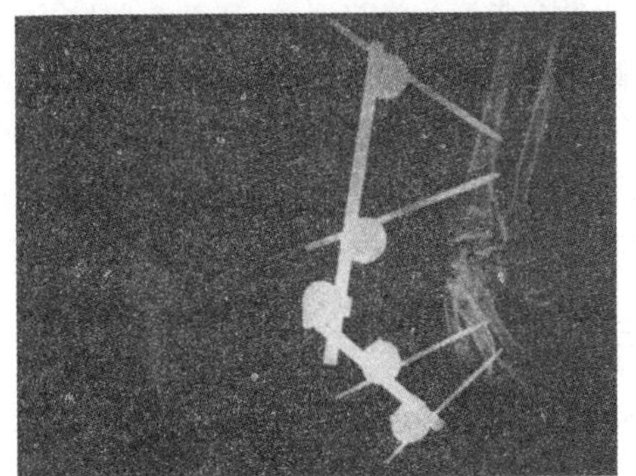

图 15-3(2)　闭合复位，外固定架复位及固定后

（丁罗斌）

第二节　下尺桡关节脱位

下尺桡关节脱位又称尺骨头脱位。下尺桡关节是由桡骨下端尺侧和尺骨小头，在桡尺背侧韧带、掌侧韧带和三角纤维软骨连接和维持下组成。下尺桡关节是前臂的旋转枢纽，也是腕关节尺侧负荷的传导枢纽。由于下尺桡关节主要靠关节盘和桡尺掌、背侧韧带维持稳定，没有像桡尺近侧关节一样有环状韧带环抱桡骨颈，因此在解剖结构上较不稳定。下尺桡关节与腕关节隔开而不相通。下尺桡关节与上尺桡关节联动，是车轴关节，在正常活动时，尺骨不动，仅是桡骨的尺骨切迹围绕尺骨小头并以其为轴心，作150°左右弧形旋转，其主要功能是使前臂作旋前和旋后运动。

下尺桡关节脱位临床比较多见，患者多为青壮年。

一、病因病理与分类

下尺桡关节脱位可由直接或间接暴力引起，多为间接暴力所致。腕背部尺侧直接遭受暴力时，可造成尺骨头掌侧脱位，如转动螺丝刀、扣排球及旋转机器摇把等动作时，患肢前臂遭到过度旋转的直接暴力；或跌倒时腕部在背伸位，遭到间接暴力，即旋转剪切力，或分离外力作用，均可导致三角纤维软骨撕裂，或与桡尺掌、背侧韧带同时破裂，发生尺骨小头脱位。按脱位方向分类，有尺骨远端向背侧向尺侧移位、尺骨头向掌侧脱位、尺骨头向背侧脱位、下尺桡关节分离等4种类型，一般为3个方向的移位同时存在。孤立性下尺桡关节半脱位或脱位在临床上比较少见。最常见的脱位为桡骨远端骨折或者桡骨短缩的长轴脱位以及在此基础上并发的尺骨远端的背侧脱位。此外，强制桡骨内旋、外旋或长期劳损，可发生下尺桡关节分离或脱位。

二、临床表现与诊断

腕部有外伤史，常有下尺桡关节处疼痛、轻度肿胀，通常无明显畸形。旋前或旋后时腕部疼痛加剧，握力下降，腕关节运动时会产生弹响。患手不能端提重物，自觉无力，握力亦减弱，伸腕、尺偏旋后活动受限。尺骨头向背侧脱位时，尺骨头较正常时更为隆起，向掌侧按压时，弹性感较健侧明显；尺骨头向掌侧脱位时，尺骨头在背侧的隆起消失，甚至有凹窝出现。下尺桡关节分离时，两侧对比，患侧较健侧增宽。摄腕关节正、侧位X线片，可明确有否下尺桡关节分离，X线正位片可见下尺桡关节间隙增大（大于2.5mm）（图15-4），侧位片可见桡、尺骨相对位置的变化，即尺骨头向掌侧或背侧突出，必要时应与健侧比较。也可做CT、MRI或腕关节造影及关节镜检查，以进一步明确诊断。若疑诊为三角纤维软骨破裂者，可作腕关节碘剂造影，若X线照片显示碘剂流入下尺桡关节间隙者，为三角纤维软骨破裂（图15-5）。

三、治疗

下尺桡关节脱位临床并不少见，常因认识不足发生诊疗失误，导致腕功能的障碍和疼痛。其治疗主要以恢复腕关节功能为主。单纯脱位一般考虑保守治疗，如合并桡骨远端骨折或尺骨茎突骨折则不可强求手法复位。

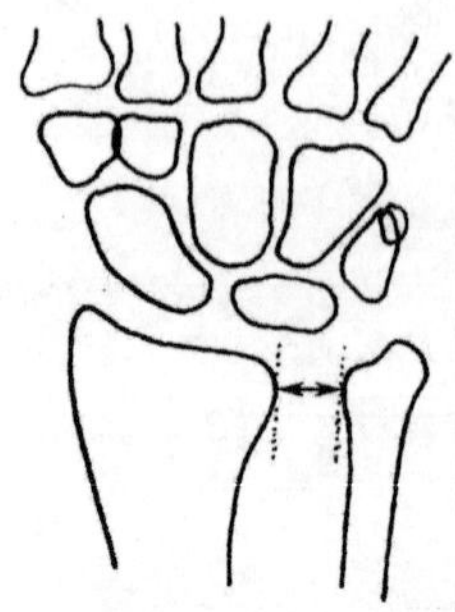

图15-4　X线正位显示下尺桡关节分离

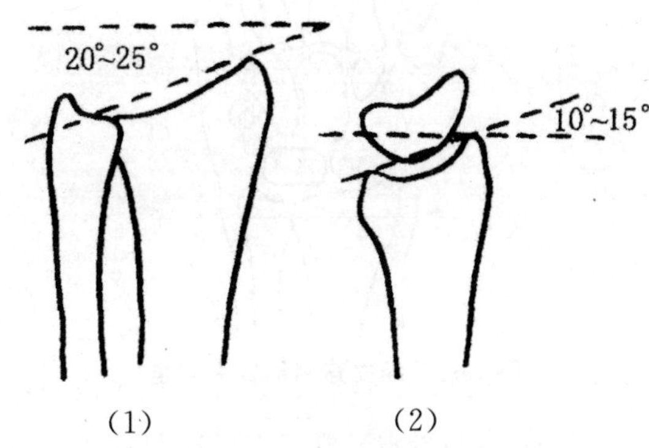

图 15-5　三角纤维软骨损伤造影

(1)三角纤维软骨尖破裂;(2)三角纤维软骨基底部破裂

(一)手法复位夹板外固定

(1)中立位手法复位夹板外固定:以背侧脱位为例。患者坐于凳上或床边,平伸前臂,掌心向下,助手二人,一人双手握其上臂,一人握其腕,行相对拔伸牵引。术者用力将尺骨向桡骨和掌侧推挤按压,并让远端助手屈曲肘关节,手搭其肩,使其复位。复位后持宽 3 cm、厚 1～1.5 cm、长可环绕腕部多半圈的纸压垫或硬纸板,用水蘸湿(不能浸透),置放在腕背侧尺侧下尺桡关节处,再用桡骨下端骨折夹板固定,前臂中立位绷带或三角巾悬挂胸前,手心紧握柱状托板圆柱,不得内倾外翻,减少腕关节旋转,固定 3～4 周。亦可用石膏外固定于旋前位 4～6 周。

(2)前臂完全旋后位夹板固定治疗下尺桡关节背侧脱位:将患者前臂极度旋后,同时向掌侧按压尺骨小头即可复位。固定方法:维持复位位置,放置合骨垫,前臂 4 块夹板超腕关节旋后位固定,屈肘 90°悬吊前臂。夹板的远端均要有向外的弧度,其大小必须适合正常的腕关节解剖,一般为桡侧板 35°,尺侧板 15°,掌侧板 15°,背侧板 30°。角度过小会压伤皮肤且达不到治疗效果。在固定期间可做屈伸运动,严禁前臂旋前。

旋后位固定的优点和原理:前臂旋后位,三角软骨盘掌侧和桡尺掌侧韧带紧张,向掌侧拉紧尺骨小头,同时旋前方肌浅头对尺骨小头有压迫,起到支撑和维持作用。上述综合因素不仅阻止尺骨小头向背侧移位,同时有利于桡尺背侧韧带和三角软骨盘背侧缘修复,也减少了下尺桡关节潜在的不稳定因素的存在。

(二)钳夹固定治疗急性下尺桡关节脱位

此法认为以往的夹板、石膏多不能有持续加压作用,保持复位后的位置困难。采用 X 线下整复固定,行常规消毒后,术者维持对位的下尺桡关节,一助手直视下用预先准备好的消毒钳夹从桡骨茎突上 1.0 cm处与桡骨冠状面平行经内外侧穿入夹住尺、桡骨。钳尖直接穿过皮肤达骨质,用力加压,同时徐徐上下摇晃,使钳夹进入骨皮质,将钳柄锁死,以防滑脱。对于儿童患者,可在桡骨茎突上 2.0 cm 处进钳,避开骨骺板,以免损伤。术后掌背侧用夹板固定,前臂悬吊在胸前。定期复查,调整钳夹。固定后可活动手指,2 周后可适当活动腕关节,4～6 周去除固定。

此法的实质是使下尺桡关节对合紧密,利用钳夹将尺桡骨下端内外侧牢固固定,使韧带、关节囊和骨间膜充分修复,恢复下尺桡关节的生理功能。

(三)经皮穿刺钢针内固定治疗下尺桡关节脱位

手术方法:臂丛麻醉下手法复位。背侧脱位置于旋后位牵引下向掌侧推压脱位之尺骨头,成功后固定于旋后位。掌侧脱位于旋前位牵引下向背侧推压脱位尺骨头,成功后固定于旋前位。取克氏针,以桡骨茎突处为进针点,垂直进针,通过下尺桡关节平面及下尺桡骨远端骨骼中心,以免损伤血管、神经和肌腱,针尖以刚透过尺骨尺侧骨皮质为度(图 15-6)。将针尾剪短折弯埋于皮下。术后硬纸板外固定,4～5 周后去除克氏针行腕关节功能锻炼。

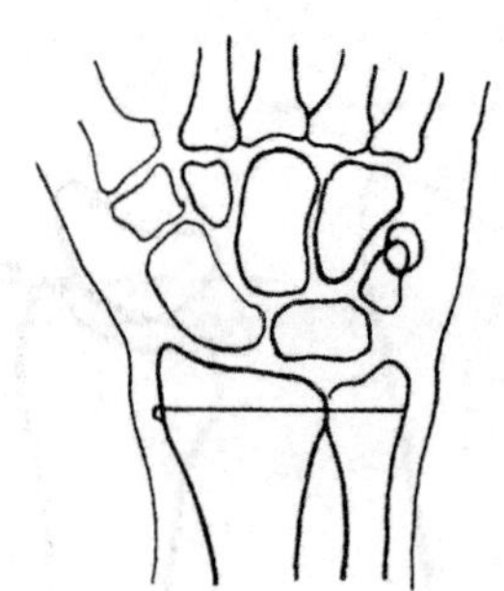

图 15-6　经皮穿刺钢针内固定

此法疗效可靠，术中注意维持原位，选好进针点及掌握好进针方向，以减少损伤，注意进针深度以针尖刚透过尺骨尺侧骨皮质为度。术后不可早去针。去针后应积极锻炼，以利功能恢复，减少脱位复发率。

（四）手术治疗

对于复位失败、下尺桡关节陈旧性损伤造成习惯性脱位及晚期下尺桡关节脱位者，均需手术治疗。

1. 旋前方肌紧缩术治疗下尺桡关节背侧脱位

手术方法：自尺骨茎突向近端做一长约 6cm 的纵行切口，切开显露深筋膜，把尺侧腕屈肌腱，指浅、深屈肌腱牵向桡侧，即可显露旋前方肌。沿旋前方肌尺骨附着处的边缘，切开骨膜，行骨膜下剥离，把旋前方肌骨膜瓣轻轻掀起，注意保护血管神经分支。前臂旋前位，按压尺骨小头，使下尺桡关节复位，此时将前臂固定在中立位，直视下经尺桡骨远端固定一克氏针，一端针尾留在皮外，便于拔除。把旋前方肌骨膜瓣从尺骨前缘移到背侧，与尺骨背侧骨膜缝合，后依次关闭切口。前臂中立位石膏固定 4 周。此法要领是依靠旋前方肌的动力修复，来维持下尺桡关节的稳定。用新的受力方式，使腕部恢复了新的力量平衡。旋前方肌有血管神经支配，复位后不会引起肌缺血挛缩或失常神经而降低疗效。

2. 用掌长肌腱修补下尺桡关节脱位

手术方法：从腕背侧入路，避开浅静脉主干，逐层分离，显露尺桡骨远端约 2～3.5 cm 手持式电钻在距尺骨远端 1 cm 处钻孔，方向尽可能前后垂直，出孔稍偏桡侧。试行复位后，在同一平面的桡骨中线处钻孔，前后垂直，出口稍偏尺侧，冲洗伤口，取同侧掌长肌腱，串通尺桡两孔，在桡侧交叉，充分复位后拉紧肌腱，7 号线缝合，两头拉直缝合在附近韧带上，关闭切口（图 15-7）。前臂充分旋后位石膏固定。术后 3 天开始手指锻炼，3 周后拆除石膏开始屈腕锻炼，随后行旋转功能锻炼。

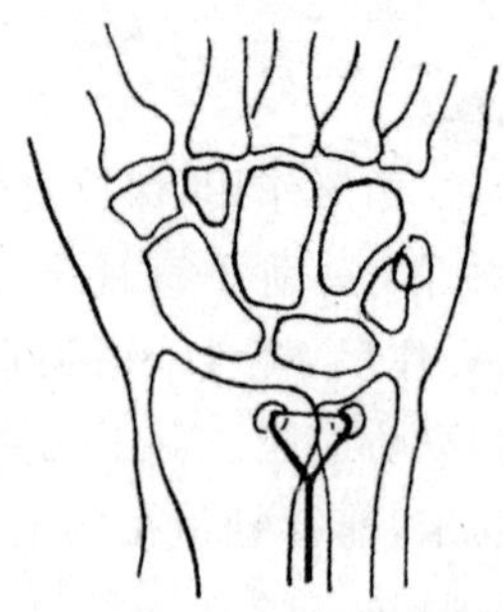

图 15-7　掌长肌腱修补下尺桡关节脱位

传统切除尺骨小头的方法，基本可恢复前臂旋转及腕部功能，但外观畸形，患肢承重、稳定性明显偏差，而随着尺骨头的消失，前臂部分单支架旋转，腕关节结构破坏，会产生“内空”感。掌长肌腱修复下尺桡关节脱位，不但保存完整的解剖结构，且肌腱力量大，穿入骨内而相连，对腕部稳定性和手部承重有着重要的作用。术中应注意保护表浅静脉，注意无菌技术、止血、术后抗感染等环节，以利尽早恢复局部血运，保证掌长肌腱存活。

（五）单边外固定架治疗合并下尺桡关节脱位的桡骨远端粉碎性骨折

手术方法：采用 Bastiani 单平面半针固定架（小号）。臂丛麻醉下，患肢外展置于边台，消毒铺巾。远端两针固定于第 3 掌骨背侧，近端固定于桡骨中下段背侧距桡腕关节 10 cm 处。锐性小口切开皮肤后，钝性分离至骨面，钻头钻孔后，拧入支架钉过对侧皮质。注意支架钉应避开中指伸肌腱，且穿过掌侧皮质 1 个螺纹即可。上外固定架后，于牵引下 X 线透视，下尺桡关节解剖结构基本恢复，拧紧加压杆螺母。或用加压杆在 X 线动态观察下反向撑开，恢复下尺桡关节解剖结构，使桡骨和尺骨关节面水平。调节万向节，固定腕关节于背伸 20°、尺偏 10°的功能位，手法复位桡骨远端，固定 6 周后拆除外固定架。

本疗法优势：应用外固定架撑开关节间隙，解除对桡骨茎突的压迫；牵拉骨块恢复正常解剖关系，并可直接固定于功能位，便于护理；术后可随时调整；由于固定范围小，患者握拳充分，消肿快，局部血液循环恢复快，有利于骨折愈合，且不影响一般日常生活和工作。

（六）中药治疗

中药在下尺桡关节脱位治疗中，对于消肿止痛、活血化瘀和通利关节有重要的作用。可按不同病程中所出现的病症进行辨证用药。

四、合并症

下尺桡关节脱位在腕部损伤中比较常见，它可单独发生，或并发桡骨头骨折、桡骨远端骨折、前臂尺桡骨双骨折和肘关节脱位等。所以治疗较为复杂，可遗留持续腕痛、腕关节畸形、手和前臂运动受限和桡尺关节不稳。主要由于长期以来对这种损伤认识不足，在诊断和治疗上存在一些问题所导致。随着诊断和治疗水平的提高，其后遗症亦将逐渐减少。

（丁罗斌）

第三节　月骨脱位及月骨周围脱位

一、功能解剖

月骨侧面观呈半月形，前后位观近方形。月骨在近排腕骨中位于舟骨与三角骨之间。从功能上看，腕关节的中央列为头状骨、月骨、桡骨组成的关节链。作为关节链中间骨的月骨，在协调腕关节运动及维持关节的稳定中，均起着重要作用。其活动度及所承受的剪力都很大。腕的屈、伸活动主要发生在桡骨与舟、月骨之间的关节。腕关节桡偏时，月骨和舟骨有向尺侧移位及掌屈动作；腕关节尺偏时，舟、月骨有向桡侧移位及背伸动作。

月骨的近端和桡骨关节面的月骨窝相关节，远端和头状骨近端相关节。桡骨和舟骨形成关节，舟、月骨之间有坚强的韧带相连接。尺侧和三角骨有小的关节面相连，其间有坚强的月、三角韧带相连。月骨掌侧有桡、舟、月及尺侧韧带，其背侧有桡腕韧带。

月骨的血液供应有两种类型：一种是在月骨掌侧和背侧韧带附着处，各有 1～2 根血管进入，并在骨内形成丰富的血管吻合，此型约占 92%。另一种仅在月骨掌侧有 1～2 根血管进入，走向背侧，逐步分支，无骨内血管间吻合，此型约占 8%。

二、损伤机制

（一）月骨脱位

月骨脱位可分为掌侧与背侧脱位两种，后者极少见。此两种脱位或是掌侧韧带断裂，或是背侧韧带断裂，相连的韧带仍能使月骨保持在桡骨远端。如果暴力非常大，将月骨完全挤出，掌、背侧韧带均断裂，即为月骨完全脱位。

损伤机制为：月骨掌侧宽大而背侧窄小，像一个掌侧大的楔子从掌侧打入背侧。在腕关节强力背伸时可因头状骨与桡骨远端的推挤而发生掌侧脱位。这是看似简单的道理，但实际上月骨脱位的机制要比这些复杂，损伤范围也比想象的广泛。其实，月骨掌侧脱位是腕关节背伸型损伤发展的最终阶段，即月骨周围不稳定的表现，有着与月骨周围脱位相同的损伤机制。即在背伸及旋转暴力的作用下，月骨周围的韧带相继撕裂和断裂，周围腕骨向背侧脱位，并与桡骨远端一起挤压月骨，最终使其背侧桡腕韧带的束缚被破坏而发生掌侧脱位。

（二）月骨周围脱位

月骨周围脱位系月骨周围的腕骨呈现相对于桡骨远端的背向或掌向移位，脱位的腕骨与月骨及桡骨远端的正常关系丧失，而月骨与桡骨的解剖关系正常。可有月骨周围背侧脱位（即月骨背侧脱位），月骨周围掌侧脱位（即月骨掌侧脱位），月骨周围脱位多为背侧脱位且常并发有腕骨或桡、尺骨远端骨折，如舟状骨骨折、头状骨骨折等。并发舟骨骨折的月骨周围脱位通常称经舟骨月骨周围脱位。

损伤机制为：暴力使桡舟头韧带、头月骨间韧带、头三角韧带、月三角韧带和月三角骨间韧带逐一断裂或导致头状骨、钩骨和三角骨骨折，头状骨、钩骨和三角骨与月骨分离并与舟骨一起向背侧脱位。头状骨背侧脱位，除了与维持其稳定的桡舟头韧带断裂及其自身的骨折有联系之外，也可继发于桡骨茎突骨折（桡舟头韧带附着于此）。头状骨骨折多为腕关节过度背伸后桡骨远端腕关节背侧缘与之撞击的结果。强力背伸还会造成舟骨骨折，形成经舟骨月骨周围脱位。

三、临床表现及检查

（一）月骨脱位

月骨脱位主要表现为腕关节的肿胀与疼痛，并有广泛的压痛。关节肿胀明显，有时张力增大可见腕部皮肤发亮、起泡。关节活动严重受限、握力下降、手指呈半屈曲状，是为脱位的月骨顶压屈指肌腱使其张力增大所致。主、被动屈伸手指均可引发剧烈疼痛。晚期，脱位的月骨压迫正中神经引起症状，使桡侧三个半手指的感觉出现异常。腕关节掌侧饱满，可触及有硬物突起，按压时有明显的疼痛。陈旧性月骨脱位，突出的月骨还可摩擦屈指肌腱，造成肌腱断裂。

X线检查对诊断非常重要。在正位片可见月骨的轮廓由梯形变为三角形，周围的关节间隙不平行或宽窄不等。侧位见月骨向掌侧脱位，或仍位于桡骨远端的凹面内，但掌屈度加大，桡月关节背侧间隙明显变宽，头状骨脱离月骨远侧的凹面，与其背侧极相对；或是掌屈度大于90°，进入腕管内，完全失去与桡骨远端、头状骨的正常关系（图15-8）。

（二）月骨周围脱位

腕关节有明确的背伸外伤史，如行走滑倒或高处跌落时手掌部首先着地，出现腕关节疼痛，明显的肿胀，广泛的腕部压痛，腕活动受限，握力减小。主动或被动活动腕关节，有时可闻及骨擦音。在闭合复位失败的患者中，月骨周围背侧脱位常转化为月骨掌侧脱位。

X线片正位可见腕骨弧线中断，头状骨与月骨、桡骨与舟骨影像重叠区加大，腕中关节间隙消失，舟月骨间关节间隙变宽，脱位复位后尤为明显，月骨周围的腕骨及桡、尺骨远端可有骨折线存在。侧位片可见舟骨掌屈，纵轴与桡骨纵轴近乎垂直，近极位于桡骨远端腕关节面的背侧缘或掌侧缘。月骨与桡骨远端解剖关系正常。桡、月关节间隙对称，其余腕骨向背侧或掌侧脱位，其中头状骨最显著，从月骨的凹面内脱出，与月骨的背侧极或掌侧极相关联。

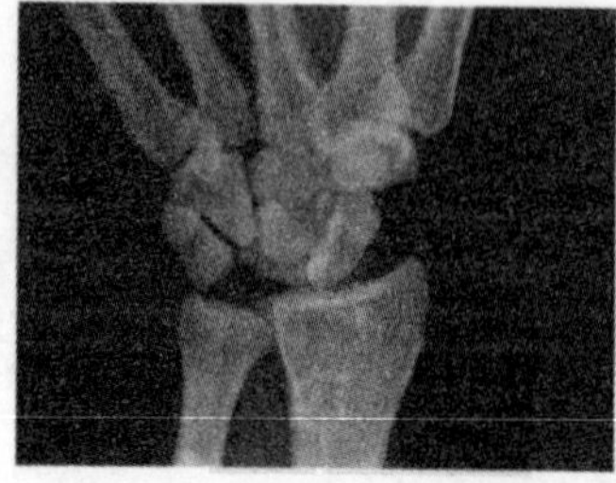
正位片可见月骨呈三角形

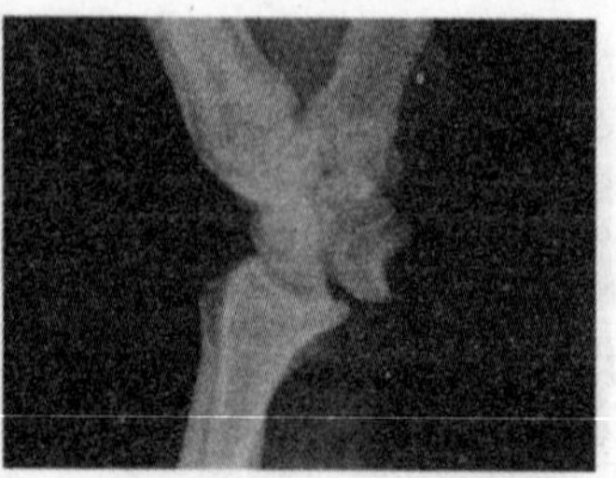
侧位片见月骨向掌侧脱位

图15-8　月骨脱位的X线片

月骨脱位与月骨周围脱位的病例仍有不少漏诊者。可能与阅片不仔细或不熟悉月骨脱位后的 X 线片表现所致。正位片上没能看出腕弧线中断,腕骨间关节间隙改变以及腕骨的位置变化。在侧位片上,由于腕骨的影像互相重叠而不能分出脱位的腕骨。

(三)经舟骨月骨周围脱位

损伤机制与月骨周围脱位相似,但伴有舟骨骨折,舟骨近侧骨折块及月骨与桡骨的关系仍正常,舟骨远端骨折块与其他腕骨一起向背侧脱位,且常合并有桡、尺骨茎突骨折,此类型较常见(图 15-9)。

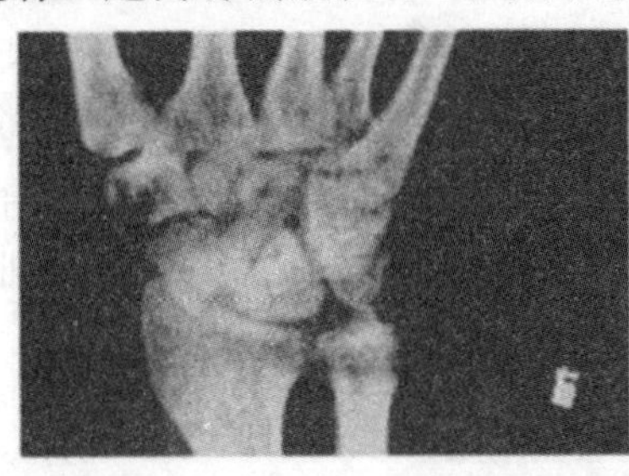

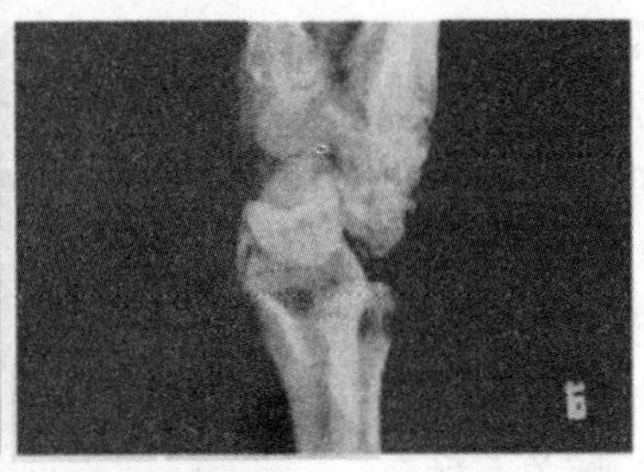

图 15-9 经舟骨月骨周围脱位

还有一种脱位常和经舟骨月骨周围脱位相混淆,即经舟骨月骨脱位。此类型有舟骨骨折,月骨脱位,但月骨周围腕骨无脱位,头状骨与桡骨远端关节面的关系正常,这种类型较少见(图15-10)。

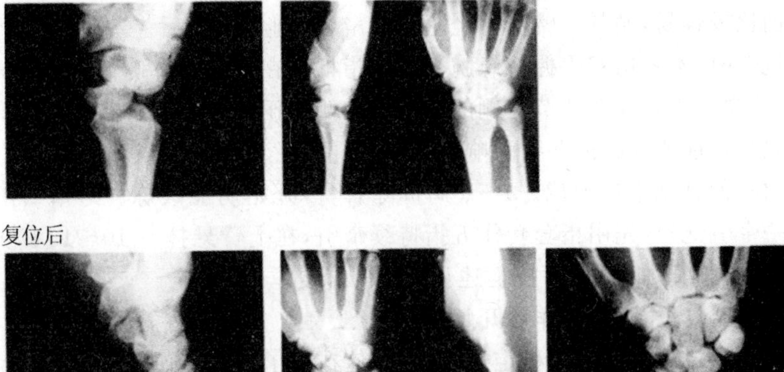

图 15-10 经舟骨月骨脱位

四、治疗

(一)月骨脱位

对于月骨掌侧或背侧脱位,即使月骨有较大幅度的旋转,由于仍有一侧韧带相连,月骨仍可由此获得血液供应,因而不会发生坏死。因此,复位是治疗月骨脱位的首选方案。但若月骨的掌、背侧韧带均断裂,月骨失去了所有血液供应,则月骨有可能发生坏死。月骨脱位常用的治疗方法有以下几种。

1. 闭合复位外固定

臂丛麻醉下给予持续牵引,使头状骨与桡骨的间隙加大,用双手握持腕关节远排腕骨部,然后使关节先背伸后掌屈,并将月骨向背侧推挤,对周围腕骨向掌侧推挤。复位后将腕关节作屈腕位固定。

2. 闭合复位经皮穿针内固定

复位手法与上述相同,然后经皮穿针固定。

3. 切开复位克氏针内固定

闭合复位失败,陈旧性脱位的月骨脱位,是手术的适应证。另外,对有正中神经嵌压及肌腱断裂的患者,也是切开复位手术的适应证。手术多选用掌侧切口,切开屈肌支持带,拉开屈指肌腱,切开关节囊,即可见到向掌侧脱出的月骨，将其复位。手术过程中，注意保护附着在月骨掌侧的软组织，以免损伤月骨的血管导致月骨缺血坏死。对于复位有困难的陈旧性脱位，可于背侧再作一切口，松解腕骨间挛缩的软组织，清除占据月骨原有位置的肉芽组织。另作切口有加重关节创伤之虞，因而对于非体力劳动者来说，如复位困难可行月骨切除和肌腱充填更为可取。此手术操作简便，创伤小，术后关节功能恢复也快。

月骨一经复位便需矫正舟月分离及骨折移位。正中神经充血、外膜增厚、变硬严重者，需作外膜松解。

复位后用克氏针作内固定，并修复关节囊及韧带。术后再用石膏托作外固定，一般固定在轻度屈腕位4周。

4.月骨切除和肌腱充填

对于掌背侧韧带均断裂、与周围骨骼完全失去连接的月骨脱位以及切开也无法复位的陈旧性月骨脱位，如果关节软骨无明显的损伤，可行月骨切除和肌腱充填术。一般取掌长肌腱，制作成球状放入摘掉月骨后的空隙中，用丝线与关节囊缝合固定。关节若有不稳定，应加做舟大小多角骨间关节融合，以矫正舟骨旋转半脱位，恢复正常的负荷传导及运动功能。术中应认真修复关节囊及韧带。术后用石膏托将腕关节固定于中立位或掌屈位，6～8周后开始主动活动。

5.近排腕骨切除，腕关节融合

对陈旧性月骨脱位，关节软骨损坏严重的脱位，可行近排腕骨切除或腕关节融合术。

（二）月骨周围脱位

1.月骨周围背侧脱位

(1)闭合复位外固定：月骨周围脱位常并发广泛的韧带损伤，骨骼间失去紧密的连接，闭合复位在早期即关节明显肿胀之前比较容易，尤其在臂丛神经阻滞麻醉，肌肉松弛之后。一助手握持患手，另一助手握持患臂作持续的对抗牵引，术者用双手握持患腕并将手指抵压在月骨的掌侧使其稳定，然后使腕关节背伸而后再逐渐掌屈，与此同时用置放在关节背侧的拇指向掌侧推压脱位的腕骨。此时，如能感到脱位的头状骨及远排腕骨回复到月骨远侧的凹内并有弹响出现，即可能已经复位。拍片证实后，可用长臂石膏托将腕关节固定在屈曲30°位、前臂和手旋前位。4～6周拆除石膏，开始功能锻炼。对牵引困难的患者，也可用指套法牵引。可用一牵引支架，先用指套套住五指持续牵引，在上臂悬挂一10～15磅的沙袋作对抗牵引。5～10分钟后拍片见腕骨间隙加大，便可按上述步骤作闭合复位。

闭合复位应达到解剖复位，否则需作切开复位。

月骨周围及月骨脱位之后腕关节的稳定性极差，即使在作了闭合复位和外固定的情况下，舟月分离以及骨折移位仍有可能再度发生，出现腕关节不稳定，骨折不愈合及畸形愈合等。因此，无论是脱位还是骨折脱位，在闭合复位外固定后的最初4周内应每周复查一次平片，一旦发现有舟月分离及骨折移位，便改作切开复位内固定，后者往往还需做植骨。

(2)闭合复位经皮穿针内固定：由于外固定不能彻底消除舟月分离及骨折移位复发的可能性，因此，在闭合复位成功后可先经皮穿针固定舟头骨、舟月骨以及远、近侧骨折段，然后再用石膏托作外固定，以阻止分离及移位的复发。穿针之后还需要长臂石膏托将腕关节固定于屈曲位，以利韧带愈合。针的尾部可裸露于皮肤外，定期消毒，以防感染。6～8周后拔针开始功能锻炼。

经皮穿针内固定也适用于在脱位矫正后依然存在的舟月骨分离。可用拇指抵压在舟骨结节处并向背侧施加压力，适度桡偏和背伸腕关节，矫正舟月分离，然后自舟骨向头状骨和月骨穿针，将3个腕骨固定在一起。固定后的处理与上相同。

(3)切开复位内固定：适用于闭合复位失败者或陈旧性脱位，移位骨折和舟月骨分离。

月骨周围脱位，通常采用背侧S形或纵形弧形切口，如果复位困难或修复韧带还需作掌侧切口。在牵引下矫正脱位、舟月骨分离、腕关节不稳定和骨折移位，然后穿针于舟月骨、舟头骨及月三角骨作固定，修复切开或损伤的背侧关节囊及韧带。术后，用长臂石膏托将腕关节固定于屈曲位或中立位，2周后拆线，6～8周后拔针开始功能锻炼。

月骨周围及月骨脱位常有广泛的韧带损伤，易导致关节不稳定，因此新鲜损伤宜作掌、背侧联合切口，将掌、背侧韧带一并修复。

陈旧性骨折、脱位作切开复位的时间问题，文献报道不一。有人报告脱位6个月仍能成功作切开复位。但多数学者认为一般超过3个月即不能复位。原因是：脱位后腕骨间的韧带有广泛的损伤，所有的韧带均在非正常位置挛缩，久之，增生的肉芽与损伤韧带形成硬的、无弹性的瘢痕，靠牵拉已不能将挛缩的韧带拉开，使腕骨复位。如将韧带全部切断，腕关节必将松散，失去稳定性或腕骨失去血液供应，从而也失去了腕的功能。

在可复位期限内的陈旧性骨折的脱位，应在复位前彻底清除关节腔内的肉芽组织，松解背侧关节囊及瘢痕组织，复位后仔细修复背侧关节囊、韧带和腕背伸肌支持带，是获取成功的关键。前者使复位变得容易，关节软骨的损伤概率大为降低。后者可恢复关节韧带张力，有利于在术后保持稳定。

(4)腕中关节融合：在陈旧性脱位中，一经切开即可复位的为数不多，相当一部分因为韧带已经瘢痕愈合，周围软组织挛缩而无法复位。另一部分软骨损伤严重，或为原始损伤或源于粗暴的切开复位，即使复位，关节功能也难有满意的功能恢复。对于这种脱位，可作腕中关节融合术。术后关节运动幅度虽有减少，但疼痛消失，腕关节仍可保持原有的高度。

(5)近排腕骨切除：适应证与腕中关节融合相同。术后虽也保留部分活动度，但关节高度会有所降低。此手术所需的固定时间较短，因而，不能耐受长期固定的老年人宜选用此法。

(6)全腕关节融合：当腕骨或关节软骨广泛破坏时可作全腕关节融合，用牺牲运动来换取疼痛症状的缓解和消失。

2.月骨周围掌侧脱位

闭合复位的难度大于背侧脱位，通常需要作切开复位。

(三)经舟骨月骨周围脱位

整复方法同月骨周围脱位。经舟骨、月骨周围脱位的闭合复位方法和固定体位同上，只是在2周时需将腕关节转为中立位固定，4周时待局部消肿，将长臂石膏托更换为短臂拇人字管型石膏直至骨折愈合。其他同舟骨骨折治疗。

对陈旧性的经舟骨、月骨周围脱位，在3周内的可试行手法整复。3周以上者或手法整复失败者，可手术复位。复位后，如舟骨近端骨折块有坏死可考虑切除舟骨近端骨折块，术后制动3周，然后开始活动。若脱位时间更长，无法复位者，可行近排腕骨切除或腕关节融合术。

经舟骨月骨脱位的治疗同月骨周围脱位者，先用手法将脱位的月骨复位，然后石膏固定，一方面维持月骨的复位，另外也使舟骨骨折愈合。如果是晚期损伤，无法闭合复位的，或早期复位失败，舟骨骨折移位明显的，可作切开复位内固定，同时将舟骨骨折作固定。

(丁罗斌)

第四节　拇指腕掌关节脱位

拇指腕掌关节由第一掌骨底与大多角骨构成。第一掌骨基底的关节面为鞍状，前后为凹面，在桡尺方向是个凸面。与其相对应的大多角骨关节面为前后凸的关节面，而桡尺方向为凹面，构成鞍状关节。第1腕掌关节囊肥厚，较松弛，但关节周围有多条韧带附着。脱位后如治疗不当易造成复发性脱位。

单纯脱位少见。多合并第1掌骨基底掌尺侧撕脱骨折，即Bennett骨折一脱位。

一、病因病理与分类

拇指在强力作用下外展，使掌骨间韧带、前斜韧带和背桡韧带均断裂，导致第1腕掌关节脱位。如果外力继续作用，则第1腕掌关节的其他韧带也将发生断裂。由于前斜韧带在第1腕掌关节过度外展和背伸时紧张，在功能上可防止关节背侧脱位，故其断裂是第1腕掌关节脱位的重要因素。拇指腕掌关节脱位分为单纯性拇指腕掌关节脱位和 Bennett 骨折一脱位。

二、临床表现与诊断

拇指有外伤史，主要表现为局部隆起畸形，第 1 腕掌关节活动受限，肿胀、压痛不明显。如合并第 1 掌骨骨折，可见第 1 掌骨基底部向桡侧突出，局部肿胀、疼痛明显，畸形不一定明显。查体可见拇指活动受限。X 线检查可明确诊断。

三、治疗

拇指腕掌关节脱位治疗方法多样，目前尚不统一。其治疗关键为保持复位位置，维持拇指功能。保守治疗功能恢复好，但不易外固定；手术治疗则存在术后功能恢复的问题。脱位类型不同，具体治疗方法也不一样。

（一）单纯拇指腕掌关节脱位治疗方法

1. 手法复位夹板外固定

以右侧为例。复位前术者左手握患者右手拇指，术者右手拇指抵于脱位的掌骨基底背侧，其余四指触及掌骨掌侧大鱼际处。复位时，术者左手牵引，右手拇指挤压脱位掌骨基底使其还纳，局部高凸复平，即示复位成功。将“L”形夹板与掌骨头处及前臂桡侧粘固，并以绷带缠绕固定。固定 6 周后拆除夹板。

2. 手法复位经皮钢针内固定

单纯新鲜关节脱位，复位很容易，但维持位置很难。即便用不锈钢针作内固定，6 周后去除钢针时，有时仍复发脱位。手法复位后应将关节置于充分旋前位，同时用钢针经皮做内固定，外用石膏管型制动 6 周。

3. 桡侧腕长伸肌腱部分移位修复第 1 腕掌关节脱位

采用桡侧腕长伸肌腱部分移位修复断裂的桡尺远侧关节韧带，以坚固关节，防止再脱位。术式是将桡侧腕长伸肌腱作外侧半纵切，远端保留，行腕掌关节远端固定。手术方法：以第 1 腕掌关节为中心，于腕背桡侧作“S”形切口，约长 10 cm，依次切开皮肤、皮下组织和深筋膜，向两侧牵开拇长、短伸肌腱（注意保护切口外侧的桡神经浅支及桡动脉背侧支），显露出第 1 腕掌关节背侧及内外侧，纵形切开关节囊，探查第 1 腕掌关节。继续显露桡侧腕长伸肌腱，并纵形劈开肌腱，在距止点 6.5～8 cm 处切断肌腱桡侧半，向远端翻转备用。在第 1 腕掌关节止点附近，于第 1 掌骨基底横行钻一骨性隧道，将肌腱条自外向内穿过隧道。将第 1 腕掌关节复位，调整腱条的松紧度，用可吸收 2/0 无创伤缝线，重叠紧缩缝合桡背侧关节囊和腱条重叠交叉处，腱条的游离端穿过拇长展肌腱深面，缝合固定于大多角骨结节附近的关节囊上。并用 1 根细克氏针将第 1 腕掌关节固定于拇指外展对掌位，针尾留在皮外。术后石膏托固定 4～6 周。在去除外固定的同时拔除克氏针，进行功能锻炼。

本法具有以下优点：桡侧伸腕长肌腱位置表浅，解剖容易，取材、转位方便，操作简单，创口小，切取的部分肌腱有足够的长度和强度，可重建、加强背侧和桡侧韧带，坚固稳定脱位的关节。

4. 部分桡侧腕屈肌腱瓣修复陈旧性第 1 腕掌关节脱位手术方法

于前臂腕掌桡侧作“S”形切口，自腕掌横纹向近端延伸，长约 10 cm，切开皮肤、皮下及前臂深筋膜，找出桡侧腕屈肌腱，将肌腱一半在腱腹交界处，纵形劈开直至第 2 掌骨基底近端止点处。距止点 8 cm 处切断肌腱尺侧半，向远端翻转形成腱瓣备用。于第 1 掌骨基底横行钻一骨性隧道，将腱瓣由外向内穿进此隧道，将第 1 腕掌关节复位，拉紧腱瓣，重叠缝合，其游离端缝于大多角骨附近关节囊上，拇指垂直外展位用石膏固定，6 周后拆除行功能锻炼。

本法以桡侧腕屈肌腱的腱性部分内侧半转位，重建第 1 腕掌关节，方法简便可靠。其主要优点：有血供的腱办日后可形成韧带样组织，修复效果可靠；切取的腱办有足够的长度和强度，且不影响腕部力量。

5. 掌长肌腱移位重建韧带治疗拇腕掌关节脱位

手术方法：以拇腕掌关节背侧为中心作“S”形切口，从背侧第 2 掌骨基底向桡侧绕过拇腕掌关节桡背侧直达腕掌横纹。充分显露拇腕掌关节合桡侧腕长伸肌腱远端附着点，于前臂掌侧中下 1/3 段作横切口，显露掌长肌腱腹交界处并切断之。向远端游离掌长肌腱，通过皮下隧道将其从拇腕掌关节桡背侧切口引出。从第1掌骨基底相当于桡侧韧带止点远端0.5 cm处向掌骨"鼻状突"尺侧，沿着关节面平行线钻孔作骨隧道，将断裂的桡侧韧带和背侧韧带游离，切除瘢痕组织，将拇腕掌关节复位后，修复关节囊。将掌长肌腱从第1掌骨桡侧向尺侧穿过骨隧道，将其向尺侧牵引调整张力后从桡侧腕伸肌腱深面通过，后绕过桡侧腕伸肌腱浅面返折向桡侧达第1掌骨背侧与背侧韧带止点缝合，最后将掌长肌腱断端缝合到背侧韧带在大多角骨的起点处。缝合肌腱后试行拇内收、屈曲及对掌运动，并沿第1掌骨加压，证明韧带重建后牢固，关节无脱位，活动功能无障碍。依次缝合切口，石膏托固定腕关节于功能位4周后进行康复治疗。

(二)第1腕掌关节骨折与脱位(Bennett骨折一脱位)的治疗

1.非手术治疗

对于新鲜的、闭合性的Bennett骨折，在早期可采用手法复位。即向远端纵向牵拉拇指，同时从掌骨基底部的侧方压迫，通常能较容易复位，复位后用前臂拇"人"字石膏固定6～8周。或用直径1.5 mm的铁丝弯成鸭形铁丝夹板固定，"鸭嘴"钩住第1掌骨基底背侧(图15-11)，维持复位状态优于拇"人"字石膏，简易方便，效果良好。待骨折愈合后可去除固定，开始功能练习。

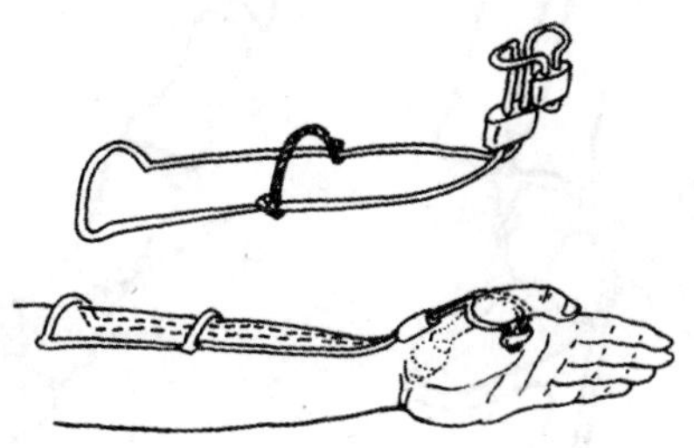

图15-11　第1掌骨基底部骨折复位后鸭形铁丝夹板固定

另可用石膏加拇指皮肤牵引治疗Bennett骨折。先手法复位，后用长25 cm、宽2 cm的胶布条，将中间制成蝶形，两端沿正中剪开，分别贴于拇指及第1掌骨侧缘，于第1掌骨基底部桡背侧及第1掌骨头掌侧各置一棉花垫，以胶布固定。将长40 cm、直径2 mm的铁丝制成牵引弓形，末端弯成钩状。维持复位后的位置，将10层石膏绷带分成两片，远端至指间关节，近端至前臂中下段，在温水中浸泡后固定于前臂下端及腕掌的桡侧，铁丝弓置于两片中间，其末端的钩自外层中穿出，以防滑脱，维持第1掌骨于30°外展背伸位塑形，待石膏硬固后以3～4根橡皮筋连于皮牵引胶布蝶形部与铁丝弓之间，行牵引固定。

2.手术治疗

对于手法复位失败、关节内有骨折片、关节囊嵌入、开放性或陈旧性第1腕掌关节骨折，可在臂丛麻醉下，采取切开复位内固定术。

(1)Wagner法：在第1掌骨桡侧沿手掌与手背皮肤交界处作一"L"形切口，近端弯至腕横纹，暴露第1腕掌关节及第1掌骨骨折处，然后在直视下对好关节面，用克氏针固定。将第1掌骨基底部骨片与内侧小骨片固定在一起，如1枚克氏针固定不牢固，可加用第2枚克氏针固定第1掌骨与大多角骨，石膏固定拇指外展位。术后4周拔除克氏针，石膏再固定2周(图15-12)。

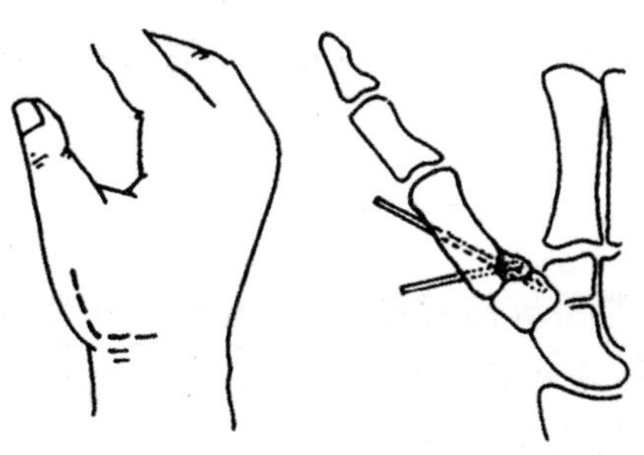

图15-12　Wagner法整复第1掌骨骨折示意图

(2)Moberg-Gedda 法：在鱼际跟部弧形切开，将鱼际部诸肌的附着点向远侧剥离，暴露第 1 腕掌关节及第 1 掌骨骨折处，接着将 1 枚克氏针经手掌部皮肤刺入内侧骨折片，克氏针的尖端露出骨折部，并挂上不锈钢丝后，克氏针继续前行至外侧骨折断端，用克氏针和不锈钢丝进行撬拨操作，直至两骨折端复位。然后继续穿入克氏针至第 1 掌骨的背侧，将骨折处进行正确的固定，并把克氏针从手背侧引出。如果固定不牢固，再用第 2 枚克氏针经第 1 掌骨的桡背侧穿入骨折断端。上述各项完成后，从一端抽出钢丝。在手背侧切断克氏针，包埋于皮下。术后前臂石膏固定，4 周后拔除克氏针，6 周拆除石膏(图 15-13)。

四、合并症

拇指腕掌关节是拇指功能活动的关键关节，其脱位后可引起手部功能丧失较多。其关节囊松弛，不易固定，如失治误治可导致预后不良。常见并发症有疼痛、复发性脱位、晚期畸形和腕部及手的功能障碍。

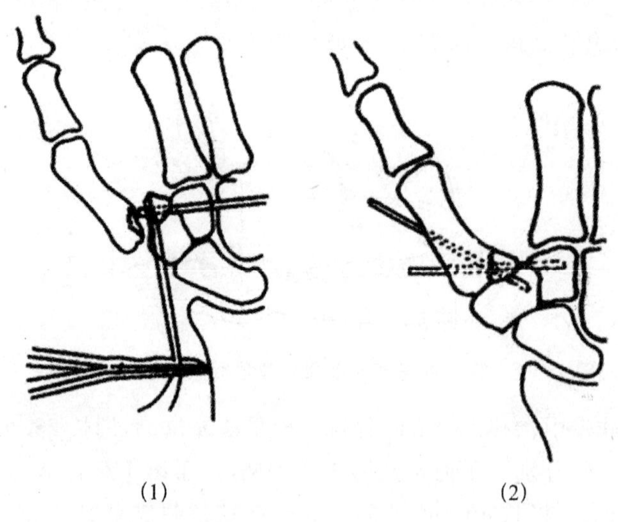

图 15-13 Moberg-Gedda 法整复第 1 掌骨骨折
(1)用钢丝复位；(2)克氏针内固定

(丁罗斌)

第五节 拇指掌指关节脱位

拇指掌指关节近似髁状关节，可屈、伸、收、展及少许旋转。活动范围因人而异，正常变异很大。关节两侧有侧副韧带，维持侧方稳定性。关节伸直时韧带呈紧张状态，屈曲时松弛。在关节尺侧，拇收肌止点部分经过尺侧籽骨止于掌板，部分肌腱直接止于近节指骨基底尺侧，还有些纤维参加背侧腱膜的尺侧扩展部分。此腱膜也有稳定关节作用。

一、病因病理

掌指关节背伸时受伤，近节指骨可脱向背侧，关节囊掌侧软骨板多从掌骨颈处膜状部分撕裂，软骨板可夹在掌骨头和脱位的近节指骨基底之间，导致复合性脱位，使复位非常困难，常使闭合复位不可能。桡尺侧侧副韧带常不断裂，但随掌骨基底滑向掌骨颈背侧，如损伤时外力偏向一边，可致一侧韧带断裂。

二、临床表现与诊断

患处疼痛、肿胀，拇指明显畸形，背侧掌骨头突出，可触及。手指呈屈曲弹性固定。如为掌侧脱位，可见掌侧隆起，在掌横纹皮下可触摸到脱位的掌骨头，手指变短，活动障碍。X线片示：指骨呈过伸位并向上、向背侧移位，指骨基底位于掌骨头的后上方。

三、治疗

单纯掌指关节脱位闭合复位容易。复合性脱位在充分麻醉下仍可试行闭合复位。腕屈曲位，拇指末节掌屈，以放松屈肌腱，从脱位的近节指骨基底背侧向远侧推移，同时屈掌指关节，有时可得到复位。如果开始时即牵拉掌指关节，可使单纯脱位变为复合性脱位，同时越牵拉越使穿破的关节囊、拇短屈肌腱及拇长屈肌腱等夹紧掌骨颈，而阻挡复位。复位后石膏制动3周。

手法复位方法：拇长屈肌腱缠绕的复位方法。采用臂丛麻醉或局部麻醉。术者右手握住脱位拇指使其内、外旋转，左手拇指放在第1掌骨桡侧赤白肉际处，四指托患手背处，轻轻用力往尺侧反复推挤，意在使拇长屈肌腱从掌骨头髁部回到掌侧。当拇长屈肌腱复位时，手下往往有滑动感，但很轻微。掌骨头嵌夹于拇长屈肌腱和拇短屈肌腱之间或拇长屈肌腱和拇收肌之间的复位方法关键在于加大向掌侧成角的指骨的度数，使其与掌骨接近直角。方法是术者右手握住患指，在稍加牵引下，尽量使其背伸，左手四指握患手大鱼际处，拇指顶住患指第1节指骨基底部用力向掌骨头推，待肌腱从掌骨颈部解脱，即可自然复位。

若闭合复位失败，需立即行手术切开复位，在直视下将撕破脱位的掌侧腱移位到掌骨头的掌侧，关节即可复位。

四、合并症

拇指掌指关节脱位复位后多遗留骨节肥大、关节僵硬，影响手部的活动功能。主要由关节囊破坏和固定时间过长所致，可用中药外洗，加强功能锻炼。

（丁罗斌）

第六节　掌指关节及指间关节脱位

一、功能解剖

（一）手指掌指关节

手指的掌指关节的解剖已如前述，掌指关节的脱位多发生在示指。示指掌指关节，在其掌侧有较厚韧的纤维软骨即掌板结构，有稳定关节的作用。掌板远端附着在近节指骨基底，其近端为膜部，较薄且较松弛，附着在掌骨颈掌侧。关节屈、伸活动时，主要是通过膜部的滑动。掌板掌侧是屈指肌腱腱鞘后壁。再向掌侧是掌腱膜，它是从腕到手指的纵形纤维结构。掌腱膜在掌指关节处形成两组横形纤维，即掌浅横韧带。

正常的屈指肌腱，由腕至手指呈放射状，示指的屈指肌腱，在掌指关节部位稍偏尺侧。掌指关节脱位后，屈指肌腱、腱鞘以及其相连的掌腱膜纵形纤维被推向掌骨头尺侧。第一蚓状肌脱向桡侧，关节囊纤维软骨板移至掌骨头背面，夹在掌骨头及指骨基底之间；掌骨颈掌面被掌浅横韧带卡住。当用手法整复牵引手指时，掌骨头四周的软组织更加紧张，卡住掌骨颈难以复位（图15-14）。

（二）手指指间关节

由于手指指间关节只能作屈伸活动，来自手指掌侧的暴力常常造成关节过伸，从而使掌侧关节囊及掌板撕裂。此时，侧副韧带也多有损伤。远节指骨失去稳定而移向背侧，由于伸指肌腱止于中节指骨基底，侧束止于末节指骨基底，肌腱力量的牵拉使之向近端移位，造成两节指骨的重叠。

还有侧方外力的作用，可以造成一侧手指的侧副韧带断裂，手指向一侧偏斜。有时，手指可向一侧偏成 90°。

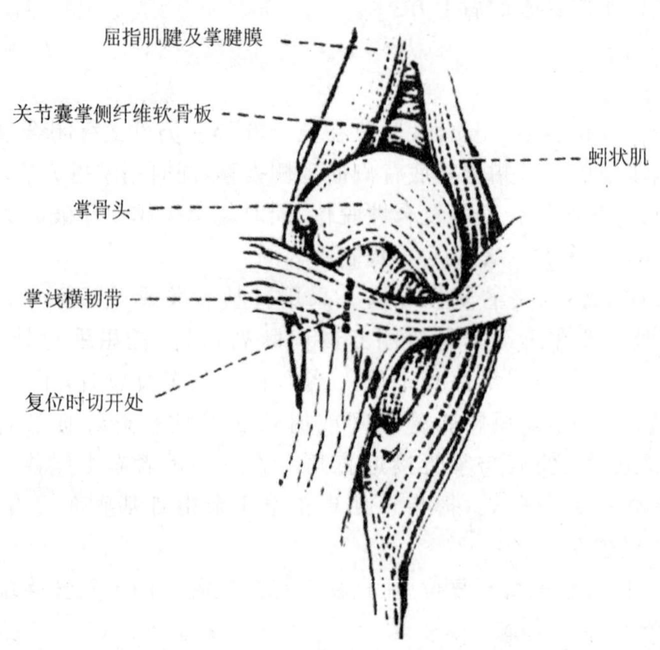

图 15-14　示指掌指关节脱位示意图

二、损伤机制

（一）手指掌指关节脱位

示指在伸直位时，暴力自手指掌侧向背侧推压使掌指关节过度背伸，此时掌骨头突破掌侧关节囊薄弱部分，向掌侧穿出达于皮下，近节指骨基底向掌骨头背侧脱位。

（二）手指指间关节脱位

多由于手指过度伸展损伤所致，因过度屈曲所致伤者极少，多是远位指骨向近位指骨背侧脱位，同时向侧方偏移。临床上近侧指间关节脱位比远侧指间关节脱位者常见。可能是由于加在指端的暴力到近侧指间关节的距离比远侧指间关节更远、力臂长，破坏力量大。其次是受侧方外力造成，加在手指侧方的力量使一侧的侧副韧带断裂，关节囊撕裂，然后手指向另一侧偏斜、脱位。

三、症状及体征

（一）手指掌指关节

脱位后，近节指骨基底移向掌骨头背侧，掌指关节呈现过伸畸形。因屈指肌腱被掌骨头推向尺侧，由于屈指肌腱紧张的牵拉，指间关节呈半屈曲状，示指向尺侧稍偏斜。由于掌指关节处掌腱膜与皮下组织有纤维相连，脱位后皮下组织被牵拉下陷，因而局部皮肤出现橘皮样皱纹（图15-15）。

受伤后，示指及手掌肿胀、疼痛，局部压痛。由于关节脱位，掌骨头被卡住，关节不能活动。掌指关节主、被动活动时疼痛剧烈。

X 线片可见示指近节指骨移向掌骨头背侧。

（二）指间关节脱位

可根据外伤史，伤指的畸形，局部症状及 X 线片，很容易做出诊断。指间关节可以有掌背侧及侧方脱位。但应注意，很多患者在手指脱位后，往往自行牵拉复位，来院时手指已经复位。此时也应按关节脱位处理(图 15-16,图 15-17)。

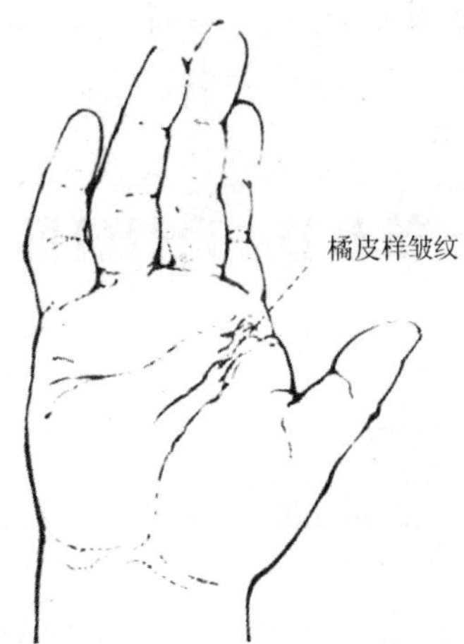

图 15-15　掌指关节掌侧皮肤出现橘皮样皱纹

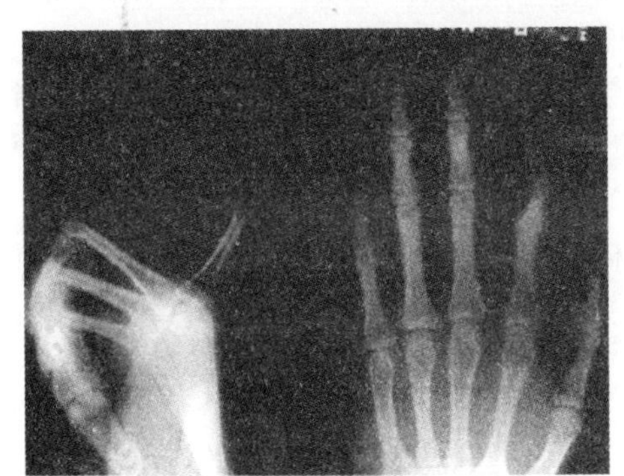

图 15-16　示指近侧指间关节掌背侧脱位

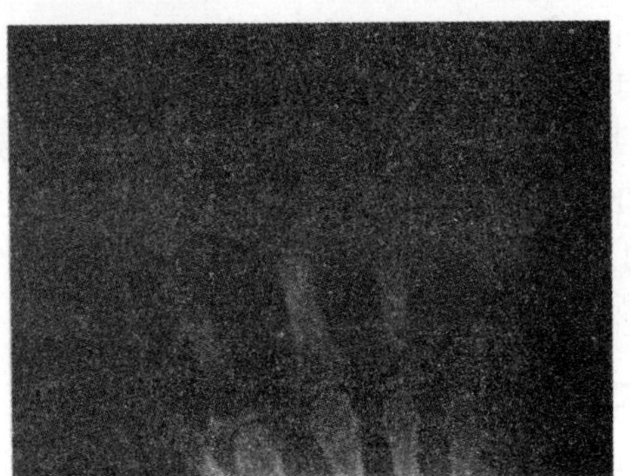

图 15-17　中环指近侧指间关节侧方脱位

四、治疗

(一)手指掌指关节脱位

可先试行手法复位,将患指屈曲,掌指关节稍作被动屈伸及左右摇摆,使软组织从掌骨头周围得到松弛。术者一手拇指抵于掌骨头,并向背侧轻轻按压,另一手将患指向掌侧牵引,同时向两侧摇摆,待听到关节滑动响声时,即达复位。如术者放松伤指后关节又脱出,则可能由于关节囊壁嵌入脱位关节尚未解脱,可反复使用上述手法试行复位。手法复位如不能成功,应立即作切开复位。在示指掌指关节掌侧,沿远侧掌横纹作横切口,将掌指关节纤维软骨板及掌浅横韧带纵形切开。此时掌骨头很容易复位,复位后破裂的关节囊和切断的韧带可不作缝合。术后功能位制动 3 周,然后开始主动功能练习。

(二)手指指间关节脱位

可在指根麻醉或不用麻醉下,牵引手指同时轻度屈曲,脱位的指骨很容易复位。部分患者在就诊时已自行复位。但应注意,如复位后关节有明显侧方不稳者,应及时手术修复侧副韧带。

手法复位或手术修复后的手指,用石膏托固定 4 周,然后进行关节活动。

也有的指间关节脱位很难整复,因破裂的掌板、指深屈肌腱、侧副韧带及伸肌腱等结构可嵌入其中,应早期行手术切开复位。术中只要将嵌入关节内的组织拉出,关节即可顺利复位。

脱位后的关节,由于有韧带、关节囊的撕裂,后期恢复往往比较缓慢。关节遗留有肿胀、疼痛、活动受限。常常要 4～5 个月,有的甚至长达半年。

陈旧性关节脱位,手法整复多不能成功,手术切开复位易造成关节僵直及疼痛。因此,陈旧性指间关节脱位,若无明显症状,且不太影响工作和生活时,可不作特殊处理。若关节疼痛、无力,应作关节融合。

对已僵硬、疼痛的关节，还可行人工关节置换。由于关节脱位造成韧带的损伤，可选用连接式人工关节。还可用足趾的遮趾或趾间关节游离移植，以恢复指间关节的活动，但仍不能达到正常手指的功能。

（丁罗斌）

第七节　舟骨骨折

一、功能解剖

舟骨在腕骨中位于近排桡侧，外形略长圆如船形，故得名，分为结节部、腰部及近端3部分。在腕骨中它最长，腰部较细，大致呈斜形排列，向掌侧倾斜约47°。舟骨在位置上连接着远、近两排腕骨，似一个连杆。任何作用在腕中关节的力量，也会作用在舟骨腰部，故此处最容易骨折。因此，发生在舟骨中段1/3的骨折高达70%，远1/3的骨折占10%，近1/3的骨折占20%。舟骨腰部一旦骨折，又会因剪力作用而影响骨折的愈合。

舟骨突出的近端与桡骨远端相应的凹面形成关节；周围与大、小多角骨、月骨、头状骨共形成5个关节面。因而，舟骨表面大部分为关节软骨覆盖，故其血液供应较差。

舟骨从两个部位获得血液供应：一是舟骨结节部的韧带附着处；二是舟骨腰部背侧韧带附着处。将近1/3的人在舟骨腰部近端没有血管孔。腰部骨折时，如果破坏了从远端及腰部来的血管，就可能发生骨折近端缺血性改变，严重者会有骨坏死。

二、损伤机制

在跌倒时，腕关节极度背伸位着地，舟骨近端被固定在桡骨关节面凹内，腕中关节进一步向背伸运动，致伤时的背伸角度通常大于95°，桡偏角度为10°左右。在此情形下，舟骨极度背伸，近极被桡骨远端及桡舟头韧带钳制不能移动，远极被大、小多角骨及头状骨推挤向背侧移位，由此使舟骨掌侧承受张力，背侧承受压力。当负荷超出骨质强度时，舟骨便会发生张力性骨折。其掌侧最先断裂和分离，以后随外力的继续作用向背侧扩展，直至舟骨完全断裂。巨大的剪力多使舟骨腰部产生骨折。但舟骨骨折部位还取决于腕背伸后其桡偏的程度。腕关节越桡偏，则骨折更趋向发生在舟骨近端。反之，则向远端。在过度尺偏时，容易产生结节部撕脱骨折。

有时作用力施加在拇指尺侧，产生一种与第一掌骨呈斜形方向的力量，如受舵轮、摇把等转动力量的打击，则多致舟骨近端骨折。

三、骨折分型

舟骨骨折可分为结节部骨折、远侧骨折、腰部骨折及近侧骨折。还可分为新鲜与陈旧骨折，一般损伤时间不足4周的为新鲜骨折，超过4周但又短于6个月的为陈旧骨折。此外，还有分为稳定与不稳定骨折，这与骨折移位幅度的多少及骨折线的方向有关。

RUSST(1960年)根据骨折线与舟骨长轴的关系，对舟骨腰部骨折线分为三种类型(图15-18)。

（一）水平斜形骨折

骨折线与舟骨长轴呈斜形交叉，骨折的剪力最小，故最稳定，容易愈合。一般愈合时间为6～8周。此型约占腰部骨折的35%。

（二）横形骨折

骨折线垂直于舟骨长轴，骨折存在一定剪力，故需较长时间愈合。一般为6～12周。此型约占60%。

（三）斜形骨折

骨折线几乎与腕关节纵轴平行，有较大的纵向剪力。骨折最不稳定，最不容易愈合，需要较长时间的固定。此型较少见，约占5%。

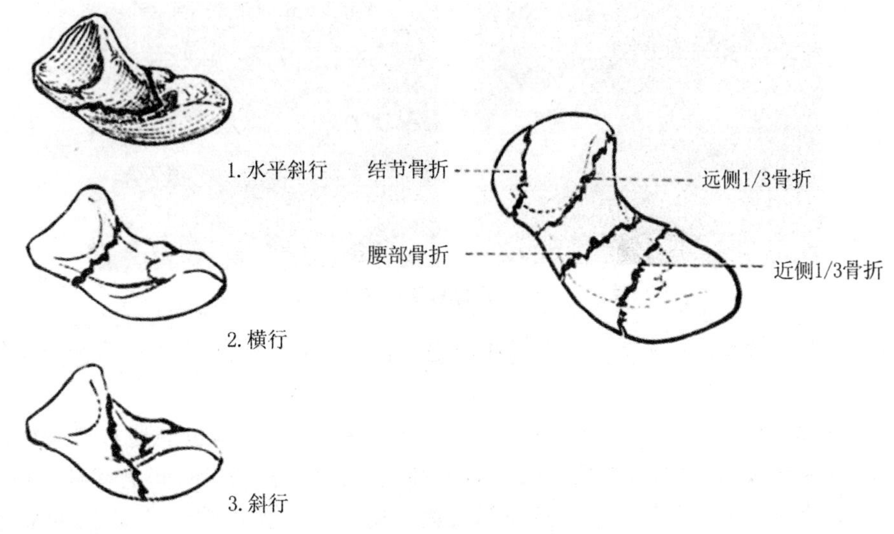

图15-18　舟骨骨折的类型及不同部位的舟骨骨折

四、症状与体征

舟骨骨折一般都有明显的外伤史，腕桡侧肿胀、疼痛。可见鼻咽窝变浅，局部压痛。拇指轴向扣击可使腕部疼痛加重。患手握力减低，用力握拳可感腕部痛。腕关节活动时疼痛，活动范围受限。腕关节活动时特别是腕背伸及桡偏时疼痛更明显。这对晚期骨折患者的检查非常重要。因为此时腕部肿胀及局部压痛消失，腕关节的活动度也几乎和健侧相同，仅在腕背伸时有明显的疼痛。

X线片对舟骨骨折的诊断非常重要。怀疑舟骨骨折时，应拍5个位置的X线片：舟骨位、前后位、侧位、旋前、旋后25°位。

有以上5个位置的X线片，95%的舟骨骨折可以明确诊断。侧位片对观察骨折脱位及是否合并有其他腕骨脱位的意义较大。舟骨位片，可呈现舟骨的全长，更有利于骨折线的显示。拍舟骨位片要求患者坐位，上肢前伸，前臂旋前，手及腕的掌侧贴放在暗盒上，远端抬高20°，中心射线对准尺骨和桡骨茎突连线中点，并与摄影台面垂直。暗盒也可平放在检查台上，与暗盒相贴的受检手或呈握拳状，以使腕关节呈背伸及尺偏位，或与暗盒一起平放而X线管向肘侧倾斜20°，这样结果与暗盒远端抬高20°相当。舟骨位投照时，腕舟骨的长轴与X线投射方向近乎垂直，因而平片的影像为其全长投影，没有自身远、近极影的重叠，清晰度远远高于其他体位。

急诊时，X线片上怀疑有骨折，但又不能确诊时，可将腕关节暂时制动，2周后再拍片复查，若有骨折，则骨折线处有骨质吸收，骨折线即清楚可见。必要时还可作CT检查，更能对小的骨折及结节部不易发现的骨折做出诊断。

五、治疗

近年来，对舟骨骨折提出了多种治疗方法，并出现了很多新的治疗器械，如Herbert钩、Herbert钉、空心钉等。也提出了一些新的手术适应证。但总的治疗原则和方法并没有改变，基本上仍是非手术治疗和手术治疗。

（一）非手术治疗

新鲜骨折无移位或以手法复位后的骨折，可采用石膏管型固定。多数医生使用前臂石膏管型。石膏内不加衬垫，紧贴皮肤，塑型要好。固定位置要根据骨折类型而不同。如结节部骨折，应使腕关节轻度桡偏及背伸20°～30°位；近端骨折，应使腕关节轻度尺偏及背伸，拇指在对掌位固定。石膏远端应至远侧掌横纹，拇指处应超过掌指关节(图 15-19)。

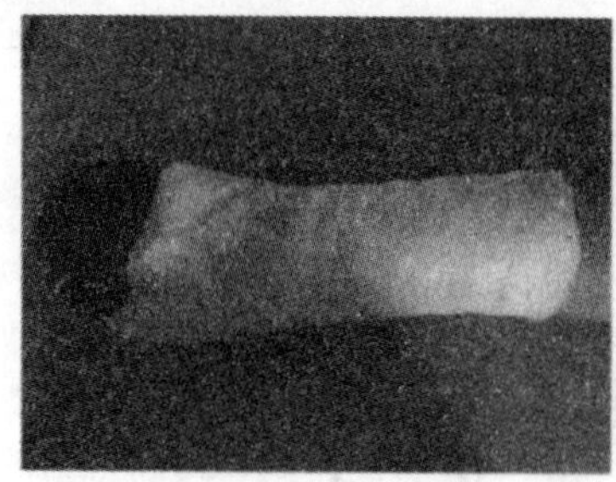
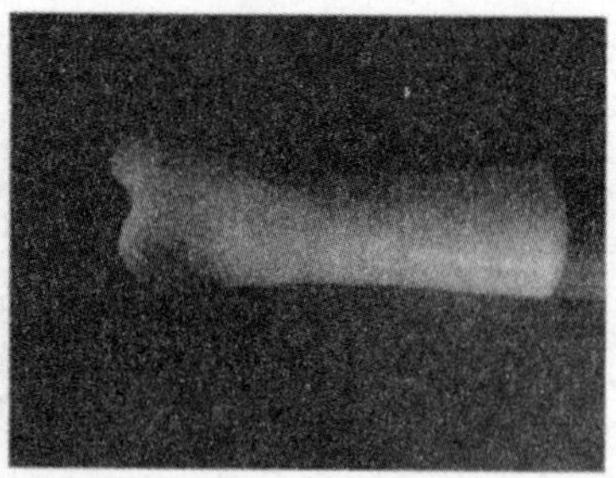

图 15-19　舟骨骨折石膏管型固定

也有人使用长臂石膏管型。但据统计，这两种固定方法，在骨折愈合时间及不愈合比例上没有明显差别。

晚期骨折，通过石膏固定，多数骨折能够愈合。部分迟延愈合的骨折，也能通过延长固定时间而获得愈合。X 线片上，在骨折线处如发现有骨质吸收或有囊性变，通过延长固定时间仍有可能愈合。一般需延长固定 2～3 个月，有的甚至达 5 个月。有人反对延长固定时间。认为长时间的固定，可造成手关节的僵硬，超过 3 个月的固定，就会有明显的肌肉萎缩。因而主张，经过 3 个月的固定仍未愈合者，应行手术治疗。

(二)手术治疗

手术治疗一般限于骨折不愈合及有并发症者，如骨折块缺血坏死和有创伤性关节炎改变者。近年来，由于手术器械的改进，使舟骨骨折的内固定更方便，效果更好。因而有人提出，对早期骨折，也可行手术治疗。

1. 手术适应证

(1)不稳定性骨折如腰部垂直斜形骨折。

(2)粉碎性多发骨折。

(3)不能复位的骨折。

(4)合并有其他腕骨脱位者。

(5)腕关节重要韧带有明显损伤者。

2. 手术治疗原则

(1)充分显露骨折端。

(2)无创操作技术。

(3)骨折解剖复位。

(4)坚强的内固定。

(5)仔细修复关节韧带。

(6)早期关节活动。

3. 手术方法

(1)舟骨远端骨折：切口可采取前入路，越过舟骨结节中心，远端弯向大鱼际肌部(图15-20)。将桡侧腕屈肌拉向尺侧，桡动脉牵向桡侧，结扎桡动脉腕分支。纵形切开关节囊，显露骨折线。

(2)舟骨近端骨折：应作腕背侧切口，比较容易显露。从桡骨茎突斜向尺侧远端作一短斜形切口，牵开拇长伸肌腱，暴露关节囊，纵形切开，即可见到骨折线。当腕关节屈曲时，舟骨向背侧突出，则骨折线更易显露。

(3)骨折复位困难时，可一边活动腕关节，同时用手指顶压骨折块达到复位。必要时还可使用不锈钢针或巾钳撬拨帮助复位。对粉碎性骨折，并有骨缺损者，需要切除碎裂的小骨块并作植骨。

(4)内固定物可使用不锈钢针，如螺丝钉、Herbert 钉及空心钉等。Herbert 钉及空心钉有加压作用，对骨折愈合有利。由于舟骨近似椭圆形，表面较光滑，在骨折复位后当对舟骨钻孔及拧入螺丝钉时骨块极易分离。使用 Herbert 钩可以先将复位的舟骨用此钩夹紧，先打入一根克氏针，拍片证实复位良好后再拧入 Herbert 钉。但在实际操作中，Herbert 钩的放入较困难，而空心钉使用相对简单。手术时先将骨折复位，打入一根导针，导针要位于舟骨纵轴中心，穿过骨折线。拍片证实复位良好后，顺此导针用空心钻钻孔，再拧入空心钉。术后用石膏托固定腕关节在功能位，1～2 周后即可开始活动。

(5)单纯使用克氏针固定，术后需用石膏固定，一般要在一个半月以上。使用 Herbert 钉或空心钉固定者术后固定时间短，待周围软组织愈合即可拆除石膏，开始功能锻炼，达到早期活动的目的。

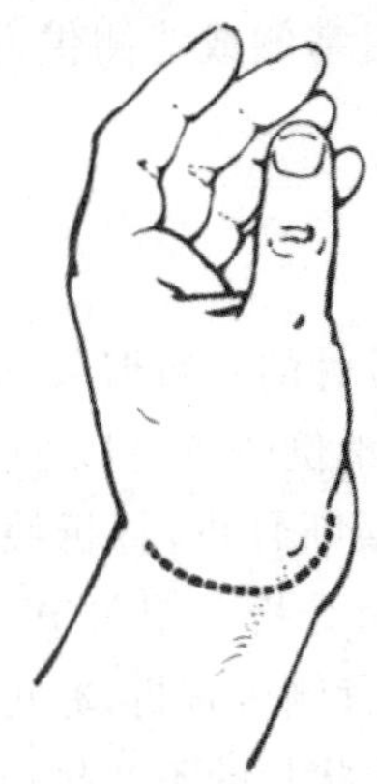

图 15-20　舟骨骨折前入路手术切口

(三)舟骨骨折不愈合及假关节形成

大约有 1/6 的舟骨骨折患者有舟骨骨折不愈合及有假关节形成，可在 X 线片上见到骨折线增宽，骨折边缘硬化或有囊性变。有的近端骨折块有缺血样改变，骨折块之间可有移动。腕中关节失去了舟骨的支持，可逐渐发生腕塌陷及骨折端向背侧成角。晚期可导致舟骨周围的创伤性关节炎。

此时，患者腕桡侧可有肿胀及压痛，腕关节活动特别是背伸受限。骨折端有成角畸形者活动受限更明显。但也有些患者，可在几年内无明显症状，仅有腕关节活动度减小及腕关节背伸时疼痛。

舟骨骨折不愈合或有假关节形成时，桡骨茎突往往在骨折线的部位出现骨性增生，腕活动时，尤其在桡偏时会顶压骨折线，使骨折不易愈合。因此手术应将桡骨茎突切除并在舟骨骨折处植骨。

(四)近端骨折块坏死

大多数舟骨腰部骨折经过非手术或手术治疗都能愈合，尤其是舟骨远端的骨折，由于骨折部位不会导致骨折远端骨折块的血液供应中断，一般骨折比较容易愈合。骨折线越靠近近端者越容易出现近端骨折块坏死。因为从舟骨腰部及舟骨结节部进入的血管因腰部骨折而损伤，通向舟骨近端的血液供应全部中断，近骨折块出现缺血样改变。X 线片上可见该骨折块发白，失去骨小梁纹路，进一步骨折块塌陷、变形。腕部肿胀，局部压痛，关节活动时疼痛加重。日久，坏死骨块在关节内摩擦可形成舟骨周围创伤性关节炎。

若近端骨折块有缺血坏死，在早期，可行桡动脉返支带桡骨瓣移植至舟骨。将舟骨通过骨折线作一槽，将此带血运的骨瓣填入并用克氏针固定。术后作石膏功能位外固定 8 周。还可在骨未塌陷前用磨钻将近端骨折块磨空，保留关节软骨，从髂骨取松质骨植入。术后也作外固定8～10周。

对舟骨近骨折块坏死，但又无桡腕关节炎的患者，如果疼痛严重，为保留腕关节的部分活动，还可行近排腕骨切除。将舟、月、三角骨切除，使头状骨与桡骨远端关节面相对成关节。术后将腕关节固定在功能位 4～6 周后去掉石膏开始活动。

如近骨折块已经坏死、塌陷，舟骨周围有创伤性关节炎者，可行死骨摘除，作局限性腕关节融合术或全腕关节融合术。

（陈　磊）

第八节 月骨骨折

月骨骨折在腕骨中较为少见，这与月骨的解剖特点、位置、功能密切相关。月骨位于桡骨，月骨和头状骨组成的关节链的中央，在协调腕关节运动和维持腕关节稳定上，均起重要的作用，其活动度及所承受的剪力均很大。由于约有 20%的月骨是单一由掌侧或背侧供血的，这类单侧主干型供血的月骨，易发生骨折后的缺血性坏死。

一、病因病理

月骨骨折可来自外力的直接打击，造成月骨的纵行劈裂、碎裂或部分骨小梁断裂。但多数患者为间接外力所致，均有腕关节过度背伸的外伤史，如滑倒坠落时以手掌支撑地面等。腕关节过度背伸的过程中，头状骨与月骨发生撞击，而发生月骨冠状面横断骨折，骨折线多位于月骨体的掌侧半。在负向尺骨变异时，月骨内、外侧面受力不均匀，而出现矢状面骨折。腕关节过度屈伸时，起止于月骨的韧带受到紧张牵拉，易发生月骨的掌、背侧极撕脱骨折。月骨背侧极骨折，亦可因桡骨远端背侧关节缘的撞击所致。同时，月骨在轻微外力的长期作用下，受到桡骨与头状骨的不断挤压，亦可发生月骨疲劳性骨折及骨内微血管网损伤。由于症状轻微，易被忽视，而发生月骨的缺血性坏死。

二、临床表现与诊断

（一）临床表现

患者均有明显的腕部外伤史。腕部疼痛、月骨区有明显的肿胀、压痛，腕关节屈伸运动受限，甚至影响手指的屈伸运动。疲劳性骨折多无外伤史，而且症状轻微。

（二）辅助检查

（1）X 线片：正、侧位像均可见断裂的骨小梁和骨折线。侧位像因月骨与其他腕骨的重叠，有时难于诊断，需加拍断层片。

（2）CT：尤其是三维重建 CT，可观察到月骨的 3 个断面，有利于明确诊断。

（3）MRI：对月骨骨折后发生的缺血性坏死可早期诊断。

三、治疗

月骨骨折可用短拇“人”字管型石膏外固定 4～6 周，掌侧极骨折固定腕关节于屈曲位，背侧极骨折固定在背伸位。无移位的月骨体骨折固定在功能位，有移位的月骨体骨折应切开复位、克氏针内固定。在骨折固定期间应定期复查断层 X 线片或 CT，判断有无缺血性坏死的发生，以便及时更改治疗方案。月骨背侧极骨折可发生骨不愈合，而出现持续性腕部疼痛，将骨折片切除后，可缓解症状。

（陈　磊）

第九节 掌骨骨折

一、损伤机制

掌骨骨折多为直接暴力造成，暴力多种多样，如重物压砸伤、机器绞伤、压面机挤伤、车辆撞击伤和压轧伤等。这种力量往往比较大，常造成皮肤、神经、肌腱等组织的复合性损伤。骨折也比较严重，多是粉碎性骨折，有明显的移位、成角、旋转畸形。此类骨折不但骨折难处理，同时还会有皮肤、神经、肌腱等组织缺损，有的还会有血液供应障碍，可能造成手指或整个肢体坏死。

也有的损伤相对简单，如第5掌骨颈骨折，又称拳击者骨折，是发生在第五掌骨颈的骨折。当握拳作拳击动作时，暴力纵向施加掌指关节上，传达到掌骨颈部造成骨折。其次，掌骨颈骨折也可发生在第2掌骨(图 15-21)。其他掌骨颈骨折较少见。

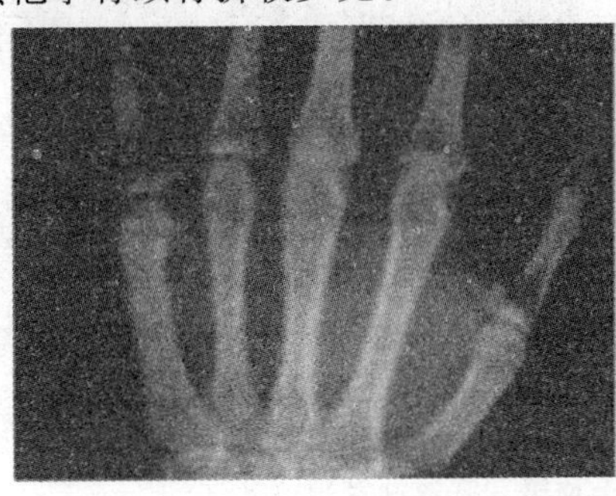
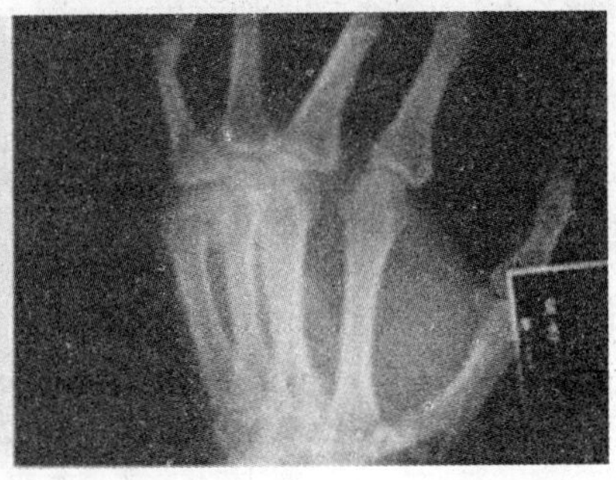

图 15-21 第5掌骨颈骨折

在掌骨头骨折则是由于手在握拳位，掌骨头受直接打击所致。也可发生于机器的压轧伤。掌骨头的骨折是在关节内，故骨折常影响到关节面的平整及晚期关节的活动。

发生在掌骨基底的骨折是为腕掌关节内的骨折，多由于纵向撞击力量作用在掌骨，传达至腕掌关节处，造成腕掌关节骨折脱位。虽然骨折移位不多，但如治疗不当，常会遗留局部隆起、疼痛以及因屈、伸肌腱张力失衡使手指活动受限。

二、损伤分类

(一)掌骨头骨折

(1)单纯掌骨头骨折，发生在掌骨头的骨折可有斜形、横形、纵形，损伤多为闭合性。骨折愈合后，如关节面不平，可影响关节活动。晚期，由于关节面反复磨损，还会造成创伤性关节炎。

(2)关节软骨骨折，此种损伤多由于紧握拳时拳击锐利性的物体，如牙齿、玻璃等，致使关节内软骨破碎。损伤多为开放性，可从伤口看到破碎的软骨面。

(3)掌骨头粉碎性骨折，多发生于较大暴力的损伤，常合并有相邻的掌、指骨骨折及严重的软组织损伤(图 15-22)。

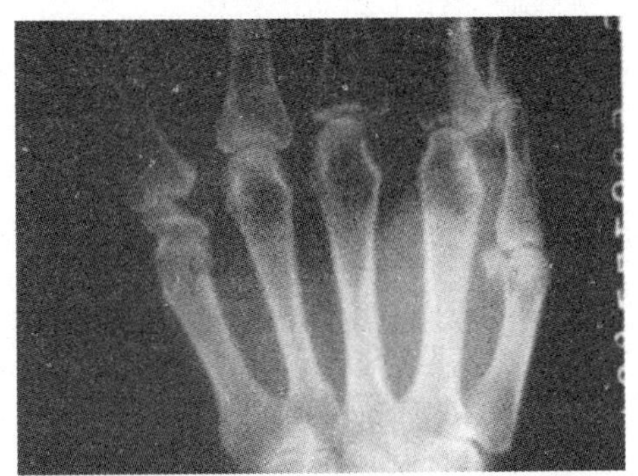

图 15-22 第5掌骨头骨折

(二)掌骨颈骨折

正常掌骨颈向背侧轻度成角，称颈干角，在斜位X线片上，第5掌骨的颈干角约为25°。有人认为，此角超过30°，即为手术或整复的适应证。在30°以内者，对手的外观及功能都没有明显影响。

(三)掌骨干骨折

掌骨干骨折发生在第3、4掌骨者较多。作用在手或手指上的旋转暴力，常致成斜形或螺旋形骨折；由纵轴方向的暴力传达致掌骨上时，多造成横形骨折。一般，横形骨折是稳定性骨折，而斜形或螺旋形骨折为不稳定性骨折(图 15-23)。

(四)掌骨基底骨折

掌骨基底骨折多为腕掌关节的骨折脱位,常发生在第 1、4、5 腕掌关节。第一腕掌关节已单有论述,第 4、5 腕掌关节也有较大的活动,它们分别可屈、伸 15°和 20°,位于尺侧边缘,故易受伤(图 15-24)。

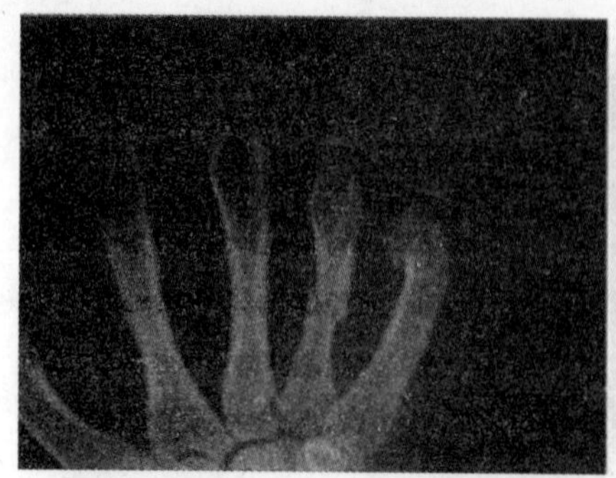
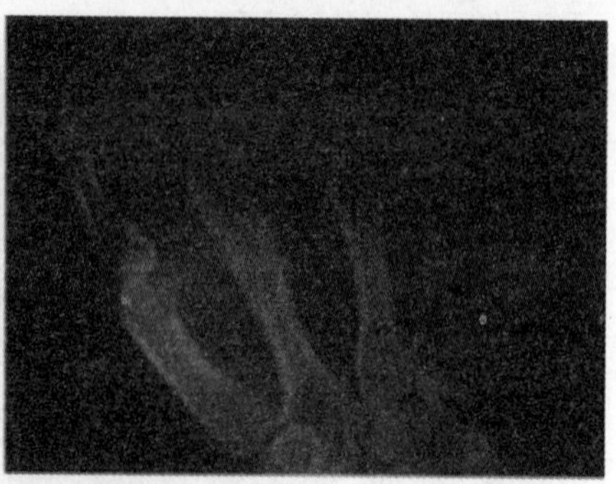

图 15-23　第 4 掌骨干及第 5 掌骨颈骨折

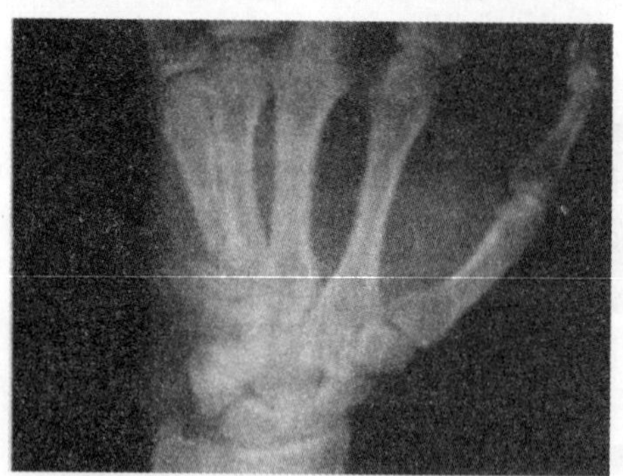

图 15-24　第 4、5 掌骨基底骨折

三、治疗

(一)掌骨头骨折

要根据骨折移位的情况,如骨折稳定,横形或斜形骨折,但无明显移位,而且关节面平整的,可用石膏托固定掌指关节于屈曲位。3 周后解除制动作主动功能锻炼。

有移位的骨折,因骨折块在关节内,又无韧带或肌腱的牵拉,复位比较容易。要使关节在屈曲位,轻轻牵拉该指,使手指侧偏,并轻轻挤压掌骨头,可使向两侧移位的骨块复位。屈曲掌指关节,向背侧推顶掌骨头,可使向掌侧移位的骨折块复位。

如手法复位失败,可行切开复位及克氏针内固定手术。但应注意,掌骨头为松质骨,骨折复位后,钢针应准确打入,争取一次成功。否则,钢针反复穿入,会使钢针松动,固定不牢或失败。钢针可保留 4 周左右,然后去除固定,开始活动。

对关节软骨骨折,应彻底清创,脱入关节内的小骨折片应摘除,较大的骨折可复位后以石膏托作短时间固定,然后开始活动。

掌骨头粉碎性骨折:对骨折移位不明显,关节面尚平整者,可作石膏托固定 3～4 周后开始功能练习。有移位的骨折治疗比较困难,可行切开复位,以多根细钢针分别将骨折块固定。若骨折块小,钢针粗,贯穿骨折块时容易碎裂。固定后,一旦骨折初步愈合,即可开始活动以防关节僵直。如掌骨头严重粉碎、短缩、已无法使用内固定时,可用骨牵引 3～4 周,然后开始主动功能练习。

(二)掌骨颈骨折

对稳定性骨折,且成角在 30°以内者,对手的外观及功能都没有明显的影响,可作整复或不作整复直接用石膏托固定腕关节于轻度背伸,掌指关节屈曲 50°～60°,指间关节在休息位,6～8 周,拆除石膏鼓励患者活动患手。有的患者可能有15°～20°的掌指关节伸展受限，一般锻炼2～3个月后即可恢复正常。

掌骨颈不稳定性骨折，常有较大的成角畸形及移位，可行手法整复。因为掌指关节侧副韧带附着于掌骨头两侧偏背部，掌骨颈骨折后，若将掌指关节伸直位牵引，则可使侧副韧带以掌骨头的止点处为轴，使掌骨头向掌侧旋转，反而加重掌屈畸形。整复时，必须将掌指关节屈曲90°，使掌指关节侧副韧带处于紧张状态，使近节指骨基底托住掌骨头，再沿近节指骨纵轴向背侧推顶。同时再在骨折背部向掌侧加压，畸形即可矫正(图15-25)。

整复后，用背侧石膏托将掌指关节制动于屈曲90°及握拳位。4周后，拆除石膏，开始活动。

还可用经皮克氏针固定。先将骨折复位，然后经皮在远骨折段横形穿入不锈钢针。用相邻的正常掌骨头固定。如第5掌骨颈骨折，可固定在第4掌骨上；第2掌骨颈骨折，可固定在第3掌骨颈上。钢针应从掌骨头侧副韧带止点处穿出，若穿过韧带中部时，则限制掌指关节屈伸活动。如掌骨颈有较多的骨质，还可使用微型钢板固定。使用T或Y型钢板固定骨折，可达到坚强的固定。术后可使用短时间制动或在固定非常牢固情况下不使用制动，早期开始功能锻炼。但应注意，活动时要空手，不能负重或用力。

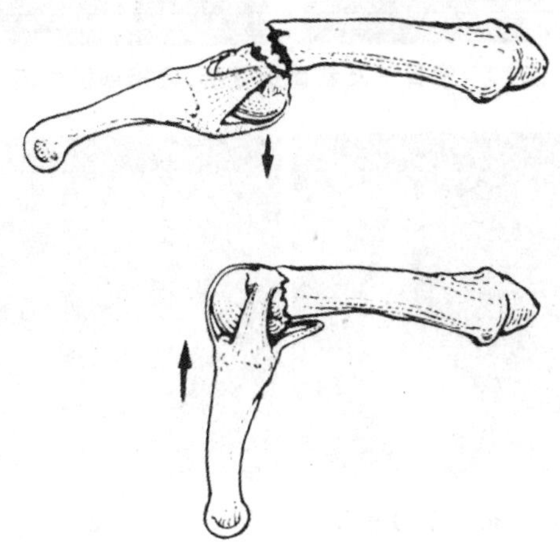

图15-25　掌指关节屈曲90°，以近节指骨推顶掌骨头，使骨折复位

(三)掌骨干骨折

由于相邻骨间肌及掌骨间韧带的作用，一般骨折比较稳定。

对稳定性骨折，可使用石膏托将患手固定在腕轻度背伸，掌指关节屈曲，指间关节休息位，6～8周后去除石膏，练习手部活动。

骨折端有短缩或旋转时为不稳定性骨折，可行手法复位后用石膏托或石膏管型固定。但很多斜形或螺旋形骨折复位后，用石膏固定很难防止畸形重新出现，应行切开复位内固定。

斜形或螺旋形骨折可用不锈钢针垂直骨折线固定。为控制骨折块旋转，常需用2～3根钢针作内固定。

不稳定性骨折，也可经皮用钢针横形穿过远、近骨折块固定在相邻完整的掌骨上。为使术后早期开始活动，目前应用较多的是微型钢板。由于掌骨较长，可以使用5孔或6孔钢板。固定后骨折稳定，可以早期开始活动。但应注意，开始时一定要空手活动，不能负重及用力(图15-26)。

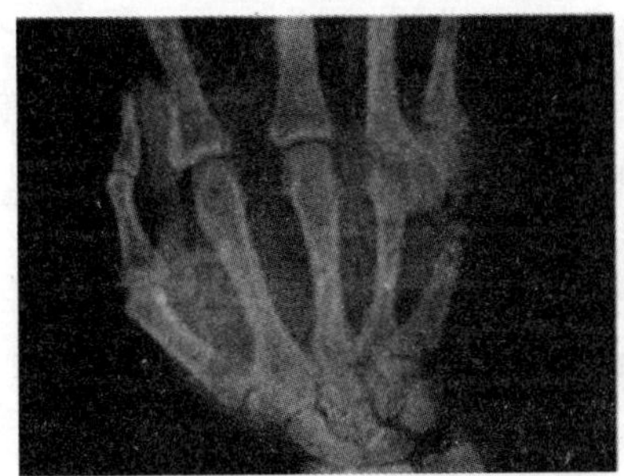
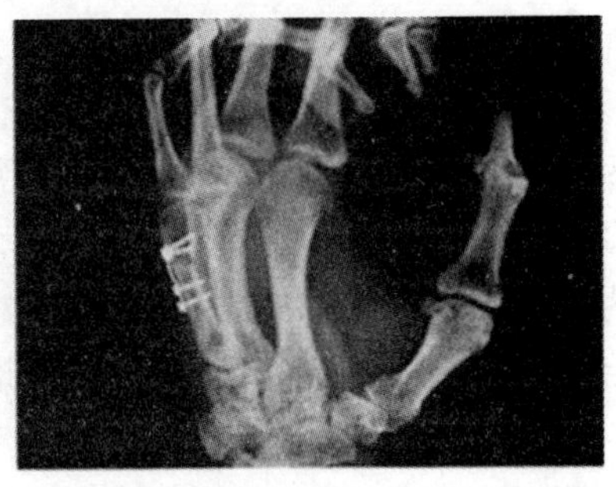

图15-26　第5掌骨干骨折，使用微型钢板固定

（四）掌骨基底骨折

常合并有腕掌关节脱位，但在早期，复位容易。手法整复后，以短臂石膏托固定。第2、3腕掌关节因活动度小，骨折后移位少，复位后比较稳定，容易固定。而第4、5腕掌关节活动度大，复位容易，固定困难，因而可行经皮或切开复位。

经手术复位固定后预后大多较好，由于掌骨基底为松质骨，因而愈合快，很少有不愈合者。骨折愈合后对手的功能影响不大（图15-27，图15-28）。

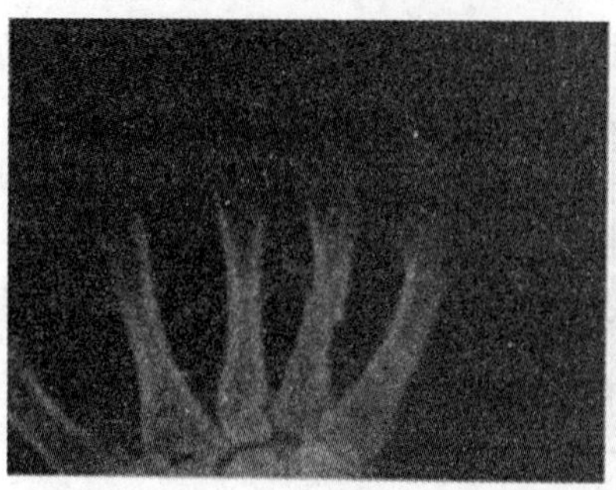
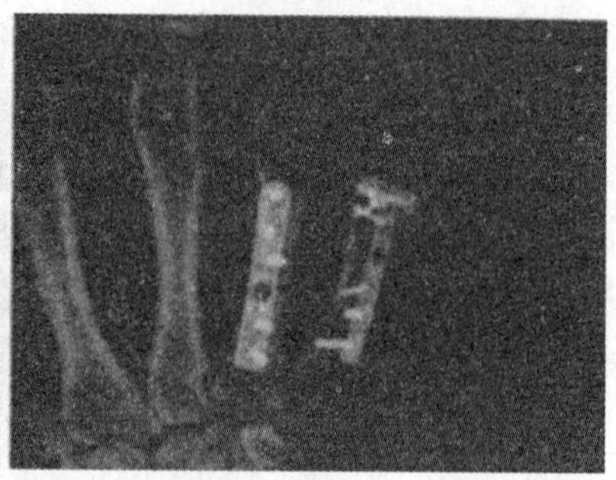

图15-27 掌骨干及掌骨颈骨折，使用钢板内固定

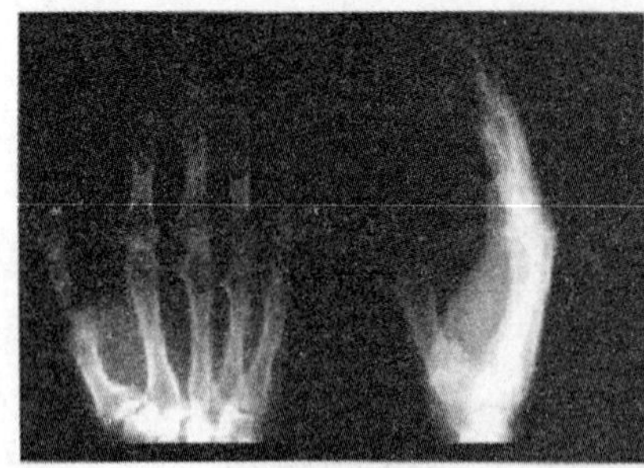
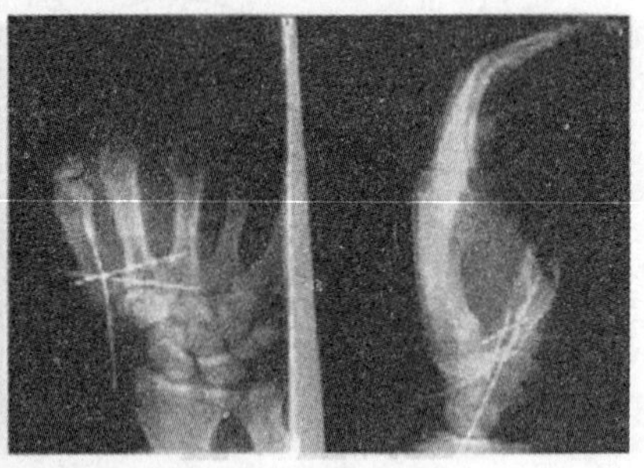

图15-28 拇指掌骨基底骨折，切开复位以克氏针内固定

（陈 磊）

第十节 指骨骨折

一、远节指骨骨折

远节指骨骨折分为三种类型：爪粗隆骨折、指骨干骨折、指骨基底骨折（图15-29）。

（一）爪粗隆骨折

骨折分为简单及复杂型。简单骨折移位较少，常伴有软组织损伤，对这种损伤的处理，软组织的修复及术后预防伤口感染应放在比治疗骨折更重要的位置。原因是骨折块由于连接于皮肤、骨膜间的纵形韧带及指甲的支持而移位较少且比较稳定。相反，由于暴力直接压砸造成的损伤，常使之碎裂，软组织损伤严重，伤口不整齐，有时手指末节血液循环破坏比较厉害，还会造成部分指腹或指端的坏死。

爪粗隆骨折因为有指甲作为支托，骨折一般不需要制动。但有时手指肿胀、疼痛剧烈时，可用一单指石膏托制动以减轻疼痛，并对伤指起到保护作用。

复杂型骨折为粉碎开放性骨折。清创时应将小块的、分离的骨块切除，但应避免去掉过多的骨质。否则可能造成不愈合及甲床基底的缺失，而间接影响指甲的生长及功能。

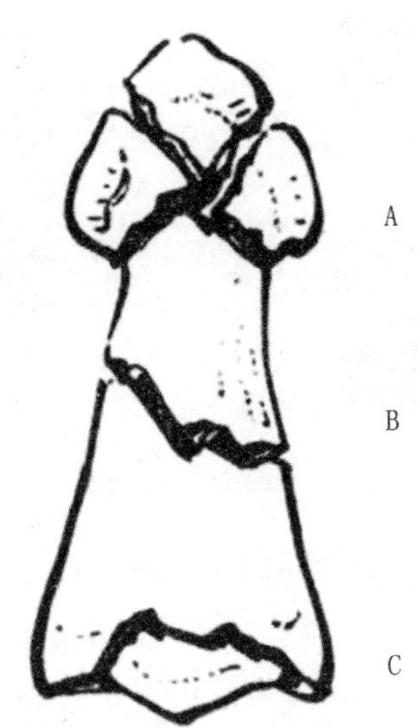

图 15-29　远节指骨骨折

A. 爪粗隆骨折；B. 指骨干骨折；C. 指骨基底骨折

（二）指骨干骨折

多由压砸伤造成，可有横形、斜形、纵形及粉碎性骨折。此处由于没有肌肉或韧带的牵拉而移位较少。但无论那种类型的骨折，任何意义的移位都应进行复位。

手法整复时需用骨折远端去对接近端，一般复位并不困难。复位后可将手指固定在屈曲位，有些开放性骨折，由于甲床可能嵌入其中、难以整复，应做切开复位，修复甲床，并用克氏针纵形穿入固定。但不要穿过远侧指间关节，以免损伤关节面，也不要损伤指甲根，以免生长畸形指甲（图 15-30）。

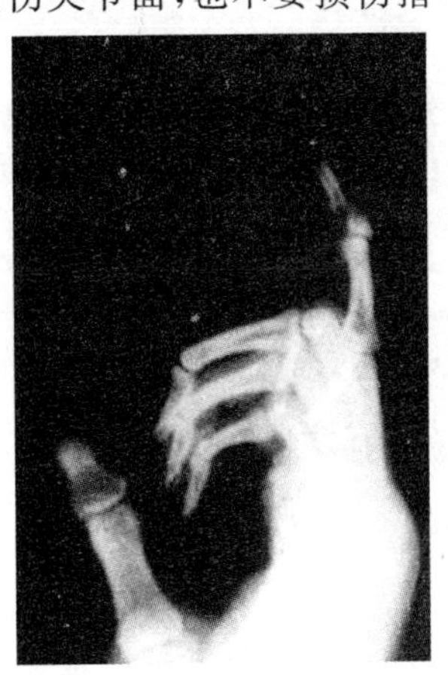
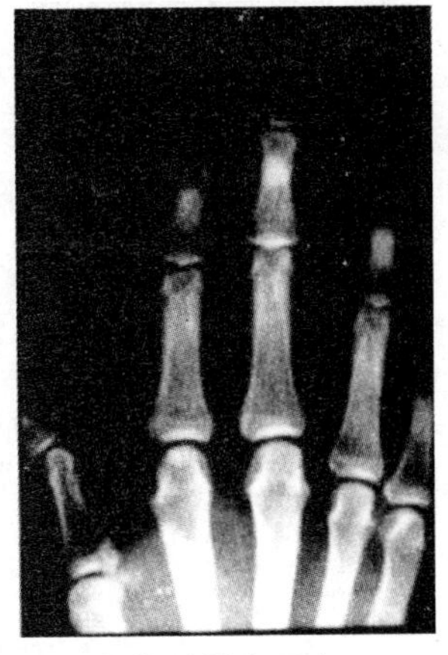

图 15-30　指骨干骨折切开复位克氏针内固定

（三）指骨基底骨折

指骨基底骨折均为关节内骨折，骨折可发生在指骨基底的掌侧、背侧或侧方，大多数为撕脱伤造成的（图 15-31）。

伸指肌腱撕脱骨折最常见。伸指肌腱两侧束汇合后，止于末节指骨基底背侧。在暴力强烈屈曲远节手指时，可发生撕脱骨折。骨折片大小不一，可以从针尖大小到包括大部分关节面。新鲜损伤（1 周以内）可用石膏或支具将近侧指间关节屈曲，远侧指间关节过伸位固定 6 周。屈曲近侧指间关节，可以使近侧指间关节至远侧指间关节的一段伸指肌腱侧束松弛，远侧指间关节过伸，则可使骨折对合，以利愈合。撕脱的骨折块如不超过关节面的 1/3，可用上述外固定方法治疗。如骨折片超过关节面的 1/3，且伴有远侧指间关节脱位者，可行切开复位，用钢丝或不锈钢针内固定（图 15-32）。也可行闭合复位后，用不锈钢针固定。

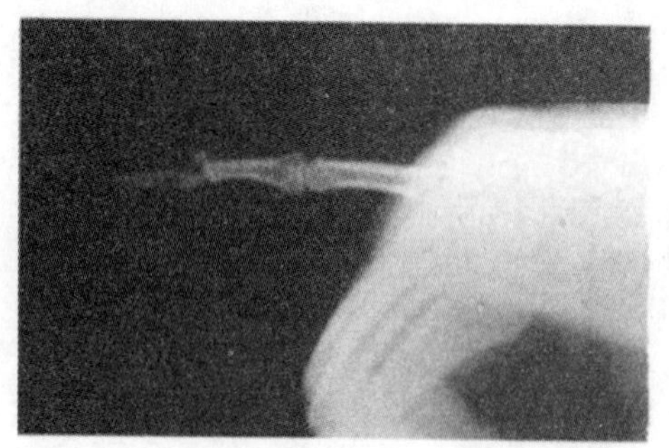
图 15-31　指骨基底骨折

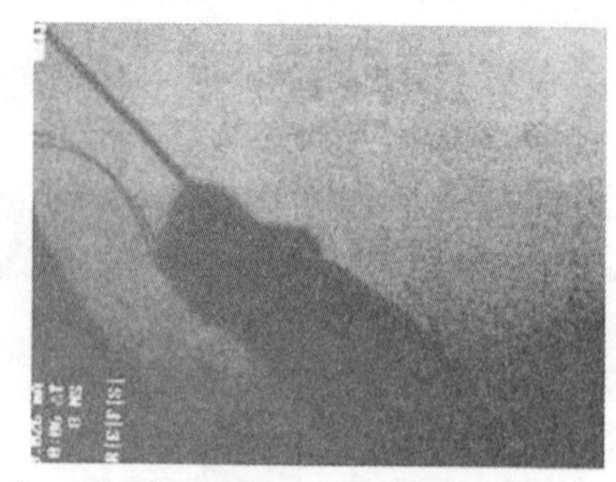
图 15-32　克氏针固定关节在伸展位并用钢丝固定骨折

如骨折片很小，可将其切除，然后将肌腱缝合固定在原止点处。

掌侧的撕脱骨折，为指深屈肌腱附着在远节指骨基底处受暴力造成，常合并有远侧指间关节掌板的破裂。在X线片上，可见到手指掌侧的骨折片。骨折片的部位，视撕脱肌腱回缩多少而不同。如骨折块小于关节面的1/3，可将其切除，并使用钢丝将撕脱的肌腱重新固定在其止点部；骨折块超过关节面1/3者，可作切开复位及骨折内固定。

侧方撕脱骨折，多由指间关节侧方受直接外力或旋转暴力致成，常伴随关节囊或韧带撕裂。骨折片比较小，移位不多。可在关节伸直位固定患指，3周后进行主动功能练习。如骨折块较大、移位较多、关节有侧方不稳，可进行切开复位，用克氏针或螺丝钉作内固定(图 15-33)。

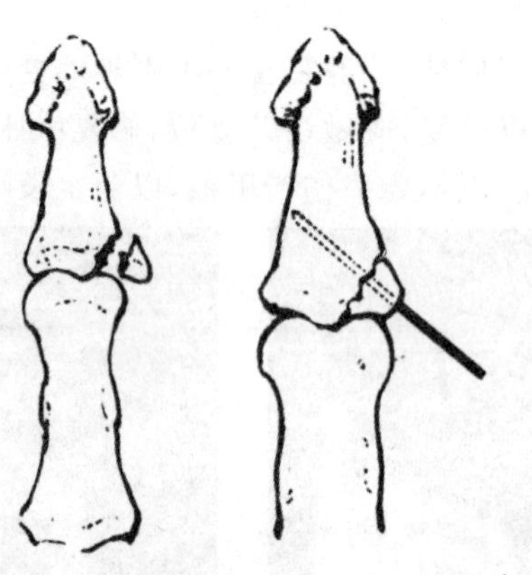
图 15-33　远节指骨基底骨折侧方骨折，用不锈钢针内固定

二、中节指骨骨折

中节指骨骨折多发生于直接暴力，如机器伤、压砸伤等。骨折的移位是受两种力量的影响，即损伤的外力和手指肌腱牵拉作用。如骨折线位于指浅屈肌腱止点远端，由于指浅屈肌腱的牵拉，使近端骨折块屈曲，同时由于指伸肌腱在远节止点的牵拉，使远端骨折块背伸，则骨折向掌侧成角(图 15-34)。

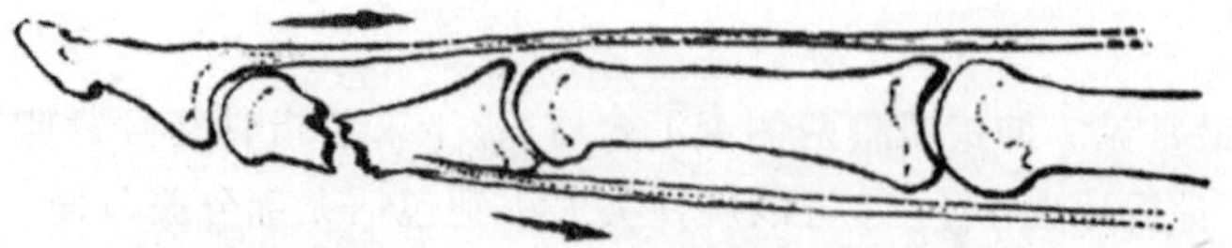
图 15-34　骨折线位于浅屈肌止点远端，骨折向掌侧成角

治疗可采用手法整复，将骨折远端屈曲复位，用石膏或绷带卷在屈曲位制动。

若骨折线位于指浅屈肌腱止点的近端，由于指浅屈肌腱的牵拉，使远端骨折块屈曲；指伸肌腱中央腱束在中节指骨基底背侧止点的牵拉，使近端骨折块背伸，则骨折向背侧成角(图15-35)。

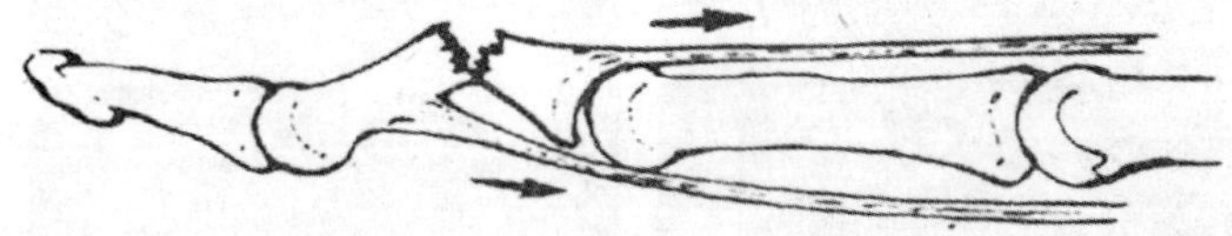

图 15-35　骨折线位于指浅屈肌腱止点近侧，骨折向背侧成角

整复时需将骨折远段伸直复位，用石膏托将伤指制动在伸直位。

上述两种骨折在整复时牵拉手指力量不要太大，要与骨折成角的相反方向屈或伸展手指，同时按压移位的骨折块使之复位。因为在骨折成角的凹面一般有骨膜相连，相连的骨膜可起到张力带作用，有利于骨折复位及愈合，不应在骨折复位过程中将其破坏。

为了避免手指在伸直位外固定过久而影响关节功能，或开放性骨折需作清创术时，均可采用不锈钢针作内固定，再用石膏托进行功能位制动。中节指骨骨折，还可使用微型钢板固定。目前，由于在材料及设计上的改进，钢板比以前更薄、更小，但坚固性仍然很好。因此，在中节指骨的背面及侧面放置钢板都对肌腱的活动影响不大，术后可以早期活动，对手部功能的恢复有利。当然，使用微型钢板要有适应证，如靠近关节的骨折就无法使用。

指骨侧方钢板及指骨背侧钢板(图 15-36，图 15-37)：对靠近关节处的骨折以及粉碎性骨折，无法使用钢板，使用克氏针也会损伤关节，另外也无法用钢针固定那些小的骨折块。此时，可用外固定架，先用手法复位骨折，再将骨折线远、近端正常骨质横向穿针，上外固定架、旋转螺丝拉长支架，同时还可用手法复位。外固定架可以保持粉碎的骨折块大致复位，还可保持关节间隙，便于将来功能恢复(图 15-38)。

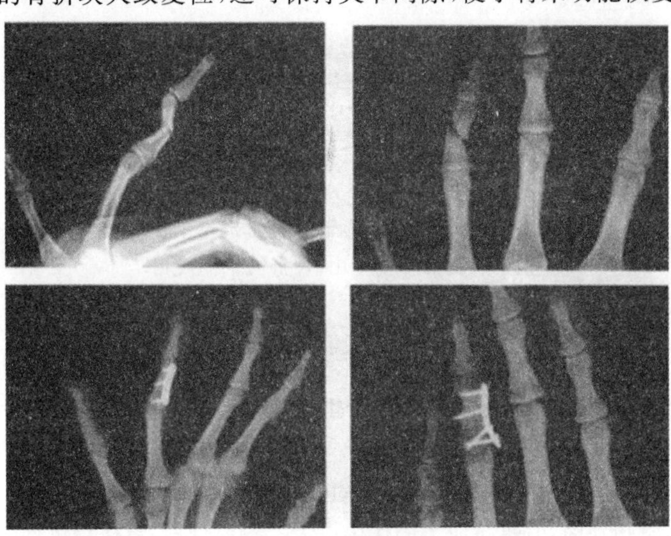

图 15-36　指骨侧方钢板

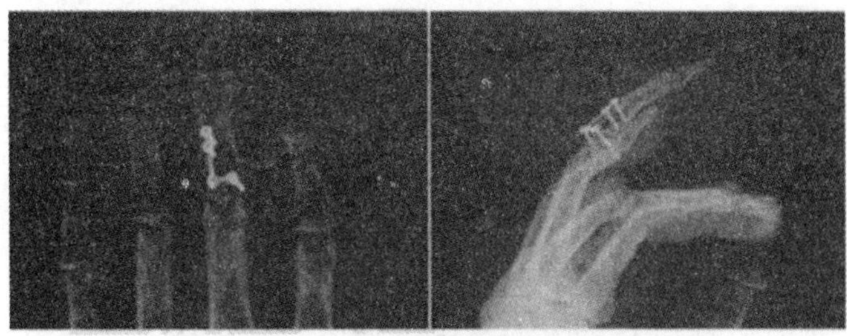

图 15-37　指骨背侧钢板

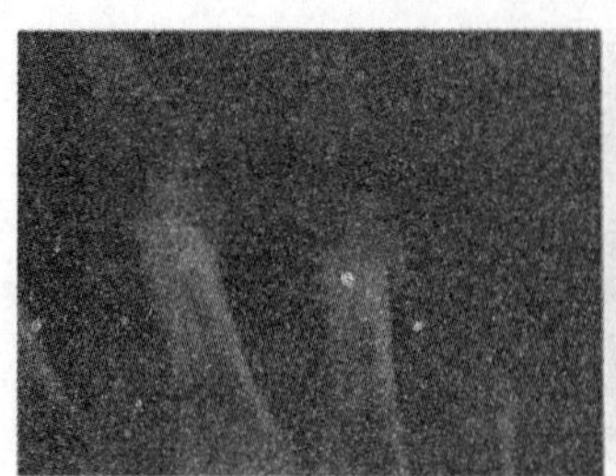
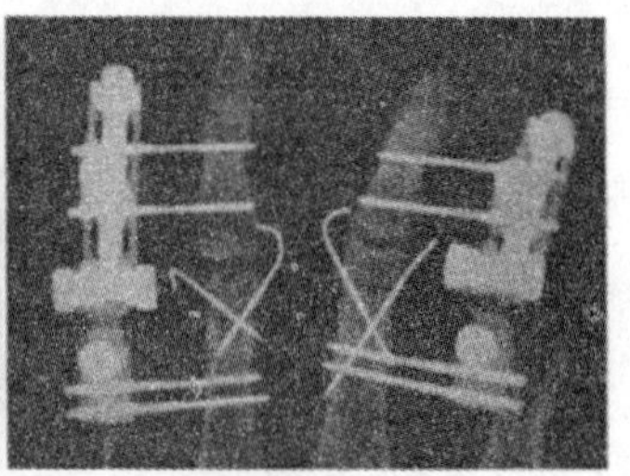

图 15-38　使用外固定架固定骨折

三、近节指骨骨折

在指骨骨折中最常见，常为直接暴力所造成，如压砸、挤压、打击等。

骨折线可有横形、斜形、螺旋行、纵形。近端骨折块由于骨间肌的牵拉而呈屈曲位，远端骨折块由于伸肌腱中央腱束在中节指骨止点的牵拉作用呈背伸位，使骨折向掌侧成角(图15-39)。

治疗可用手法整复外固定。对某些闭合性、稳定性骨折，可闭合复位。将伤指轻轻牵拉，使骨折断端分开，术者用另一手指从掌侧向背侧按压，矫正成角。然后在牵引的情况下逐渐屈曲，掌指关节屈曲 45°，近侧指间关节屈曲 90°，指尖对着舟骨结节，由前臂至患指末节，用石膏托制动。还可用绷带卷制动，卷的粗细，可因手的大小而定，以握住后掌指关节及指间关节符合上述角度为合适。对有些粉碎性骨折也可用此法固定。

手法整复外固定失败者，斜形骨折不稳定者或开放性骨折需作清创者，可考虑作切开复位内固定。

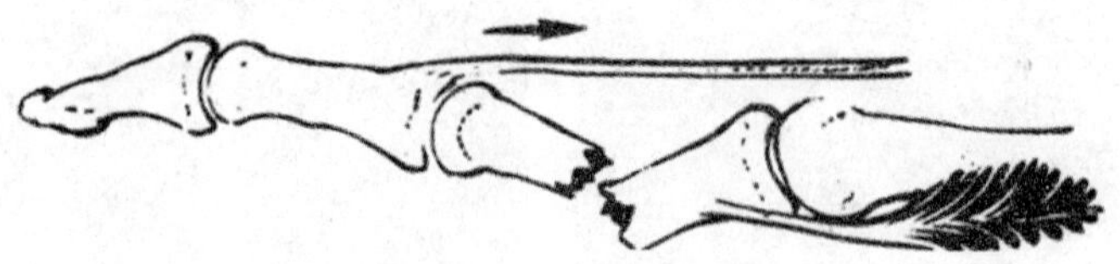

图 15-39　近节指骨骨折

由于肌腱的牵拉作用，骨折向掌侧成角

(一)不锈钢针内固定

用钢针作内固定时，逆行穿针比顺行穿针更容易。即先将钢针从骨折远端穿入远端骨折段，从皮肤穿出，复位骨折，再将针打入近骨折段，针尾留在远端骨折块皮肤外。一般要用两根针固定以防止骨折旋转。

根据不同类型骨折采用不同方式穿针。如横形骨折，用交叉钢针固定，要尽量避免钢针穿过关节面，以使关节活动不受影响。有的学者认为:交叉钢针通过手指中心轴的背侧，其固定强度要大于从中心轴掌侧穿过者。另外，钢针的交叉点在近段骨折块时，其抵抗应力的作用更大。斜形骨折，复位后可使钢针与骨折线呈垂直方向穿入(图 15-40)。对一些小的骨折块，如撕脱骨折，可在复位后用克氏针直接将骨块穿钉在原骨折处。

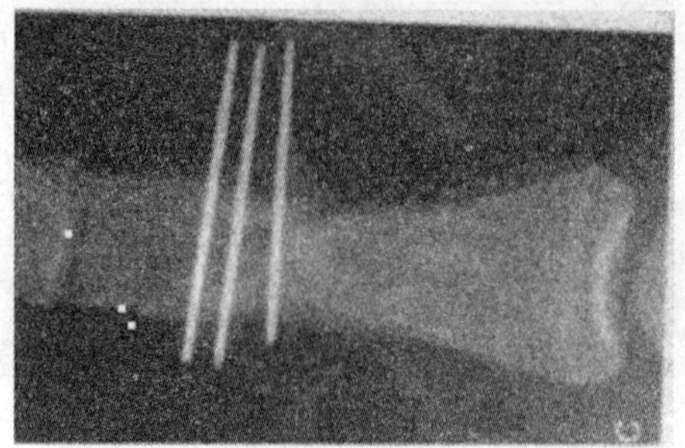

图 15-40　斜形骨折用克氏针固定

克氏针作为异物，在内固定器材中是比较小的。另外，手术中不需要广泛剥离软组织，不妨碍关节活动，又不需要再次手术取出内固定物。但不锈钢针没有加压作用，骨折间有间隙等使其固定作用不够理想。虽然不锈钢针有诸多缺点，但由于其操作简单、费用低，有些特殊情况还需要它来固定，因此不锈钢针目前在临床上仍在广泛应用。

对于不锈钢针固定法，如应用不当，不容易维持精确的解剖复位；也不能产生骨折块间的加压作用，而且，可能使两骨折块间出现缝隙，不利愈合。针尾留在皮肤外，虽然便于取出，但也可能成为感染源。

（二）切开复位钢丝内固定

为了克服克氏针的缺点，以求更稳定的制动。Robertson 于 1964 年提出用钢丝作内固定的方法。即利用两根平行或互相交叉成 90°的钢丝，垂直于骨折线作环绕固定骨折(图15-41)。此法对横形骨折较为适用，而长斜形或螺旋行及粉碎性骨折不宜用此法。对横形骨折可用钢丝固定，在早期由于钢丝拧紧时，可有一定的加压作用，对骨折有一稳定的固定。但晚期，由于钻孔拧钢丝处骨质的吸收，会出现钢丝的松动，造成骨折固定不牢，甚至有移位、成角畸形出现。因此，目前基本不再使用钢丝来作骨折的固定。一般钢丝常用在撕脱骨折时，用钢丝贯穿肌腱与骨折块间兜住骨折块，拉向骨折处，从骨折相对面穿出拧紧，使撕脱骨折复位、固定。

再有，在纵形、粉碎骨折时，钢丝可横形捆绑骨折条，使骨折稳定。

（三）切开复位

以螺丝钉或微型钢板内固定，对斜形或螺旋行骨折，用螺丝钉作垂直于骨折线固定，固定效果较好(图 15-42)。术后可用石膏托短时间固定，或不做外固定而使手指做有限制的早期活动。其缺点是螺丝钉可能干扰肌腱的滑动，或皮下有异物突起，横形或粉碎性骨折不宜使用。螺丝钉大多需要二次手术取出。

微型钢板固定牢固，可控制骨折块间的旋转，可以术后早期活动患手。对横形、短斜形的骨干骨折可选用(图 15-43)。但接近关节的骨折，由于在关节侧无法容纳钢板而不宜使用。

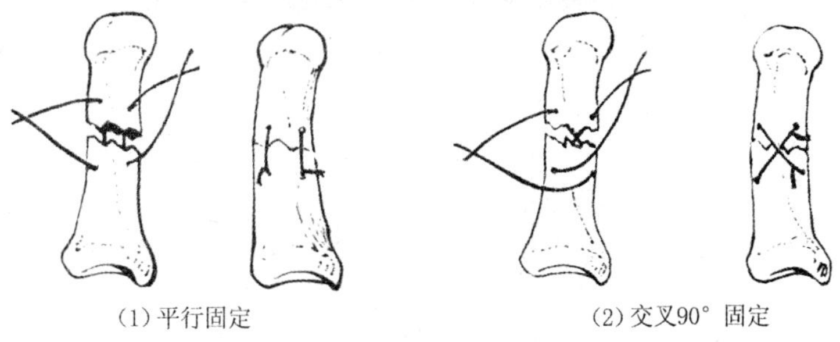

(1) 平行固定　　(2) 交叉90° 固定

图 15-41　应用钢丝固定骨折

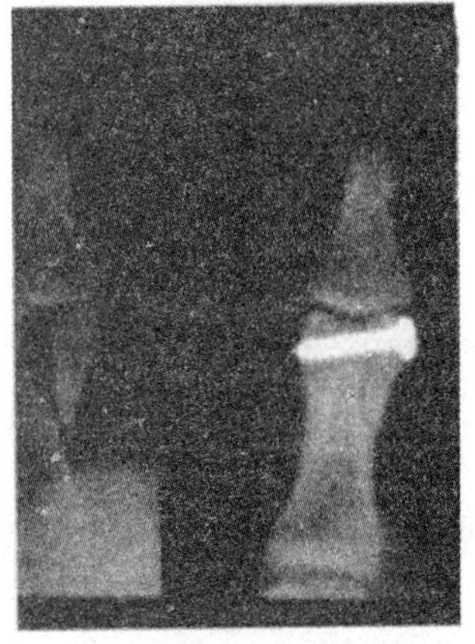

图 15-42　用螺丝钉固定斜形骨折

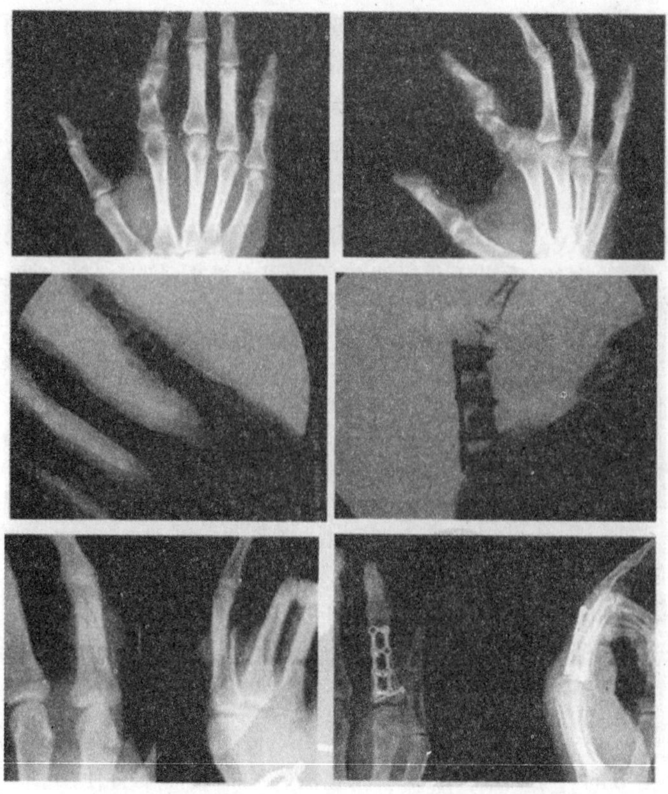

图 15-43　手指中、近节骨折，使用微型钢板固定

（陈　磊）

第十六章　骨盆损伤

第一节　骨盆骨折

一、概述

骨盆是由骶骨、尾骨和两侧髋骨（髂骨、耻骨、坐骨）接连而成的坚强骨环，形如漏斗。两髂骨与骶骨构成骶髂关节；髋臼与股骨头构成髋关节；两侧耻骨借纤维软骨构成耻骨联合；三者均有坚强的韧带附着。骨盆上连脊柱，支持上身的体重，同时又是连接躯干和下肢的桥梁。躯干的重力通过骨盆传达到下肢，下肢的运动必须通过骨盆才能传达到躯干。

骨盆环的后方有两个负重主弓，骶骨是两个主弓的汇合点。股骶弓由两侧髋臼向上，通过髂骨的加厚部分到达骶骨称为股骶弓。此弓在站立时支持体重。坐骶弓由两侧坐骨结节向上，经过坐骨体从髂骨的加厚部分到达骶骨。此弓在坐位时支持体重。

前方上下各有一个起约束作用的副弓，上束弓经耻骨体及耻骨上支，防止股骶弓分离；下束弓经耻骨下支及坐骨下支，支持坐骶弓，防止骨盆向两侧分开。副弓远不如主弓坚强有力。受外伤时副弓必先分离或骨折，当主弓有骨折时，副弓很少不发生骨折（耻骨联合分离时可无骨折），耻骨上支较下支更易骨折。

骨盆外围是上身与下肢诸肌的起止处。如外后方有臀部肌肉（臀大、中、小肌）附着，坐骨结节处有股二头肌、半腱肌、半膜肌附着；缝匠肌起于髂前上棘，股直肌抵止于髂前下棘，在耻骨支、坐骨支及坐骨结节处有内收肌群附着；骨盆的上方，在前侧有腹直肌、腹内斜肌、腹横肌分别止于耻骨联合及耻骨结节和髂嵴上；在后侧有腰方肌抵止在髂嵴。这些肌肉的急骤收缩均可引起附着点的撕脱骨折，同时也是骨盆骨折发生移位的因素之一。

骨盆对盆腔内的脏器和组织（如膀胱、直肠、输尿管、性器官、血管和神经）有保护作用。严重的骨盆骨折，除影响其负重功能外，常可伤及盆腔内脏器或血管神经，尤其是大量出血会造成休克，管腔脏器破裂可造成腹膜炎，能危及生命。

骨盆结构坚固，适应在活动和负重时生物力学的要求，因此在骨关节损伤中骨盆伤的发生率相对较低。骨盆损伤多系高能量外力所致，交通伤是骨盆伤的重要原因，重物砸伤和高处坠落伤是造成骨盆损伤的另一重要原因。

近20年来资料表明，造成骨盆骨折的主要原因是伴发的严重损伤。骨盆开放性损伤死亡率则高达30%～50%。

（一）病因病理

骨盆骨折多由强大的直接外力所致，也可通过骨盆环传达暴力而发生它处骨折。如车轮辗轧、碰撞、房屋倒塌、矿井塌方、机械挤压等外伤所造成，个别是由摔倒或由肌肉强力牵拉而致骨折。如骨盆侧面受挤压时，可造成耻骨单侧上下支骨折、耻骨联合分离、骶髂关节分离、骶骨纵形骨折、髂骨翼骨折。如暴力来自骨盆前、后方，可造成耻骨上下支双侧骨折、耻骨联合分离，并发骶髂关节脱位、骶骨骨折和髂骨骨折等，并易引起膀胱和尿道损伤。如骨盆超过两处以上骨折，且骨盆环断裂，则骨折块会有上下较大的移位，引起骨盆腔内大出血。如急剧的跑跳、肌肉强力收缩，则会引起肌肉附着点撕脱性骨折，常发生在髂前上棘和坐骨结节处。

(二)分类

骨盆骨折的严重性,决定于骨盆环的破坏程度及是否伴有盆腔内脏、血管、神经的损伤。因此在临床上可将骨盆骨折分为三大类。

1.骨盆边缘骨折

这类骨折不影响骨盆的完整性,病情较轻。如髂前上棘、髂前下棘、坐骨结节、尾骨等骨折。

2.骨盆环单弓断裂无移位骨折

这类骨折影响到骨盆环,但未完全失去连接,基本保持环状结构的完整。如一侧耻骨上支或下支或坐骨上支或下支单独骨折、髂骨翼骨折、骶骨骨折等。骨折仅表现为裂纹骨折,或有轻度移位,但较稳定,预后良好。

3.骨盆环双弓断裂移位骨折

这类骨折均由强大暴力引起,多为挤压伤,由于骨折移位和伴有关节错位,而致骨盆环的完整性遭到破坏,不但导致功能的严重障碍,而且常损伤盆腔内脏器或血管、神经,产生严重后果。常见有以下几种:一侧耻骨上下支或坐骨上下支骨折伴耻骨联合分离;双侧耻骨上下支或坐骨上下支骨折;髂骨骨折伴耻骨联合分离;耻骨或坐骨上下支骨折伴骶髂关节错位;耻骨联合分离并骶髂关节错位及骨盆环多处骨折。上述骨折共同特点是折断的骨块为骨盆环的一段,处于游离状态,移位较大而且不稳定。

根据骨折后局部骨折块的移位及骨盆环是否稳定可分为稳定性骨折和不稳定性骨折。骨盆环稳定性骨折和脱位即骨折与脱位后不影响骨盆环的稳定者,如耻骨单支骨折、髂骨翼骨折、髂前上下棘骨折、坐骨结节骨折、髋臼底骨折、骶尾骨折、耻骨联合分离等,为轻伤。骨盆环非稳定性骨折和脱位即骨折与脱位后骨盆变形,骨折上下移位严重,影响了骨盆环的稳定者,可并发脏器损伤、血管损伤,给治疗带来麻烦,如双侧耻骨上下支骨折、单侧耻骨上下支骨折合并骶髂关节脱位或骶骨骨折、耻骨联合分离合并骶髂关节脱位和骶骨骨折或髂骨骨折等,均属重伤。

二、临床表现

单处骨折且骨盆环保持完整者,除局部疼痛及压痛外,常无明显症状。但骨盆环的完整性遭到破坏后,患者多不能起坐、翻身,下肢活动困难。用手掌按住左右两侧髂前上棘,并向后外轻轻推压,盆弓连接不完整时,骨折处因分离而发生疼痛,称为骨盆分离试验阳性。用手掌扶托两侧髂前上棘并向内相对挤压,盆弓连接不完整时,也可产生疼痛,称为骨盆挤压试验阳性。直接挤压耻骨联合,不但耻骨支骨折处和耻骨联合分离处可以产生疼痛,髂骨翼骨折因受牵拉,亦可产生疼痛。骶尾椎骨明显压痛,肛门指检有压痛或异常活动或不平骨折线,系骶尾椎骨折。髋关节活动受限且同侧肢体短缩,系髋臼骨折合并股骨头中心性脱位。

三、合并症

骨盆骨折多由强大暴力所造成,可合并头、胸、腹及四肢的复合性损伤,而且较骨折本身更为严重。常见的合并症有以下几种:

(一)血管损伤

骨盆各骨主要为松质骨,盆壁肌肉多,其邻近又有较多的动脉和静脉丛,血管供应丰富。骨折后可引起广泛出血,甚至沿腹膜后的疏松结缔组织间隙蔓延至肾区和膈下,形成腹膜后血肿。髂骨内外动脉或静脉或其分支,可被撕裂或断裂,引起骨盆内大出血。患者可有腹胀及腹痛等腹膜刺激征;大血管破裂可因出血性休克迅速死亡。为了鉴别腹膜后血肿与腹腔内出血,须行诊断性穿刺,即让患者侧卧一分钟后,取下腹部髂前上棘内上方2～3 cm处穿刺,然后向另一侧侧卧,再按上法穿刺。若针尖刚进入腹腔即很容易抽出血液,为腹腔内出血,若无血液抽出,为腹膜血肿。

（二）膀胱或尿道损伤

骨盆骨折时，骨折断端可刺破膀胱，在膀胱膨胀时尤易发生。如破裂在前壁或两侧未被腹膜覆盖的部位，尿渗入膀胱周围组织，可引起腹膜外盆腔蜂窝织炎，直肠指检有明显压痛和周围软组织浸润感；如破裂在膀胱顶或后壁腹膜覆盖部位，尿液进入腹膜腔，可引起明显腹膜刺激症状。患者除有休克、下腹部疼痛外，可有排尿障碍。膀胱破裂诊断有困难时，可经尿道插入导尿管，并经导尿管注入 50～100 mL 的生理盐水，如不能抽出等量液体，则明确膀胱已破裂。尿道损伤更为常见，多发生在后尿道。患者有尿痛、尿道出血、排尿障碍、膀胱膨胀和会阴部血肿。渗尿范围随损伤部位而不同。后尿道膜上部破裂时，因有尿生殖膈的限制，外渗尿液局限于膀胱周围；尿道球部破裂时，外渗的尿液可随会阴浅筋膜蔓延至阴茎、阴囊、前腹壁。尿外渗容易引起组织坏死和感染。

（三）直肠损伤

直肠上 1/3 位于腹膜腔内，中 1/3 仅前面有腹膜覆盖，下 1/3 全无腹膜。如破裂在腹膜反折以下，可引起直肠周围感染，常为厌氧菌感染；如损伤在腹膜反折以上，可引起弥漫性腹膜炎。

（四）神经损伤

多因骨折移位牵拉或骨折块压迫所致。伤后可出现括约肌功能障碍，臀部或下肢某些部位麻木，感觉消退或消失，肌肉萎缩无力，多为可逆性，一般经治疗后能逐渐恢复。

四、诊断

根据病史、临床表现及辅助检查多可确诊。X 线检查能够明确骨折的部位及移位。根据情况，可进行骨盆的前后位、入口位、出口位以及髂骨斜位和闭孔斜位的投照，可以清晰地显示骨盆各部位的损伤。对于骨盆有严重创伤以及怀疑是否有不稳定分离的患者，应考虑做 CT 检查。CT 能弥补 X 线片的不足，能清楚地显示骨盆的移位平面和立体方向，能详细地显示髋臼的情况。

五、治疗

（一）急症处理

骨盆骨折可以引起严重的并发症，死亡率较高。及时合理的早期救治是减少骨盆骨折患者疼痛、控制出血、预防继发的血管神经损伤和脂肪栓塞综合征、凝血障碍等晚期并发症的首要环节。在现场和转送途中即院前阶段，根据患者伤情进行基本生命支持，即初级 ABC 和止血包扎固定搬运四大技术；对病情严重者要施行生命支持，即上述急救内容加上气管插管输液和抗休克等措施。

首先应把抢救创伤性出血休克放在第一位，应抓紧时间进行抢救。对于失血过多造成血脱者，应迅速补足血容量。对骨盆骨折合并休克，采取以下抢救措施：①立即建立静脉输液通路，必要时同时建立 3～4 条。②在 20 分钟内输入 2 000～2 500 mL 液体后再补全血。③氢化可的松20～50 mg/kg，亦可达 50～150 mg/kg。④经大剂量补液、补血不能纠正休克时要积极考虑髂内动脉结扎术。

如有较大的血管损伤，患者陷于严重的休克状态，估计出血量已接近或超过总量的 1/2，在有效抗休克的治疗下，血压不稳而且逐渐下降，血红蛋白和红细胞继续降低，同时腹膜后血肿也逐渐增大，则应考虑手术探查，及时结扎髂内动、静脉止血，可挽救生命。如合并盆腔内脏损伤者，应立即进行手术修补。

（二）非手术治疗

非手术治疗是传统的治疗方案，包括卧床、手法复位、下肢骨牵引和骨盆悬吊牵引。

1.复位手法

(1)骨盆边缘骨折：髂前上、下棘骨折，骨折块有移位者，应予以手法复位。患者仰卧，患侧膝下垫高，使髋膝关节呈半屈曲位，术者以捏挤按压手法将骨折块推回原位。坐骨结节骨折，患者侧卧位，使髋伸直膝屈曲位，术者以两手拇指按压迫使骨折块复位。复位后保持患肢伸髋、屈膝位休养，以松弛腘绳肌防止再移位。

(2)骨盆环单弓断裂无移位骨折：骨盆环虽有骨折但无移位，骨盆环保持完整而稳定。如髂骨翼骨折，一侧耻骨上、下支或坐骨上、下支单独骨折，骶骨裂纹骨折等。一般无须整复。

(3)盆环双弓断裂移位骨折有以下三种情况。

双侧耻骨上、下支与坐骨上、下支骨折：此骨折致骨盆环的前方中间段游离，由于腹肌的牵拉而往往向上向右移位。整复时患者仰卧屈髋，助手把住腋窝向上牵拉，术者双手扣住耻骨联合处，将骨折块向前下方扳提，触摸耻骨联合之两边骨折端平正时，表示已复位。整复后，术者以两手对挤髂骨部，使骨折端嵌插稳定。一侧耻骨上、下支与坐骨上、下支骨折伴耻骨联合分离者，触摸耻骨联合处整齐无间隙，则表示复位。

髂骨骨折合并耻骨联合分离：骨块连同伤侧下肢多向外上方移位，并有轻度外旋。此时患者仰卧，上方助手把住腋窝向上牵引，下方助手握患肢踝部向下牵引同时逐渐内旋。术者立于患侧，一手扳住健侧髂骨翼部，一手向前下方推按骨折块，触摸耻骨联合平正无间隙，提示已复位。

耻骨或坐骨上、下支骨折伴同侧骶髂关节错位：伤侧骨块连同下肢常向上移位并有外旋，因骶髂关节错位而不稳定。整复时患者仰卧，上方助手把住腋窝向上牵拉，下方助手握伤肢踝部向下牵引并内旋，术者立于患侧向下推按髂骨翼，测量两侧髂嵴最高点在同一水平时，再以对挤手法，挤压两髂翼及两髋部，使骨折块互相嵌插，触摸骨折处无凹凸畸形，即已复位。耻骨联合分离并一侧骶髂关节错位复位手法亦基本相同。

2.固定方法

对于髂前上下棘骨折，复位后可采取屈髋屈膝位休息，同时在伤处垫一平垫，用多头带或绷带包扎固定。3～4 周去固定，即可下床活动。骶尾部骨折，一般不需固定，如仰卧位可用气圈保护。4～5 周即可愈合。

(1)骨盆环单弓断裂无移位骨折：可用多头带及弹力绷带包扎固定，4 周解除固定。

(2)骨盆环双弓断裂有移位骨折：必须给予有效的固定和牵引。对于双侧耻骨上下支和坐骨上下支、一侧耻骨上下支或坐骨上下支骨折伴耻骨联合分离者，复位后可用多头带包扎固定，或用骨盆兜带将骨盆兜住，吊于牵引床的纵杆上，4～6 周即可。对于髂骨骨折合并耻骨联合分离、耻骨上下支或坐骨上下支骨折伴同侧骶髂关节错位、耻骨联合分离并一侧骶髂关节错位者，复位后多不稳定，除用多头带固定外，患肢需用皮肤牵引或骨骼牵引，床尾抬高。如错位严重行骨骼牵引者，健侧需上一长石膏裤，以作反牵引。一般 6～8 周即可去牵引。

3.下肢骨牵引和骨盆悬吊牵引

采用胫骨结节或股骨髁上持续骨牵引，使骨盆骨折逐渐复位，是最基本、常用和安全的方法。若需牵引力量较大，最好用双侧下肢牵引，可以更好地使骨盆固定，防止骨盆倾斜。牵引重量一般为体重的 1/7～1/5，注意开始时重量要足够大，3～4 天后，摄片复查骨折复位情况，再酌情调整，直至复位满意为止。维持牵引至骨折愈合，一般需 8～12 周，不宜过早去掉牵引或减重，以免骨折移位。具体应用时还需根据骨折类型、骨盆变位情况，给予相应牵引。

垂直型骨盆骨折、单侧骨盆向上移位及轻微扭转变形者，可选用单纯持续骨牵引；骨盆变形属分离型者，可同时加用骨盆兜悬吊骨盆，使外旋的骨盆合拢复位。但也需注意防止过度向中线挤压骨盆，造成相反畸形；压缩型骨盆骨折，禁用骨盆兜牵引，可在牵引的同时辅以手法整复，即用手掌自髂骨嵴内缘向外挤压，以矫正髂骨内旋畸形。少数内旋畸形严重者，必要时，牵引前亦可先用“4”字形正复手法矫正，即髋关节屈曲、外展，膝关节屈曲，使患侧足放置于对侧膝关节前面，双腿交叉呈“4”字形，术者一手固定骨盆，一手向下按压膝关节，使之向外旋转复位，然后行骨牵引。若半侧骨盆单纯外旋，同时向后移位，亦可采用 90°－90°－90°牵引法。即行双侧股骨下端骨牵引，将髋、膝和踝三个关节皆置于 90°位，垂直向上牵引，利用臀肌作兜带，使骨折复位。此种方法的优点是便于护理，并可减少对骶部的压迫，避免发生压疮。对骨盆多发骨折，可根据 X 线片所示骨盆变形及骨折移位情况，给予相应的牵引，力争较好的复位。一般牵引 6 周内不应减量，以防止再移位，直至骨愈合，一般约 12 周，如位置理想，疼痛消失，可去牵引活动。

4.练功活动

骨盆周围有坚强的筋肉,骨折复位后不易再移位,且骨盆为骨松质,血运丰富,容易愈合。未损伤骨盆后部负重弓者,伤后第 1 周练习下肢肌肉收缩及踝关节伸屈活动,伤后 2 周练习髋膝关节伸屈活动,3 周后可扶拐下地活动。如骨盆后弓损伤者,牵引期间应加强下肢肌肉收缩锻炼及踝关节活动,解除固定后,应抓紧时间进行各方面的功能锻炼。

5.药物治疗

由于骨盆骨折并发症多,对全身影响较大,故药物治疗更为重要。如因出血过多引起休克时,可内服独参汤加附子、炮姜,同时冲服三七粉或云南白药。若局部肿胀、疼痛严重者,应活血化瘀,消肿止痛,可选用复元活血汤或活血止痛汤。如伤后肠胃气滞,腹胀纳呆,呕吐,二便不通者,治宜活血顺气、通经止痛,可选用顺气活血汤或大成汤。如伤后小便不利,黄赤刺痛,小腹胀满,口渴发热等,治宜滋阴清热解毒,通利小便,可应用导赤散合八正散加减。中期以续筋接骨为主,内服接骨丹。后期应补肝肾、养气血、舒筋活络为主,可选用生血补髓汤,健步虎潜丸、舒筋活血汤,外用 2 号洗药或活血止痛散,水煎外洗。

(三)骨盆外固定器固定

外固定器的适应证有以下几方面。

(1)在急诊科用于有明显移位的 B_1、B_2 和 C 型不稳定骨盆骨折,特别是并发循环不稳定者,以求收到固定骨盆和控制出血的目的并有减轻疼痛和便于搬动伤员的作用。

(2)旋转不稳定(B_1)的确定性治疗。

(3)开放性不稳定型骨折。外固定器品种多样,多数不能保持有半盆向头侧移位的骨折,对此应加用患侧骨牵引,以防止半盆上移。Riemer(1993)等将外固定器列入救治循环和骨折均不稳定的骨盆骨折救治方案,结果使此类损伤的死亡率自 22%下降到 8%。Meighan(1998)明确指出,外固定是急诊处理严重骨盆骨折最为恰当的措施。此外,为了控制出血和稳定后环 Ganz 推出了抗休克钳,亦称 AOC 形钳,用于急诊科作为临时固定并取得相应效果。骨盆外固定器的并发症主要是针道感染。

(四)手术治疗

切开复位内固定的适应证尚不统一,Tile 提出:前环外固定后,后环移位明显不能接受者,需要坐位的多发伤者和经选择的开放骨折是切开复位内固定的对象。Matta 主张经非手术治疗后,骨折移位超过 1 cm,耻骨联合分离 3 cm 以上合并髋臼骨折以及多发伤者应行内固定。Romman 主张 B、C 型骨折和多发伤者是适应证。由于骨盆骨折形式多样,即使同一分型中亦不尽相同,且伤员全身伤情不同,术者对内固定方法的选择不同,因而内固定的方法繁多,手术入路亦不同。

(陈　磊)

第二节　骶骨骨折

骶骨由 5 块椎骨组成,全骨呈倒三角形,比较坚固,其骨折可以单独发生,也可以和骨盆其他部位的骨折同时出现,单独的骶骨骨折以女性多见,有人认为可能与女性的骶骨较为后突有关。

一、病因病理

骶骨骨折多为直接暴力所致,多为高能量损伤的结果,如从高处跌落、车祸事故,建筑物倒塌,骶部被物体撞击或是挤压等,都可以导致骶骨骨折。间接暴力较为少见。从骨盆的结构来看,其最薄弱的部分是髂骨翼和坐耻骨支,如果受到暴力,骨折多发生在上述的部位,单独的骶骨骨折较为少见且多为横行。骨折线多位于骶髂关节平面以下,或第 3 骶椎。视暴力的大小可以是横贯骶骨的完全断裂,也可以是偏向一侧的裂隙骨折,如果暴力较大加之提肛肌的牵拉可以向前移位。由于骶骨的侧块和椎体之间有骶前后孔而较为薄弱，因此骨盆环的多发损伤中，常致该部位的纵向骨折。由于暴力的大小不同，该部位骨折可以呈部分或完全的断裂，一般无移位，严重的可以和同侧骨盆一起上移。骶骨的撕脱骨折较为少见，一般发生在骶结节韧带的附着部，主要是由于骨盆损伤时的变形，而致该韧带的强烈牵拉收缩所致。骶骨骨折根据骨折线的关系，可分为①垂直型骨折。②斜形骨折。③横行骨折。见图 16-1。

二、临床表现与诊断

有明显的外伤史，骶部疼痛，不能取坐位，行走时由于臀肌的牵拉而使疼痛加剧，如果合并骨盆其他部位的骨折则更为严重，局部有明显的压痛，肿胀和淤血，并可以见到皮肤的擦挫伤。如果骨折伴有骶神经的损伤，则可以出现骶神经的损伤症状，如鞍区麻木和下肢疼痛，多是放射痛，少数患者可以出现尿潴留、尿失禁及下肢肌肉瘫痪。如果骨折发生在骶孔部位，多易伤及 S_1、S_2 神经根，表现为小腿有异样的感觉和触觉痛觉减退，胭绳肌和臀肌肌力减弱，病程长的可以出现肌肉萎缩，跟腱反射减弱或消失。X 线片可以明确骨折线的形态和移位方向，应注意观察骶骨的两侧是否等宽，骶孔的排列是否整齐。如果骶孔的一侧变窄，则说明有挤压骨折，一侧变宽则有裂隙，骶孔的边缘不整齐，多有骨折存在。如果不能确诊，则可拍骨盆的斜位 X 线片或 CT 扫描加以确诊。

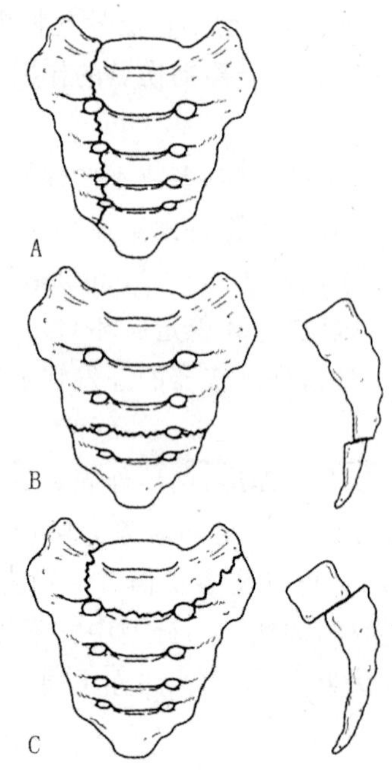

图 16-1　骶骨骨折的分类

A 型包括垂直骨折；B 型包括骶髂关节水平以下的横行骨折；C 型包括骶髂关节水平的横行骨折。

三、治疗

无移位的骶骨骨折仅仅需要在臀下放置气垫或其他软的衬垫，卧床休息 2～3 周后，即可下地活动。如果骨折移位但是无明显的神经症状，可以用骨盆兜固定，卧床休息 3～4 周，并配合屈髋屈膝和抬腿等活动。对于纵形骨折的卧床时间以 4～5 周为宜。并且下床的时侯应当控制负重，以免因为负重不当而引起骨折移位。若骨折移位明显并且伴有神经的症状，可以用手法复位，以解除神经的压迫，如果复位不成功，可以用钢针撬拨复位或行手术治疗。

中药治疗早期宜活血化瘀，消肿止痛。可以内服七厘散，元胡伤痛宁等；中期宜养营和血，接骨续筋，内服正骨紫金丹、仙灵骨葆胶囊、伸筋片、接骨续筋片等，可以外敷活络膏；后期可以口服补益肝肾的药物如六味地黄丸、右归丸，此外还可以配合舒筋活络的药酒作推拿治疗，以改善血液循环，有利于骨折的愈合和筋脉舒通。

四、合并症、并发症

主要合并症是直肠和骶神经的损伤，对于前者，治疗的方法同尾骨骨折。对于骶神经的损伤以保守的治疗为主，可以注射营养神经的药物，促进神经的恢复，必要时可以行探查术，手术以解除对神经的压迫、松解粘连为主。

（陈　磊）

第三节　尾骨骨折

尾骨骨折常发生于滑倒臀部着地或坐位跌下时，在临床上以女性为多见，往往因为忽视治疗而遗留长时间的尾痛症。尾骨在人类的发生学上是一个退化的骨头，在婴幼儿时期尾骨由4～5块骨组成，后随发育最后融合成一块尾骨，也可能为3节。尾骨在坐位时并不负重，而是由坐骨结节负重，尾骨上端为底、较宽，有卵圆形的关节面和骶骨相关节，其间有纤维软骨盘，尾骨后上部的凹陷和骶骨相连的部分为骶尾间隙。在关节面的后部有一个尾骨角，相当于第1尾骨的椎弓和上关节突，尾骨的侧缘是韧带和肌肉的附着处。尾骨的形状可以有很多的变异，长短不一，两侧可以不对称，其屈度可以前弯，可以侧屈，尾骨的各节可以成角。尾骨尖一般为圆形，可以呈分歧状，尾骨可以改变骨盆出口的形状，在妇女分娩的时候有重要意义。骶尾关节可以发生融合，而使尾骨和骶骨愈合成一块骨骼。

一、病因病理

多由于不慎跌倒时，臀部着地，尾骨尖直接撞击于坚硬的物体，致使尾骨骨折或是脱位，并由于提肛肌和尾骨肌的牵拉作用，使骨折端向前方或是侧方移位。

二、临床表现与诊断

有明显的外伤史，伤后局部的疼痛剧烈，尤其是坐位时疼痛加重，由于臀大肌的部分纤维附着于尾骨上，故患者在坐位、站位或者是在行走、跨台阶时，由于肌肉的牵拉而出现疼痛加重。检查时局部有明显的压痛，但是肿胀不明显，肛诊时可以触及尾骨的前后错动。尾骨骨折脱位后，由于附着于其上的提肛肌、尾骨肌和肛门外括约肌以及韧带的张力发生变化，患者往往出现肛门的坠胀感，里急后重等症状。X线片可以确诊，侧位片可以看到尾骨向前移，正位片上可以见到尾骨的远端向侧方移位。

三、治疗

1.非手术疗法

(1)中药治疗：早期可以内服七厘散，元胡伤痛宁等消肿止痛药物，中后期可以口服接骨丹，配合外敷膏药。

(2)手法复位：对于骨折无移位或是有移位但是没有肛门坠胀感和大便异常者，不作特殊的处理，仅需卧床1～2周，坐位时可以用气垫保护；对于移位较多而且伴有肛门坠胀和大便次数改变者，要用肛内手法复位胶布固定。

具体方法是：患者取胸膝位或者是侧卧位，医生戴手套，一手的食指或中指插入肛门，抵住骨折或是脱位的远端向后顶挤，另一手用食指和拇指向前挤按骨折或是脱位的近端，双手协作配合，即可复位。复位后可以用宽2～3cm，长20～30cm的胶布，一端从中间劈开，劈至离另一端约10cm左右，将未劈开的一端固定于尾骨尖和骶骨部，劈开的两条分别向后外上方绕过臀部拉向双侧髂前上棘加以固定，固定后患者休息2～3周，避免骶尾部的直接坐位，疼痛缓解后应用舒筋活血中药坐浴熏洗。少数患者日后可遗留顽固的尾痛症，可用醋酸强的松龙 25mg，加透明质酸酶 1500U 及适量利多卡因行局部封闭，也可以行骶管封闭，每周1 次，3～4 次为 1 个疗程。

2. 手术疗法

病情严重者可以采取尾骨切除术。患者俯卧位，骶尾处的纵行或是"人"字形切口，注意显露骶尾韧带并切断，用骨膜剥离器剥离尾骨，用长钳持住，取出尾骨。术中注意保护肛门周围的括约肌和它的支配神经不受损伤。

四、合并症、并发症

尾骨骨折的主要合并症是直肠的损伤，往往有会阴部的坠胀感，肛门指诊可见到手套的血迹及饱满感，应采取直肠修补和造瘘，以防并发弥漫性腹膜炎，引起中毒性休克。

（陈　磊）

第四节　骶尾关节脱位

骶尾关节由骶骨尖与尾骨底组成微动关节，其间有甚薄的椎间盘。骶尾关节前侧有前纵韧带，各附着于骶骨和尾骨盆面，骶骨后韧带为脊柱后纵韧带和棘上、棘间韧带及骶棘肌筋膜延续部分，位于两侧的骶尾韧带，相当于横突间韧带，骶尾角之间还有骨间韧带相连。

该关节通常有轻微的屈伸活动，其活动度取决于肛提肌的紧张与松弛，有部分正常人也可由于骶尾关节骨性融合而不活动。临床上骶尾关节脱位常见于女性。单纯脱位较少，常合并骶尾交界处的骨折脱位。

一、病因病理

骶尾关节脱位与直接暴力、产伤有密切关系。

1. 直接暴力

滑倒仰坐摔伤，尾骶部直接撞击坚硬的地面或硬物，引起骶尾关节脱位。如摔坐楼梯台阶边沿，椅凳角上，尾骨往往因受背侧暴力的作用和肛提肌、尾骨肌的收缩而向前脱位。如伴有侧向暴力时，可合并侧方脱位。有的暴力来自尾尖垂直方向，可发生后脱位或骨折脱位。

2. 产伤

胎儿大、育龄高、产程长，可引起骶尾关节脱位。胎儿过大、胎头径线大、过熟，颅骨较硬头不易变形，形成相对头盆不相称，兼有育龄高，韧带松弛退变，激素分泌异常，韧带松弛弹性变差，加之产程长，造成分娩时韧带撕裂，发生骶尾关节后脱位。

二、分类

按脱位的时间分为新鲜脱位和陈旧性脱位；按尾骨脱位的方向可分为前脱位、后脱位和侧方脱位，前脱位较多见。

三、诊断

患者有滑倒仰坐摔伤史和产伤史。患者骶尾部疼痛，不能坐位，常以半侧臀部坐在椅凳上，弯腰下蹲等活动受限，甚则疼痛。骶尾部局部软组织肿胀，皮下瘀血及压痛明显。骶尾交界区有台阶样感，或凹陷感。按压尾骨尖时，骶尾区有过度的伴有疼痛的异常活动。肛诊时前脱位可触及骶尾前侧有凸起，压痛。后脱位可触及尾骨向后凹陷，压痛。X 侧位片可显示尾骨向前脱位、或向后脱位、或骨折脱位。正位片可能显示有侧向移位，但应除外变异。

四、治疗

(一)复位方法

1. 肛内复位法

患者侧卧位屈膝屈髋、或胸膝位，在局部麻醉或不需麻醉下，术者戴手套，以示指或中指伸入肛门内，于骶尾前方触及高起的压痛区，施以向背后挤压力，与此同时，术者拇指抵于骶尾末端，作与中指或示指相对的推压力，使骶尾交界区变得光滑，且疼痛明显减轻或消失，即告复位。此法适用于骶尾关节前脱位。

2. 肛外复位法

患者术前准备同肛内复位法，术者戴手套，用拇指在尾骨后凸的压痛区，向前挤压脱位的尾骨，此时可感到有向前的滑动感，复位即成功。此法适用于骶尾关节后脱位。

3. 过伸复位法

患者俯卧于床，双膝关节并拢尽量屈曲，术者位于患者左侧，左手按于骶骨尖处向下压，右手臂托持膝部和小腿向上搬提同时用力使髋关节向后过伸，连续 3～5 次。体质肥重者，可让一助手站在远端，双手握住患者双踝向上提拉双下肢，术者用拇指或手掌小鱼际向下按压骶骨尖处，使髋关节向后过伸，连续 3～5 次。术后让患者站立，做下蹲站起动作，如疼痛缓解，复位成功。1 周后可用此方法再治疗 1 次。此法适用于骶尾关节前脱位，且不宜行肛内复位者。

(二)固定方法

复位后，可局部贴用膏药，并用宽胶布将两臀部靠拢贴牢，并嘱卧床休息 2～3 周。

(三)药物治疗

固定期间除局部贴用活血止痛膏外，在解除固定后，应用活血祛瘀中药熏洗或坐浴，如仍有疼痛，可配合局部封闭。

(四)其他疗法

对仍有移位但无症状，可不予以处理；如有顽固性尾痛症状，经保守治疗无效时，可考虑尾骨切除术。

(陈　磊)

第十七章　髋部及大腿损伤

第一节　股骨颈骨折

股骨颈骨折是指由股骨头下至股骨颈基底部之间的骨折。多发生于老年人，此症临床治疗存在的主要问题是骨折不愈合及股骨头缺血性坏死。

一、诊断

（一）病史

股骨颈骨折多见于老年人，亦可见于儿童及青壮年，女性略多于男性。老年人因骨质疏松、股骨颈脆弱，即使轻微外伤如平地滑倒，大转子部着地，或患肢突然扭转，都可引起骨折。青壮年骨折少见，若发生骨折必因遭受强大暴力如车祸、高处跌下等，常合并他处骨折，甚至内脏损伤。

（二）症状和体征

伤后患髋疼痛，多不能站立或行走，移位型股骨颈骨折症状明显，髋部疼痛，活动受限，患髋内收，轻度屈曲，下肢外旋、短缩。大转子上移并有叩击痛，股三角区压痛，患肢功能障碍，拒触、动；叩跟试验（+），骨传导音减弱。

嵌插型骨折和疲劳骨折，临床症状不明显，患肢无畸形，有时患者尚可步行或骑车，易被认为软组织损伤而漏诊，如仔细检查可发现髋关节活动范围减少。对老年人伤后主诉髋部疼痛或膝部疼痛时，应详细检查并拍摄髋关节正侧位片，以排除骨折。

（三）特殊检查

内拉通（Nelaton）线、布来安（Bryant）三角、舒美卡（Schoemaker）线等均为阳性，Kaplan 交点偏向健侧脐下。

（四）辅助检查

X 线检查可明确骨折部位、类型和移位情况。应注意的是某些线状无移位的骨折在伤后立即拍摄的 X 线片可能不显示骨折，2～3 周再次进行 X 线检查，因骨折部发生骨质吸收，如确有骨折则骨折线可清楚显示。因而临床怀疑骨折者，可申请 CT 检查或卧床休息两周后再拍片复查，以明确诊断。

二、分型

按骨折错位程度分为以下几型（Garden 分型）。

（一）Ⅰ型

不完全骨折。

（二）Ⅱ型

完全骨折，但无错位。

（三）Ⅲ型

骨折部分错位，股骨头向内旋转移位，颈干角变小。

（四）Ⅳ型

骨折完全错位，骨折端分离，近折端可产生旋转，远折端多向后上移位。

三、治疗

应按骨折的时间、类型、患者的年龄和全身情况等决定治疗方案。

(一)非手术治疗

(1)手法复位,经皮空心加压螺钉内固定术。①适应证:Gardenn Ⅱ、Ⅳ型骨折。②操作方法:新鲜移位型股骨颈骨折,可由两助手分别相向顺势拔伸牵引,然后内旋外展伤肢复位;或屈髋屈膝拔伸牵引,然后内旋外展伸直伤肢进行复位;或过度屈髋、屈膝、拔伸牵引内旋外展伸直伤肢复位;也可先行骨牵引快速复位,复位满意后按前述方法进行固定。

(2)皮肤牵引术。对合并有全身性疾病,不宜施行侵入方式治疗固定的股骨颈骨折,若无移位则可行皮肤牵引并"丁"字鞋保持下肢外展足部中立位牵引固定。

(3)较小儿童选用细克氏针固定骨折,较大儿童可用空心螺钉固定。

(二)手术治疗

1.空心加压螺钉经皮内固定

(1)适应证:Garden Ⅰ、Ⅱ型骨折。

(2)操作方法:新鲜无移位股骨颈骨折可在G形或C形臂X线机透视下直接行2～3枚空心螺钉内固定。先由助手牵引并扶持伤肢轻度外展内旋,常规皮肤消毒、铺巾、局麻,于股骨大转子下1 cm及3 cm处经皮作2～3个长约1 cm的切口,沿股骨颈方向钻入2～3枚导针经折端至股骨头内,正轴位透视见骨折无明显移位,导针位置良好,选择长短合适的2～3枚空心加压螺钉套入导针钻入股骨头至软骨面下5 mm处,退出导针,再次正轴位透视见骨折复位及空心加压螺钉位置良好,固定稳定,小切口缝1针,无菌包扎,将患肢置于外展中立位。1周后可下床不负重进行功能锻炼。

2.空心加压螺钉内固定

(1)适应证:闭合复位失败或复位不良的各种移位型骨折。

(2)操作方法:取髋外侧切口,显露骨折端使骨折达到解剖复位或轻微过度复位,空心加压螺钉内固定技术同上述。

3.滑移式钉板内固定

(1)适应证:股骨颈基底部骨折闭合复位失败者或股骨上端外侧皮质粉碎者。

(2)操作方法:取髋外侧切口,加压髋螺钉应沿股骨颈中轴线或偏下置入,侧方钢板螺钉应在3枚以上,为防止股骨颈骨折旋转畸形,可附加1枚螺钉通过股骨颈固定至股骨头内。

4.内固定并植骨术

(1)适应证:陈旧性股骨颈骨折不愈合,或兼有股骨头缺血性坏死但无明显变形者或青壮年股骨颈骨折移位明显者。

(2)操作方法:可先行股骨髁上牵引,待骨折端牵开后,行手法复位空心加压螺钉经皮内固定(亦可手术时再行复位内固定),再视病情行带旋髂深动脉蒂、缝匠肌蒂的髂骨瓣或带股方肌蒂骨瓣等转位移植术。

5.截骨术

(1)适应证:陈旧性股骨颈骨折不愈合或畸形愈合,可采用截骨术以改善功能。

(2)操作方法:股骨转子间内移截骨术(麦氏)、孟氏截骨术、股骨转子下外展截骨术、贝氏手术等。但必须严格掌握适应证,权衡考虑。

6.人工髋关节置换术

(1)适应证:主要适用于60岁以上的陈旧性股骨颈骨折不愈合,内固定失败或恶性肿瘤、骨折移位显著不能得到满意复位和稳定内固定者,有精神疾病或精神损伤者及股骨头缺血性坏死等均可行人工髋关节置换术。

(2)操作方法:全身麻醉或硬膜外阻滞麻醉。手术入路可采用髋部前外侧入路(S－P入路)、外侧入路、后外侧入路等,根据手术入路不同采用相应的体位。对老年患者应时刻把保护生命放在第一位,要细心观察，防治合并症及并发症。

（三）药物治疗

1. 中药治疗

按“伤科三期”辨证用药。早期瘀肿，疼痛较剧，宜活血化瘀，消肿止痛，用桃红四物汤加减；中期痛减肿消，宜通经活络，活血养血，用活血灵汤或舒筋活血汤；后期宜补肝肾，壮筋骨，用三七接骨丸。局部及远端肢体虚肿宜益气通络活血，用加味益气丸，肌肉消瘦、发硬、功能障碍者，宜养血通络利关节，用养血止痛丸。

2. 西药治疗

如手术治疗，术前半小时预防性应用抗生素，术后一般应用3天。合并其他内科疾病应给予对症药物治疗。

（四）康复治疗

功能锻炼（主动、被动）主要包括以下三方面。

(1)复位固定后即行股四头肌舒缩及膝踝关节的功能活动。

(2)1周后扶双拐下床不负重活动，注意保持外展位。GardenⅡ、Ⅳ型骨折可适当延缓下床活动时间。8周后可扶双拐轻负重活动，半年后视病情扶单拐轻负重行走，1年后弃拐进行功能锻炼，并注意定期复查。

(3)股骨颈骨折治疗的主要问题是骨折不愈合及股骨头缺血性坏死，所以中、后期的药物治疗及定期复查尤为重要。要嘱咐患者不侧卧、不盘腿、不内收伤肢。一旦出现股骨头缺血性坏死的征象，即应延缓负重及活动时间。

（裴汝星）

第二节　股骨头骨折

股骨头骨折是指股骨头或其软骨失去完整性或连续性，多见于成人髋关节后脱位。儿童股骨头骨折罕有发生，可能与儿童股骨头的坚韧性有关。

一、诊断

（一）病史

股骨头骨折多同时伴髋关节后脱位发生，Pipkin认为髋关节屈曲约60°时，大腿和髋关节处于非自然的内收或外展位，强大暴力沿股骨干轴心向上传导，迫使股骨头向坚硬的髋臼后上方移位，股骨头滑至髋臼后上缘时，股骨头被切割导致股骨头骨折并髋关节后脱位。髋关节前脱位时罕有发生股骨头骨折。

（二）症状和体征

伤后患髋疼痛，主动活动丧失，被动活动时引起剧痛。患髋疼痛，呈屈曲、内收、内旋及缩短畸形；大转子向后上方移位，或于臀部触及隆起的股骨头；股骨颈骨折时下肢短缩，且有浮动感。髋关节主动屈、伸功能丧失，被动活动时髋部疼痛加重。髋关节正侧位X线片可证实诊断。

（三）辅助检查

X线检查：显示髋关节脱位及骨折，股骨头脱离髋臼，或部分移位，或完全脱位。部分移位指髋臼内嵌塞股骨头骨折片，头一臼间距加大或股骨头上移。有时合并髋臼后缘、后壁、后壁后柱骨折，X线片均可显示，需行CT检查以明确诊断。

二、分型

Pipkin 将 Thampson 和 Epstein 的髋关节后脱位第 5 型伴有股骨头骨折者，再分为 4 型，谓 Pipkin 股骨头骨折分型。

(一)Ⅰ型

髋关节后脱位伴股骨头在圆韧带窝远侧的不全骨折。

(二)Ⅱ型

髋关节后脱位伴股骨头在圆韧带窝近侧的骨折。

(三)Ⅲ型

第Ⅰ或Ⅱ型骨折伴股骨颈骨折。

(四)Ⅳ型

第Ⅰ、Ⅱ或Ⅲ型骨折，伴髋臼骨折。

这种分型既考虑到股骨头骨折的特点，又照顾到髋脱位、髋臼骨折的伴发损伤，对诊断、治疗和预后是有重要意义的。

临床中最多的是 PipkinⅠ型，其他各型依序减少，以Ⅳ型最少。

三、治疗

本类损伤应及时、准确地施行髋关节脱位复位术，对 PipkinⅠ、Ⅱ型股骨头骨折先试行髋关节复位，如股骨头复位后，股骨头骨折片也达到解剖复位，则宜行非手术治疗。如股骨头虽然复位，而股骨头骨折片复位不满意，一块或多块骨片嵌塞于头一臼之间，则是手术切开复位的指征。无论采用何种治疗，切不可忽视患者其他部位的损伤，如颅脑、腹腔内脏和胸腔内脏损伤及其出血、感染。应待这些损伤稳定后，再考虑患髋的手术治疗。抢救休克同时进行复位是明智的选择。

(一)非手术治疗

闭合复位牵引法。

1. 适应证

PipkinⅠ型、Ⅱ型。并应考虑如下条件：股骨头脱位整复后其中心应在髋臼内；与股骨头骨折片对合满意；股骨头骨片的形状；头一臼和骨片之间的复位稳定状况。

2. 操作方法

同髋关节后脱位，如骨折片在髋臼内无旋转，股骨头复位后往往能和骨折片很好对合，再拍片后如已证实复位良好，则应采用胫骨结节部骨牵引，维持患肢外展 30°位置牵引 6 周，待骨折愈合后再负重行走。

(二)手术治疗

1. 切开复位内固定或骨折片切除法

(1)适应证：年轻的患者，股骨头虽然复位，而股骨头骨折片复位不满意，一块或多块骨片嵌塞于头一臼之间。

(2)操作方法：手术多用前方或外侧切口，以利骨折片的固定及切除。采用可吸收钉、螺丝钉、钢丝等内固定材料将骨折片固定，钉尾要深入到软骨下，钢丝缝合后于大转子下固定或皮外固定，穿引容易，拆除简单。如骨折片甚小，不及股骨头周径 1/4 且不在负重区，可将骨折片切除。

2. 关节成形、人工股骨头置换或人工全髋关节置换术

(1)适应证：PipkinⅢ型、Ⅳ型，年老的患者，陈旧性病例，或髋关节本来就有病损，如骨性关节炎或其他软骨、软骨下骨疾患的患者，应依据骨折的类型和髋臼骨折范围和其移位等情况，选择关节成形术、人工股骨头置换或人工全髋关节置换。

(2)操作方法：同陈旧性髋关节脱位关节成形术及股骨颈骨折人工髋关节置换术。

(三)药物治疗

1. 中药治疗

按“伤科三期”辨证用药。早期瘀肿,疼痛较剧,宜活血化瘀,消肿止痛,用桃红四物汤或加三七接骨丸;中期痛减肿消,宜通经活络,活血养血,用活血灵汤或舒筋活血汤;后期宜补肝肾,壮筋骨,用特制接骨丸。局部及远端肢体虚肿宜益气通络活血,用加味益气丸,肌肉消瘦、发硬,功能障碍者,宜养血通络利关节,用养血止痛丸。

2. 西药治疗

如手术治疗,术前半小时预防性应用抗生素,术后一般应用 3 天,如合并其他内科疾病给予对症药物治疗。

(四)康复治疗

功能锻炼(主动、被动)包括以下两方面:

(1)复位固定后即行股四头肌舒缩及膝、踝关节的功能活动。

(2)两周后扶双拐下床不负重活动,注意保持外展位。PipkinⅢ型、Ⅳ型骨折可适当延缓下床活动时间。8 周后可扶双拐轻负重活动,半年后视病情扶单拐轻负重行走,1 年后弃拐进行功能锻炼,并注意定期复查。

股骨头骨折治疗的主要问题是防止骨折不愈合、股骨头缺血性坏死及创伤性骨关节炎,所以中后期的药物治疗、功能锻炼及定期复查尤为重要。一旦出现股骨头缺血性坏死征象,即应延缓负重及活动时间。

(裴汝星)

第三节 股骨转子间骨折

股骨转子间骨折又称股骨粗隆间骨折,系指由股骨颈基底至小转子水平以上部位所发生的骨折。是老年人常见的损伤,约占全身骨折的 3.57%,患者年龄较股骨颈骨折患者高 5~6 岁,青少年极罕见。男多于女,约为 1.5∶1。由于股骨转子部的结构主要是骨松质,周围有丰富的肌肉包绕,局部血运丰富,骨的营养较股骨头优越得多。解剖学上的有利因素为股骨转子间骨折的治疗创造了有利条件。因此,多可通过非手术治疗而获得骨性愈合,骨折不愈合及股骨头缺血性坏死很少发生,故其预后远较股骨颈骨折为佳。临床上大多数患者可通过手术治疗获得良好的预后。但整复不良或负重过早常会造成畸形愈合,较常见的后遗症为髋内翻,还可出现下肢外旋、短缩畸形。另外长期卧床易出现褥疮、泌尿系感染、坠积性肺炎等并发症。

一、病因病理与分类

(一)病因病理损伤原因及机制

与股骨颈骨折相似,多发生于老年人,属关节囊外骨折。因该处骨质疏松,老年人内分泌失调,骨质脆弱,遭受轻微的外力如下肢突然扭转、跌落或转子部遭受直接暴力冲击,均可造成骨折,骨折多为粉碎性。

(二)骨折分类

根据骨折部位、骨折线的形状及方向将股骨转子间骨折分为顺转子间骨折、逆转子间骨折。

(1)顺转子间骨折:骨折线自大转子顶点的上方或稍下方开始,斜向内下方走行,到达小转子上方或稍下方。骨折线走向大致与转子间线或转子间嵴平行。依暴力方向及程度,小转子可保持完整或成为游离骨片。由于向前成角和内翻应力的复合挤压,可使小转子成为游离骨片而并非髂腰肌收缩牵拉造成。即使小转子成为游离骨片,股骨上端内侧的骨支柱仍保持完整,支撑作用仍较好,移位一般不多,髋内翻不严重。远端则可因下肢重量及股部外旋肌作用而外旋。若暴力较大,骨质过于脆弱,可致骨折片粉碎。此时，小转子变成游离骨片，大转子及内侧支柱亦破碎，成为粉碎性。远端明显上升，髋内翻明显，患肢外旋。其中顺转子间骨折中Ⅰ型和Ⅱ型属稳定性骨折，其他为不稳定性骨折，易发生髋内翻畸形。此型约占转子间骨折的80%，

按Evan标准分为4型：Ⅰ型：顺转子间骨折，无骨折移位，为稳定性骨折。Ⅱ型：骨折线至小转子上缘，该处骨皮质可压陷或否，骨折移位呈内翻位。ⅢA型：小转子骨折变为游离骨片，转子间骨折移位，内翻畸形。ⅢB型：转子间骨折加大转子骨折，成为单独骨块。Ⅳ型：除转子间骨折外，大小转子各成为单独骨块，亦可为粉碎性骨折。

(2)逆转子间骨折：骨折线自大转子下方，斜向内上方走行，到达小转子上方。骨折线的走向大致与转子间嵴或转子间线垂直，与转子间移位截骨术的方向基本相同。小转子可能成为游离骨片。骨折移位时，近端因外展肌和外旋肌群收缩而外展、外旋；远端因内收肌、髂腰肌牵引而向内、向上移位。

根据骨折后的稳定程度AO的Mtiller分类法将转子间骨折分为3种类型。A1型：是简单的两部分骨折，内侧骨皮质仍有良好的支撑。A2型：是粉碎性骨折，内侧和后方骨皮质在数个平面上破裂，但外侧骨皮质保持完好。A3型：外侧骨皮质也有破裂。

二、临床表现与诊断

患者多为老年人，青壮年少见，儿童更为罕见。有明确的外伤史，如突然扭转、跌倒臀部着地等。伤后髋部疼痛，拒绝活动患肢，患者不能站立和行走。局部可出现肿胀、皮下淤斑。骨折移位明显者，下肢可出现短缩，髋关节短缩、内收、外旋畸形明显，检查可见患侧大转子上移。无移位骨折或嵌插骨折，虽然上述症状较轻，但大转子叩击和纵向叩击足跟部可引起髋部剧烈疼痛。一般说来，股骨转子间骨折和股骨颈骨折的受伤姿势、临床表现及全身并发症大致相同。因转子间骨折局部血运丰富，所以一般较股骨颈骨折肿胀明显，前者压痛点在大转子部位，愈合较容易而常遗留髋内翻畸形。后者压痛点在腹股沟韧带中点下方，囊内骨折愈合较难。髋关节正侧位X线片可以明确骨折类型和移位情况，并有助于与股骨颈骨折相鉴别及对骨折的治疗起着指导作用。

骨折后，常出现神色憔悴，面色苍白，倦怠懒言，胃纳呆减诸症。津液亏损，气血虚弱者还可见舌质淡白，脉细弱诸候。中气不足，无水行舟，可出现大便秘结。长期卧床还可出现褥疮、泌尿系感染、结石、坠积性肺炎等并发症。老年患者感染发热，有时体温不一定很高，可仅出现低热，临床宜加警惕。

三、治疗

股骨转子间骨折的治疗方法很多，效果不一。骨折的治疗目的是防止髋内翻畸形，降低死亡率。国外报道，转子间骨折的死亡率，大约在10%～20%。常见的死亡原因有支气管肺炎、心力衰竭、脑血管意外及肺梗塞等。具体选择何种治疗方法，应根据患者的年龄、骨折的时间、类型及全身情况，还要充分考虑患者及家属的意见，对日后功能的要求、经济承受能力、医疗条件和医生的手术技术和治疗经验等，进行综合分析后采取切实可行的治疗措施。在积极地进行骨折局部治疗的同时，还应注意防治患者伤前病变或治疗过程中可能发生的危及生命的并发症，如褥疮、泌尿系感染、坠积性肺炎等。争取做到既保证生命安全，又能使肢体的功能获得满意的恢复。

(一)非手术治疗

(1)无移位股骨转子间骨折：此类骨折无需复位，可让患者卧床休息。在卧床期间，为了防止骨折移位，患肢要保持外展30°～40°，稍内旋或中立位固定，并避免外旋。为了防止外旋，患足可穿“丁”字鞋。也可用外展长木板固定(上至腋下7～8肋间，下至足底水平)，附在伤肢外侧绷带包扎固定或用前后石膏托固定，保持患肢外展30°中立位。固定期间最好卧于带漏洞的木板床上，以便大小便时，不必移动患者；臀部垫气圈或泡沫海绵垫，保持床上清洁、干燥，以防骶尾部受压，形成褥疮；如需要翻身时，应保持患肢体位，防止下肢旋转致骨折移位。应加强全身锻炼，进行深呼吸、叩击后背咳嗽排痰，以防坠积性肺炎的发生；同时应积极进行患肢股四头肌舒缩锻炼、踝关节和足趾屈伸活动，以防止肌肉萎缩和关节僵直的发生。

骨折固定时间为8～12周。骨折固定6周后，可行X线片检查，观察骨生长情况，骨痂生长良好，可扶双拐保护下不负重下地行走；若骨已愈合，可解除固定；若未完全愈合，可继续固定3～5周，X线片检查至骨折坚固愈合。如果骨折无移位，并已连接，可扶拐下地活动，至于弃拐负重行走约需半年或更长时间。

(2)牵引疗法：适用于所有类型的转子间骨折。由于死亡率和髋内翻发生率较高，国外已很少采用，但在国内仍为常用的治疗方法。具体治疗应根据患者的骨折类型及全身情况，是否耐受长时间的牵引和卧床。一般选用Russell牵引，可用股骨髁上穿针或胫骨结节穿针，肢体安置在托马架或勃朗架上。对不稳定骨折牵引时注意牵引重量要足够，约占体重的1/7，否则不足以克服髋内翻畸形；持续牵引过程中，髋内翻纠正后也不可减重太多，以防止髋内翻的再发；另外牵引应维持足够的时间，一般8～12周，对不稳定者，可适当延长牵引时间。待骨痂良好生长，骨折处稳定后，练习膝关节功能，嘱患者离床，在外展夹板保护下扶双拐不负重行走，直到X线片显示骨折愈合，再开始患肢负重。骨折愈合坚实后去除牵引，才有可能防止髋内翻的再发。牵引期间应加强护理，防止发生肺炎及褥疮等并发症。据报道，股骨转子间骨折牵引治疗，髋内翻发生率可达到40%～50%。

(3)闭合穿针内固定：适用于无移位或轻度移位的骨折。采用局部麻醉，在C形臂X线透视下，对移位骨折，先进行复位，于转子下2.5cm处经皮以斯氏针打入股骨颈，针的顶端在股骨头软骨下0.5cm处，一般用3枚或多枚固定针，最下面固定针须经过股骨矩，至股骨颈压力骨小梁中。固定针应呈等边三角形或菱形在骨内分布，使固定更坚强。固定完成后，针尾预弯埋于皮下。在C形臂X线透视下行髋关节轻微屈曲活动，观察断端有无活动。术后患肢足部穿"丁"字鞋，保持外展30°中立位。术后患者卧床3天后可坐起，固定8～12周后，行X线片检查，若骨折愈合，可扶双拐不负重行走，练习膝关节功能。

近年来越来越多的人主张在条件许可的情况下，为了防止骨折再移位，避免长期卧床与牵引，早期使用经皮空心钉内固定。但也不能一概而论，应视具体情况而定，因内固定本身是一种创伤，且还需再次手术取出。

(二)切开复位内固定

手术治疗的目的是要达到骨折端坚固和稳定的固定。骨折的坚固内固定和患者的早期活动被认为是标准的治疗方法。所以治疗前首先应通过X线片来分析骨折的稳定情况，复位后能否恢复内侧和后侧皮质骨的完整性。同时应了解患者的骨骼情况，选择合适的内固定器械，达到骨折的坚固和稳定固定的目的。转子间骨折常用的内固定物有两大类：带侧板的髋滑动加压钉和髓内固定系统。如Jewett钉、DHS或Richard钉、Gamma钉、Ender钉、Kirintscher钉等等。

1.滑动加压髋螺钉内固定系统

滑动加压髋螺钉系统在20世纪70年代开始应用于一些转子间骨折的加压固定。此类装置由固定钉与一带柄的套筒两部分组成，固定钉可在套筒内滑动，以保持骨折端的紧密接触并得到良好稳定的固定。术后早期负重可使骨折端更紧密的嵌插，有利于骨折得以正常愈合。对稳定性骨折，解剖复位者，130°钉板；对不稳定性骨折，外翻复位者，用150°钉板。常用的有带侧板的髋滑动加压钉固定。在Richard加压髋螺钉操作时，应首先选择进针点于转子下2cm处，一般在小转子尖水平进入，于股骨外侧皮质中线放置合适的角度固定导向器，打入3.2mm螺纹导针至股骨头下0.5～1cm内，C形臂X线正侧位透视检查，确认导针位于股骨颈中心且平行于股骨颈，并与软骨下骨的交叉点上。测量螺丝钉长度后，沿导针方向行股骨扩孔、攻丝，拧入拉力螺丝钉，将远端的套筒钢板插入滑动加压螺钉钉尾，然后以螺钉固定远端钢板。固定完毕后行髋关节屈伸、旋转活动，检查固定牢固，逐层缝合切口。术后患者卧床3天后可坐起，2周后可在床上或扶拐不负重行膝关节功能练习。固定8～12周后，行X线片检查，若骨折愈合良好，可除拐负重行走，进行髋、膝关节功能锻炼。

2.髓内针固定系统

髓内针固定在理论上讲与切开复位比较有以下优点：手术操作范围小，骨折端无须暴露，手术时间短，出血量少。目前有两种髓内针固定系统用于转子间骨折的固定，即髁一头针和头一髓针。

(1)头一髓针固定：包括Gamma钉、髋髓内钉、Russell-Taylor重建钉等。Gamma钉即带锁髓内钉。

在股骨颈处斜穿1枚粗螺纹钉,并带有滑动槽。该钉从生物力学角度出发,穿过髓腔与侧钢板不同,它的力臂较侧钢板短,因此在转子内侧能承受较大的应力,以达到早期复位的目的。术中应显露骨折部和大转子顶点的梨状肌窝,以开口器在梨状肌窝开孔并扩大髓腔,将髓内棒插入股骨髓腔,在股骨外侧骨皮质钻孔,以髓内棒颈螺钉固定至股骨头下,使骨折断端加压,然后固定远端螺钉,其远端横穿螺钉,能较好地防止旋转移位。适用于逆转子间骨折或转子下骨折。

(2)髁一头针固定:如 Kirintscher,Ender 和 Harris 钉。Ender 钉的髓内固定方法,20 世纪 70 年代在美国广泛应用。Ender 钉即多根细髓内钉。该钉具有一定的弹性和弧度,自内收肌结节上方进入,在C形臂X线透视检查下,将钉送在股骨头关节软骨下0.5cm处,通过旋转改变钉的位置,使各钉在股骨头内分散,由于钉在股骨头颈部的走行方向与抗张力骨小梁一致,从而抵消了造成内翻的应力,3～5枚钉在股骨头内分散,有利于控制旋转。原则上,除非髓腔特别窄,转子间骨折患者最少应打入3～4枚 Ender 钉;对于不稳定的转子间骨折且髓腔特别宽大时,可打入4～5枚使之尽可能充满髓腔。其优点有:①手术时间短,创伤小,出血量少;②患者术后几天内可恢复行走状态;③骨折部位和进针点感染机会少;④迟缓愈合和不愈合少。主要缺点为:控制旋转不绝对可靠,膝部针尾外露过长或向外滑动,可引起疼痛和活动受限。

3.加压螺丝钉内固定

适用于顺转子间移位骨折。往往在临床应用中需采用长松质骨螺钉固定,以控制断端的旋转。术后患肢必须行长腿石膏固定,保持外展30°中立位,以防骨折移位,造成髋关节内翻。待骨折完全愈合后,才可负重进行功能锻炼。固定期间应行股四头肌舒缩锻炼,防止肌肉萎缩,有利于关节功能恢复。现此种方法在临床上已应用很少。

4.人工关节置换

股骨转子间骨折的人工关节置换在临床上并未广泛应用。术前根据检查的结果对患者心、脑、肺、肝、肾等重要器官的功能进行评估,做好疾病的宣教,向患者和家属说明疾病治疗方法的选择、手术的目的、必要性、大致过程及预后情况,对高危人群应说明有多种并发症出现的可能及其后果,伤前病变术前治疗的必要性和重要性,使患者主动地配合治疗。在老年不稳性转子间骨折,同时存在骨质疏松时,可考虑行人工关节置换。但对运动要求不高且预计寿命不长的老年患者,这一手术没有必要。而对转子间骨折不愈合或固定失败的患者是一种有效的方法。作者在严格选择适应证的情况下,对部分股骨转子间骨折患者行骨水泥人工股骨头置换术,取得了良好的效果,使老年患者更早、更快地恢复行走功能,减少了并发症的发生。

(三)围手术期的处理

股骨转子间骨折与股骨颈骨折都多见于老年人,且年龄更大。治疗方法多以手术为主,做好围手术期的处理,积极治疗伤前病变,提高手术的安全性,注重术后处理以减少并发症,在本病的治疗中占有十分重要的位置。

(四)中药治疗

股骨转子间骨折多发生于老年人,应时时把保全生命放在第一位,要细心观察,既要看到局部病变,更应细察全身的整体情况,把防止并发症的发生放在重要的位置。运用中药治疗,正确处理扶正与祛邪的关系,以维持机体的动态平衡,下面介绍股骨转子间骨折临床上常见的几种证型的辨证用药。

瘀阻经脉证:损伤早期或手术后,血脉受损,淤血滞留于经脉,使经脉受阻,导致患肢局部肿胀,疼痛、压痛明显,腿部肌肉有紧张感。舌质暗红,苔薄,脉弦涩。治宜活血通脉法,利水消肿,方用桃红四物汤加云苓、泽泻、田七、三七、丹参、乳香、没药、枳壳、牛膝等。中成药可选用复方丹参片、三七片、三七胶囊等。临床上常在髋关节术后常规给予丹参注射液10～30mL静脉滴注1周左右,用于肢体肿胀的消退和防治下肢深静脉血栓形成。

气虚血瘀证:老年人素体虚弱,骨折后,症见精神萎靡,面色无华,头晕目眩,四肢萎软无力;或伤后日久,瘀肿不消。舌淡,脉细无力。治宜益气活血并用,方用补阳还五汤加减。若证见有气虚欲绝之势,宜补气与助阳并用,补气助阳药物有黄芪、人参、白术、附子、甘草等。股骨转子间骨折早期淤血多较严重,患者常有年老体衰，气血虚弱等证，故老年人骨折早期在活血化瘀的同时，采用益气活血法治之。

腑气不通证：骨折后长期卧床，肠道传导功能失常，大便秘结，努挣难下，若见面色无华，时觉头眩心悸。舌质淡胖嫩，脉细涩。治宜养血润肠，方用润肠丸。若身体壮实者，可用番泻叶10g，开水浸泡，带茶饮服，便通为止。

肝肾不足证：年老体弱，肝肾亏损的患者，或骨折后期，筋骨虽续，但肝肾已虚，骨折愈合迟缓，骨质疏松，筋骨萎软，肢体功能未恢复者，治宜补益肝肾法。常用方剂有壮筋养血汤、生血补髓汤、六味地黄丸、金匮肾气丸、健步虎潜丸等。

瘀阻化火证：股骨转子间骨折，卧床不起，又复感外邪，火毒内攻，热邪蓄结，壅聚成毒，暴发喘促气急、气粗息高，发热恶寒，咳嗽痰黄黏稠，不易咳出，大便秘结，小便黄。舌红苔黄而干，脉洪数。治宜祛瘀化痰，清热凉血，方用清金化痰汤加减，可起到热去诸症皆除之功效。因肺与大肠相表里，有腑实不通者，可送服牛黄承气丸以助通腑泄热、清肺降火之功。

四、合并症、并发症

1. 褥疮

股骨转子间骨折的患者往往需要长时间卧床，若护理不周，可在骨骼突出部位发生褥疮。这是由于局部受压，组织因血液供应障碍，导致坏死，溃疡形成，经久不愈，有时还能发生感染，引起败血症。对此，应加强护理，以预防为主。对褥疮好发部位，如骶尾部、踝部、跟骨、腓骨头等骨突部位应保持清洁、干燥，定时翻身，进行局部按摩，并注意在骨突出部加放棉垫、气圈之类。对已发生的褥疮，除了按时换药，清除脓液和坏死组织外，还应给予全身抗生素治疗及支持疗法或投以清热解毒、托毒生肌中药。

2. 坠积性肺炎

坠积性肺炎是老年患者长期卧床或牵引、石膏固定常见的并发症。由于长期卧床，肺功能减弱，痰涎积聚，咳痰困难，易引起呼吸道感染，有的因之危及生命。对此，对长期卧床的患者，应鼓励其多作深呼吸及鼓励咳嗽排痰，并在不影响患肢的固定下加强患肢的功能活动，以便及早离床活动。

3. 髋内翻

多因股骨转子间骨折复位不良，内侧皮质对位欠佳或未嵌插，内固定不牢所致。髋内翻发生后患者行走跛行步态，双侧者呈鸭行步态，类似双侧髋关节脱位。查体见患者肢体短缩，大转子突出，外展、内旋明显受限。单侧Allis征阳性，Trendelenburg征阳性。X线表现：骨盆正位片可见患侧股骨颈干角变小，股骨大转子升高，其多由于肌肉的牵引及重力压迫所致。

治疗上保守治疗效果不佳。对轻的髋内翻，不影响行动者可不处理，小于120°的内翻，早期发现应做牵引矫正，年轻者应行手术矫正。根据股骨近端的正侧位X线平片，计算各个矫正角度，来制订术前计划，外翻截骨应恢复生物力学平衡，但在另一方面，要根据髋关节现有功能，限定矫正的度数，以免发生外展挛缩。手术方法有许多，常用的有两种，转子间或转子下截骨术。关节囊外股骨转子间截骨：术前在侧位X线片上测量患侧股骨头骨骺线与股骨干轴线形成的头一干角，并与正常侧对照，在蛙式位上测量股骨头一干角，确定其后倾角度，也与正常侧比较。两者之差，可作为确定术中楔形截骨块的大小。术中用片状接骨板或螺丝接骨板内固定，术后可扶拐部分负重6～8周，然后允许完全负重。转子间或转子下截骨：在股骨干及关节囊以外进行。不仅间接矫正颈之畸形，而且不影响股骨头的血液供应。通过手术将股骨头同心性地位于髋臼内，恢复股骨头对骨干轴线的功能位置。中度及重度滑脱时，股骨头在臼内后倾及向内倾斜，引起内旋、内收、外旋及过伸畸形。为同时矫正这种3种成分的畸形，可用三维截骨术，即远段外展、内收及屈曲，通常需要切除楔形小骨块，构成三维截骨的两个角性成分，再矫正旋转的角度，矫正后用钉板固定。切除的骨块咬成碎块充填于截骨区周围有助于新骨形成。从生物力学观点，它可有足够强度内固定，可减少术后固定，但术后最好仍用石膏固定，直至愈合。不论用什么方法，畸形可能复发，故要经常随访复查。

（裴汝星）

第四节　髋关节脱位

髋关节脱位是指股骨头与髋臼间的关节面构成关系发生分离。髋关节脱位约占全身各关节脱位的5%,占全身四大关节(肘、肩、髋、膝)脱位的第3位,仅次于肩、肘关节脱位。由于髋关节周围有坚强的韧带和丰厚的肌群,其结构十分稳固,一般不易发生脱位,只有在强大暴力作用下才可能发生髋关节脱位。髋关节脱位以活动力强的青壮年多见,多为高能量损伤如车祸、塌方、高处坠落等所致,复位越早治疗效果越好。如脱位时间过长,可能会增加股骨头缺血性坏死和创伤性关节炎的发生。

髋关节脱位,中医学称为“胯骨出”“大腿根出臼”“枢机错努”“臀骱出”等。

一、病因、病理

髋关节脱位一般是由间接暴力导致,直接暴力所致极少见。随着我国交通运输业及建筑业的发展,因车祸、工地高处坠落、塌方等高能量损伤所致的髋关节脱位日益增多,Brand在对髋关节脱位并骨折的病因学研究中发现约80%由机动车车祸所致。由于损伤能量高,对髋关节结构破坏严重,除脱位外关节囊及临近的肌肉等软组织亦有广泛损伤,常伴有髋臼、股骨头骨折,甚至并有同侧股骨颈、股骨干骨折等复合伤。由于损伤严重,其晚期并发症也相对增多。

二、分类

临床上按脱位的方向可分为后脱位、前脱位、中心型脱位。

(一)后脱位

髋关节在屈曲位时股骨头的一部分不在髋臼内,稳定性靠关节囊维持,若同时再有内收则股骨头大部分位于髋臼后上缘,其稳定性甚差。在车祸中患者坐位,膝前方顶撞于硬物上或患者由高处坠落时髋关节处于屈曲位,来自膝前方强大冲击力沿股骨干纵轴传递至股骨头,使股骨头冲破关节囊向后脱出,这样的脱位常伴有髋臼后缘或股骨头骨折,部分患者可同时伴有股骨颈或股骨干骨折;如若患者髋关节在屈曲、内收、内旋位受伤,或暴力纵向传递时存在迫使大腿内收、内旋的分力,这时股骨颈可被髋臼前内缘阻挡,形成一杠杆支点,股骨头更易向后上脱出。这样的脱位伴有髋臼后缘或股骨头骨折,股骨颈或股骨干骨折的概率相对较小。塌方时患者髋关节处于屈曲、内收位,膝关节着地,重物由腰骶部或臀后冲击髋关节,也能迫使股骨头冲破后方关节囊而形成后脱位。髋关节后脱位发生时由于髋关节屈曲的角度不同,股骨头脱出的位置亦有所不同。当屈髋小于90°时股骨头脱出的位置多位于髋臼后上方的髂骨部,形成后上方脱位;当屈髋90°时股骨头多停留在髋臼后方,称为后方脱位;当屈髋大于90°时股骨头脱向髋臼后下方,停留在近坐骨结节部,称为髋关节后下方脱位。

股骨头脱出关节囊,造成股骨头圆韧带断裂,后关节囊撕裂,关节囊后上方各营养支发生不同程度的损伤。但前侧髂股韧带和关节囊保持完整,并具有强大拉力,使患肢出现屈髋、内收、内旋畸形。髋关节后脱位约占髋关节脱位的85%。

髋关节后脱位并发髋臼后缘骨折约占32.5%,合并股骨头骨折占7%～21%。坐骨神经可因牵拉或受到股骨头的挤压,骨折块的碾挫而发生牵拉伤、撕裂伤、挤压伤、挫伤,出现下肢麻痹,踝背伸障碍。

(二)前脱位

外界暴力作用使大腿强力外展、外旋,此时股骨大转子顶部与髋臼上缘接触,以此为支点的杠杆使股骨头脱出髋臼,突破关节囊,向前方脱位。少数情况下髋关节在外展外旋位时,大转子后方遭受向前的暴力,造成前脱位。脱位后若股骨头停留在耻骨横支水平,称为耻骨型或高位型,可致股动脉、股静脉受压而出现下肢循环障碍;若股骨头停留在髋臼前方,称为前方脱位;若股骨头停留于闭孔处,称为闭孔脱位。临床上以此型多见。股骨头可压迫闭孔神经而出现股内侧区域性麻痹。前脱位占髋关节脱位的10%～15%。

(三)中心型脱位

中心型脱位多由传达暴力所致。多因挤压伤致骨盆骨折,折线通过臼底,股骨头连同骨折片一起向骨盆内移位所致。亦可发生于下肢在轻度外展屈曲位时,强大暴力作用于股骨大转子外侧;或髋关节在轻度外展外旋位,高处坠落,足跟着地,暴力沿股骨纵轴传达致股骨头撞击髋臼底,致臼底骨折,当暴力继续作用,股骨头可连同髋臼的骨折片一同向盆腔内移位,形成中心型脱位,有时可伴有盆腔内脏器损伤。

(四)髋关节陈旧脱位

当脱位超过3周即称为陈旧性脱位。近年来由于诊断水平的提高,这类疾病已明显减少,常见于漏诊或延误治疗的患者。漏诊多见于伴有同侧股骨干骨折,由于骨折症状掩盖了脱位征象,临床检查欠周详所致;延误治疗多见于并有其他严重复合伤为抢救生命或治疗复合伤而延误治疗时机。此时髋周肌肉、肌腱挛缩,髋臼为血肿机化形成纤维瘢痕组织填充,关节囊破裂口在股骨颈基底部愈合,股骨头为纤维瘢痕组织包裹粘连而固定于脱出的位置。同时由于长时间的废用,患侧股骨尤其是股骨颈及转子部骨质疏松明显。这些都给手法复位增加了一定的困难。

中医学认为髋关节脱位的病机为骨错筋伤,气滞血瘀,病理性质为实证。早期,由于髋关节骨错筋伤,筋膜断裂,络脉受损,血离经脉,气机凝滞,瘀积不散,经络受阻,故髋部疼痛、肿胀、关节活动受限;淤血泛溢肌肤,则局部皮肤瘀紫;中期,骨位虽正,但筋络尚未修复,淤血内滞未尽去,故肿痛减轻,淤斑渐散;后期,淤血已尽,肿痛消退,虽筋络连续,但尚未坚韧,故关节活动不利,患肢乏力。

三、诊断

(一)病史

有如车祸、高处坠落、塌方、运动伤等明确的外伤史。

(二)临床表现

1.髋关节脱位常见症状

受伤后患侧髋部疼痛、淤肿、功能障碍、畸形,弹性固定。

2.髋关节脱位的体征

(1)后脱位:患髋呈屈曲、内收、内旋、短缩畸形,伤侧膝关节屈曲并靠于健侧大腿中1/3处,即"黏膝征"阳性;患者臀部膨隆,股骨大转子上移凸出,在髂前上棘与坐骨结节连线(Nelaton线)上可扪及股骨头。

(2)前脱位:患髋外展、外旋、轻度屈曲,患侧较健肢增长畸形;患侧膝部不能靠于健侧下肢上,"黏膝征"阴性;患侧大转子区平坦或内陷,在腹股沟或闭孔处可扪及股骨头。

(3)中心型脱位移位:不多者无特殊体位畸形;移位明显者可出现患肢短缩畸形,大转子不易扪及,阔筋膜张力、髂胫束松弛;若髋臼骨折形成血肿,患侧下腹有压痛,肛门指检可在患侧有触痛或扪及包块。

3.陈旧性髋关节脱位

可分为陈旧性后脱位、陈旧性前脱位、陈旧性中心性脱位。由于时间的迁延,局部的淤肿已退,疼痛常不明显,甚至可扶拐跛行,伤侧肢体肌肉萎缩,但脱位造成的畸形仍在。

(三)影像学检查

1.X线检查

X线检查是诊断髋关节脱位的主要方法,一般情况下髋关节正位、闭孔斜位、髂骨斜位X线片,可明确脱位的类型及是否伴有骨折。

(1)髋关节后脱位:股骨头脱出位于髋臼后方,在Nelaton线之上,Sheton线不连续;股骨干内收内旋,大转子突出,小转子消失,内旋越明显,股骨颈越短。若合并髋臼骨折、股骨头骨折或股骨颈骨折,宜加照闭孔斜位及髂骨斜位片。若合并髋臼后缘骨折,骨折片常被脱位的股骨头推向上方,位于股骨头顶上;若并股骨头骨折,多发生于股骨头的前内下部,很少累及负重区,股骨头前下内方骨折块多保留在髋臼内。

(2)髋关节前脱位:股骨呈极度外展、外旋位,小转子突出,股骨头位于髋臼前方多在闭孔内或耻骨横支水平。

(3)髋关节中心型脱位:髋臼臼底骨折,骨折片随股骨头突入盆腔,骨盆正位可显示髋臼及股骨头的改变,闭孔斜位及髂骨斜位可清楚显示髋臼骨折及移位情况。

(4)陈旧性髋关节脱位:X线可显示脱位的方向,伴骨折者可见移位的骨折片;脱位时间长者,髋关节周围可见增大的软组织影,部分患者可有软组织钙化影,股骨上段可有不同程度的骨质疏松。

2.CT检查

在常规X线检查中由于患者摆位时的剧痛等因素,难以达到满意的双斜位投照效果,加之影像的重叠及遮盖等因素的干扰,对创伤后并有骨折者容易漏诊或低估。CT薄层扫描及三维重建可提高髋臼及股骨头骨折检出率,同时这能初步了解关节及周围软组织损伤后的形态变化。能准确地进行髋关节合并骨折的分型,对临床治疗及减少晚期并发症有重要的意义。

3.MRI检查

MRI在了解髋关节脱位并髋臼骨折、股骨头骨折骨片的大小及移位情况不如CT清楚,但在观察髋关节周围软组织损伤、髋臼盂唇撕裂、关节腔内出血的情况较CT敏感。晚期可用来观察是否并有股骨头坏死。

(四)分类分型

1.据股骨头与髋臼的位置关系分型

可分为后脱位、前脱位、中心性脱位。

(1)前脱位:以Nelaton线(髂前上棘与坐骨结节的连线)为标准,位于该线前方者为前脱位。前脱位又可分为前上方脱位(耻骨脱位)、前方脱位(髋臼前方脱位)、前下方脱位(闭孔脱位)。

(2)后脱位:脱位后股骨头位于Nelaton线后方者为后脱位。后脱位又可分为后上脱位(髂骨部脱位)、后方脱位(髋臼后方脱位)、后下方脱位(坐骨结节脱位)。

(3)中心性脱位:股骨头冲破髋臼底或穿入盆腔者为中心性脱位。

2.据合并骨折类型分型

髋关节脱位并骨折分型种类较多,下面介绍临床上常用的分型。

(1)Thomoson－Epstein髋关节后脱位并骨折分型:该分型法缺失髋关节后脱位并股骨颈骨折的分型。

Ⅰ型:髋关节后脱位伴有或不伴有髋臼后缘小骨折片。

Ⅱ型:髋关节后脱位伴有髋臼后缘较大单一骨折片。

Ⅲ型:髋关节后脱位伴有髋臼后缘粉碎骨折。

Ⅳ型:髋关节后脱位伴有髋臼后缘及髋臼顶骨折。

Ⅴ型:髋关节后脱位伴有股骨头骨折。

(2)髋关节前脱位并骨折分型:髋关节前脱位发生几率较小,一旦脱位常易致股骨头骨折。

凹陷型髋关节前脱位并股骨头负重区压缩性凹陷骨折。

经软骨骨折型髋关节前脱位并股骨头负重区骨软骨骨折或关节软骨缺损。

(3)髋关节中心性脱位分型。

Ⅰ型:髋臼底部横形或纵形骨折,股骨头无移位。此型损伤轻,较多见。

Ⅱ型:髋臼底部骨折,股骨头呈半脱位进入盆腔。此型损伤较重,亦较多见。

Ⅲ型:髋臼底部粉碎骨折,股骨头完全脱位于盆腔,并嵌入于髋臼底部骨折间。此型损伤严重,较少见。

Ⅳ型:髋臼底骨折并有髋臼缘骨折或同侧髂骨纵形劈裂骨折,骨折线达臼顶,股骨头完全脱位于盆腔。此型损伤严重,很少见。

3.据脱位时间长短分类

新鲜性髋关节脱位脱位时间在3周以内,陈旧性髋关节脱位脱位时间超过3周。

(五)常见并发症

1.骨折

髋关节脱位可并有髋臼骨折、股骨头骨折,少数情况下可出现同侧股骨颈骨折或股骨干骨折。

2.坐骨神经损伤

髋关节后脱位并髋臼后上缘骨折者或未能及时复位者,易致坐骨神经损伤,多表现为不完全损伤,以腓总神经损伤表现为主,出现足下垂,足趾背伸无力,足背外侧感觉障碍等体征。

3.闭孔神经损伤

前脱位的股骨头亦可压迫闭孔神经,致闭孔神经支配区域麻木。

4.静脉损伤

髋关节前脱位的股骨头可直接压迫或部分挫伤股静脉导致患侧肢体深静脉栓塞,表现为患肢肿胀、疼痛,凹陷性水肿由足踝逐渐发展至近端,腓肠肌压痛明显。

5.股动脉损伤

下肢血液循环障碍,可见患肢大腿以下苍白、青紫、发凉,足背动脉及胫后动脉搏动减弱或消失。

6.内脏损伤

髋关节中心型脱位,髋臼骨碎片可随移位的股骨头进入盆腔,刺伤膀胱或直肠,常首先表现为腹膜刺激征,若同时伴有血尿、尿外渗体征,应考虑膀胱破裂。

7.创伤性关节炎

髋关节脱位并骨折常致髋关节面严重损伤,或关节内游离骨块,晚期易引起髋关节创伤性关节炎。临床上出现髋疼痛不适,骨性关节面模糊、中断、消失及硬化,关节间隙变窄或见关节内游离体。

8.股骨头坏死

髋关节脱位常引起圆韧带撕脱,关节囊广泛撕裂,上、下干骺端动脉遭受不同程度的损伤,致股骨头坏死。临床上出现髋痛,股骨头内死骨形成,股骨头塌陷变形。

9.髋关节周围骨化性肌炎

多见于髋部创伤严重,髋关节脱位并骨盆、髋臼骨折及股骨上段骨折者。轻者髋关节活动时有响声,重者髋关节活动障碍。

10.下肢深静脉血栓及肺栓塞

髋部脱位并骨折患者由于局部肿胀,下肢活动受限,静脉血流多处于缓慢状态,易引起深部静脉血栓。尤其是髋关节前脱位,股骨头可压迫或挫伤股静脉,更易引起下肢静脉血栓。静脉血栓形成后最常见也最危险的并发症是肺栓塞。

四、治疗

(一)治疗原则

新鲜脱位应及早复位,一般不应超过24小时,以手法闭合复位为主,复位后需充分固定。合并股骨干骨折者,先整复脱位,再整复骨折;对难复性髋关节脱位或脱位并髋臼、股骨头、股骨颈骨折,应早期手术切开复位内固定。警惕严重并发症。

(二)治疗方法

1.非手术治疗

(1)闭合复位:应在全麻、腰麻或硬外麻下进行,据不同的脱位类型选择不同的手法进行复位,或行牵引复位。

后脱位:①屈髋拔伸法(Allis法):患者仰卧位,助手固定骨盆,使患肢屈髋屈膝,术者面向患者弯腰站立,跨骑于患肢上,用双前臂、肘窝扣在患肢腘窝部,沿股骨轴线方向提拉并外旋患肢,使股骨头滑入髋臼。

②回旋法(Bigelow 法):患者仰卧,助手固定骨盆,术者一手握住患肢踝部,另一手以肘窝提拉其腘窝部,在向上提拉基础上,将患髋依次做内收一内旋一极度屈曲,然后外展一外旋并伸直,此复位轨迹在左髋形如“?”,右髋则为反“?”,复位过程中若感到或听到弹响,患肢伸直后畸形消失,即已复位。③拔伸足蹬法:患者仰卧,术者双手握患肢踝部,用一足外缘蹬于坐骨结节及腹股沟内侧,手拉足蹬,身体后仰,协同用力,并将患肢旋转,即可复位。④俯卧下垂法(Stimson 法):令患者俯卧于检查台上,患髋及下肢悬空,屈髋屈膝 90°,助手固定骨盆,术者用一手握住患者足踝部,保持屈膝 90°,然后术者亦屈膝 90°,将患者小腿置于自己膝上,另一手沿股骨干长轴向下压小腿近端,即可复位。⑤后脱位并同侧股骨干骨折者整复脱位法:患者侧卧位,健肢在下,一助手握住患肢踝部顺势牵引,一助手以宽布带绕患肢大腿根部向外上方牵引,术者站于患者身后,以手掌向前、远侧推股骨大转子,直至股骨头移至髋臼水平,在保持牵引情况下,第三助手用手提拉膝关节,使髋关节屈曲 90°,同时术者以手掌推股骨头向前即可复位。

前脱位:①屈髋拔伸法(Allis 法):患者仰卧,一助手固定骨盆,另一助手握住小腿近端,保持屈膝,顺原畸形方向,向外下方牵引,并内旋,术者用双手环抱大腿根部,向后外方挤压,同时助手在持续牵引下内收患肢,使股骨头回纳入髋臼。②反回旋法(Bigelow 法):操作步骤与后脱位相反,先将髋关节外展、外旋,极度屈曲,然后内收一内旋一伸直患肢,此复位轨迹,左髋如反“?”,右髋则为“?”。③俯卧下垂法(Stimson 法):令患者俯卧于检查台上,患肢下垂,助手固定骨盆,屈髋屈膝 90°,术者用一手握住患者小腿持续向下牵引,同时旋转患肢即可复位。④侧牵复位法:患者仰卧,一助手以双手固定骨盆;另一助手用一宽布带绕过大腿根部内侧,向外上方牵拉;术者双手分别扶持患膝及踝部,连续屈患髋,在伸屈过程中,可慢慢内收内旋患肢,常可听到或感到股骨头纳入髋臼的弹响,畸形消失,即可复位。⑤前脱位合并同侧股骨干骨折整复法:患者仰卧,一助手固定骨盆,另一助手握膝部,顺畸形方向牵引,在维持牵引下,第三助手以宽布带绕大腿根部向外上牵引,术者站于健侧,以手将股骨头近端向内扳拉,同时令握膝牵拉的助手内收患肢,即可复位。

中心型脱位:①拔伸扳拉法:对轻度移位者可用此法进行复位。患者仰卧位,一助手固定骨盆,另一助手握患肢踝部,使足中立,髋外展约 30°,在此位置下拔伸旋转;术者以双手交叉抱住股骨上端向外扳拉,至大转子处重新高起表明股骨头已从骨盆内拔出,然后行胫骨结节骨牵引,维持 6～8 周,重量为 6～10 kg。②牵引复位法:适用于各类型脱位患者。对移位不明显者,行胫骨结节或股骨髁上骨牵引,牵引重量 3～4 kg,2～3 周后逐步减少牵引重量,4～5 周可去掉牵引。对移位明显髋臼底骨折严重者,应行股骨髁上牵引,牵引重量为 10～12 kg,同时在大转子部另打一前后克氏针向外牵引,牵引重量为3～4 kg,一般 3 日内可将股骨头牵引复位。复位后可去除侧向牵引,纵向牵引重量减至 4～6 kg,维持骨牵引8～10 周。

陈旧性髋关节脱位:陈旧性脱位手法复位需严格掌握适应证,做好复位前工作。①适应证:身体条件好,能耐受麻醉及整复时刺激;外伤脱位后,时间在 2～3 个月以内;肌肉韧带挛缩较轻,关节轮廓尚清晰;关节被动活动时,股骨头尚可活动;X 线示骨质疏松及脱钙不明显,不合并头、臼及其他骨折,关节周围钙化或增生不严重。②术前牵引:术前先用大重量骨骼牵引,通常选用股骨髁上牵引,牵引重量 7～12 kg,抬高床尾,以加大对抗牵引力。待股骨头牵至髋臼平面,方可考虑手法复位。③松解粘连:在充分麻醉,筋肉松弛情况下进行,一助手固定骨盆,术者持患肢膝及踝部,顺其畸形姿势,作髋关节屈、伸、收、展、内旋、外旋等运动,范围由小到大,力量由轻到重,将股骨头从粘连中松解出来。④手法复位:当粘连松解充分后可按新鲜脱位整复方法进行复位。若复位后髋不能伸直,或伸直后股骨头又脱出,可能因为髋臼为瘢痕组织填充,可反复屈伸、收展、内外旋,并可令一助手在大转子部同时挤压,使股骨头推挤研磨髋臼内充填的瘢痕组织,而完全进入髋臼。

(2)固定:髋关节脱位复位后,但由于部位特殊,难以通过夹板及石膏获得有效的固定作用。常需结合骨牵引或皮肤牵引固定,患肢两侧置沙袋防内、外旋。

髋关节后脱位:维持髋关节轻度外展皮肤牵引 3～4 周,避免行髋关节屈曲、内收、内旋活动。合并髋臼后缘骨折者,采用胫骨结节或股骨髁上牵引,牵引重量 6～12 kg,定期复查 X 线片,调整骨牵引重量,复位后应维持骨牵引 8～12 周。

髋关节前脱位：维持髋关节内旋、内收、伸直位皮肤牵引 3～4 周，避免外展、外旋活动。

髋关节中心型脱位：中立位牵引 6～8 周，待髋臼骨折愈合后方能拆除牵引。

2. 手术治疗

1）手术治疗适应证：髋关节后脱位、前脱位、中心型脱位及陈旧脱位的手术适应证各不相同，现分述如下：

（1）髋关节后脱位手术适应证：①软组织嵌入关节腔，手法复位失败者。②合并较大髋臼骨折，影响关节稳定者或股骨头负重区骨折者。③合并同侧股骨颈、转子间及股骨干骨折。④伴有骨盆耻骨体骨折或耻骨联合分离者。⑤合并坐骨神经损伤需手术探查者。

（2）髋关节前脱位手术适应证：①股骨头嵌入腰大肌或前关节囊手法复位失败者。②合并股动脉损伤需手术探查者。③合并深静脉血栓保守治疗无效者。

（3）髋关节中心型脱位手术适应证：①股骨头在骨盆内被骨片嵌顿难以脱出者。②髋臼穹窿部或髋臼盂和股骨头间存在骨碎片使股骨头无法复位者。③股骨头或穹窿有较大骨碎片用牵引方法无法复位者。④合并有同侧股骨干骨折不能牵引治疗者。

（4）髋关节陈旧脱位能耐受手术者。

2）手术方法及内固定的选择：不同的髋关节脱位其手术方法及内固定各不相同。

（1）髋关节后脱位：一般采用髋关节后外侧切口，若合并坐骨神经损伤或髋臼骨折常用后侧切口入路。无骨折者仅需仔细从股骨头上切除或分离阻挡股骨头复位的肌肉、关节囊或韧带，扩大关节囊裂口，使股骨头复位。合并髋臼骨折Ⅱ～Ⅴ型者，宜将骨折块复位以 1～2 枚螺钉固定或用 AO 可塑形钢板塑形后固定。若合并股骨头骨折可选用 2 枚可吸收螺钉或异体骨钉固定股骨头骨折块。合并股骨颈、转子间骨折可予加压螺钉或滑动鹅头钉（DHS）固定。

（2）髋关节前脱位：采用髋关节前外侧切口入路。切开关节囊在内侧充分松解游离股骨头，然后在外展外旋牵引下，术者向外侧挤压股骨头，使纳入髋臼，内收内旋下肢，即可复位。复位后若外展外旋下肢易脱位者，予一克氏针通过股骨大转子部钻入髋臼上缘作临时固定。

（3）髋关节中心型脱位：采用髂腹股沟入路或髋关节后侧入路联合应用。前侧入路切口起自髂嵴中部，沿髂嵴向前至髂前上棘，然后沿腹股沟至耻骨联合，进入髂前窝，显露骨折部，将髋臼内板的大骨块复位予螺钉固定或用 AO 可塑形钢板塑形后固定。后侧入路切口起自髂后上棘，向外下弧形延伸至大转子部，沿大腿外侧向远端延伸，切开阔筋膜及臀肌筋膜，分开臀大肌纤维到髂胫束后部，再沿大转子外侧将臀大肌筋膜切开，显露并保护好坐骨神经，切断外旋肌肌腱，将其向内侧牵开，显露髋臼后缘、坐骨支，将臀中肌由大转子附着部切下可显露髂骨翼部下部，将骨折复位予钢板螺钉固定。中心型脱位并髋臼骨折较碎时，可将大块骨片植入髋臼内板用 AO 可塑形钢板螺钉固定。脱位合并股骨干骨折，可选用交锁髓内针等固定，术后维持皮肤牵引 4～6 周。

（4）髋关节陈旧性脱位脱位在 3～6 个月内者可行手术切开复位，术前需先骨牵引 1～2 周，术中将股骨头周围及髋臼的瘢痕组织全部清除，方可复位。脱位在 6 个月以上者可考虑行截骨术来纠正畸形，恢复负重力线，改进功能。对后脱位者可行转子间外展截骨，对前脱位者可行股骨颈基底部截骨，令截骨近端与股骨干成 90°，负重力线通过股骨头与转子部之间。对高龄陈旧性脱位患者症状不重可不予处理。

3. 阶段治疗

（1）早期：①药物治疗，主证表现为患侧髋部疼痛，肿胀，畸形，甚或瘀紫，活动受限，舌淡红或有瘀点，苔薄白，脉弦或涩。治法为活血祛瘀、消肿止痛。②练功，整复后在牵引固定期间，可行股四头肌收缩及踝关节屈伸活动，有利于气血畅通，促进肿胀消退，防止肌肉萎缩，恢复软组织力学平衡。

（2）中期：①药物治疗，主证表现为患侧髋部疼痛减轻，肿胀消退，瘀紫渐散，舌淡红或有瘀点，苔薄白，脉弦滑。治法为理气活血、祛瘀续筋。②练功，维持牵引固定。继续行股四头肌收缩及踝关节屈伸活动，防止肌肉萎缩，恢复软组织力学平衡。

(3)后期:①药物治疗,主证表现为患侧髋部疼痛、肿胀、瘀紫消失,患肢无力或腰酸疲倦,舌淡红,苔薄白,脉沉无力。治法为补益肝肾、强筋活络。②练功,解除牵引后,可先在床上行屈髋屈膝,及髋关节内收、外展、内旋、外旋等功能活动,以后逐步扶双拐不负重活动;3个月后行MRI或X线检查未发现有股骨头缺血性坏死,方可下地行下蹲、行走等负重锻炼。对于中心型髋关节脱位者,床上练习课适当提早,负重活动相对延迟。

(裴汝星)

第五节 髋臼骨折

一、概述

髋臼有三块骨骼组成:髂骨在上,耻骨在前下,坐骨在后下,至青春期以后三骨的体部才融合为髋臼。从临床诊治的角度出发,Judet和Letournel将髋臼视为包含于半盆前、后两个骨柱内的一个凹窝。前柱又称髂耻柱,由髂骨前半和耻骨组成,包括髋臼前唇、前壁和部分臼顶。后柱又称髂坐柱,由髂骨的坐骨切迹前下部分和坐骨组成,包括髋臼后唇、后壁和部分臼顶。

二、病因、病理

髋臼骨折多由间接暴力造成,因臀部肌肉丰富故直接暴力造成骨折少见。由于遭受暴力时股骨的位置不同,股骨头撞击髋臼的部位即有所不同,因而造成不同类型的髋臼骨折。当髋关节屈曲、内收位时受力,常伤及后柱,并可发生髋关节后脱位;若在外展、外旋位时受力,可造成前柱骨折和前脱位;若暴力沿股骨颈方向传递,即可造成涉及前后柱的横形或粉碎骨折。严重移位的髋臼骨折,股骨头大部或全部突入骨盆壁内,出现股骨头中心脱位。传达暴力的髋臼骨折,髋臼的月状软骨面和股骨头软骨均有不同程度的损伤,重者股骨头亦可发生骨折。

三、诊断

(一)病史

确切的外伤史。

(二)体征

患侧臀部或大腿根部疼痛、肿胀及皮下青紫淤斑,髋关节活动障碍。局部有压痛,有时可在伤处扪到骨折块或触及骨擦音。

(三)合并症

若合并有髋关节脱位,后脱位者在臀部可摸到脱出的股骨头,患肢呈黏膝状;前脱位者在大腿前侧可摸到脱出的股骨头,患肢呈不黏膝状;中心型脱位者,患肢呈短缩外展畸形。

(四)X线或CT检查可明确诊断

为了正确评估髋臼骨折,检查时应摄不同体位的X线片,以便了解骨折的准确部位和移位情况。Letoumel对髋臼骨折在Judet 3个角度X线片上的表现进行分类。该方法包括摄患髋正位、髂骨斜位片(IOV)和闭孔斜位片(OOV),它们是诊断髋臼骨折和分类的依据。

正位片显示髂耻线为前柱内缘线,前柱骨折时此线中断;髂坐线为后柱的后外缘,后柱骨折时此线中断;后唇线为臼后壁的游离缘,臼后缘或后壁骨折时后唇线中断或缺如;前唇线为臼前壁的游离缘,前缘或前壁骨折时此线中断或缺如;臼顶和臼内壁的线状影表示其完整性,臼顶线中断为臼顶骨折,说明骨折累及负重区,臼底线中断为臼中心骨折泪滴线可用来判断髂坐线是否内移。为了显示前柱或后柱骨折,尚需摄骨盆45°斜位片。①向患侧旋转45°的髂骨斜位片：可清晰显示从坐骨切迹到坐骨结节的整个后柱，尤其是后柱的后外侧缘。因此，该片可以鉴别后柱和后壁骨折，如为后壁骨折，髂坐线尚完整，如为后柱骨折，则该线中断或错位。②向健侧旋转45°的闭孔斜位片：能清楚地显示自耻骨联合到髂前下棘的整个前柱，特别是前内缘和前唇。应当指出的是，骨折错位不一定在每张X线片上显示，只要有一张X线片显示骨折，诊断明确。髋关节正位、髂骨和闭孔位X线片虽可显示髋臼损伤的全貌，但有时难以显示复杂的情况。CT可显示骨折线的位置、骨折块移位情况、髋臼骨折的范围、粉碎程度、股骨头和臼的弧线是否吻合以及股骨头、骨盆环和骶骨损伤，因此对于髋臼骨折的诊断和分类，CT是X线片的重要补充。特别是对平片难以确定骨折类型和拟切开复位内固定治疗者，以及非手术治疗后髋臼与股骨头弧线呈非同心圆位置或髋关节不稳定者均应作CT检查。

四、治疗

髋臼骨折后关节软骨损伤，关节面凹凸不平，甚至失去弧度，致使股骨头与髋臼不相吻合。势必影响髋关节的活动。长期磨损则出现骨关节炎造成疼痛和功能障碍。因此，髋臼骨折的治疗原则与关节内骨折相同，即解剖复位、牢固固定和早期主动和被动活动。

（一）手法复位

适应于单纯的髋臼骨折。根据骨折的移位情况采取相应的复位手法。患者仰卧位，一助手双手按住骨盆，术者可将移位的骨折块向髋臼部位推挤，一面推挤，一面摇晃下肢使之复位，复位后采用皮牵引固定患肢3～4周。

（二）牵引疗法

适应于髋臼内壁骨折、骨折块较小的后壁骨折及髋关节中心性骨折脱位。或虽有骨折移位但大部分髋臼尤其是臼顶完整且与股骨头吻合，以及中度双柱骨折头臼吻合者。方法是：于股骨髁上或胫骨结节行患肢纵轴牵引，必要时(如严重粉碎，有移位和中心脱位的髋臼骨折，难以实现手术复位内固定者)在股骨大转子部加用侧方骨牵引，并使这两个方面牵引的合力与股骨颈方向一致。其纵轴牵引力量为7～15 kg，侧方牵引力量为5～8 kg，1～2天后摄X线片复查，酌情调整重量，并强调在维持牵引下早期活动髋关节。6～8/8～12周后去牵引，扶双拐下地活动并逐渐负重，直至完全承重去拐行走。

（三）手术治疗

(1)对后壁骨折片大于3.5 cm×1.5 cm并且与髋臼分离达5～10 mm者行切开复位螺丝钉内固定术。

(2)移位明显的髋臼前柱骨折，采用改良式Smith-Peterson切口或经髂腹股沟切口，显露髋臼前柱，骨折复位后用钢板或自动加压钢板内固定。

(3)对髋臼后柱和后唇骨折采用后切口。其骨折复位后用钢板或自动加压钢板内固定，其远端螺丝钉应旋入坐骨结节。如有移位骨折片，需行骨片间固定时，可用拉力螺钉内固定。

（四）功能锻炼

对髋臼骨折应在维持牵引下早期活动髋关节，不仅可防止关节内粘连，而且可产生关节内的研磨动作，使关节重新塑形。

（陈　磊）

第六节　股骨髁上骨折

发生在腓肠肌起点以上2～4cm范围内的股骨骨折称为股骨髁上骨折(supracondylar fractures of femur)。直接或间接暴力均可造成。膝关节强直而骨质疏松者，由于膝部杠杆作用增加，也易发生此骨折。

一、病因

本类骨折主要为强大的直接暴力所致，如汽车冲撞、压砸、重物打击和火器伤等。其次为间接暴力所致，如自高处落地，扭转性外力等，好发于20～40岁青壮年人。

直接暴力所致骨折多为粉碎性或短斜骨折，而横断骨折较少；间接暴力所致骨折，则以斜行或螺旋形骨折为多见。

二、分型

股骨髁上骨折可分为屈曲型和伸直型，而屈曲型较多见。屈曲型骨折的骨折线呈横形或短斜面形，骨折线从前下斜向后上，其远折端因受腓肠肌牵拉及关节囊紧缩，向后移位。有刺伤腘动静脉的可能。近折端向前下可刺伤髌上囊及前面的皮肤。伸直型骨折也分为横断及斜行两种，其斜面骨折线与屈曲型者相反，从后下至前上，远折端在前，近折端在后重叠移位。此种骨折患者，如腘窝有血肿和足背动脉减弱或消失，应考虑有腘动脉损伤。其损伤一旦发生.则腘窝部短时间进行性肿胀，张力极大，伤处质硬，小腿下1/3以下肢体发凉呈缺血状态，感觉缺失，足背动脉搏动消失。发现此种情况，应提高警惕，宜及早手术探查。如骨折线为横断者，远折端常合并小块粉碎骨折，间接暴力则为长斜行或螺旋形骨折，儿童伤员较多见。

三、临床表现与诊断

（一）外伤史

伤者常有明确的外伤史，由直接打击或扭转性外力造成，而间接暴力多由高处跌地，足部或膝部着地所造成。

（二）肿痛

伤肢由于强大暴力，致使骨折周围软组织损伤亦很严重，故肢体肿胀明显、剧烈疼痛。

（三）畸形

伤肢短缩，远折端向后旋转，成角畸形。即使畸形不明显，局部肿胀，压痛及功能障碍也很明显。

（四）失血与休克

股骨髁上骨折合并股骨下1/3骨折的出血量可达1000mL以上，如为开放性则出血量更大。刚入院的伤员常有早期休克的表现，如精神紧张、面色苍白、口干、肢体发凉、血压轻度增高、脉搏稍快等。在转运过程中处理不当及疼痛，均可加重休克。

（五）腘动脉损伤

股骨髁上骨折及股骨干下1/3骨折，两者凡向后移位的骨折端均可能损伤腘动脉，腘窝部可迅速肿胀，张力加大。若为腘动脉挫伤，血栓形成，则不一定有进行性肿胀。腘动脉损伤症状可有小腿前侧麻木和疼痛，其下1/3以下肢体发凉，感觉障碍，足趾及踝关节不能运动，足背动脉搏动消失。所有腘动脉损伤患者都有足背动脉搏动消失这一特点，因此在骨折复位后搏动仍不恢复者，即使患肢远端无发凉、苍白、发绀、感觉障碍等情况，亦应立即行腘血管探查术。若闭合复位后仍无足背动脉恢复者，是危险的信号。所以不应长时间保守观察，迟疑不决。如腘动脉血栓形成，产生症状有时较慢而不典型，开始足背动脉搏动减弱，最后消失，容易误诊，延误手术时机。

（六）合并伤

注意伤员的全身检查，特别是致命的重要脏器损伤者，在休克时腹部外伤症状常不明显，必须随时观察，反复检查及腹腔穿刺，以免遗漏，对车祸，矿井下事故，常为多发性损伤，应注意检查。

（七）X线摄片

对无休克的伤员，首先拍X线片，以了解骨折的类型，便于立即做紧急处理。如有休克，需待缓解后，再做摄片。

四、鉴别诊断

(1)股骨下端急性骨髓炎:发病急骤、高热、寒战、脉快,大腿下端肿痛,关节功能障碍,早期局部穿刺可能有深部脓肿,发病后 7～10d 拍片,可见有骨质破坏,诊断便可确定。

(2)股骨下端病理骨折:股骨下端为好发骨肿瘤的部位,如骨巨细胞瘤、骨肉瘤等。患者有股骨下端慢性进行性肿胀史,伴有疼痛迁延时间较长,进行性加重,轻微的外伤可造成骨折,X 线片可明确诊断。

五、治疗

髁上骨折治疗方法颇多,据骨折类型选择治疗方案如下。

(一)石膏及小夹板固定

适用于成人无移位的股骨髁上骨折及合并股骨干下 1/3 骨折的患者。儿童青枝型骨折,可行石膏固定或用四块夹板固定,先在股骨下端放好衬垫,再用 4 根布带绑扎固定夹板,一般固定 6～8 周后去除,练习活动,功能恢复满意。

1. 优点

无手术痛苦及其并发症的可能,治疗费用低廉可在门诊治疗。

2. 缺点

①仅适用于无移位骨折及裂纹或青枝骨折;②膝关节功能受限,需一定时间恢复;③可出现压疮,甚则出现腓总神经损伤。

(二)骨牵引加超膝关节小夹板固定

适用于移位的髁上骨折。屈曲型在手法整复后,行髁上斯氏针骨牵引,膝屈至 100°的位置上,置于托马架(Thomass)或布朗(Braun)架上,使腓肠肌松弛,达到复位,然后外加超膝关节小夹板固定。

伸直型可采用胫骨结节牵引,牵引姿势、位置同上。在牵引情况下,远折段向相反方向整复,即可复位。如牵引后仍不复位,可在硬膜外阻滞麻醉下行手法整复,勿使用暴力,注意腘血管的损伤,如骨折尖端刺在软组织内,可用撬拨法复位后,外加小夹板固定。屈膝牵引 4～6 周,牵引期内膝关节不断地进行功能练习,牵引解除后,仍用夹板或石膏托固定,直至骨折临床愈合。牵引复位时间约在 1～7d 内,宜用床边 X 线机观察。

1. 优点

在于经济、安全、愈合率高,配合早期功能锻炼,减少了并发症。

2. 缺点

伤员卧床时间较长,有时需反复床边透视、复位及调整夹板或压垫,虽不愈合者极少,但畸形愈合者常见。如有软组织嵌入骨折端,则不易愈合。横断骨折可见过度牵引而致骨折端分离,造成延迟愈合。开放性股骨髁上骨折合并腘动脉、腓总神经等损伤则不宜牵引,需行手术治疗,以免加重血管、神经的损伤。

(三)股骨髁上骨折撑开器固定

本法适用于股骨髁上骨折而无血管损伤者,并且远折段较短,不适宜内固定的伤员。在硬膜外阻滞麻醉下,采用斯氏针,分别在股骨髁及股骨近折段各横穿一斯氏针,两针平行,在针的两侧各安装一个撑开器,然后在透视下手法整复,并调整撑开器的长度,待复位后,采用前、后石膏托固定于屈膝位。如骨折处较稳定,可将撑开器转而为加压,使骨折处更为稳定牢固。固定 4～6 周后拔针,继续石膏固定,直至骨折临床愈合。若手法整复失败,可考虑切开复位,从股骨下端外侧纵切开,直至骨折端,避开腘血管,整复骨折后,仍在骨折的上、下段穿针,外用撑开器,缝合伤口。

1. 优点

①因髁上骨折的远折段甚短,无法内固定,本法使用撑开器代替牵引,患者可较自由的在床上起坐活动,避免了牵引之苦,是个简单易行的方法;②局部固定使膝关节能早期锻炼避免了关节僵直。

2. 缺点

①为单平面固定，不能有效防止旋转，需要辅以外固定的夹板或石膏；②可能发生针眼、关节腔感染。

(四)切开复位内固定

股骨髁上骨折的治疗主要有两个问题，一为骨折复位不良时，因其邻近膝关节，易发生膝内翻或外翻或过伸等畸形；二为膝上股四头肌与股骨间的滑动装置，易因骨折出血而粘连，使膝关节伸屈活动障碍，尤以选用前外侧切口放置内固定物、术后石膏固定者为严重，因此，切开复位内固定的要求应当是选用后外侧切口；内固定物坚强并放置于股外侧，术后可不用外固定，尽早练习膝关节活动。

1. 槽形角状钢板内固定

适用于各型移位骨折。

(1)方法：患者平卧位，大腿下 1/3 后外侧切口，其远端拐向胫骨结节的外侧。切开髂胫束，在股外侧肌后缘，股外侧肌间隔前方进入。将股外侧肌拉向前，显露股骨髁上骨折及其股骨外髁部，如需要可切开膝外侧扩张部及关节囊，根据标准 X 线片确定在外髁上与股骨干成直线的槽形角状钢板打入点。先用 4mm 钻头钻孔，再用 1.5cm×0.2cm 薄平凿深入扩大，注意使凿进洞方向与膝关节面平行，将备好的槽形角状钢板的钉部沿骨孔扣入。然后将骨折复位，用骨折固定器固定骨折及钢板的侧部(长臂)。在骨折线远侧的钢板上拧入 1 或 2 枚长螺丝钉，在骨折近端拧入 3～5 枚螺丝钉，反复冲洗切口，逐层缝合，包扎。

(2)优点：角状钢板固定股骨髁上骨折或髁间骨折，与直加压钢板固定的生物力学完全不同。直钢板固定者，骨折移位的应力首先加于螺丝钉上，骨折两端的任何折弯力扭曲力，都使钢板上的螺丝钉向外脱出，钢板折弯，内固定失败，此已为临床多例证实。角状钢板则不然，一骨折远端的负重力扭曲折弯力，首先加于角状钢板的髁钉，再通过角部，传达到侧部。钢板将应力分散传递至多枚螺丝钉上，由于应力分散，而钢板及每一螺丝钉所承受的应力较小。股骨髁上骨折的变形，受肌肉牵拉易发生外弓及后弓。负载力及折弯力均使钢板角部的角度变小，使侧部更贴紧骨皮质，不会将螺丝拔出，因而固定牢固，不需外固定，满足了临床膝活动的需要。

(3)缺点：①操作技术要求高，要求钢板钉部与膝关节面平行，同时长臂也要在股骨干轴线上，否则，内固定失败；②角部为应力集中点易出现断裂；③安装不当或金属疲劳易出现膝内翻畸形；④不宜过早负重。

2. 股骨下端内及外侧双钢板固定

(1)适应证：本法适用于股骨髁上骨折其远折段较长者，具体说远折段至少要有固定两枚螺丝的长度，才能应用。如远折段过短采用上述的撑开器固定法。

(2)麻醉与体位：麻醉方法同上，患者侧卧 45°位于手术台上伤肢下方置搁腿架，取股骨下端外侧切口时较为方便。若做股骨下端内侧切口，则需将大腿外旋，并调整手术台的倾斜度，暴露亦很清楚。如合并腘动脉损伤需做探查术，可将患者侧卧 45°的位置改变为 90°的侧卧位，如此腘窝便可充分暴露。

(3)手术方法：切口在股骨下端后外侧，同上方法做一纵行切口，长约 14cm，待进入骨折端后，再做内侧切口，是从股骨内收肌结节处向上沿股内侧肌的后缘延长，约 12cm 即可。

从外侧切口开始，切开阔筋膜，经股外侧肌与股二头肌之间进入骨折端，注意避开股骨后侧的腘血管，并妥加保护，防止误伤。内侧切口在股内侧肌后缘分离进入骨折端，骨膜勿过多的剥离。整复骨折后取 12cm 以上的 6～8 孔普通接骨钢板两块，弯成弧形，或取两块髁部解剖钢板，使与股骨下端的弧度相适应，将钢板置于股骨下端的内、外侧，两侧钢板的最下一孔，相当于股骨髁部，由外向内横钻一孔，取 70～75mm的骨栓先行安装固定，然后检查双侧钢板弧度是否与股骨密贴，并加以调整。双侧钢板的最上孔不在同一平面上，因为外侧钢板较直，内侧钢板较弯，所以由外向内钻孔时略斜，即内侧稍低，最好以 40～45mm的短骨栓固定为牢固。其余钉孔，在内、外侧交替以螺丝钉固定。在钢板下端第 2 孔，因该处股骨较宽，故左、右各以 1 枚螺丝钉固定，从而制止远折段的旋转移位。缝合两侧伤口不置引流。外加长腿前、后石膏托固定。手术后抬高患肢是必要的，将下肢以枕垫之或以布朗架垫之，有利于静脉回流。另一种情况术后不上石膏托，为对抗股部肌肉的拉力，可行小腿皮肤牵引 2～3 周后拆除，再以石膏管形固定。术后进行功能锻炼。

(4)优点:手术时钢板的上、下端采用骨栓固定较为牢固,不易松动滑脱,钻孔时方向一定要准确,两个骨栓上、下稍斜,但基本上是平行的。由于钢板在股骨下端的内、外两侧,不影响髌骨的滑动,固定合理,有利于骨折的愈合,最大限度减少伸膝装置的破坏,使关节功能恢复较好。

(5)缺点:①两侧切口创伤较大,钢板取出时亦较费事;②术后需外固定,可致膝关节功能障碍,需较长时间恢复。

六、康复指导

双钢板固定术后,从术后10～14d拆线后开始,先练习肌肉等长收缩,每小时活动5min,夜间停止。术后8～10周拆石膏,开始不负重练习膝关节活动,每日理疗、热水烫洗或热水浴,主动活动关节。待拍片及检查骨折已临床愈合时,再开始负重练习。骨折处尚未愈合前,做过多的关节活动是不相宜的,因关节活动障碍的伤员做膝关节活动时,会增加股骨下端骨折段的杠杆力,从而影响骨折愈合。当然在固定比较牢固的患者,功能练习并无妨碍。

槽形角钢板固定:术后不外固定,2周后可逐渐练习膝关节活动。4周扶双拐不负重下地活动。术后8周扶拐部分负重行走。12～14周在无保护下负重。

七、预后

常遗留不同程度的膝关节功能障碍。骨折一般能按期愈合,但骨牵引治疗时骨折端若有软组织嵌入或严重粉碎骨折骨缺损并软组织损伤时,骨折可出现不愈合。骨折并腘血管损伤时,应检查修复,特别注意血管的损伤,血栓形成时,可出现肢体远端小动脉的栓塞而坏死、截肢。

(陈　磊)

第七节　股骨髁间骨折

股骨髁间骨折是指股骨内、外踝或双髁遭受外力后引起的骨折,占全身骨折脱位的0.4%～0.5%,以青壮年男性居多,女性和老年人少见。因本病属关节内骨折,复位要求较高,且预后较股骨髁上骨折差。可合并腘血管及/或神经损伤。

一、诊断

(一)病史

有明显外伤史。

(二)症状和体征

(1)伤后患肢疼痛明显,移动肢体时显著加重。

(2)不能站立与行走,膝关节局部功能障碍。

(3)患侧大腿中下段及膝部高度肿胀,可见皮肤淤斑。

(4)股骨髁部压痛剧烈。

(5)骨折局部有骨异常活动及骨擦感。

(6)伤膝可有内、外翻畸形,并可能有横径或前后径增宽,骨折局部可出现不同程度的成角、短缩及旋转畸形。

(三)辅助检查

(1)X线检查:常规应给予前后位与侧位X线摄片,可明确诊断骨折类型。

(2)怀疑有复杂关节软骨或韧带损伤者可给予CT或MRI检查。

二、分型

AO骨折分类法。股骨髁上骨折即为AO股骨远端骨折之B型(部分关节骨折)和C型(完全关节骨折),其亚分型如下。

(一)B型(部分关节骨折)

(1)B_1:股骨外踝,矢状面。①简单,穿经髁间窝;②简单,穿经负重面;③多折块。

(2)B_2:股骨内髁,矢状面。①简单,穿经髁间窝;②简单,穿经负重面;③多折块。

(3)B_3:冠状面部分骨折。①前及外片状骨折;②单髁后方骨折(Hoffa);③双髁后方骨折。

(二)C型(完全关节骨折)

C_1:关节简单,干骺端简单

(1)T或Y形,轻度移位。

(2)T或Y形,显著移位。

(3)T形骨骺骨折。

C_2:关节简单,干骺端多折块

(1)完整楔形。

(2)多折块楔形。

(3)复杂。

C_3:多折块关节骨折

(1)干骺端简单。

(2)干骺端多折块。

(3)干骺端及骨干多折块。

三、治疗

(一)非手术治疗

1.皮肤牵引

(1)适应证:患者全身情况不能耐受手术或整复,血糖控制不佳的糖尿病患者及小儿,简单骨折,皮肤必须完好。

(2)操作方法:将宽胶布条或乳胶海绵条粘贴在患肢皮肤上或利用四肢尼龙泡沫套,利用肌肉在骨骼上的附着点将牵引力传递到骨骼上,牵引重量不超过5 kg。皮肤有损伤、炎症及对胶布过敏者禁用。牵引期间应定时检查牵引的胶布粘贴情况,定期复查X线片,及时调整牵引重量和体位。一般牵引时间为2~4周,骨折端有纤维性连接后,更换为石膏固定,以免卧床时间太久,不利于功能锻炼。

2.骨牵引

(1)适应证:不愿手术或皮肤条件不具备外固定支架以及手术治疗的股骨髁部骨折患者,B_1、B_2、C_1、C_2型骨折。

(2)操作方法:局麻下行患侧胫骨结节骨牵引,将伤肢置于牵引架上,屈髋20°~30°,屈膝15°~25°牵引,牵开后视情形行手法整复,夹板外固定。或先采用推挤叩合手法使双髁复位,局麻下用钳夹经皮将双髁固定,将牵引绳连于钳夹上,使之变为股骨髁部牵引,将患肢置于牵引架上视情况行半屈膝位或屈膝位牵引,待牵开后行手法整复夹板外固定。骨折端有纤维性连接后,更换为石膏固定。

3.手法整复外固定

(1)适应证:闭合或未合并血管神经损伤的部分B_1、B_2、C_1型骨折。

(2)操作方法:根据受伤机制,采用推挤叩合手法使骨折复位,可用超膝关节夹板或石膏托固定患膝于功能位,一般固定6~8周。通常在胫骨平台后外侧缘以及腓骨颈的部位容易造成腓总神经的压迫致伤,因此石膏固定的时候一定在此部位多垫一些石膏棉。固定期应注意夹板和石膏的松紧度,并定时行X线检查，发现移位应随时调整夹板，或重新石膏固定。

4. 手法整复经皮钢针内固定法

(1)适应证：适用于 B_1、B_2 和部分 C_1 型骨折。

(2)操作方法：行坐骨神经、股神经阻滞麻醉，严格无菌，透视下先采用推挤叩合手法使骨折复位，然后经皮将 3 mm 骨圆针击入固定，一般需要 2～3 枚骨圆针。

5. 骨外固定器固定法

(1)适应证：适用于 B_1、B_2 和 C_1、C_2 型骨折。

(2)操作方法：可选用单边外固定器、股骨髁间调节固定器、孟氏骨折复位固定器或半环槽复位固定器行整复固定。

6. 经皮钳夹固定法

(1)适应证：适用于 B_1、B_2 型骨折。

(2)操作方法：行坐骨神经、股神经阻滞麻醉，严格无菌，透视下先采用推挤叩合手法使骨折复位，经皮钳夹固定，术后用长腿石膏固定 4～6 周。

(二)手术治疗

1. 切开复位螺钉、螺栓内固定法

(1)适应证：B_1、B_2 和 B_3 型骨折。

(2)操作方法：常选用硬膜外阻滞麻醉，依骨折部位选用膝部前内、前外、后内、后外侧入路，清理骨折端，复位骨折，用螺钉、螺栓或松质骨螺钉内固定。注意用螺钉内固定时近端孔应钻成滑动孔使之成为拉力螺钉，用松质骨螺钉内固定时螺纹必须全部穿过骨折线，钉尾及钉尖不能露出关节面外。

2. 切开复位动力髁螺钉内固定法

(1)适应证：部分 C_1、C_2 型骨折。

(2)操作方法：采用连续硬膜外麻醉，患侧大腿下段前外侧绕髌切口，显露并清理骨折端，首先复位髁部骨折，骨圆针临时固定，再复位髁上骨折，动力髁螺钉固定。主螺钉应距远端关节面 2 cm，方向与远端关节面及内、外踝前侧关节面切线相平行。

3. 切开复位股骨髁部支撑钢板内固定法

(1)适应证：C_1、C_2、C_3 型股骨髁部骨折。

(2)操作方法：切开复位方法同上。选择合适长度的钢板，要求骨折近端应至少置入 4 枚螺钉。注意钢板的准确放置，远端放置不能偏前，以免高出于股骨外踝关节面，影响髌骨关节活动。

4. 切开复位逆行交锁钉内固定法

(1)适应证：部分 C_1、C_2 型骨折。

(2)操作方法：采用硬膜外麻醉或全麻，选择合适长度及直径的逆行交锁钉，首先复位髁部骨折，骨圆针临时固定，再复位髁上骨折，置入髓内钉。要求置钉时进针点必须准确，骨折良好复位，必要时一期良好植骨，术后早期进行功能锻炼。

(三)药物治疗

1. 中药治疗

(1)内治法：以三期辨证治疗为基础，再根据年龄、体质、损伤程度、损伤部位进行治疗。一般规律是骨折早期宜破，中期宜和，后期宜补，选择相应药物。

(2)外治法：一般初、中期以药膏、膏药敷贴，如活血止痛膏，后期以药物熏洗、热熨或涂擦，如展筋丹、展筋酊。

2. 西药治疗

围绕骨折各个时期应用西药对症处理。

（四）康复治疗

1. 功能锻炼

股骨髁部骨折在良好复位与坚强固定的条件下，强调早期有效的功能活动。常用的功能锻炼疗法如下。

（1）术后早期的主动及被动的关节活动度训练：股骨髁部骨折为关节内骨折，由于骨折部和股四头肌粘连加之关节内积血机化后的关节内粘连等，对膝关节的预后功能影响较大，故初始就应注意膝关节的功能锻炼，即筋骨并重原则。术后早期即应加强足踝部的屈伸活动及股四头肌的收缩，并及早实施被动活动髌骨关节，预防髌骨关节粘连，基本类似股骨髁上骨折，但更强调通过股骨滑车关节面在胫骨平台上的滚动以模造关节面。术后 3 周即可在卧床及保护下练习膝关节伸展运动，既可减轻膝关节粘连，又能预防股四头肌萎缩。6～8 周骨折达到临床愈合后，可加大膝关节伸曲活动度，待骨折愈合牢固后，即可进行床缘屈膝法练习，继而下地在保护下训练起蹲运动等。

（2）持续被动运动（CPM）：为预防股骨髁部骨折后关节制动导致的僵硬及蜕变，亦可遵从 Salter 提出的 CPM 的方法。

2. 物理疗法

（1）电疗：目前常用的仪器有骨创伤治疗仪、KD-Ⅲ治疗仪等，效果显著。

（2）其他物理疗法：包括光疗、水疗、冷疗等，多结合有具体药物应用，需康复专业技术人员参与执行。

（陈　磊）

第八节　股骨干骨折

股骨干骨折是指股骨小转子下 2～5 cm 至股骨髁上 2～5 cm 之间的骨干骨折。

一、诊断

（一）病史

多有明显外伤史。多数骨折由强大的直接暴力所致，如打击、挤压等；一部分骨折由间接暴力引起，如杠杆作用、扭转作用、高处跌落等。前者多引起横断或粉碎性骨折，而后者多引起斜形或螺旋形骨折。儿童的股骨干骨折多为不全或青枝骨折，成人闭合性股骨干骨折后，内出血量可达 1 000～1 500 mL，开放性骨折则出血量更多。

（二）症状和体征

伤后肢体剧烈疼痛，不能站立，主动活动丧失，被动活动剧痛。局部严重肿胀、压痛，功能障碍，大多数患者可有明显短缩、成角及外旋畸形，以及骨异常活动及骨擦感。上段骨折可合并髋关节脱位；下段骨折可合并血管神经损伤及膝部损伤；部分患者早期因失血量大或剧烈疼痛可发生创伤性休克，极少数患者有发生脂肪栓塞综合征的可能；因交通创伤造成的股骨干骨折常合并其他部位的损伤，如髋关节脱位、股骨颈及股骨转子间骨折。

（三）辅助检查

X 线检查可明确诊断及骨折类型，特别重要的是检查股骨转子及膝部体征，以免遗漏同时存在的其他部位的损伤。

二、分型

（一）根据骨折的形状分为五种类型

（1）斜形骨折：大多数由间接暴力引起，骨折线为斜形。

(2)螺旋形骨折:多由强大的旋转暴力引起,骨折线呈螺旋状。

(3)横断骨折:大多数由直接暴力引起,骨折线为横形。

(4)粉碎性骨折:骨折片在3块以上者,如砸压伤。

(5)青枝骨折:断端没有完全断离,多见于儿童。

(二)根据骨折部位分为3种类型

(1)股骨干上1/3骨折。

(2)股骨干中1/3骨折。

(3)股骨干下1/3骨折。

三、治疗

(一)非手术治疗

1.小夹板固定

(1)适应证:无移位或移位较少的新生儿产伤骨折。

(2)操作方法:将患肢用小夹板固定2~3周。对移位较大或成角较大的骨折,可行牵引配合夹板固定。因新生儿骨折愈合快,自行矫正能力强,轻度移位或成角可自行矫正。

2.悬吊皮牵引法

(1)适应证:3岁以下儿童。

(2)操作方法:将患儿的两下肢用皮肤牵引,两腿同时垂直向上悬吊,其重量以患儿臀部稍稍离床为度。牵开后可采用对挤、叩合、端提捺正手法使骨折复位,然后行夹板外固定,一般牵引4周左右。

3.水平皮牵引法

(1)适应证:4~8岁的患儿。

(2)操作方法:用胶布贴于患肢骨折远端内、外两侧,用绷带缠绕患肢放于垫枕或托马架上,牵引重量2~3 kg。上1/3骨折屈髋50°~60°,屈膝45°,外展30°位牵引,必要时配合钢针撬压法进行复位固定;中1/3骨折轻度屈髋屈膝位牵引;下1/3骨折行屈髋屈膝各45°牵引,以使膝后关节囊、腓肠肌松弛,必要时行一针双向牵引,即在牵引针上再挂一牵引弓向前牵引复位,减少骨折远端向后移位的倾向。4~6周X线复查视骨折愈合情况决定是否去除牵引。

4.骨牵引法

(1)适应证:8~12岁的儿童及成年患者。

(2)操作方法:中1/3骨折及远侧骨折端向后移位的下1/3骨折,用股骨髁上牵引;骨折位置很低且远端向后移位的下1/3骨折,用股骨髁间牵引;上1/3骨折及骨折远端向前移位的下1/3骨折,用胫骨结节牵引。儿童因骨骺未闭,可在髌骨上缘2~3横指或胫骨结节下2~3横指处的骨皮质上穿针牵引。儿童牵引重量约为1/6体重,时间约3周;成人牵引重量约为1/7体重,时间8~10周。上1/3骨折应置于屈髋外展位,中1/3骨折置于外展中立位,下1/3骨折远端向后移位时应置于屈髋屈膝中立位,同时用小夹板固定,第一周床边X线照片复查对位良好,即可将牵引重量逐渐减轻至维持重量(一般成人用5 kg,儿童用3 kg)。若复位不良,应调整牵引的重量和方向,检查牵引装置和夹板松紧,保持牵引效能和良好固定,但要防止过度牵引。对于斜形、螺旋形、粉碎性及蝶形骨折,于牵引中自行复位,横断骨折的复位可待骨折重叠纠正后施行,须注意发生“背对背”错位者,应辅以手法复位。牵引期间应注意患肢功能锻炼。

(二)手术治疗

1.闭合髓内针内固定

(1)适应证:股骨上及中1/3的横、短斜骨折,有蝶形骨折片或轻度粉碎性骨折及多发骨折。

(2)操作方法:术前先行骨牵引,重量为体重的1/6,以维持骨折的力线及长度,根据患者全身情况,在伤后3~10天手术。在大转子顶向上作短纵形切口,长3~4 cm,显露大转子顶部。在大转子顶内侧凹陷的外缘,在X线电视监视下插入导针,进入骨髓腔达骨折线处,复位后,沿导针打入髓内针通过骨折线进入远折端。

2.切开复位,加压钢板内固定

(1)适应证:股骨干上、中、下 1/3 段横形、短斜形骨折。

(2)操作方法:手术在平卧位进行,大腿外侧切口,在外侧肌间隔前显露股骨干外侧面,推开骨膜后,钢板置于股骨干外侧。

3.角翼接骨板内固定

(1)适应证:对髓内针不能牢固固定的股骨下 1/3 骨折。

(2)操作方法:同切开复位加压钢板内固定,此接骨板有角翼,可同时在两个平面进行固定,此钢板应置于股骨干的外侧及前外侧。

4.带锁髓内针内固定

(1)适应证:适用于几乎所有类型的股骨干骨折,尤其适用于股骨中下 1/3 骨折及各段粉碎性骨折。

(2)操作方法:术前实施骨牵引 1 周,患者平卧或侧卧位,在牵引及 G 形或 C 形臂 X 线机监视下进行,手法复位后从大转子内侧插入导针,经骨折部达骨髓腔远端。借助瞄准器于大转子下向小转子方向经髓内针近侧横孔穿入 1～2 枚螺丝钉,锁住髓内钉。在髁上横孔经髓内针穿入1～2枚螺丝钉锁住远端。术后即可在床上活动,4～5 天依据骨折类型可适当扶拐下地活动。

(三)药物治疗

1.中药治疗

(1)内服药物:按"骨折三期"辨证用药,对出血过多或休克者,可按脱证给予大剂量补益气血之剂如独参汤、当归补血汤等。必要时配合液体支持疗法,输入成分血或全血。①初期:可视病情给予通下逐瘀,活血祛瘀,消肿止痛法治疗,方用活血舒肝汤、血肿解、活血灵。②中期:给予活血理气,调理脾胃,必要时则予补气血,益肝肾,壮筋骨治疗,方用三七接骨丸、橘术四物汤、四物汤合六味地黄汤加减。③后期:给予补气血,益肝肾,壮筋骨,活血通经,温经通络之法治疗,方用加味益气丸、养血止痛丸、补中益气汤、补肾壮筋汤、活血舒筋丸加减。

(2)外用药物:整复后可外用活血止痛药物;后期功能锻炼时则重在按摩舒筋,配合海桐皮汤熏洗。

2.西药治疗

对开放性骨折出血过多或休克者,应用敏感抗生素抗菌消炎及液体支持疗法,输入成分血或全血。择期手术治疗,术前半小时预防性应用抗生素,术后一般应用 3 天。合并其他内科疾病应给予对症药物治疗。

(四)康复治疗

早期进行股四头肌舒缩锻炼及踝关节伸屈活动,2～3 周行牵引的患者则可撑臂、抬臂,逐渐大范围伸屈髋膝关节。行手术内固定者,视固定的可靠程度及折端愈合情况决定下床活动时间。去除牵引或外固定架后,可在小夹板保护下在床上锻炼 1～2 周,然后扶双拐下床逐渐负重活动。

(陈　磊)

第九节　股骨远端骨折

股骨远端骨折不如股骨干和髋部骨折常见,在这类骨折中,严重的软组织损伤、骨折端粉碎、骨折线延伸到膝关节和伸膝装置的损伤常见,这些因素导致多数病例不论采用何种方法治疗其效果都是不十分满意。在过去 20 年,随着内固定技术和材料的发展,多数医生采用了各种内固定方法治疗股骨远端骨折。但股骨远端区域的由于皮质薄、骨折粉碎、骨质疏松和髓腔宽等,使内固定的应用相对困难,有时即使有经验的医生也难以达到稳定的固定。虽然好的内固定方法能改善治疗的效果,但手术治疗这类骨折,远未达到一致的满意程度。

一、实用解剖

股骨远端定义在股骨髁和股骨干骺端的区域，从关节面测量这部分包括股骨远端 9 cm (图 17-1)。

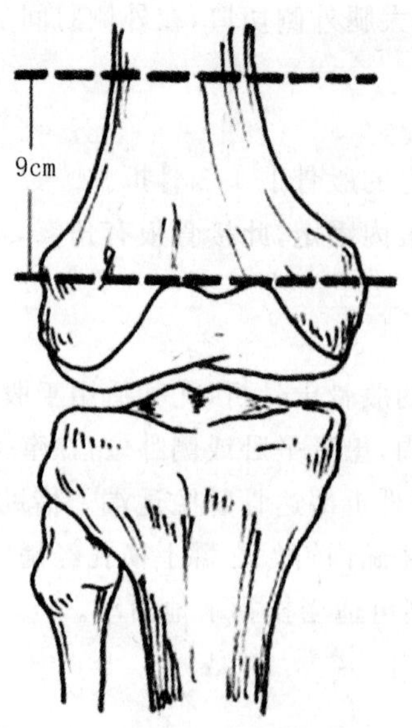

图 17-1 股骨远端解剖示意图

股骨远端是股骨远端和股骨髁关节面之间的移行区。股骨干的形状接近圆柱形，但在其下方末端变宽形成双曲线的髁，两髁的前关节面一起组成关节面与髌骨形成髌股关节。后侧被髁间窝分离，髁间窝有膝交叉韧带附着。髌骨与两髁关节面接触，主要是外髁，外髁宽更向近端延伸，在髁的外侧面有外侧副韧带的起点。内髁比外髁长，也更靠下，它的内侧面是凹形，在远端有内侧副韧带的起点。位于内髁最上的部分是内收肌结节，内收大肌止于此。

股骨髁和胫骨髁适合于重力直接向下传导，在负重过程中，两髁位于胫骨髁的水平面，股骨干向下和向内倾斜，这种倾斜是由于人体的髋宽度比膝宽。股骨干的解剖轴和负重或机械轴不同，机械轴通过股骨头中点和膝关节的中心，总体来说，股骨的负重轴与垂直线有 3°，解剖轴与垂直轴有 7°(平均 9°)的外翻角度。正常膝关节的关节轴平行于地面，解剖轴与膝关节轴在外侧成 81°角，在进行股骨远端手术时，每一患者都要与对侧比较，以保证股骨有正确的外翻角并保持膝关节轴平行于地面(图 17-2)。

股骨远端骨折的移位方向继发于大腿肌肉的牵拉。股四头肌和腓肠肌的收缩使骨折短缩，典型的内翻畸形是内收肌的强力牵拉所致。腓肠肌的牵拉常导致远骨折端向后成角和移位，在股骨髁间骨折，止于各髁的腓肠肌分别牵拉骨折块可造成关节面的不平整以及旋转畸形，股骨远端骨折很少发生向前移位和成角。

二、损伤机制

多数股骨远端骨折的受伤机制被认为是轴向负荷合并内翻、外翻或旋转的外力引起。在年轻患者中，常发生在与摩托车祸相关的高能量损伤，这些骨折常有移位、开放、粉碎和合并其他损伤。在老年患者中，常由于屈膝位滑倒和摔倒在骨质疏松部位发生粉碎骨折。

三、骨折分类

股骨远端骨折的分类还没有一个被广泛接受，所有分类都涉及关节外和关节内和单髁骨折，进一步根据骨折的移位方向和程度、粉碎的数量和对关节面的影响进行分类。解剖分类不能着重强调影响骨折治疗效果因素。

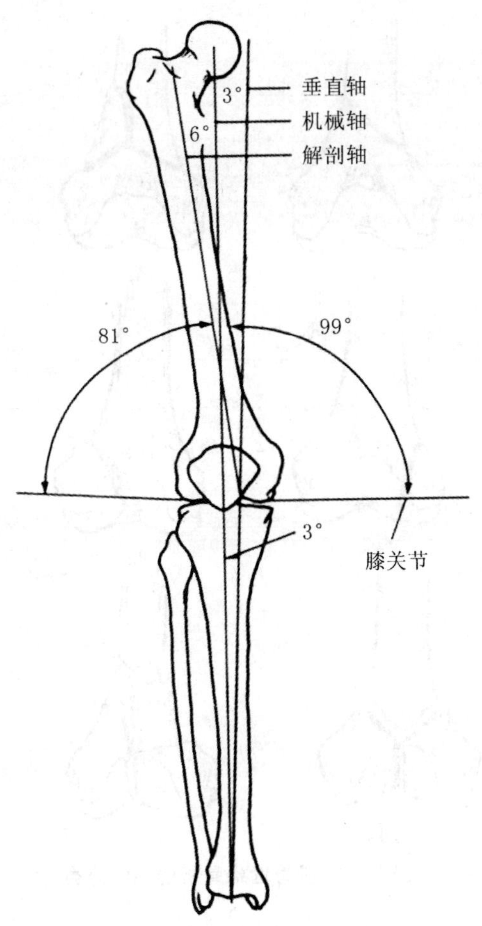

图 17-2 下肢力线示意图

简单的股骨远端的分类是 Neer 分类，他把股骨髁间再分成以下类型：Ⅰ移位小、Ⅱ股骨髁移位包括内髁(A)外髁(B)、Ⅲ同时合并股骨远端和股骨干的骨折，这种分类非常概括，对医生临床选择治疗和判断预后不能提供帮助。

Seinsheimer 把股骨远端 7 cm 以内的骨折分为四型。

Ⅰ：无移位骨折(移位小于 2 mm 的骨折)。

Ⅱ：涉及股骨骺，未进入髁间。

Ⅲ：骨折涉及髁间窝，一髁或两髁分离。

Ⅳ：骨折延伸到股骨髁关节面。

AO 组织将股骨远端分为 3 个主要类型：A(关节外)；B(单髁)；C(双髁)。每一型又分成 3 个亚型：A1，简单两部分骨折；A2，干楔型骨折；A3，粉碎骨折；B1，外髁矢状面骨折；B2，内髁矢状面骨折；B3，冠状面骨折；C1，无粉碎股骨远端骨折("T"形或"Y"形)；C2，远端骨折粉碎；C3，远端骨折和髁间骨折粉碎。从 A 型到 C 型骨折严重程度逐渐增加，在每一组也是自 1～3 严重程度逐渐增加(图 17-3)。

四、临床表现

(一)病史和体检

仔细询问患者的受伤原因，明确是车祸还是摔伤，对于车祸创伤的患者必须对患者进行全身检查和整个受伤的下肢检查：包括骨折以上的髋关节和骨折以下的膝关节和小腿，仔细检查血管神经的情况，怀疑有血管损伤用 Doppler 检查，必要时进行血管造影。检查膝关节和股骨远端部位肿胀、畸形和压痛。活动时骨折端有异常活动和骨擦感，但这种检查没有必要，应迅速进行 X 线检查。

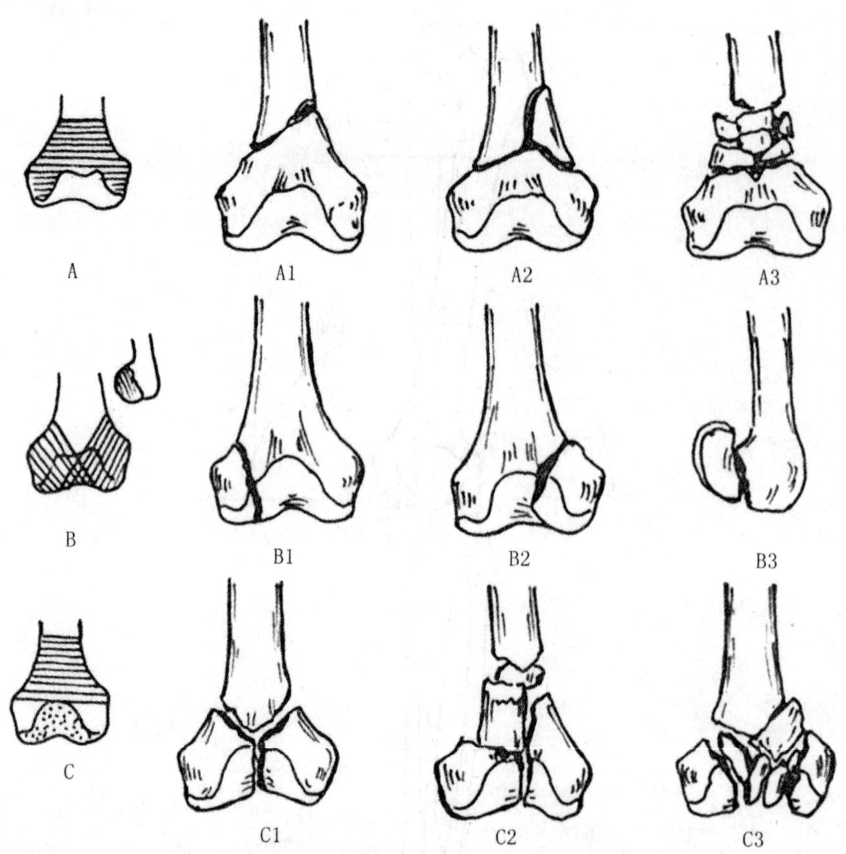

图 17-3　股骨远端骨折的 AO 分类

(二)X 线检查

常规摄膝关节正侧位片,如果骨折粉碎,牵引下摄正侧位骨折的形态更清楚,有利于骨折的分类,当骨折涉及膝关节骨折粉碎和合并胫骨平台骨折时,倾斜 45°片有利于明确损伤范围,股骨髁间骨折进行 CT 检查可以明确软骨骨折和骨软骨骨折。车祸所致的股骨远端骨折应包括髋关节和骨盆正位片,除外这些部位的骨折。如果合并膝关节脱位,怀疑韧带和半月板损伤,可进行 MRI 检查。正常肢体的膝关节的正侧位片对制定术前计划非常有用,有明确的膝关节脱位,建议血管造影,因为这种病例有 40%合并血管损伤。

五、治疗方法

(一)非手术治疗

传统非手术治疗包括闭合复位骨折,骨牵引和管形石膏,这种方法患者需要卧床,治疗时间长、花费大,不适合多发创伤和老年患者。闭合治疗虽然避免了手术风险,但经常遇到骨折畸形愈合和膝关节活动受限。

股骨远端骨折非手术治疗的适应证:不合并关节内的骨折。相关指征为:①无移位或不全骨折。②老年骨质疏松嵌插骨折。③无合适的内固定材料。④医生对手术无经验或不熟悉。⑤严重的内科疾病(如心血管、肺和神经系统疾患)。⑥严重骨质疏松。⑦脊髓损伤。⑧严重开放性骨折(GustiloⅢB 型)。⑨部分枪伤患者。⑩骨折合并感染。

非手术治疗的目的不是要解剖复位而是恢复长度和力线,由于骨折靠近膝关节,轻微的畸形可导致膝关节创伤性关节炎的发生。股骨远端骨折可接受的位置一般认为在冠状面(内外)不超过 7°畸形,在矢状面(前后)不超过 7°～10°畸形,短缩 1～1.5 cm 一般不影响患者的功能,关节面移位不应超过 2 mm。

(二)手术治疗

由于手术技术和内固定材料的发展,在过去 25 年移位的股骨远端骨折的内固定治疗已被广泛接受,内固定的设计和软组织处理以及应用抗生素和麻醉方法的改进结合使内固定更加安全可靠。从1970年后,所有比较手术和非手术治疗结果的文献均表明用内固定治疗效果要好。

1.手术适应证及禁忌证

股骨远端骨折的手术目的是达到解剖复位、稳定的内固定、早期活动和早期进行膝关节的康复锻炼。这类损伤内固定比较困难。毫无疑问进行内固定有获得良好结果的机会,但内固定的并发症同样可带来较差的结果,不正确应用内固定其结果比非手术治疗还要差。

(1)由于手术技术复杂,需要完整的内固定材料和器械和有经验的手术医师及护理和康复。①手术适应证:移位关节内骨折、多发损伤、多数的开放性骨折、合并血管损伤需修补、严重同侧肢体损伤(如髌骨骨折、胫骨平台骨折)、合并膝重要韧带损伤、不能复位的骨折和病理骨折。②相对适应证:移位关节外股骨远端骨折、明显肥胖、年龄大、全膝置换后骨折。

(2)禁忌证:严重污染开放性骨折ⅢB、广泛粉碎或骨缺损、严重骨质疏松、多发伤患者一般情况不稳定、设备不全和医生缺少手术经验。

2.手术方法

现在股骨远端骨折的手术治疗方法来源于瑞士的ASIF,ASIF对于治疗骨折的重要一部分是制定详细的术前计划。医生通过一系列术前绘图,找到解决困难问题的最好方法。可应用塑料模板,画出骨折及骨折复位后、内固定的类型和大小和螺丝钉的正确位置的草图。手术治疗股骨远端骨折的顺序是:①复位关节面。②稳定的内固定。③骨干粉碎部位植骨。④老年骨质疏松的骨折嵌插。⑤修补韧带损伤和髌骨骨折。⑥早期膝关节活动。⑦延迟、保护性负重。

患者仰卧位,抬高同侧髋关节有利于肢体内旋,建议用C形臂和透X线的手术床。多数患者用一外侧长切口,如远端骨折合并关节内骨折,切口需向下延长到胫骨结节。切口应在外侧韧带的前方,从肌间隔分离股外侧肌向前向内牵拉,显露股骨远端,避免剥离内侧软组织,当合并关节内骨折,首先复位固定髁间骨折,一旦关节面不能解剖复位,可以做胫骨结节截骨有利于广泛显露。

下一步复位关节外远端骨折,在简单类型的骨折用克氏针或复位巾钳作为临时固定已足够,但在粉碎骨折最好用股骨牵开器。牵开器近端安置于股骨干,远端安置于股骨远端或胫骨近端,恢复股骨长度和力线。开始过牵有利于粉碎骨折块接近解剖复位。在粉碎远端骨折,用钢板复位骨折比骨折复位后上钢板容易。调节牵开器达到满意的复位。安置钢板后,静力或动力加压骨折端,但恢复内侧皮质的连续性能够有效保护钢板。如骨折粉碎,钢板对骨折近端或远端进行固定并跨过粉碎区域,在这种情况下,钢板可作为内夹板,如果注意保护局部软组织,骨折端有血供存在,则骨折能够快速塑形。

3.内固定

有2种内固定材料广泛用于股骨远端骨折:钢板和髓内针,由于股骨远端骨折损伤类型变化范围广,没有一种内固定材料适用于所有的骨折。术前必须仔细研究患者状况和X线片,分析骨折的特点。

在手术前需考虑以下因素:①患者年龄。②患者行走能力。③骨质疏松程度。④粉碎程度。⑤软组织的情况。⑥是否存在开放性骨折。⑦关节面受累的情况。⑧骨折是单一损伤还是多发伤。

年轻患者内固定手术的目的是恢复长度和轴线以及进行早期功能锻炼。老年骨质疏松的患者,为加快骨折愈合进行骨折嵌插可以有轻微短缩和成角。Struhl建议对老年骨质疏松的远端骨折采用骨水泥的内固定。

(1)95°角钢板:对于多数远端骨折的患者需手术内固定治疗,95°角钢板由于内固定是一体,可对骨折提供最好的稳定,是一种有效的内固定物。在北美和欧洲用这种方法治疗成功了大量病例。当有经验的医生应用时,这种内固定能恢复轴线和达到稳定的内固定。但安放95°角钢板在技术上需要一个过程,因为医生需要同时考虑角钢板在三维平面的理想位置。

(2)动力加压髁螺丝钉(DCS):这种内固定的设计和髋部动力螺丝钉相似,多数医生容易熟悉和掌握这种技术,另外的特点是可以使股骨髁间骨折块加压,对骨质疏松的骨能够得到较好的把持。由于它能在矢状面自由活动,安置时只需要考虑两个平面,比95°角钢板容易插入。它的缺点是在动力加压螺丝钉和钢板结合部突出，需要去除部分外髁的骨质以保证外侧进入股骨髁，尽管进行了改进，它也比角钢板在外侧突出，髂胫束在突出部位的滑动可引起膝关节不适。另外，动力加压螺丝钉在侧板套内防止旋转是靠内在的锁定，所以在低位的远端骨折髁螺丝钉不能像95°角钢板一样提供远骨折端旋转的稳定性，至少需要1枚螺丝钉通过钢板固定在骨折远端，以保证骨折的稳定性。

(3)髁支持钢板：髁支持钢板是根据股骨远端外侧形状设计的一体钢板，它属宽动力加压钢板，远端设计为“三叶草”形，可供6枚6.5 mm的螺丝钉进行固定。力学上，它没有角钢板和DCS坚强。髁支持钢板的问题是穿过远端孔的螺丝钉与钢板无固定关系，如应用间接复位技术，用牵开器进行牵开或加压时，螺丝钉向钢板移动，牵开产生的内翻畸形在加压后变为外翻畸形。应用这种器械严格限制在股骨外髁粉碎骨折和髁间在冠状面或矢状面有多个骨折线的患者。一旦内侧严重粉碎，必须进行自体髂骨植骨，当正确应用髁支持钢板时，它也能够提供良好的力线和稳定性。

(4)LISS(limited invasive stabilization system)：LISS的外形类似于髁支持钢板，它由允许经皮在肌肉下滑动插入的钢板柄和多个固定角度能同钢板锁定的螺丝钉组成，这些螺丝钉是可自钻、单皮质固定骨干的螺丝钉。LISS同传统固定骨折的概念不同，传统的钢板的稳定性依靠骨和钢板的摩擦，导致螺丝钉产生应力，而LISS系统是通过多个锁定螺丝钉获得稳定。LISS在技术上要求直接切开复位固定关节内骨折，闭合复位干骺部骨折，然后经皮在肌肉下固定，通过连接装置钻入螺丝钉，属于生物固定钢板，不需要植骨。主要用于长阶段粉碎的关节内骨折以及骨质疏松的患者，还可以用于膝关节置换后的骨折。但需要C形臂和牵开器等设备。

(5)顺行髓内针：顺行髓内针治疗股骨远端骨折非常局限。在股骨远1/3的骨干骨折可以选择顺行髓内针治疗，但对真正的远端骨折，特别是关节内移位的骨折，顺行髓内针技术很困难，而且对多种类型的关节内骨折达不到可靠的固定。股骨髁存在冠状面的骨折是应用这种技术的相对禁忌证。

对于股骨远端骨折进行顺行髓内针治疗。远端骨折低位时可以把髓内针末端锯短1～1.5 cm，以便远端能锁定2枚螺丝钉。需要注意的是在髓内针进入骨折远端时，近解剖复位很重要，如合并髁间骨折，在插入髓内针前在股骨髁的前后侧用2～3枚空心钉固定，所有骨折均愈合，无髓内针和锁钉折断发生。

(6)远端髓内针：远端髓内针是针对远端骨折和髁间骨折特别设计的逆行髓内针，这种髓内针是空心髓内针，接近末端有8°的前屈适用于股骨髁后侧的形态。针的入口在髁间窝后交叉韧带的股骨止点前方，手术在C形臂和可透X线的手术床上操作，当有关节内骨折，解剖复位骨折，固定骨折块的螺丝钉固定在股骨髁的前侧或后侧，便于髓内针穿过，另外髓内针必须在关节软骨下几毫米才不影响髌股关节。

这种髓内针的优点是髓内针比钢板分担负荷好；对软组织剥离少，插入不需要牵引床，对于多发损伤可以节省时间。远端髓内针应用于股骨远端的A型、C1和C2型骨折，也可以应用于股骨远端合并股骨干骨折或胫骨平台骨折，当合并髋部骨折时可以分别固定。可用于膝关节置换后假体周围骨折和骨折内固定失效的治疗。远端髓内针固定的禁忌证是膝关节活动屈曲小于40°、膝关节伤前存在关节炎和感染病史和局部皮肤污染。

远端髓内针的缺点是：膝关节感染、膝关节僵直、髌股关节退变和滑膜金属反应或螺丝钉折断。有几个理论上的问题影响远端髓内针的临床广泛应用，远端髓内针虽然从交叉韧带止点的前方插入，近期对交叉韧带的力学性能影响小，但长期对交叉韧带的血供影响是可能的。另外髓内针的入孔部位关节软骨受到破坏，实验证明入孔部位是由纤维软骨覆盖而不是透明软骨覆盖，在屈曲90°与髌骨关节相接触，长期也可能导致关节炎的发生。

临床上几个问题需要注意，一是膝关节活动受限，这容易与骨折本身和软组织损伤导致的膝关节活动受限相混淆。二是转子下骨折，由于髓内针末端位于转子下部位，这个部位是股骨应力最高的部位，可以造成髓内针末端的应力骨折。另外术后感染的处理和髓内针的取出也是一个棘手的问题。

(7)可弯曲针和弹性针：Shelbourne报告用Rush针闭合治疗98例股骨远端骨折，优良率为84%，只有2例不愈合和1例深部感染。

1970年，Zickle发明了为股骨远端设计的针，这种针干是可屈曲的，但末端是硬的弯曲，允许经髁穿入螺丝钉固定。Zickle针设计切开插入，也可以闭合穿入。有股骨髁间骨折者需进行切开复位，使用螺丝钉固定，再插入Zickle针，这种针在粉碎骨折不能防止短缩，经常需要钢丝捆绑，即使加用其他内固定仍常发生短缩。

(8)外固定架：外固定架并不常用于治疗股骨远端骨折，最常见的指征是严重开放性骨折，特别是ⅢB损伤。对比较复杂的骨折类型，在应用外固定架之前，通常需要使用螺丝钉对关节内骨折进行固定，然后根据伤口的位置和骨折粉碎程度，决定是否需要外固定架的超关节固定。对于多数患者，外固定架可作为处理骨折和软组织的临时固定，一旦软组织条件允许，考虑更换为内固定，因此安放外固定架固定针时应尽量避免在切口和内固定物的位置。通常在骨折的远、近端各插入2枚5 mm的固定针，用单杆进行连接。如不稳定则需在前方另加一平面的固定。

外固定架的主要优点是快速、软组织剥离小、可维持长度、方便换药和患者能够早期下床活动；其缺点是针道渗出和感染，股四头肌粘连继发膝关节活动受限，骨折迟延愈合和不愈合增加以及去除外固定架后复位丢失等。

建议将外固定架用于治疗多发创伤的闭合骨折，当患者一般情况不允许进行内固定时，可用外固定架作为临时固定，患者一般情况允许后再更换为内固定。

4.植骨

间接复位技术的发展减少了软组织剥离，过去内侧粉碎是植骨的绝对适应证，现在内固定方法减少了许多复杂股骨远端骨折植骨的必要性。植骨的绝对适应证是存在骨缺损，相对适应证是AO分型的A3、C2和C3型骨折以及严重开放性骨折延迟处理为防止发生不愈合而采取植骨。当植骨时，自体髂骨最适宜，老年骨质疏松的患者髂骨量少，可用异体松质骨。

5.开放性骨折

股骨远端开放性骨折占5%～10%，伤口一般在大腿前侧，对伸膝装置有不同程度的损伤。与其他开放性骨折一样，需急诊处理，对骨折和伤口的彻底清创和冲洗是预防感染的重要步骤。对于Ⅲ度开放性骨折需要反复清创，除覆盖关节外，伤口敞开。当用内固定需仔细考虑内固定对患者的利弊。内固定用于多发创伤、多肢体损伤、开放性骨折合并血管损伤、和关节内骨折的患者。急诊内固定的优点是稳定骨折和软组织，便于伤口护理，减轻疼痛和肢体早期活动。缺点是由于对软组织进一步的剥离和破坏局部血供增加感染风险，如果发生感染，不仅影响骨折端的稳定，而且影响膝关节功能。

对于Ⅰ、Ⅱ和ⅢA骨折，有经验的医生喜欢在清创后使用可靠的内固定，对于ⅢB、ⅢC骨折最初使用超关节外固定架或骨牵引比较安全，再延期更换为内固定治疗。对经验少的医生，建议对所有的开放性骨折采取延期内固定，在进行清创和冲洗后，用夹板和骨牵引进行固定，在人员齐备的条件下做二期手术。

6.合并韧带损伤

合并韧带损伤不常见，术前诊断困难。在原始X线片可以发现侧副韧带和交叉韧带的撕脱骨折。交叉韧带实质部和关节囊的撕裂则不能在普通X线片上获得诊断，最常见的韧带损伤是前交叉韧带断裂。股骨远端骨折常合并关节面粉碎、前交叉韧带一骨块发生撕脱，在固定股骨远端骨折时应尽可能固定这种骨一软骨块。

一期修补和加强或重建在有骨折和内固定物的情况下十分困难，禁忌在髁间窝开孔、建立骨隧道以重建韧带，否则有可能使骨折粉碎加重，使内固定不稳定，或由于存在内固定物而不可能进行，推荐非手术治疗交叉韧带实质部撕裂。在一定范围活动和膝支具以及康复可能使一些患者晚期不需要重建手术，在患者有持久的功能影响时，在骨折愈合后取出内固定再进行韧带重建手术。

7.血管损伤

发生率大约在2%～3%。股骨远端骨折合并血管损伤的发生率较低，主要是由于血管近端在内收肌管和远端在比目鱼肌弓被固定，这种紧密的附着使骨折后对血管不发生扭曲，血管可以被直接损伤或被骨折端挫伤或间接牵拉导致损伤，临床检查足部感觉、活动和动脉搏动十分重要。

股骨远端骨折合并血管损伤的治疗应根据伤后的缺血时间和严重程度，如果动脉远端存在搏动（指示远端软组织有灌注)，可首先固定骨折，如果动脉压迫严重或损伤超过6小时，则应优先建立血液循环，可以建立临时动脉侧支循环和修补血管，动脉修补通常需要静脉移植或人造血管。避免在骨折移位的位置修补血管，在随后的骨折固定中可能破坏吻合的血管，在修补血管时通过使用外固定架或牵开器可以临时固定骨折的长度和力线，缺血时间超过6小时在血管再通后骨筋膜室内张力增高或发生广泛软组织损伤，建议对小腿筋膜进行切开。

8. 全膝置换后发生的股骨远端骨折

全膝置换后发生股骨远端骨折并不多见，发生率在0.6%～2.5%之间，治疗上颇为困难。多数已发表的研究报道只包含有少量的病例。全膝置换后发生远端骨折的危险因素包括骨质疏松、类风湿关节炎、激素治疗、股骨髁假体偏前和膝关节再置换等。对全膝置换后发生的股骨远端骨折现在还没有非常理想的治疗方法，非手术治疗牵引时间长，骨折畸形和膝关节僵直的发生率高。手术治疗特别是进行膝关节再置换是一主要手术方法，需要一个长柄的假体。骨质疏松限制了内固定的应用，骨折远端安置内固定物的区域小，有可能在骨折复位过程中造成股骨假体松动。

对老年无移位的稳定嵌插骨折，用支具制动3周就已足够。1个月内每周拍摄X线片和进行复查，以保证获得满意的复位和轴线。

对移位粉碎骨折则根据膝关节假体的情况，如假体松动，可以换一带柄的假体，如股骨部件不松动可行手术治疗。正确的内固定可以防止发生畸形，并允许早期行走和膝关节活动。

目前对于此类骨折流行使用逆行髓内钉或者LISS系统固定。

六、术后处理与康复

股骨远端骨折切开复位内固定术前半小时应静脉给予抗生素，术后继续应用抗生素1～2天。建议负压引流1～2天，如骨折内固定稳定，术后用CPM锻炼。CPM可以增加膝关节活动、减少肢体肿胀和股四头肌粘连。

鼓励患者做肌肉等长收缩和在一定范围内主动的活动，内固定稳定，允许患者扶拐部分负重行走。如术后6周X线显示骨痂逐渐明显，可继续增加负重力量。在12周多数患者可以完全负重，但患者仍需要拐杖辅助。如内固定不稳定，则需支具或外固定保护，一定要在X线片上有明显的愈合征象后才进行负重。

内固定物的取出：股骨远端骨折的内固定物取出现在还没有一个固定的标准。内固定物的取出最常见的指征是患者年轻，在进行体力活动时内固定物的突出部位感到不适。由于多数远端骨折涉及两侧髁和骨干下端，骨折塑形慢，内固定物的取出应延迟至术后18～24个月以避免再骨折。

七、并发症

由于内固定材料和技术的改进以及进行详细的术前计划，手术治疗远端骨折比过去取得了巨大进步，但新技术亦可有并发症。

与手术相关的并发症：①复位不完全。②内固定不稳定。③植骨失败。④内固定物大小不合适。⑤膝关节活动受限。⑥感染。⑦不愈合。⑧内固定物折断。⑨创伤后关节炎。⑩深静脉血栓形成。

对股骨远端骨折进行内固定比较困难，需要熟练的技术和成熟的判断。骨折常合并骨质疏松和严重粉碎，偶尔不能进行内固定，需考虑非手术治疗或外固定架固定。

股骨远端骨折的手术顾忌主要是感染。在大的创伤中心，手术治疗的感染率不超过5%。如术后出现感染则应对伤口进行引流以及积极的灌洗和扩创。如深部感染形成脓肿，则应开放伤口，二期进行闭合。如存在感染，对稳定的内固定可以保留，因为骨折稳定的感染比骨折不稳定的感染容易治疗。如已发生松动，应取出内固定物，采取胫骨结节牵引或外固定架固定，待感染控制后再进行植骨以防止发生骨折不愈合。

远端骨折部位拥有丰富的血供和松质骨，切开复位内固定后骨折不愈合并不常见。内固定后不愈合常由于固定不稳定、植骨失败、内固定失效或感染等一个或多个因素所致。

股骨远端骨折创伤性关节炎的发生率尚无精确统计。对于多数患者涉及负重关节的骨折，关节面不平整可导致发生早期关节炎。对多数骨折后膝关节发生退行性变的年轻患者，不是理想的进行人工膝关节置换的对象。

股骨远端骨折最常见的并发症是膝关节活动受限，这种并发症是因为原始创伤或手术固定所需暴露时对股四头肌和关节面造成了损伤，导致股四头肌瘢痕形成和膝关节纤维粘连，从而影响膝关节活动。骨折制动时间较长也加大了对它的影响，膝关节制动3周以上有可能引起一定程度的永久性僵直。

由于各自的分类和术后评分不同，对比治疗结果则存在困难。尽管无统一标准，但股骨远端骨折的治疗优良率只有70%～85%，对所有患者在治疗前应对可能获得的结果做出正确的评价。

（陈　磊）

第十八章　膝部及小腿损伤

第一节　胫骨平台骨折

胫骨平台骨折在普通人群中较为常见。体育运动中如高速极限运动及高处坠落亦有发生。胫骨平台骨折多数涉及负重关节面,常合并韧带及半月板损伤。在诊断和治疗中既要考虑关节面的精确对位,又要创造条件,争取关节的早期功能活动。

一、功能解剖

胫骨平台似马鞍形,是支持和承重股骨髁的主要结构。胫骨平台内侧缘有内侧副韧带及比目鱼肌附着点,内侧面稍下有缝匠肌、股薄肌及半腱肌附着其上。外侧缘与腓骨小头之间称为骨间缘,与腓骨小头关节面组成上胫腓关节。外侧缘稍凹处有胫前肌附着,腓骨小头有外侧副韧带附着其上。胫骨平台正面观呈凹形,有内外半月板镶嵌其上。

内外平台之间有一骨性隆起,称为胫骨隆突,上有半月板前后角、前后交叉韧带附着点及胫骨棘。胫骨上端周缘骨皮质较胫骨中段骨皮质薄弱,平台骨皮质内纵向骨小梁与横向骨小梁交叉排列,以支撑体重。由于外侧平台骨小梁密度低于内侧平台,又因膝外侧容易遭受外来暴力打击,所以外侧胫骨平台骨折较内侧多见。

二、损伤机制及分类

(一)压缩并外展

运动员从高处坠落,膝关节伸直并外展位,由于外侧平台外侧缘较股骨外髁宽约 0.5 cm,股骨外髁如楔子插向外侧平台,形成平台塌陷或劈裂骨折。塌陷骨折块挤压腓骨头,造成腓骨头或颈部骨折。若外翻幅度大,可同时发生内侧副韧带和前交叉韧带断裂(图 18-1)。

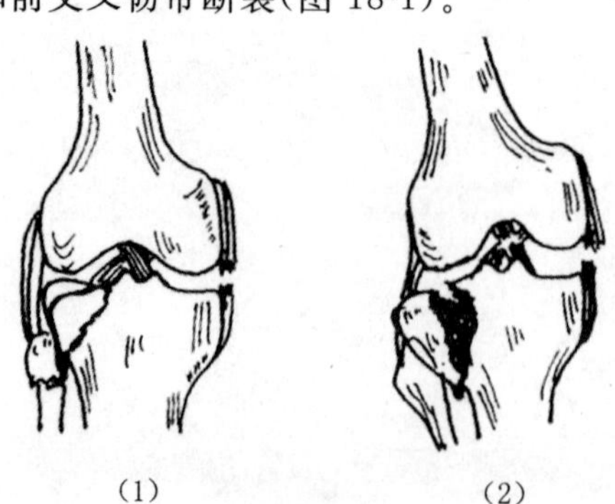

(1)　　(2)

图 18-1　压缩并外展致胫骨外髁骨折

(1)胫骨外髁塌陷骨折;(2)胫骨外髁劈裂骨折

(二)压缩并内收

高处坠落,膝关节伸直并内收,由于股骨内髁与胫骨内侧平台的边缘基本对齐,股骨内髁冲压股骨平台,致使胫骨内侧平台骨折塌陷。骨折后因内侧副韧带的牵拉作用,骨折块向内向下移位(图 18-2)。若内收严重，可合并发生腓骨头撕脱骨折或腓总神经损伤。

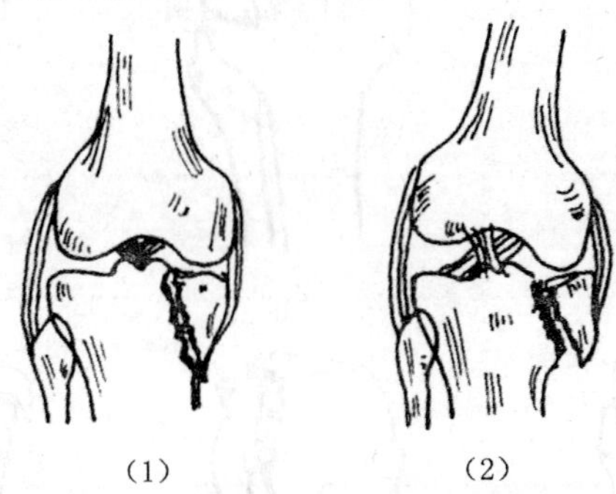

图 18-2　压缩并内收致胫骨内髁骨折

(1)胫骨内髁塌陷骨折；(2)胫骨内髁塌陷骨折合并旋转移位

(三)垂直压缩

高处坠落，足跟下地，股骨内外髁垂直撞击胫骨平台，地面的反作用力使胫骨平台由下向上加大撞击力，造成内外两侧平台分离骨折或粉碎骨折(图 18-3)。坠跌落地若同时伴有外翻力，外侧平台损伤较重或移位较多，若同时伴随内收力，则内侧平台损伤较重。

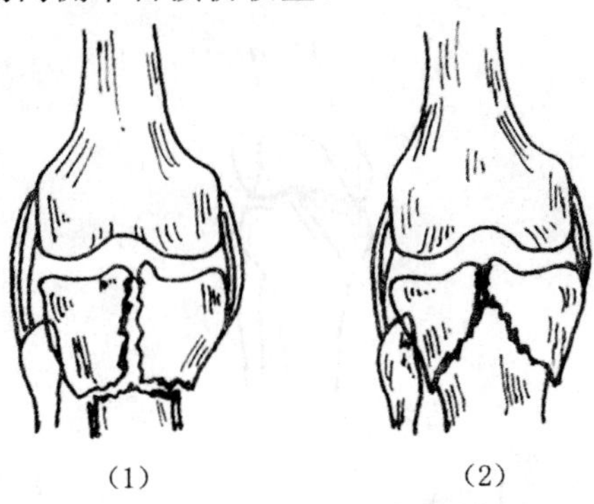

图 18-3　膝部垂直压缩致胫骨双髁骨折

(1)胫骨髁 T 形骨折；(2)胫骨髁 Y 形骨折

三、分类

(一)Hohl 将胫骨平台骨折分为六型

Ⅰ型：骨折无移位。

Ⅱ型：骨折处部分压缩。

Ⅲ型：胫骨髁劈裂又压缩骨折。

Ⅳ型：髁部压缩。

Ⅴ型：髁部劈裂。

Ⅵ型：胫骨平台严重粉碎骨折(图 18-4)。

(二)Morre 分类法

它将胫骨平台骨折分为两大类：

1. 平台骨折

①轻度移位。②局部压缩。③劈裂压缩。④全髁压缩。⑤双髁骨折。

2. 骨折脱位

①劈裂骨折。②全髁骨折。③边缘撕脱骨折。④边缘压缩骨折。⑤四部骨折(图 18-5)。

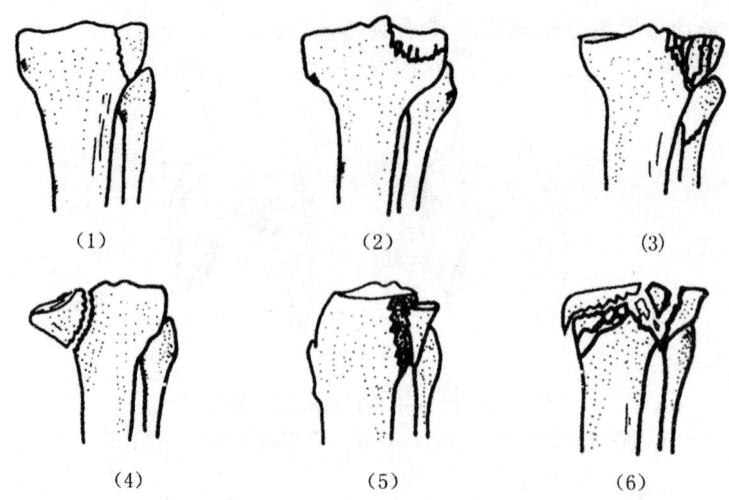

图 18-4 **胫骨髁骨折** Hohl **分型**

(1)骨折无移位;(2)部分压缩;(3)劈裂压缩;(4)全髁塌陷;(5)劈裂骨折;(6)粉碎骨折

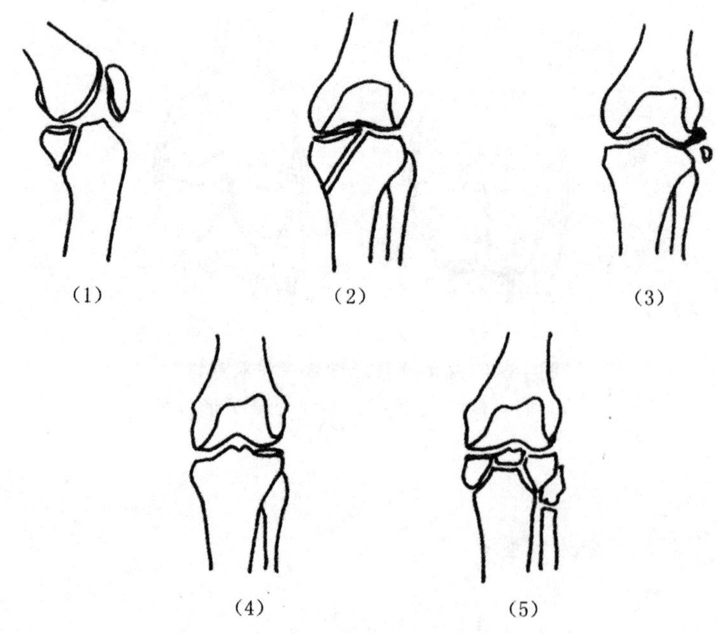

图 18-5 **胫骨髁骨折** Morre **分类**

(1)劈裂骨折;(2)全髁骨折;(3)边缘撕脱骨折;(4)边缘压缩骨折;(5)四部骨折

四、症状及诊断

(一)损伤史

强大暴力作用于膝部的损伤史,如高处坠落损伤等。

(二)胀肿疼痛

膝部肿胀,疼痛剧烈,严重者有膝外翻或内翻畸形。

(三)功能障碍

膝关节及小腿功能障碍或丧失,不能站立行走。膝关节有异常侧向活动。

(四)X 线检查

可显示骨折形式或骨折块移位的方向。部分病例若仅有轻微塌陷骨折,X 线片难以显示。分析膝关节X线片时应注意:①膝关节面切线。膝关节X线正位片,股骨关节面切线与胫骨关节面切线成平行关系。股骨纵轴与股骨关节面切线外侧夹角,正常值为75°~85°。胫骨纵轴与胫骨关节面连线的外侧夹角为85°~100°。膝关节内外侧副韧带损伤、胫骨髁骨折移位或膝外翻时这种关系紊乱(图18-6)。②膝反屈角。膝关节X线侧位片,胫骨纵轴线与胫骨关节面连线后方之夹角称为膝反屈角,正常值少于90°。可以此衡量胫骨平台骨折移位及复位情况(图18-7)。

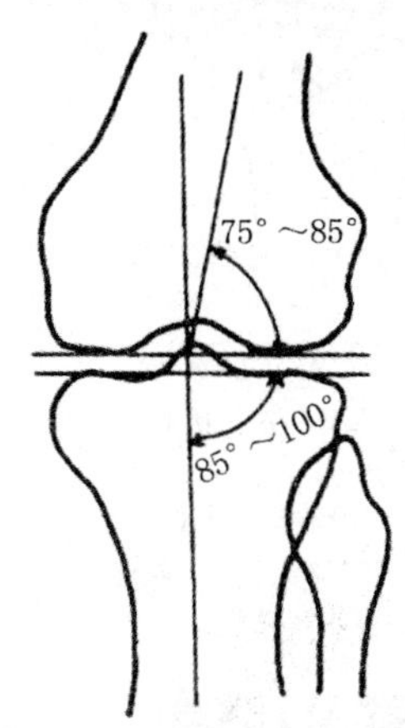

图18-6 膝关节面切线与外侧夹角

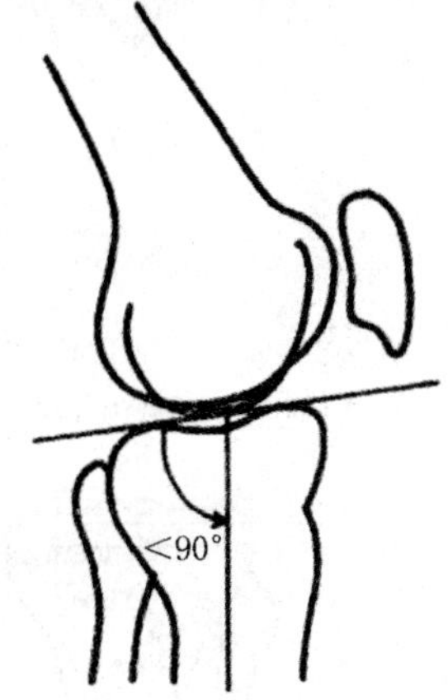

图18-7 膝反屈角,正常值<90°

胫骨平台关节面正常时后倾10°~15°,故摄取正位片时球管也应后斜10°~15°,这样能更好地显示平台情况。有时须加拍左右斜位片,以防漏诊。

(五)CT及MRI检查

清晰地显示关节面破坏情况及骨折移位的细微变化,可以客观地评估关节面压缩程度及骨折块的立体形状,从而为选择治疗方案提供依据。

五、治疗

胫骨平台骨折的治疗目的是解剖对位和恢复关节面的平整,维持轴向对线,同时修复韧带和半月板的损伤,重建关节的稳定性。

胫骨平台骨折有各种治疗方法,观点各有不同。确定治疗方案应根据患者全身情况、运动项目、年龄、有无合并损伤、骨折类型和程度等全面考虑,综合分析。

(一)无移位或轻度移位骨折

无移位骨折均可保守治疗,如HohlⅠ型。抽净关节积血,加压包扎,以石膏托制动3~4周。固定期间每周进行1~2次膝关节主动伸屈活动,负重行走应在8周后进行。

轻度移位塌陷及侧方移位不超过1 cm,膝关节无侧向不稳定也可非手术治疗,如HohlⅡ型。石膏托固定4~6周,固定期间进行股四头肌舒缩活动。每周进行1~2次膝关节主动伸屈活动。伤后8周膝部伸屈幅度应达到正常或接近正常。

(二)塌陷劈裂骨折

胫骨平台骨折塌陷明显或劈裂骨折,如塌陷超过1 cm,关节不稳或合并膝关节交叉韧带损伤、侧副韧带损伤,宜手术切开内固定。如有神经血管损伤,应首先处理。侧副韧带及交叉韧带损伤应以可靠方式重建。对于一些塌陷明显的骨折,虽已将其撬起复位固定,由于下方空虚,复位后有可能又回复到原来塌陷的位置。如平台塌陷严重,复位后空隙较大,须用骨松质或人工骨充填。若关节面已严重粉碎或不复存在,可将与胫骨髁关节面相似的髂骨软骨面放在关节面的位置上,下方空隙处填以骨松质,填实嵌紧,然后实施内固定(图18-8)。胫骨髁骨折可采用骨松质螺钉加骨栓内固定(图18-9),也可以支撑钢板内固定。胫骨双髁严重粉碎骨折可采用支撑钢板或加骨栓内固定(图18-10、18-11)。此类骨折内固定要坚固可靠,防止因骨折块松动而导致关节面错位和不平整。术后外固定3～4周拆除，行膝关节伸屈练习直至正常活动。术后第2周开始，每周安排1～2次股四头肌主动伸屈活动。

胫骨平台骨折如合并骨筋膜室综合征，应早期切开筋膜室减压，避免肢体因血液循环障碍而坏死。

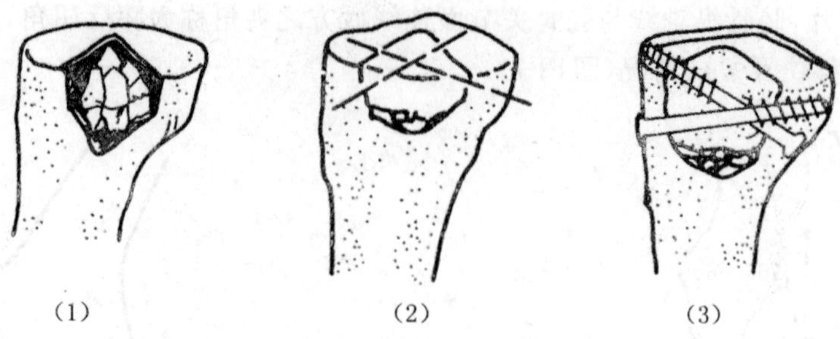

(1)　　(2)　　(3)

图 18-8　胫骨髁塌陷骨折植骨内固定

(1)胫骨内髁塌陷骨折；(2)先以克氏针将植骨块临时固定；(3)螺钉交叉内固定

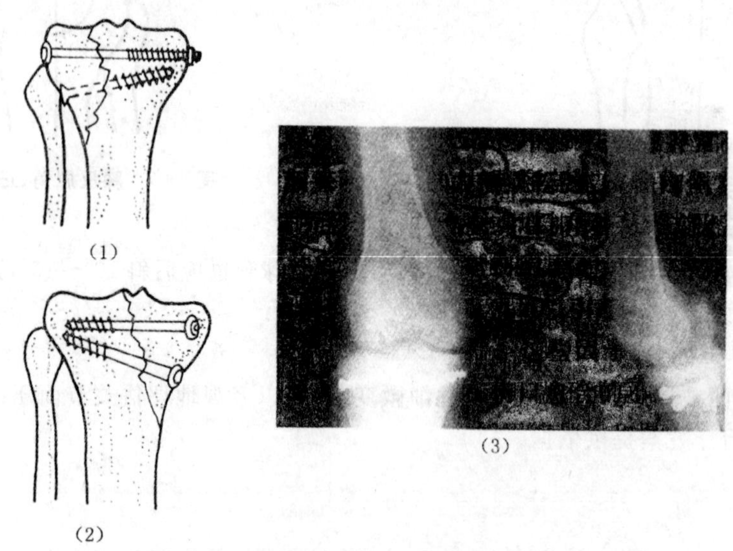

(1)　　(2)　　(3)

图 18-9　胫骨单髁骨折骨松质螺钉并骨栓内固定

(1)、(2)胫骨单髁骨折骨松质螺钉或加骨栓内固定；(3)胫骨单髁骨折骨松质螺钉内固定术后X线片

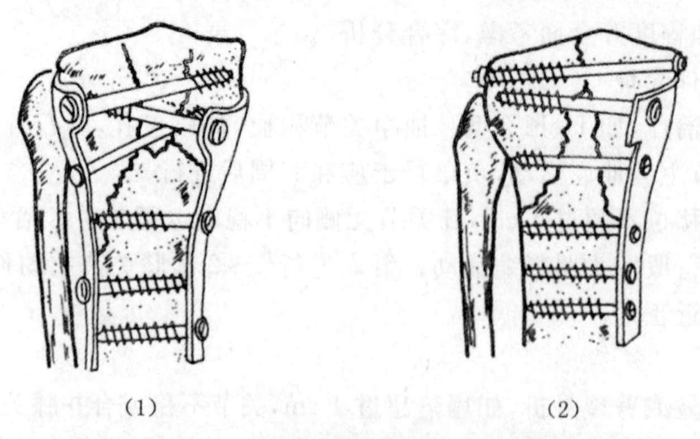

(1)　　(2)

图 18-10　胫骨双髁粉碎骨折内固定

(1)胫骨双髁骨折双钢板内固定；(2)胫骨双髁骨折钢板加骨栓内固定

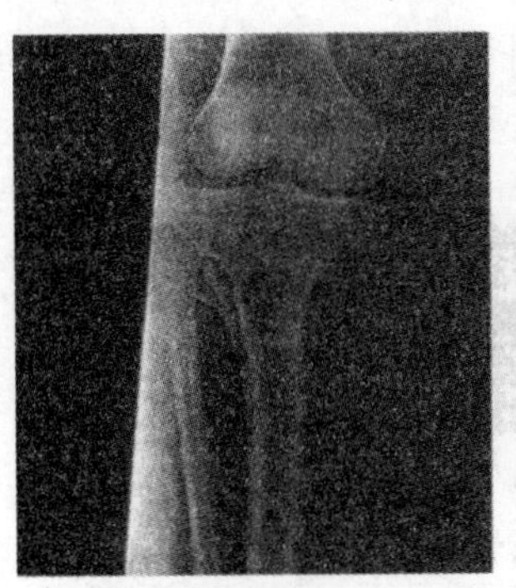
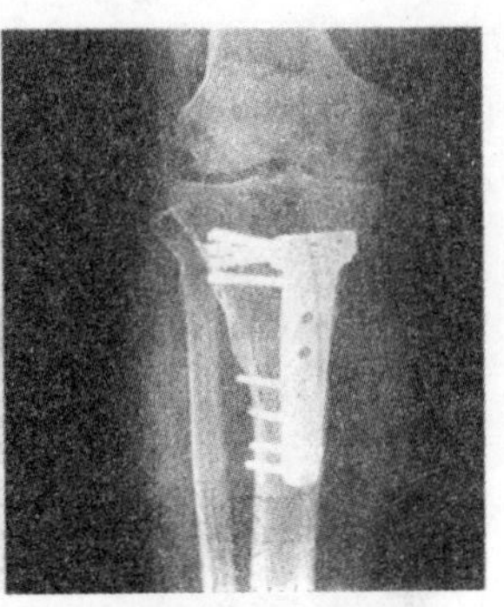

图 18-11　胫骨平台骨折及内固定

(三)关节镜监测下复位固定

通过关节镜监测可了解平台塌陷状况及有否韧带、半月板损伤。关节外开窗撬拔复位，植骨加支撑钢板固定，在关节镜辅助监测下可了解复位情况，关节面是否平整等。韧带或半月板损伤可在关节镜下修复或切除。利用关节镜手术可减少创伤干扰，有利于膝关节功能的尽快恢复。

(王　季)

第二节　髌骨骨折

髌骨古称连骸骨，俗称膝盖骨、镜面骨。《素问・骨空经》云："膝解为骸关，侠膝之骨为连骸。"髌骨为人体最大的籽骨，位于膝关节之前。髌骨骨折占全部骨折损伤的10%，多见成年人。

髌骨略呈三角形，尖端向下，被包埋在股四头肌腱部，其后方是软骨面，与股骨两髁之间软骨面相关节，即髌股关节。髌骨后方之软骨面有条纵嵴，与股骨髁滑车的凹陷相适应，并将髌骨后软骨面分为内外两部分，内侧者较厚，外侧者扁宽。髌骨下端通过髌韧带连于胫骨结节。

髌骨是膝关节的一个组成部分，切除髌骨后，在伸膝活动中可使股四头肌肌力减少30%左右，因此，髌骨有保护膝关节、增强股四头肌肌力、伸直膝关节最后10°～15°的作用，除不能复位的粉碎性骨折外，应尽量保留髌骨。髌骨后面是完整的关节面，其内外侧分别与股骨内外髁前面形成髌股关节，在治疗中应尽量使关节面恢复平整，减少髌股关节炎的发生。横断骨折有移位者，均有股四头肌腱扩张部断裂，致使肌四头肌失去正常伸膝功能，治疗髌骨骨折时，应修复肌腱扩张部的连续性。

一、病因

骨折病因为直接暴力和肌肉强力收缩所致。直接暴力多因外力直接打击在髌骨上，如撞伤、踢伤等，骨折多为粉碎性，其髌前腱膜及髌骨两侧腱膜和关节囊多保持完好，骨折移位较小，亦可为横断骨折、边缘骨折或纵形劈裂骨折。肌肉强力收缩者，多由于股四头肌猛力收缩，所形成的牵拉性损伤，如突然滑倒时，膝关节半屈曲位，股四头肌骤然收缩，牵拉髌骨向上，髌韧带则固定髌骨下部，而股骨髁部向前顶压髌骨形成支点，三种力量同时作用造成髌骨骨折。肌肉强力收缩多造成髌骨横断骨折，上下骨块有不同程度的分离移位，髌前筋膜及两侧扩张部撕裂严重。

二、诊断要点

有明显外伤史，伤后膝前方疼痛、肿胀，膝关节活动障碍。检查时在髌骨处有明显压痛，粉碎骨折可触及骨擦感，横断骨折有移位时可触及一凹沟。膝关节正侧位X线片可明确诊断。

X线检查时需注意：侧位片虽然对判明横断骨折以及骨折块分离最为有用，但不能了解有无纵形骨折以及粉碎骨折的情况。而斜位片可以避免髌骨与股骨髁重叠，既可显示其全貌，更有利于诊断纵形骨折、粉碎骨折及边缘骨折。斜位摄片时，若为髌骨外侧损伤可采用外旋45°位，如怀疑内侧有损伤时，则可取内旋45°。如临床高度怀疑有髌骨骨折而斜位及侧位X线片均未显示时，可再照髌骨切位X线片(图18-12)。

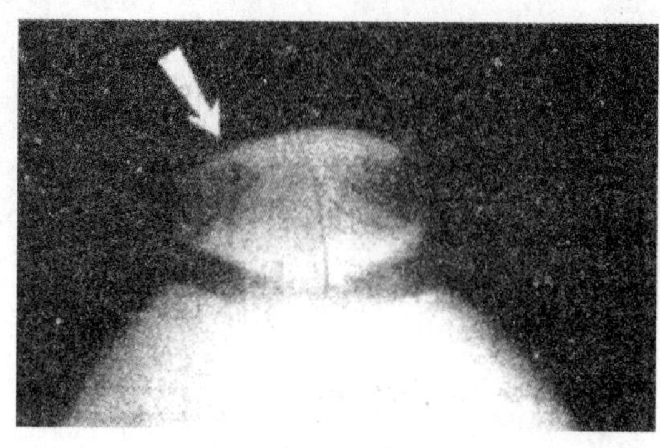

图18-12 髌骨切线位X线片

三、治疗方法

髌骨骨折属关节内骨折，在治疗时必须达到解剖复位并修复周围软组织损伤，才能恢复伸膝装置的完整，防止创伤性关节炎的发生。

(一)整复固定方法

1.手法整复外固定

(1)整复方法：复位时先将膝关节内积血抽吸干净，注入1%普鲁卡因5～10 mL，起局部麻醉作用，而后患膝伸直，术者立于患侧，用两手拇示指分别捏住上下方骨块，向中心对挤即可合拢复位。

(2)固定方法：①石膏固定法：用长腿石膏固定患膝于伸直位。若以管型石膏固定，在石膏塑形前摸出髌骨轮廓，并适当向髌骨中央挤压使骨折块断面充分接触，这样固定作用可靠，可早期进行股四头肌收缩锻炼，预防肌肉萎缩和粘连。外固定时间不宜过长，一般不要超过6周。髌骨纵形骨折一般移位较小，用长腿石膏夹固定4周即可。②抱膝圈固定法：可根据髌骨大小，用胶皮电线、纱布、棉花做成套圈，置于髌骨处，并将四条布带绕于托板后方收紧打结，托板的两端用绷带固定于大小腿上。固定2周后，开始股四头肌收缩锻炼，3周后下床练习步行，4～6周后去除外固定，做膝关节不负重活动。此方法简单易行，操作方便，但固定效果不够稳定，有再移位的可能，注意固定期间应定时检查纠正。同时注意布带有否压迫腓总神经，以免造成腓总神经损伤。③闭合穿针加压内固定：适用于髌骨横形骨折者。方法是皮肤常规消毒、铺巾后，在无菌操作下，用骨钻在上下骨折块分别穿入一根钢针，注意进针方向须与髌骨骨折线平行，两根针亦应平行，穿针后整复。骨折对位后，将两针端靠拢拉紧，使两骨折块接触，稳定后再拧紧固定器螺钉，如无固定器亦可代之以不锈钢丝。然后用乙醇纱布保护针孔，防止感染，术后用长木板或石膏托将膝关节固定于伸直位(图18-13)。④抓髌器固定法：方法是患者取仰卧位，股神经麻醉，在无菌操作下抽净关节内积血，用双手拇、示指挤压髌骨使其对位。待复位准确后，先用抓髌器较窄的一侧钩刺入皮肤，钩住髌骨下极前缘和部分髌腱。如为粉碎性骨折，钩住其主要的骨块和最大的骨块，然后再用抓髌器较宽的一侧，钩住近端髌骨上极前缘亦即张力带处。如为上极粉碎性骨折，先钩住上极粉碎性骨块，再钩住远端骨块。注意抓髌器的双钩必须抓牢髌骨上下极的前侧缘。最后将加压螺旋稍加拧紧使髌骨相互紧密接触。固定后要反复伸屈膝关节以磨造关节面，达到最佳复位。骨折复位后应注意抓髌器螺旋盖压力的调整，因为其为加压固定的关键部位，松则不能有效地维持对位，紧则不能产生骨折自身磨造的效应(图18-14)。⑤髌骨抱聚器固定法：电视X线透视下无菌操作，先抽尽膝关节腔内积血，利用胫骨结节髌骨外缘的关系，在胫骨结节偏内上部位，将抱聚器的下钩刺穿皮肤，进入髌骨下极非关节面的下方，并向上提拉，确定是否抓持牢固。并用拇指后推折块，让助手两手拇指在膝关节两旁推挤皮肤及皮下组织向后以矫正翻转移位。将上针板刺入皮肤，扎在近折块的前侧缘上，术者一手稳住上下针板，令助手拧动上下手柄，直至针板与内环靠近，术者另一手的拇指按压即将接触的折端，并扪压内外侧缘，以防侧方错位，并加压固定。再利用髌骨沿股间窝下滑及膝关节伸屈角度不同和髌股关节接触面的变化，伸屈膝关节，纠正残留成角和侧方移位。应用髌骨抱聚器治疗髌骨骨折具有骨折复位稳定、加速愈合、关节功能恢复理想的优点(图 18-15)。

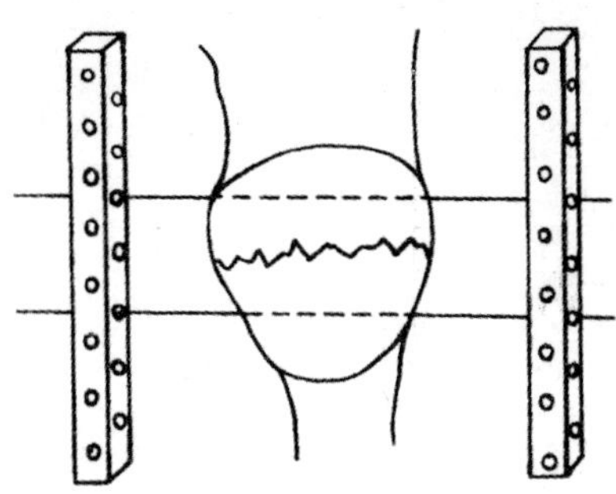

图 18-13 闭合穿针加压内固定

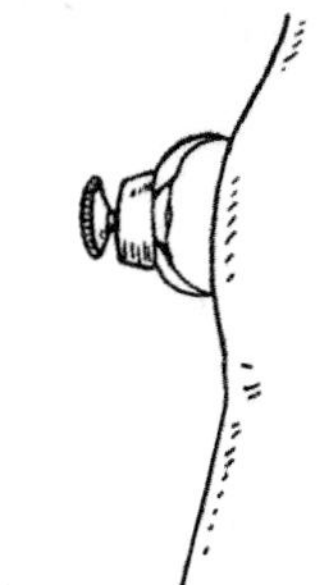

图 18-14 抓髌器固定法

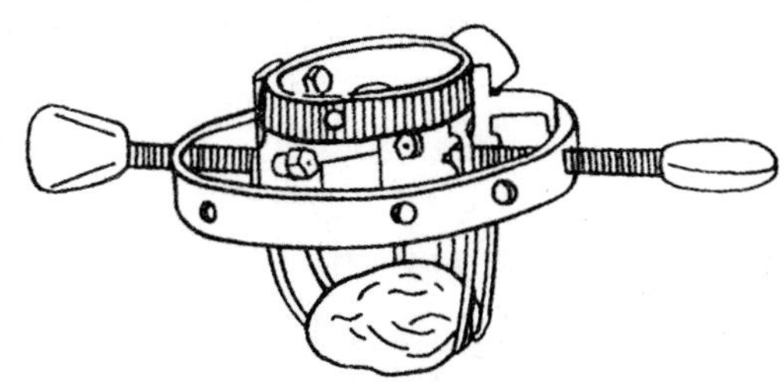

图 18-15 髌骨抱聚器固定法

2.切开复位内固定

适用于髌骨上下骨折块分离在 1.5 cm 以上、不易手法复位或其他固定方法失败者。方法是在硬膜外麻醉或股神经加坐骨神经阻滞麻醉下，取膝前横弧形切口，切开皮肤皮下组织后，即进入髌前及腱膜前区，此时可见到髌骨的折面及撕裂的支持带，同时有紫红色血液由裂隙涌出，吸净积血，止血，进行内固定。目前以双 10 号丝线、不锈钢丝、张力带钢丝固定为常用(图 18-16)。

(二)药物治疗

髌骨骨折多瘀肿严重，初期可用利水逐瘀法以祛瘀消肿，具体方药参照股骨髁间骨折。若采用穿针或外固定器治疗者，可用解毒饮加泽泻、车前子；肿胀消减后，可服接骨丹；后期关节疼痛活动受限者，可服养血止痛丸。外用药初期肿胀严重者，可外敷消肿散。无移位骨折，可外贴接骨止痛膏。去固定后，关节强硬疼痛者，可按摩展筋丹或展筋酊，并可用活血通经舒筋利节之苏木煎外洗。

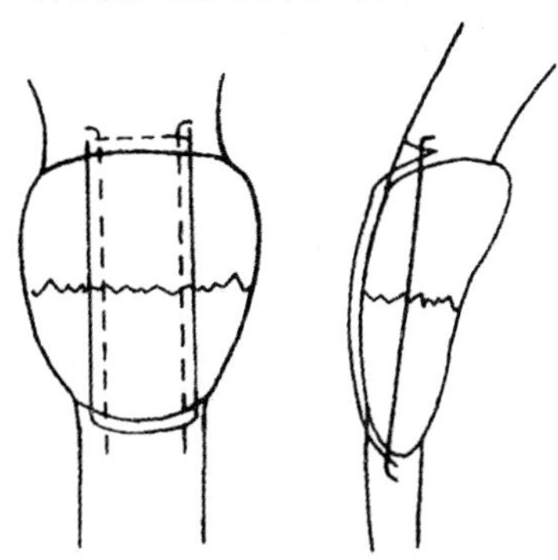

图 18-16 张力带钢丝内固定

(三)功能康复

复位固定肿胀消退后,即可下床活动,让膝关节有小量的伸屈活动,使髌骨关节面得以在股骨滑车的磨造中愈合,有利于关节面的平复。2～3周,有托板固定者应解除,有限度地增大膝关节的活动范围,6周后骨折愈合去固定后,可用指推活髌法解除髌骨粘连,以后逐步加强膝关节屈伸活动锻炼,使膝关节功能早日恢复。

(王　季)

第三节　胫腓骨干骨折

胫腓骨由于部位的关系,遭受直接暴力打击的机会较多,因此胫腓骨骨折在全身长管状骨骨折中最为多见,约占全身骨折的13.7%。其中以胫腓骨双骨折最为常见,胫骨骨折次之,单纯腓骨骨折最少。因胫骨前内侧紧贴皮肤,所以开放性骨折比较多见,有时伴有广泛的软组织、神经、血管损伤,甚至污染严重,组织失活。这给治疗带来了很大的困难,选择一种最好的治疗方法,一直是骨折治疗的研究方向。

一、发病机制

(一)直接暴力

胫腓骨干骨折多见于交通事故和工伤,可能是撞击伤、车轮碾压伤、重物打击伤。暴力常来自小腿的前外侧,所造成的胫腓骨骨折往往在同一水平面上,骨折线多呈横断形或短斜形,可在暴力作用侧有一三角形的碎骨片。骨折后,骨折端多有重叠、成角、旋转等移位。较大暴力或交通事故伤多为粉碎性骨折,有时呈多段,因胫骨前内侧位于皮下,骨折端极易穿破皮肤,肌肉也会有较严重的的挫伤。即使未穿破皮肤,如果挫伤严重,血运不好,亦可发生皮肤坏死、骨外露,容易继发感染。巨大暴力的碾挫、绞轧伤可能会有大面积皮肤剥脱、肌肉撕裂、神经血管损伤和骨折端裸露。

(二)间接暴力

多为高处坠落、旋转暴力扭伤、滑跌等所致的骨折,骨折线多呈长斜形或螺旋形,胫腓骨骨折常不在同一平面上,即胫骨中下端而腓骨可能在上端,一般腓骨骨折线较胫骨骨折线高。软组织损伤一般较轻,有时骨折移位后骨折端可戳破皮肤形成开放性骨折,这种开放性骨折比直接暴力所造成的污染好得多,软组织损伤轻,出血少。

骨折的移位取决于外力的大小、方向,肌肉收缩和伤肢远端重量等因素。暴力较多来于小腿的外侧,因此可使骨折端向内侧成角,小腿的重力可使骨折端向后侧倾斜成角,足的重量可使骨折远端向外旋转,肌肉收缩又可使两骨折端重叠移位。儿童胫腓骨骨折遭受的外力一般较小,而且儿童的骨皮质韧性较大,多为青枝骨折。

二、分类

对骨折及伴随软组织损伤的范围和类型进行分类可以让医生确定最佳的治疗方案,也可使医生能追够踪治疗的结果。

胫骨骨折的OTA分型:胫骨骨折分为42-A、42-B、42-C三大型,每型又分为三种亚型(图18-17)。

(一)42-A型

A_1:简单骨折,螺旋形。

A_2:简单骨折,斜形(成角大于或等于30°)。

A_3:简单骨折,横形(成角小于30°)。

(二)42-B型

B_1:蝶形骨折,蝶形块旋转。

B_2：蝶形骨折，蝶形块弯曲。

B_3：蝶形骨折，蝶形块游离。

（三）42-C 型

C_1：粉碎骨折，骨折块旋转。

C_2：粉碎骨析，骨折块分段。

C_3：粉碎骨折，骨折块不规则。

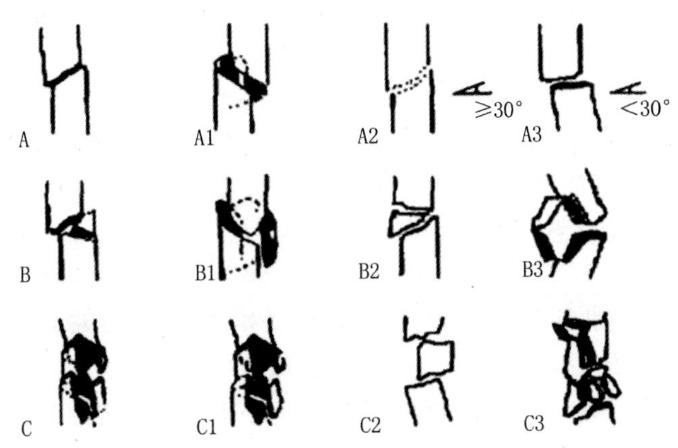

图 18-17　胫骨骨折 OTA 分型

三、临床表现及诊断

临床检查局部疼痛明显，肿胀及压痛，可有典型的骨折体征，骨折有移位时畸形明显，可表现为小腿外旋、成角、短缩。应注意是否有神经、血管损伤，检查足趾伸屈活动是否受影响，足背动脉和足跟内侧动脉搏动强度及小腿张力是否增高。

骨折引起的并发症往往比骨折本身产生的后果更加严重，应避免漏诊，需尽早处理。小腿远端温暖以及足背动脉搏动未消失决非供血无障碍的证据，有任何可疑时，都有必要进行多普勒超声检查，甚至动脉造影。对小腿的肿胀应有充分的警惕，尤其是触诊张力高、足趾伸屈活动引起相关肌肉疼痛时，有必要进行筋膜间室压力的检查和动态监测。

软组织损伤的程度需要仔细的检查和评估，有无开放性伤口，有无潜在的皮肤剥脱、坏死区。捻挫伤对皮肤及软组织都会造成严重的影响，有时皮肤和软组织损伤的实际范围需要经过数天的观察才能确定。这些对于骨折的预后有重要的意义。

儿童青枝骨折或裂缝骨折临床无明显畸形，受伤小腿可抬举，仅表现为拒绝站立及行走，临床检查时使伤侧膝关节伸直，在足跟部轻轻用力扣击，力量可传导至骨折端，使局部产生明显疼痛。

X 线检查可进一步了解骨折的类型及移位，分析创伤机制、骨膜损伤程度以及移位趋势等。X 线检查时应注意包括整个小腿，有些胫腓骨双骨折的骨折线不在同一水平面上，可因拍摄范围不够而容易漏诊，也不能正确地判断下肢有无内外翻畸形。

四、治疗

胫腓骨骨折的治疗目的是恢复小腿的负重功能。完全纠正骨折端的成角和旋转畸形，维持膝、踝两关节的平行，使胫骨有良好的对线，小腿才能负重。在治疗过程中重点在于胫骨，因为胫骨是下肢的主要负重骨，只要胫骨骨折能达到解剖复位，腓骨骨折一般也会有良好的对位对线，不一定强求解剖复位，但有时腓骨骨折的解剖复位固定有助于稳定其他结构。

每例骨折都各具有其特殊性，应根据每个患者的具体情况，如骨折类型、软组织损伤程度及有无复合伤等，进行客观的评价和判断，决定选择外固定还是开放复位内固定。

（一）闭合复位外固定

适用于稳定性骨折、经复位后骨折面接触稳定无明显移位趋势的不稳定骨折。稳定性骨折无移位、青枝骨折、经复位后骨折面接触稳定无明显移位趋势的横形骨折、短斜形骨折等，在麻醉下进行手法骨折闭合复位，长腿石膏外固定。复位尽量达到解剖复位，但坚决反对反复多次地、甚至是暴力式的整复，如果复位不满意，宁可改行开放复位内固定。膝关节应保持在20°左右的轻度屈曲位，以利控制旋转。如果屈曲过多，伸膝装置紧张，牵拉胫骨近端使得近骨折端上抬，骨折向前成角。踝关节应固定在功能位，避免造成踝关节背伸障碍，行走以及下蹲困难。石膏干燥坚固后可扶拐练习患足踏地及行走，2～3周后可开始去拐循序练习负重行走。

（二）跟骨牵引外固定

适用于斜形、螺旋形、轻度粉碎性的不稳定骨折以及严重软组织损伤的胫腓骨骨折。对于不稳定骨折，单纯的外固定可能不能维持良好的对位对线。可在麻醉下行跟骨穿针，牵引架上牵引复位，短腿石膏外固定，用4～6 kg重量持续牵引，应注意避免过度牵引。3周左右后，达到纤维连接，可除去跟骨牵引，改用长腿石膏继续固定直至骨愈合。

骨折手法复位后，对于稳定性骨折，对位对线良好者，可考虑应用小夹板外固定。小夹板外固定的优点是不超关节固定，膝、踝两关节的活动不受影响，如果能够保持良好的固定，注意功能锻炼，骨折愈合往往比较快，因此小夹板外固定的愈合期比石膏外固定者为短。但小夹板外固定的部位比较局限，压力不均匀，衬垫处皮肤可发生压疮，甚至坏死，需严密观察；小夹板外固定包扎过紧可能造成小腿筋膜间室综合征，应注意防止。

石膏固定的优点是可以按照肢体的轮廓进行塑型，固定牢靠，尤其是管型石膏。Sarmiento认为膝下管型石膏能减少胫骨的旋转活动，其外形略似髌腱承重假体，使承重力线通过胫骨髁沿骨干达到足跟，可以减少骨延迟愈合及骨不愈合的发生率，并能使膝关节功能及时恢复，骨折端可能略有缩短，但不会发生成角畸形。但如果包扎过紧，可造成肢体缺血，甚至发生坏死；包扎过松、肿胀减轻后、肌肉萎缩都可使石膏松动，骨折发生移位。因此石膏固定期间应随时观察，包扎过紧应及时松开，发生松动应及时小心更换。长腿石膏固定的缺点是超关节范围固定，可能影响膝、踝两关节的活动功能，延长胫骨骨折的愈合时间。因此，可在长腿石膏固定6～8周后，骨痂已有形成时，改用小夹板外固定，开始循序功能锻炼。

闭合复位外固定虽经常发生一些较小的并发症，但却有较高的骨折愈合率，而且很少发生严重的并发症，而且经济。它适用于多种类型的胫腓骨骨折的治疗，但需要花费较长的时间，需要医生的耐心、责任心以及患者的信心和配合。

跟骨牵引复位外固定有其独特的优点，但随着骨折固定方法的日新月异，现在已很少作为胫腓骨骨折的终极治疗，而往往是早期治疗的权宜之计。长时间的牵引会严重影响患者的活动，可能会引起一系列并发症，尤其是老年人，更需警惕。

（三）开放复位内固定

胫腓骨骨折的骨性愈合时间一般较长，长时间的石膏外固定，对膝、踝两关节的功能必然造成影响。而且，由于肿胀消退、肌肉萎缩及负重等原因，石膏外固定期间很可能发生骨折再移位，造成骨折畸形愈合，功能障碍。因此，对于不稳定胫腓骨骨折采用开放复位内固定者日益增多。根据不同类型的骨折可采用螺丝钉固定、钢板螺丝钉固定、髓内钉固定等内固定方法。

1.螺丝钉固定

适用于长斜形骨折及螺旋形骨折。长斜形骨折或螺旋形骨折开放复位后，采用1～2枚螺丝钉在骨折部位固定，可按拉力螺钉固定技术固定。通常这些拉力螺钉与骨折线呈垂直拧入。1～2枚螺丝钉固定仅能维持骨折的对位，固定不够坚强，需要持续石膏外固定10～12周。尽管手术操作简单，但整个治疗过程中仍需要石膏外固定，因此临床应用受到限制。

2.钢板螺丝钉固定

不适合于闭合治疗的，尤其是不稳定的胫腓骨骨折均可应用。应用钢板螺丝钉，尤其是加压钢板治疗胫腓骨骨折时,应该采用改进的钢板固定技术和间接复位技术,小心仔细处理软组织,否则会引起骨的延迟愈合及很高的并发症发生率。加压钢板的类型有多种,应针对不同类型骨折做出不同的选择,就目前医疗情况而言,LC-DCP(有限接触动力加压钢板)为首选。应用近年来发展起来的 LISS 固定系统,通过闭合复位,经皮钢板固定的方法治疗胫腓骨骨折,具有操作简便、手术损伤小、固定可靠、术后恢复和骨折愈合快的优点,值得在有条件的单位推广使用。

胫骨前内侧面仅有皮肤覆盖,缺乏肌肉保护,所以习惯把钢板置于胫骨前外侧肌肉下面。但这样不能获得最大的稳定性以及最大限度地保护局部血运。

AO 学派非常强调,骨干骨折的钢板应置于该骨的张力侧。从步态的力学分析,人体的重力线交替落于负重肢胫骨的内或外侧,并不固定,所以 AO 学派没有提出胫骨的张力侧何在,也没有强调钢板应置于胫骨的内侧。

从骨折的创伤机制和肌肉收缩作用而言,胫腓骨骨折的移位趋势多为向前内成角,前内侧的骨膜多已断裂,而后外侧则是完整的,是软组织的铰链之所在。因此胫骨的张力侧在内侧,外侧是完整的软组织铰链。钢板置于胫骨内侧,既可使内侧的张应力转为压应力,又可利用其外侧的软组织铰链增强骨折复位后的紧密接触以及稳定。

另外,胫骨前内侧的骨膜严重破坏,局部血运破坏,保护对侧完整的骨膜以保护尚存的血供极为重要。如果按照旧习惯,把钢板置于外侧,则不仅将仅存的来自骨膜的血供完全破坏,也将滋养动脉破坏,危及髓内血供。可见,就大多数胫腓骨骨折而言,钢板放在胫骨内侧可达到骨折稳定的要求,也符合保护局部血运的原则。这也正是 BO 所要求的。

所以当胫骨前内侧软组织条件许可的情况下,钢板应放在内侧,但由于胫骨前内侧的皮肤及皮下组织较薄,严重损伤后容易坏死,可把钢板放在胫前肌的深面、胫骨的外侧。

3. 髓内钉固定(图 18-18)

大部分需要手术治疗的胫腓骨骨折,可采用髓内钉治疗,尤其是不稳定性、节段性、双侧胫腓骨骨折。用于胫骨的髓内有多种,如 Ender 钉、Lottes 钉、矩形钉、自锁钉、交锁钉等。Ender 钉、Lottes 钉适合治疗轴向稳定的各型胫腓骨骨折,它可以防止胫骨发生成角畸形,但可能发生骨折端旋转、横移位等,有将近 50%的患者仍需要石膏辅助固定。Wiss 等建议对发生在膝下 7.5 cm 至踝上 7.5 cm 范围并至少有 25%的骨皮质接触的骨折方可用 Ender 钉治疗。胫骨交锁髓内钉基本上解决了对旋转稳定性的控制,可用于膝下 7 cm 至踝上 4 cm的轴向不稳定性骨折。

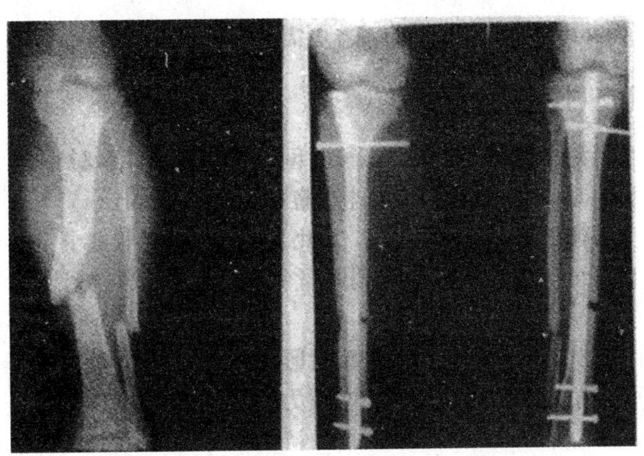

图 18-18 胫骨骨折交锁髓内钉固定术

胫骨交锁髓内钉的直径一般为 11~15 mm。距钉的顶部 4.5 cm 处有 15°的前弯,以允许髓内钉进入胫骨近端的前侧部位;在钉的远端 6.5 cm 处有 3°的前弯,在插髓内钉时起到一个斜坡的作用,以减少胫骨后侧皮质粉碎的机会;髓内钉的近端和远端各有两个孔道,以供锁钉穿过;锁钉为 5 mm 的自攻丝骨螺丝钉。

对于骨干峡部的稳定性胫腓骨骨折,如横形、短斜形、非粉碎性骨折等,可以采用动力型胫骨交锁髓内钉,有利于骨折端间的紧密接触乃至加压。对于所有不稳定性胫腓骨骨折,髓内钉的近、远两端各需锁2枚锁钉,以维持肢体的长度及控制旋转。Ekeland等报告应用胫骨交锁髓内钉获得较好的结果,但他们认为应慎用动力型或简单的无锁胫骨交锁髓内钉,因为大部分的并发症都发生于动力型胫骨交锁髓内钉,他们也不赞成对胫骨交锁髓内钉常规地做动力性加压处理。

由于不扩髓和扩髓相比具有以下潜在优点:手术时间短,出血少,合并严重闭合性软组织损伤者能较少地干扰骨内膜血供等。所以大多数学者推荐采用不扩髓髓内钉。Keating等报告了一项随机前瞻性研究,他们对不扩髓和扩髓胫骨交锁髓内钉所治疗的开放胫腓骨骨折进行了比较,除不扩髓组的锁钉断裂较高外,不扩髓和扩髓胫骨交锁髓内钉治疗的开放胫腓骨骨折的其他结果在统计学上没有显著性差异。Duwelius等建议将不扩髓交锁髓内钉用于治疗合并较严重软组织损伤的胫腓骨骨折,而将扩髓交锁髓内钉用于治疗没有明显软组织损伤者。

值得一提的是,由于胫骨交锁髓内钉治疗胫腓骨骨折日渐盛行,使得一些骨科医生将其应用范围扩大至更靠近近端和远端。因此,在胫骨近1/3骨折采用交锁髓内钉治疗,出现胫骨对线不良成为常见问题,应引起重视。

4.外支架固定

无论是闭合或开放性胫腓骨骨折均可应用,尤其是后者,更有实用价值。用于合并有严重皮肤软组织损伤的胫腓骨骨折,不仅可使骨折得到稳定固定,而且方便皮肤软组织损伤的观察和处理。用于粉碎性骨折或伴有骨缺损时,可以维持肢体的长度,有利于晚期植骨。而且不影响膝、踝关节的活动,甚至可以带着外支架起床行走,所以,近年来应用较广。具体应用在开放性胫腓骨骨折节中阐述。

五、预后

(一)筋膜间室综合征

筋膜间室综合征主要发生在小腿、前臂以及足,以小腿更为多见,也更加严重。它并不是只发生于高能量损伤,也并不是只发生于闭合性损伤中,低能量的损伤和开放性损伤也可出现。小腿的肌肉等软组织损伤或骨折后出血形成血肿,加上反应性水肿,或包扎过紧,使得筋膜间室内压力增高,可以造成血液循环障碍,形成筋膜间室综合征。

小腿的筋膜间室综合征发生于胫前间隙最多,胫后间隙次之,外侧间隙最少,多数有多间隙同时发生。胫前间隙位于小腿前外侧,内有胫前肌、伸趾肌、第三腓骨肌、胫前动静脉和腓深神经。当间隙内压力增高时,小腿前外侧肿胀变硬,明显压痛,被动伸屈足趾时疼痛明显加剧,随后发生伸趾肌、胫前肌麻痹,背伸踝关节和伸趾无力,但由于腓动脉有交通支与胫前动脉相同,因此,早期足背动脉可以触及。

筋膜间室综合征是一种进行性疾病,刚开始时症状可能不明显,一旦遇到可疑情况,应密切观察,多做检查,做到早期确诊、及时处理,避免严重后果。由于筋膜间室综合征筋膜间室内压力增高所致,早期的切开减压是有效的治疗手段。要达到减压的目的,就要把筋膜间室的筋膜彻底打开。早期的彻底切开减压是防止肌肉、神经发生坏死以及永久性功能损害的有效方法。

(二)感染

开放性胫腓骨骨折行钢板内固定后,发生感染的几率最高。Johner和Wruhs报告当开放性胫腓骨骨折应用钢板内固定时,感染率增加到5倍。但随着医疗技术和医药的不断发展,感染的发生率明显下降。尽管如此,仍不可小视。对于开放性胫腓骨骨折,有条件地选择胫骨交锁髓内钉和外支架固定是明智的。一旦感染发生,应积极治疗。先选择有效的药物以及充分引流,感染控制后,应充分清创,清除坏死组织、骨端间的无血运组织以及死骨,然后在骨缺损处植入松质骨条块,闭合创口,放置引流管作持续冲洗引流,引流液中加入有效抗生素,直至冲洗液多次培养阴性。如果原有的内固定已经失效,或妨碍引流,则必须取出原有的全部内固定物,改用外支架固定。如果创口无法直接闭合,应选择肌皮瓣覆盖,或者二期闭合。

(三)骨延迟愈合、不愈合和畸形愈合

胫腓骨骨折的愈合时间较长,不愈合的发生率较高。导致胫腓骨骨折延迟愈合、不愈合的原因很多,大致可以分为骨折本身因素和处理不当两大类，多以骨折本身因素为主，多种原因同时存在。

1. 骨延迟愈合

Russel 在 1996 年对胫骨骨折的愈合期提出了一般标准：①闭合－低能量损伤：10～14 周。②闭合－高能量损伤：12～16 周。③开放性骨折平均 16～26 周。④Castilo Ⅲb Ⅲc：30～50 周。一般胫骨骨折超过时限尚未愈合，但比较不同时期的系列 X 线片，它仍处于愈合过程中，可以诊断骨延迟愈合。根据不同资料统计约有 1%～17%。在骨折治疗过程中，必须定期复查，确保固定可靠，指导循序功能锻炼，促进康复。

对于胫骨骨折骨延迟愈合，如果骨折固定稳定、可靠，则可以在石膏固定保护下及时加强练习负重行走，给以良性的轴向应力刺激，以促进骨折愈合。当然也可以在骨折周围进行植骨术，方法简单，创伤小。另外，还可以采用电刺激疗法。

2. 骨不愈合

一般胫骨骨折超过时限尚未愈合，X 线上有骨端硬化，髓腔封闭；骨端萎缩疏松，中间有较大的间隙；骨端硬化，相互间成为杵臼状假关节等。以上 3 种形式的任何 1 种，可以诊断骨不愈合。骨不愈合的患者在临床上常有疼痛、负重疼痛、不能负重，局部在应力下疼痛、压痛、小腿成角畸形、异常活动等。

胫骨的骨延迟愈合和不愈合的界限不是很明确的、骨延迟愈合的患者，患肢可以负重，以促进骨折愈合，但如果是骨不愈合患者，过多的活动反而会使骨折端形成假关节，所以应该采取积极的手术治疗。可靠的固定和改善骨折端周围的软组织血运是主要的手段。

对于胫骨骨不愈合，如果骨折端已有纤维连接，骨折对位、对线可以接受时，简单有效的治疗方法是在胫骨骨折部位行松质骨植骨，术中注意保护局部血液循环良好的软组织，骨折部不广泛剥离，不打开骨折端。胫骨前方软组织菲薄，可能不适合植骨，可以行后方植骨。

对于骨折位置不能接受，骨端硬化，纤维组织愈合差者，需要暴露骨折端，打通髓腔，采用LC-DCP、胫骨交锁髓内钉、外固定支架重新进行可靠的固定，再在骨折端周围、髓腔内植入松质骨条块。

如果是骨折处局部有瘢痕或皮肤缺损引起的骨不愈合，改善局部血运则有利于骨折的愈合。可以选用腓肠肌内侧头肌皮瓣转位覆盖胫前中以及上 1/3 皮肤缺损；比目鱼肌肌皮瓣转位覆盖胫骨中下段皮肤缺损；也可以用带旋髂血管的皮肤髂骨瓣游离移植修复胫骨缺损和局部皮肤缺损。

对于骨缺损引起的骨不愈合，可以根据骨缺损的情况采取不同的方法。如果骨缺损不是很大，在5～7 cm以内，可以取同侧髂骨块嵌入胫骨骨缺损处植骨。骨缺损在 5～7 cm 以上，可以采用带血管的游离骨移植术。

3. 畸形愈合

胫骨骨折的畸形容易发现，一般都得到及时的纠正，畸形愈合的发生率较低。但粉碎性骨折、有软组织或骨缺损以及移位严重者，容易发生畸形愈合，注意及时发现，早期处理。前文亦已提及，在胫骨近 1/3 骨折采用交锁髓内钉治疗，极易发生成角畸形。

从理论上讲，凡是非解剖愈合，都是畸形愈合。但许多非解剖愈合，其功能和外观都是可以接受的。所以判断骨折畸形愈合要看是否是造成了肢体功能障碍或有明显的外观畸形。这也可以作为骨折畸形愈合是否需要截骨矫形的标准。

4. 创伤性关节炎、关节功能障碍

由于骨折涉及关节，骨折固定时间长、固定不当，骨折畸形愈合，筋膜间室综合征后遗症等原因，都会造成创伤性关节炎、关节功能障碍。无论是创伤性关节炎还是关节功能障碍，一旦发生，都缺少有效的治疗方法，关键在于预防。

5. 爪状趾畸形

小腿的后筋膜间室综合征会遗留爪状趾畸形；胫骨下段骨折骨痂形成后，趾长伸肌在骨折处粘连也可引起爪状趾畸形。爪状趾畸形可以影响穿鞋、袜，也可能影响行走，应注意预防。患者早期要练习伸屈足趾运动。如果爪状趾畸形严重，被动牵引不能纠正，可以行趾关节融合术或屈趾长肌切断固定术等。

六、护理要点

1.牵引和固定的护理

石膏固定要密切观察患肢的疼痛程度和足趾背伸和跖屈以及末梢循环情况。如怀疑神经受压，应立即减压。保持有效的牵引，做好皮肤护理，预防压疮。外固定后要把小腿抬高置于中立位。每日2次消毒固定针针眼周围皮肤，预防固定针感染。内固定时要观察伤口渗血渗液，以防感染。采用螺丝钉或钢板固定后，要注意预防关节僵硬。

2.功能锻炼

早期进行股四头肌的等长收缩，足趾和髌骨的被动及主动活动。跟骨牵引者，要进行髌骨被动活动和抬臀运动，以防跟腱挛缩。内固定早期做膝关节屈曲活动。除去外固定后，逐渐负重活动。

（王　季）

第四节　单纯腓骨骨折

腓骨体呈三棱柱形，有三缘及三面。前缘及内侧嵴分别为腓骨前、后肌间隔的附着部。骨间缘起于腓骨头的内侧，向下移行于外踝的前缘。骨间缘向上、下分别与前缘及内侧嵴相合，有小腿骨间膜附着。腓骨体后面发生扭转，上部向后，下部向内。外侧面也出现扭转，上部向外，下部向后。

腓骨体有许多肌肉附着，在上1/3，有强大的比目鱼肌附着，下2/3有长屈肌和腓骨短肌附着；另外在腓骨上2/3的前、外、后侧有趾长伸肌、腓骨长肌和胫骨后肌包绕，而下1/3则甚少肌肉附着。这样，腓骨上、中1/3交点及中、下1/3交点均是两组肌肉附着区的临界点，也是相对活动与相对不活动的临界点，承受的张应力较大，在肌肉强大收缩下，可能容易使腓骨遭受损伤。

腓骨滋养孔多为1个，可为多孔（2～7个），滋养动脉起自腓动脉，多为1支，次为2支，多为3支，其行走斜向下或水平向外，进入腓骨滋养孔。

腓骨四周均有肌肉保护，虽不负重，但有支持胫骨的作用和增强踝关节的稳定度。骨折后移位常不大，易愈合。腓骨头后有腓总神经绕过，如发生骨折要注意此神经损伤的可能性。

一、病因及发病机制

单纯腓骨骨折较少见，常发生于与胫骨骨折的混合性骨折中。

（一）直接暴力

腓骨干骨折以重物打击、踢伤、撞击伤或车轮碾扎伤等多见，暴力多来自小腿的前外侧，骨折线多呈横断形或短斜形。巨大暴力或交通事故多为粉碎性骨折，骨折端多有重叠、成角、旋转移位等。因腓骨位于皮下，所以骨折端穿破皮肤的可能性极大，肌肉被挫伤的机会也较多。如果暴力轻微，皮肤虽未穿破，如挫伤严重，血运不良，亦可发生皮肤坏死，骨外露发生感染。较大暴力的碾挫、绞扎伤可有大面积剥脱皮肤，肌肉撕裂和骨折端裸露。

骨折部位以中、下1/3较多见，由于营养血管损伤、软组织覆盖少、血运较差等特点，延迟愈合及不愈合的发生率较高。

（二）间接暴力

为由高处坠下、旋转扭伤或滑倒等所致的骨折，骨折线多呈斜形或螺旋形；腓骨骨折线较胫骨骨折线高，软组织损伤小，但骨折移位，骨折尖端穿破皮肤形成穿刺性开放伤的机会较多。

骨折移位取决于外力作用的大小、方向。小腿外侧受暴力的机会较多，肌肉收缩和伤肢远端重量等因素，因此可使骨折端向内成角，小腿重力可使骨折端向后侧倾斜成角，足的重量可使骨折远端向外旋转，肌肉收缩又可使骨折端重叠移位。

儿童腓骨骨折遭受外力一般较小，加上儿童骨皮质韧性较大，多为青枝骨折。

二、类型

(一)单纯腓骨骨折

单纯腓骨干骨折较少见，多由直接暴力打击小腿外侧所致。在骨折外力作用的部位，骨折线呈横形或粉碎。因有完整的胫骨作为支柱，骨折很少移位。但腓骨头下骨折时，应注意有无腓总神经损伤。一般腓骨骨折如不影响踝关节的稳定性，均不需复位，用石膏托或夹板固定 4～6 周即可；如骨折轻微，只用弹力绷带缠紧，手杖保护行走，骨折即可愈合。

(二)腓骨应力性骨折

1.病因

腓骨应力性骨折多见于运动员、战士或长途行走者，多位于踝关节上部。

2.发病机制

为多次重复的较小暴力作用于骨折部位，使骨小梁不断发生断裂，但局部修复作用速度较慢，最终导致骨折。

3.临床症状与诊断

运动或长途行走之后，局部出现酸痛感，休息后好转，运动、长途行走或工作后则加剧。局部可有肿胀、压痛，有时可出现硬性隆起。X 线片上的改变出现较晚，一般在 2 周后可出现不太清晰的骨折线，呈一骨质疏松带或骨质致密带，继而陆续出现骨膜性新骨形成和骨痂生长。

三、治疗

根据骨折类型和软组织损伤程度选择外固定或开放复位内固定。

1.手法复位外固定

适用于单纯的腓骨中上段骨折或无移位的腓骨下段骨折。应力性骨折多无移位，确诊后停止运动、患肢休息即可。症状明显时，可用石膏托固定。

2.开放复位内固定

腓骨骨折是踝关节骨折的一部分，通常在固定内、后、前踝之前，先将外踝或腓骨整复和内固定。作踝关节、前外侧纵形切口，显露外踝和腓骨远端，保护隐神经，如骨折线呈斜形，可用 1～2 枚拉力螺丝钉由前向后打入骨折部位，使骨片间产生压缩力，螺丝钉的长度必须能钉穿后侧皮质，但不要向外伸出太多以致影响腓骨肌腱鞘。如果为横形骨折或远侧骨片较小，可纵形分开跟腓韧带纤维，显露外踝尖端，打入长螺丝钉，也可用其他形式的髓内钉经过骨折线打入近侧骨片髓腔中。手术必须要达到解剖整复，保持腓骨的长度。如果骨折位于胫腓下关节之上，整复后可用一块小型半管状压缩接骨板做内固定。如果用髓内钉则应小心，不要使外踝引向距骨，髓内钉的插入部位应相当于踝部尖端的外侧面。如果髓内钉是直线插入，外踝就能被引向距骨，这样就造会造成踝穴狭窄，踝关节的活动度减小，因此应事先将髓内钉弯成一定的弧度以避免发生这种错误。

3.开放性腓骨骨折的处理

小腿开放性骨折的软组织伤轻重不等，可发生大面积皮肤剥脱伤、组织缺损、肌肉绞轧挫灭伤、粉碎性骨折和严重污染等。早期处理时，创口开放或是闭合，采用什么固定方法均必须根据不同伤因和损伤程度做出正确的判断。小腿的特点是前侧皮肤紧贴胫骨，清创后勉强缝合，常因牵拉过紧造成缺血、坏死或感染。因此，对 Gustilo Ⅰ型或较清洁的Ⅱ型伤口，预计清创后一期愈合无大张力者可行一期愈合；对污染严重，皮肤缺损或缝合后张力较大者，均应清创后开放创面。如果骨折需要内固定，也可在内固定后用健康肌肉覆盖骨折部，开放皮肤创口，等炎症局限后，延迟一期闭合创面或二期处理。大量临床资料证实，延迟一期闭合创口较一期缝合的成功率高。

四、并发症

筋膜间室综合征、感染、延迟愈合、不愈合或畸形愈合。

(王　季)

第五节　膝关节脱位

膝关节为屈戌关节,由股骨下端及胫骨上端构成,二骨之间有半月软骨衬垫,向外有约15°的外翻角。膝关节的主要功能是负重和屈伸运动,在屈曲位时,有轻度的骨外旋及内收外展活动。膝关节的稳定主要依靠周围的韧带维持。内侧副韧带和股四肌对稳定膝关节有相当作用。膝关节因其结构复杂坚固、关节接触面较宽,因此在一般外力下很难使其脱位,其发生率仅占全身关节脱位的0.6%。如因强大的外力而造成脱位时,则必然会有韧带损伤,而且可发生骨折,乃至神经、血管损伤。合并腘动脉损伤时,如诊治不当,则有导致下肢截肢的危险。根据其脱位的方向,可分为膝关节前脱位、膝关节后脱位、膝关节内脱位、膝关节外脱位。

一、膝关节前脱位

(一)病因与发病机制

暴力来自前方,直接作用于股骨下段,使膝关节过伸,股骨髁的关节面沿胫骨平台向后急骤旋转移位,突破后侧关节囊,而使胫骨脱位于前方,形成膝关节前脱位。

(二)诊断

膝关节肿胀严重,疼痛,功能障碍,前后径增大,髌骨下陷,膝关节处微屈曲位,畸形,弹性固定,触摸髌骨处空虚,腘窝部丰满,并可触及股骨髁突起于后侧,髌腱两侧可触及向前移位的胫骨平台前缘。X线检查:侧位片见胫骨脱位于股骨前方(图18-19)。

依据外伤史、典型临床表现,结合X线检查,可以确诊。要了解是否合并有撕脱性骨折,检查远端动脉搏动情况,以判断腘窝血管是否受伤,同时需要检查足踝运动和感觉情况,判断是否合并神经损伤。

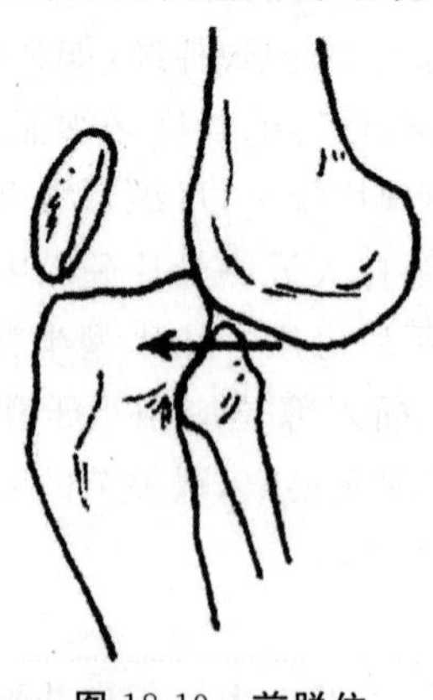

图18-19　前脱位

(三)治疗

1.手法复位外固定

一般采用手法整复外固定。方法是:患者仰卧。一助手环抱大腿上段,一助手牵足踝上下牵引。术者站患侧,一手托股骨下段向上,即可复位(图18-20)或术者两手四指托腘窝向前,两拇指按胫骨向后亦可复位。当脱位整复后,助手放松牵引,术者一手持膝,一手持足,将膝关节屈曲,再伸直至15°左右,然后从膝关节前方两侧,仔细检查关节是否完全吻合,检查胫前、后动脉搏动情况,检查足踝运动和感觉情况等。

复位后，用长直角板或石膏托将患膝固定于10°～20°左右伸展位中立，股骨远端后侧加垫，3周后开始作膝关节主动屈曲，股四头肌自主收缩锻炼，4周后解除外固定，可下床活动。

2.药物治疗

初期内服活血化瘀、通络消肿中药，药用接骨七厘片、筋骨痛消丸或活血疏肝汤加川木瓜、川牛膝；继服通经活络舒筋中药，方用丹栀逍遥散加独活、续断、木瓜、牛膝、丝瓜络、桑寄生。若有神经损伤症状如全虫、白芷。后期内服仙灵骨葆胶囊或补肾壮筋汤加续断、五加皮，以强壮筋骨。神经损伤后期宜益气通络、祛风壮筋，方用黄芪桂枝五物汤加续断、五加皮、桑寄生、牛膝、全虫、僵蚕、制马前子等。

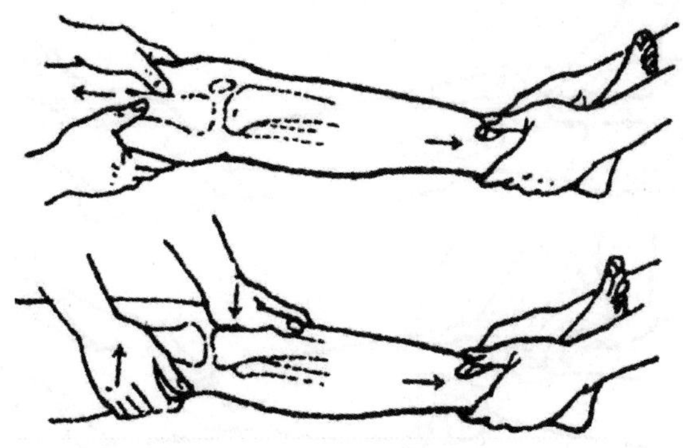

图18-20　膝关节前脱位复位法

3.手术疗法

膝关节前脱位最易造成血管损伤，合并有腘动脉损伤者应立即进行手术探查。如果关节囊撕裂，韧带断裂嵌夹于关节间隙，或因股骨髁套锁于撕裂的关节囊裂孔而妨碍复位时，也应手术切开复位，修复损伤的韧带。合并髁部骨折者也应及时手术撬起塌陷的髁部，并以螺拴、拉力螺丝或特制的“T”形钢板固定，否则骨性结构紊乱带来的不稳定将在后期给患者造成很大困难。

二、膝关节后脱位

（一）病因与发病机制

多是直接暴力从前方而来，作用于胫骨上端，使膝关节过伸，胫骨平台向后脱出，形成膝关节后脱位。

（二）诊断

1.临床表现

膝关节肿胀严重，疼痛剧烈，功能障碍。膝关节前后径增大，似过伸位，胫骨上端下陷，皮肤有皱褶，畸形明显，呈弹性固定，触摸髌骨下空虚，腘窝处可触及胫骨平台向后突起，髌腱两侧能触到向前突起的股骨髁。X线检查：侧位片可见胫骨脱于股骨后方（图18-21）。

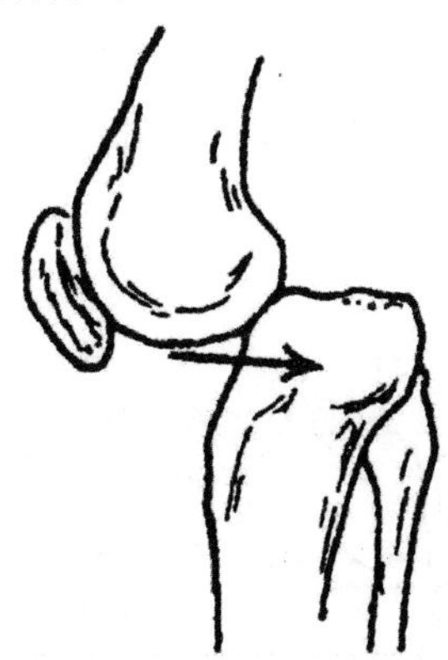

图18-21　后脱位

2.诊断依据

依据外伤史，典型症状，畸形，一般即可确定诊断。但需拍X线片，诊查是否合并撕脱性骨折。另外要检查胫前、后动脉搏动情况，判断腘窝血管是否受伤。检查足踝的主动运动和感觉情况，判断神经是否损伤。

（三）治疗

常采用手法整复外固定，方法是患者仰卧，一助手牵大腿部，一助手牵患肢踝部，上下牵引。术者站于患侧，一手托胫骨上段向前，一手按股骨下段向后，即可复位（图18-22）。

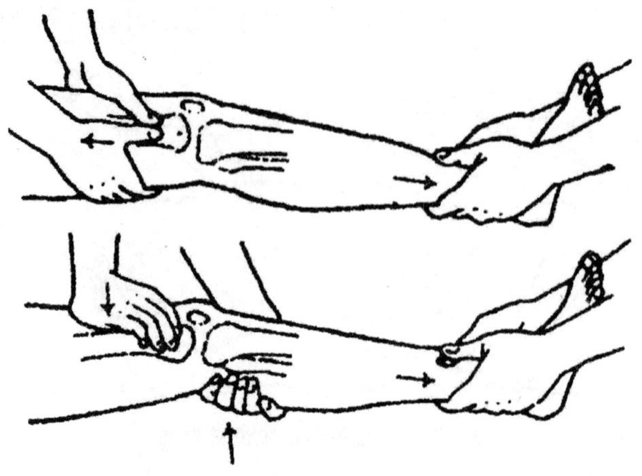

图18-22 膝关节后脱位复位法

复位后，用长直角夹板或石膏托固定。在胫骨上面后侧加垫，将膝关节固定在15°左右的伸展中立位。3周后开始做屈伸主动锻炼活动和股四头肌自主收缩活动。4周后解除固定，下床锻炼。本病固定应特别注意慢性继发性半脱位，因患者不自觉的抬腿，股骨必然向前，加上胫骨的重力下垂，常常形成胫骨平台向后继发性脱位。必要时可改用膝关节屈曲位固定。3周后开始膝关节伸展锻炼。

对合并有血管、神经损伤及骨折的患者，处理同膝关节前脱位。

三、膝关节侧方脱位

（一）病因与发病机制

直接暴力作用于膝关节侧方，或间接暴力传导至膝关节，致使膝关节过度外翻或内翻，造成膝关节侧方脱位。单纯侧方脱位少见，多合并对侧胫骨平台骨折，骨折近端和股骨的关系基本正常。

（二）诊断

膝关节侧方脱位因筋伤严重，肿胀甚剧，局部青紫淤斑，功能丧失，压痛明显，有明显的侧方异常活动。在膝关节侧方能触到脱出的胫骨平台侧缘。若有神经损伤，常见足踝不能主动背伸，小腿下段外侧皮肤麻木。

依据明显的外伤史，典型的症状和畸形，即可确诊。结合X线检查，能明确脱位情况，以及是否合并骨折（图18-23）。应注意神经损伤与否。

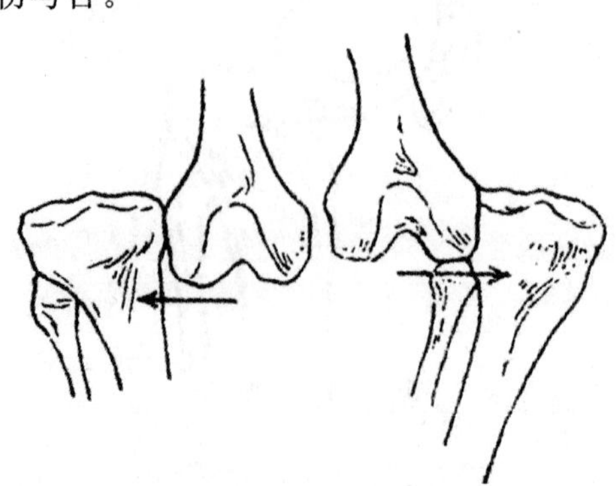

图18-23 膝关节侧方移位

（三）治疗

1.手法整复外固定

常采用手法整复外固定。方法是：患者仰卧位，一助手固定股骨，一助手牵引足踝。若膝关节外脱位，术者一手扳股骨下端向外，并使膝关节呈内翻位，即可复位（图 18-24）。

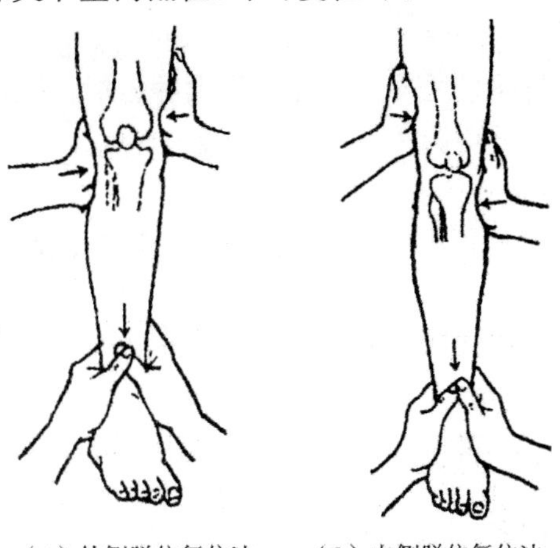

（1）外侧脱位复位法　（2）内侧脱位复位法

图 18-24　手法整复复位

复位后，用长直角夹板或石膏托将肢体固定在伸展中立位，膝关节稍屈曲，脱出的部位和上下端相应的位置加棉垫，形成三点加压，将膝关节置于与外力相反的内翻与外翻位，即内侧脱位固定在内翻位，外侧脱位固定在外翻位。一般固定 4～6 周，解除夹板，开始功能锻炼。

2.药物治疗

同膝关节前脱位。

3.功能锻炼

膝关节脱位复位后，应将膝关节固定于屈曲 15°～30°位，减少对神经、血管的牵拉。密切观察血管情况，触摸胫后动脉和足背动脉。足部虽温暖但无脉，则标志着血供不足。术后在 40°～70°范围内的持续被动活动对伤后早期恢复活动是有帮助的，但应注意防止过度运动在后期遗留一定程度的关节不稳。股四头肌的训练对膝关节动力性稳定起着重大作用。固定后，即指导患者作股四头肌收缩锻炼。肿胀消减后，作带固定仰卧抬腿锻炼。4～8 周解除外固定后，先开始作膝关节的自主屈曲，然后下床活动锻炼，按膝关节功能疗法处理。

（王　季）

第六节　髌骨脱位

髌骨古称"膝盖骨"，又称"镜面骨"。髌骨脱位临床不多见，只有在骨及软组织缺陷或暴力致伤时，才会出现脱位。髌骨是人体最大的籽骨，其骨性结构略呈扁平三角形，底朝上，尖朝下，覆盖于股骨与胫骨两端构成的膝关节前面，其后面为两个斜形关节面，在中央部呈纵嵴隆起，该嵴与股骨下端凹形的滑车关节面相对应，可阻止其向左右滑动。髌骨的上缘与股四头肌腱相连，下缘通过髌韧带止于胫骨结节，两侧为止于胫骨髁的股四头肌扩张部所包绕。

髌骨于正常情况下，无论伸直、屈曲都必须位于膝关节的顶点，但由于膝关节有 10°～15°的外翻角，股四头肌起止点不在同一直线上，故当股四头肌收缩时，髌骨有自然外移的趋向，但由于止于髌骨内上缘的股内侧肌向内牵拉，能有效地纠正髌骨向外脱位的倾向，维持髌骨的正常位置。只有当髌骨及周围骨质、软组织结构有解剖、生理缺陷，或受暴力损伤致股内侧肌及扩张部撕裂时，才会形成髌骨外侧脱位。特殊暴力时可形成内侧脱位。股四头肌腱或髌韧带断裂时可向下或向上脱位。

一、病因病机

（一）外伤性脱位

当膝关节屈曲位跌倒，髌骨内侧缘遭受向外的直接暴力冲击时，或膝关节在外翻位跌倒，股四头肌扩张部内侧软组织撕裂时，可发生髌骨外侧脱位。当膝关节处于伸直位，突然在髌骨内侧遭到强力外旋暴力伤，髌骨可滑过股骨外髁，而发生髌骨外侧脱位。

当膝关节遭受直接暴力，作用于髌骨外缘，使髌骨外侧支持带及股四头肌腱扩张部外侧撕裂，而使髌骨向内侧脱位，此型较少见。

在暴力作用下，股四头肌腱断裂或髌韧带断裂，髌骨移位于下方或上方，有时可夹在关节间隙。

髌骨外伤性脱位常见的并发症有：髌骨向外侧脱位时，与股骨外髁相撞击，可造成股骨外髁骨折；髌骨内侧缘于外侧脱位时，被股四头肌内侧扩张部撕脱而骨折；股四头肌内侧扩张部撕裂；股四头肌腱、髌韧带断裂。

（二）习惯性脱位

主要是由先天性骨骼或软组织发育缺陷所致。骨骼发育不良，包括髌骨、胫骨、股骨异常。髌骨异常有翼状髌骨、高位髌骨、小髌骨等；胫骨异常有胫骨外旋、胫骨结节外移等；股骨异常有股骨外髁低平、股骨内旋、股骨前倾角增大等。软组织异常包括股四头肌特别是内侧肌松弛，髌骨内侧支持带松弛，髂胫束挛缩或止点异常，髌腱止点异常，股四头肌与髌腱所形成的 Q 角异常（Q 角是从髂前上棘到胫骨结节的连线与髌骨一髌韧带正中线的夹角，正常男性为 8°～12°，女性为 15°±5°，超过 20°为异常）。

此外急性脱位复位不良，固定时间不足，使创伤后愈合不良也可以引起习惯性髌骨脱位。

二、诊断要点

（一）外伤性脱位

有外伤史，伤后膝部肿胀、疼痛、膝关节呈半屈曲位，不能伸直。膝前平坦，髌骨可向外、内、上、下方脱出。股四头肌腱断裂时，膝上方肿胀明显，可触及肌腱断裂后之凹陷，压痛在膝上方，髌骨向下脱位。外侧脱位时，在髌骨内上缘之股内侧肌抵止部有明显压痛，可伴有创伤性滑膜炎及关节内积血或积液。髌韧带断裂时，髌骨向上脱位，膝下方肿胀，压痛明显，可触及髌韧带断裂所形成的凹陷。

注意有部分外侧脱位的患者就诊时，髌骨已在膝关节伸直时自行复位，应仔细检查，若发现髌骨内侧有淤斑，压痛明显，将髌骨向外推移时有松动感，屈膝时（通常在麻醉下）可发现髌骨向外移位，有这些症状即可明确诊断。若临床医师未能想到或未做细致的临床检查，常可误诊为一般的膝关节挫伤或创伤性膝关节滑膜炎等。

膝关节正、侧、轴位片可见髌骨移出于股骨髁间窝之外。

（二）习惯性脱位

青少年女性居多，多为单侧，亦有双侧患病，或有外伤性脱位病史。若先天发育不良者，可无明显创伤或急性脱位病史。每当屈膝时，髌骨即在股骨外髁上变位向外侧脱出，脱出时伴响声，正常髌骨部位塌陷或低平，股骨外髁前外侧有异常骨性隆起。当患者忍痛自动或被动伸膝时，髌骨可自行复位，且伴有响声。平时行走时觉腿软无力，跑步时常跌倒。

膝关节正位片应观察髌骨的大小及位置，侧位片观察髌骨的高低，轴位片观察股骨外髁发育情况。通常双侧膝关节同时拍片以资对比。

根据病史、症状体征及 X 线片检查，通常可做出髌骨脱位的诊断。

三、治疗方法

(一)整复固定方法

1.手法整复外固定

(1)整复方法:外侧脱位者,患者取仰卧位。术者站于患侧,一手握患肢踝部,另一手拇指抵于髌骨外方,使患膝在微屈状态下逐渐伸直,同时用拇指将髌骨向内推挤,使其越过股骨外髁而复位。复位后,可轻柔屈伸膝关节数次,检查是否仍会脱出。

若髌骨与股骨外髁相嵌顿,用上法不能复位者,可让患者仰卧,一助手固定大腿部,一助手握踝关节上方,先使膝关节屈曲外翻,使外侧肌肉松弛。术者站于患侧,双手持膝,先以两手指拉脱位的髌骨内缘,使髌骨向外移以扩大畸形,松解嵌顿,后令牵踝的助手将膝关节慢慢伸直,同时术者以两手拇指推挤脱出的髌骨向内前即可复位。

(2)固定方法:用长腿石膏托固定屈膝 20°～30°位 2～3 周,若合并股四头肌扩张部撕裂,则应固定4～6 周。

2.手术治疗

(1)适应证:①外伤性脱位:有严重的股四头肌扩张部或股内侧肌撕裂及股四头肌腱、髌韧带断裂等,均应做手术修补。②习惯性脱位:应手术治疗,以矫正伸膝装置力线、恢复正常 Q 角。

(2)手术方法:①外伤性脱位:在手术修复撕裂的膝内侧组织,包括股四头肌内侧扩张部的同时,应清理关节内软骨碎片,以免日后形成关节内游离体。股四头肌腱及髌韧带断裂者,行肌腱或韧带吻合术。②习惯性脱位:可根据患者脱位原因、年龄等情况综合考虑,可一种术式或几种术式联合运用,如股内侧肌髌前移植术、胫骨结节髌腱附着部内移术、内侧关节囊紧缩术、膝外翻畸形截骨矫正术、股骨外髁垫高术。在胫骨上端骨骺闭合前,尽量不做截骨术或垫高外髁手术。

(二)药物治疗

早期活血消肿止痛,方选活血舒肝汤加木瓜、牛膝;中期养血通经活络,内服活血止痛丸;后期补肝肾、强筋骨,可服健步虎潜丸。外治早期可用活血止痛膏以消肿止痛,后期以苏木煎熏洗患肢以舒利关节。

(三)功能康复

抬高患肢,并积极做股四头肌收缩练习。解除外固定后,有计划地指导加强股内侧肌锻炼,逐步锻炼膝关节屈伸。早期避免负重下蹲,以防再脱位。

(王　季)

第七节　上胫腓关节脱位

上胫腓关节脱位又称为骑马者膝,因骑马者过门洞时,腓骨头撞击于门框上所引起的腓骨头后脱位。本病好发于青少年,常见于运动伤和交通伤。

上胫腓关节位于胫骨外髁外侧,由关节囊、胫腓前后韧带相连接。前韧带较后韧带厚,自腓骨头前上斜行至胫骨外髁前方,后韧带自腓骨头后方斜行向上止于胫骨外髁后方。关节活动主要为水平位方向,也有少许轴向活动。腓总神经围绕腓骨颈,由后方至前外侧,脱位时易于损伤。

一、病因病理与分类

单纯的上胫腓关节前外侧脱位多发生于膝关节屈曲位,小腿外旋足踝跖屈时由高处落下。由于腓骨长短肌、趾长伸肌的张力突然增加,将腓骨近端向前猛力牵拉,使腓骨头扭转撕裂胫腓后韧带,致腓骨头挤向前外穿破胫腓前韧带而脱位。后脱位是由于直接暴力或扭转损伤撕裂关节囊、韧带,同时股二头肌强烈收缩牵拉腓骨头向后脱位。根据脱位情况分为四类:半脱位、前外侧脱位、后内侧脱位和向上脱位。

二、临床表现及诊断

外伤后膝关节外侧疼痛,可有轻度肿胀,活动无力。检查可见腓骨头明显突出,压痛,膝关节主动活动受限,被动活动正常。踝关节背伸和内翻时疼痛加重,应与健侧对比腓骨头的前后移动度有无增加。

双膝 X 线片对比,前脱位时上胫腓关节间隙增宽,腓骨头与胫骨上端重叠影增大。

三、治疗

1. 非手术治疗

(1)手法复位:屈膝 90°,用拇指挤压腓骨头向外向后,余指固定胫骨,同时旋转屈伸小腿进行复位,复位时可闻及“咔嗒”响声。

(2)固定:复位后,以石膏托固定 2～3 周。

(3)功能锻炼:早期行股四头肌舒缩和足趾屈伸锻炼,去除石膏后可逐渐进行膝关节屈伸及踝关节旋转活动。

(4)中药治疗:早期宜活血散瘀,消肿止痛,桃红四物汤加牛膝、泽泻、车前子、连翘;中期宜养血续筋,用壮筋养血汤加减;后期宜舒筋活络,可用下肢洗药熏洗。

2. 手术治疗

手法复位失败或反复脱位者,可行切开复位韧带修补术。

四、并发症

(1)腓总神经损伤:多为一过性运动感觉障碍,早期观察,应用神经营养药物。

(2)踝关节损伤:表现为外踝向上移位和骨间膜的损伤。

(王　季)

第八节　膝关节半月板损伤

一、概要

膝关节半月板主要是纤维软骨组织,位于股骨、胫骨之间的关节隙两侧,内外各一。内侧半月板外形呈 C 形,外侧半月板近似于 O 形。半月板的横切面呈三角形(楔形),外缘厚,中央(游离缘)薄。半月板前、后角附着于胫骨平台前、后部(图 18-25)。

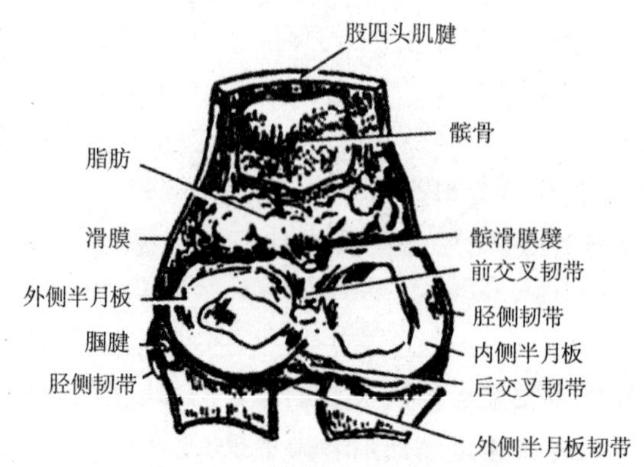

图 18-25　膝关节内外侧半月板

半月板的生理功能有:①滚珠作用,有利关节的活动。②缓冲作用,吸收纵向冲击及震荡,保护关节软骨。③稳固关节作用,防止膝过度伸屈、膝内外翻及内外旋,也防止股骨过度前后滑移。④凋节关节内的压力,分布关节液。半月板撕裂后功能丧失,反而引起关节继发病变。

半月板损伤在欧美地区以内侧半月板损伤较多,而在亚洲则以外侧半月板损伤较多,原因是亚洲地区外侧盘状半月板的人较多。

二、发病病因

主要由直接暴力和间接暴力引起,其中以间接暴力多见。最常见的是半月板矛盾运动的结果。

(1)当膝关节运动时,股骨髁和胫骨平台有两种不同方向的活动。屈伸时,股骨内外髁在半月板上面做前后活动;当旋转时,半月板则固定于股骨髁下面,其转动发生于半月板和胫骨平台之间。故半月板破裂往往发生于膝的伸屈过程中又有膝的扭转、挤压或内外翻动作时。在体育运动中,产生这种半月板矛盾运动的动作很多,很容易引起半月板损伤。

(2)以蹲位或半蹲位为主的工作人员反复的蹲立提重物,使膝关节常处于屈曲、伸直位,有时还有外翻和旋转动作,反复磨损引起外侧半月板或后角的损伤,病史中可无明显外伤史。

半月板损伤的类型:损伤类型可根据半月板撕裂形态而分,常见的有以下几种。①边缘分离:大多发生在内侧半月板前、中部,有自愈可能。②半月板纵裂:也称"捅柄样撕裂"或"提篮损伤"(图 18-26),大的纵裂易于产生关节交锁。③前角损伤:可为半月板实质撕裂,也可能为前角撕脱骨折。④后角损伤:多较难诊断,表现为膝后部疼痛(图 18-27)。⑤横行损伤:多发生在体部,临床疼痛较明显,偶有关节交锁。⑥水平劈裂:大多在半月板体部中段呈层状部分裂开,尤以盘状半月板多见,无论是关节造影还是关节镜检查均易漏诊,应撬起半月板内缘查看。⑦内缘不规则破裂:半月板内缘有多处撕裂,可产生关节内游离体、关节交锁与疼痛。⑧半月板松弛:常有膝不稳定感,关节间隙触诊可有凸出、压痛及滑进滑出感,半月板摇摆试验常阳性。

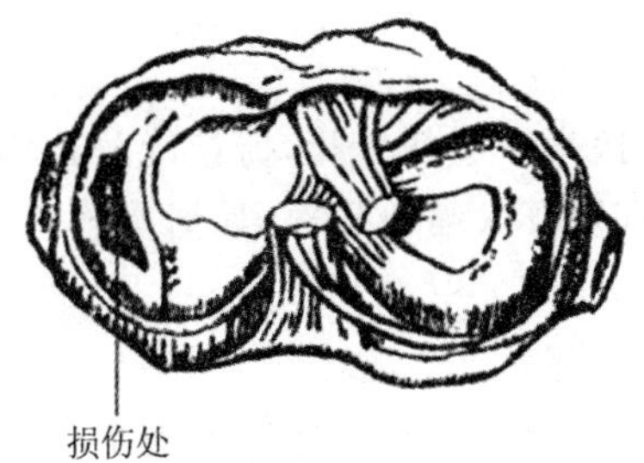

图 18-26　半月板捅柄样撕裂

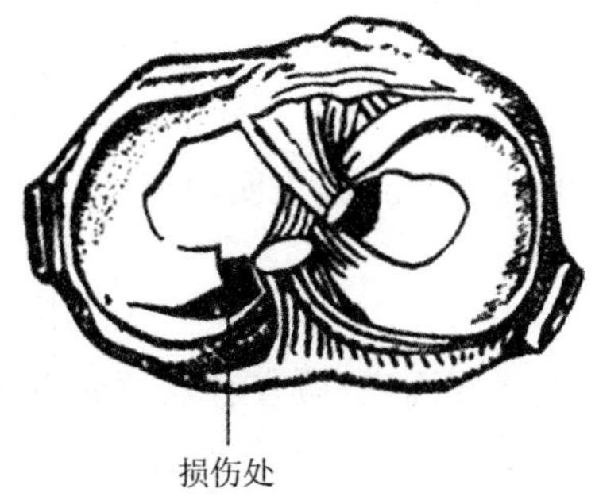

图 18-27　半月板后角损伤

总之,半月板损伤后失去正常张力,产生异位活动,经常引起膝关节疼痛,关节积液,交锁,导致膝关节不稳,甚至引起膝关节骨性关节炎。半月板损伤后撕裂缘变圆钝,显微镜下可见软骨退行性变,细胞坏死,基质破坏等。陈旧性半月板损伤经常肿胀积液者,可引起滑膜肥厚,慢性滑膜炎反应的表现。

三、临床表现

（一）症状与体征

1.疼痛

疼痛是因半月板损伤后牵扯周围滑膜引起的。半月板撕裂后，其张力失常，膝关节运动时半月板的异常活动牵拉滑膜以致疼痛。疼痛特点是：固定在损伤的一侧，随活动量增加疼痛加重，部分患者疼痛不明显。

2.关节交锁

活动时突然关节“卡住”不能伸屈。一般急性期交锁不多见。多在慢性期出现。交锁后关节酸痛，不能伸屈。可自行或在医生帮助下“解锁”。“解锁”后往往会有滑膜反应肿胀，交锁特点固定于损伤侧。

3.弹响声

膝关节活动时可听到或感到半月板损伤侧有弹响声。

4.关节肿胀积液

急性损伤期，多有滑膜牵扯损伤或伴有其他结构损伤，往往关节积血积液。慢性期关节活动后肿胀，与活动量大小有关。关节液是黄色半透明的滑液。是慢性创伤性滑膜炎的结果。关节肿胀积液可用浮髌试验及膝关节积液诱发试验检查。

5.股四头肌萎缩

半月板损伤有明显症状，长期未治疗，可致股四头肌萎缩，股内侧肌更明显。但股四头肌萎缩不是特异体征。

6.关节隙压痛及突出

半月板损伤侧的关节隙压痛阳性，压痛点多与半月板损伤的部位相吻合（如体部损伤，压痛在体部）。还可触到损伤的半月板在关节隙处呈鞭条状隆凸，往往也是压痛所在。半月板隆凸对诊断有意义，但应与囊肿相鉴别。

7.半月板摇摆试验

方法是患者仰卧，膝伸直或半屈，医生一手托患膝，拇指缘放在内或外侧关节间隙，压住半月板缘，另一手握足部并内外摇摆小腿，使关节间隙开大缩小数次，如拇指感到有鞭条状物进出滑动于关节间隙或感到响声或疼痛，即表示该半月板损伤。

8.麦氏征（McMurray 征）

做法等于在重复损伤机制，对急性期患者由于疼痛多不能奏效，但对慢性期最常用，且有一定诊断价值。本法的准确率与检查者的经验有直接关系。传统认为麦氏征阳性必须由疼痛和膝关节内响声两者构成，但这种典型的阳性体征较难诱出，所以现在也有人认为，在麦氏征试验中，疼痛或响声两者其中之一出现，该试验即可为阳性。注意半月板损伤的响声与滑膜炎、膝关节骨关节病等细碎响声不同，为一种弹响声。具体方法是：医师一手握患者足部，另一手扶膝上，使小腿外展内旋，然后将膝由极度屈曲缓缓伸直，如关节间隙处有响声（听到或手感到）和（或）疼痛，即表明内侧半月板损伤。也可反方向进行，外侧痛响，即外侧半月板损伤。

9.研磨试验

患者俯卧位，膝关节屈曲 90°，助手将大腿固定，检查者双手握患侧足向下压并旋转小腿，使股骨与胫骨关节面之间发生摩擦，半月板撕裂者可引起疼痛。若外旋位产生疼痛，表示内侧半月板损伤。若内旋位产生疼痛，表示外侧半月板损伤。

10.鸭步试验

患者全蹲位小腿分开，足外旋向前走，出现疼痛者为阳性。多说明半月板后角损伤。

11.半月板前角挤压试验

膝全屈，一手拇指按压膝关节隙前缘（半月板前角处），一手握小腿由屈至伸，出现疼痛为阳性。

半月板损伤常合并其他结构的断裂损伤，如内侧副韧带、交叉韧带断裂，关节软骨损伤，骨软骨骨折等。症状、体征往往复杂多样变化很大，尤其在损伤急性期，关节肿胀疼痛明显，须仔细检查明确诊断。

（二）辅助检查

半月板损伤依靠病史及临床检查多可做出较正确的诊断，但仍存在5%左右的误诊率，因此仍需要一些特殊检查来完善诊断，常见有如下辅助检查。

1.常规X线检查

其可排除骨关节本身的病变，关节内其他损伤和游离体。有人认为膝外侧间隙增宽、腓骨小头位置偏高对盘状软骨的诊断有一定价值。

2.关节造影

根据我们的经验，用空气和碘水双重对比造影，结合临床表现对半月板撕裂的诊断符合率可达96%以上。

3.磁共振成像（MRI）

该技术作为一种非侵入性、无放射线、无并发症的技术，用于半月板损伤的诊断价值较大，能发现一些关节镜难以发现的后角撕裂及半月板变性。其诊断正确率文献报道相差甚大，为70%～97%。但费用昂贵，有一定的假阳性和假阴性，这方面的研究需进一步发展。

4.膝关节镜

优点是既是诊断手段又是治疗手段，能直接看到关节内的病变及部位，损伤少，恢复快。诊断正确率可达95%以上。对半月板后角损伤和半月板水平裂诊断有一定难度。熟练掌握本法，需要专门的训练和知识，这方面直接关系到诊断正确率的高低。

5.超声波检查

这是一种无损伤的检查方法，与操作人员的经验有直接关系。

四、家庭保健护理

为了预防半月板损伤，运动前要充分做好准备活动，将膝关节周围的肌肉韧带充分活动开。要加强股四头肌的力量练习。股四头肌力量加强了，落在膝关节的负担量相应就会减少。另外不要在疲劳状态下进行剧烈的运动，以免因反应迟钝、活动协调性差而引起半月板损伤。

五、治疗

（一）保守治疗

1.急性期单纯半月板损伤

应抽去积液积血，局部冷敷，加压包扎，石膏托固定，制动2～3周。若有关节交锁，可用手法解锁后石膏托固定。解锁手法，患者侧卧，医师一手握住患足，一手固定患膝，先屈曲膝关节同时稍加牵引，扳开交锁膝关节间隙，然后来回旋转腿至正常范围，突然伸直膝关节，解除交锁，疼痛可立即解除，恢复原有伸屈活动。急性期中有时诊断不明，不必急于明确诊断，以免加重损伤，可按上法处理后，石膏托固定，待肿胀、疼痛消退后再检查。

2.未合并其他损伤的半月板损伤

先予以保守治疗，优点在于小裂伤有时急性期过后可无症状，边缘裂伤有时会自愈。具体手法：患者仰卧，放松患肢，术者左手拇指按摩痛点，右手握踝部，徐徐屈曲膝关节并内外旋转小腿，然后伸直患膝，初期可在膝关节周围和大腿前部施以滚、揉等法以促进血液循环，加速血肿消散。

（二）手术治疗

1.急性期半月板损伤

伴关节积液者，若关节积液严重，怀疑有交叉韧带断裂或关节内骨软骨切线骨折时，应行急诊手术探查，切除损伤的半月板，修复关节内其他损伤。

2. 慢性期半月板损伤

诊断明确，且有症状并影响运动者，应手术治疗。能做半月板部分切除的尽量不做全切。有人认为半月板全切后，半月板有自然再生能力。但其再生的质量及时间均不足以防止骨关节炎的发生。对纵裂、大提篮撕裂、内缘小撕裂者宜做部分切除。边缘撕裂或前角撕裂者可做缝合。即使是全切除者，亦应在靠近关节囊的半月板实质中进行，避免出血。

3. 手术后处理及功能锻炼

要求术后膝加压包扎加石膏后托固定。第 2 天床上练股四头肌静力收缩。内侧半月板手术者第 3 天开始直腿抬高，外侧手术者第 5 天直腿抬高，并带石膏托下地拄拐行走。10 d 拆线，2 周去石膏，逐渐增加股四头肌力量，第 3 个月开始部分训练。康复要有计划按规律进行，以不加重关节肿痛为标准。关节镜手术后用大棉垫加压包扎膝关节，术后 6 h 麻醉消退后，就可以开始膝关节伸屈活动和股四头肌锻炼。对于术前股四头肌已有明显萎缩者，应积极鼓励其锻炼，并且需待股四头肌肌力恢复达一定程度后，方能负重和行走。

（杨小华）

第九节　膝关节侧副韧带损伤

一、概述

膝关节侧副韧带损伤非常多见，尤其常见于足球、摔跤、篮球、橄榄球及从事冰雪项目和跳跃动作的运动员。一旦损伤后应尽快得到明确诊断，从而获得有效治疗。膝关节外侧副韧带是膝外侧稳定的静力结构，可对抗膝关节内翻应力。它是个较小的韧带，膝伸直时绷紧，屈曲时放松。膝关节外侧稳定，更有赖于阔筋膜、髂胫束、股二头肌和腘肌的加强，加之遭受内翻损伤时，受到对侧肢体的保护，因此临床膝关节内侧副韧带损伤远比外侧要多。但损伤后不应孤立地考虑，有时内外侧副韧带损伤可能会同时发生，也可能合并交叉韧带或半月板的损伤，所以应全面考虑，还应仔细检查是否合并腓总神经损伤。

二、病因与发病机制

膝关节无论是在伸直位还是屈曲位，各种能造成小腿突然外展的暴力，均可使膝关节发生突然外翻，引起膝关节内侧副韧带损伤。轻者发生部分纤维撕裂，重者可造成内侧副韧带完全断裂，甚至合并交叉韧带或半月板破裂。如足球运动员用足内侧踢球用力过猛，或当站立时突然有一强大外力撞击膝关节外侧，均可造成此种损伤。内侧副韧带是对抗胫骨外旋应力的主要静力结构之一，当单足站立，躯干过度内旋造成小腿过度外旋位时，最易损伤膝关节内侧副韧带。如铁饼和链球运动员在掷铁饼和链球做旋转动作时，易发生膝关节内侧副韧带损伤。

而在暴力作用于膝关节内侧或小腿外侧，造成突然膝内翻情况下，则会发生膝关节外侧副韧带损伤或断裂，此类损伤易发生在从事摔、跃等运动的运动员，舞蹈演员和体力劳动者。临床所见膝关节外侧副韧带断裂，多合并外侧关节囊的损伤，有时甚至合并腘肌腱、交叉韧带、半月板、腓肠肌外侧头、腓总神经、髂胫束或股二头肌等损伤，甚至还会伴有撕脱骨折的发生。

三、临床表现

（一）症状与体征

1. 膝关节内侧副韧带损伤

(1)疼痛：膝关节内侧副韧带损伤为外翻应力作用于小腿引起，表现为内侧局限性疼痛，关节外翻时疼痛加重。

(2)肿胀:膝关节内侧肿胀,当合并关节内损伤时可出现全关节肿胀,重者可出现浮髌试验阳性,穿刺可抽出关节内血性积液,有时可出现膝关节内侧皮下淤斑。

(3)活动障碍:伤后大多存在不同程度的膝关节活动障碍。

(4)压痛:膝关节内侧局限性压痛明显,并可扪及关节内侧有缺损处。

(5)膝关节内侧方应力试验显示阳性:合并交叉韧带断裂时,尤为显著。

(6)关节交锁:当出现关节交锁时,表示可能伴有半月板或交叉韧带的损伤,或膝内侧副韧带深层断裂的断端嵌入关节内。

2. 膝关节外侧副韧带损伤

(1)疼痛:膝关节外侧副韧带损伤或断裂,多发生在止点处,多数伴有腓骨小头撕脱骨折,故临床主要症状为膝关节外侧局限性疼痛。

(2)肿胀:腓骨小头附近肿胀、皮下淤血、局部压痛。

(3)活动障碍:膝关节活动障碍,有时可合并腓总神经损伤,表现为足部麻木,甚至足不能背伸。

(4)膝关节外侧方应力试验阳性:当伸直位侧方应力试验阴性,而屈曲 30°时为阳性,此时表示膝关节外侧副韧带断裂合并外侧关节囊、韧带的后 1/3、弓状韧带损伤;当伸直位和屈曲 30°均为阳性时,表示膝关节外侧副韧带断裂同时合并交叉韧带断裂。当伸直位阳性、屈曲位阴性时,表示单纯膝外侧副韧带断裂或松弛。

(二)辅助检查

X 线检查对诊断膝内侧副韧带断裂有重要价值,撕脱骨折者可以显出有骨折片存在。加压下外展位(内展位)双膝正位 X 线片,对本病更有诊断意义。具体方法如下。

取 1%普鲁卡因压痛点注射后,患者平卧,两踝之间置放一软枕,用弹力绷带缠紧双大腿下端至膝关节上缘处,拍摄双膝关节正位 X 线片。当膝关节内侧间隙加宽但不超过 5~10 mm 时,为内侧副韧带部分断裂;而膝关节内侧间隙明显加宽,大于 10 mm 时则为侧副韧带完全断裂;当合并有交叉韧带断裂时,X 线可示膝关节处于半脱位状态。

膝关节外侧副韧带损伤时拍摄膝关节的 X 线正、侧位片,可见有腓骨小头骨折,但对确定膝外侧副韧带断裂诊断的依据不充分。小腿内收位双膝 X 线正位片,对诊断的价值则较大。其投照方法是:先在膝关节外侧压痛点处用 1%普鲁卡因封闭止痛后,患者取仰卧位,双膝之间放一圆的软枕,再用弹力绷带缠紧双踝关节及小腿的远端,然后摄双膝正位 X 线片。当膝外侧副韧带断裂时,伤肢膝关节外侧间隙较健侧加宽,当合并交叉韧带断裂时,膝关节外侧间隙增宽更为明显。健侧膝关节的间隙则无明显改变。

四、治疗

诊断明确后,应积极早期治疗。

(一)保守治疗

1. 手法治疗

侧副韧带部分撕裂者,初诊时应予伸屈一次膝关节,以恢复轻微的错位,并可以舒顺筋膜,但手法不可多做,以免加重损伤。新鲜损伤肿痛明显者手法宜轻,日后随着肿胀的消退,手法可逐渐加重。而晚期手法则可解除粘连,恢复关节功能。

(1)内侧韧带损伤治疗手法:患者坐于床边,两腿自然下垂,一助手坐于患侧。两手扶伤侧大腿,二助手于患者的背后扶其两肩。术者半蹲位于患者前方。以右侧损伤为例,左手握于膝部,示指卡住髌骨固定之。另一手拿其小腿的下端,使小腿下垂牵引之。医者先点按血海、阴陵泉、三阴交等穴。然后在损伤局部及其上下施以揉、摩、擦等法。然后膝关节由内向外摇晃 6~7 次,然后医者站起,身体向外,拿小腿的手倒手变为向外牵拉,扶膝的手变握膝的内侧,使膝关节屈曲旋转于 90°位,扶膝的手沿关节间隙推顺其筋。最后将患肢伸直,术者双手掌在膝关节两侧施捋顺、捻散的手法。

(2)外侧韧带损伤治疗手法:患者侧卧床上,伤肢在上,助手固定大腿下端,勿使晃动。术者一手拿膝,拇指按之,另一手拿踝,做小腿摇法,晃动膝部,再与助手用力相对牵引,然后将膝关节屈曲。同时撤去助手。使膝关节与髋关节尽力屈曲。拿膝的手的拇指用力向膝内侧归挤按压,将伤肢拔直,术者拇指在伤处进行捋顺、捻散法。

2.固定治疗

固定对膝关节内、外侧副韧带损伤非常重要,尤其在损伤的早期。对肿胀严重者,固定前应先将膝关节内的血肿抽吸干净。

(1)膝内侧副韧带轻度损伤或仅有部分断裂者:可采用固定治疗,经查体及膝关节外层位X线拍片无明显阳性发现,仅存在膝关节内侧轻度肿胀和局限性压痛的患者,表示存在有膝内侧副韧带轻度损伤或仅有部分断裂的可能,此类患者,可将膝放于20°～30°屈曲位用石膏前后托制动,以利于损伤的愈合,并指导患者练习股四头肌力量,约1周后即可带石膏下地行走,3～6周后去除石膏,开始做膝关节伸、屈活动的锻炼,其功能可逐渐恢复。若经3～4周锻炼观察,显示膝关节不稳,应考虑侧副韧带完全断裂或膝部其他韧带合并伤的可能,宜行手术修复。

(2)对于损伤较轻的单纯膝外侧副韧带损伤者:膝内收应力X线显示关节间隙开大0.4 cm,可用弹性绷带加压包扎;关节间隙开大为0.5～1.2 cm,给予抽尽膝关节内积血加压包扎,屈膝20°前后用长腿石膏托固定,6周后拆除石膏,开始练习膝关节活动。石膏固定期间,应加强股四头肌收缩训练,以防止发生失用性肌萎缩。

3.药物治疗

损伤早期以消肿止痛为主,可用复元活血汤等汤剂,也可服用七厘胶囊、回生第一丹等中成药。损伤中期,以活血化瘀为主,主要用桃红四物汤等,也可服用大、小活络丹等药物。后期以滋补肝肾为主,主要用滋补肝肾的药物。

4.练功疗法

损伤轻者在第2、3天后鼓励患者做股四头肌的功能锻炼,以防止肌肉萎缩和软组织粘连。膝关节的功能锻炼对于消除关节积液有好处。后期或手术后患者,膝关节功能未完全恢复者,可做膝关节伸屈锻炼运动及肌力锻炼,如体疗的蹬车,或各种导引的功能疗法。

(二)手术治疗

完全断裂与陈旧性内侧副韧带断裂者,应考虑行手术治疗。根据损伤的范围和程度及是否合并其他韧带损伤,其手术方法也不相同。

1.膝关节内侧副韧带损伤的手术治疗

各种手术均采用仰卧位。在硬膜外麻醉(或腰麻)及气囊止血带下,取膝内"S"形切口。起自股骨内髁上方1.5～2.0 mm处,止于股骨内髁前侧,注意保护大隐静脉及隐神经。韧带断裂处多数可见深筋膜下有血肿存在。应仔细分离探查,必要时可做膝关节外展分离试验,以明确韧带断裂的部位。内侧副韧带深层断裂时,往往在浅层中有血肿或淤血斑,此时应沿浅层韧带纤维走行方向进行挤压,即可发现浅韧带出现皱襞或泡状隆起。

(1)膝关节内侧副韧带浅层断裂的修补方法:应视断裂的部位不同而采用不同的方法。在上、下附着处断裂者,其修补方法相同。当撕脱端带有较大的撕脱骨折片者,可用螺丝钉固定。骨折片小或无骨折片者,则在韧带附着处凿一浅槽,在槽的边缘各钻2个孔,用粗丝线将断端固定于槽内。内侧副韧带中部断裂时,应行端端缝合或重叠缝合。当内侧副韧带撕裂严重有较多缺损,或经过修补仍不够坚强时,可按陈旧性内侧副韧带断裂处理。

(2)膝关节内侧副韧带深层断裂修复方法:先纵行分开浅层韧带的纤维,在直视下对深层韧带断裂处进行端端缝合。

(3)内侧副韧带断裂合并前交叉韧带断裂的修补方法:其原则是先行修补前交叉韧带后,再修补膝关节内侧副韧带,具体方法各异。

(4)陈旧性膝关节内侧副韧带断裂的治疗:凡陈旧性的膝关节内侧副韧带断裂者,特别是合并前交叉韧带断裂时,膝关节的限制作用遭到破坏。由于长期慢性牵拉而继发其他韧带的松弛,造成膝关节侧方直向不稳定和前内侧旋转不稳,继而发生前外侧旋转不稳定和后内侧旋转不稳定,甚至发生复合不稳等。由于膝关节内侧副韧带的断裂,失去了韧带紧张时使股四头肌产生反射性收缩的机制,导致股四头肌失用性萎缩,最终造成下肢功能的严重障碍。由于陈旧性膝关节内侧副韧带断裂处理困难,治疗效果较差,故目前对其治疗方法的意见尚不完全一致,但近来多数学者认为以行手术修复为宜。其方法有两大类,即静力修复法和动力修复法。

静力修复法:系利用膝关节附近的软组织,对损伤的韧带及缺损进行修补。常用的材料有伤处附近的筋膜或肌腱,也可将已经断裂的韧带行紧缩缝合,以恢复其张力。此种方法往往可得到立竿见影的效果,但是由于所借用的材料缺乏血液供给,久之则发生继发性弹性降低而逐渐松弛,所以往往远期效果不太理想。

动力修复法:系将正常肌腱移位,利用肌肉的拉力,达到稳定膝关节的目的,如半腱半膜肌移位代侧副韧带术等。

术后处理:上述诸手术术后,均行下肢全长石膏前后托固定于膝关节屈曲 10°～20°。如为单纯韧带、肌腱等软组织修补缝合者,固定 3 周后,去除石膏前后托,开始下肢功能锻炼;凡做骨孔、骨槽或骨片的韧带、肌腱起止点移位固定者,术后 4～6 周去除石膏前后托,练习下肢的功能。

2.膝关节外侧副韧带损伤的手术治疗

膝关节外侧副韧带完全断裂,过去认为可以不必进行修补,但近年来观察,未进行修补者,有的后遗症明显,常导致膝关节前外侧旋转不稳定。如合并前交叉韧带损伤,则更为明显。当合并后交叉韧带损伤时,则发生后外侧旋转不稳定,出现股骨外髁向后旋转半脱位。所以,近年来对严重外侧副韧带断裂或保守治疗未愈者,一经确诊,即决定手术修复。常用的手术方式有撕脱骨折切开复位内固定和腓总神经探查术、膝关节外侧副韧带缝合术、膝外侧副韧带紧缩术等。

手术后处理及功能锻炼:上述膝外侧副韧带损伤术后,均需使用长腿前后石膏托固定于膝关节屈曲 30°位 4～6 周。外固定期间要主动练习股四头肌收缩,以防止股四头肌发生失用性肌萎缩。去除石膏外固定后,积极练习膝关节及全下肢的活动。

五、康复护理

日常应注意进行体育锻炼,活动前应尽量做好锻炼前的热身准备,避免在锻炼或运动时身体处于僵硬状态,尤其在冬季锻炼时。在运动或锻炼时要注意不要在单腿负重状态下猛然旋转膝关节或受到侧方的应力,最好在关节处特别是膝关节部位进行必要的保护,诸如穿着护膝、小腿处安放护腿板等。另外还应在进行运动或锻炼前掌握必要的一些相关锻炼或运动的知识,要根据自己的体能、柔韧性以及全身情况选择合适的运动方法和掌握合理的运动量。

(杨小华)

第十节　膝关节交叉韧带损伤

一、膝关节前交叉韧带损伤

膝关节前交叉韧带损伤是膝关节较为严重的运动创伤。由于韧带所在的解剖位置较深和功能的重要性,如未能早期发现和及时正确治疗,对运动训练和日常生活都会带来很大影响。

前交叉韧带起于胫骨上端非关节面髁间前区,与外侧半月板的前角紧密结合,止于股骨外髁内侧面的后部,即股骨干纵轴的后面。韧带可分为前内束和后外束。韧带纤维呈螺旋形分布。膝关节伸屈活动时,纤维束交叉扭转，以此调整膝关节活动中的稳定。膝关节屈曲 40°～50°，韧带张力最小，膝关节过伸位或过屈位韧带张力最大。前交叉韧带的主要功能是防止胫骨离开股骨向前移位，同时兼有防止膝过伸、过屈及膝过度内翻的作用。

（一）病因与发病机制

1. 膝关节内外翻损伤

篮球、足球及柔道运动员在运动训练或比赛时，由于竞争激烈，膝部被猛力碰撞或在凌空跃起落地时一足边缘着地，重心倾斜，使膝关节处于内翻或外翻位遭受暴力，造成前交叉韧带部分断裂或完全断裂。其中外翻位损伤较为多见，部分伤员常合并内侧副韧带和半月板撕裂。

2. 膝关节过伸损伤

武术、足球运动员比赛时膝关节伸直位，对方球员撞击或踢伤小腿上段，胫骨上端接受暴力后突然后移，造成前交叉韧带断裂。足球运动员踢球不准确，即"踢漏脚"时，小腿的重力和股四头肌的收缩力形成"链枷"样作用，造成前交叉韧带断裂。

3. 膝关节屈曲损伤

足球或柔道运动员比赛时，当膝关节处于屈曲位时，小腿后方如突然受到暴力打击，可造成前交叉韧带单纯断裂。

膝关节前交叉韧带断裂的部位可在下起点、上止点或中段，以下起点和中段为多见（图18-28）。

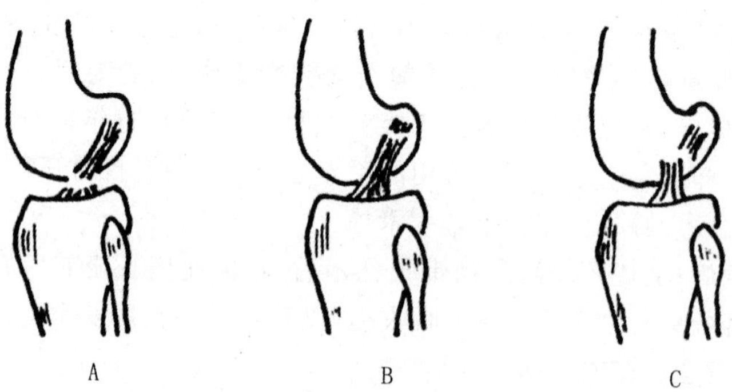

图 18-28　膝关节前交叉韧带断裂的类型

A. 韧带下起点离断；B. 韧带上止点离断；C. 韧带中段离断

前交叉韧带断裂后第 1 周即开始退行性变，3～6 个月后在关节液的侵蚀和自身缺血中多数逐渐溶解而不复存在。

（二）症状及体征

1. 急性受伤史

如膝关节内外翻或膝过伸过屈位损伤病史。

2. 膝关节疼痛和不稳

伤员主诉，受伤当时有关节撕裂感，疼痛剧烈，随后即不能参加常规训练和比赛，不能站立行走，感觉关节不稳。

3. 膝关节肿胀功能受限

膝关节前交叉韧带损伤常有关节出血，如附着点骨片撕脱，出血更快，关节腔积血较多时肿胀明显。伤员常将患肢保持在屈曲位，拒绝帮助扶持，伤侧膝关节伸屈活动明显受限。

（三）检查

1. 前抽屉试验

伤员平卧位，屈膝 90°，屈髋 45°，足底踏于床上，助手固定骨盆。医师坐于床上，臂部轻压患者双足，双手拇指放于胫前，其余四指怀抱腘部，将胫骨近端向前拉，如错动幅度超过健侧，前抽屉试验阳性，表示前交叉韧带有断裂，将胫骨近端向后推，移动幅度超过健侧，后抽屉试验阳性，表示后交叉韧带损伤（图 18-29）。

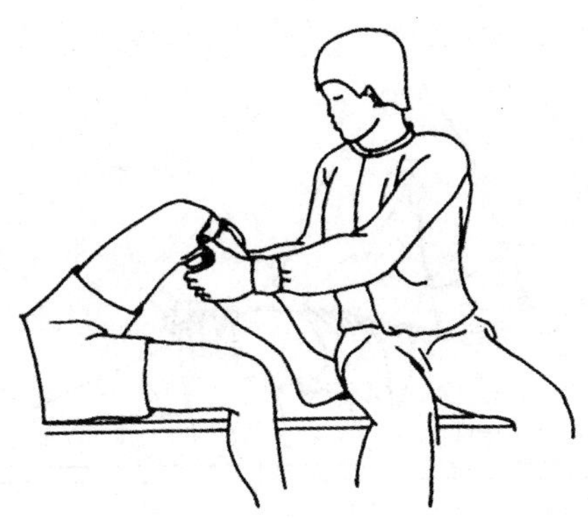

图 18-29 膝关节抽屉试验

2. Lachman 试验

伤员平卧,屈膝 20°,足部放在床上,医师两手分别握住股骨下端与胫骨上端,做方向相反的前后错动,如错动幅度超过健侧,视为阳性(图 18-30)。

3. 垂腿位抽屉试验

伤员坐于床边,双小腿自然下垂,肌肉放松,医师双膝固定小腿,双手握住伤员胫骨上端,进行前抽屉试验,如活动幅度超过健侧即为阳性(图 18-31)。

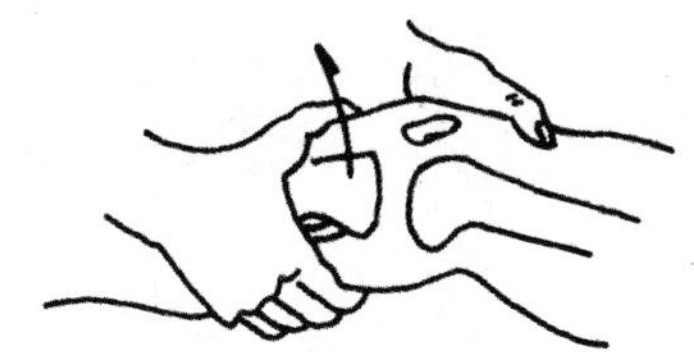

图 18-30 Lachman 试验

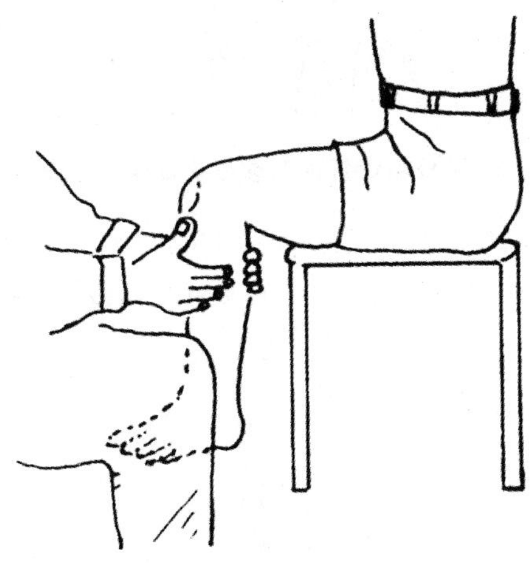

图 18-31 垂腿位抽屉试验

4. 轴移试验(ALRI 试验)

患者斜卧位,患侧在上,足内旋放于诊察床上,医师两手置于膝上下,予以外翻应力,膝部逐渐屈曲,股骨外髁有向前半脱位,屈曲至 20°左右时,胫骨髁有突然复位的错动感,即为阳性(图 18-32)。

值得注意的是即使这些试验阳性,也不能简单地认为前交叉韧带已断裂,因为有时合并损伤也能出现假阳性。

(1)腘肌腱在半月板和腓骨小头附着点断裂时,前内旋位抽屉试验显示假阳性。鉴别的方法是将伤足稍外旋行前抽屉试验即为阴性。

(2)膝内侧副韧带后斜束和纵束同时断裂,膝外旋位前抽屉试验也可表示假阳性。此时将小腿内旋行前抽屉试验假阳性即消失。

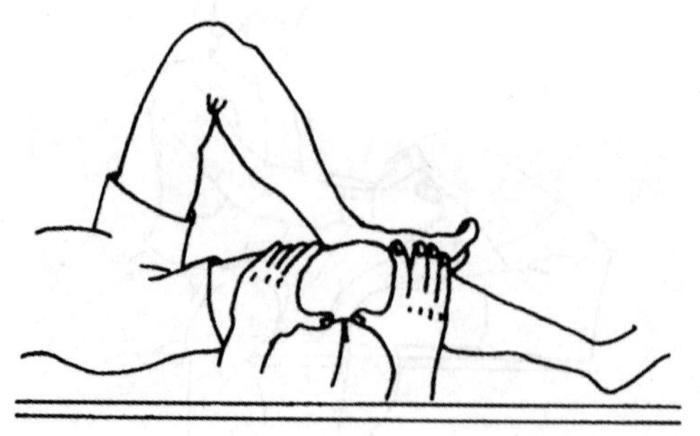

图 18-32　膝轴移试验(ALRI 试验)

(3)后交叉韧带断裂，胫骨近端向后塌陷，前抽屉试验将其向前拉至正常位置有错动，与健侧对比可资鉴别。

5. X 线检查

(1)Segond 征阳性：X 线正位像，胫骨平台外侧有撕脱骨折片时表示前交叉韧带断裂。

(2)X 线正位像：如显示胫骨棘有撕脱骨折片翘起，可能是交叉韧带下止点断裂(图 18-33)。

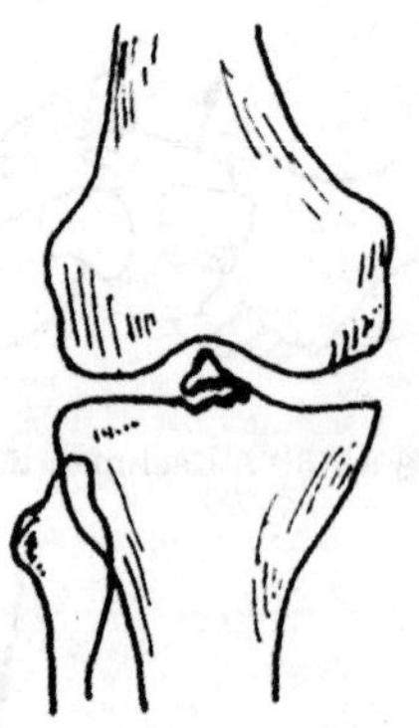

图 18-33　胫骨棘骨折提示前交叉韧带下止点可能损伤

(3)应力 X 线片：前抽屉试验下 X 线侧位像。屈膝 90°，以股骨后髁的切线为基线进行测量，与健侧对比，如小腿前移超过 5 mm，表示前交叉韧带断裂，后移 5 mm，表示后交叉韧带断裂(图 18-34)。

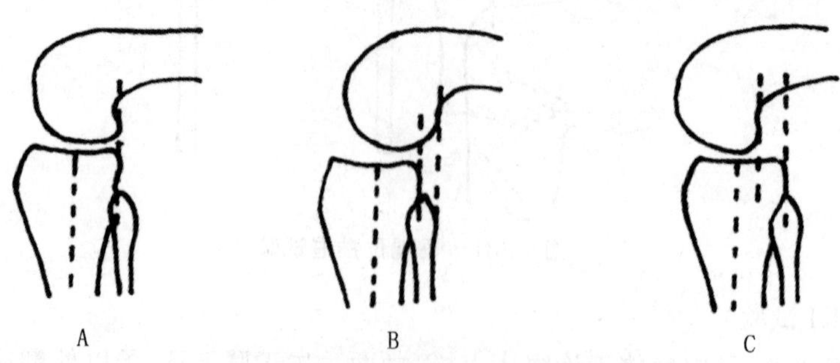

图 18-34　膝关节前后应力 X 线测量

A. 正常；B. 前交叉韧带断裂；C. 后交叉韧带断裂

6. MRI 检查

以 MRI 诊断交叉韧带损伤，有人统计准确性为 93.6%。难以确诊的病例可行 MRI 检查。

7. 关节镜检查

急性外伤性关节血肿，体格检查韧带损伤有怀疑但很难肯定或急性复合性损伤，对交叉韧带损伤和半月板损伤有较多怀疑，可行关节镜检查，利于确诊和采取早期治疗措施。

（四）治疗

1. 非手术治疗

前交叉韧带部分断裂属新鲜损伤者，可以前后石膏托固定膝关节 3～4 周，拆除外固定后须进行积极的功能活动。

2. 手术治疗

前交叉韧带完全断裂属新鲜损伤或确诊在 2 周以内者，应以手术缝合为首选。尽管有学者认为早期手术会加重滑膜炎和关节纤维反应，但多数学者认为早期手术后膝关节功能恢复快，活动能力强，关节趋向稳定。但对于普通人群来说，手术与否应考虑多种因素，例如患者的年龄，有否合并关节囊或半月板损伤，活动能量及患者的要求等，要考虑患者的个体差异性。

前交叉韧带断裂在胫骨附着点带有骨块时，可以克氏针在胫骨结节内侧斜向外上钻孔，对准撕脱骨折块穿出，造成骨孔道 2 个，以尼龙线或钢丝 8 字穿过前交叉韧带近端，拉出骨孔道固定在胫骨上。前交叉韧带断裂在股骨附着点撕脱时，在股骨外髁外侧面对准附着点钻通两个骨通道，以多根尼龙线均匀穿过韧带远断端，牵出骨孔道固定在股骨髁外侧面（图 18-35）。

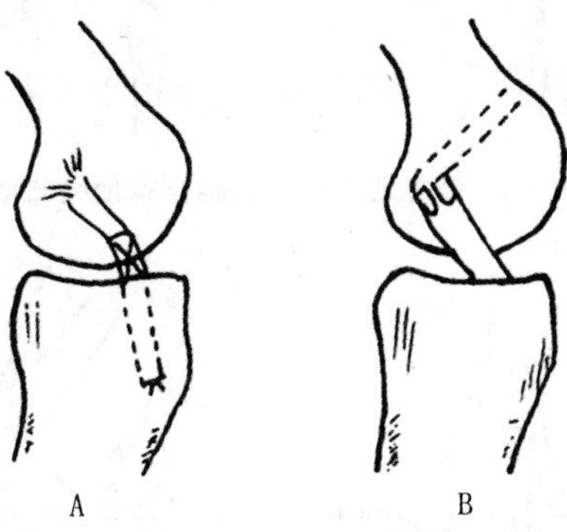

图 18-35　前交叉韧带断裂修复术

A. 前交叉韧带于胫骨棘附着点撕脱修复；B. 前交叉韧带于股骨髁附着点断裂修复

前交叉韧带体部断裂（中段），将两断端吻合后，再将缝线引出股骨、胫骨的骨孔道，相向拉紧固定在骨面上，这样较为坚固可靠（图 18-36）。

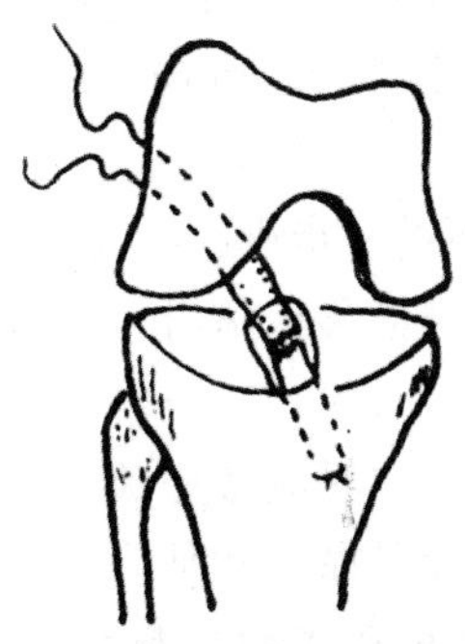

图 18-36　前交叉韧带中段断裂修复术

陈旧性前交叉韧带断裂可用自体髌韧带、半腱肌腱（图 18-37）、股薄肌腱、髂胫束（图18-38）及人工材料等移植物修补。各种材料中以髌韧带重建前交叉韧带较为理想（图18-39）。

膝关节前交叉韧带断裂在关节镜下手术修复，术中创伤小，术后恢复也较快。

前交叉韧带重建的时机是立即或择期，孰优孰劣目前仍有争议。大多数学者主张伤后先进行关节活动，有了适当的活动度，肿胀趋向消退，然后从容不迫地择期重建较为有利。Graf 报道重建前交叉韧带的 375 例患者中，术后屈曲小于 125°，伸直差 10°以上者，都是集中在伤后 7 d 内手术的患者。

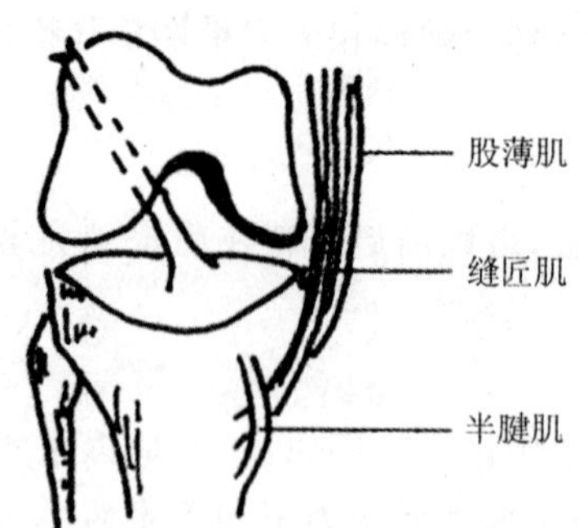

图 18-37　前交叉韧带断裂半腱肌修复术

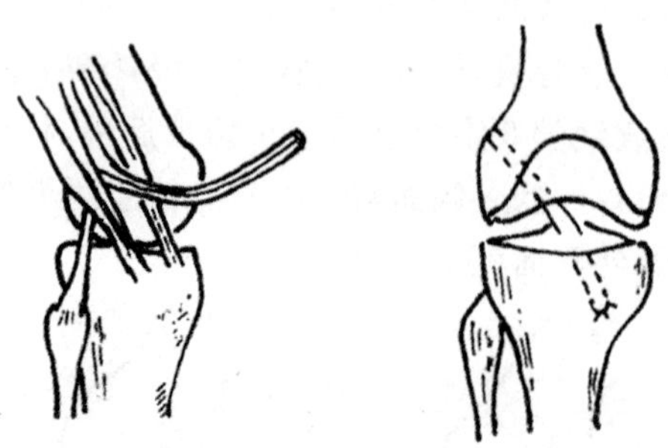

图 18-38　前交叉韧带断裂髂胫束加强修复术

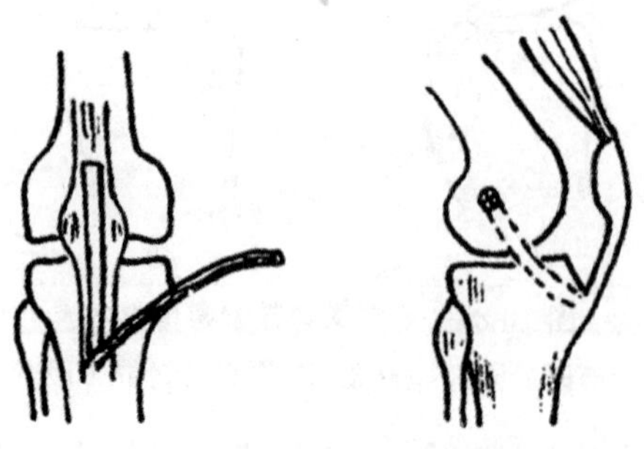

图 18-39　前交叉韧带断裂髌韧带瓣修复术

前交叉韧带重建成功与否取决于移植物的力学质量、位置、张力、固定及康复是否得当。

目前使用较多的移植物有：①自体骨－髌腱－骨（BPTB）。②自体四股半腱肌。③跟腱或阔筋膜。④同种异体 BPTB。

在施行同种异体移植物手术前对供体须进一步进行实验室检查，以排除人类免疫缺陷病毒（HIV）、肝炎、梅毒、慢性病毒、肿瘤及感染等。在切取异体移植物时应注意供体死亡后取材时间，一般规定冷冻尸体 24 h 内，室温下限为 12 h 内。

前交叉韧带修复重建术，在确定骨孔道定向时应考虑关节屈伸活动中将移植物的弯曲和应变减至最小限度。术中如胫骨孔道靠前太多，可造成股胫撞击和伸直受限。股骨骨孔道如过于靠前，弊端更大，可出现韧带缩短，关节活动度减少，若勉强活动可造成韧带断裂。一些学者主张，股骨钻孔最佳定向冠状面向外侧倾斜 20°，矢状面向前侧倾斜 23°。胫骨钻孔冠状面向内倾斜 24°，矢状面向前倾斜 50°（图 18-40）。骨孔道钻好后应将孔道边缘的毛糙突起磨平，以减少移植物的磨损。

关于移植物的强度，Noyes 等人（1984）经实验证实，髌腱的强度是正常前交叉韧带的 168％，半腱肌为 70％，股薄肌为 49％。

移植物的初始张力很重要，初始张力过低，股骨与胫骨出现异常活动，膝关节松弛，应力增加，移植物结合不良。初始张力过高，股胫关节压力增加，可出现关节强直或伸直受限。目前对移植物的最佳初始张力尚难以做出标准确定。一些学者主张在膝关节完全伸直位将移植物拉紧可避免张力过高。Noyes 主张膝关节屈曲 20°，移植物的张力前移 5 mm 较为理想。Burks 认为移植物的张力要根据移植物的不同材料来源及长度来确定，髌腱复合体的张力需 16 N，半腱肌 38 N，髂胫束 60 N。

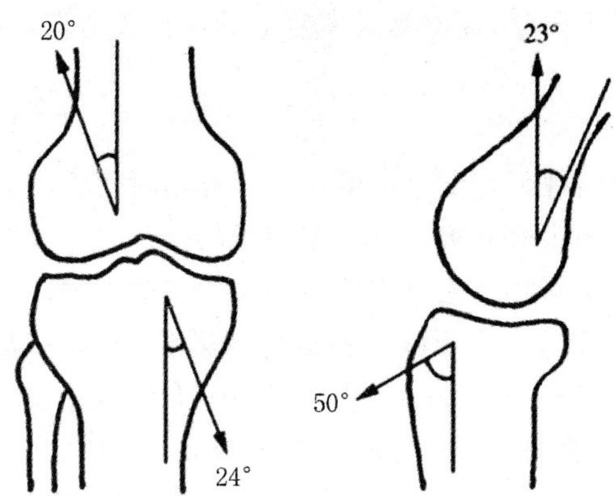

图 18-40　前交叉韧带重建术股骨和胫骨的钻孔定向

自体腘绳肌移植前交叉韧带取材时要注意勿损伤隐神经。隐神经从后内侧关节间隙水平行经股薄肌浅面，屈膝 90°隐神经向后方滑移。术中分离肌腱时注意隐神经在缝匠肌与股薄肌腱之间的筋膜层穿出，要仔细辨认，避免损伤。

前交叉韧带重建将移植物予以固定的方式，有钛挤压螺钉、生物可吸收挤压螺钉、丝线及螺杆、U 形钉及内纽扣等。移植物若为带骨的髌腱，目前普遍认为金属挤压螺钉较为适宜。

前交叉韧带重建术后如各种韧带肌腱等动力结构之间的平衡失调，可出现关节纤维化的屈曲挛缩，其发病率在 4%～15%。由于关节内纤维形成，肌内软弱失调，也可出现关节僵直。其原因是：①移植物位置不准确形成髁间窝纤维化。②因活动减少髌上囊纤维化。③开放手术出现股骨外髁和股骨髁上纤维化。关节纤维化造成屈曲或伸直受限，伸直受限损害更大，因为伸直不完全，股四头肌无力，出现屈膝步态，髌股之间因活动受限而疼痛。

关节纤维化的预防措施包括手术，宜在肢体肿胀消退和关节活动度恢复之后进行，康复的观念应贯穿术前及术后。早期认识关节纤维化形成的原因并适当采取措施是预防的关键。

关节纤维化的治疗包括推拿、功能疗法及关节镜下清创及松解术。膝关节屈曲挛缩俯卧位踝部增加重量予以活动和冷冻疗法也有一定疗效。Lobenhoffer 认为屈曲挛缩历时 1 年以上，宜行后关节囊切除术。Vacguero 报道关节松解术可以明显改善关节的活动度，如非手术治疗不满意，宜行关节镜下股四头肌松解术及外侧支持带松解术。

前交叉韧带重建在运动损伤的治疗中使用较为广泛，但需要翻修者也不在少数。据报道，前交叉韧带重建失败率 5%～52%，这个数字应该引起我们高度警觉。前交叉韧带重建失败的原因有：①关节纤维化。②伸膝装置功能不全。③关节炎。④关节松弛。

关节纤维化已如前述。伸膝装置功能不全在前交叉韧带重建术后的并发症中最为常见，其原因有切取自体移植时可能造成髌骨骨折、肌腱断裂、髌腱无力或股四头肌腱损伤等，也有髌腱力线异常或外侧髌骨压迫症。

"隐性骨损伤"是近年来提出的新名词，若以"拔出萝卜带出泥"来比喻，可能更易于理解。前交叉韧带离断时，影像学检查甚至肉眼直视其附着点完好无损，其实部分病例韧带附着点附近的骨小梁及其血管已遭受局限性断裂，骨小梁周围有微小渗血。据报道前交叉韧带损伤的患者中，76%以上存在隐性骨损伤。

形成关节炎的病因可能是原始损伤已有骨软骨骨折、半月板损伤或康复不当等累积而成。

关节松弛造成关节不稳定，在所有前交叉韧带移植重建的失败病例中占 7%～8%。出现关节松弛的原因有手术的技术操作，也有移植物的生物性能的优劣，关键是找出造成关节不稳定的根本原因和翻修的最佳方法。

前交叉韧带重建失败在手术技术上的失误主要有：移植物取材不当，骨孔道不在解剖位置上，髁间窝成形术不符合生理活动，移植物张力不当及移植物内固定不坚固等。

青少年前交叉韧带损伤，因骨骼发育未成熟，立即行韧带重建术，可能导致股骨和胫骨的骨骺损伤。所以对骨骺末闭合者须先行非手术治疗，以支具或康复活动保持关节活动度，待骨发育接近成熟时行前交叉韧带重建术较为适宜。

3. 基因治疗

近年来在运动损伤的治疗中出现了一支令人可喜的具有划时代意义的奇葩——基因治疗。基因治疗的作用和意义已经被许多实验和临床所证实。对细胞因子的研究最初阶段是受免疫和肿瘤反应所启发。例如白介素、克隆刺激因子、干扰素等涉及免疫与造血调控的多肽类物质在刺激增殖等方面与细胞生长因子的功能有所相似和重叠，将生长因子（TGFs）和肿瘤坏死因子（TNFs）加以转化，用于刺激组织的生长功能，这显然是很有应用前途的方法。实验证实，软组织在愈合过程中，细胞因子在愈合的炎症期和再生期可发生下列作用：①减轻组织的炎症反应。②减少组织的瘢痕形成。③促进软组织的功能恢复。

韧带细胞纤维排列紧密，属无血管性纤维。韧带的细胞构成种类很少，所以韧带的愈合是既缓慢又复杂的过程。细胞因子可使韧带的愈合趋向进步和完善。很多细胞因子对韧带的愈合有促进作用，例如FGFs、TGF-βs、PDGFs 等。近年来发现 BMP_{12} 和 BMP_{13} 有参与肌腱韧带形态发生的功能。

不同的韧带对各种生长因子的反应也会有差异。例如 MCL 的愈合能力比 ACL 强，当生长因子组合（bFGF、TGFβ1、PDGF 及胰岛素）发生作用时，MCL 可以生长更多的活性细胞。

随着对细胞因子的深入研究和应用，近年来有一种方法是将自体细胞加上增补的细胞因子使其联合发生作用。例如，应用取自骨髓或骨膜的自体间质细胞或增加取自皮肤及其他组织的成纤维细胞，可使韧带愈合中的替代物迅速增殖。这种有细胞基质和细胞因子组成的物质为软组织的愈合提供了新的选择方法。

细胞因子和生长因子为伤口的成功愈合提供了必要的条件。这些因子调节血管生长和有丝分裂，促成细胞分化、基质合成或重塑。细胞因子的来源并非单一性，在伤口愈合的不同时期来自血小板、白细胞、巨噬细胞及组织间质细胞等。

设法在伤口愈合部位促成细胞因子局部合成以加速愈合过程显然是合理的。将转基因疗法与局部注射细胞因子相比，转基因细胞可在愈合部位停留一定时间，以分泌所需要的细胞因子。

运动医学的基因治疗是将选择的基因转移至靶组织中，使转基因细胞在若干时间内维持基因表达水平，促进组织和伤口愈合。

目前基因治疗一方面应用前景非常广阔，另一方面也被一些不利因素所困扰。问题之一是基因表达的时间太短。例如滑膜细胞基因表达一般多在 4 周内即自行消失。自体肌腱移植时间有所延长，基因表达可超过 6 周。其次是有关基因表达的知识，我们所涉及的仅仅是冰山之一角，远远没有了解和获取诸如基因的全部类型、反转录病毒的安全性、基因表达时间的延长以及利用基因治疗缩短愈合的过程和提高组织愈合质量的规律性等。但尽管如此，将基因转移至软骨、半月板、韧带和肌腱进行生物化学治疗，促进伤口愈合，为运动损伤的治疗提供了一种新的途径，这显然是非常令人鼓舞的。

二、膝关节后交叉韧带损伤

膝关节后交叉韧带是膝关节静力稳定中的重要结构。它起于胫骨髁间后窝后部，向内上方走行，止于股骨内髁髁间前内侧部。韧带分为前后两束，前束在外，后束在内。膝关节屈曲时前束紧张，伸直时后束紧张。后交叉韧带比前交叉韧带粗大，力量大约是前交叉韧带的两倍。后交叉韧带的主要功能是防止胫骨后移，限制胫骨过伸，适当体位尚有限制旋转和外展的作用。

后交叉韧带损伤在全部膝关节韧带损伤中占 3%～20%，其中单独损伤占 30%，伴有其他韧带损伤占 70%。

（一）病因与发病机制

1. 屈膝位损伤

篮球、足球及跆拳道等运动在训练和比赛时膝关节屈曲位，对方运动员以膝盖、肩部或足部踢压或撞击胫骨近端,使之突然向后移位,造成膝关节后交叉韧带断裂。这种损伤形式较为多见,可合并膝关节内侧或外侧副韧带损伤,也有合并前交叉韧带断裂,造成膝关节脱位(图 18-41)。

2.过伸位损伤

膝关节伸直位,突然被人从前方踢向后方,形成后交叉韧带损伤。如暴力强大,可合并前交叉韧带断裂或关节囊和外侧副韧带损伤(图 18-42)。

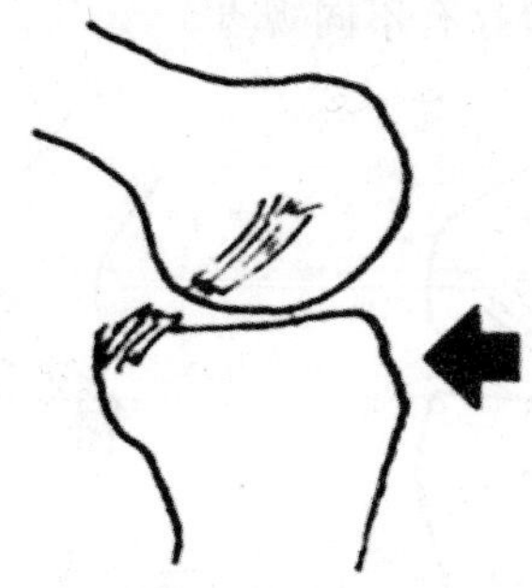

图 18-41 膝屈曲位,胫前受到向后打击,后交叉韧带断裂

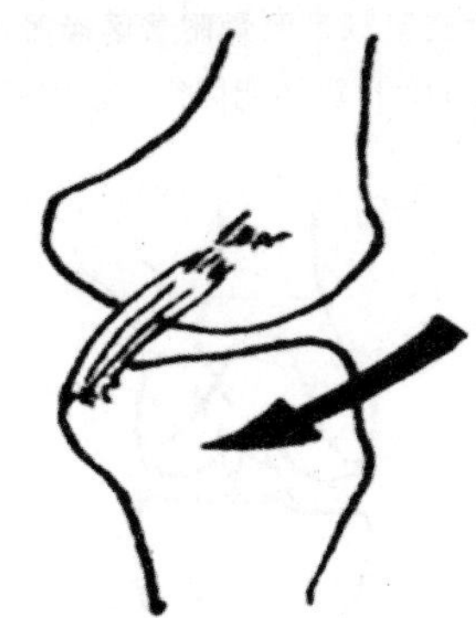

图 18-42 膝过伸位,胫前受到向后打击,后交叉韧带断裂

(二)症状及诊断

1.伤史

膝关节屈曲位或过伸位急性损伤史。

2.膝部剧烈疼痛肿胀

受伤当时有突然撕裂样疼痛,如出血较多,关节积血,肿胀明显。

3.伤肢功能受限

不能继续参加训练活动,常保持在屈膝位以减少疼痛,膝关节明显不稳定。

4.后抽屉试验

后抽屉试验阳性。

5.重力试验阳性

伤员平卧床上,医师将其双足上抬,使屈髋屈膝均呈 90°,伤侧小腿因重力而下沉,胫骨上端与健侧对比有凹陷,称为重力试验阳性。

6.X 线检查

如膝关节后交叉韧断裂在下止点,常能显示骨折片。应力位 X 线检查即后抽屉试验下拍片,胫骨后移 5 mm 以上有重要意义。为求确诊可行 MRI 或关节镜检查。

(三)治疗

膝关节后交叉韧带新鲜断裂应早期手术缝合为妥。韧带下止点断裂,如骨折块较大可以骨松质螺钉固定骨块于胫骨上。如不能固定,在胫骨前后方向钻出骨孔道,以钢丝或尼龙线 8 字缝合韧带拉至骨孔道口,固定于胫前(图 18-43)。

后交叉韧带如在上止点离断,须在股骨上钻出两个孔道,缝线 8 字贯穿韧带远断端,拉出骨孔道固定在股骨上(图 18-44)。

后交叉韧带如在中段断裂,可选择自体材料、同种异体材料或人工韧带等进行重建手术。

膝关节后交叉韧带损伤可在膝关节镜下探查和修复,同时可探查和修复其他韧带及半月板等。

近年来对于后交叉韧带运动损伤的治疗有不同观点。

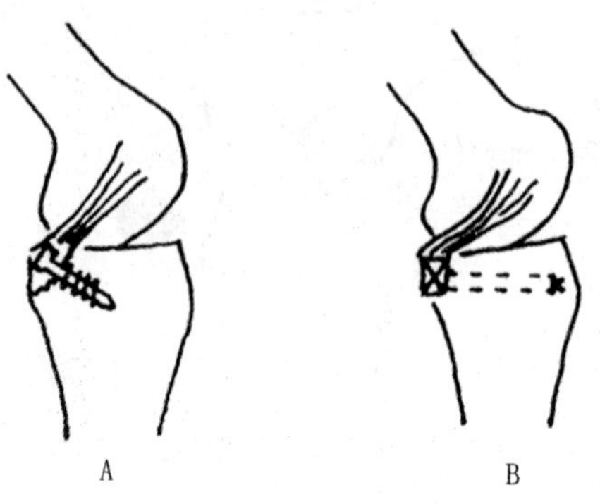

图 18-43 后交叉韧带胫骨附着区撕脱离断修复法

A. 撕脱骨块螺钉固定;B. 骨块不能固定,胫骨钻孔,丝线或钢丝固定

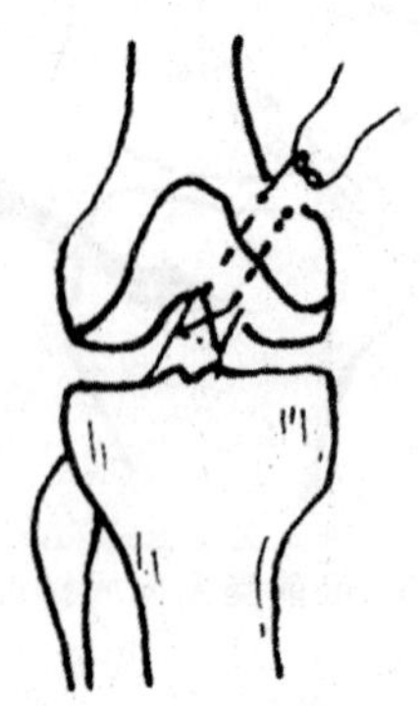

图 18-44 后交叉韧带股骨髁附着区离断股骨钻孔丝线或钢丝固定法

根据 Boynton 和 Tietjens 等人(1996)报道,膝关节后交叉韧带损伤发生关节不稳定的情况较少。在一组 154 例后交叉韧带慢性松弛的患者中,主诉关节不稳定仅占 23%,48%无功能性不稳定。有功能性不稳定者多发生在快速度下突然改变方向的时候。后交叉韧带运动损伤的患者中 72%能重新参加原项运动或更高水平的运动。

后交叉韧带损伤要注意有否合并半月板损伤。据 Boynton 和 Tietjens 报道,225 例后交叉韧带损伤的患者中,有 34 例伴有半月板损伤,外侧半月板纵形裂伤最常见。对于这些合并半月板损伤的病例,有学者主张手术治疗。

后交叉韧带损伤的手术指征,一些学者认为伤后膝关节轻度或中度松弛(向后松弛$<$10 mm)可采用非手术疗法,同时进行关节的早期功能锻炼活动。后交叉韧带附着点撕脱骨折移位、韧带联合损伤及关节严重松弛(向后松弛$>$10 mm)的患者是手术的最佳适应者。后交叉韧带慢性松弛导致功能性不稳定,可选择韧带重建术以恢复功能。

后交叉韧带损伤急性修复宜在 2～3 周内进行,移植物以骨-髌腱-骨、股四头肌腱或腘绳肌腱较为适宜。

(石利涛)

第十九章　踝部及足部损伤

第一节　踝关节脱位

一、概述

胫、腓、距三骨构成了踝关节，距骨被内、外、后三踝包围，由韧带牢固固定在踝穴中。内侧的三角韧带起于内踝下端，呈扇形展开，附着于跟骨、距骨、舟骨等处，主要功能是防止足过度外翻。由于三角韧带坚强有力，常可因足过度外翻时，牵拉内踝造成内踝撕脱性骨折。外侧韧带起于外踝尖端，止于距骨和跟骨，分前、中、后三束，主要功能是防止足过度内翻。此韧带较薄弱，当足过度内翻时，常可导致此韧带损伤或断裂，亦可导致外踝撕脱性骨折。下胫腓韧带紧密联系胫腓骨下端之间，把距骨牢固地控制在踝穴之中，此韧带常在足极度外翻时断裂，造成下胫腓联合分离，使踝距变宽，失去生理稳定性。

根据是否有创口与外界相通，常可分为闭合性脱位和开放性脱位。闭合性脱位根据脱位的方向不同，可分为踝关节内侧脱位、外侧脱位、前脱位、后脱位。

一般以内侧脱位较为常见，其次为外侧脱位和开放性脱位，后脱位少见，前脱位则极罕见。单纯脱位极为少见，多合并骨折如内、外踝和胫骨前唇或后踝骨折。

二、病因、病理

(1)内侧脱位：多为间接暴力所引起，如扭伤等，常见自高处跌下，足的内侧先着地，或走凹凸不平道路，或平地滑跌，使足过度外翻、外旋致伤，常合内、外踝骨折。

(2)外侧脱位：多为间接暴力所引起，如扭伤等，常见自高处跌下，足的外侧先着地，或行走凹凸不平道路，或平地滑跌，使足过度内翻、内旋而致伤，常合内、外踝骨折。其机制与内侧脱位相反。

(3)前脱位：间接或直接暴力所引起，如自高处跌下，足跟后部先着地，身体自前倾而至致胫骨下端向后错位，形成前脱位。或由于推跟骨向前，胫腓骨向后的对挤暴力，可致踝关节前脱位。

(4)后脱位：足尖或前足着地，由后方推挤胫腓骨下端向前。或由高处坠下，前足着地，身体向后倾倒，胫腓骨下端向前翘起，而致后脱位，常合并后踝骨折。

(5)开放性脱位：多由压砸、挤压、坠落和扭绞等外伤所致。其开放性伤口多表现为自内向外，即骨折的近端或脱位之近侧骨端自内穿出皮肤而形成开放性创口，其伤口多污染重，感染率相对增高。

三、诊断

(一)临床表现及 X 线检查

(1)内侧脱位：伤踝关节肿胀、疼痛、淤斑，甚者起水疱，踝关节功能丧失，足呈外翻、内旋，内踝不高突，局部皮肤紧张，外踝下凹陷，明显畸形。常合并内、外踝骨折或下胫腓韧带撕裂。X 线检查可见距骨及其以下向内侧脱出，常合并内、外踝骨折。

(2)外侧脱位：伤踝关节肿胀甚者起水疱、疼痛、淤斑，踝关节功能丧失，足呈内翻、内旋，外踝下高突，内踝下空虚，明显畸形，局部皮肤紧张。若合并内、外踝骨折则肿胀、疼痛更甚，伴下胫腓韧带撕裂，则下胫腓联合分离。X线检查可见距骨及其以下向外侧脱出，常合并内、外踝骨折，下胫腓韧带撕裂者，则见胫腓间隙增宽。

(3)前脱位：伤踝关节肿胀、疼痛，踝关节功能障碍，足呈极度背伸，不能跖屈，跟腱两侧有胫腓骨远端的骨性突起，跟骨向前移，跟腱紧张，常合并胫骨前唇骨折。X线检查可见距骨及其以下向前脱出，或合并胫骨前唇骨折。

(4)后脱位：伤踝关节肿胀、疼痛，踝关节功能障碍，足跖屈，跟骨后突，跟腱前方空虚，踝关节前方可触及突出的胫骨下端，而其下方空虚，常伴后踝骨折。X线检查可见距骨及其以下向后脱出，或合并后踝骨折。

(5)开放性脱位：踝关节肿胀、疼痛，踝关节功能障碍，局部有渗血，伤口多位于踝关节内侧，一般为横形创口，严重者骨端外露，伤口下缘的皮肤常嵌于内踝下方，呈内翻内旋，外踝下高突，内踝下面空虚。X线检查可提示移位的方向及是否合并骨折。

(二)诊断

根据外伤史，典型的临床表现，X线检查即可确诊。

四、治疗

(一)外治法

1. 手法复位

(1)内侧脱位：患者取患侧卧位，膝关节半屈曲，一助手固定患肢小腿部，将小腿抬起。术者一手持足跗部，一手持足跟，顺势用力牵引，并加大畸形，然后用两手拇指按压内踝下骨突起部向外，其余指握足，在维持牵引的情况下，使足极度内翻、背伸，即可复位。

(2)外侧脱位：患者取健侧卧位，患肢在上，膝关节屈曲，一助手固定患肢小腿部，将小腿抬起。术者一手持足跗部，一手持足跟，顺势用力牵引，并加大畸形，然后用两手拇指按压外踝下方突起部向内，其余指握足，在维持牵引的情况下，使足极度外翻，即可复位。

(3)前脱位：患者仰卧位，膝关节屈曲，一助手双手固定患肢小腿部，将小腿抬起。术者一手握踝上，一手持足跖部，顺势用力牵引，持踝上之手提胫腓骨下端向前，握足跖的手使足跖屈，向后推按即可复位。

(4)后脱位：患者仰卧位，膝关节屈曲，一助手双手固定患肢小腿部，将小腿抬起。一助手一手持足跖部，一手持足跟部，两手用力牵引，加大畸形。术者用力按压胫腓骨下端向后，同时牵足的助手在牵引的情况下，先向前下提牵，再转向前提，并略背伸，即可复位。

2. 固定

(1)内侧脱位：超踝塑形夹板加垫，将踝关节固定在内翻位。单纯性脱位固定3周，合并骨折固定5周。

(2)外侧脱位：超踝塑形夹板加垫，将踝关节固定在外翻位。单纯性脱位固定3周，合并骨折固定5周。

(3)前脱位：石膏托固定踝关节于稍跖屈中立位3～4周。

(4)后脱位：石膏托固定踝关节于背伸中立位4～6周。

(二)内治法

早期宜活血化瘀、消肿止痛、利湿通络，方选活血舒肝汤加木瓜、牛膝；肿胀消退后，内服通经利节、壮筋骨之筋骨痛消丸；解除固定后，可内服补气血、壮筋骨、强腰膝、通经活络之健步壮骨丸。

对于开放性脱位在治疗上应着重于防止感染及稳定骨折脱位，使关节得以早期进行功能锻炼。伤后6～8小时内，宜彻底清创，常规肌内注射破伤风抗毒素1 500 U，复位后对合并骨折进行内固定，争取一期缝合闭合伤口。为早期开始关节功能活动创造条件，缩短了患肢功能恢复时间。

(谢正南)

第二节　踝关节骨折

一、概述

踝部骨折是最常见的关节内骨折，它包括单踝骨折、双踝骨折、三踝骨折等。多为闭合性骨折，开放骨折亦不少见。

踝关节由胫骨和腓骨的下端与距骨构成。胫骨下端略呈四方形，其端面有向上凹的关节面，与距骨体的上关节面相接触。其内侧有向下呈锥体状的内踝，与距骨体内侧关节面相接触。内踝后面有一浅沟，胫骨后肌和趾长屈肌的肌腱由此通过。内踝远端有两个骨性突起，即前丘和后丘。胫骨下端的前后缘呈唇状突出，分别称为前踝和后踝。胫骨远端外侧有一凹陷，称为腓骨切迹，与腓骨远端相接触。在胫骨的腓骨切迹下缘处有一小关节面，与腓骨外踝形成关节，其关节腔是踝关节腔向上延伸的一部分。腓骨下端的突出部分称为外踝。外踝与腓骨干有 10°～15°的外翻角。外踝后有腓骨长短肌肌腱通过。外踝比内踝窄但较长，其尖端比内踝尖端低，且位于内踝后方。胫腓两骨干间由骨间膜连接为一体，下端的骨间膜特别增厚形成胫腓骨间韧带。在外踝与胫骨之间，前方有外踝前韧带，后方有外踝后韧带和胫腓横韧带。这些韧带使胫腓骨远端牢固地连接在一起，并将胫骨下端的关节面与内、外、前、后踝的关节面构成踝穴。踝穴的前部稍宽于后部，下部稍宽于上部。踝穴与距骨体上面的关节面构成关节。距骨体前端较后端稍宽，下部较顶部宽，与踝穴形态一致，故距骨在踝穴内较稳定。由于结构上的这些特点，踝关节在跖屈时，距骨较窄的后部进入踝穴，距骨在踝穴内可有轻微运动；踝关节背伸时，距骨较宽的前部进入踝穴，使踝关节无侧向运动，较为稳定。踝关节背伸，距骨较宽的前部进入踝穴时，外踝又稍向外分开，踝穴较跖屈时约增宽，这种伸缩主要依靠胫腓骨下端的韧带的紧张与松弛。这种弹性同时又使距骨两侧关节面与内外踝的关节面紧密相贴，因此，踝背伸位受伤时，多造成骨折。正是这些特点，当下坡或下阶梯时，踝关节在跖屈位中，故易发生踝部韧带损伤。胫距关节承受身体重量，其中腓骨承受较少，但若腓骨变短或旋转移位，使腓骨对距骨的支撑力减弱，可导致关节退行性变。

踝关节的关节囊的前后较松弛，韧带较薄弱，便于踝关节的背伸和跖屈活动。关节囊的内外两侧紧张，且有韧带和肌肉加强。踝关节在正常活动时，踝关节两侧的关节囊和韧带能有力地控制踝关节的稳定。

踝关节周围缺乏肌肉和其他软组织遮盖，仅有若干肌腱包围。这些肌腱和跗骨间关节的活动，可以缓冲暴力对踝关节的冲击，从而减少踝关节损伤的机会。

二、病因、病理

由于外力的大小、作用方向和肢体受伤时所处的位置不同，踝关节可发生各式各样复杂的联合损伤。根据骨折发生的原因和病理变化，把踝部骨折分为外旋、外翻、内翻、纵向挤压、侧方挤压、踝关节强力趾屈、背屈骨折几型，前三型又按其损伤程度分为三度。

（一）踝部外旋骨折

小腿不动，足强力外旋；或脚着地不动，小腿强力内旋，距骨体的前外侧外踝的前内侧，迫使外踝向外旋转，向后移位，造成踝部外旋骨折。

1. 踝部外旋一度骨折

外踝发生斜形或螺旋形骨折。骨折线由胫腓下关节远端的前侧开始，向后、向上斜形延伸，侧位X线片显示由前下斜向后上的斜形骨折线，骨折面呈冠状，骨折移位不多或无移位，骨折面里前后重叠。有移位时，外踝远端骨折块向后、向外移位并旋转。若暴力较大，迫使距骨推挤外踝时，胫腓下骨间韧带先断裂，骨折则发生在胫腓骨间韧带的上方之腓骨最脆弱处。此为踝部外旋一度骨折或外旋单踝骨折。

2.踝部外旋二度骨折

一度骨折发生后，如还有残余暴力继续作用，则将内踝撕脱(或内侧副韧带断裂)。此为踝部外旋二度骨折或外旋双踝骨折。

3.踝部外旋三度骨折

二度骨折发生后，仍有残余暴力继续作用，此时内侧副韧带牵制作用消失，距骨向后外及向外旋转移位，撞击胫骨后缘造成后踝骨折。此为踝部外旋三度骨折或外旋三踝骨折。

(二)踝部外翻骨折

患者自高处跌下，足内缘触地，或步行在不平的道路上，足底外侧踩上凸处，或小腿远段外侧直接受撞击时，使足突然外翻，造成踝部外翻骨折。

1.踝部外翻一度骨折

踝部外翻时，暴力先作用于内侧副韧带，因此韧带较坚强，不易断裂，遂将内踝撕脱。内踝骨折线往往为横形或斜形，与胫骨下关节面对平，骨折移位不多。此为踝部外翻一度骨折或外翻单踝骨折。

2.踝部外翻二度骨折

一度骨折发生后，还有残余暴力继续作用，距骨体推挤外踝的内侧面，迫使外踝发生横形或斜形骨折。骨折面呈矢状位，内外踝连同距骨发生不同程度地向外侧移位。若外踝骨折前，胫腓骨间韧带发生断裂，则外踝骨折多发生在胫腓骨间韧带以上的腓骨下段薄弱部位，有时也可发生在腓骨干的中上段。此为踝部外翻二度骨折或外翻双踝骨折。

3.踝部外翻三度骨折

二度骨折发生后，仍有残余暴力继续作用，偶可发生胫骨的后踝骨折。此为踝部外翻三度骨折或外翻三踝骨折。

(三)踝部内翻骨折

患者自高处跌下时，足外缘触地，或小腿下段内侧受暴力直接撞击，或步行在不平的道路上，脚底内侧踩上凸处，使脚突然内翻，均可造成踝部内翻骨折。

1.踝部内翻一度骨折

踝部内翻时，暴力首先作用于外侧副韧带，由于此韧带较薄弱，故暴力较多造成韧带损伤，偶亦有外踝部小块或整个外踝的横形撕脱骨折。此为踝部内翻一度骨折或内翻双踝骨折。

2.踝部内翻二度骨折

一度骨折发生后，还有残余暴力继续作用，迫使距骨强力向内侧移位，撞击内踝，造成内踝骨折。骨折线位于内踝的上部与胫骨下端关节面接触处，并向上、向外。此为踝部内翻二度骨折或内翻单踝骨折。

3.踝部内翻三度骨折

二度骨折发生后，仍有残余暴力继续作用，偶可发生胫骨后踝骨折，称为踝部内翻三度骨折或内翻三踝骨折。

(四)纵向挤压骨折

患者由高处落下，足底触地，可引起胫骨下端粉碎骨折，腓骨下端横断或粉碎骨折。此时，若有踝关节急骤地过度背伸或跖屈，胫骨下关节面的前缘或后缘因受距骨体的冲击而发生挤压骨折。前缘骨折，距骨随同骨折块向前移位。后缘骨折，距骨随骨折块向后移位。

(五)侧方挤压骨折

内外踝被夹挤于两重物之间，造成内外踝骨折。骨折多为粉碎型，移位不多。常合并皮肤损伤。

(六)胫骨下关节面前缘骨折

胫骨下关节面前缘骨折可由两个完全相反的机制造成。一是当足部强力跖屈(如踢足球时)，迫使踝关节囊的前壁强力牵拉胫骨下关节面的前缘，造成胫骨下关节面前缘的撕脱骨折。骨折块往往很小，但移位明显。二是由高处落下,足部强力背伸位,距骨关节面向上、向前冲击胫骨下关节面前部,造成胫骨下关节面前缘大块骨折。距骨随同骨折块向前、向上移位。

三、诊断

患者多有在走路时不慎扭伤踝部,自高处落下跌伤踝部,或重物打击踝部的病史。伤后觉踝部剧烈疼痛,不能行走,严重者有患部的翻转畸形。踝部迅速肿胀,踝部正侧位 X 线摄片常能显示骨折的有无。在踝部骨折的诊断中,在确定骨折存在的同时,还应判断造成损伤的原因。因为不同的损伤,在 X 线片上有时可有相同的骨折征象,但其复位和固定方法则完全不同。因此,在诊断踝部骨折时,必须仔细研究踝关节正侧位 X 线片,详细询问患者受伤历史,仔细检查,以确定损伤的原因和骨折发生机制,从而正确地拟定整复和固定的方法。

四、治疗

踝关节既支持全身重量,又有较为灵活的运动。因此,踝部骨折的治疗既要保证踝关节的稳定性,又要保证踝关节活动的灵活性。这就要求踝部骨折后应尽量达到解剖对位,并较早地进行功能锻炼,使骨折愈合后能符合关节活动的力学要求。在治疗方法上,当闭合复位失败时,应及时考虑切开复位与内固定,从而恢复踝关节的稳定,并使踝穴结构能适应距骨活动的要求,避免术后发生关节疼痛。

(一)手法整复超关节夹板局部外固定

1. 整复手法

普鲁卡因腰麻或坐骨神经阻滞麻醉,患者平卧,髋关节、膝关节各屈曲 90°。一助手站于患肢外侧,用双手抱住大腿下段。另一助手站于患肢远端,一手握足前部,一手托足跟。在踝关节跖屈位,顺着原来骨折移位方向轻轻用力向下牵引。内翻骨折先内翻位牵引,外翻骨折先外翻位牵引。无内外翻畸形而仅是两踝各向内外侧方移位的骨折,则垂直牵引。牵引力量不能太大,更不能太猛,以免加重内、外侧韧带损伤。

在一般情况下,外翻骨折都伴有一定程度的外旋,内翻骨折都伴有一定程度的内旋。所以在矫正内、外翻畸形前,首先应矫正旋转畸形。牵引足部的助手将足内旋或外旋,矫正外旋或内旋畸形。然后改变牵引方向,外翻骨折的牵引方向由外翻逐渐变为内翻,内翻骨折的牵引方向由内翻逐渐变为外翻。同时术者两手在踝关节上、下对抗挤压,内外翻畸形即可纠正,骨折即可复位。

对有下胫腓联合分离的病例,术者用两手掌贴于内、外踝两侧,嘱助手将足稍稍旋转,术者两手对抗扣挤两踝,下胫腓联合分离即可消失,距骨内、外侧移位即可整复。在外翻或外旋型骨折,合并下胫腓联合分离,外踝骨折发生在踝关节以上时,对腓骨下端骨折要很好地整复。只有将腓骨断端正确复位,下胫腓联合分离消除,外踝才能稳定。

距骨有后脱位的病例,术者一手把住小腿下端向后推,一手握住足前部向前拉,后脱位的距骨即回到正常位置。

骨折块不超过胫骨下关节面 1/3 的后踝骨折病例,应先整复固定内、外两踝,然后再整复后踝。整复后踝时,术者一手握胫骨下端向后推,一手握足向前拉,慢慢背屈,利用紧张的后侧关节囊把后踝拉下,使后踝骨折块复位。

骨折块超过胫骨下关节面 1/3 以上的后踝骨折,因距骨失去支点,踝关节不能背屈,越背屈距骨越向后移位,后踝骨折块随脱位的距骨越向上变位。手法复位比较困难。可采用经皮钢针撬拨复位。

手法整复完毕,应行 X 线摄片检查,骨折对位满意后,行局部夹板固定。

2. 固定方法

(1)固定材料:木板 5 块,内、外、后 3 块等长,长度上自腘窝下缘,下齐足跟,宽度内外侧板与患者小腿前后径等宽，后侧板与患者小腿横径等宽；前侧板两块，置于胫骨嵴两侧，宽度约1～2 cm，长度上自胫骨结节下缘，下到内外踝上缘，以不妨碍踝关节背屈 90°为准。梯形纸垫 2 个，塔形纸垫 3 个。

(2)固定方法：骨折整复后，踝部敷上消肿止痛中药，用绷带缠绕。在内外两踝上方凹陷处各放一塔形垫，两踝下方凹陷处各放一梯形垫，纸垫厚度与踝平，以夹板不压迫踝顶为准。在跟骨上方凹陷处放一塔形垫，以夹板不压迫跟部为准。用胶布将纸垫固定。最后放上 5 块夹板，并用 3 根布条捆扎。术后即可开始脚趾和踝关节背伸活动。2 周后可扶拐下地逐渐负重步行。3 周后可解开固定行按摩。4 周后去固定，练习步行和下蹲活动，并用中药熏洗。

(二)手术切开整复内固定

手术切开整复内固定适用于下列情况：

1. 严重开放性骨折

清创时，即可将骨折整复内固定。

2. 内翻型骨折

内踝骨块较大，波及胫骨下关节面 1/2 以上者。

3. 外旋型骨折

内踝撕脱骨折，骨折整复不良，或有软组织夹在骨折线之间，引起骨折纤维愈合或不愈合的病例。

4. 大块骨折

足强度背屈所造成胫骨下关节面前缘大块骨折。

(三)踝关节融合术

踝部严重粉碎性骨折，日后难免发生创伤性关节炎；或踝部骨折整复不良，发生创伤性关节炎，严重影响行走的病例，可行踝关节融合术治疗。

(四)药物治疗

按骨折三期辨证用药。一般中期以后应注意舒筋活络、通利关节；后期局部肿胀难消，应行气活血、健脾利湿；关节融合术后须补肾壮骨，促进愈合。早期淤血凝聚较重，宜服用桃红四物汤加木瓜、田七、三棱等，或配服云南白药、伤科七厘散等。中期内服接骨丹和正骨紫金丹，外敷接骨膏。后期拆除夹板，石膏固定后，用伤科洗方熏洗患部，每天 1～2 次。

(五)练功活动

整复固定后，鼓励患者活动足趾和踝部背伸活动。双踝骨折从第 2 周起，可在保持夹板固定的情况下加大踝关节的主动活动范围，并辅以被动活动。被动活动时，术者一手握紧内、外侧夹板，另手握前足，只做背伸和跖屈，但不做旋转或翻转活动。3 周后可将外固定打开，对踝关节周围的软组织(尤其是肌腱经过处)进行按摩，理顺经络，点按商丘、解溪、丘墟、昆仑、太溪等穴，并配合中药熏洗。在袜套悬吊牵引期间亦应多做踝关节的伸屈活动。

(六)其他疗法

内外踝骨折，闭合复位不满意，后踝骨折块超过 1/3 关节面，开放型骨折等，行切开复位内固定术。陈旧性骨折复位效果不佳并有创伤性关节炎者，可行踝关节融合术。

(谢正南)

第三节　跟骨骨折

跟骨骨折是常见骨折，占全身骨折的 2%。以青壮年最多见，严重损伤后易遗留伤残。至今仍没有一种大家都能认可的分类及治疗方法。应用 CT 分类跟骨骨折，使我们对跟骨关节内骨折认识更加清楚。

像其他部位关节内骨折一样，解剖复位、坚强内固定、早期活动是达到理想功能效果的基础。

一、分类

跟骨骨折根据骨折线是否波及距下关节分为关节内骨折和关节外骨折。

(一)关节内骨折

1. Essex-Lopresti 分型法

根据X线检查把骨折分为舌状骨折和关节塌陷型骨折。缺点是关节塌陷型包含了过多骨折，对于骨折评价和临床预后带来困难。

(1)A 型：无移位骨折。

(2)B_1 型：舌状骨折。

(3)B_2 型：粉碎性舌状骨折。

(4)C_1 型：关节压缩型。

(5)C_2 型：粉碎性关节压缩型。

(6)D 型：粉碎性关节内骨折。

2. Sanders CT 分型法

Sanders 根据后关节面的三柱理论，通过初级和继发骨折线的位置分为若干亚型，其分型基于冠状面CT扫描(图 19-1)。在冠状面上选择跟骨后距关节面最宽处，从外向内将其分为A、B、C三部分，分别代表骨折线位置。这样，就可能有四部分骨折块、三部分关节面骨折块和二部分载距突骨折块。

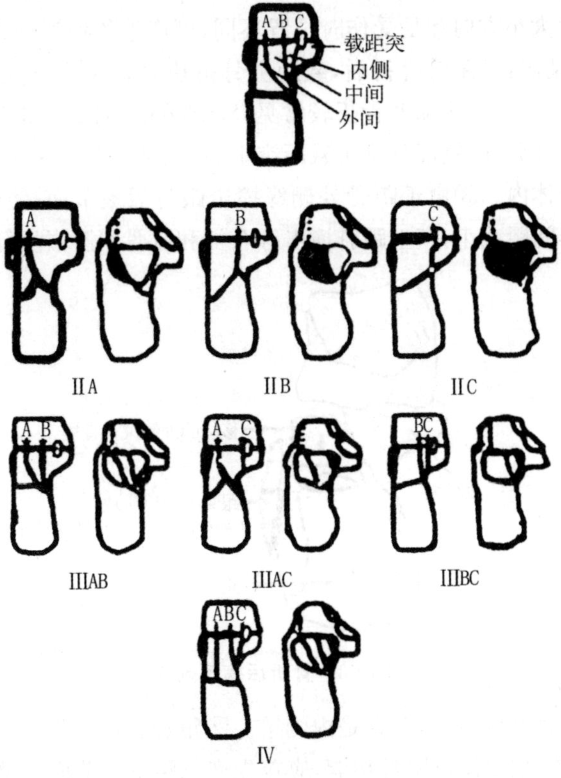

图 19-1　Sanders CT 分型法

(1)Ⅰ型：所有无移位骨折。

(2)Ⅱ型：二部分骨折，根据骨折位置在A、B或C又分为ⅡA、ⅡB、ⅡC骨折。

(3)Ⅲ型：三部分骨折，同样，根据骨折位置在A、B或C又分为ⅢAB、ⅢBC、ⅢAC骨折，典型骨折有一中央压缩骨块。

(4)Ⅳ型：骨折含有所有骨折线，ⅣABC。

(二)关节外骨折

按解剖部位关节外骨折可分为:①跟骨结节骨折。②跟骨前结节骨折。③载距突骨折。④跟骨体骨折(图 19-2)。

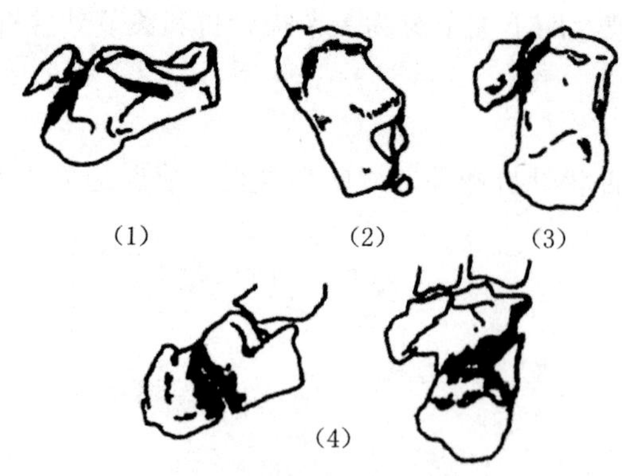

图 19-2　跟骨关节外骨折

(1)跟骨结节骨折;(2)跟骨前结节骨折;(3)载距突骨折;(4)跟骨体骨折

二、关节内骨折

关节内骨折约占所有跟骨骨折的 70%。

(一)损伤机制与病理

由于跟骨形态差异、暴力大小方向和足受伤时位置不同,可产生各种类型跟骨后关节面粉碎性骨折。但在临床中常会出现以下三种情况:①跟骨骨折后,载距突骨折块总是保持原位,和距骨有着正常关系。骨折线常位于跟距骨间韧带外侧。②关节压缩型骨折较常见,SandersⅡ型骨折较常见。后关节面骨折线常位于矢状面,且多将后关节面分为两部分,内侧部分位于载距突上,外侧部分常陷于关节面之下,并由于距骨外侧缘撞击而呈旋转外翻,陷入跟骨体内。③由于距骨外侧缘撞击跟骨后关节面,使骨折进入跟骨体内,从而推挤跟骨外侧壁突出隆起,使跟腓间距减小,产生跟腓撞击综合征和腓骨肌腱嵌压征(图 19-3)。

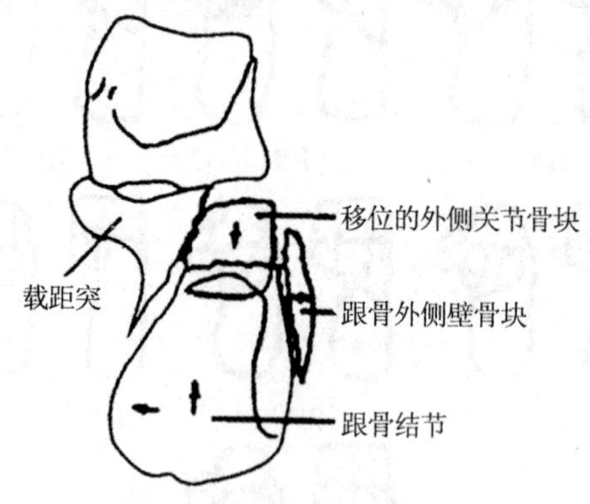

图 19-3　骨折后病理改变

跟骨骨折后可出现:①跟骨高度丧失,尤其是内侧壁。②跟骨宽度增加。③距下关节面破坏。④外侧壁突起。⑤跟骨结节内翻。因此,如想恢复跟骨功能,应首先恢复距下关节面完整和跟骨外形。

(二)临床表现

骨折多发生于高处坠落伤或交通事故伤。男性青壮年多见。伤后足在数小时内迅速肿胀,皮肤可出现水泡或血泡。如疼痛剧烈,足感觉障碍,被动伸趾引起剧烈疼痛时,应注意足骨筋膜室综合征的可能。亦应注意全身其他合并损伤,如脊柱、脊髓损伤。

（三）诊断

1. X线检查

足前后位X线平片可见骨折是否波及跟骰关节，侧位可显示跟骨结节角和交叉角（Gissane角）变化，跟骨高度降低，跟骨轴位可显示跟骨宽度变化及跟骨内、外翻。Broden位（图19-4）是一种常用的斜位，可在术前、术中了解距下关节面损伤及复位情况。投照时，伤足内旋40°，X线球管对准外踝并向头侧分别倾斜10°、20°、30°、40°。

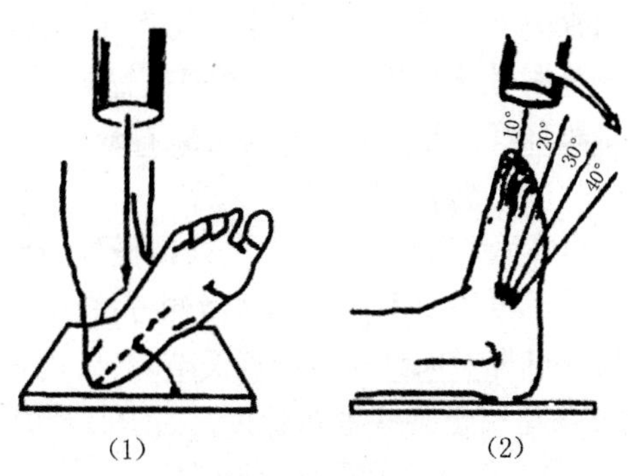

图19-4　Broden投照方法

（1）正面观；（2）侧面观

2. CT检查

关节内骨折应常规行CT检查，以了解关节面损伤情况，必要时行螺旋CT进行三维重建。

（四）治疗

对于跟骨关节内骨折是行手术治疗还是非手术治疗，多年来一直存在争论。CT分类使我们对关节内骨折的病理变化更加清楚，使用标准入路和术中透视可明显减少手术并发症。各种专用钢板的出现，使内固定更加稳定，患者可早期活动。跟骨关节内骨折如要获得好的功能，应该解剖复位跟骨关节面及跟骨外形，但即使是达到解剖复位也不能保证一定可以获得好的功能。

1. 治疗应考虑的因素

（1）年龄：老年患者，骨折后关节易僵硬，且骨质疏松，不易牢固内固定，一般50岁以上的患者，以非手术治疗为宜。

（2）全身情况：如合并较严重糖尿病、周围血管疾病，身体极度虚弱，或合并全身其他部位损伤不宜手术时，应考虑非手术治疗。

（3）局部情况：足部严重肿胀、皮肤水泡，不宜马上手术，应等1～2周肿胀消退后方可手术。开放性损伤时，如软组织损伤较重，可用外固定器固定。

（4）损伤后时间：手术应在伤后3周内完成。如果肿胀、水泡或其他合并损伤而不能及时手术时，采用非手术治疗。

（5）骨折类型：无移位或移位小于2 mm时，采用非手术治疗。SandersⅡ、Ⅲ型骨折应选用切开复位。虽然关节面骨折块无明显移位，但跟骨体骨折移位较大，为减少晚期并发症，也应切开复位，内固定。关节面严重粉碎性骨折，恢复关节面形态已不可能，可选用非手术治疗。如有条件，也可在恢复跟骨外形后一期融合距下关节。

（6）医生的经验和条件：手术切开有一定的技术和设备条件要求，如不具备时，应将患者转到其他有条件医院治疗或选用非手术方法治疗。不能达到理想复位及固定的手术，不如不做。

2. 治疗方法

（1）功能疗法：功能疗法适用于无移位或少量移位骨折，或年龄较大、功能要求不高或有全身并发症不适于手术治疗的患者。

适应证及禁忌证：无移位或少量移位骨折，应用此方法，可早期活动，较早恢复足的功能。但对移位骨折由于未复位骨折可能会遗留足跟加宽，结节关节角减小，足弓消失及足内、外翻畸形等，患者多不能恢复正常功能。

具体操作方法：伤后立即卧床休息，抬高患肢，并用冰袋冷敷患足，24 小时后开始主动活动足距小腿关节，3～5 天后开始用弹性绷带包扎，1 周左右可开始拄拐行走，3 周后在保护下或穿跟骨矫形鞋部分负重，6 周后可完全负重。伤后 4 个月可逐渐开始恢复轻工作。

(2)闭合复位疗法：用手法结合某些器械或钢针复位移位的骨折。有以下两种方法。

Bahler 法：在跟骨结节下方及胫骨中下段各横穿一钢针，做牵引和反牵引，以期恢复结节关节角和跟骨宽度以及距下关节面，逐渐夹紧则可将跟骨体部恢复正常，透视位置满意后，石膏固定足于中立位，并将钢针固定于石膏之中。内、外踝下方及足跟部仔细塑形，4～6 周去除石膏和钢针，开始活动足距小腿关节。此方法由于不能够较好恢复距下关节面，疗效不满意，现已很少采用。

Essex-Eopresti 法：患者取俯卧位，在跟腱止点处插入一根斯氏针，针尖沿跟骨纵轴向前并略微偏向外侧，达后关节面下方后撬起。撬拨复位后再用双手在跟骨部做侧方挤压，侧位及轴位透视，位置满意后，将斯氏针穿入跟骨前方。粉碎性骨折时，也可将斯氏针穿过跟骰关节，然后用石膏将斯氏针固定于小腿石膏管型内。6 周后去除石膏和斯氏针。此方法适用于某些舌状骨折。由于石膏固定，功能恢复较慢。

(3)切开复位术：可在直视下复位关节面骨块和跟骨外侧壁，结合牵引可同时恢复跟骨轴线并纠正短缩和内、外翻。使用钢板螺钉达到较坚强固定，可使患者早期活动。尽快地恢复足的功能，避免了由于复位不良带来的各种并发症。

患者体位取单侧骨折侧卧位，如为双侧骨折，则取俯卧位。切口采用外侧“L”形切口。纵形切口位于跟腱和腓骨长短肌腱之间，水平切口位于外踝尖部和足底皮肤之间。切开皮肤后，从骨膜下翻起皮瓣，显露距下关节和跟骰关节，用三根克氏针从皮瓣下分别钻入腓骨、距骨和骰骨后，向上弯曲以扩大显露。腓肠神经位于皮瓣中，注意不要损伤。复位，掀开跟骨外侧壁，显露后关节面。寻找骨折线，认清关节面骨折情况。取出载距突关节面外侧压缩移位的关节内骨折块。使用 Schanz 针或跟骨牵引，先内翻跟骨结节，同时向下牵引，再外翻，以纠正跟骨短缩及跟骨结节内翻，使跟骨内侧壁复位，用克氏针维持复位。然后把取出的关节面骨折块复位，放回外侧壁并恢复 Gissane 角和跟骰关节面，克氏针固定各骨折块。透视检查骨折位置，尤其是 Broden 位查看跟骨后关节面是否完全复位。如骨折压缩严重，空腔较大，可使用骨移植，但一般不需要骨移植。根据骨折类型选用钢板和螺钉固定，如可能，螺钉应固定外侧壁到对侧载距突下骨皮质上，以保证固定确实可靠。少数严重粉碎性骨折，需要加用内侧切口协助复位固定。固定后，伤口放置引流管或引流条，关闭伤口，2 周拆线。伤口愈合良好时，开始活动，6～10 周穿行走靴部分负重。12～16 周去除行走靴负重行走，逐渐开始正常活动。

(4)关节融合术：严重粉碎性骨折的年轻患者对功能要求较高时，切开难以达到关节面解剖复位，非手术治疗又极有可能遗留跟骨畸形而影响功能。一期融合并同时恢复跟骨外形可缩短治疗时间，使患者尽快地恢复工作。在切开复位时，亦应有做关节融合术的准备，一旦不能达到较好复位，也可一期融合距下关节。手术时用磨钻磨去关节软骨，大的骨缺损可植骨，用钢板维持跟骨基本外形，用 1 枚 6.5 mm 或7.3 mm直径的全长螺纹空心螺钉经导针从跟骨结节到距骨。

(五)并发症

1. 伤口皮肤坏死感染

外侧入路“L”形切口时，皮瓣角部边缘有可能发生坏死，所以手术时应仔细操作，避免过度牵拉。一旦出现坏死，应停止活动。如伤口感染，浅部感染，可保留内置物，伤口换药，有时需要皮瓣转移。深部感染，需取出钢板和螺钉。

2. 神经炎、神经瘤

手术时可能会损伤腓肠神经，造成局部麻木或形成神经瘤后引起疼痛。如疼痛不能缓解，可切除神经瘤后，将神经残端埋入腓骨短肌中。在非手术治疗时，由于跟骨畸形愈合后内侧挤压刺激胫后神经分支引起足跟内侧疼痛，非手术治疗无效时，可手术松解。

3.腓骨肌腱脱位、肌腱炎

骨折后由于跟骨外侧壁突出，缩小了跟骨和腓骨间隙，挤压腓骨长短肌腱引起肌腱脱位或嵌压。手术时切开腱鞘使肌腱直接接触距下关节或螺钉、钢板的摩擦及手术后瘢痕也是引起肌腱炎的原因。腓骨肌腱脱位、嵌压后，如患者有症状，可手术切除突出的跟骨外侧壁，扩大跟骨和腓骨间隙。同时紧缩腓骨肌上支持带，加深外踝后侧沟。

4.距下关节和跟骰关节创伤性关节炎

由于关节面骨折复位不良或关节软骨的损伤，距下关节和跟骰关节退变产生创伤性关节炎，关节出现疼痛及活动障碍。可使用消炎止痛药物、理疗和支具等治疗，如症状不缓解，应做距下关节或三关节融合术。

5.跟痛

跟痛可由于外伤时损伤跟下脂肪垫引起，也可因跟骨结节跖侧骨突出所致。可用足跟垫减轻症状，如无效可手术切除骨突出。

三、关节外骨折

关节外骨折占所有跟骨骨折的30%～40%。一般由较小暴力引起，常不需手术治疗，预后较好。

1.前结节骨折

前结节骨折可分为两种类型。撕脱骨折多见，常由足跖屈、内翻应力引起。分歧韧带或伸趾短肌牵拉跟骨前结节附着部造成骨折。骨折块较小并不波及跟骰关节。足强力外展造成跟骰关节压缩骨折较少见，骨折块常较大并波及跟骰关节，骨折易被误诊为踝扭伤。骨折后距下关节活动受限，压痛点位于前距腓韧带前2 cm处，向下1 cm。检查者也可用踇指置于患者外踝尖部，中指置于第5跖骨基底尖部，示指微屈后指腹正好落在前结节压痛点。加压包扎免负重6～8周，预后也较好。

2.跟骨结节骨折

跟骨结节骨折也有两种类型：一种是腓肠肌突然猛烈收缩牵拉跟腱附着部，发生跟骨后部撕脱骨折；另一种为直接暴力引起的跟骨后上鸟嘴样骨折(图19-5)。骨折移位较大时，跟骨结节明显突出，有时可压迫皮肤坏死。畸形愈合后可使穿鞋困难。借助Tompson试验可帮助判断是否跟腱和骨块相连。有时骨块可连带部分距下关节后关节面。骨折无移位或有少量移位时，用石膏固定患足跖屈位固定6周。骨折移位较大时，应手法复位，如复位失败可切开复位，螺钉或钢针固定。

3.跟骨结节内、外侧突骨折

单纯跟骨结节内、外侧突骨折少见且常常无移动位，相比较而言，内侧突更易骨折。骨折常由足内或外翻时受到垂直应力而产生的剪切力作用所致，通过跟骨轴位或CT检查可做出诊断。无移位或少量移位时可用小腿石膏固定8～10周。可闭式复位，经皮钢针或螺钉固定。如果骨折畸形愈合且有跟部疼痛时，可通过矫形鞋改善症状，无效者也可手术切除骨突起部位。

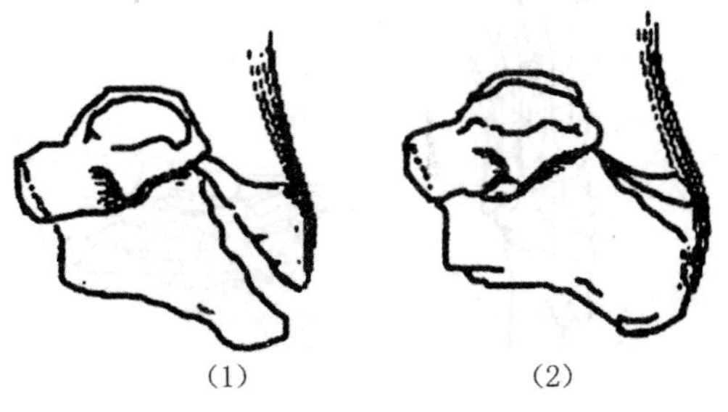

图19-5　跟骨结节骨折

(1)撕脱骨折；(2)鸟嘴样骨折

4.载距突骨折

单纯载距突骨折很少见。按Sanders分类此类骨折为ⅡC骨折。骨折后可偶见屈趾长肌腱卡压于骨折之中，移位骨块也可挤压神经血管束，被动过伸足趾可引起局部疼痛加重。无移位骨折可用小腿石膏固定6周。

移位骨折可手法复位足内翻跖屈,用手指直接推挤载距突复位,较大骨折块时也可切开复位。骨折不愈合较少见,不要轻易切除载距突骨块,因为有可能失去弹簧韧带附着而致扁平足。

5.跟骨体骨折

跟骨体骨折因不影响距下关节面,一般预后较好。骨折机制类似于关节内骨折,常发生于高处坠落伤。骨折后可有移位,如跟骨体增宽,高度减低,跟骨结节内外翻等。此类骨折除常规X线摄片外,还应行CT检查,以明确关节面是否受累及骨折移位情况。骨折移位较大时,可手法复位石膏外固定或切开复位、内固定。

(谢正南)

第四节　跖骨骨折

跖骨又称脚掌骨,是圆柱状的小管状骨,并列于前足,从内向外依次为第1～5跖骨,每根跖骨均由基底部、干部、颈部、头部等构成。5个跖骨中,以第1跖骨最短,同时最坚强,在负重上亦最重要。第1跖骨在某些方面与第1掌骨近似,底呈肾形,与第2跖骨基底部之间无关节,亦无任何韧带相接,具有相当的活动度,它的跖面通常有2个籽骨。外侧4个跖骨基底部之间均有关节相连,借背侧、跖侧及侧副韧带相接,比较固定,其中尤以第2、3跖骨最稳定。第4跖骨基底部呈四边形,与第3、5跖骨相接。第5跖骨基底部大致呈三角形,这两根跖骨具有少量活动度。第1、2、3跖骨基底部,分别与1、2、3楔骨相接;第4、5跖骨基底部,与骰骨相接,共同构成微动的跖跗关节。第1～5跖骨头分别与第1～5趾骨近节基底部相接,构成跖趾关节。第5跖骨基底部张开,形成粗隆,向外下方突出,超越骨干及相邻骰骨外面,是足外侧的明显标志。在所有附着于第5跖骨基底部的肌肉中,只有腓骨短肌腱有足够的力量导致撕脱骨折的发生,而不是肌腱断裂。

第1与第5跖骨头是构成足内外侧纵弓前方的支重点,与后方的足跟形成整个足部的三个负重点。5根跖骨之间又构成足的横弓,跖骨骨折后必须恢复上述关系,以便获得良好负重功能。跖骨骨折是足部最常见的骨折,多发生于成年人。

一、发病机制

跖骨骨折多由直接暴力,如压砸或重物打击而引起,以第2、3、4跖骨较多见,可多根跖骨同时骨折。间接暴力如扭伤等,亦可引起跖骨骨折,如第5跖骨基底部撕脱骨折。长途跋涉或行军则可引起疲劳骨折。骨折的部位可发生于基底部、骨干及颈部。

按骨折移位程度,可分为无移位骨折和移位骨折。由于跖骨并相排列,相互支撑,单一跖骨骨折,多无移位或仅有轻微移位。但多发跖骨骨折,由于失去了相互支撑作用,可以出现明显移位(图19-6)。

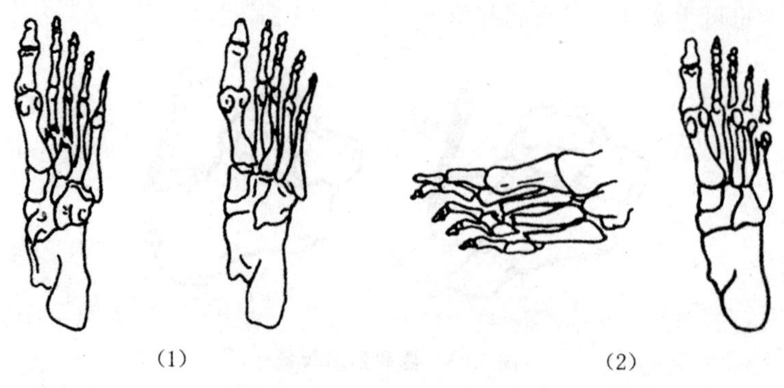

图19-6　跖骨骨折类型

(1)无移位型跖骨骨折;(2)移位型跖骨骨折

按骨折线可分为横断、斜行及粉碎骨折。按骨折的部位,又可分为跖骨基底部骨折、跖骨颈部骨折、跖骨干骨折。

(一)跖骨基底部骨折

最常见的是第5跖骨基底部撕脱骨折。骨折常发生在足跖屈内翻时,腓骨短肌腱牵拉将基底部粗隆撕脱。

(二)跖骨颈骨折

骨折常因为踝跖屈、前足内收而引起。少部分也可以由直接暴力引起。由于该部血液供应主要来自从关节囊进入的干骺端血管和自跖骨干内侧中部进入的滋养血管,血供相对较差,骨折后愈合较慢。

跖骨颈部还可发生疲劳骨折,因好发于长途行军的战士,故又名行军骨折。骨骼的正常代谢是破骨和成骨活动基本上处于平衡状态,如果对它施加的应力强度增加及持续更长的时间时,骨骼本身会重新塑形以适应增加了的负荷。当破骨活动超过骨正常的生理代谢速度后,而成骨活动又不能及时加以修复时,就可在局部发生微细的骨折,继续发展就成为疲劳骨折。多发于第2、第3跖骨。

(三)跖骨干骨折

多由于直接暴力所致,可为一根或多根,易发生开放性骨折。骨折端多向跖侧成角,受骨间肌的牵拉,骨折端还会有侧方移位。

跖骨骨折任何方向的成角都会出现相应的并发症,如背侧残留成角,则跖骨头部位可以出现顽固性痛性胼胝。跖侧成角残留,可导致邻趾出现胼胝,侧方移位则可以挤压胼间神经造成神经瘤。因此,有移位的骨折应尽量纠正。

二、诊断要点

外伤后足部疼痛剧烈、压痛、明显肿胀,活动功能障碍,纵向叩击痛,不能用前足站立和行走,碾压伤者可以合并严重的肿胀和淤斑。

跖骨骨折应常规摄前足正、斜位X线片。跖骨疲劳骨折最初为前足痛,劳累后加剧,休息后减轻,X线可能无异常,3~4周后,可以发现骨膜反应,骨折线多不清楚,在局部可摸到有骨隆凸,不要误诊为肿瘤,由于没有明显的暴力外伤史,诊断常被延误。第5跖骨基底部撕脱骨折,就诊患者为儿童时,应注意与骨骺相区别:儿童跖骨基底部骨骺在X线上表现为一和骨干平行的亮线,且边缘光滑。成人应与腓骨肌籽骨相鉴别,这些籽骨边缘光滑、规则、且为双侧性,局部多无症状。而骨折块多边缘毛糙,认真阅片,应该不难鉴别。

三、治疗方法

跖骨骨折后,一般侧方移位错位不大,上下错位应力求满意复位。尤其是第1和5跖骨头为足纵弓三个支撑点的其中两个,因此在1、5跖骨头骨折中,一定要格外重视,以免影响足的负重。

(一)整复固定方法

无移位骨折、第5跖骨基底部骨折、疲劳骨折应局部石膏托固定4~6周。

1.手法复位外固定

(1)整复方法:①跖骨基底部骨折或合并跖跗关节脱位:在麻醉下,患者取仰卧位,一助手固定踝部,另一助手握持前足部做拔伸牵引。骨折向背、外侧移位者,术者可用两拇指置足背1、2跖跗关节处向内、下推按,余指置足底和内侧跖骨部对抗,同时握持前足部的助手将前足背伸外翻即可复位。②跖骨干部骨折:在适当麻醉下,先牵引骨折部位对应的足趾,以矫正其重叠移位,以另一手的拇指从足底部推压断端,矫正向跖侧的成角。如仍有残留的侧方移位,仍在牵引下,从跖骨之间用拇、示二指采用夹挤分骨手法迫使其复位[图19-7(1)、(2)]。③跖骨颈部骨折:颈部骨折后,短小的远折端多向外及跖侧倾斜成角突起移位。整复时,一助手固定踝部,另一助手持前足牵拉,术者两手拇指置足底远折端移位突起部,向足背推顶,余指置足背近折端扶持对抗和按压跖骨头,同时牵拉前足之助手将足趾跖屈即可。

(2)固定方法:整复后,局部外敷药膏,沿跖骨间隙放置分骨垫,胶布固定后,用连脚托板加牵引的固定方法:即连脚托板固定后,在与跖骨骨折相应的趾骨上贴上胶布,用橡皮筋穿过胶布进行牵拉,并将它固定在脚板背侧。牵引力量要适当,避免引起趾骨坏死。移位严重的多发跖骨骨折,在第1周内,应透视检查1次。

固定时间 6～8 周。

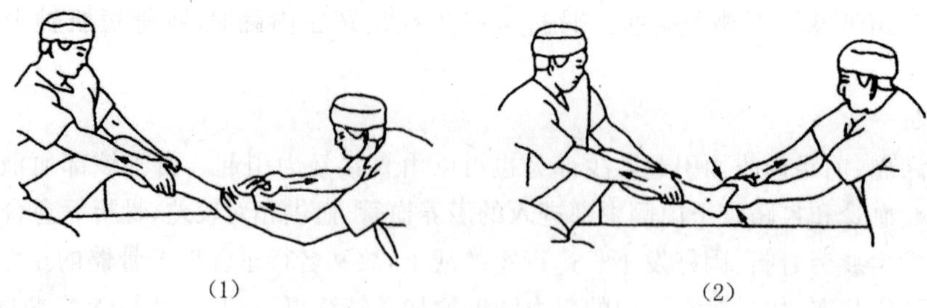

图 19-7　跖骨骨折整复法

2.外固定器复位固定

跖骨骨折也可以采取小腿钳夹固定。操作在 X 线透视或 C 形臂下进行。麻醉后，常规消毒，铺无菌治疗巾。跖骨基底部骨折合并跖跗关节脱位者，从跖骨的背、外侧和第一楔骨内下缘进针。不合并跖跗关节脱位者可以固定跖骨的背、外侧和第一跖骨基底部的内缘。固定时先将钳夹尖端刺进皮肤后，在 C 形臂下复位，选择稳定点进行钳夹。牢固后用无菌纱布包扎，石膏托固定，4～6 周后确定骨折愈合去除外固定器，下床活动(图 19-8)。

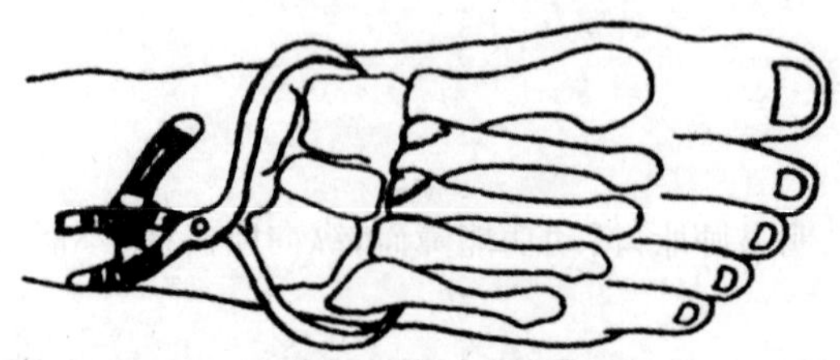

图 19-8　钳夹固定法

3.切开复位内固定

经闭合复位不成功或伴有开放性伤口者，可考虑切开复位内固定。

以骨折部为中心，在足背部做一长约 3 cm 的纵切口，切开皮肤及皮下组织，将趾伸肌腱拉向一侧，找到骨折端，切开骨膜并在骨膜下剥离，向两侧拉开软组织充分暴露骨折端，用小的骨膜剥离器或刮匙，将远折段的断端撬出切口处，背伸患趾用手摇钻将克氏针从远折段的髓腔钻入，经跖骨头和皮肤穿出，当针尾达骨折部平面时，将骨折复位，再把克氏针从近折段的髓腔钻入，直至钢针尾触到跖骨基底部为止，然后剪断多余钢针，使其断端在皮外 1～2 cm，缝合皮下组织和皮肤。第 1 跖骨干骨折最好采用克氏针交叉固定。第 5 跖骨基底粗隆部骨折也可以采用张力带固定。术后用石膏固定 4～6 周。其他内固定物如小钢板、螺丝钉等固定牢固，术后功能恢复快，患者更容易接受(图 19-9，图 19-10)。

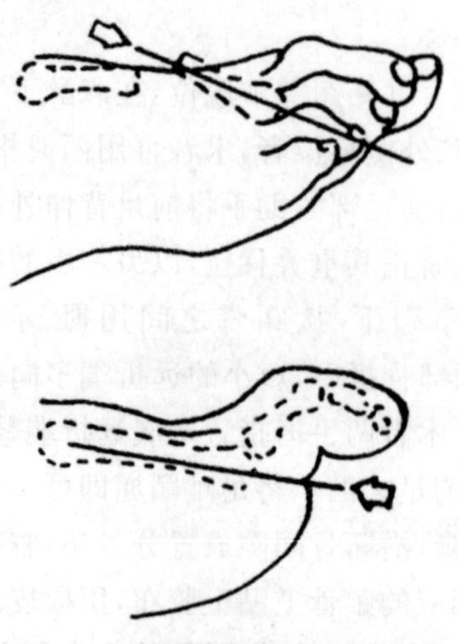

图 19-9　跖骨骨折髓内穿针固定

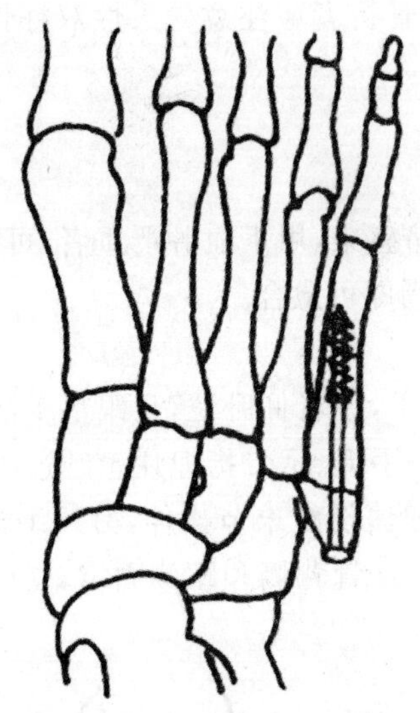

图 19-10　跖骨骨折螺钉固定

(二)药物治疗

按骨折三期辨证用药,早期内服活血化瘀、消肿止痛类方剂,如桃红四物汤加二花、连翘、蒲公英、地丁等清热解毒药,肿胀严重者还可以配合云苓、薏苡仁等利湿类药物治疗。中期内服新伤续断汤或正骨紫金丹。后期解除固定后,用中草药熏洗患部,加强功能锻炼。

(三)功能康复

复位固定后,可做足趾关节屈伸活动。2 周后做扶拐不负重步行锻炼。解除固定后,逐渐下地负重行走,并做足底踩滚圆棍等活动,使关节面和足弓自行模造而恢复足的功能。

(吕文学)

第五节　趾骨骨折

趾骨又叫脚趾骨,除足趾 2 节外,余趾均 3 节,每节趾骨可分为基底部、体部、滑车部三部分。第一跖趾关节的跖侧面,有内、外两个籽骨,其他各趾间关节也可以出现籽骨。足趾的这种籽骨是其重要的负重结构,它可以保护足长屈肌腱、保护第一跖骨头,吸收应力,减少摩擦,并为足屈短肌腱提供一作用杠杆。

趾骨骨折多见于成年人,占足部骨折的第二位。足趾具有足的附着力的功能,可防止人在行走中滑倒,并有辅助足的推进与弹跳作用。故对趾骨骨折的治疗,应要求维持跖趾关节活动的灵活性和足趾跖面没有骨折断端突起。

一、发病机制

趾骨骨折多由踢撞硬物或重物砸伤所致,前者多为粉碎或纵裂骨折,后者多为横断或斜形骨折。第 5 趾骨损伤的机会较多,第 2、3、4 趾骨骨折较少发生,第 1 趾骨较粗大,其功能也较重要,第 1 趾骨近端骨折亦较常见,多为粉碎性骨折。由于跖骨头与地面的夹挤,可引起足趾的籽骨骨折,以内侧籽骨损伤多见,常为粉碎性。趾骨骨折常合并有皮肤或甲床的损伤,伤后亦容易引起感染。

二、诊断要点

趾骨骨折有明显外伤史,伤后患趾疼痛剧烈,肿胀,甲下有青紫淤斑,活动受限,有移位者可以出现明显畸形。触诊可有局部压痛、纵向叩击痛、骨擦音和异常活动。根据临床症状和足的正、斜位 X 线片可以明确诊断，并观察骨折类型及移位情况。籽骨骨折者应注意先天性双籽骨和三籽骨鉴别，后者骨块光整规则，大小相等，局部无相应症状。

三、治疗方法

趾骨骨折有伤口者，应清创缝合，预防感染，甲下血肿严重者，可放血或拔甲。无移位的趾骨骨折，可用消肿止痛类中药外敷，局部外固定，3～4 周即可愈合。

（一）整复固定方法

有移位的骨折，应手法复位。在局麻下，患者仰卧位，足跟垫 1 沙袋，术者用 1 块纱布包裹骨折远端，一手拇、示二指捏住患趾近段的内外侧，另一手拇、示二指捏住患趾远段上下侧，进行相对拔伸，并稍屈趾即可复位。若有侧方移位，术者一手拇、示指捏住伤趾末节拔伸，另一手拇、示指在患趾两侧对挤使骨折端对位（图 19-11）。整复后，患趾用 2 块夹板置于趾骨背侧和跖侧固定。应注意固定不可过紧，容易影响远端血液循环，发生趾部坏死。

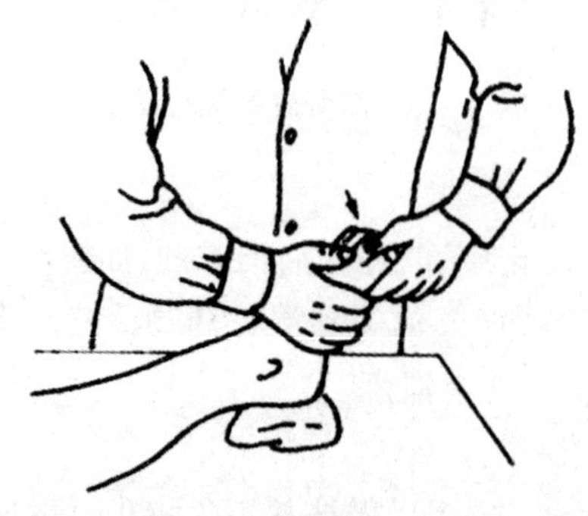

图 19-11　趾骨骨折整复手法

对于不稳定骨折者，可行趾骨及皮肤牵引固定。或者行克氏针内固定治疗。4～6 周骨折愈合后拔出克氏针，加强功能锻炼。

（二）药物治疗

药物治疗一般按骨折三期用药，初期肿胀严重者用活血类配合利湿解毒类方剂加减治疗，肿胀减轻后用活血接骨类方剂加减治疗。去除固定后应用中草药熏洗患部，促进功能恢复。

（三）功能康复

骨折整复固定后，即可进行膝关节的屈伸练习，肿胀减轻后，可下床不负重活动，3～4 周后解除固定，做足趾的屈伸锻炼，早日下地行走。

（吕文学）

第六节　距骨骨折及脱位

距骨无肌肉附着，骨质几乎为关节软骨包围，血供有限，主要是距骨颈前外侧进入的足背动脉关节支，当发生骨折、脱位时易发生缺血性骨坏死。距骨骨折占全身骨折的 0.14%～0.9%，占足部骨折的3%～6%，因而不常见。在治疗结果上，少有大宗病例报道。其一，医生对这种损伤相对不熟悉；其二，距骨位置较隐蔽，骨折后不易从常规 X 线平片上发现，也不易切开复位，获得较好的内固定；其三，距骨参与形成踝、距下和距舟等关节，具有重要的生物力学功能，一旦破坏，对足功能影响较大。

一、距骨头骨折

(一)分型

骨折可分为两型:①过度跖屈时发生距骨头压缩骨折,也可合并舟骨压缩骨折。②足内翻后引起剪力骨折,骨折常为两部分。距骨头骨折因局部血运丰富不易发生缺血性坏死。

(二)治疗

无移位骨折可用非负重小腿石膏固定6周。小块骨折如无关节不稳定,可手术切除移位骨块。移位骨折块大于距骨头关节面50%时,可能会导致距舟关节不稳定,需要内固定。如骨折粉碎,无法复位固定,可行距舟关节融合术。

二、距骨颈部骨折

距骨颈部骨折约占距骨骨折的50%,青壮年男性多见。由于颈部是血管进入距骨的重要部位,该部位骨折后较易引起距骨缺血性坏死。严重损伤多合并开放性损伤和其他损伤。

(一)分型

(1)Hawkins(1970年)把距骨颈部骨折分为三型(图19-12)。

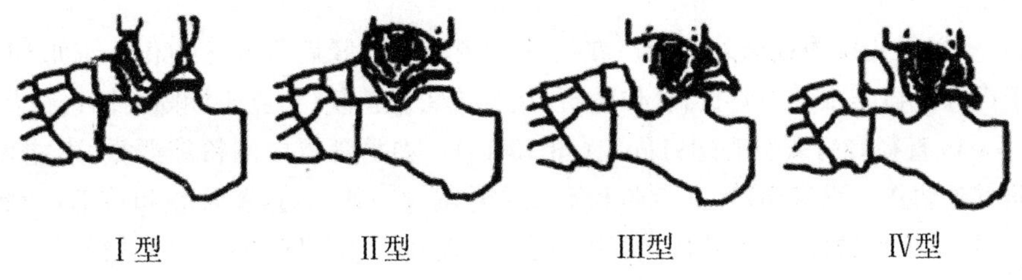

图19-12 Hawkins分型

Ⅰ型:无移位的距骨颈部骨折。

Ⅱ型:移位的距骨颈部骨折合并距下关节脱位或半脱位。

Ⅲ型:移位的距骨颈部骨折,距骨体完全脱出,距下关节脱位。

(2)Canale(1978年)提出HawkinsⅡ、Ⅲ型可伴有距舟关节脱位。这种骨折又被称为HawkinsⅣ型(图19-12)。

当足强力背伸时,距骨颈恰抵在胫骨下端前缘,就像一个凿子对距骨颈背部施予剪切力而导致距骨颈骨折。如骨折无移位,此时称HawkinsⅠ型骨折。暴力进一步作用,距骨体被挤压向后,并以三角韧带为轴旋转,距下关节半脱位,此时称HawkinsⅡ型骨折。距下关节移位越大,距跟骨间韧带断裂可能越大,复位越困难。暴力加大使距跟韧带、距腓后韧带断裂,三角韧带可断裂也可完整,距骨体从踝穴中完全脱出,此时称HawkinsⅢ型骨折。此时距骨体被挤压向后内侧,位于内踝和跟腱之间,并以纵轴旋转90°,近端骨折面指向外侧。内踝可由于距骨体撞击而骨折。由于距骨体移位挤压皮肤,可引起皮肤缺血性坏死。约50%为开放性损伤。距骨体虽离胫后神经血管束较近,但由于长屈肌腱的阻挡,神经血管束较少受到损伤。Ⅱ、Ⅲ型骨折如合并距舟关节脱位,即为HawkinsⅣ型骨折。

(二)治疗

1. HawkinsⅠ型

非负重小腿石膏固定足中立位或轻度跖屈位6~12周。此型不愈合极少见,但发生缺血性坏死的可能性约为10%。确定骨折有无移位非常重要,但有时不太容易诊断,可摄Canale位X线平片以帮助诊断(图19-13)。摄片时患足内翻15°,X线向头侧倾斜75°,此位置可较好地显示出距骨颈部。骨折后的主要问题是易遗留距下关节和距小腿关节活动受限。

(1)手法复位:可先试行手法复位,如移位较大,应尽快复位。越早复位,发生缺血性坏死的可能性越小。复位时先使足跖屈,再向后推挤足并向前牵拉踝部,以恢复距骨轴线。牵引足跟部以纠正距下关节脱位。如距骨颈和距下关节达到解剖复位,用小腿石膏固定足踝于轻度跖屈和内、外翻位。也可先用克氏针经皮固定，再用石膏固定，但手法复位常不易获得距骨颈和距下关节的解剖复位。此时不应反复操作，以加重软组织损伤，而应切开复位。

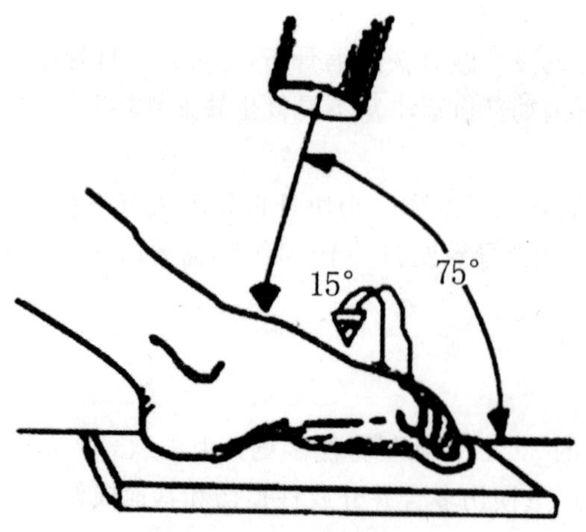

图 19-13 Canale 位投照法

2. HawkinsⅡ型

(2)切开复位：一般采用前内或前外切口。在足前内侧胫前和胫后肌腱之间作一纵形切口，切口起自舟骨结节，近端止于内踝。显露距骨颈骨折，复位骨折，用复位钳维持复位，克氏针固定。透视骨折满意后，用2枚3.5 mm或4.5 mm直径螺钉或空心螺钉固定(图19-14)。如果骨折内侧粉碎严重，不能较好判断复位情况，可在足背伸肌腱外侧作一纵形切口，其走向和第4跖骨轴线一致，显露距骨颈和体部，从此切口也可看到距下关节。较易复位骨折和脱位，如有条件，使用钛螺钉可为以后做MRI检查提供较好的条件，以便早期发现距骨缺血性坏死。有时螺钉需要经距骨头软骨面打入，螺钉尾部外露将影响距舟关节活动并引起后期骨性关节炎。此时，应使用埋头处理，使螺钉尾沉于关节面下或使用可吸收材料螺钉固定。

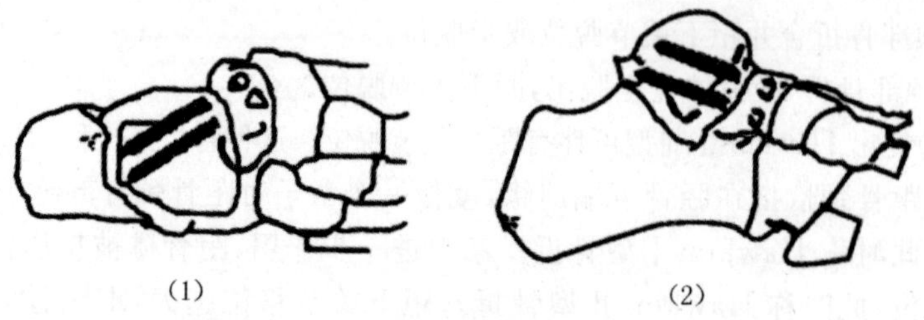

图 19-14 距骨颈部骨折螺钉固定

(1)直径为4.5 mm的螺钉固定；(2)直径为3.5 mm的螺钉固定

从距骨远端向近端固定，因受穿针和螺钉位置限制，易发生骨折跖侧张开，不易达到较好的固定效果(图19-15)。固定强度亦不如从后向前固定理想(图19-16)。后方穿钉可采用后外切口，从跟腱和腓骨肌腱之间进入，显露距骨后外结节，在此结节和外踝之间，以及距骨后关节面和跟骨后关节面之间，可作为入针点。沿距骨纵轴线穿入导针，然后旋入4.5 mm或6.5 mm空心螺钉(图19-17)。由于颈部骨折粉碎严重，有时需清除碎骨块后植入髂骨块后再予以固定。

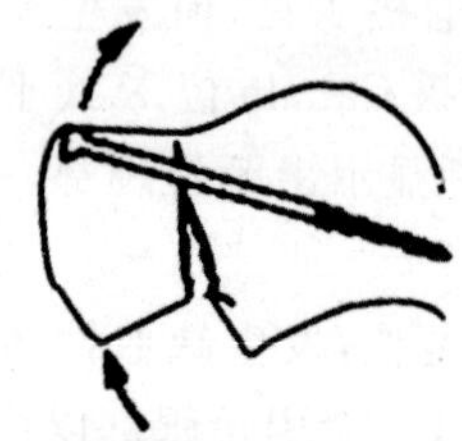

图 19-15 螺钉由远向近固定，跖侧易张开

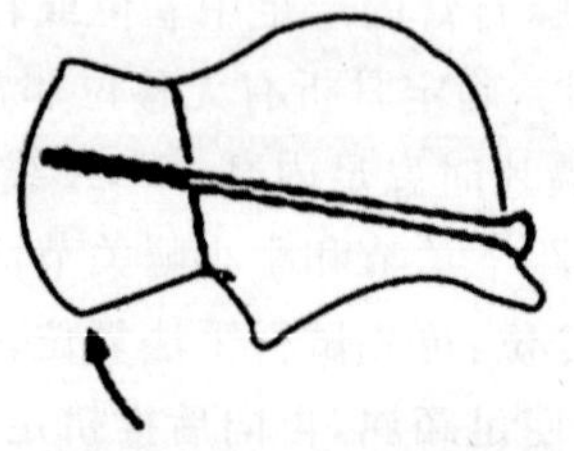

图 19-16 螺钉由后向前固定，固定力线好

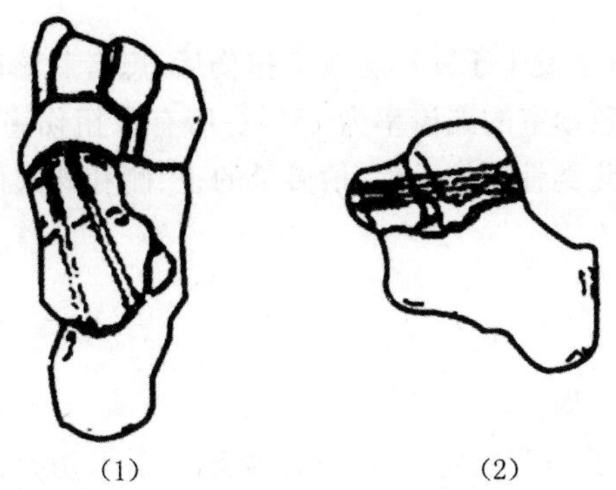

图 19-17　从距骨后方向头颈部固定螺钉

(1)旋入 6.5 mm 空心螺钉;(2)旋入 4.5 mm 空心螺钉

如果骨折固定稳定,石膏固定 4～6 周,去石膏后可早期开始非负重活动。10～12 周如 X 线检查证实骨愈合后方可负重。

3. HawkinsⅢ型

对闭合性损伤,手法复位更加困难。开放复位可采用前内侧入路。如合并内踝骨折,复位较容易。如内踝完整,为方便复位可做内踝截骨,向下翻开内踝进入关节,注意保护三角韧带勿受损伤。复位距骨体时,如遇困难,可用跟骨牵引或股骨撑开器或外固定器固定于胫骨和跟骨,以牵开关节间隙后再复位。骨折复位后可采用上述固定方法。开放性损伤应彻底清创,如果污染不重,距骨体仍有软组织相连,可考虑将脱位的距骨体复位固定。如不能保留距骨体,则需行 Blair 融合术或跟胫融合术。

4. HawkinsⅣ型

除复位距骨颈骨折和距下关节脱位半脱位外,尚需复位距舟关节并固定该关节。

三、距骨体部骨折

距骨体骨折占距骨骨折的 13%～23%,该骨折的缺血性坏死及创伤性关节炎的发生率高,分别为 25%～50%和 50%。致伤原因以坠落伤为主,距骨体受到胫骨和跟骨间轴向压力,由于距小腿关节位置不同和跟骨的内外翻而形成不同类型的骨折。

(一)骨软骨骨折

距骨滑车关节面在受到应力的作用后可在其外侧和内侧面发生骨软骨骨折。外侧面骨软骨骨折是由于足背伸时受内翻应力旋转,距骨滑车外侧关节面撞击腓骨关节面而引起;内侧面骨软骨骨折是足跖屈时内翻应力使胫骨远端关节面挤压距骨滑车内侧关节面而发生骨折。

1. 分型

Berndt 和 Harty(1952 年)提出了一种分类方法(图 19-18),如下所述。

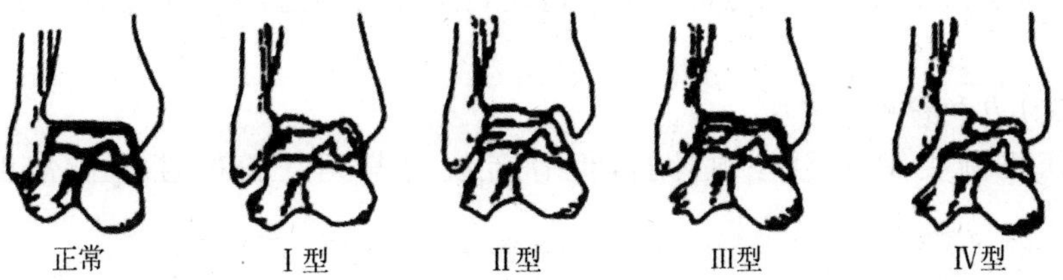

图 19-18　Berndt 和 Harty 分型

(1)Ⅰ型:软骨下骨质压缩。

(2)Ⅱ型:骨软骨部分骨折。

(3)Ⅲ型:骨软骨完全骨折,无移位。

(4)Ⅳ型:骨软骨完全骨折,有移位。

2.诊断

距骨滑车关节面的骨软骨骨折常发生于距小腿关节扭伤后,患者就诊时关节肿胀、疼痛、活动受限,很易诊为踝扭伤。有报道,此类骨折在急诊室的漏诊率为75%。所有踝扭伤患者中有2%～6%后来被确诊为骨软骨骨折。因此,踝扭伤后应注意此类骨折的发生,拍摄足的正、侧和踝穴位X线平片。高度怀疑骨折时,可做关节MRI检查。

3.治疗

(1)Ⅰ型损伤:限制活动。

(2)Ⅱ型损伤:用小腿石膏固定6周。

(3)Ⅲ型损伤:内侧损伤可用小腿石膏固定6周,外侧损伤应手术切开或在关节镜下切除骨块,缺损区钻孔,以使再生纤维软骨覆盖,大的骨块可用可吸收螺钉固定。

(4)Ⅳ型损伤:手术切开或在关节镜下切除骨块或固定骨块。

(二)距骨外侧突骨折

距骨外侧突骨折常由足背伸时受到纵向压缩和旋转暴力引起,也可于足内翻后撕脱骨折或外翻旋转时腓骨撞击而产生。治疗石膏固定6～8周。如果发现较晚,持续有症状,骨块小时可手术切除,大的骨块可手术内固定。

(三)距骨后侧突骨折

距骨后侧突可分为较大的后外侧结节和较小的后内侧结节。骨折可发生于外侧结节、内侧结节或整个后侧突。

1.距骨后外侧结节骨折

距骨后外侧结节骨折最多见,多发生于足强力跖屈后胫骨后下缘撞击后外侧结节所致。少数可由足过度背伸后距腓韧带牵拉所致撕脱骨折。

(1)诊断:患者常述踝部扭伤史。于患侧距小腿关节后外侧有压痛,踝及距下关节活动受限。被动伸屈足趾时,可加重骨折部疼痛。骨折后应和距骨后三角骨鉴别,三角骨一般边界清楚,呈圆形、椭圆形。骨扫描和螺旋CT有助于区别,必要时行三维重建。而双侧对比摄片不可靠,因约1/3为单侧三角骨骨折。

(2)治疗:小腿石膏固定6周后练习活动,如仍有症状,可再继续固定6周;如为陈旧性损伤或持续有症状时,小的骨块可手术切除。较大骨块如影响关节稳定,应切开复位,内固定。

2.距骨后内侧结节骨折

距骨后内侧结节骨折较少见。由Cedell首次报道,又被称为Cedell骨折。骨折常发生于踝背伸和旋后时,内后结节被胫距后韧带撕脱。骨折移位后可压迫或刺激胫后神经引起踝管综合征。治疗同上述外侧结节骨折。

3.整个后侧突骨折

整个后侧突骨折极为罕见。移位骨折亦可压迫或刺激胫后神经,因骨块较大,带部分关节面,常需切开复位、内固定。

(四)距骨体部剪力和粉碎性骨折

剪力骨折损伤机制类似于距骨颈骨折,但骨折线更靠后。粉碎性骨折常由严重压轧暴力引起(图19-19)。

1.分型

Boyd把距骨体部剪力骨折分为两型。

(1)Ⅰ型:骨折线位于冠状面或矢状面,有四个亚型。ⅠA型:无移位骨折。ⅠB型:有移位骨折。ⅠC型:骨折移位伴距下关节脱位。ⅠD型:骨折移位并脱出距下关节和距小腿关节。

(2)Ⅱ型:骨折线位于额状面。ⅡA型:无移位骨折和移位小于3 mm的骨折。ⅡB型:骨折和移位大于 3 mm 的骨折。

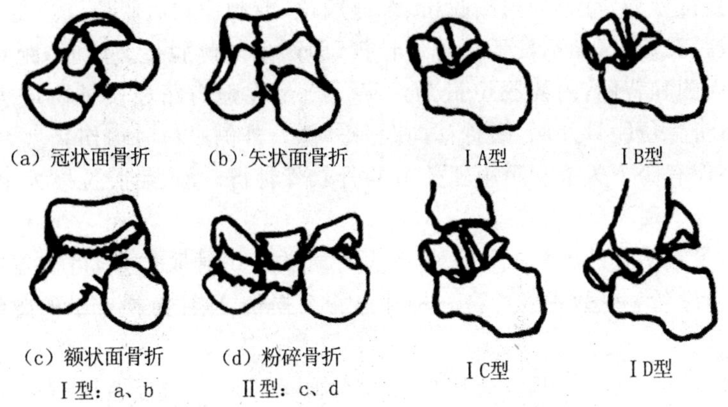

图 19-19　距骨体部剪力骨折和粉碎性骨折

2. 诊断

诊断要点主要有：①内踝下后方肿胀并压痛最明显。②骨折常合并距下关节内翻脱位，复位脱位后拍片可发现骨折。③距小腿关节正位片有时可见靠近内踝尖处横形或三角形骨折片，但侧位片距骨后方骨折片应与距骨后突籽骨相鉴别。④行垂直距下关节面的 CT 扫描可确诊。

3. 治疗

治疗ⅠA 型、ⅠB 型且移位小于 3 mm 者及ⅡA 型、无移位粉碎性骨折，均可用小腿石膏固定6～8 周。移位大于 3 mm，ⅠB 型、ⅠC 型、ⅠD 型、ⅡB 型骨折，可先手法复位，位置满意后石膏固定，如复位失败，应切开复位，螺钉固定。严重移位粉碎性骨折，复位已不可能，可能需要切除距骨体，做 Blair 融合术或跟一胫骨融合术。

4. 并发症

并发症多为创伤性关节炎，治疗方法以关节融合为主或全距小腿关节置换术。

四、距骨脱位

距骨脱位主要分为距骨周围脱位和完全脱位，前者占外伤性脱位的 1%～1.3%，多数可以闭合复位，后者距骨缺血性坏死率极高，治疗以关节融合为主。

(一)距下关节脱位或距骨周围脱位

距下关节脱位是指足在外力作用下，薄弱的距跟韧带和距舟韧带断裂以及关节囊破裂，继而产生距下关节和距舟关节脱位。此时，距骨仍停留于踝穴中，未发生脱位。坚强的跟舟韧带保持完整亦无跟骰关节脱位。脱位一般不合并距骨颈骨折(图 19-20)。

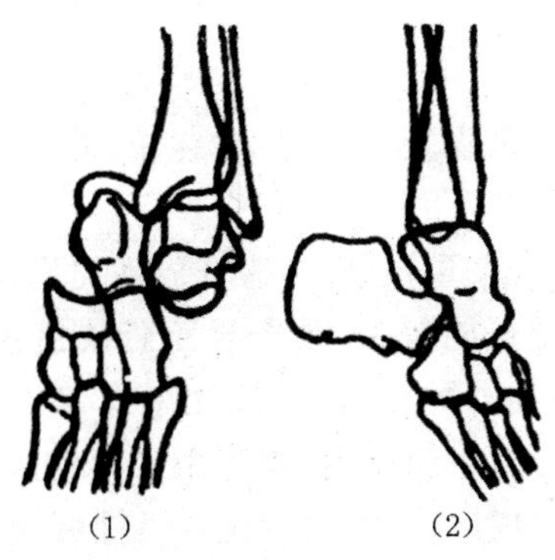

图 19-20　距下关节脱位正侧位

(1)正位；(2)侧位

1.分型

按脱位后足远端移位方向,可分为内侧脱位、外侧脱位、前脱位和后脱位。当足在强力跖屈、内翻应力作用下,距骨颈抵于载距突旋转,如不发生距骨颈骨折,即产生内侧脱位。此时,距骨头向足背外侧移位,舟骨常位于距骨头颈内侧和背侧,内侧脱位最为常见。当足在强力跖屈及外翻应力作用时,发生外侧脱位。距骨头移向内侧,舟骨位距骨外侧,跟骨移向距骨外侧。外侧脱位时损伤暴力更大,软组织损伤严重,开放性损伤多见,且多伴有距下关节和距小腿关节的骨软骨骨折。前、后脱位极为罕见。

2.诊断

距下关节脱位后,足有明显的内翻或外翻畸形。有时软组织肿胀严重,可掩盖畸形,结合足X线正、侧位和斜位平片可明确诊断。少数患者可合并神经血管束损伤,应注意检查足的感觉和血运情况。

3.治疗

脱位后应及早复位,以免皮肤长时间受压坏死和足血运障碍。闭合性损伤可先手法复位,屈曲膝关节,放松腓肠肌,纵向牵引足跟部,先稍加大畸形后再反畸形方向复位。内侧脱位时足外翻、外展,然后背伸。外侧脱位时足内翻,前足内收、背伸。

(1)闭式复位:有5%～20%复位失败。内侧脱位时,复位失败的主要原因为伸肌支持带和距舟关节囊嵌顿,外侧脱位时复位失败的主要原因为胫后肌腱和屈趾长肌腱绕过距骨颈阻碍复位。另外,如合并距下关节和距舟关节内的骨折,也可影响复位。

(2)切开复位:闭式复位失败或合并关节内骨折需要切开复位时,去除阻碍复位的原因,使距骨复位。小的骨块可以切除,大的骨块应复位,内固定。开放性损伤应彻底清创,污染严重时可二期关闭伤口。

(3)复位后处理:如果关节稳定,可用小腿石膏固定足于中立位4周,4周后练习功能活动。如不稳定,可用克氏针临时固定距舟关节和距下关节,再用小腿石膏固定并适当延长固定时间。

(4)预后:距下关节脱位后,虽然距骨血供可能受到损害,但由于未从距小腿关节脱位,从而保留了距小腿关节前关节囊进入距骨体的血管和踝内侧下方的血管,较少发生距骨缺血性坏死。但在外侧脱位、开放性损伤或合并关节内骨折时,都难以达到较好的疗效。其他并发症有皮肤坏死、关节不稳定、感染、神经血管束损伤等。

(二)距骨全脱位

在距骨周围脱位的基础上,如果外力继续作用,可使距骨不仅和其他跗骨分离,而且还从可踝穴中脱出,导致距骨全脱位。

1.损伤机制

由于内、外翻应力不同,有内侧全脱位和外侧全脱位。在足极度内翻时,距骨围绕垂直轴旋转90°,致使距骨头朝向内侧,与此同时距骨还沿足长轴外旋,故其跟骨关节面朝向后方。由于损伤暴力大,距骨可脱出踝穴将皮肤冲破而脱出体外。此种脱位多为开放性损伤,即便是闭合性损伤,距骨脱位至皮肤下,对皮肤造成很大压力。

2.诊断

患侧足部肿胀明显,骨性隆起使局部皮肤光亮,甚至裂开,露出脱位的距骨。

3.治疗

(1)开放性损伤:距骨全脱位是一种严重损伤,多为开放性损伤,易合并感染,预后差,选择治疗亦很困难。如把脱位的距骨复位,发生感染的可能较大,易产生距骨缺血性坏死及踝和距下关节的创伤性关节炎,功能不满意。因此,有人主张应早期切除距骨,行胫跟融合术,但由于足畸形,也很难达到满意功能。如果污染不严重,清创彻底或仍有部分软组织相连,均为距骨再植入创造了条件。如污染严重,完全脱出无任何软组织相连,估计再植入后不能成活时,可切除距骨,行胫跟融合。

(2)闭合性损伤:可先手法复位,将足极度屈曲、内翻,用跗指从足前内侧向外推挤距骨头,同时在足踝内侧向下推压距骨体,希望将距骨重新纳入踝穴,也可同时配合跟骨牵引或用钢针撬拨以协助复位。如复位失败,应切开复位。因手法复位困难,也可直接采取切开复位,采用前外或前内侧入路,尽量少剥离软组织。术后固定6周以便关节囊愈合，并应密切观察距骨有无缺血性坏死。

（吕文学）

第七节 跖跗关节脱位

跖跗关节常被称为Lisfranc关节，该部位的损伤又称为Lisfranc损伤。Lisfranc关节是中足一复杂结构，它在步行时完成重力由中足向前足的传导，并在步态各期中支持体重。因此，一旦该部位受到损伤结构破坏就会严重影响步行。早期正确诊断和处理尤为重要，否则易遗留病残。

一、损伤机制

跖跗关节脱位和骨折脱位的发生机制很复杂。由直接外力致伤者的病史较可靠，损伤机制也较清楚，而由间接外力致伤的了解则较少。在尸体标本上所做的实验虽有助于对损伤机制的了解，但与实际情况并非完全相符。下述的损伤机制是较为通用及合理的。

（一）直接外力

多为重物坠落砸伤及车轮碾轧所致。由于外力作用方式不同，导致不同的骨折、脱位类型。并常合并开放伤口及严重的软组织捻挫伤，重者甚至可影响前足或足趾的存留。

（二）间接外力

致伤者大多有一定形式的骨关节损伤。跖骨骨折及跖跗关节的表现都显示产生这一损伤的两种机制。

1.前足外展损伤

当后足固定，前足受强力外展应力时其作用点位于第2跖骨基底内侧。外展应力如不能引起第2跖骨基底或骨干骨折，则整个跖跗关节仍可保持完整。在外展应力持续作用并增大时，即可导致第2跖骨基底骨折，随之即发生第2～5跖骨的外侧脱位。因此，第2跖骨骨折是外展损伤的病理基础，同时还可发生其他不同部位及类型骨折，但多数是跖骨颈或基底部斜形骨折。

2.足跖屈损伤

当距小腿关节及前足强力跖屈时，例如芭蕾舞演员用足尖站立的姿势。此时胫骨、跗骨及跖骨处在一条直线上，因中足及后足有强有力韧带及肌腱保护，而跖跗关节的背侧在结构上是薄弱区，其骨性的稳定作用主要是由第1、2跖骨来提供，此时如沿纵轴施以压缩外力，就可导致跖跗关节脱位（图19-21）。从高处坠落时，如足尖先着地就可产生典型的跖屈损伤，其他如交通事故，驾车人急刹车时足也可受到沿足纵轴挤压应力而致伤。

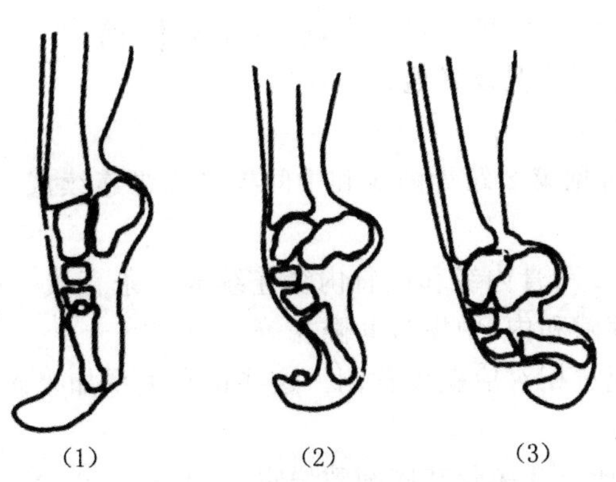

图19-21 足踝极度跖屈所致跖跗关节脱位

（1）轻度脱位；（2）中度脱位；（3）重度脱位

二、分类

现临床较常使用的分类方法较好地包括了常见的损伤类型，对治疗的选择有一定的指导意义。但未考虑软组织损伤，另外对判断预后意义不大。根据跖跗关节损伤后的X线表现将其分为三型（图19-22）。

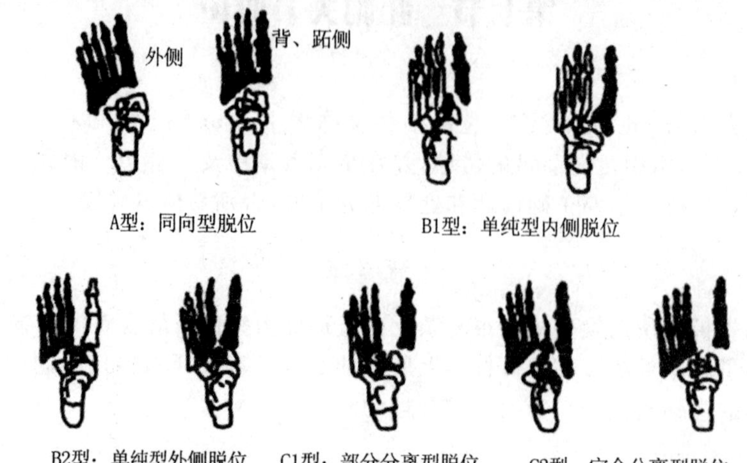

图19-22　Lisfranc损伤分类

（一）A型

同向型脱位。即5个跖骨同时向一个方向脱位。通常向背外侧脱位，常伴有第2跖骨基底或骰骨骨折。

（二）B型

单纯型脱位。仅有一个或几个跖骨脱位，常为前足旋转应力引起。B型可再分为两亚型：B_1型，单纯第1跖骨脱位；B_2型，外侧数个跖骨脱位并常向背外侧脱位。

（三）C型

分离型脱位：第1跖骨与其他4个跖骨向相反方向移位。外力沿足纵轴传导，但作用点常在第1～2趾之间，造成第1跖骨向内移位，其余跖骨向背外侧移位。第1跖骨脱位部位可在第1跖楔关节或者第1楔骨及舟骨的内侧部一同向内移位。根据波及外侧跖骨多少，可再分为：C_1型，只波及部分跖骨；C_2型，波及全部跖骨。

三、诊断

Lisfranc损伤后，有明显移位时，较易做出诊断。但当无明显移位时或脱位后自行复位者，有时易漏诊。此时，可做应力试验以帮助诊断，即后足固定，前足外展、旋前，或前足跖屈、背伸，可引起中足部疼痛加重。还应注意检查足趾血循环情况及其他合并损伤。

（一）中足部正常X线表现

（1）在正位X线平片上，可见第2跖骨内缘和中间楔骨内缘连续成一条直线，第1、2跖骨基底间隙和内、中楔骨间隙相等。

（2）在30°斜位上，可见第4跖骨内缘和骰骨内缘连续成一条直线。第3跖骨内缘和外侧楔骨内缘成一条直线。第2、3跖骨基底间隙和内、中楔骨间隙相等。

（3）在侧位像上，跖骨不超过相对应楔骨背侧。这些正常关系如果破坏，应怀疑有Lisfranc关节损伤。

（二）中足部异常X线表现

（1）第1、2跖骨基底间隙或2、3跖骨基底间隙增宽。

（2）第2跖骨基底或内侧楔骨撕脱骨折。

（3）第2跖骨基底剪力骨折，骨折近端留于原位。

（4）内侧楔骨、舟骨和骰骨压缩或剪力骨折。

出现上述表现时，有一定诊断意义。

（三）特殊体位的X线检查

当常规X线检查正常时，如果需要还应拍摄负重位、应力位X线平片甚至CT检查，以发现隐匿的损伤。如在负重位足侧位上，内侧楔骨应在第5跖骨背侧，如果相反，表明足纵弓塌陷、扁平，可能有Lisfranc关节损伤。

四、治疗

在治疗Lisfranc损伤时，如果要想得到功能好而又无痛的足，治疗的关键是解剖复位。新鲜损伤时，如有可能应在伤后24小时内复位，如果足肿胀严重，可等待7～10天后再行复位。

（一）闭合复位

如伤后时间较短，肿胀不重及软组织张力不大时，可先试行闭合复位。麻醉后，牵引前足，并向前内及跖侧推压脱位的跖骨基底部位，经透视或摄片证实复位后，用小腿石膏固定。在足背及足外侧缘应仔细塑形加压。1周后需更换石膏，其后如有松动应再次更换石膏以维持复位的稳定，石膏可在8～10周后去除。但很多医生反对用石膏固定，认为石膏不易维持复位的稳定，导致再移位，影响治疗效果。达到解剖复位后，先用克氏针经皮交叉固定或空心螺钉经皮固定，再用石膏固定6～8周。跖跗关节脱位，闭合复位后经皮穿入钢针固定后可拔出克氏针。如果复位后不稳定松手后即刻脱位，则更应该用克氏针固定或空心螺钉固定。

（二）开放复位

当手法复位失败，就应切开复位。无论何种复位，至少应达到第1、2跖骨基底间隙和内、中楔骨间隙在2 mm以内，跖跗骨轴线不应超过15°，跖骨在跖及背侧无移位。但对功能要求高者，应尽可能达到解剖复位（图19-23）。

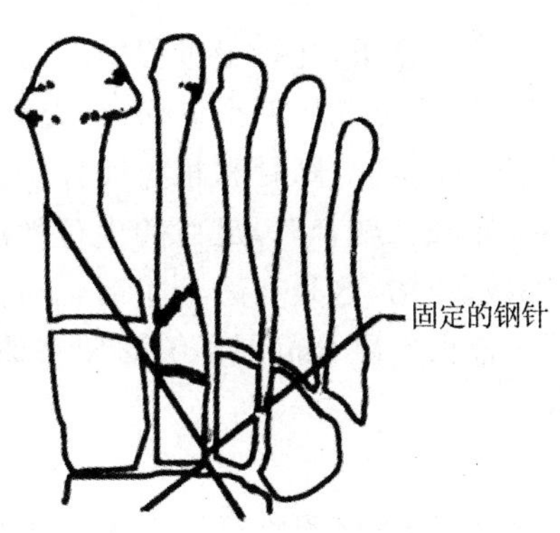

图19-23　Lisfranc治疗方法

1.内固定物的选择

一般认为，第1、2、3跖跗关节可用螺钉固定，第4、5跖跗关节因活动性较大，用克氏针固定。

2.具体手术方法

作足背第1、2跖骨基底间纵形切口，注意保护神经血管束，显露第1、2跖楔关节及内、中楔骨间隙，检查有无关节不稳定，清除血肿及骨软骨碎块，如果需要，可在第4、5跖骨基底背侧另作一纵形切口。复位脱位的第1跖楔关节及内侧楔骨和第2跖骨基底，并暂时用复位钳固定，透视位置满意后，根据骨折、脱位情况，用3.5 mm直径皮质骨螺钉分别固定各关节。一般第2跖骨复位后，外侧其他跖骨也随之复位，第4、5跖骨基底一般用克氏针固定（图19-24），石膏固定8～12周。如果固定稳定，术后2周可开始功能锻炼，4～6周后部分负重，6周后完全负重。术后6～8周可拔去克氏针，术后3～4个月可取出螺钉。

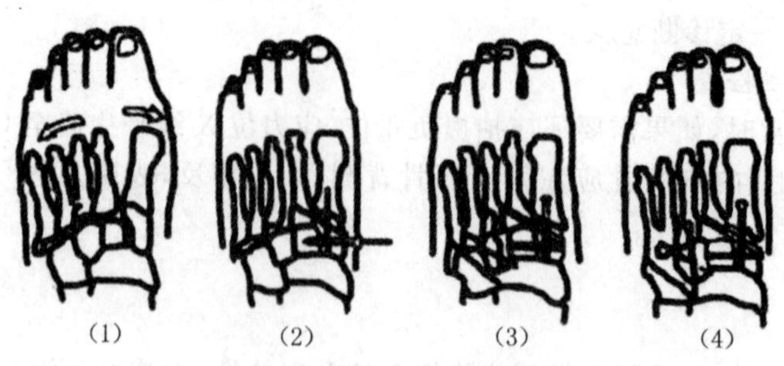

图 19-24 Lisfranc 治疗方法

(1)显露第 1、2 跖楔关节及内、中楔骨间隙；(2)复位钳固定第 1 跖楔关节及第 2 跖骨基底；(3)用皮质骨螺钉分别固定各关节；(4)克氏针固定第 4、5 跖骨基底

（三）软组织损伤的处理

在足部压砸或碾轧伤时，软组织损伤多很严重，且多合并有开放伤口，也有足骨筋膜室综合征的可能。严重者可影响到足是否能存留。如无开放伤口，捻挫的皮肤常发生坏死，在这种情况下应以处理软组织损伤为主，如减张切开或游离植皮，在确实可能保存肢体的情况下，可同时处理跖跗关节的损伤，如复位及钢针固定。

（四）陈旧性损伤的处理

晚至 6 周的陈旧性损伤，如条件许可，仍可切开复位、内固定，取得较好疗效。但更晚的损伤多遗留明显的外翻平足畸形，足内侧有明显的骨性突起，前足僵硬并伴有疼痛。由于足底软组织挛缩及骨关节本身的改变，再行复位已不可能。为减轻疼痛及足内侧骨性突起的压迫及摩擦，可考虑采取以下措施：

1. 跖跗关节融合术

陈旧损伤时，如跖跗关节仍处在脱位状态下，在行走过程中跖跗关节就可引起疼痛。行跖跗关节融合术是消除疼痛的重要措施。可在足背内外侧分别作两个纵切口，充分显露跖跗关节，清除其间的瘢痕组织及切除关节软骨，对合相应的骨结构，即 1、2 和 3 跖骨和相应楔骨对合，4、5 跖骨与骰骨对合，用克氏针或螺钉固定，术后用石膏制动 3 个月。跖跗关节融合后，足弓的生理性改变受到极大限制，从而就失去了在人体行走过程中，足所发挥的"弹性跳板"作用，这是在融合术后仍可能有疼痛的原因之一。此外，由于技术操作方面的原因，跖跗关节的融合可能由于融合范围不够而使其他未融合关节仍处于脱位及纤维粘连状态下，这也是术后仍有疼痛的原因。

2. 足内侧骨性突起切除术

在 5 个跖骨向外侧脱位后，足弓则变平，内侧楔骨突出于足内侧缘及跖侧，致使在穿鞋时引起局部压迫及疼痛，将第 1 楔骨内侧突出部及舟骨内侧半切除（图 19-25），可部分解除局部压迫症状，但不能解除全足症状，严重者仍需行跖跗关节融合术。

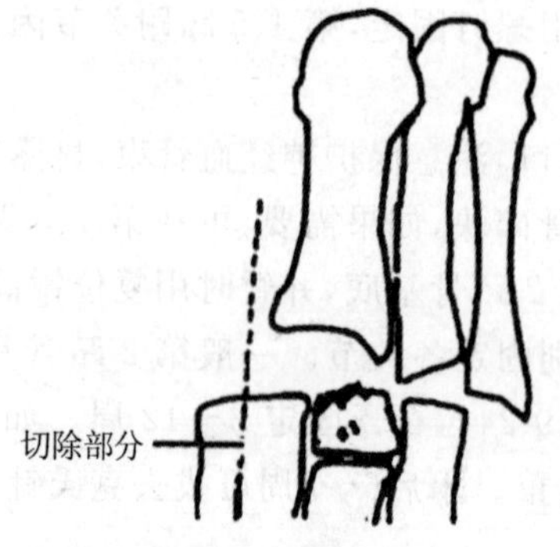

图 19-25 陈旧性跖跗关节脱位切除部分突出的第 1 楔骨及舟状骨

3.足弓垫的应用

跖跗关节脱位后可引起外翻平足畸形，脱位后的跖骨基底如果在矢状面上还存在跖及背侧活动，则可用足弓垫置于足底以恢复正常足弓高度，以减轻足的疼痛症状，如仍有症状，可行跖跗关节融合术。

（郝连升）

第八节　趾间关节脱位

因外伤引起近节趾骨与远节趾骨关节间移位，称为趾间关节脱位。多因碰、踢伤致病，以踇趾趾间关节脱位较多见。

一、诊断要点

(1)有足趾外伤史。
(2)足趾短缩，关节前后径增大，稍肿，有弹性固定，活动功能障碍。
(3)X线摄片检查可确诊。

二、鉴别诊断

趾骨骨折：多因重物砸伤或踢伤所致，患趾明显肿痛、淤斑及压痛，可有成角畸形与骨擦音，无弹性固定，常合并皮肤或趾甲损伤。X线片有趾骨骨折征象。

三、中医治疗

(一)手法复位

术者一手握踝部或前足，一手握患趾远端，或用绷带扣住患趾远端.行水平拔伸牵引即可复位。

(二)外固定

复位后以邻趾胶布固定法固定3周。

(三)药物

按三期辨证用药。

四、西医治疗

(一)复位固定

方法同“中医治疗”。

(二)手术

(1)适应证：①开放性脱位。②陈旧性脱位。
(2)术式：①开放复位内固定术，适于开放性脱位。②关节融合术，适于陈旧性脱位畸形明显者。

五、调护宜忌

开放性脱位需注意保持局部免受污染。

（郝连升）

第九节　跖趾关节脱位

跖骨头与近节趾骨构成的关节发生移位，称为跖趾关节脱位。多因踢伤、高处跌落或直接击伤所致。临床以第1跖趾关节向背脱位多见。

一、诊断要点

(1)有外伤史。

(2)足趾呈背伸短缩畸形，关节屈曲，呈弹性固定，跖骨头突出。

(3)X线摄片检查可确诊。

二、鉴别诊断

趾骨骨折：伤趾肿痛，可有成角畸形、淤斑、骨擦音，骨折处压痛、纵轴叩痛敏锐，常并发趾周软组织挫裂伤。X线摄片有骨折征象。

三、中医治疗

(一)手法复位

一般不需麻醉。助手固定距小腿关节，术者一手持扣住患趾的绷带向足背及足尖方向牵拉，另一手拇指向远端和跖侧按压翘起的骨端，同时牵引患趾跖屈，即可复位。如被肌腱交锁，则需环绕解脱，再按前述步骤复位。

(二)外固定

复位后用绷带包扎患处数圈，再以小夹板或铝板或压舌板固定跖趾关节于伸直位2～3周。亦可用邻趾固定法。

(三)功能锻炼

早期做距小腿关节屈伸活动。1周后可扶拐用足跟练习行走，4周后可去除外固定逐步锻炼步行负重。

(四)药物

按三期辨证用药。

四、西医治疗

(一)复位固定

方法同“中医治疗”。

(二)手术

(1)适应证：①手法复位失败。②开放性脱位。③陈旧性脱位。

(2)术式：①切开复位术，适于手法复位失败及开放性脱位者。②关节融合术，适于陈旧性脱位者。

五、调护宜忌

(1)开放性脱位需注意清创后再复位、缝合。

(2)若出现挛缩畸形，及早加强熏洗、按摩、理疗等综合治疗措施。

（郝连升）

第二十章　脊柱与脊髓损伤

第一节　上颈椎损伤

上颈椎损伤包括颈枕部、寰枢椎部位的损伤。尽管大多数致死性的脊柱损伤都发生在颈枕部，但由于该区域椎管容积大，脊髓所占容积相对较小，所以有幸能送到医院的患者如果有神经损伤也是轻度的。正由于神经损伤较轻，所以容易被漏诊。因此，对有头面部损伤及颈部软组织损伤的患者要注意排除上颈椎损伤。另外，上颈椎损伤常伴有相应脊柱的骨折。

一、枕骨髁损伤

枕骨髁骨折临床较少见，而且常常被遗漏。这种骨折可以是单独的，也可合并寰枕、寰齿关节或其他颈椎损伤。

（一）损伤机制

常由于高速减速伤所致，儿童极少见，多见于 18～80 岁。可以合并或不合并旋转、前后或侧方撕脱力。

（二）临床诊断

症状较轻者可以没有神经损伤，常常诉上颈部有明显的不适并有活动受限，可以直接损伤到第Ⅵ（展神经）、Ⅸ（舌咽神经）、Ⅻ（舌下神经）对脑神经或累及脑干腹侧。还可表现为椎基底动脉供血不足的症状，如：眩晕、恶心、呕吐和耳鸣等。症状严重者可以表现为完全性四肢瘫并有呼吸障碍。

（三）影像学诊断

由于面部解剖结构的遮挡，X 线平片常常难以发现。如果患者伤后出现上述症状则应该怀疑枕骨髁损伤。穿过颌窦的寰枕关节前后位 X 线片可观察到该病变区域，寰枕部高分辨 CT 扫描，特别是三维 CT 重建，可清晰显示枕骨髁骨折形态及移位的程度，翼状韧带损伤可作为枕骨髁骨折可靠的影像学依据。MRI 不仅能反映韧带的损伤，还有助于脑干、脊髓及椎动脉损伤的诊断。

（四）损伤分类

根据 Anderson 分类法可将枕骨髁损伤分为 3 型（图 20-1）：Ⅰ型，枕骨髁粉碎性骨折，但没有或仅有轻微移位，常由轴向暴力所致；Ⅱ型，枕骨髁骨折波及枕骨大孔，很少发生韧带撕裂，系颅颈部直接暴力所致；Ⅲ型，是通过翼状韧带的枕骨髁撕脱骨折，系撕拉、侧屈、旋转暴力所致，该损害高度不稳定。Tuli 等又在此基础上将其分为两种类型。Ⅰ型为无移位骨折，属稳定性骨折。ⅡA 型为移位骨折，当 X 线片无不稳征象时为稳定性骨折，如 X 线片显示有不稳征象时为不稳定性骨折，属ⅡB 型。另外，贾连顺等又根据骨折特点将其分为两种类型。Ⅰ型为附着于枕髁部的翼状韧带牵拉导致的撕脱骨折。Ⅱ型承受纵轴暴力所致的压缩骨折（图 20-2）。

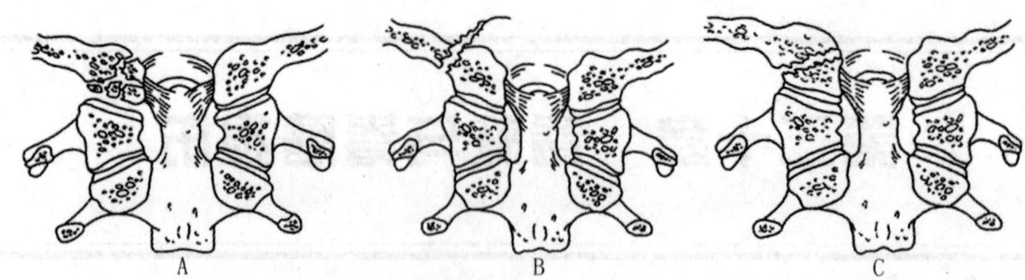

图 20-1 枕骨髁损伤的 Anderson 分类

A. 枕骨粉碎性骨折；B. 枕骨线形骨折延伸到髁部；C. 枕骨翼状韧带撕脱骨折

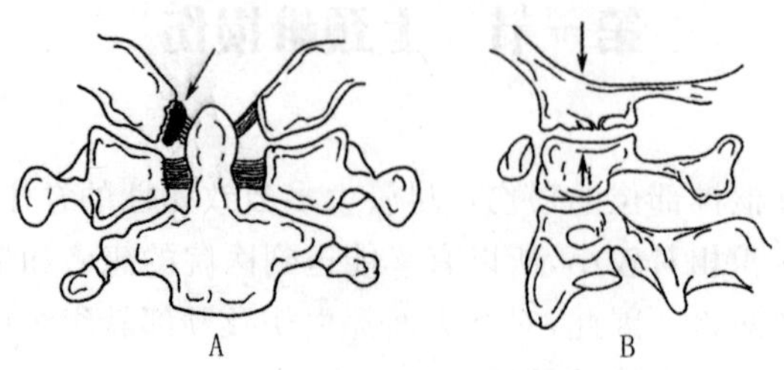

图 20-2 枕骨髁损伤的贾连顺分类

A. 枕骨撕脱骨折；B. 枕骨压缩骨折

（五）治疗原则

Anderson Ⅰ型及Ⅱ型枕骨髁骨折属稳定性骨折，用颈围外固定 2～3 个月，3 个月时拍摄颈椎过伸、过屈侧位 X 线片，以排除韧带损伤所致的慢性不稳定。Ⅲ型为高度不稳定性损伤，须尽早应用外固定，Halo－vest 架或硬质颈围领，并密切随访，以防止损伤后寰枕脱位。枕骨髁骨折很少需要手术治疗者，除非存在脑干压迫症状或显著失稳。泊子博加等 1992 年报道了该类损伤患者 34 例，均有脑干和椎动脉受压症状，因而做了枕骨大孔减压和寰椎后弓切除以减轻脑干受压症状。

二、寰枕部损伤

近年来，寰枕关节脱位或半脱位的临床文献报道增多，大多为儿童。多数患者在随访时，仍遗留明显的神经症状。据报道，幸存患者的 1/3 经历过漏诊。这一部位的骨性及韧带稳定结构包括寰枕关节囊和枕骨髁下关节面和寰椎侧块上关节面形成的关节。对称的翼状韧带附着在齿突和颅底枕骨大孔前缘，将枕部稳定在上颈椎，这一韧带为侧屈和轴向旋转时的稳定成分。

（一）损伤机制

寰枕部损伤机制为过伸损伤和轴向损伤，另有学者报道旋转暴力或伴有侧屈为损伤的主要原因。

（二）临床诊断

寰枕部损伤患者的神经症状与枕骨髁损伤类似，少数伴有高位瘫及呼吸衰竭。这一损伤幸存者，有第Ⅹ对脑神经（迷走神经）、脑干、上颈髓及颈 1～3 神经的损伤。颈椎过伸轴向牵张和过度旋转可导致单侧椎基底动脉系统损伤，可产生 Wallenberg 综合征，表现为第Ⅴ、Ⅸ、Ⅹ、Ⅺ同侧脑神经运动障碍，对侧痛、温觉障碍及同侧 Horner 征。可有枕骨下区疼痛、瘀斑、昏迷或有脑干受压症状。

（三）影像学检查

颈椎 X 线片检查可见颈 2 椎体水平椎前软组织肿胀（>7 mm）。正常侧位 X 线片上，齿突尖应和枕骨大孔前缘一致。两者距离用 Wholey 法测量，成人为 9～10 mm，儿童为 4～6 mm（图 20-3），如果成人>15 mm 或儿童>12 mm 认为不正常。同时在屈伸位时相差应为小于 1 mm。枕骨大孔后下缘与齿突后上缘连线为 Wackenhoim 基线。

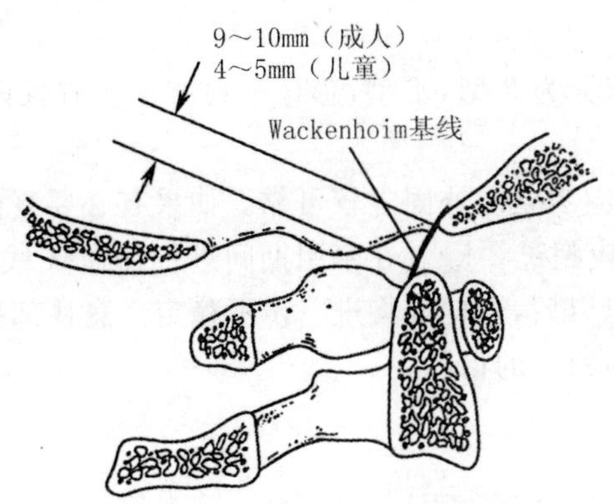

图 20-3　枕骨与上颈椎矢状面测量关系示意图

Powers 比率包括 4 个点即 B、C、O、A。BC 为颅底枕骨大孔前缘与寰椎后弓前缘中点之距，OA 为枕骨大孔后缘与寰椎前弓后缘中点之距(图 20-4)。BC/OA 为 0.77，上限为 1，如比率＞1 提示有寰枕向前半脱位或脱位。这种比率不能用于儿童，在儿童向后半脱位或轴向牵张时可造成错误的阴性结果。X 线平片对寰枕的敏感率为 50%～75%。高分辨率 CT 断层或三维 CT 重建，尤其在矢状面上骨性标志更清楚，测量更精确。

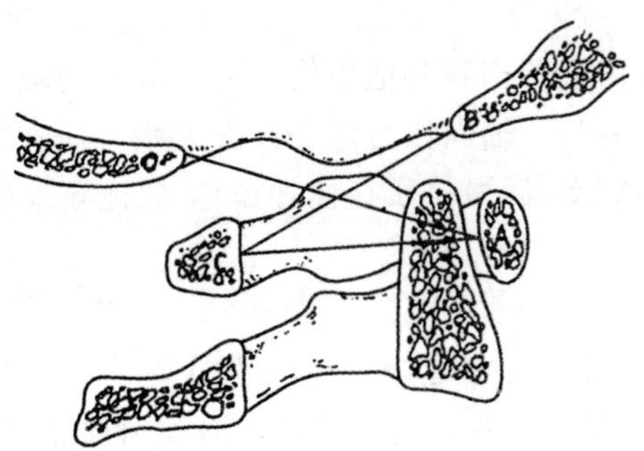

图 20-4　枕骨与寰椎的 Powers 比率示意图

(四)上颈椎失稳的诊断标准

(1)寰枕失稳：①单侧寰枕关节轴向旋转 78°；②在寰枕屈曲、过伸时寰枕移位(枕骨基底与齿突顶点的距离)＞1 mm。

(2)寰枢椎失稳：①C_1、C_2 寰齿侧间距(无论在左侧或右侧)＞7 mm；②单侧 C_1、C_2 轴向旋转＞45°；③C_1、C_2 移位(寰齿前间隙)＞4 mm(图 20-5)；④C_2 椎体后缘和 C_1 后弓间距＜13 mm。

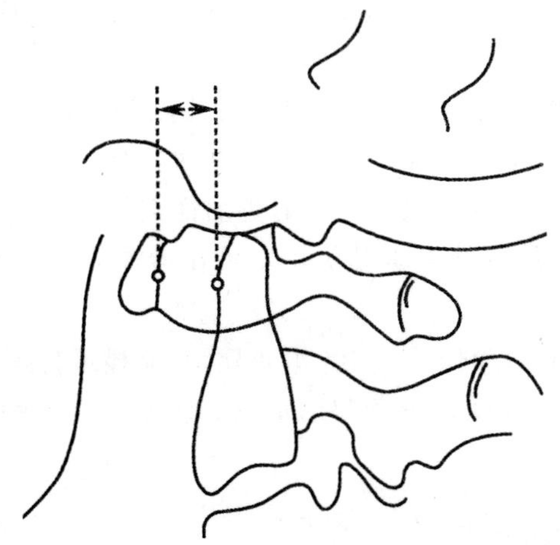

图 20-5　寰齿前间隙(AO)，增大表示横韧带损伤

（五）损伤分类

Traynelis 等将寰枕关节损伤分为 3 型：Ⅰ型，影像学检查证实有轴向牵张；Ⅱ型，有向前半脱位或脱位；Ⅲ型，向后半脱位或脱位。

治疗：寰枕部损伤很不稳定，应当立即外固定较可靠。如果有必要复位以恢复正常排列或中枢神经减压，应用 1～1.5 kg 重量牵引，不应超过 2 kg。在牵引期间进行仔细 X 线片检查，进行一系列神经系统检查，尤其是颈部周围肌肉痉挛消退以后，寰枕部将进一步不稳定。寰枕部损伤不能依靠外固定达到永久稳定，应该行颈枕融合术来达到长期稳定的目的。

三、寰椎骨折

寰椎骨折由 Jefferson 等于 1920 年首次报道，亦称为 Jefferson 骨折。在颈椎损伤中，寰椎骨折占 3%～13%，而在寰椎损伤中有 5%合并齿突损伤，C_1 和 C_2 在屈曲时主要稳定结构是横韧带。横韧带在寰椎骨折时可能断裂，这一韧带附着在寰椎侧块内结节及齿突之后，系十字韧带的一部分。横韧带向上延伸至枕骨大孔前缘，向下延伸到齿突后下方，分别称之为上十字韧带和下十字韧带。韧带的作用除了将齿突稳定在 C_1 前部外，还使齿突作为 $C_{1,2}$ 旋转的一个稳定的枢轴点。横韧带附近还有局部韧带，这些韧带起始于 C_1 侧块，向前连接到横韧带，其协助寰椎屈、伸和侧偏时能稳定在齿突之上。

（一）损伤机制

寰椎骨折多发生于车祸，其次为坠落伤和其他损伤。主要应力为轴向压缩力通过枕骨髁到寰椎两侧块，继之，也有过伸、侧向或旋转力参与。轴向压力使寰椎失去张力而在其狭窄的部位骨折。可使关节突爆裂开来。如果过伸作为源应力，那么，后弓挤压在枕骨和 C_2 后柱导致后弓骨折，常发生在较狭窄的椎动脉沟处。

（二）临床诊断

很少有神经损伤。当合并齿突骨折后移时，神经损伤发生率高。寰椎侧块的侧方移位可压迫舌咽神经（Ⅸ）、迷走神经（Ⅹ）和舌下神经（Ⅻ），也可损伤展神经（Ⅵ）和副神经（Ⅺ）。有可能损伤的外周神经有枕下神经、枕大神经。颈 1 侧块移位压迫而产生症状。大多数患者诉有枕下区不适，查体表现为上颈椎周围肌肉痉挛，颈部活动受限。

（三）影像学检查

正常情况下，上颈椎前、后位，开口位 X 线片表现为两侧块与齿突间的距离相等，两侧外缘与枢椎关节突外缘在一条直线上；侧位 X 线片表现为寰椎前结节后缘与齿突前缘即寰齿间距成人为 3 mm，这是恒定的 X 线标志。若上述参数发生变化，尤其是寰椎侧块向外滑动，则为骨折的诊断依据。同时需要注意，因颈椎过伸时枕骨撞击寰椎后弓导致椎动脉沟处单纯骨折，该骨折仅能从侧位 X 线片显示。在侧位 X 线片上测得寰齿间距大于 3 mm，常提示合并横韧带撕脱伤。

寰椎骨折 X 线片特点：①寰椎两侧块移位，可同时向外侧分离移位，亦可不对称的移位。移位范围 2～4 mm。②判断侧块移位应参照枢椎的棘突是否在正中，如果棘突在中央而侧块移位，表示不是因旋转而导致的侧块与齿突距离的差异。③断层摄片可了解更加详细的结构改变，如果寰椎侧块内侧有一小游离骨块，系横韧带撕脱所致。④咽后壁软组织肿胀阴影可在清晰的 X 线片上看到，表示该部有骨折出血的征象。

最敏感的方法是寰椎的 CT 断层扫描及三维 CT 重建，它能显示骨折块的分离状况，对确定稳定程度很有帮助。寰椎侧块内缘撕脱骨折是横韧带撕裂的征象。表明骨折不稳定。MRI 对脊髓损伤的判断有意义，并能清楚地显示横韧带。

（四）损伤分类

1. Levene 将寰椎损伤分为 3 类

Ⅰ型为双侧后弓骨折；Ⅱ型为相邻前后弓骨折，侧块浮动；Ⅲ型，寰椎骨折成 3～4 块的爆裂骨折（图 20-6）。

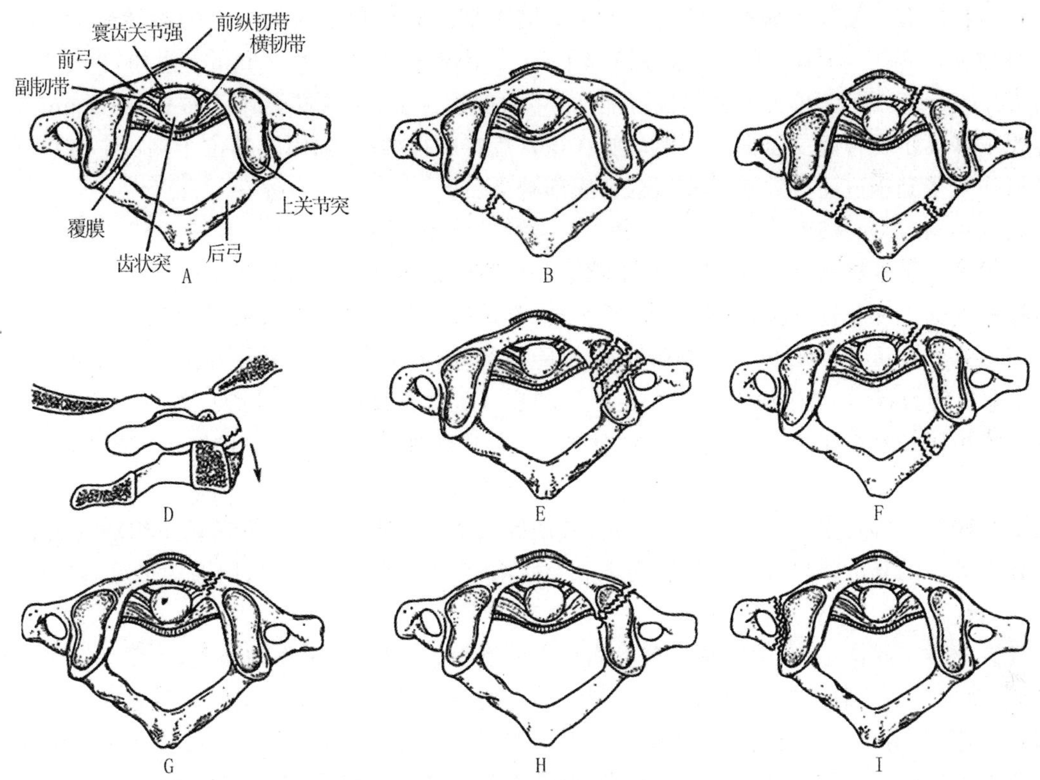

图 20-6　寰椎椎体和韧带的解剖及各种损伤类型示意图

A. 寰椎椎体和韧带的解剖示意图；B. 双侧后弓骨折；C. 前、后弓四部骨折；D. 颈 1 前下弓的过伸撕裂骨折；E. 侧块粉碎骨折；F. 单侧前后弓骨折；G. 单侧前弓骨折；H. 单侧块骨折；I. 横突骨折

2. Segal 等改良分类

Segal 等改良 Gehweiler 的 5 部分寰椎分类法：Ⅰ型：前弓骨折；Ⅱ型：后弓骨折；Ⅲ型：侧块骨折；Ⅳ型：4 个部分爆裂骨折；Ⅴ型：横突骨折。

3. Landell 分类

Landell 将寰椎骨折分为 3 种类型：Ⅰ型：孤立的前弓或后弓骨折；Ⅱ型：前后弓双骨折，包括典型的 Jefferson 爆裂骨折；Ⅲ型：侧块骨折，骨折线可累及前弓或后弓，但不同时累及。

（五）治疗

非手术治疗主要有过伸位颅骨牵引、Halovest 支架固定等方法。牵引时间为 3 周，牵引重量 3～5 kg，复位后继续固定 12～20 周。对伴有横韧带松弛或断裂的骨折颈围领固定 6～12 周，直至骨折愈合。如有必要复位，用轴向颅骨牵引，重量 4.5～13 kg，以改善骨序列。牵引维持 5～8 周，直至骨折块有一定的强度，然后可换用外固定架或维持牵引到临床愈合。然后，摄 X 线侧位、过伸、过屈位片，以确定是否遗留慢性不稳定及是否需要手术稳定。

不伴有骨膜撕脱骨折的横韧带损伤是一种具有潜在危险的损伤。多数医师认为，需要立即手术稳定，因为其具有潜在的寰枢椎失稳导致瘫痪的危险。许多学者认为，伴有横韧带、副韧带和关节环的骨膜撕脱骨折的病例，给予适当外固定至骨折愈合即可。

在伴有横韧带中段损伤（不伴撕脱骨折）或影像学证实有不稳定存在时，应予外科手术稳定。手术分为寰枢椎融合和颈枕融合两大类。

四、寰枢椎旋转脱位

寰枢关节稳定的主要韧带是横韧带，它预防了 C_1 在 C_2 上病理性前移位，并使 C_1 在齿突周围枢轴。其次，稳定 C_1、C_2 旋转的副韧带，还包括翼状韧带和关节囊。C_2 的上、下关节突处在不同的垂直面上，上关节面向前倾斜没有下关节面垂直。C_1、C_2 关节面的水平倾向有利于这个单面的旋转运动，C_1、C_2 关节脱位始发时常处在 63°～65°旋转位，在这种情况下，上颈椎管比正常狭窄 7 mm。假如，由于横韧带损伤 C_1 向前半脱位 5 mm，那么，单关节突脱位可能在 40°的旋转位上，导致椎管比正常狭窄12 mm，进一步可因椎管容积下降而出现脊髓受压损伤。椎动脉在正常旋转中很少损伤，因为其位于侧块中，但病理性或极度旋转可损伤或受到压迫而导致脑干或大脑基底部缺血。

（一）损伤机制

寰枢椎脱位的发生机制有多种学说，其中感染和创伤学说为多数学者们所接受。

炎症过程例如上呼吸道感染、扁桃体炎、乳突炎、类风湿关节炎以及累及咽后间隙的强直性脊柱炎等，均可导致 $C_{1、2}$关节滑膜囊渗出和周围韧带结构无能。结果，导致寰枢关节旋转及寰齿半脱位。作用于 C_1、C_2 的异常旋转力，可来自于侵犯胸锁乳突肌的肿瘤或眼或前庭功能异常所致的异常体位。不伴齿突骨折的寰枢椎后脱位可由于创伤过程中的过伸造成，尤其致寰椎横韧带、翼状韧带撕裂，形成寰枢椎半脱位。

在长期半脱位后可发生寰枢关节旋转固定，其病因可能系长期牵拉、关节囊韧带组织无力、组织瘢痕挛缩等阻止了关节的复位。也可见于长期胸锁乳突肌挛缩、关节创伤性脱位、周围韧带组织的脱位。

（二）临床诊断

病理性寰枢椎半脱位患者，常可提供有发病病史的过程。例如，有创伤的病史，近期上呼吸道感染史，主要呈“鹅颈畸形”，四肢肌力轻度减退，步态不稳，巴宾斯基征阳性。若单侧向前方移位时，头部向健侧倾斜，伴有颈痛、僵直、活动受限及枕大神经痛。重者可有根性疼痛，若椎动脉受压可表现为眩晕、呕吐和视物模糊。急性发病者无颈肌或胸锁乳突肌痉挛，借此可与儿童斜颈畸形鉴别。神经症状可出现在寰枢椎失稳时，寰齿间距为 7.5 mm 或更大。在出现疼痛症状之前可表现为虚弱，尤其在不伴病理性旋转的情况下，在体检时可触及寰椎结节在咽后壁的不对称性突起。

长期旋转畸形后，可发展为扁平颅底或斜颈畸形。经长期随访发现，这种畸形经过适当治疗也可自发纠正。

（三）影像学检查

急性创伤期，在 X 线平片很难看清寰枢关节旋转畸形，因为患者的合作问题、体位问题以及软组织在骨性标志上的重叠均可使精细的骨性异常变得不清楚。这些问题均可导致延误诊断。尽管枕骨和寰椎之间在生理状态下不发生旋转运动，但在病理状态下常一起旋转。寰枢椎旋转＞50°时，C_2 棘突偏离中线，伴随着下颌和 C_2 棘突和头的偏斜均在中线的同一侧。

病理代偿的寰枢椎旋转，在前后位片上，枢椎棘突相对寰椎弓而旋转。在冠状面上看，如头向右偏斜，寰椎左侧块因向上并靠近齿突而使左寰枢间隙增大（图 20-7）。相反，右侧寰枢关节重叠，寰齿侧间距增大。

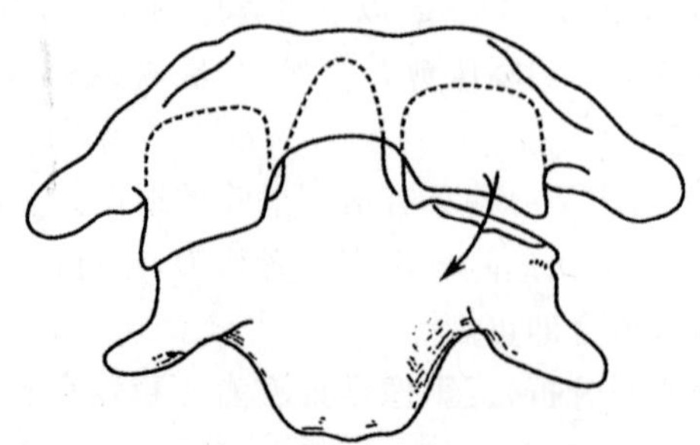

图 20-7　冠状位 C_1、C_2 脱位示意图

前后位和侧位 CT 断层片和轴位 CT 断层能更清楚诊断，不但可见到旋转，也可见到半脱位。寰枢椎的重要生理运动之一就是旋转，因而动力片包括张口位 X 线平片，寰枢平面的 CT 断层检查时，在头向一个方向旋转 15°～20°拍一次，向相反方向旋转再拍一次，以确定是否存在固定畸形。动态力学 X 线检查也有助于诊断,但不常规应用。

（四）损伤分类

旋转半脱位常以其病因学命名,为创伤性寰枢椎旋转脱位。Fielding 将长期存在固定畸形的患者根据其程度分为 4 种类型(图 20-8)。

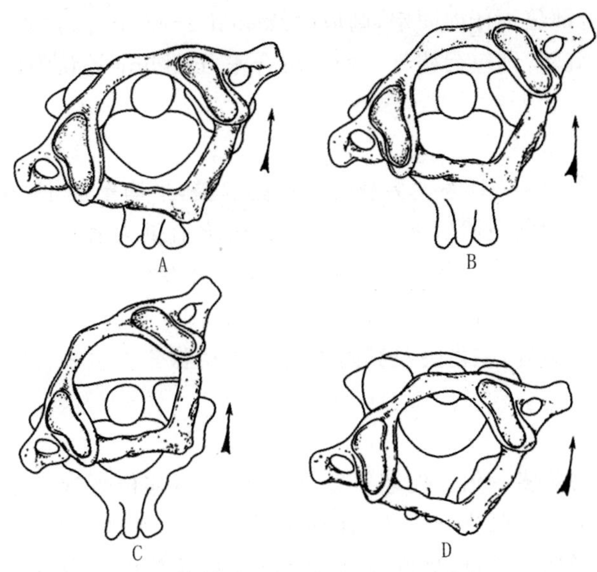

图 20-8　寰枢椎旋转性半脱位的 Fielling 分类示意图

A. 一侧寰椎侧块向前旋转,另一侧向后旋转;B. 寰齿前间距为 3～5mm,寰枢椎运动超出正常范围;C. 寰椎双侧关节面均向前移位,两侧块移位程度不同,寰齿前间距>5mm;D. 两侧脱位不对称

Ⅰ型:最常见,横韧带完整。大多发生于儿童在生理旋转范围内发生固定畸形,没有软组织损伤的证据,一侧寰椎侧块向前旋转,另一侧向后旋转,寰齿前间距(AO)<3 mm。

Ⅱ型:横韧带破坏。以一侧寰枢关节为旋转轴心,另一侧寰枢侧块向前旋转移位,寰齿前间距为 3～5 mm,寰枢椎运动超出正常范围。

Ⅲ型:为Ⅱ型的加重状态,寰椎双侧关节面均向前移位,两侧块移位程度不同,寰齿前间距>5 mm。

Ⅳ型:常见于严重类风湿或创伤较重的患者。一侧寰椎侧块向后旋转移位,通常伴有齿突骨折,两侧脱位不对称。

（五）治疗

寰枢椎旋转半脱位的治疗有赖于其病因,是否有神经损伤、患者的年龄及症状持续时间。幸运的是大多数患者通过卧床、颈围领等治疗而治愈。如在出现症状后 1 周内明确诊断,即给枕颌带牵引,重量 1.5～2.5 kg,并用适当的止痛剂、镇静剂。症状超过 1 周,未超过 1 个月,或经上述治疗无效,则应给予颅骨牵引,重量由年龄和体重决定。轴向牵引有助于纠正屈曲、过伸畸形;但是,对旋转畸形作用甚微。应该注意,寰枕代偿性旋转畸形,不适当的牵引可使畸形加重。儿童,通常需牵引到 3 kg。成人牵引到 7～8 kg。重量最大儿童可牵引到 7 kg,成人可牵引到 10～15 kg。一旦颈枕排列近中线,即已复位,再维持 1～2 周直至旋转畸形纠正。如症状持续时间短,通常在牵引 24 小时内即可复位,复位时患者常可听到"砰"的一声,症状立即缓解。之后,可用颈部外固定至关节囊愈合。外固定时间因复位前症状持续长短而定,一般来说,外固定应达 6 周,经动力学拍片证实关节的稳定性。

一些医师在全麻下复位或在咽后壁局麻下,通过张口直接顶触寰椎前弓而复位。这些复位方法虽然迅速有效,但有神经损伤的危险。

假如,半脱位合并病理性固定,寰齿间距成人>3 mm,儿童>5 mm。说明横韧带断裂,失去稳定性,需要外科手术稳定。

对于寰椎后脱位而齿突尚完整的患者,Moskorich 等推荐三步复位法,较为安全有效。第一步,轴向轻重量牵引，微屈曲使得齿突进入寰椎管内；第二步，轻度牵引，并轻度后伸使齿突前面与寰椎前弓后缘接触；第三步，维持轻量牵引 2 kg，然后，后路寰枢椎融合手术治疗。

假如与畸形有关的症状持续超过 1 个月，闭合复位和外固定成功的可能性不大，因而，许多医师予复位和后路寰枢椎融合术。一般来说，如果病史超过 3 个月，有失稳证据，或闭合复位失败，或复位后又复发，应行后路融合术。如融合部位不作内固定，则应继续牵引 1～2 个月，预防早期畸形复发。Clark 等推荐骨牵引后如有病理性寰枕旋转，则应行枕骨～颈 2 融合术；Fielding 等认为应该行寰枢椎融合。

五、齿突骨折

齿突骨折约占颈椎骨折的 5%～15%。男性为女性的 3 倍，平均年龄 45 岁。由于骨折骨不连发生率高，因而，许多学者研究其不愈合的危险因素。最初认为，齿突血供为血管网的末梢，因而，骨折后其近端缺血。尸体解剖和血管内注药研究均驳斥了这一假设，显示出齿突由骨内外血管网供血。Schiff 等通过注射研究证明，在齿突两侧及前后均有血管上行支存在，其为颈 3 椎体水平椎动脉的分支，这些血管穿入齿突内并且在尖部弓形吻合。另外，供齿突及其附着韧带的动脉分支也来自颈内动脉咽后壁上升血管及数支枕动脉。

（一）损伤机制

齿突骨折时前移位比后移位多一倍。但老年患者则相反，后移位更常见。中年人齿突骨折暴力为切应力所致，多见于车祸；老年人齿突骨折暴力小，往往从站立位摔倒而发生骨折，因为骨质疏松而易于骨折。横韧带是使齿突前移的屈曲应力点，寰椎前弓则是齿突后移位的应力点。骨折部位与受伤时上颈椎作用力及当时寰椎所处的位置有关。

（二）临床诊断

齿突骨折的症状无特异性，表现为广泛的枕下区不适、颈部紧张、颈椎周围肌肉痉挛，运动范围显著受限。由于上颈椎椎管宽大，因而，神经损伤概率很小，为 15%～25%。神经损伤可轻至枕大神经刺激，重到四肢瘫及脑干功能不全。老年患者一旦有神经症状则更为严重。在多发骨折死亡患者中，因齿突骨折脱位死亡者占 1.8%～3.3%。

（三）影像学检查

常规 X 线片包括侧位（图 20-9）及开口位 X 线片，临床上常因患者有神经症状或其他并发症，导致 X 线片检查无法施行。当齿突骨折开口位 X 线片不能很好显示时，颈椎断层位片对诊断有价值。齿突横行骨折如行 CT 横扫可能造成漏诊，然而，三维 CT 重建可提高该类疾患的诊断率（图 20-10）。MRI 是检查软组织的最佳手段，用以检查韧带和脊髓是否损伤，而对横韧带的完整性评估影响着治疗的选择，还可以用于诊断和随访陈旧性齿突骨折。

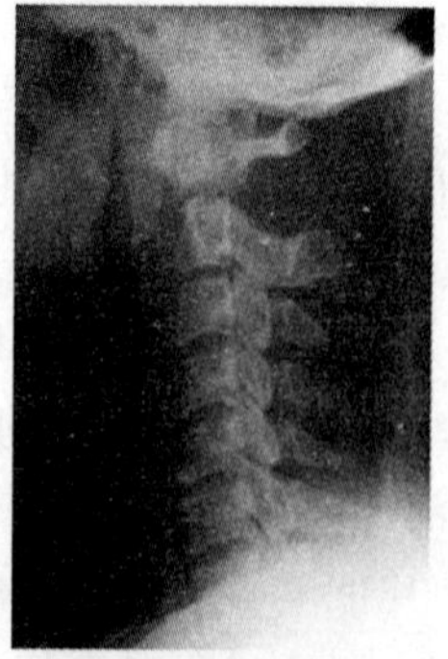

图 20-9　颈椎 X 线侧位片示齿突骨折

（四）损伤分类

历史上曾经对齿突骨折有过不同的分型。

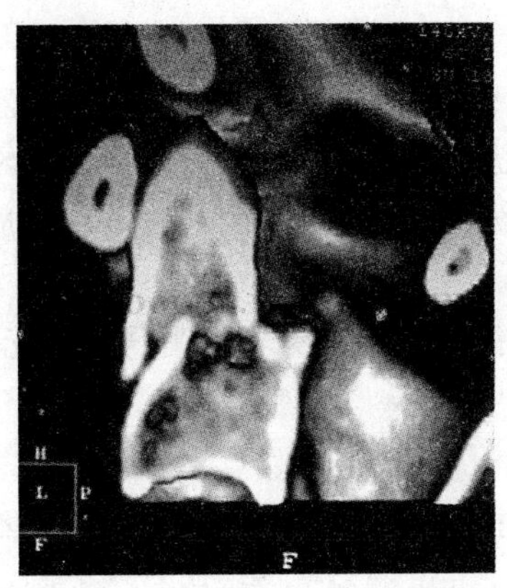

图 20-10 三维 CT 示齿突骨折

1. Schatzker 分类法

Schatzker 等依据骨折线位于副韧带的上方或下方，将齿突骨折分为高位齿突骨折和低位齿突骨折。

2. Aderson-D'Alonzo 的分类法

共分为 3 型：Ⅰ型是一种齿突尖部的斜行撕裂骨折，由翼状韧带或齿突顶部韧带牵拉所致，较少见，多伴有寰枕及寰枢连接部位的损伤；Ⅱ型最常见，骨折发生于齿突基底部或腰部，Ⅱ型如果骨折处前后骨皮质粉碎，称为Ⅱa 型；Ⅲ型为延伸到颈 2 椎体内的骨折，骨折线可通过颈 2 上关节面（图 20-11）。另外，Eysel-p 等根据临床治疗需要，按骨折线为水平、前上向后下、后上向前下的走向，将Ⅱ型骨折分为 a、b、c 三个亚型，其中 c 型不宜行前路螺钉固定术（图 20-12）。

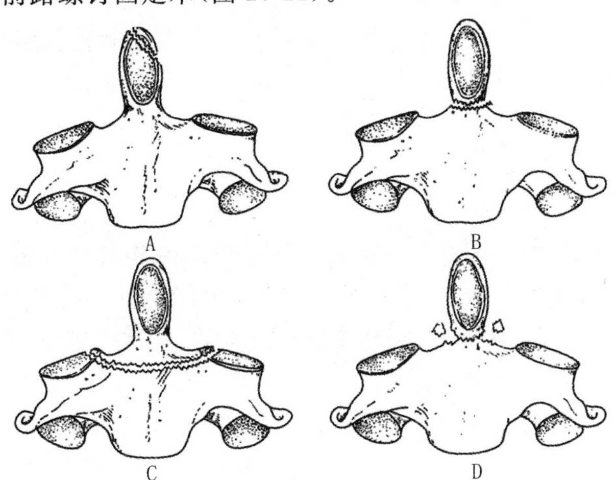

图 20-11 齿突骨折的 Aderson－D'Alonzo 分类

A. 齿突尖部骨折；B. 齿突腰部或基底部骨折；C. 骨折线延伸到椎体内；D. 前后皮质骨粉碎的骨折

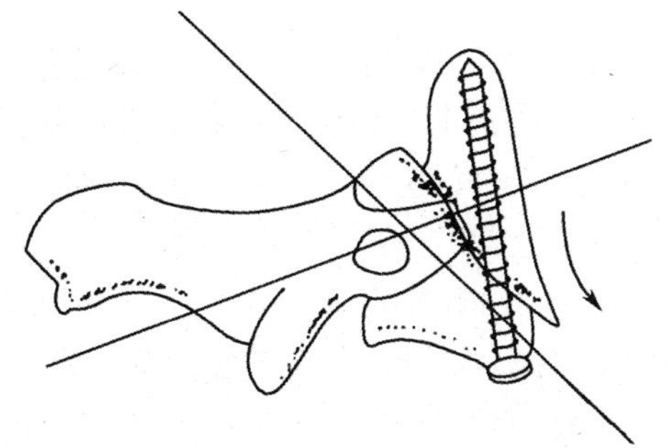

图 20-12 Eysel－p ⅡC 型骨折，不宜行前路螺钉固定术

（五）治疗

齿突骨折一旦确诊，应即给予处理，以防进一步脱位及损伤神经。应行颅骨牵引，重量应轻，2～5 kg。应予神经学和放射学观察，尤其是Ⅱ型骨折是显著寰椎分离或不稳定的标志。在急性骨折期，非手术和手术选择时要考虑患者年龄、骨折的类型、神经损伤情况、脱位方向和成角程度、是否延误治疗及复位后的稳定性。

Ⅰ型骨折：损伤在齿突后部时，应仔细分析有无寰枕失稳。如无寰枕失稳，则用颈部外固定 3 个月，直至动力学拍片证实骨折稳定。

Ⅱ型骨折：对齿突基底部骨折治疗方法的选择观点不一致。许多学者主张立即外科稳定；相反，另一些学者主张先闭合复位外固定直至骨折愈合，或表现出延期愈合或不愈合，这型骨折不愈合发生率可高达 88%，平均 33%。Ekong 等报道这类骨折年龄＞55 岁、脱位＞4～6 mm 的患者 41%不愈合。Dunn 报道 128 例均用 Halo－vest 架复位患者，他认为有高度危险的患者组，应早期后路融合，包括：骨折后脱位＞3 mm；患者年龄＞65 岁；延误诊治＞7 天或不稳定骨折闭合复位后排列差者。

Ⅲ型骨折：一般愈合率高。因为，有更多的松质骨重叠，而且分离牵张的可能性很小。首先牵引 4～6 周。然后，外固定 4～5 个月至愈合，愈合率为 78%～86%。然而，脱位＞5 mm 者不愈合率达 40%。

年龄小于 7 岁的齿突骨折称骺分离，即齿突基底部与枢椎体尚未骨化的软骨板的损伤，对此类骨折应给予颈围等保护治疗，即使骨折未完全复位，在以后的发育中也能获得重塑。

齿突骨折合并寰椎骨折很常见。这类骨折的治疗方法取决于齿突骨折的类型。许多学者推荐早期前路齿突螺钉固定，以防止寰枢椎旋转受限及长期外固定，尤其在外固定 3 个月后骨折仍然未愈合者。Meyer 等主张，如果寰椎后弓完整，则行后路寰枢椎融合及椎板下钢丝固定。

学者们认为骨折愈合才是最终目的。稳定型的骨不连也有在轻微损伤后发生脱位的危险性，由假关节运动产生胼胝和骨痂肥厚压迫前方硬膜囊和产生颈椎病症状。因而，主张对所有骨不连者均应外科手术稳定。

六、创伤性枢椎骨折

创伤性枢椎骨折由颈 2 椎体的关节突间的崩裂所致。枢椎关节突的形态与下颈椎不同，其上关节突向前倾斜而与下关节突不在一个矢状面上。通常枢椎骨折部位发生在上、下关节突之间的部位，不经过椎弓根，这种骨折通常称为 Hangman 骨折，即绞刑骨折。所幸的是，这个部位的骨折使骨折块分离，同一平面椎管扩大，因而，很少损伤脊髓。

创伤性枢椎骨折占急性颈椎骨折的 12%～18%。14%～33%的骨折常合并颈椎其他部位的损伤，如，寰椎后弓、齿突及颈 2 以下的颈椎骨折，除相关的脊柱损伤外，常合并机体其他部位的损伤，包括胸腔、头颅、气管、面部的损伤及头皮撕裂。尽管枢椎创伤性骨折的幸存者很少有神经损害，25%～40%的该损伤患者在事故现场立即死亡，死因多为所并发的脊髓和相关肌肉、骨骼及内脏损伤。

（一）损伤机制

创伤性枢椎骨折通常由坠落、车祸或跳水事故产生的加速或减速损伤所致。Wood－Jones 于 1912～1913 年描述了因悬吊产生的致命性枢椎骨折的病因学及生物力学机制，他们分析了悬吊期间过伸牵引产生的特定位置。所幸的是，正如上面所提到的，这种损伤系加速或减速力所致，没有牵张力，因而，没有明显脊髓牵拉也不发生横切。

尸体和临床研究已明确，过伸是产生骨折的主要作用力。颈部过伸伴有颅颈部轴向压力使后部椎间关节压缩，伴有集中于枢椎关节突间的撕脱力。因而，关节突间部位常发生侧方骨折，但不对称，可能与颈椎旋转力有关。

（二临床诊断

枢椎骨折的症状与体征和其他上颈椎损伤类似，没有特异性。沿枕大神经分布区不适，常提示头枕区可能也有损伤。

（三）影像学检查

普通X线片包括颈椎侧位X线片和过伸、过屈侧位X线片，但应注意，如果怀疑不稳定，后者检查应慎重。如果有颈3椎体前上缘的压缩骨折，在动力位片上呈现不稳，毫无疑问是Ⅱ型骨折。大部分Ⅰ型骨折，动力位片上可出现骨折线旁少许移位。CT特别是三维CT重建可更清楚地观察到骨折线的走向，以及骨折线累及椎板的情况。MRI检查可了解颈2、3椎间盘的损伤以及前后纵韧带的完整性，另外，还可以观察到椎动脉的情况。

（四损伤分类

1. Levine－Edwards分类

目前，大多数学者采用Levine－Edwards改良的Effendi分类系统（图20-13）。这一分类系统描述损伤到枢椎的部位和周围软组织的结果，不但包含了损伤机制，而且描述了中间结构的解剖，并指出治疗方法。该类骨折通常分为3型。

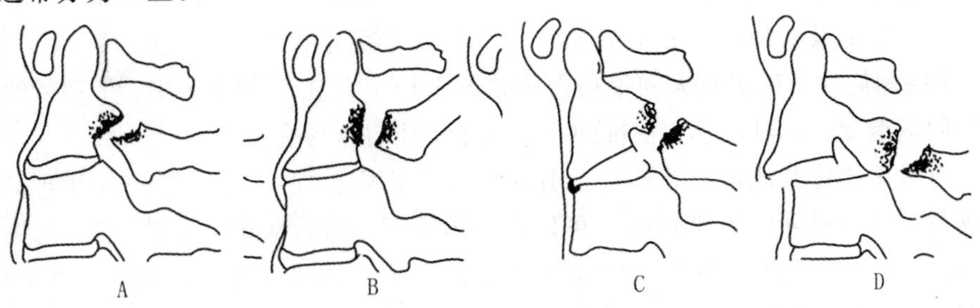

图20-13　创伤性枢椎骨折的分类

A. Ⅰ型骨折；B. Ⅱ型骨折；C. ⅡA型骨折；D. Ⅲ型骨折

Ⅰ型：骨折线通过上、下关节突之间，脱位<3 mm。在过伸、过屈侧位X线片上，没有成角畸形移位的加重。这种骨折系过伸及轴向暴力作用于骨性成分所致，不伴相邻软组织的损伤。

Ⅱ型：脱位>3 mm。而且，在侧位X线片上有成角畸形（图20-14）。可伴有C_3椎体前上缘或C_2椎体后下缘的撕脱骨折（因后纵韧带牵拉所致），这种损伤机制与Ⅲ型类似。由于屈曲牵张力，致使后纵韧带和$C_{2、3}$椎间盘由后向前的暴力使C_3椎体前纵韧带骨膜下分离。结果，骨折处成角并有C_3椎体前上缘的压缩性损伤。

ⅡA型：骨折移位轻或无移位，但成角畸形很显著，可能导致屈曲牵张力使C_2、C_3后纵韧带断裂所致。Ⅱ型和ⅡA型骨折的病理解剖不清楚，但在侧位X线片上有两种不同的形态。

Ⅲ型：单纯屈曲暴力所致，使单侧或双侧$C_{2、3}$关节突骨折或骨折脱位。继之，在C_2上下关节突之间骨折或后柱骨折，后柱骨折常见为椎板骨折。

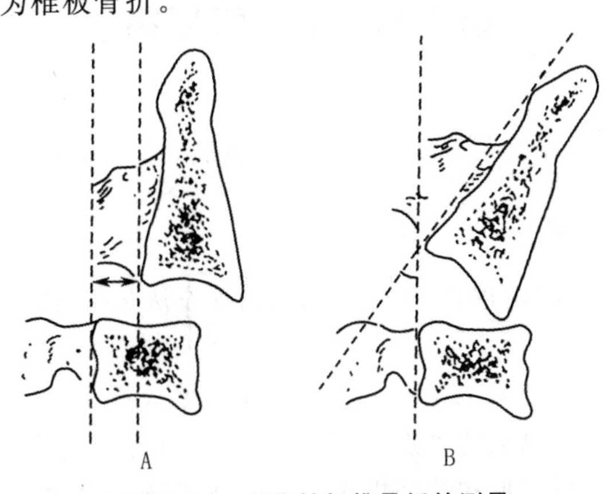

图20-14　创伤性枢椎骨折的测量

A. 移位的测量；B. 成角的测量

2.变异类型

文献中描述 Hangman 骨折有许多变异,重要的是认识每一类型骨折的特征以推断正确的病理解剖和安全有效的治疗。

枢椎侧块骨折:枢椎侧块骨折由轴向压缩和侧屈暴力所致。这种骨折属于稳定性损伤,很少导致神经症状,但长期随访有很多遗留伴有症状的关节变化。

枢椎椎体骨折:压缩力或牵张力均可导致枢椎椎体骨折,典型的骨折在 X 线侧位片上属于椎体前下部的骨折。这种骨折也可由过伸暴力所致,常称为滴泪骨折,系前纵韧带撕脱 C_2 椎体前下缘所致。有时,在侧位 X 线片上可见到椎前软组织肿胀影。

C_2 椎板骨折:C_2 椎板骨折可由过伸或压缩暴力所致,常合并有其他部位的骨折或枕颈部损伤。

(五)治疗

大多数枢椎损伤可经非手术治愈。而且大多数不伴有脊髓受压及损伤。Levine－Edward 骨折分类的用处在于明确病理解剖及协助处理方案的制定。Ⅰ型属于稳定性损伤,坚强的颈胸支具固定 2～3 个月,但应拍动力 X 线侧位片以确定有无韧带损伤所致的不稳定存在。在随访中,约 30％的患者遗留进展的伴有症状的椎间盘退变。这种损伤 $C_{2、3}$ 椎间盘者几乎不能自行愈合。

Ⅱ型骨折可有显著移位及成角。颌枕带牵引或外固定架固定 4～6 周。背伸牵引重 4～5 kg,如移位＞4.5 mm,或成角＞15°,则可增加到 9 kg。可以在相当于 $C_{4、5}$ 的后部垫一小枕,以协助恢复颈部前凸和骨折的复位,即使牵 4～6 周仍有最初脱位的 60％和成角的 40％患者不能完全复位。在临床上,如随访有慢性不稳定存在,或合并骨不连时,应行前路颈 2、3 融合术。如骨折已愈合,只是椎间失稳,则可行后路 $C_{1\sim3}$ 或前路 $C_{2、3}$ 融合术。

ⅡA 型骨折由于其独特的病理解剖改变不能用牵引,以防过牵可能。用背伸转手法复位,坚强颈胸支具或 Hallo-vest 固定 3 个月。

Ⅲ型骨折伴有单侧或双侧关节跳跃脱位,很难闭合复位,通常经开放复位内固定。如骨折线位于上下关节突之间,$C_{2、3}$ 棘突钢丝固定即可,术后加外固定,也可在复位后用 C_2 椎弓根钉固定,再加前路 $C_{2、3}$ 融合。

目前随着内固定技术的提高和人们对治疗时间的要求,手术治疗该类疾患的指征有所改变,这样可缩短治疗疗程。

(杨小华)

第二节　下颈椎损伤

随着近年来在研究患者处理、早期复苏及康复方面的进展,脊柱脊髓损伤患者的预后大大改善了。

一、下颈椎损伤的分类诊断

准确的诊断对确定骨折类型、判定预后、确定恰当的治疗方法是很有意义的。

(一)下颈椎损伤后失稳

Nicoll 1949 年首先提出脊柱骨折后失稳这一基本概念。他分析了 152 例胸腰椎骨折的矿工,稳定性骨折包括椎体前侧缘的骨折和腰 4 以上的骨折,这些骨折的共同特点是具有完整的棘间韧带。稳定性骨折的患者不发生进行性加重的骨性畸形和神经损伤,并可以回归矿区工作;而不稳定性骨折损伤累及后部骨－韧带结构,畸形进行性加重或残疾加重,这类骨折包括伴有后部结构挫伤的骨折、半脱位、所有骨折脱位和 L_4 或 L_5 的后部结构损伤。

Holdsworth 于 1970 年进一步证实了尼孔尔(Nicoll)的观点,并提出了两柱理论,即依后纵韧带为界把脊柱分为前柱和后柱两部分。稳定性骨折为单纯的脊柱骨折,不稳定性骨折为两柱均损伤,他强调了对后柱骨一韧带结构进行仔细体格检查和 X 线片检查的重要性。目前,MRI 检查技术则可精确地确定下位颈椎后部韧带结构的损伤。

White 和 Punjabi 通过对尸体试验,提出用测量计分法来确定临床不稳定。他们对不稳定的定义是:"在生理负荷下脊柱功能的丧失,正常的脊柱功能指既没有脊髓和神经根的损伤和刺激,又没有畸形或疼痛的加重。"在尸体标本上,由前向后及由后向前逐渐切除韧带,每切一韧带即给一次负荷同时测量畸形,他们发现当所有后部韧带和一个前部韧带或所有前部韧带和一个后部韧带切除后,均可引起显著的移位。畸形定义为前后移位 3.5 mm 或以上,成角 11°以上。为了帮助临床不稳定的诊断,White 建议用评分法来确定下颈椎的稳定性,如总分超过 5 分,说明有临床失稳,这一评定法最初用于急性创伤。对不稳定者不一定都采取外科手术治疗,但至少应给外固定。尽管这一方法没有被统一采纳,但其可为临床不稳定的诊断提供客观的依据。

(二)Allen—Furguson 颈椎损伤的力学分类法

Allen—Furguson 等根据不同的 X 线片进行了分类。每一型又根据其损伤严重程度分为数个亚型。这一分类对临床对比性研究非常好,但很麻烦,加之在临床上很多患者骨折发生机制很难确定,因而,临床应用很有限。Denis 等发展了 Holdsworth 的两柱理论,将脊柱分为前、中、后三柱。其中中柱包括椎体后壁、后纵韧带和椎间盘的后 1/3。从理论上讲,中柱很重要,因为它是神经损伤的最常见部位,Mcafee 等强调了中柱的重要性并根据中柱受力方向将胸腰椎骨折分为 6 个类型。但三柱理论只适用于胸腰椎骨折的分类,对颈椎损伤应用价值很小。

(三)AO 分类系统

AO 组织根据受力向量将颈椎损伤分为 A、B、C 三型。A 型为压缩性损伤;B 型为牵张损伤;C 型为由旋转和撕脱所致的多平面失稳。根据不同严重程度,每型又分为逐渐加重的数个亚型。这一分类系统与稳定性密切相关,而且,神经损伤发生率由 A 到 C 型渐进展。然而,目前尚未普遍用于颈椎损伤。

(四)泊尔曼(Bohlman)颈椎损伤分型法

鉴于目前尚缺乏统一的颈椎损伤分类系统,我们主张采用 Bohlman 分类法,按骨折机制分类的基础上再根据骨折形态学分为不同类型,该分类通常被用于诊断命名。为了颈椎损伤准确分类,必须仔细检查棘突间的触痛、肿胀及裂隙,并进行仔细的神经系统检查。X 线平片可评定前后柱损伤、骨折和半脱位。后部韧带的损伤常常是微小的,应细致观察 X 线片上棘突间隙的增宽,大多数患者应做 CT 或 MRI 检查,在分辨椎间盘突出和韧带损伤方面 MRI 更有用。

1. 屈曲损伤

韧带损伤:头部迅速加速或减速在颈椎后部骨一韧带结构所产生的过屈和牵张力可导致这些韧带结构的损伤,韧带损伤的延伸可由后到前部贯通。在临床上,软组织损伤程度不同,最初很难区分是不重要的损伤还是严重损伤,轻微扭伤可产生疼痛但几乎没有远期影响。主要韧带的断裂可产生严重失稳,需要积极治疗以减少晚期疼痛和神经损伤的危险性。

韧带损伤主要表现为疼痛。常不在损伤当时出现,几天后炎症出现后才注意到,由于损伤初期 X 线片常常是阴性的,因而常发生延误诊断。在急性期没有放射学改变时要反复局部触诊。颈椎与胸腰椎不同,很难在棘突间触及裂隙感。

X 线平片可以只表现为轻微异常。局部后凸畸形表现为在单一椎间盘水平相邻终板成角或表现为棘突间距加大,由于患者伤后采取仰卧位,颈部过伸减少了畸形,使得偶尔不出现 X 线平片异常。棘突间距的增宽在 X 线前后位片上常常更为明显。屈曲一过伸侧位 X 线片可用于评定损伤和稳定性程度,但可引起脱位和脊髓损伤,因而在急性损伤应避免这一检查。在后部损伤看不清时,尤其在颈胸交界处,CT 矢状面断层重建是有用的。椎间关节轴向分离,棘突间距加宽,或椎间关节脱位提示有后部结构的损伤。MRI 检查对鉴别后部韧带损伤很有用处,异常表现包括棘突间或椎间关节高密度影与后纵韧带高密度垂线影不连续。White 分类标准用于鉴别损伤程度,其分数小于 5 分,为轻度扭伤,如大于 5 分应按主要韧带断裂处理。

单侧关节突脱位：单关节脱位是由过屈加旋转暴力所致（图 20-15）。虽然许多学者认为这是一种稳定性损伤，但是生物力学发现在单关节突脱位的同时有明显的韧带损伤。尸体解剖发现单关节突脱位与棘上和棘间韧带损伤有关，因此这些损伤有潜在的不稳定性。单侧关节突脱位可分为 3 型：单纯单侧关节突脱位；单侧关节突骨折脱位；单侧侧块骨折分离。

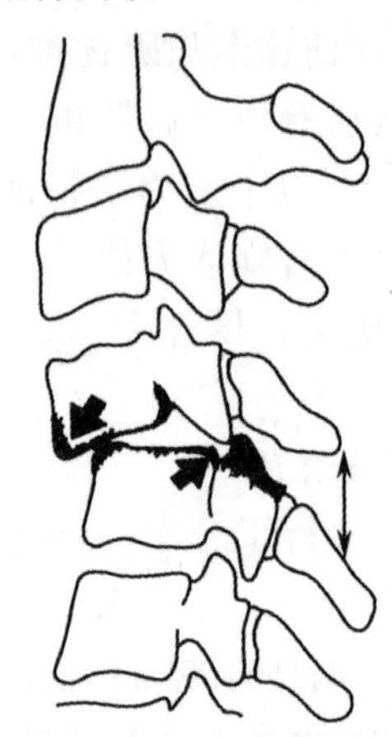

图 20-15 小关节脱位交锁示意图

X 线片特征是椎体前部 25%半脱位。在侧位 X 线片上有时可见后成角或棘突间距加大，单侧关节突的骨折则往往需要 CT 扫描才能看到。侧块分离骨折由于同侧的椎弓根和椎板骨折所致，结果产生了游离侧块。在侧位 X 线片上和对侧及相邻节段相比，侧块异常旋转。MRI 检查证明单侧关节突脱位合并椎间盘突出的发生率为 10%～20%。

临床上，单侧关节突脱位合并脊髓损伤的情况很少见，尽管合并发育性椎管狭窄者合并脊髓损伤更多些，通常同侧同节段的脊神经根病变的发生率占该类患者的 50%。单纯单侧关节突脱位是稳定的，很难复位，复位后应向上倾斜关节突以防再脱位。

双侧关节突脱位：双侧关节突脱位因过屈暴力，通常也有轻微旋转暴力参与，更为严重的病例所有韧带结构牵张，导致除了神经血管以外的整个节段完全分离。双侧关节突脱位极不稳定，相应的后部结构损伤包括后纵韧带和椎间盘，常常只有前纵韧带是完整的，这有利于牵引复位恢复序列。如果软组织损伤很广泛，相应节段椎间盘突出发生率为 30%～50%。大多数病例脊髓由于过度牵张和在尾侧椎体与近侧椎板之间的挤压而损伤，也有少数病例由于同时椎板骨折分离或椎管发育宽大而脊髓免受损伤。

从放射检查看，至少 50%存在椎体脱位，也常伴有局部后成角或棘突间距增宽（图 20-16），脱位的椎间隙异常狭窄说明相应椎间盘可能有突出。多数患者伴有后部结构包括双侧椎板、棘突和关节突的骨折。血管造影发现双侧关节突脱位病例的 50%～60%伴有双侧椎动脉闭塞，但其临床意义尚未知晓，至少患者很少出现椎基底动脉缺血症状。当椎体脱位＞50%或有牵张力存在时，神经损伤平面常比骨性损伤平面高或有神经损伤平面上升的危险。

2. 轴向压缩损伤

轴向压缩导致椎体骨折，合并屈曲暴力较小时，则产生边缘压缩骨折，轴向暴力较大时，产生爆裂骨折。在放射学上，发生爆裂骨折时骨折椎体粉碎，与胸腰椎骨折的形态改变类似。这类损伤的稳定性取决于相应后部成分损伤情况。

3. 轴向压缩屈曲损伤

轴向压缩屈曲损伤即滴泪骨折，系由轴向负载暴力加屈曲暴力引起的椎体骨折。剪力通过椎间盘、椎体、后移位向椎管，后部骨—韧带结构的牵张损伤使大多数患者合并棘突间分离和棘突及椎板骨折，这类损伤很不稳定而且常合并相应脊髓损伤。后纵韧带没有断裂者有利于牵引使骨折复位。

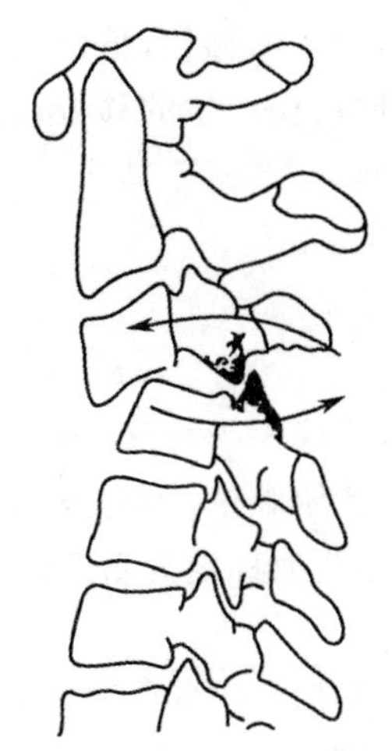

图 20-16　双侧关节突脱位示意图

滴泪骨折应与过伸所致的椎体前下角撕脱骨折相鉴别，后者通常为良性骨折。粗略看容易把这种撕脱滴泪骨折与压缩滴泪骨折相混淆，结果，按后者进行不适当的治疗，因为多数撕脱滴泪骨折是稳定性的。

4.过伸损伤

过伸损伤常由于头部碰到障碍物或者老年患者坠落伤而产生。这种损伤在X线平片常被漏诊而导致晚期疼痛和失稳。从稳定角度看轻度骨折包括前纵韧带断裂、不伴关节突或椎体半脱位的分离骨折是稳定的，例如，棘突椎板和侧块骨折。Jonsson 等用冷冻技术连续检查了 22 例车祸死亡者，这些病例均有颅骨骨折。其中 20 例直接创伤面部或额部骨骼放射线检查阴性，但有许多隐匿性损伤。发现椎体前部血肿 4 例，椎体周围血肿 4 例，黄韧带断裂 8 例，椎间关节损伤 69 例，颈长肌断裂 2 例，钩突周围血肿 77 例，椎间盘突出 69 例，软骨终板撕裂 2 例，隐匿性骨折 2 例。他们的结论是对创伤患者一般常规摄X线片检查，在很大程度上低估了肌肉骨骼的损伤，尤其是过伸损伤。

在具有发育性颈椎管狭窄或颈脊柱炎的患者，过伸损伤导致颈椎的短缩可使椎间盘后部和黄韧带折叠(图 20-17)，因而脊髓被挤压导致脊髓中央损伤，即中央损伤综合征。脊髓内主要传导束的排列为板层状，颈部的传导束靠中央，而腰骶部的传导束靠侧边，因而过伸损伤产生的脊髓中央损伤使临床上出现了下肢功能残留、而上肢损伤更为严重的特征。从预后看，中央损伤综合征患者，通常可恢复行走功能，但双手功能恢复很困难。

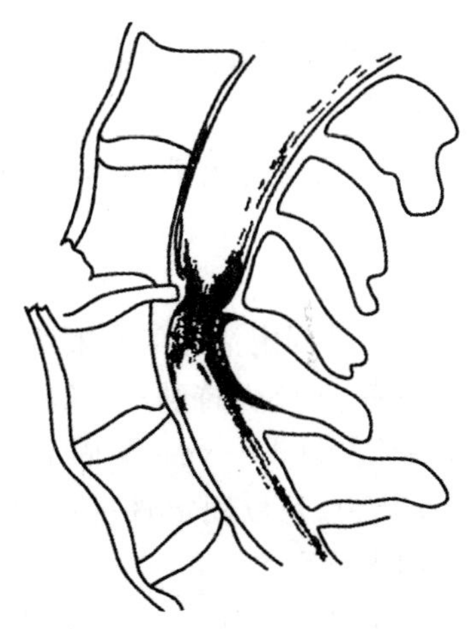

图 20-17　椎管狭窄并过伸性损伤致突出椎间盘和折叠的黄韧带损伤

在放射学上，颈椎管的大小可以采用 Pavlo 方法来测量，这一测量方法是通过测得椎管中矢状径和椎体前后径的比值来确定，如果该比值小于 0.8 可能有椎管狭窄，常称为狭小椎管，小于 0.6 则属于椎管狭窄，CT 或 MRI 检查更为准确。在脊髓损伤平面，椎间盘或椎体常常轻度后移，通常认为这种后移突出在伤前就存在。然而,有许多患者是过伸损伤产生的移位,移位虽然很小,但使椎管更加狭窄,致使脊髓持续受压。这种现象在急性过伸损伤患者是过伸损伤产生的移位,行 MRI 检查可得到证实。颅骨牵引对这些半脱位的复位及移位的椎体复位都是有效的。

二、下颈椎损伤的治疗原则

(一)历史

古代文明认识到脊髓损伤的预后很差,建议不予治疗,因为患者难免要死。Hipocratee 等首先描述了胸腰椎骨折闭合复位方法,他的方法是让患者俯卧位,用臂及腿扣带扣紧进行牵引;一旦脊柱长度恢复即外科医师给予手法或杠杆复位。他痛斥了那些他称之为庸医的人们在城市中心公共场所采用把患者绑在梯子上,然后倒吊起来的复位方法。

公元 2 世纪有人建议切除椎弓进行脊髓减压。Paul 等在公元 7 世纪首次真正做了一例椎板切除减压手术;Ambrose 等给一脊柱损伤患者做了椎板切除减压,但未成功;Hadra 等首次应用内固定,他采用开放手术将银丝袢固定在棘突上;Harvey 等首先推荐通过切除椎板而进行脊髓减压,这一方法一直沿用至今。Davies 和 Bohler 明确认识到骨折复位比切除椎板能获得更好的脊髓减压。Rogers 等于 1942 年报道了一简单安全的棘突间钢丝固定及融合方法,使得融合率显著提高。之后,这一技术进行了不断改进,尽管棘突间钢丝固定技术后被其他固定方法所替代,但其后路植骨融合技术至今仍是一标准的手术方法。

Smith 和 Robinson 发明了前路脊髓减压技术;Bailey 等采用前入路处理骨折患者,前路及后路钛钢板新技术的应用使创伤获得了更坚强的内固定。

(二)发展趋势

对外科治疗作用的争议一直持续到近年。Guttmann 等认为外科治疗对神经功能恢复作用很小,有时甚至使损伤平面上升。他们分析的病例均行椎板减压手术,但目前椎板减压已基本放弃,适应证很少,除非椎板骨折压迫脊髓。近年来,对伴脊髓受压的脊髓损伤,采用手术直接切除压迫和减压并行节段内固定。因而,另一种观点认为外科治疗对神经功能的恢复有促进作用。至今,在颈椎损伤处理与方法的选择上外科观点有很大差异。John 报道了 31 位脊柱外科专家对 5 位提供了临床摘要和影像表现的脊髓损伤患者提出的处理方法。结果,处理观点存在很大的差异。颈椎损伤的治疗方法选择应该参考如下几个方面:

1. 骨折类型和稳定性

这是最重要的参考因素,一旦进行适当分类就可根据骨折类型及其稳定性进行治疗。

2. 脊髓和神经根是否受压

如有压迫持续存在,至少在 12 个月内手术减压都会增加神经功能的恢复。

3. 骨性损伤还是韧带损伤

一般来讲,如果原始损伤是骨性的,经过非手术治疗常可愈合,而韧带损伤则愈合的可能性很小,需要外科治疗。

4. 其他参考因素

患者的年龄、损伤相应的骨密度及手术后外固定治疗的有限性。

切记,对于颈椎损伤而无神经损伤的患者,最终保持神经功能的完整是最好的治疗结果。下颈椎损伤的治疗方法包括采用非手术治疗复位如颈围或 Halo—vest 架固定等,或前路或后路减压融合加内固定。

颈椎骨折脱位的治疗目的是保护神经结构、复位固定骨折脱位以及提供远期稳定而无疼痛的脊柱。大多数患者应早期稳定脊柱,如果有必要则先行牵引复位,进行了体检和放射学检查之后,即可计划治疗方案。应该注意,有些病例损伤早期不好确定其稳定性,一定时期后才能确定并进行治疗,这样,可预防不必要的过度治疗。

(三)外固定矫形支具治疗

1. 颈围领

颈围领不能严格限制颈部的运动,但舒适,对节段受力的稳定作用较小,适用于稳定性损伤尤其是老年患者。只要硬围领选择和应用适当，可治疗许多类型的损伤。包括 Philadephia 围领和 Miami 围领，适用于稳定型骨折术后固定。后者还有内垫，透气吸汗，易于调节。

2. 颈胸固定支架

例如 Minerva 支架、Yale 支架或 Guillford 支架等。其通过适当的金属杆，上部通过颈枕垫支撑头面部，下方通过前后两个垫，贴于胸背部，并用经胸和肩两对皮带固定，有的支架可更换内垫。因而，患者带着支架也可以洗澡。这些支架舒适并有足够的固定作用，因而可用于治疗多种类型骨折患者。

3. Halo－vest 支架

Halo－vest 支架是可提供最大程度颈部稳定的外固定装置。对上颈椎损伤除Ⅱ型齿突骨折外均可获得理想的固定效果。但该固定不适用于下颈椎不稳定性损伤。Whitehill 等报道了 5 例双关节突脱位的患者在 Halo－vest 固定过程中复发脱位。Glaser 等也有类似报道，所有患者的 10％和有关节突半脱位的 37％的患者脱位复发，其并发症发生率高达 75％，尽管有些并发症不严重，这些并发症多与颅骨有关，包括颅骨钉松动、感染而失去固定作用，穿透颅骨及大脑脓肿。Anderson 等通过让颈椎不稳定损伤患者在 Halo－vest 外固定后卧位和直立位的体位下分别拍侧位 X 线片，发现在体位变化后骨折节段平均移位 17 mm，成角 7°。加之，由于 Halovest 架限制了日常活动，有时很难被患者接受。

生物力学和机械力学研究，比较了各种外固定矫正器的稳定效果。Hiladephia 等发现对于整个颈椎范围内的活动来讲，软颈围领几乎没有复位作用，Hiladephia 颈围领可限制颈椎屈－伸运动的 71％，旋转运动的 54％；颈胸支架限制屈－伸运动的 88％，旋转运动的 82％；Halo－vest 支架限制屈－伸运动的 96％，旋转运动的 99％。但对节段间的局部运动，所有支具都没有那么好的限制作用，因为颈椎有“蛇样运动作用”即一个节段的屈曲运动可被另一节段的伸直而代偿。

三、不同类型骨折的治疗

（一）轻度骨折

包括不伴有半脱位及椎体压缩骨折的棘突骨折、椎板骨折、侧块骨折及单纯前纵韧带的撕脱骨折。对可疑病例可通过 White 标准评定，这些轻度损伤的治疗包括使用硬质颈围领或颈胸支架固定 6～8 周，在佩戴支具后，出院前一定要戴支具直立行侧位 X 线片以确定损伤已稳定。然后每两周摄片一次。如果出现疼痛加重或神经症状，表明可能有骨折部位的移位，应随时准备修正最初稳定性损伤的诊断，并及时改变治疗。固定一定时期后，复查颈椎过伸、过屈侧位 X 线片，以观察是否愈合。

（二）过屈损伤

1. 韧带损伤

韧带损伤可分为轻度损伤和严重损伤。轻度损伤指 White 评分标准在 5 分以下，没有椎体半脱位或椎间盘破裂，这类损伤可经前面所述外固定而治愈。严重过屈韧带损伤为不稳定性损伤，愈合的可能性很小，而且闭合复位后脱位常复发，因此，治疗应选择后路 Bohlman 三联钢丝固定融合术，如果棘突或椎板骨折则用侧块钢板或前路钢板固定。如果对严重损伤的诊断不能肯定，我们主张先用保守治疗，定时随访。

2. 单侧椎间关节脱位

目前单侧椎间关节脱位的治疗上有争议，治疗原则如下。

如果患者为单纯脱位和复位过程困难，用 Halo－vest 支架固定 8～12 周或卧床 4～6 周，再佩戴颈胸支具 6～8 周。随访期间，注意监测颈椎序列，如果出现再脱位，则行颈椎后路融合手术。

如果合并关节突骨折或复位过程很容易，说明颈椎失去了对旋转的控制，很不稳定，应早期行后路单节段融合及侧块钢板固定术。

如果术前 CT 或 MRI 检查存在椎间盘突出或关节突骨折移位，使神经根管狭窄，则应该行前路椎间盘切除、椎间植骨融合术，也可根据患者的情况行神经根管扩大术。

如果闭合复位失败，则行开放复位，融合固定术，术后用硬质颈围领固定 6～8 周。

3. 双侧椎间关节脱位

双侧椎间关节脱位又称颈椎跳跃性脱位。这种损伤很不稳定，最好的治疗方案为闭合复位和外科手术固定。如果企图用 Halo－vest 治疗则脱位复发率超过 50%。

双侧椎间关节脱位，处理上的分歧在于所伴随椎间盘突出的复位时机和方法。Eismont 等研究证明，这类损伤合并椎间盘突出的发生率为 10%～42%。理论上讲，在复位过程中突出的椎间盘仍有可能在近颅侧椎体后方，因而复位可使神经损伤进一步加重。他报道了 6 例合并椎间盘突出者，其中 3 例复位后神经功能加重，这 3 例是闭合复位无效后在手术过程中复位的。他认为，这一严重并发症的危险性是异常椎间隙狭窄，不能复位或复位困难，使复位过程中神经功能障碍加重。

Masry 主张复位应该限于损伤后 48 小时之内，超过 48 小时，神经损伤已稳定，而且有加重神经症状的风险。根据这一原则，他的高位截瘫患者中，Frankel 神经功能 B 级者，70%的患者恢复了行走功能；Frankel C 级者，95%的患者恢复了行走功能。

郝定均曾对颈椎脱位复位后继发或加重了脊髓损伤的 30 例患者进行了报道，分析其损伤后神经功能恶化的主要因素有：①手法复位不当，其中 2 例在手术复位后立即瘫痪，另 2 例分别在复位后 1 小时和 7 小时发生瘫痪。因而，认为掌握适当的复位重量、方向及旋转角度很重要。②牵引过重、时间过长及方向不正确，均可因脊髓过度牵拉或脊髓水肿而损伤。③复位中，椎间盘突出、已突出的椎间盘及硬膜前血肿进一步压迫脊髓造成机械性损伤。因而，如果患者无神经损伤或不全损伤，在复位前应行 MRI 检查，如果存在椎间盘突出，在复位前应先行椎间盘切除手术，切除椎间盘后，再配合颅骨牵引下复位，并行椎间融合。如果复位困难则不可勉强，可行椎体次全切除及融合固定。如果患者为完全瘫痪或严重的不完全瘫痪，则最好在 48 小时之内尽快闭合性复位，以迅速直接或间接地使神经组织减压。复位后再进一步检查，复查 MRI，如果有继发椎间盘突出压迫存在，则应行前路椎间盘切除、植骨融合内固定术；如没有椎间盘压迫，则亦可行后路融合内固定术。

（三）轴向压缩损伤

轴向压缩损伤的特点为椎体粉碎及骨块向椎管内移位，包括压缩骨折和爆裂骨折。

1. 压缩骨折

压缩骨折如果不合并其他骨性损伤或脊髓损伤时，枕颌带牵引 4～6 周，佩戴颈围领6～8 周。如合并其他病理变化，则应根据具体情况，制定治疗方案。

2. 爆裂骨折

爆裂骨折，又称粉碎性骨折。稳定型常不伴后柱的损伤，通常发生于 C6 或 C7 水平，骨折很容易通过牵引而复位，可用颈椎固定支具外固定。如伴有脊髓损伤则应行颈椎前路椎体切除减压、自体髂骨块植骨及钢板固定术。

（四）轴向压缩屈曲损伤

如果轴向负载暴力再加上屈曲暴力，则使后柱韧带结构损伤。滴泪骨折不稳定，可通过牵引复位，最好而且确切的治疗是前路椎体部分切除、自体髂骨块植骨及钢板固定。如果合并椎间关节脱位，则需要前后路固定术相结合。

（五）过伸性损伤

从传统观点看，伴有脊髓中央损伤综合征的过伸性损伤，常被认为与退变或发育性椎管狭窄有关，且不造成不稳定。然而，仔细观察 X 线片，可见这类患者颈椎中段常有 2～3 mm 的后移位，对于一个已狭窄的椎管，很小的后移位也可产生明显的脊髓受压。近年来，MRI 资料证明，急性纤维环破裂和椎间盘信号的存在提示半脱位是急性发生的，而不是因脊柱炎所致。伴有脊髓损伤的过伸性损伤急性期应给予牵引治疗，牵引的目的是稳定脊柱，间接使半脱位复位；拉长脊柱，将突出的椎间盘和折叠入椎管的黄韧带拉出椎管而使脊髓减压。

对所伴有脊髓损伤综合征的治疗是有争议的。许多患者经 3～5 周牵引和相继颈围固定而成功治愈。如果神经功能无恢复，则复查 MRI，如有脊髓压迫存在，应行减压手术。是前路手术还是后路手术取决于损伤累及的节段数、压迫部位和整体颈椎排列情况，大多数病例有1～3个椎间盘病变，可采用前路减压融合术。如果患者伴有3个节段以上病变，如伴有颈椎椎管狭窄或颈椎病，则行后路椎管扩大成形或椎板减压手术。如果有条件，应该选用颈椎管扩大成形术，而不是椎板减压术。近年来，对创伤患者常辅以后路融合加侧块钢板固定术。偶尔对脊髓前后部均有受压的病例分两步分别前、后入路减压。创伤性后脱位是一种罕见的过伸性损伤，椎体后移50%或以上，很难复位，最好行前路椎体切除减压，融合固定术。

四、下颈椎脱位的复位技术

下颈椎脱位有两种情况：一种是单侧关节突脱位；另一种是双侧关节突脱位。单侧关节突脱位患者因其椎管管径减少轻微，因而并发脊髓损伤者较少见；而且脱位加重的危险性较小，以至于有些学者认为没有必要复位和外科稳定性的处理。然而，双侧关节突脱位则应该尽早复位，这种脱位危及颈椎的序列，常伴有严重脊髓损伤。

颅骨牵引是治疗颈椎脱位的常规措施。一般可将复位方法分为3类：①在非麻醉下轴向牵引逐渐增加牵引重量；②在牵引的基础上根据不同脱位类型进行特定的手法复位；③手术开放复位，多采用后入路，也有少数采用前入路。

一旦复位成功，应早期行椎间融合尤其是双侧关节脱位者，因为椎间盘和韧带损伤所致的慢性不稳有继发再脱位的危险，Bohlman等报道继发脱位发生率为30%。

复位方法的选择尚存在争议。郝定均等通过对400例颈椎损伤患者复位的体会认为，对颈椎脱位的病例采用分步骤复位技术较为妥当，一种失败后再用下一种。

首先，患者在镇静药物下，局部麻醉，颅骨牵引复位。

颅骨牵引钳主要有两种：一种是Grutckfield牵引弓及其改进装置，目前在我国仍广泛应用，该牵引弓的缺点是钳孔可发生骨质吸收，继而可松动脱落；另一种是Gardner－Wells钳，在欧美广泛使用，优点是不需要手术切开钻孔，可立即应用，而且不易脱落。

牵引重量差异很大，Breig等证明用5kg的重量，对一个三柱断裂的脊髓来讲，就可能被拉长10 mm，可引起神经损伤的加重。Cotler等证明，过度屈伸都对脊髓很危险，在此状态下，脊髓受到椎体后部的压迫。

患者用地西泮(安定)药物后肌肉相对松弛下来，牵引重量不宜过大。可用下列公式确定最大牵引重量：P＝4 kg(头颅重量)＋2 kg(每远离颅骨一个椎体)。例如，C7～T1脱位的复位牵引重量应为：P＝4＋2×7＝4＋14＝18 kg。

从4 kg开始，每次增加2～3 kg，每10～20分钟增加1次牵引重量，每30分钟拍颈椎侧位X线片一次，头下加垫使颈椎微呈屈曲位约10°～20°，一旦上下关节突呈尖对状态，就可以将颈部放直。在此期间应监护神经功能，以及心率、血压等体征。这样复位一般不超过两小时。

如果牵引复位不成功，则第二步在局麻下行手法牵引复位。复位在X线机下监视进行，对双侧关节突脱位用侧位透视，单侧关节突脱位用斜位透视(图20-18)。手法复位争取一次成功，最好不超过两次，以免刺激或压迫脊髓使神经症状加重。

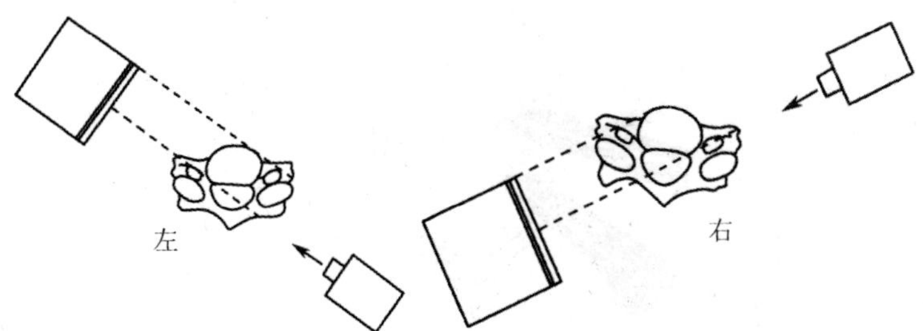

图20-18　应用斜行投照关节突角的影像学表现示意图

单侧关节突脱位复位比较复杂，开始时将头偏离脱位侧，当透视下见脱位的上下关节突尖对尖时，将头倾斜向脱位侧，然后将颈部放置呈中立位（图 20-19），在这一过程中，影像监视很重要。

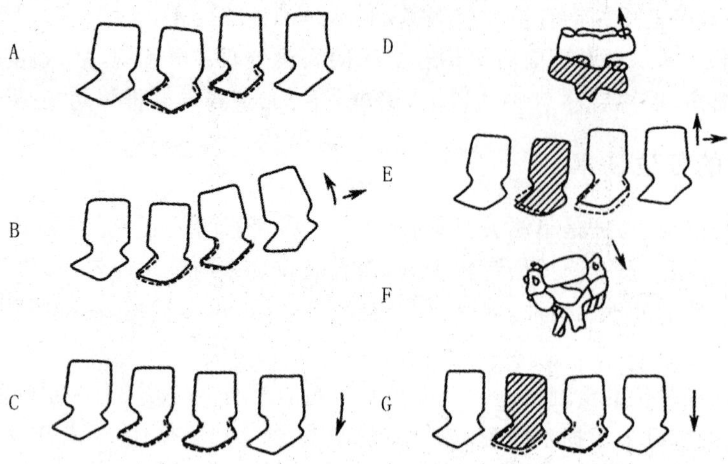

图 20-19　双侧（A～C）或右侧（D～G）关节突脱位的手法复位示意图

A. 双侧脱位；B. 屈曲牵张；C. 背伸；D. 右侧关节突脱位；E. 屈曲牵张；F. 左侧旋转；G. 背伸

双侧关节突脱位在透视下颈椎微屈，手法牵引至上下关节突尖对尖时，将颈部变直呈中立位即可复位。

一旦颅骨牵引取出，操作就得特别小心，避免颈部活动，尤其在气管插管时要避免颈部过伸，最好用纤维管经鼻插入。

第三步，就是当手法复位失败时，继续维持颅骨牵引的同时，准备手术复位。近年来一些学者采用前入路手术复位，其理由是：①前路一次复位融合固定，没有必要让患者更多地经受痛苦；②前路椎间盘切除后，使手术复位更简单有效；③复位后，随即融合固定，立即获得了可靠的机械稳定性。

手术时患者呈仰卧位维持牵引，手术床调为头高足低位以对抗牵引，并用 C 形臂 X 线机侧位监测，前入路，先行相应节段椎间盘切除，然后手术复位。对双侧脱位，台下配合者在牵引状态下将颈部呈微屈状态，术者将撑开钳置入椎间隙尽量深的部位，其尖端达椎体矢状径的后 1/3 部撑开，在透视下见上下关节突尖对尖状态时，令台下配合者将头放为全水平位，同时，术者压迫近头侧椎体并松开撑开钳，使其复位。对单侧关节突脱位者，则撑开脱位侧并向对侧倾斜头部使关节突尖对尖时，使头部变为中立位即可复位（图 20-20）。然后用自体髂骨椎间植骨并用钢板固定。

对于伤后两周以上的患者，由于损伤处瘢痕、前脱位椎体后血肿机化等原因，使闭合复位面临两个问题：一是复位非常困难；二是复位后可因前移位椎体后的机化血肿被推入椎管压迫脊髓而使其功能恶化。因此，最好做 MRI 检查，以确定椎管内情况及是否手术复位，如无 MRI 检查条件，或 MRI 提示硬膜前方血肿或脱出的椎间盘，则行前路手术减压植骨融合及钢板内固定手术治疗。

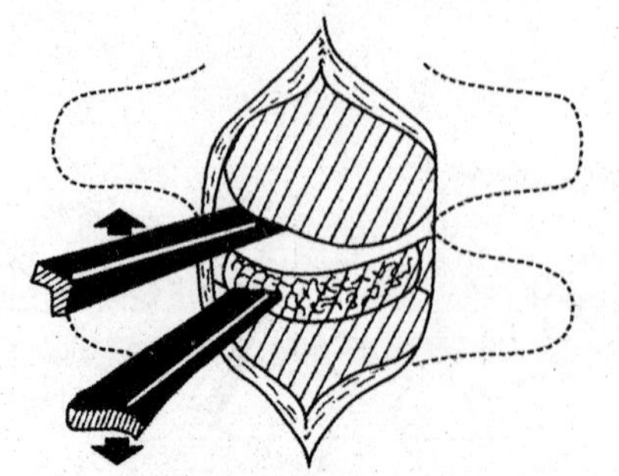

图 20-20　单侧关节突脱位手术复位示意图

（曹武臣）

第三节　胸腰椎骨折与脱位

一、概述

胸腰椎骨折与脱位占脊柱损伤的首位，伤情严重，治疗比较复杂，严重者常造成残废。胸椎遭受损伤的机会相对较少，胸廓的支撑、固定作用，将胸椎联合成一个整体，较小的暴力，由于胸廓的吸收作用而衰减，不至于引起明显损伤，因此临床所见的胸椎骨折，多由严重的直接暴力所致。巨大的暴力，往往同时造成胸廓损伤，治疗比较复杂，应首先处理直接威胁患者生命的合并伤，病情稳定后，再着手胸椎骨折的治疗；胸椎椎管较小，其内容纳脊髓，骨折块突入椎管或发生骨折脱位，脊髓缓冲空间有限，容易损伤，加之胸段脊髓血供不丰富，伤后神经功能的恢复可能性极小。腰椎椎管较胸椎椎管大得多，加之其容纳的主要为马尾神经，因而腰以下的腰椎骨折，发生完全性截瘫者少见，多保留下肢部分神经功能，早期减压复位，有望取得明显的手术效果。胸腰椎损伤最常发生在胸椎和腰椎交界处，因此临床上把 $T_{11}\sim L_2$ 称为脊椎的胸腰段。胸腰段具有较大的活动度，又是胸椎后凸和腰椎前凸的转折点，在脊柱屈曲时以胸腰段为弯曲的顶点，因此最易由传导暴力造成脊椎骨折。胸段骨折合并截瘫通常是脊髓圆锥与马尾神经混合伤，伤后主要神经症状表现为以双下肢瘫痪、括约肌功能障碍为主。

二、胸椎骨折

(一)发生机制

造成胸椎骨折的主要暴力包括间接暴力和直接暴力，常见于坠落伤、车祸和重物打击伤后。根据暴力的类型、方式和体位，损伤各不相同，常见的暴力类型有以下数种。

1.屈曲暴力

屈曲暴力致伤，脊柱的前部承受压应力，脊柱后部承受张应力。主要造成椎体的前缘压缩骨折，当暴力很大时椎体前缘压缩超过其高度的 1/2，常伴有椎体后上缘骨折块突入椎管。椎体后缘高度往往无明显改变。

2.压缩暴力

在轴向压缩载荷的作用下椎体产生爆裂骨折，横断面上整个椎体的各径线均增大。骨折块向椎体左右和前后碎裂，椎体后部碎骨块突出进入椎管，造成脊髓神经不同程度的损伤。

3.屈曲分离暴力

常见于车祸中，又名安全带损伤。高速行驶的汽车发生车祸时，由于安全带的作用，下肢和躯干下部保持不动，上半身高速前移，造成以安全带附近脊椎为支点，脊柱后部结构承受过大的张力而撕裂，受累的结构以后柱和中柱为主。

4.屈曲扭转暴力

屈曲和扭转两种暴力同时作用于脊柱，损伤严重，椎体旋转、前中柱骨折，单侧或双侧小关节突交锁。

5.水平暴力

水平剪力往往较大，造成上下位椎体前后脱位，对脊髓和马尾神经的损伤严重，预后差。

6.伸展分离暴力

在胸腰椎比较少见，此种主要造成脊柱前部张力性破坏，黄韧带皱褶突入椎管，压迫脊髓。

(二)分类

根据 Dennis 的脊柱三柱理论，脊柱的稳定性依赖于中柱的形态，而不是后方的韧带复合结构。三柱理论的基本概念是：前纵韧带、椎体及椎间盘的前半为前柱；后纵韧带，椎体和椎间盘的后半构成中柱，而后柱则包括椎弓、黄韧带、关节突、关节囊和棘间、棘上韧带。椎体单纯性楔形压缩骨折，不破坏中柱，仅前柱受累为稳定性骨折。爆裂性骨折，前、中柱均受累，则为不稳定骨折，屈曲牵张性的损伤引起的安全带骨折，中柱和后柱均破坏，亦为不稳定损伤，而骨折脱位，由于前、中、后三柱均破坏，自然属于不稳定损伤。

1.根据暴力类型分类

(1)爆裂骨折：以纵向垂直压缩暴力为主，根据暴力垂直程度分下列几个类型：非完全纵向垂直暴力；椎体上下方终板破裂；椎体上方终板破裂；椎体下方终板破裂；合并旋转移位；椎体一侧严重压缩粉碎骨折。

非完全纵向垂直暴力：A型，一般上、下终板均破裂。B型，略前屈终板损伤，多见。C型，略前屈终板损伤，少见。D型，伴旋转损伤。E型，略带侧弯伴一侧压缩。

爆裂骨折特点：两椎弓根间距增宽；椎板纵裂；CT示突入椎管的骨块往往比较大，多数病例之椎体后上骨块突入椎管，椎管受压较重。严重爆裂骨折，脊柱三柱损伤，椎管狭窄严重，截瘫发生率高。

(2)压缩骨折：根据压缩暴力的作用方向，可分屈曲压缩性骨折和侧向压缩骨折，前者椎体前柱压缩，中柱无变化或轻度压缩，椎弓根间距正常，棘突无分离，属稳定性骨折，可用非手术方法治疗；后者造成椎体一侧压缩骨折，多伴有明显脊柱侧弯，临床比较少见。

(3)分离骨折：常见的主要有Chance骨折，椎体楔形变，椎后韧带复合结构破坏，棘突间距离增宽，关节突骨折或半脱位，而椎弓根间距正常。不论损伤是经骨—骨、骨—软组织，还是软组织，此种损伤均为三柱破坏，属不稳定骨折，需手术内固定。受压往往较轻，不伴脱位的病例，截瘫发生率较低；过伸分离骨折比较少见，由过伸暴力作用引起，严重者因后方黄韧带皱褶突入椎管压迫脊髓造成不全性截瘫。

(4)水平移位型骨折：引起本类骨折的暴力有水平暴力与旋转暴力。暴力主要集中于椎间盘，故多数为经椎间盘损伤，椎体之间的联结破坏，极易发生脱位，截瘫发生率高。根据暴力的特点，本类骨折又可分为两种类型：

剪力型：由水平暴力引起。水平移位型骨折脱位发生率高，多经椎间隙发生，椎体无压缩骨折，有时可伴有椎体前上缘小分离骨折，棘突间距不增宽，后凸畸形较轻，如伴有旋转脱位，往往有旋转移位、横突、肋骨和关节突骨折，脱位纠正后，损伤椎间隙变窄，截瘫恢复差。

旋转型：椎间隙变窄，可合并肋骨、横突骨折，并伴有脊椎骨折和关节突骨折，有时在脱位部位下一椎体的上缘发生薄片骨折，此骨折片随上一椎体移位；多数骨折伴有一侧关节突交锁。

2.根据脊柱骨折稳定程度分类

(1)稳定性脊柱骨折：骨折比较单纯，多不伴有中柱和后部韧带复合结构的损伤，骨折发生后，无论是现场急救搬运或是伤员自身活动，脊柱均无移位倾向，见于单纯屈曲压缩骨折。椎体的前部压缩，而中柱高度不变，后柱完整，此种骨折多不伴有脊髓或马尾神经的损伤。

(2)不稳定性骨折：脊柱遭受严重暴力后，发生骨折或骨折脱位，并伴有韧带复合结构的严重损伤。由于参与脊柱稳定的结构大多破坏，因而在伤员的搬运或脊柱活动时，骨折损伤部位不稳定，若同时伴有后纵韧带和纤维环后半损伤，则更加不稳。根据Dennis三柱理论，单纯前柱损伤为稳定骨折，如单纯椎体压缩骨折；中柱在脊柱稳定方面发挥重要作用，前柱合并中柱损伤，如椎体爆裂骨折，为不稳定性骨折；前中后三柱同时受累的Chance骨折、伴后柱损伤的爆裂骨折、骨折脱位，均为极度不稳定性骨折。

(三)病理变化

1.成角畸形

胸腰椎骨折大部分病例为屈曲损伤，椎体的前部压缩骨折，脊柱的中后柱高度不变，前柱缩短，形成脊柱后凸畸形，前柱压缩的程度越严重，后凸畸形越明显。当椎体前部压缩超过1/2，后柱的韧带复合结构受到牵张力。较轻者深筋膜、棘上、棘间韧带纤维牵拉变长，韧带变薄，肉眼观察，韧带的连续性尚存在前柱继续压缩，后柱复合结构承受的牵张力超过生理负荷，纤维发生部分断裂，严重者韧带撕裂，裂隙内充满积血，黄韧带和小关节囊撕裂，小关节可发生骨折或关节突交锁；骨折和软组织损伤的出血，渗透到肌组织内形成血肿，血肿机化后产生瘢痕，萎缩和粘连，影响肌纤维的功能，妨碍脊柱的正常活动功能并引起腰背疼痛。在椎体的前部，前纵韧带皱褶，在前纵韧带和椎体之间形成血肿，血肿压迫和刺激自主神经，使胃肠蠕动减弱，致患者伤后腹胀和便秘。

2.椎体后缘骨折块对脊髓神经的压迫

垂直压缩暴力造成椎体爆裂骨折，骨折的椎体厚度变小而周径增加，骨折的碎块向四周裂开并发生移位。X线片显示椎体左右径与前后径显著增宽，向前移位的骨块，由于前纵韧带的拉拢，除产生血肿刺激神经引起患者胃肠功能紊乱外，无大的危害性，而在椎体的后缘，暴力瞬间，后纵韧带处于牵张状态，破裂的椎体后上部骨块向椎管内移位仅受后纵韧带的张力阻拦，易突破后纵韧带移入椎管内，碎骨块所携带的功能，足以将脊髓摧毁，造成脊髓圆锥和马尾神经的损害。

3.椎间盘对脊髓的压迫

屈曲压缩和爆裂骨折占椎骨折的绝大部分，而此种损伤都伴有椎体的屈曲压缩性改变，前柱的高度丧失均大于中柱，椎间隙呈前窄后宽形态，间隙内压力增高，髓核向张力较低的后方突出，当屈曲压缩的力量大于后纵韧带和纤维环的抗张强度，后纵韧带和纤维环相继破裂，椎间盘进入椎管内，使属于脊髓的有限空间被椎间盘所占据，加重脊髓的损伤。

4.来自脊髓后方压迫

Chance骨折或爆裂骨折，脊柱的破坏相当严重，黄韧带断端随同骨折的椎板，由后向前压迫脊髓的后部，未发生断裂的黄韧带，张于两椎板之间，有如绷紧的弓弦，挤压硬膜囊。在过伸性损伤中，黄韧带形成皱缩，凸向椎管，同样构成脊髓后部压迫。

5.骨折脱位椎管容积丧失

水平移位性损伤产生的骨折脱，对脊髓的损伤最为严重。在此种损伤中，暴力一般都比较大，脊柱的三柱均遭到严重破坏，脊柱稳定功能完全丧失。上位椎体向一个方向移位1 mm，相应下位椎体向相反的方向移动1 mm。脊髓的上、下部分别受到来自相反方向的压迫，脊髓内部的压力急剧增加，血供迅速破坏，伤后脊髓功能恢复的可能性极小。

6.脊柱成角、脱位导致脊柱损伤

慢性不稳定脊柱骨折脱位或成角，破坏了脊柱正常的负重力线，长期非生理情况下的负荷，导致成角畸形缓慢加重，引起慢性不稳定，对于那些骨折早期无神经压迫症状的患者，后期由于脊柱不稳定产生的异常活动造成迟发性脊髓损伤，此外脊柱成角本身可造成椎管狭窄，脊髓的血供发生障碍。

（四）临床表现

有明确的外伤史，重者常合并脑外伤或其他内脏损伤，神志清醒者主诉伤区疼痛，肢体麻木，活动无力或损伤平面以下感觉消失。检查见伤区皮下淤血、脊柱后凸畸形。严重骨折脱位者，脱位局部有明显的空虚感，局部触痛，常可触及棘突有漂浮感觉。由于损伤的部位及损伤程度不一，故神经功能可以是双下肢活动正常，亦可表现双下肢完全性瘫痪。神经功能检查，临床常用Frankel分级法。括约肌功能障碍，如表现为排便无力、尿潴留、便秘或大小便完全失禁。男性患者阴茎不能有意识勃起，被动刺激会阴或阴茎表现为不自主勃起，如脊髓颈胸段损伤而圆锥功能仍存在者；如为脊髓圆锥部的骨折脱位，脊髓低级性中枢遭到摧毁，勃起功能完全丧失。

（五）诊断要点

根据外伤史及外伤后的症状、体征可初步确定为胸腰椎骨折或脱位，并可依感觉、运动功能丧失而初步确定损伤节段，便于进一步选择影像学检查部位。X线平片是胸腰椎骨折的最基本的影像学检查手段，应常规应用。通常拍正侧位片，根据病情需要可加照斜位或其他位置。单纯压缩骨折正位片可见椎体高度变扁，左右横径增宽，侧位片可见椎体楔形变，脊柱后凸畸形，椎体后上缘骨折块向后上移位，处于椎间水平。爆裂骨折侧位片显示椎体后上缘有大块骨块后移，致伤椎椎体后上部弧形突向椎管内小关节正常解剖关系破坏。骨折脱位者侧位片显示两椎体相对位置发生明显变化，以上位脊椎向前方或前方偏一侧移位摄常见。CT扫描比普通X线检查能提供更多的有关病变组织的信息，因而优越性极大，有条件者应该常规应用。CT片可以显示骨折的类型和损伤的范围，用于单纯椎体压缩骨折，可以显示椎体后缘有无撕脱骨块，骨块是否对硬膜囊形成压迫，有助于决定治疗方法。爆裂骨折CT扫描可以观察爆裂的椎体占据椎管的程度，有助于决定采用何种手术方法减压，并为术中准确解除压迫提供依据。MRI 能够较清楚地显示椎管内部软组织的病损情况，在观察脊髓损伤的程度(水肿、压迫、血肿、萎缩)和范围方面较 CT 优越，对脊柱后柱结构的损伤亦有良好显示，有助于判断脊柱稳定性。

(六)治疗原则

根据脊柱的稳定程度可以采用非手术治疗或手术治疗。非手术治疗主要用于稳定性脊柱骨折，目的在于通过缓慢的逐步复位恢复伤椎的解剖关系，通过脊柱肌肉的功能训练，为脊柱提供外源性稳定，从而避免患者晚期常见的损伤后背痛。手术治疗脊柱损伤的目的在于：解除脊髓神经压迫，纠正畸形并恢复脊柱的稳定性。手术早期稳定性由内固定材料提供，坚强的内固定可以保证患者早下地活动，防止长期卧床导致的各种并发症，加速创伤愈合，恢复机体的生理功能。脊柱稳定性的远期重建，依赖正规的植骨融合。

(七)治疗选择

1. 非手术治疗

(1)适应证：用于稳定性脊柱骨折，如椎体前部压缩<50%，且不伴神经症状的屈曲压缩骨折，脊柱附件单纯骨折。

(2)方法：伤后仰卧硬板床，腰背后伸，在伤椎的后侧背部垫软垫。根据椎体压缩和脊柱后凸成角的程度及患者耐受程度，逐步增加枕头的厚度，于 12 周内恢复椎体前部高度。X 线片证实后凸畸形已纠正，继续卧床 3 周，然后床上行腰背肌锻炼。床上腰背肌锻炼为目前临床上较常用的功能疗法，腰背肌锻炼的目的是恢复肌力，为后期脊柱稳定性重建提供动力基础、预防后期腰背痛与骨质疏松症的出现，过早下地负重的做法不宜提倡，因为有畸形复发可能，尤其是老年骨质疏松的患者，临床上出现慢性不稳定者，大多源于此。

(3)优点：治疗方法简单，无须长时间住院，治疗费用较低。

(4)缺点：卧床时间长，老年患者易出现肺部并发症和褥疮，部分病例遗留晚期腰背痛和骨质疏松症，适应证较局限等。

2. 手术治疗的目标和适应证

(1)手术治疗的目标：为损伤脊髓恢复功能创造条件(减压和避免再损伤)；尽快恢复脊柱的稳定性，使患者能尽早起床活动，减少卧床并发症；植骨融合后提供长期稳定性，预防顽固性腰背痛的发生。

(2)适应证：适用于多数不稳定性骨折与伴脊髓有明显压迫的骨折、陈旧性骨折椎管狭窄、后凸或侧凸畸形者，近年来，随着微创脊柱外科技术的发展，适应证已进一步扩大，包括单纯压缩骨折、骨质疏松症所致压缩骨折等。

3. 手术方法

(1)对有神经症状者应行脊髓神经减压术：脊柱骨折脊髓压迫的因素主要来自硬膜的前方，包括脊柱脱位，伤椎椎体后上缘压迫脊髓前方；压缩骨折，椎体后上角突入椎管压迫脊髓；爆裂骨折，骨折块向后移位压迫脊髓；单纯椎间盘突出压迫脊髓；脊柱呈锐弧后凸或侧凸畸形>20°，椎管受到压迫性和张力性两种损伤，故应采用硬膜前方减压，经一侧椎弓根的侧前方减压或经两侧椎弓根的环形减压或侧前方入路下直接减压。

(2)内固定：以短节段为主。Lcuque 棒或 Harrington 器械固定，由于节段过长，有一定的缺点，目前应用较少。减压完成后，应使患者维持于脊柱过伸位，在此基础上行内固定，可望使椎体达到良好的复位要求。目前应用的内固定器械包括后路与前路两大类，后路多采用短节段椎弓根螺钉系列，前路多采用短节段椎体螺钉钢板系列或椎体螺钉棒系列。

(3)植骨融合：脊柱融合的要点如下。

内固定只能提供早期稳定，后期的永久性稳定需依赖于植骨融合，因而植骨是处理胸腰椎骨折的一个常规手段，必须保证正规、确实的植骨操作。植骨数量要足够，由于植骨是在非生理情况下的骨性融合，因而骨量少，骨痂生成少，有限的骨痂难以承受生理活动所施加的载荷。植骨的质量要保证，异体骨应避免单独应用于脊柱融合，有不少失败的报道，有的后果相当严重，但在前路大量植骨时，自体骨量不够，可混合少量异体骨或骨传导活性载体。大块髂骨植骨质量可靠，并可起到支撑和承载作用，而火柴棒样植骨增加了生骨面积，能较早发生骨性融合，两者可联合应用。究竟是采用前路椎体间融合还是采用后路椎板、横突间融合应根据具体情况决定,决定因素取决于骨折类型、脊髓损伤程度、骨折时间、脊髓受压的主要来源以及患者的一般状况等。通常后路张力侧能同时做到固定与减压,但在脊柱稳定性方面远不如前路椎体间植骨。

三、单纯椎体压缩骨折

单纯椎体压缩骨折为稳定性骨折,临床比较常见,一般不伴有神经损伤,个别患者有一过性肢体麻木乏力,多能在短时间自行恢复,非手术方法治疗能取得良好的效果。

(一)发生机制

多为遭受较轻微的屈曲暴力作用,老年者骨质疏松多由摔倒臀部着地引起,临床病理改变主要体现为脊柱前柱压缩呈楔形改变,不伴有中柱的损伤,后柱棘间韧带部分损伤,少有韧带断裂及关节突骨折与交锁者;因中柱结构完整,椎管形态无改变,脊髓除少数因冲击作用直接损伤外,一般无明显骨性压迫损伤。如椎体压缩不超过50%,脊柱稳定性无破坏。

(二)临床表现

伤后腰背部疼痛,脊柱活动受限。伤区触痛和叩痛(+),少数患者可见轻度脊柱后凸畸形,早期双下肢主动抬腿肌力减弱,这是由于髂腰肌、腰大肌痉挛,伤区疼痛等间接原因所致,不应与神经损伤相混淆。

(三)诊断要点

(1)明确外伤史及伤后腰背部疼痛、伤区触痛及叩击痛。

(2)X线检查:正位片显示伤椎椎体变扁,侧位片示椎体方形外观消失,代之以伤椎前低后高呈楔形变。测量伤椎前缘的高度,一般不低于后缘高度的50%,个别患者在伤椎后上缘可见小的撕脱骨块,骨块稍向上后移位,脊柱中柱、后柱完整性多无破坏。

(3)CT扫描:可见椎体前上部骨折,椎体后部多数正常,椎管各径线无变化。

(4)MRI示骨折区附近硬膜前方有局限性高密度改变,为伤区水肿、充血所致,脊髓本身无异常;后凸严重时可显示椎后软组织区水肿甚至韧带断裂。

(5)青少年患者,就与Scheuermann病相鉴别,后者又称青年性驼背、脊椎骨骺炎或脊椎骨软骨炎,其特点为胸椎长节段、均匀的后凸,相邻多个椎体楔形变。老年患者,尤其是老年妇女,应与骨质疏松胸腰椎楔形变相鉴别,后者无外伤史,骨质疏松明显,亦为多个椎体改变;MRI检查椎体或椎后软组织的信号改变可鉴别。

(四)治疗选择

1. 非手术治疗

(1)适应证:单纯椎体压缩骨折。

(2)方法:伤后立即卧硬板床,腰下垫枕,使伤区脊柱前凸以达复位之目的。腰背部垫枕厚度应逐步增加,应以患者能够耐受为度,不可操之过急,尤其是高龄患者,复位过于急促,可导致严重的消化道症状。垫枕开始时,厚度5~8 cm,适应数天后,再增加高度,1周后达15~20 cm。

(3)优点:方法简单,有一定效果。

(4)缺点:不可能达到解剖复位,卧床时间相对较长。

2. 手术治疗

少数骨折后腰背部疼痛严重,长时间不能缓解或老年患者不能耐受伤后疼痛和长期卧床者,可采用手术治疗行椎体成形或后凸成形术。

(1)优点:缓解疼痛快,卧床时间短。

(2)缺点:手术有风险,费用开支大。

(五)康复指导

患者伤后1~2周疼痛症状基本消失,此时即应积极行腰背肌功能锻炼。具体做法是:开始时采用俯卧位抬高上半躯体和双下肢(燕子背飞)的方法;腰部力量有所恢复后采用双肩(力量较强者头顶)顶住垫在床头板的枕头上,双手扶床,膝关节屈曲,双足着床,挺腹,将躯干中部上举,以获脊柱过伸,使压缩的椎体前部在前纵韧带、椎间盘组织的牵拉下复位，每日3次，每次5～10下，开始次数和高度要求不过于勉强，循序渐进，并定期摄片，观察骨折复位情况。一般1周后，多能获得满意的复位结果。练习间歇期间应坚持腰背部垫枕，维持脊柱过伸位。3个月后，可下地练习行走。过早下地活动的做法极易造成患者畸形加重并导致远期顽固性腰背疼痛。

(六)预后

单纯胸腰椎椎体压缩骨折无脊髓、神经损伤，且属稳定性骨折，预后较好；但少数患者，特别是老年性骨质疏松症患者，可能遗留后凸畸形及晚期顽固性腰背痛。

(七)研究进展

多年来，胸腰椎椎体单纯压缩骨折的治疗一直主张非手术治疗、卧床为主，但随着人们生活水平的提高，生活质量的要求亦随之提高；近年来，压缩骨折后顽固性腰背痛的报道较多，过去较容易忽略的问题摆上了脊柱外科医师的工作日程，传统手术治疗因其较大创伤难以取得理想的疗效/代价比，微创脊柱外科技术的发展使单纯压缩骨折后期腰背痛的解决成为可能，经皮椎体成形强化、经皮椎体后凸成形等技术较好地解决了晚期后凸畸形和顽固性腰背痛的问题，使早期能够下床活动、防止肺部并发症的出现成为现实。

四、椎体爆裂骨折

椎体爆裂骨折是一类较严重的胸腰椎骨折，因骨折块占据椎管容积，腰以上节段损伤时，通常易出现完全性或不完全性截瘫，腰以下则多数无神经症状，部分出现不同程度的马尾和神经根损伤。

(一)发生机制

多为垂直压缩暴力致伤，病理改变表现为除前柱骨折外，中柱亦遭受破坏，椎体碎裂，向前后、左右移位，向后方椎管内移位的骨块造成脊髓或神经的损害。

(二)临床表现

损伤部位疼痛剧烈，就诊超过24小时者伤区明显肿胀。体查见棘突周围皮下大面积淤血、肿胀，棘突后凸畸形，伤区触痛剧烈。损伤平面以下感觉、运动和括约肌功能不同程度发生障碍。

(三)诊断要点

有严重外伤史及伤后腰背部疼痛、肿胀伴有损伤平面以下感觉、运动和括约肌功能障碍者应考虑胸腰椎爆裂骨折的可能。

1.正位X线片

显示伤椎椎体高度降低，椎体横径增宽，椎板骨折，弓根间距增宽，椎体正常的解剖征象破坏。侧位片见椎体高度降低，以前方压缩尤为明显，伤椎上方之椎体向前下滑脱，椎间隙变窄，伤椎椎体后方向椎管突入，尤以后上方最剧，并常见有骨折块进入椎管内。可能有棘突骨折或关节突骨折，少数患者关节突骨折累及椎弓根。

2.CT片

可清晰显示椎体爆裂，骨折块向四周散开，椎体的后缘骨折块向后移位，进入椎管。骨块向后移位严重的一侧，患者神经损伤症状亦重于对侧，如骨块完全占据椎管空间，脊髓神经多为完全性损伤；CT扫描时应考虑手术治疗的需要，扫描范围应包括上位和下位椎体、椎弓根，以确定是否适合后路短节段内固定物的置入。

3.MRI

显示脊髓正常结构破坏，损伤区上下明显水肿，对判断预后有指导性意义。

(四)治疗选择

根据胸腰椎爆裂骨折的病理机制：脊柱的前、中柱均受累，稳定性破坏；中柱的骨折碎块对脊髓造成直接损伤而导致完全性或不完全性截瘫。治疗目的应是重建脊柱稳定性，去除脊髓压迫，防止进一步及迟发性损伤，为脊髓损伤的康复和患者早期功能锻炼创造条件。治疗方法首选手术治疗，不能因完全性截瘫无恢复可能而放弃手术。

手术方法可以根据患者的情况、医院的条件和术者的经验，分别采用后路经椎弓根减压、椎弓根螺钉系统短节段固定和前路减压内固定。不论取何种方法均应同时植骨行脊柱融合，以获远期稳定。

1.后路经椎弓根减压、椎弓根螺钉系统内固定

常规后正中显露，显露伤椎横突，于上关节突、椎板、横突连接处行横突截骨。咬除椎弓后侧骨皮质，以椎弓根探子探清椎弓根走向，辨清外侧皮质后咬除，仅保留椎弓根内侧及下方皮质，术中尽量保留上关节突，经扩大椎弓根入口进入椎体，以各种角度刮匙行环形刮除椎体碎骨块及上下间隙椎间盘，自椎体后侧采用特殊的冲击器将椎管内碎骨块挤入椎体，减压完成，行椎弓根螺钉固定，并取松质骨泥行椎间隙植骨，融合的范围应包括上、下正常椎的椎板、小关节和横突。

(1)缺点：受减压通道的限制，减压操作较复杂，尤其是上下两个椎间盘的减压更难完成；植骨面的准备也不如前路充分，因此椎体间植骨的效果不如前路直接减压。

(2)优点：手术创伤小，时间短，尤适用于多处严重创伤的病例，能同样达到前方直接减压的目的。

2.前路减压植骨、内固定术

(1)适应证：胸腰椎骨折或骨折脱位不全瘫痪，影像学检查(CT、MRI、造影)证实硬膜前方有压迫存在，就骨折类型来说，最适用于爆裂骨折。陈旧性胸腰椎骨折，后路减压术后，仍残留明显的神经功能障碍且有压迫存在者。胸腰段骨折全瘫者可酌情采用。

(2)禁忌证：①连续 2 个椎体骨折。②心肺情况差或伴有严重合并不能耐受手术打击者。③陈旧性骨折脱位成角畸形严重者；胸椎骨折完全性截瘫且 Mm 证实脊髓横贯伤损伤者。④手术区大血管有严重损伤者。

(3)手术要点：①全麻：患者侧卧位，手术区对准手术台腰桥，两侧垫枕，通常从左侧进入。②手术步骤：经胸腹膜后途径切除第 10 或 11 肋，自膈肌止点 1 cm 处，弧形切开膈肌和内侧的弓状韧带，到达伤椎椎体，结扎上下椎体之节段血管，推开腰大肌，可见白色隆起的椎间盘，压之有柔韧感，与之相对应的椎体则稍向下凹陷，触之坚硬。仔细辨认病椎、椎弓根和椎间隙，勿损伤走行于椎间隙的神经根和根动静脉。在椎体后缘椎弓根和椎间隙前部，纵行切开骨膜，骨膜下电刀切剥，将椎体骨膜以及其前部的椎前组织一并向前方推开。在椎体切骨之前宜先切除病椎上、下位的椎间盘，用锐刀顺纤维环的上下缘切开手术侧显露的椎间盘，以尖头咬骨钳切除手术侧纤维环及髓核组织，显露病椎的上下壁。以小骨刀切除大部分病椎，超薄枪钳将椎弓根及病椎后侧皮质、碎骨块一一咬除，减压完成后，用锐利骨刀切除病椎上、下及其相对应椎间盘的终板软骨，以利植骨融合。放下腰桥，必要时人工牵引以保证无侧凸畸形，用撑开器撑开椎体的前部以纠正后凸畸形，撑开器着力点位于椎体前半，不可使撑开器发生弹跳，避免误伤周围重要解剖结构。后凸畸形纠正满意后，在撑开情况下确定植骨块的长度及钢板(棒)长度，以不影响上下位椎间关节的活动为准，取自体三面皮质骨髂骨块植骨，松开撑开器，拧入椎体钉，安放动力加压钢板或棒，如 Kanaeda 器械。冲洗伤口后常规鼓肺检查有无胸膜破裂，再次检查植骨块位置，并在植骨块前方和侧方补充植入松质骨碎块、壁胸膜，牵回腰大肌。放置负压引流，伤口缝合如切开膈肌，应将膈肌原位缝合。术毕严格观察患者呼吸和口唇颜色，并连续监测血氧饱和度。必要时，患者未出手术室前即行胸腔闭式引流术，以防不测。术后卧床时间根据脊柱损伤程度而定，一般 2～3 个月，并定期拍 X 线片，观察植骨融合情况。

(4)优点：直视下前路椎管减压，操作相对容易；前路内固定更符合植骨的生物力学要求，融合率较高。

(5)缺点：手术创伤较大，伴多处严重创伤者，特别是严重胸腔脏器损伤患者难以耐受手术。

(五)康复指导

胸腰椎椎体爆裂骨折多伴有完全性或不完全性截瘫，康复治疗不应局限于手术恢复后，早期的主动功能锻炼及水疗、高压氧治疗、药物治疗及针灸均占据重要地位。鼓励咳嗽排痰，勤翻身防褥疮。

(六)预后

无论前路手术还是后路手术，减压、植骨融合的效果都是可以肯定的，脊柱的稳定性不难重建；预后与原发脊髓损伤的程度及继发病理改变的程度密切相关。通常不完全性脊髓损伤的恢复较好，完全性脊髓损伤较难恢复，圆锥部位的损伤引起的大小便失禁较难恢复。

（七）研究进展

胸腰椎爆裂骨折的诊断不难，治疗方法较统一，大多数学者一致认为首选手术治疗，但在术式的选择上争议较多。后路椎弓根螺钉系统的出现解决了脊柱三柱稳定性重建的问题，术后短期稳定性由坚强内固定提供，虽然通过后路椎弓根途径行椎体减压已不再是问题，但后路内固定的植骨融合效果不确切。吕国华等认为前路内固定更能满足椎间融合的生物力学要求，传统的侧前方减压植骨内固定创伤较大，采用胸腔镜或腹腔镜下辅助或不辅助小切口技术行侧前方减压、植骨、内固定取得良好疗效，且创伤较小。谭军等认为使用后路椎弓根螺钉系统仅仅能撑开爆裂骨折椎体的周围皮质骨，椎体中央塌陷的松质骨不可能复位，残留的骨缺损将由纤维组织替代，在生物力学性能上无法满足要求，他们主张在后路椎弓根螺钉撑开复位的基础上，后路病椎经椎弓根减压，运用自固化磷酸三钙骨水泥行伤椎加强。迟永龙等则采用后路微创技术行经皮椎弓根螺钉系统内固定，利用后路撑开技术使椎体高度在韧带张力作用下恢复，病椎以磷酸钙骨水泥加强；或采用经椎弓根椎体环形减压、椎体加强以重建脊柱稳定性。

总之，胸腰椎爆裂骨折的治疗进展相当快，从脊柱三柱理论的创立、椎弓根螺钉系统的发明到微创技术的具体应用，国内外学者做出了不懈的努力，使得手术过程逐渐向微创、快速化发展，术后疗效更理想。

五、胸腰椎骨折脱位

（一）发生机制

胸腰椎骨折脱位见于严重平移暴力致伤，多合并脊髓完全性损伤，脊柱严重不稳，术后脊髓功能恢复较差。

（二）临床表现

损伤部位疼痛剧烈，就诊超过24小时者伤区明显肿胀。体查见棘突周围皮下大面积淤血、肿胀，棘突排列有阶梯感，伤区触痛剧烈。损伤平面以下感觉、运动和括约肌功能不同程度发生障碍，部分患者合并椎前或腹膜后血肿，刺激胸膜或腹膜，引起呼吸困难或腹胀腹痛等症状。

（三）诊断要点

根据患者的临床症状、体征及影像学检查可确诊。X线检查正侧位片可发现脱位椎体向左右或前后移位，正常脊柱序列严重破坏，伴有小关节、椎板或棘突骨折，有时可见椎体向前严重脱位而后部附件留在原位，伤椎的椎弓部可见很宽的裂隙。脱位超过Ⅱ度者，损伤平面的韧带复合结构均遭完全性破坏。MRI可见脊髓连续性中断，部分脊髓或马尾神经嵌于椎板间隙间加权显示的高信号狭窄区为脊髓损伤水肿、出血所致。

（四）治疗选择

1.非手术治疗

脊柱稳定性完全破坏，非手术治疗很难重建稳定，不利于康复及损伤并发症的预防。伤后卧硬板床，腰下垫软枕复位或在伤后4～8小时行手法复位以利术中在正常的解剖序列下操作，前后移位虽可通过手术器械复位，左右移位术中复位较难，应在术前解决。

2.手术治疗

手术应尽早施行，如拖延时间过长，损伤区血肿机化、粘连形成，复位有一定困难，如反复应用暴力，有误伤血管的可能性。通常采用椎弓根螺钉系统复位内固定术：手术采用全麻，先取大块髂骨条，留作植骨。常规显露并行椎板减压，显露椎板过程中需防损伤暴露于椎板后方的散乱马尾神经，如发现硬膜有破裂应当缝合，不能缝合者，用蒂的骶棘肌瓣覆盖，术中清除椎管内的血肿和骨折块及卷入的韧带组织，切开硬膜，探查脊髓。准确置入椎弓根螺钉，不可完全依靠RF或AF器械固定，必须依靠体位、重力和手术组医师手法协助才能完全复位。复位时，将手术床头端升高约30°～40°，助手根据脱位的方向，用狮牙钳夹持脱位平面上、下椎节棘突，施加外力，协助术者纠正脱位、恢复脊柱的正常排列。将切取的大块髂骨条修整，分别植于两侧椎板关节和横突间。

(1)优点：能及时加强脊柱的稳定性，解除对脊髓的压迫，有利于神经的恢复。

(2)缺点:手术有风险,技术要求较高,费用开支较大。

(五)康复指导

术后早期活动,2 小时翻身 1 次,防止并发症,1 周后半坐位,鼓励咳嗽排痰,同时加强四肢功能锻炼,尽早使用轮椅。

(六)预后

胸腰椎骨折脱位多伴有严重脊髓损伤,MRI 显示脊髓完全横断的病例,即使经过早期手术减压、固定,神经症状基本无恢复,手术内固定后,患者生活质量得到保证,早期可借助轮椅或功能康复器参加一般活动;长期卧床患者,因多种并发症的影响预后不佳。脊髓圆锥部位的损伤,最难恢复的是括约肌功能,马尾神经损伤多引起下肢的不完全性感觉、运动障碍。

(七)研究进展

胸腰椎骨折脱位是一种较严重的损伤,治疗的难度高,单纯后路短节段椎弓根螺钉系统复位内固定往往难以达到重建脊柱稳定性的目的,传统的方法是借助手法或体位复位使用椎弓根螺钉短节段固定,早期重建脊柱稳定性不成问题,但后期矫正度丢失、迟发性脊髓损伤的不良后果屡有报道。丘勇等使用后路钉钩系统联合复位内固定,取得较好的早期和远期疗效,解决了短节段固定脊柱骨折脱位力学强度不足的问题。与胸腰椎单纯骨折不同的是本类型损伤脊柱三柱均严重损伤,无论内固定的强度多高,远期疲劳无法避免,因此,植骨融合显得尤为重要,远期骨性融合是骨折节段稳定的根本保障。融合的方法包括后外侧横突、关节突、椎板间融合,融合的材料以自体颗粒状或火柴棒式松质骨最好,也可采用大块 H 形单面皮质骨材料。

(曹武臣)

第四节　骶尾椎损伤

一、骶尾椎损伤机制及特征

骶骨骨折常与骨盆骨折伴发,单纯骶骨骨折很少见。骨盆骨折患者中骶骨骨折的发病率约为 35%(4%~74%)。正常情况下骶骨抗压缩应力很强,而抗剪力和张力较弱;而在骨盆环完整时,除了直接暴力外骶骨只能受到压缩应力作用,所以骶骨骨折常伴发于骨盆骨折。骶骨骨折常常是单侧下肢或者单侧躯体的暴力沿髋骨间接作用于骶骨所致,最常见的应力是张力和剪力。

旋转力:伴发耻骨联合分离或者耻坐骨支骨折的严重暴力。作用于下肢的强大的过伸张力导致髋骨沿骶髂关节的水平轴旋转,如果骶髂关节不旋转(骶髂关节抗这种应力的能力很强),就会发生经 $S_{1\sim2}$ 的骶孔骨折。骨折后髂后上棘上移而髋骨不上移。反方向的髋骨旋转可见耻骨联合端上移,这种损伤相对少见。

杠杆作用:一旦骨盆环的前方被破坏,骨盆的两个半环产生明显分离,常见于碾压伤或者下肢极度外展。骶髂关节张开到极限,就会产生经骶骨翼的骨折;骨折常常介于第 1、2 骶孔水平之间。其机制类似于完全张开的合页将固定螺钉拔出。反方向的损伤导致耻骨联合端相互重叠,相对少见。

剪切力:坐位时暴力作用于膝部,使半侧骨盆直接向后移位。这种暴力更容易导致髋关节后脱位;但是如果受伤时髋关节轻度外展,就可能导致半侧骨盆向后向上移位,导致骶椎侧块承受剪切力而骨折。

具体到某一例患者各种应力结合到一起并占不同的比例,因此不可能精确地分析某种应力的作用。例如在坠落伤时,身体的重力和下肢、骨盆传导地面的抵抗力共同作用于骶骨水平,使骨盆沿水平轴旋转同时骶骨则受到来自身体重力的作用而产生垂直向尾侧移位的倾向,从而导致骶骨的横行骨折。

二、骶尾椎损伤诊断

(一)骶尾损伤的分类

目前尚无统一的骶骨骨折分类方法。骶骨骨折分类总体而言可以分为三种。

第一种分类方法是将骶骨骨折作为骨盆环损伤的一部分。Letournel、Tile 等将骨盆骨折按照损伤机制和骨盆的稳定程度分为 3 种类型，在此基础上发展成为 AO-ASIF 分类。①A 型骨折：单纯髂骨骨折或骶尾骨骨折，由于骨盆后弓仍保持完整，骨盆稳定性不受影响。②B 型骨折：由旋转暴力而致伤，骨盆环的完整性受到不完全破坏，骨折表现为旋转不稳。B1 型为单侧“翻书样”(open book)外旋损伤；B2 型为侧方挤压性内旋损伤，骶骨前方受到撞击而发生压缩骨折，同时合并对侧或双侧的耻骨支骨折；B3 型则损伤更为严重，表现为双侧的翻书损伤或内旋损伤。③C 型骨折：为一侧或双侧骨盆环的完全性断裂，不仅表现为旋转不稳，而且存在后方及垂直不稳。此时骶骨骨折已不应被作为孤立性损伤来对待，而是应将其作为不稳定性骨盆骨折的一部分来处理。

第二种骶骨骨折分类方法针对累及腰骶交界的骨折，这类骨折非常不容易诊断。腰骶韧带非常坚强，除非有骨质疏松，这个节段的损伤通常只发生于高能量外伤。Isler 根据主要骨折线相对于 $L_5 \sim S_1$ 椎小关节的位置，以及腰骶交界稳定性将这种损伤分为三型(图 20-21)。Ⅰ型，$L_5 \sim S_1$ 椎小关节外侧的经骶骨翼的骨折，这种骨折不影响腰骶的稳定性，但是可能影响骨盆环稳定性；Ⅱ型，经 $L_5 \sim S_1$ 椎小关节的骨折，这种骨折可能会影响腰骶稳定性及骨盆的稳定性，可伴有不同程度移位和神经损伤；Ⅲ型，累及椎管的骨折，这类骨折都不稳定，如果是双侧骨折则可以导致腰骨盆分离，需要予以固定。

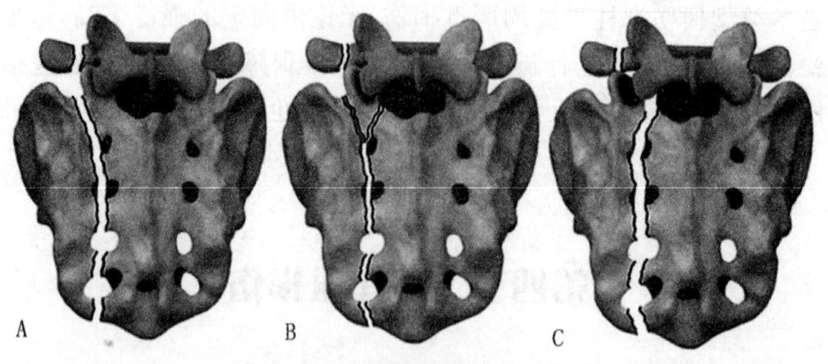

图 20-21　骶骨骨折的 Isler 分型

最后一种骶骨骨折分型强调骶骨的内在特征。根据 Denis 分区对骶骨骨折进行分类，即 1 区(骶孔外侧)骨折、2 区(累及骶孔但未累及骶管)骨折和 3 区(累及骶管)骨折。

Roy-Camille、Strange-Vognsen 和 Lebch 将 DenisⅢ区的横行骨折进一步进行分类(图 20-22)。Ⅰ型损伤最轻，表现为后凸畸形而没有移位或者轻度移位；Ⅱ型骨折表现为后凸畸形，骶骨不完全向前脱位；Ⅲ型表现为骶骨完全脱位；Ⅳ型骨折包含的范围比较大，包括伴有 S_1 椎体粉碎性骨折的全部上述 3 个类型的骨折，这种类型的骶骨骨折非常少见。Roy-Camille 的骨折分型仅考虑到发生于 $S_{1\sim2}$ 的横行骨折；但是在少数情况下，横行骨折也可以发生于 S_3 以下。根据横行骨折发生的位置，又将发生于 $S_{1\sim2}$ 的骨折称为高位骶骨骨折，发生于 S_3 以下的骨折称为低位骶骨骨折。

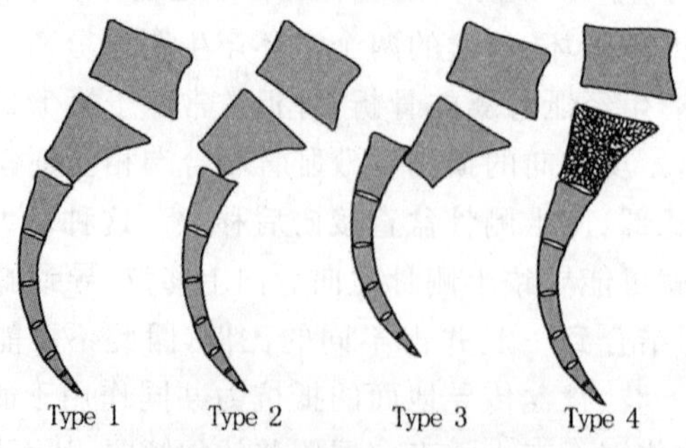

图 20-22　骶骨骨折的 Ryo-Camille 分型

而 Gibbons 等则将 Denis Ⅲ型骨折又分为两型：纵行和横行骨折。纵行常伴有严重的骨盆损伤；横行常见于高处坠落伤和交通伤，常伴有严重的神经损伤，又称为跳跃者骨折，或自杀者骨折。当横行骨折同时伴有纵行骨折时，根据骨折线的形状，可以将骶骨骨折分成 H、U、L 及 T 型骨折(图 20-23)。

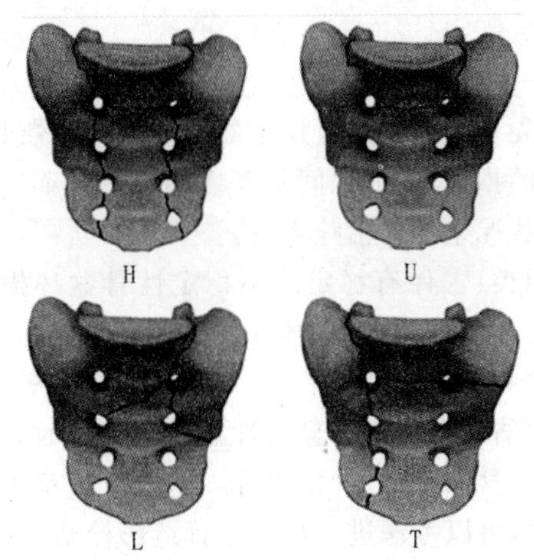

图 20-23 按骨折线形状对骶骨骨折进行分型

此外，根据骶骨骨折的原因不同还可分为暴力性骨折和骶骨不全骨折(SIF)。骶骨不全骨折是指非肿瘤因素引起的骶骨强度下降而发生的应力性骨折，好发于60岁以上的女性。

(二)物理检查

据报道，有24%～70%的骶骨骨折患者在首诊时被漏诊。骶骨骨折的延误诊断可能会对患者的预后产生不良影响。骶骨骨折的患者常常有多发损伤。对于高能量钝性损伤的患者必须进行全面的物理检查；尤其是对于有骨盆周围疼痛的患者更应该高度警惕骶骨损伤，应全面检查骨盆环的稳定性。

除了检查患者的运动和感觉功能以及下肢的反射，神经系统检查还应当包括肛门指诊，并记录肛门括约肌的自发收缩和最大主动收缩的力量，肛周 $S_{2\sim5}$ 支配区轻触觉和针刺觉的情况，以及肛周刺激收缩反射、球海绵体反射和提睾反射的情况。女性患者怀疑有骶骨骨折时应当考虑进行阴道检查。除了支配膀胱和直肠的神经受损外，外伤和骨折移位也可能会损伤支配生殖系统功能的神经。必要时需要请泌尿外科及妇科医生会诊。

骶骨骨折，尤其是伴有神经系统损伤时需要对双侧下肢的血供进行检查。除了评估远端的动脉搏动情况外，还应当测量踝臂指数。发现异常时应当考虑行下肢血管造影。

骨盆周围有软组织损伤时应当考虑到有骶骨骨折的可能性。如果有皮下积液，提示腰骶筋膜脱套伤，应当特别重视；因为经该区域的手术感染风险很高、切口不易愈合。

骶骨骨折的患者常常伴发胸腰椎骨折，在进行神经损伤评估时，应当全面地检查分析。

(三)影像学检查

常规的骨盆X线正侧位片表现为骶孔线、椎间盘线的异常，如模糊、中断、消失、结构紊乱、硬化、左右不对称等征象。

1.脊髓造影检查

脊髓造影解决了脊神经根不能显影的困难，同时理想的脊髓造影片也可对 S_1、S_2 以上脊神经根袖内的部分神经显影，而对于 S_2 以下骶神经根、硬脊膜外神经根、骶丛神经、坐骨神经均不能显影。

2.CT 检查

CT 检查能很好地显示骨结构，确定骨折部位，显示椎管形态及椎管内有无骨折块。

3.MRI 检查

MR 较其他影像技术对神经、软组织有良好的显像，采用先进的 MRI 技术，使用适当的表面线圈和脉冲序列能够获得较清楚的周围神经影像。

4.放射性核素扫描(^{99m}Tc)

诊断骶骨不全骨折(SIF)的敏感性很高，表现为单侧或双侧骶骨翼上位于骶髂关节与骶孔之间核素异常浓聚。不过此种检查特异性差，炎症、肿瘤也可有浓聚征。

三、骶尾椎损伤的治疗

处理骶骨骨折患者时，必须首先遵循创伤患者诊治的总体原则。骶骨骨折时常伴有骨盆环的破坏、神经根损伤、马尾神经损伤以及脊柱的损伤，它们之间相互影响。总体而言，应当根据骨盆环和腰骶的稳定性、神经损伤情况以及患者的全身状况来制订治疗方案。

骶骨骨折应当初步分为以下四类：①伴有稳定或不稳定性骨盆环损伤。②伴有腰骶椎小关节损伤。③伴有腰骶分离。④伴有神经损伤及马尾神经或脊髓压迫。

（一）伴有骨盆环损伤的骶骨骨折

必须对骨盆环的稳定性进行评估。当存在明显的骨盆环不稳定时，需要对骨盆环进行初步的复位和固定；方法包括骨牵引、外固定架、骨盆固定带、骨盆钳等。这些方法都可以达到复位骨折、减少出血的目的。如果患者的血流动力学不稳定，可以考虑进一步行血管造影栓塞。

对于骨盆环稳定的患者，并且无神经损伤、软组织损伤也较轻，保守治疗效果比较好。具体方法：对于无移位的稳定骨折采用卧床休息，早期不负重下床活动；对于移位的骶骨骨折可手法复位后行骨牵引，牵引复位时需要准确地设计好牵引的方向和力量。牵引重量一般为患者自身体重的 1/5～1/4，牵引时间应在伤后 24 h 内完成且不少于 8 周。

（二）伴有腰骶椎小关节损伤的骶骨骨折

Isler 第一个提出了腰骶交界损伤与不稳定性骶骨骨折的关系。他提出骨折线经过 S_1 上关节突或者位于 S_1 上关节突内侧的垂直型骶骨骨折会影响腰骶交界的稳定性。他还发现腰骶交界损伤与半骨盆脱位有关。这种类型的损伤见于 38%的垂直不稳定型骶骨骨折和 3.5%的旋转不稳定型骶骨骨折。

但是 Isler 可能低估了伴有腰骶椎小关节损伤的骶骨骨折的发病率，因为限于那个时代的影像学检查条件，很多病例可能漏诊了。对于经骶孔的尤其是伴有移位的骶骨骨折，应当考虑腰骶交界损伤的可能，应当行进一步检查。一旦确诊，应进行手术固定。

（三）腰骶脱位的骶骨骨折

腰骶脱位，也称为创伤性腰骶前脱位，非常少见。临床表现为腰椎滑脱至骶骨前方，可能伴有双侧 L_5～S_1 椎小关节脱位、同侧的椎小关节骨折、或者经骶骨椎体的骨折。可能有多种受伤机制，都属于高能量损伤。

腰骶脱位非常少见、表现通常不典型，而且患者的病情通常都非常重，所以腰骶脱位在首诊时常漏诊。脊柱骨盆分离（也称为 U 型骶骨骨折）的损伤与此类似，治疗相当困难。它们的共同特征是骶骨与腰椎及骨盆分离，都是高能量损伤所致，患者存活的概率很小。这种损伤高度不稳定。

固定方法包括骶髂螺钉、接骨板螺钉及腰椎－骨盆桥接固定等。因为发病率很低，虽然各种方法都有一定的临床应用效果的报道，但是各种固定方法的优缺点及临床适应证目前还无法准确评价。

（四）伴有神经损伤和压迫的骶骨骨折

神经损伤的情况对治疗方法的选择也有指导作用。马尾神经完全横断的患者减压固定手术的重要性比马尾神经不完全断裂患者就差一些。

骶骨骨折手术治疗指征是：有神经损伤的表现同时存在神经压迫的客观证据，伴有软组织裂伤以及广泛的腰骶结构损伤。对于多发伤患者固定骶骨骨折后早期活动，可作为相对手术指征，有利于患者康复。手术的目的是稳定骨折、恢复腰骶对线、改善神经状态、充分的软组织覆盖以及改善全身状况。

（五）减压

骶骨骨折时神经损伤的程度不同；轻者可为单一神经根病变，重者可能马尾神经完全横断。横行骶骨骨折时马尾神经完全断裂的发生率是 35%。根据骶骨骨折的移位和成角情况，骶神经根可能会受压、挫伤或者受牵拉。因此可以通过骨折复位间接减压，也可以通过椎板切除或骶孔扩大来直接减压。对于马尾神经横断或者骶神经根撕脱的患者，单纯减压是没有意义的。

减压手术没有绝对的适应证，术后的结果也无法预测。然而在伴有神经损伤的骶骨骨折患者，骨折愈合后神经周围纤维化、骶管及骶孔内瘢痕的形成会令骶神经根减压更加困难。因此，神经减压最好在受伤后的 24～72 h 内完成。对于伴有足下垂的患者行保守治疗或者延期手术，75％的患者预后差。尽管 L_5 神经根在骶骨水平位于椎管外，但是骶骨翼的骨折块向上向后移位可能会导致 L_5 神经根受牵拉、压迫甚至卡压于骨折块与 L_5 横突之间，需要手术减压。

（六）固定

骨折的手术固定通常是与减压同时进行的，因为减压本身就可能会加重不稳定。固定手术指征包括伴有骨盆环或腰骶不稳定以及软组织裂伤的骶骨骨折。固定方法包括前方骨盆固定、骶髂螺钉、骶骨直接固定以及腰骨盆固定等。建议对大多数骶骨骨折患者采用骶髂螺钉固定。

对于需要手术固定的骶骨骨折，应当首先考虑到恢复骨盆前环的稳定性。利用接骨板、外固定架等固定骨盆前环，可以增加骨盆后方结构（包括骶骨）的稳定性。在俯卧位行后路手术时，前方固定还可以起到保护骨盆的作用。但是对伴有垂直不稳定骨盆骨折的骶骨骨折，单独固定骨盆前环并不能为骶骨骨折提供足够的稳定性，还应当手术固定骶骨骨折。

骶骨固定方法的选择不单纯取决于骨折的移位程度和生物力学需要，还应当考虑到局部软组织条件。理想的固定系统应当能够提供足够的生物力学稳定性，同时对软组织刺激小、软组织并发症（如伤口裂开、感染等）少。大多数的骶骨骨折都可以用骶髂螺钉固定。

1. 骶髂螺钉

最初设计用于骶髂关节损伤的骶髂螺钉在治疗垂直型骨盆后方损伤及骶骨骨折时非常有用，在 U 型骶骨骨折的治疗中也取得了很好的疗效，但是很少用于横行骶骨骨折。患者仰卧位或俯卧位，可以在透视条件下经皮植入螺钉。螺钉的植入高度依赖于透视成像。这种技术的安全性已经得到广泛验证。相对常见的并发症包括骨折复位的丢失和骨折复位不良，神经损伤或肠道结构损伤非常少见。考虑到骶孔可能会受损，应当避免加压。骶骨翼及骶骨斜坡的解剖存在变异，这种解剖变异可能会导致植入螺钉过程中的神经损伤。此外，经皮骶髂螺钉固定不适用于腰骶严重解剖异常以及无法闭合复位的患者。

2. 骶骨棒

后路骶骨棒固定手术简单、安全、创伤小。缺点是：①过度加压可能致骶骨压缩骨折加重，损伤骶神经。②双侧骶髂关节脱位或骨折不适用。③髂后上棘损伤也不适用。骶骨棒适用于 Denis Ⅰ型骨折，如用于 Denis Ⅱ型、Denis Ⅲ型骨折，骶骨棒的横向加压作用可能引起或加重骶神经损伤。骶骨棒加外支架治疗也可用于治疗 Tile C 型骨折，能够达到很好的复位固定，也可将骶骨棒穿过髂骨、骶骨，然后穿过对侧髂骨固定，用于双侧骶髂关节脱位或骨折、中度分离骨折，甚至产后骨盆带不稳定者。由骶骨棒和 CD 棒组合而成的 π 棒也可用于治疗骶骨骨折，由于有 CD 棒的纵向支撑对抗骶骨的垂直移位，骶骨棒无须加压过紧，对于Ⅱ、Ⅲ型骨折可使用在髂后棘内侧的螺帽防止过度加压，从而避免损伤骶神经。由于骶骨的复杂化和个体变化大，骶骨棒固定方法操作复杂、难度大、技术要求高，术前应仔细设计骶骨棒的通道。

3. 三角接骨术

三角接骨术即联合应用椎弓根螺钉系统和骶骨横行固定系统（骶髂螺钉或骶骨接骨板），适用于治疗垂直剪力引起的骶骨骨折，提供了多平面的稳定，术后即可下床，疗效良好。对于垂直不稳定骶骨骨折治疗，三角固定接骨较单独应用骶髂螺钉固定更稳定。三角固定为静力固定，虽然固定牢靠，但可能产生应力遮挡效应而影响骨愈合，且手术创伤大。

4. 接骨板

后路或前路接骨板固定骨盆前环骨折合并骶髂关节骨折，可采用后侧小块接骨板局部固定骶髂关节骨折，单纯后侧接骨板固定的抗分离及抗旋转能力与单枚骶髂螺钉固定相近，但比 2 枚骶髂螺钉固定差。也可采用 2 块 3～4 孔重建接骨板前路固定，前路接骨板固定可解剖复位，提高关节的稳定性，其缺点为：①对骨折仅起连接作用，抗旋转作用差，不能早期下地。②手术创伤大，前路显露困难，操作复杂，出血多。

5. 锁定加压接骨板

随着内固定器材的发展，锁定加压接骨板的出现，微创技术的要求及骨质疏松症患者的增多，近来出现了引入内支架治疗骶骨骨折的理念，将 LCP 用于骶骨骨折治疗。LCP 可用于骨质疏松症患者或骨质薄的患者(Denis Ⅱ型、Denis Ⅲ型骨折及粉碎性骨折)。LCP 固定创伤小，不足之处在于费用较高。

6. 腰椎－骨盆桥接固定

在改良 Galveston 技术基础上发展而来的腰椎－骨盆固定技术包括 $L_3 \sim S_2$ 椎弓根螺钉、髂骨钉、骶髂钉、Jackson 棒、纵向的连接棒以及横联构成，适用于伴腰骶不稳定的骶骨骨折。通过腰椎－骨盆桥接提供腰骶及骶骨骨盆间的稳定性。患者可以不借助支具早期活动。手术过程中可以进行广泛的神经根减压，还可以与骶髂螺钉联合应用。对于腰骶交界部骨折以及 $L_5 \sim S_1$ 椎间盘突出的患者还可以行 $L_5 \sim S_1$ 的椎间融合。近年来，该方法得到不断改进，应用也越来越多，但是该技术对软组织条件要求高，内固定断裂、深部感染、切口愈合困难等并发症不容忽视。

(七)骶骨不全骨折的治疗

几乎所有学者都认为卧床休息是最好的治疗方法，可有效控制疼痛，一般 1 个月内疼痛缓解，6～12 个月内疼痛消失。同时应针对骨质疏松治疗。但也有学者主张早期下床活动，因为骶骨不全骨折属于稳定性骨折，不需手术，且患者多为老年人，卧床休息时间过长将导致肌肉、心脏、呼吸、消化、泌尿生殖、血管、内分泌等系统的并发症，严重影响 SIF 患者的治疗效果和生活质量，某些并发症甚至会导致患者死亡。在控制疼痛、严密监控的情况下，让患者借助支撑物早期下床活动将会有效减少上述并发症，并可减少患者的住院时间和费用。近年来兴起的骶骨成形术为 SIF 的治疗提供了新的选择；这项技术可以达到即刻缓解疼痛的目的，但是目前还没有随机对照的临床研究和长期临床应用结果的报道。

(八)尾骨骨折的治疗

1. 非手术疗法

非手术疗法包括急性期和慢性期的治疗。

(1)急性期：卧床休息 3～5 d 后逐渐下床活动，坐位时垫以充气物或海绵垫。对有骨折移位者，在局部麻醉下通过肛门指诊行手法复位(采取上下滑动、加压，以使远折端还纳原位)，3 d 后再重复 1 次。由于肛周肛提肌的牵拉作用，常难以获得理想复位。

(2)慢性期：可行理疗、坐浴等疗法，并注意局部勿多受压。病重者，可行骶管封闭疗法，每周 1 次，3～4 次为一疗程。对症状顽固者，可酌情行尾骨切除术。

2. 手术疗法

手术疗法主要为尾骨切除术。

手术病例选择：主要是尾骨损伤后长期疼痛且无法缓解的病例。其具体原因不明确，可能是由于瘢痕组织压迫尾神经所致。

(石利涛)

第二十一章　外周血管及神经损伤

第一节　锁骨下动脉损伤

一、致伤机制

左锁骨下动脉起自主动脉弓，右侧则起自无名动脉，其经胸锁关节下方，至第1肋外侧缘移行至腋动脉。其分支主要有椎动脉、胸廓内动脉和甲状颈干支，在一般情况下，因受胸廓及胸锁关节的保护而不易受损，但一旦受伤均为强烈暴力，或继发于肩锁部损伤之后，因邻近心脏，易因大出血而危及生命，或是后期出现假性动脉瘤及锁骨下动、静脉瘘。

二、临床表现

视具体伤情而定，锁骨下动脉断裂者大多死于现场，而一般刺伤或挫伤，则可因局部血管痉挛致使肢体远端出现缺血性症状及桡动脉搏动减弱或消失。

三、诊断

诊断主要依据有以下几点。

（一）病史

较重的暴力作用于肩部。

（二）临床表现

患肢缺血症状及桡动脉搏动减弱或消失。

（三）X线平片

可显示锁骨、肩锁关节或第一肋骨骨折征。

（四）动脉造影

可以确诊及决定手术的节段。

四、治疗

保守疗法无效或危及生命安全时应设法及早手术，一般以直接缝合修复为主。如受损节段较长，可将其切除后做端-端吻合，亦可取大隐静脉一段或是人造血管吻合之。个别病例情况紧急、或具体情况不允许吻合时，亦可予以结扎，但结扎前务必用手压法将该动脉先行阻断，以观察侧支循环情况。对伴行之锁骨下静脉损伤，应力求恢复其通畅，以防引起上肢回流障碍。

五、预后

一般良好，但伴有臂丛神经损伤者预后较差。

（高　超）

第二节　肱动脉损伤

一、致伤机制

肱动脉上接腋动脉（大圆肌下缘），下方止于肘窝下 2.5 cm 处；再向下则分成尺动脉及桡动脉两支。其损伤发生率高，除枪伤及弹片伤外，肱骨干及肱骨髁上骨折是平时造成其受损的常见原因。在肱骨中段易伴有桡神经及正中神经损伤，在髁上部则主要以正中神经受累为多见，总的伴发率可达 60%～70%。

二、临床表现

其具有血管损伤之基本症状，对各动脉段应注意以下特点。

（一）肱动脉下段损伤

肱动脉下段损伤临床上最为多见，好发于儿童，尤以肱骨髁上骨折时，主要引起前臂及手部肌群的缺血性挛缩，称之为 Volkmann 缺血挛缩，以致造成残废后果。

（二）肱动脉中段损伤

肱动脉中段损伤除多见于肱骨干骨折外，经肱动脉穿入导管及经皮穿刺等亦可继发引起血栓形成，以致前臂及手部出现同样后果；在此情况下，正中神经亦易出现功能障碍。

（三）肱动脉上段损伤

肱动脉上段损伤较前两者少见，由于肩关节血管网的侧支较丰富，一旦阻塞，对肢体施供的影响较前两者为轻。

三、诊断

按照前述的诊断要点，肱动脉损伤的诊断一般多无困难，关键是要求尽早确诊，尤其肱骨髁上骨折合并血管损伤，或是肱动脉中段有损伤可疑者。一旦肱动脉完全受阻，由于肘关节网血供不足而无法逃脱前臂以远肌群缺血性坏死的厄运，为了避免这种永久性残废的后遗症，应运用各种检查手段，包括手术切开检查等，如此方可避免这一严重后果。

四、治疗

（一）立即消除致伤原因

在上肢，对有移位之肱骨髁上骨折或其他部位骨折立即复位，一般采取手法复位加克氏针骨牵引术，并对比操作前后桡动脉搏动改变情况。

（二）做好术前准备

因肱动脉损伤后果严重，争取时间是获得最佳疗效的首要条件。在此前提下，临床医师在采取各种有效措施的同时应做好手术探查及治疗的准备工作，以将并发症降低到最低限度。

（三）手术应保持血流通畅

由于肱动脉对远端血供的重要意义，手术一定要彻底，对受损的血管，尤其是内膜或弹力层受累者，不应采取姑息态度，需要移植大隐静脉或其他血管时应当机立断，并注意血管吻合技术力争完美，以保证血管的通畅。

（四）兼顾骨折的处理

由于肱动脉损伤之原因大多为相应节段肱骨骨折所致，因此，为避免二次损伤，对骨折局部应同时予以处理。一般情况下，开放复位及内固定是首选的治疗方法。

(五)重视手术后处理

由于该部位解剖关系较复杂,特别是肘关节的体位及上肢固定方式方法的选择较多,因此,在肱动脉恢复血流后,既应注意对血管通畅情况的观测,更应注意在术后处理上应尽力避免影响血管通畅的各种因素,尤其是肱骨髁上骨折复位后的位移将是造成肱动脉再次受损的常见原因。

五、预后

经处理后,肱动脉通畅者预后较好。如肱动脉受阻或结扎,或肢体远端肌肉已出现缺血性改变时,则可引起 Volkmann 缺血性挛缩而呈现患肢的永久性病废。

(高　超)

第三节　股动脉损伤

一、致伤机制

股动脉起自髂外动脉,于腹股沟中点下方开始至下方内收肌裂孔处延至腘动脉;在其经过中,股深动脉主干又分出旋股外侧动脉、旋股内侧动脉和穿动脉。除战时穿通伤外,平时多因股骨干骨折时锐刺刺伤或其他锐器引起,以股(浅)动脉多见(图 21-1),亦可引起股动脉与股静脉同时受损而引起动静脉瘘;刺伤引起股动脉管壁部分破裂,于后期有可能形成假性动脉瘤或是继发性血栓形成。股动脉受阻后侧支循环主要依靠股深动脉所形成的动脉网;因此,在此段或其上方受损,则所引起的肢体坏死率可高达 80%。

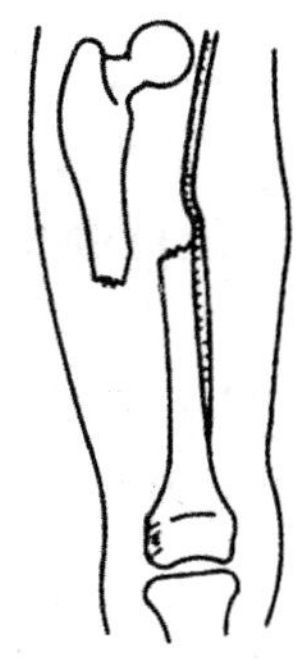

图 21-1　股骨干骨折可能伤及股动脉示意图

二、临床表现

视伤情不同差异较大。

(一)开放性创伤

无论何段股动脉出血,均可因喷射性或搏动性出血而立即出现休克,甚至死亡。此种类型在临床上属于最为严重之病例,应高度重视,全力救治,以免引起无法挽回之后果。

(二)闭合性动脉裂伤

如管壁断裂或部分断裂则大腿迅速出现进行性肿胀,且有与脉搏相一致的搏动可见(后期则无),同时出现足背动脉搏动消失及其他肢体症状。其失血量大多在 1 000～1 500 mL 以上,因此亦多伴有休克征。

(三)股动脉壁挫伤或内膜撕裂伤

此种类型临床上多见,管壁也可能被刺破而迅速闭合(裂口大多较小,且与血管走行相平行),除骨折症状外，早期血管受损症状多不明显，但于后期则出现假性动脉瘤。由于受损动脉多处于痉挛状态，下肢表现缺血症状及足背动脉搏动消失。

（四）股动脉造影术

此种检查对损伤判定具有重要意义，但急诊病例易引起意外，且病情也不允许，因此在一般情况下不宜进行，只有在以下状态方可酌情选用。

1.诊断目的

为判明受损动脉的部位，并与治疗方法选择密切相关的；对假性动脉瘤及动静脉瘘的判定。此时一般多采取从对侧股动脉穿刺插管，经腹主动脉进行造影。

2.治疗目的

以术前定位为目的，确定股动脉受损的确切部位及分支；术中造影明确血管受损与否及其程度。此时多从伤侧股动脉远端逆行插管（可用指压法阻断近侧股动脉）进行造影检查。

三、诊断

根据外伤史、骨折类型及特点、临床表现及足背动脉搏动减弱或消失，一般不难以做出诊断，个别困难者可选择地采用血管造影术。

四、治疗

因股动脉阻塞后肢体坏死率高，要求尽早采取有效措施，积极恢复股动脉的正常血供。

（一）股动脉再通为治疗之首要目的

一旦确定或无法除外动脉损伤时，必须在处理骨折或其他损伤的同时，将探查股动脉列为首条，并在有利于股动脉修复前提下采取综合措施，以求达到恢复正常血流为主要目的。

（二）充分准备下进行探查术

尤其是高位股动脉损伤，由于口径粗出血量大，在探查前应在人力、血源及手术步骤安排上做好充分准备，原则上应首先控制股动脉上端血供来源，如病情需要，包括髂外动脉应酎情予以阻断，而后再逐层切开，由浅（股动脉上端较浅）及深（下端股动脉深在）进行检查。

（三）无张力下修复血管

股动脉走行较为松弛，一般性损伤多可行端-端吻合。如血管壁挫伤或内膜撕裂面积较大需将其切除时，则应以自体静脉移植修复之，尽可能地避免血管处于高张力状态，尤其是吻合口处。

（四）妥善处理骨折

因大腿肌肉丰富，对股骨骨折在复位后，必需予以坚强内固定，多选用髓内钉，不仅其力学强度高，且操作上简便，较加压钢板节省手术时间；以防因骨折复位时间过久而影响血管吻合口的通畅和正常愈合。

（五）切勿随意结扎股动脉

由于股动脉阻塞后的高截肢率，即便是股动脉全长受阻，也仍以静脉移植重建为主，除非在战争或大型灾害情况下为挽救生命采取的措施（也仍应先选择临时阻断处理）。

（六）对伴行的股静脉损伤

对伴行的股静脉损伤应同时予以修复，其对减轻外周血流阻力及保证动脉通畅具有重要作用。同时对深部静脉亦应注意恢复其通畅。

五、预后

股动脉再通后一般预后良好，对继发性动静脉瘘及假性动脉瘤如能早期诊断，及时治疗，预后亦佳。忽视伴行股静脉的通畅，将因血液回流受外周阻力的增加而影响肢体的正常功能。在治疗中如吻合口狭窄，将影响疗效，对此情况应再次手术矫正。

（高　超）

第四节　桡神经损伤

一、病因

桡神经在肱骨中、下 1/3 交界处紧贴肱骨，该处骨折所致的桡神经损伤最为常见。据报告约 14%的肱骨干骨折并发桡神经损伤。在桡神经损伤中，33%伴有肱骨中 1/3 骨折，50%伴有肱骨远 1/3 骨折，约 7%伴有肱骨髁上骨折，7%伴有桡骨小头脱位。其次是枪伤。其他原因包括上臂和前臂近端的撕裂伤，注射性损伤及局部长期受压，如 Frohse 腱弓、肘关节的骨折-脱位或脱位卡压及前臂骨折，Volkmann 缺血性挛缩、肿瘤、增大的滑囊、动脉瘤和肘关节的类风湿滑囊炎均可造成骨间背侧神经的卡压。

二、病理机制

桡神经是臂丛后束的延续，包括 C_6、C_7、C_8 神经纤维，有时会有 T_1 的神经纤维。它是以运动为主的神经，支配肱三头肌、肱桡肌、腕伸肌、旋后肌、指伸和拇伸肌、拇长展肌。桡骨骨折牵拉桡神经损伤，可为轴索断裂，也可为全断。锐器伤一般导致桡神经完全断裂。药物注射、卡压可使神经传导功能障碍、神经轴索中断、神经断裂。

骨间背侧神经卡压可能是慢性、难治性网球肘的一个原因。这样的卡压称为桡管综合征，四个可能引起压迫的解剖结构是：桡侧伸腕短肌的起始处、桡骨头周围的粘连、桡侧返动脉掌侧和骨间背侧神经近入旋后肌的 Frohse 腱弓处。有时，卡压发生在旋后肌远侧缘骨间背侧神经出口处，疼痛部位在伸肌群下方桡骨头或桡骨头远侧，抗阻力前臂旋后时疼痛，电生理诊断方法均有助于鉴别这种特殊类型的网球肘。如果桡神经卡压的症状和体征仅发生在肌肉活动后，可望自行恢复。如果卡压发生在其他情况下，特别是在前臂，手术探查及神经减压通常是有益的。

三、临床表现

主要表现为伸腕、伸拇、伸指、前臂旋后障碍及手背桡侧和桡侧三个半手指背面皮肤，主要是手背虎口处皮肤麻木区，典型的畸形是垂腕。如为桡骨小头脱位或前臂背侧近端的骨间背侧神经损伤，则桡侧腕长伸肌功能完好，伸腕功能基本正常，而仅有伸拇、伸指和手部感觉障碍。

四、诊断

外伤引起的桡神经损伤，通常都有明确的病史，如肱骨中、下 1/3 骨折等。其临床症状和体征通过桡神经支配的下述肌肉可以准确地检查，因为它们的肌腱、肌腹或两者均可触到，包括肱三头肌、肱桡肌、桡侧伸腕肌、伸指总肌、尺侧伸腕肌、拇长展肌及拇长伸肌。桡神经损伤后产生伸肘及前臂旋后障碍，并有典型的腕下垂畸形。没有经验的检查者常因患者在屈指情况下能伸腕而被误导。因此检查者应具备鉴别力，因为运动分析常常可导致评估神经功能的错误。肱骨中段以远的桡神经损伤肱三头肌不会明显受累。在桡神经深、浅支的分叉处损伤，肱桡肌和桡侧伸腕长肌仍有功能，因而上肢可以旋后，腕关节能够伸展。在肘关节以上，桡神经对原位电刺激非常敏感，其他部位就很不敏感，结果也不准确。

感觉检查相对并不重要，即便神经在腋部离断也是如此，因为该神经通常没有感觉自主支配区。如有自主支配区通常在示指背侧表面，第一、二掌骨之间。但检查结果通常极不确定，除桡神经在肘关节分叉处近侧完全离断以外，不能提供任何其他证据。

对于由于卡压引起的神经损伤，除明确神经损伤的症状和体征外，引起卡压的原因的寻找非常重要。叩击试验（Tinel 征）可以提示神经损伤的部位。神经传导功能检查在神经走行的一个特定点上发现神经传导时间变慢，常可以证实神经卡压的临床诊断，而非其他损伤。这对于骨间背侧神经的卡压有特别重要的价值。肌电图检查可提示肌肉是否有神经支配，但常不能明确神经损伤的部位。

周围神经刺激和肌电图两项技术，对于鉴别癔病或官能性疾病与器质性病变非常有用。

五、治疗

肱骨骨折所致桡神经损伤多为牵拉伤，大部分可自行恢复，在骨折复位固定后，应观察 1～3 个月。如肱桡肌功能恢复则继续观察，否则可能是神经断伤或嵌入骨折断端之间，应立即手术探查。如为开放性损伤应在骨折复位时探查神经并行修复。晚期功能未恢复，可行肌腱移位重建伸腕、伸拇、伸指功能，效果良好。

桡神经修复后再生的效果比上肢的其他神经要好，首先是因为它主要由运动支组成，其次是它支配的肌肉并不参与手指的精细活动。通过叩击试验（Tinel 征）可以判断桡神经恢复的快慢。

（高　超）

第五节　臂丛神经损伤

一、解剖概要

臂丛神经是支配上肢的重要神经，由 C_5、C_6、C_7、C_8 及 T_1 神经组成。上述神经根穿出椎间孔后，经前斜角肌与中斜角肌之间穿出，组成三条臂丛神经干。C_5、C_6 合成上干；C_7 为中干；C_8、T_1 合成下干。三条神经干在锁骨中 1/3 后方，各自分成前后两股。三个后股合成后束，上、中干的前股合成外侧束，下干的前股单独成内侧束。这三束分别延伸到腋动脉的后、外、内侧，并以此而得名。自后束发出到上肢的神经有腋神经和桡神经，外侧束发出肌皮神经和正中神经外侧头，内侧束发出正中神经内侧头、尺神经、臂内侧皮神经和前臂内侧皮神经。正中神经外、内侧头合成正中神经。

二、病因

（一）直接暴力

如砍伤、刺伤、锁骨骨折等，均可引起臂丛神经损伤，易合并血管伤。

（二）间接暴力

多为牵拉暴力所致。也就是使头与肩距离增大的外力，均可造成臂丛神经部位的牵拉伤，如新生儿手受牵拉而引起产瘫。肩部受各种突然向下的暴力，使肩部突然下拉，也可使臂丛神经牵拉致伤。

三、临床表现与诊断

臂丛神经损伤后，主要表现为损伤神经支配区的肌肉瘫痪、感觉障碍等。由于外力作用的方式、损伤部位不同，临床可见以下三种类型。

（一）上干损伤

上干损伤又称上臂型损伤。伤时外力作用于肩上，而头部向对侧猛然侧屈时，易造成臂丛上干损伤。主要表现为 $C_{5\sim7}$ 神经根所支配的肌群麻痹，如肩胛背神经支配的大、小菱形肌和肩胛提肌，胸长神经支配的前锯肌可出现瘫痪。

(二)下干损伤

上肢过度外展、外旋受到强力牵拉时，易伤及臂丛下干，又称为前臂型或下臂型损伤。表现为 $C_{7\sim8}$ 神经根和 T_1 神经根损伤。即环指、小指屈伸功能障碍，屈腕功能障碍。有时出现霍纳(Horner)征。表现为患侧睑下垂，眼裂变窄，瞳孔缩小，面颈部无汗等。

(三)全臂型损伤

暴力过大，臂丛神经损伤广泛，可造成上肢运动与感觉全部麻痹。如果损伤接近椎间孔可出现霍纳(Horner)征。

四、治疗

(一)非手术疗法

(1)将伤肢固定于外展、外旋、屈肘 90°，前臂旋后、腕背伸位。

(2)配合针灸、理疗、神经营养性药物及主、被动功能锻炼。

(二)手术治疗

(1)开放性神经损伤，应及时做臂丛神经吻合术或 3 周后行延期吻合术。

(2)闭合性臂丛神经损伤，经临床观察 3～6 个月，毫无恢复时，应行臂丛神经探查术，进行臂丛神经松解、移植修补及缝合术。

(3)对于晚期或根部的臂丛损伤，无法手术修补神经时，可根据残存的肌肉情况进行肌腱移位或关节融合术，以改进肢体功能。

(高　超)

第六节　正中神经损伤

一、病因

正中神经于腕部和肘部位置表浅，易受损伤。正中神经损伤见于 15％的上肢骨骼并神经复合伤。最常见的损伤原因为肘关节脱位或继发于腕及前臂损伤后的腕管内，特别是腕部切割伤较多见。还可见于肱骨骨折、止血带过紧、Struthers 韧带压迫、腕管综合征、桡骨远端骨折后骨痂压迫或者前臂的某些发育异常。正中神经损伤常引起痛性神经瘤和灼烧性神经痛。从感觉的角度看，它比尺神经引起的伤残更严重，因为它影响手指的精细随意运动。

二、病理机制

正中神经由臂丛内、外侧束的正中神经内、外侧头组成，于喙肱肌起点附近移至腋动脉前方，在上臂肱动脉内侧与之伴行。在肘前方，两者通过肱二头肌腱膜下方进入前臂，穿过旋前圆肌肱骨头与尺骨头之间，于指浅屈肌与指深屈肌之间下行，发出分支支配旋前圆肌、指浅屈肌、桡侧腕屈肌、掌长肌。在旋前圆肌下缘发出骨间背侧神经，沿骨间膜与骨间掌侧动脉同行于指深屈肌与拇长屈肌之间，至旋前方肌，发出分支支配上述三肌。其主干至前臂远端于桡侧腕屈肌腱与掌长肌腱之间，发出掌皮支，分布于掌心和鱼际部皮肤。然后经过腕管至手掌部发出分支，支配拇短展肌、拇短屈肌外侧头、拇指对掌肌和 1、2 蚓状肌，3 条指掌侧总神经支配桡侧 3 个半手指掌面和近侧指关节以远背侧的皮肤。锐器伤导致正中神经部分或完全断裂，压迫伤可导致正中神经传导障碍或神经轴索断裂，很少见神经完全断裂。

三、临床表现

正中神经在肘上无分支，其损伤可分为肘上损伤和腕部损伤。腕部损伤时所支配的鱼际肌和蚓状肌麻痹及所支配的手部感觉障碍，临床表现主要是拇指对掌功能障碍和手的桡侧半感觉障碍，特别是示、中指远节感觉消失。而肘上损伤所支配的前臂肌亦麻痹，除上述表现外，另有拇指和示、中指屈曲功能障碍。

四、诊断

主要依靠病史和临床检查来明确诊断。明确的外伤史非常重要，如果没有外伤史，引起神经损伤的病史对于病因的诊断非常必要。

正中神经支配的肌肉的检查对于明确诊断非常关键，而检查肌肉功能是有一些基本的方法。如前臂能抗阻力主动维持在旋前位，说明旋前圆肌是正常的。如腕关节能主动维持在屈曲位，并可触及桡侧腕屈肌的收缩，则该肌是完好的。与此相似，如在腕中立位、拇指内收位，拇指的指间关节能抗阻力维持在屈曲位，则拇长屈肌是有功能的。指浅屈肌的检查可在其余各指维持被动伸展位时分别进行。虽然拇指的对掌运动很难确定，但如果拇指能主动地维持掌侧外展位，并可触及拇短展肌的收缩，即可确认该肌是有功能的。蚓状肌的功能不能单独测试出，因为该肌无法触及，且在功能可能与骨间肌相混淆。不能仅仅凭借对动作的分析即认为神经供应是完好的，就会出错，因为这可能是替代动作或假动作，如许多患者支配拇对掌肌的神经完全离断，对掌肌麻痹，仍能完成拇指对小指的对掌活动。

正中神经的最小自主神经支配区是示指及中指远端的背侧面和掌侧面。碘淀粉试验及茚三酮试验对诊断有帮助。自主神经营养性改变如脱水、皮肤萎缩及手指因指腹萎缩而变薄也提示存在感觉障碍。在怀疑患者有旋前圆肌综合征时，以下三种抗阻力试验会有所帮助：①肘关节屈曲位前臂抗阻力旋前，然后逐渐伸直肘关节时，如产生症状说明神经病变位于旋前圆肌。②指浅屈肌收缩，单独屈曲中指，如产生桡侧三个半手指的感觉异常和麻木，提示卡压部位在指浅屈肌腱弓处。③肘关节的抗阻力屈曲旋后运动可以检查神经是否在肱二头肌腱膜处卡压。实施旋前肌压迫试验时，将拇指置于旋前圆肌近侧缘的近端外侧进行挤压，如 30 s 内发生正中神经分布区的疼痛和感觉异常为阳性。其他提示旋前圆肌综合征的体征包括：旋前圆肌压痛、僵硬或明显膨大，叩击肌腹近端出现阳性 Tinel 征，正中神经支配的手外在肌或内在肌不同程度的无力，有时在肱二头肌腱膜表面前臂外形可见凹陷状。旋前圆肌综合征神经传导检查结果往往是正常的。

骨间前神经综合征可以有不同的症状或体征。典型患者会有前臂近端持续数小时的疼痛，检查时可见拇长屈肌以及示指、中指的指深屈肌、旋前方肌的麻痹和无力，前臂屈肌群及大鱼际肌的萎缩。在患者完成握持动作时，不能主动屈曲示指远端指间关节。肌电图检查、茚三酮试验及临床检查有助于鉴别该综合征。

五、治疗

正中神经挤压所致闭合性损伤，应予短期观察，如无恢复表现则应手术探查。如为开放性损伤应争取行一期修复，错过一期修复机会者，伤口愈合后亦应尽早手术修复。神经修复后感觉功能一般都能恢复，拇指和示、中指屈曲及拇指对掌功能不能恢复者行肌腱移位修复。

如正中神经高位损伤延误 9 个月、低位损伤延误 12 个月之后进行修复，则手内在肌的运动功能不可能恢复。超过上述时限，虽然有用的感觉恢复机会极少，但延迟至两年时缝合仍可能出现感觉恢复。对成人，旋前圆肌以上损伤感觉功能恢复的延迟时限约为 12 个月，屈拇长肌以下损伤为9 个月。然而在儿童，进一步延长时限，感觉功能仍有可能恢复。因为感觉功能的恢复非常重要。如在预期的时间内感觉没有恢复，则可能需要行二次手术，因为这是使感觉获得恢复的唯一办法。

（高　超）

第七节　坐骨神经损伤

一、解剖概要

坐骨神经由 $L_{4\sim5}$ 和 $S_{1\sim3}$ 神经组成。经坐骨大孔于梨状肌下缘穿出，沿大腿后部下行，在股后侧中下 1/3 分为胫神经和腓总神经。在腘部，胫神经与腘动脉和静脉伴行，然后与胫后动脉伴行，经内踝后方进入足底。腓总神经沿腘窝外侧股二头肌腱内侧向下，绕过腓骨颈后分为深浅两支，浅支又称腓浅神经，支配腓骨长、短肌；深支即腓深神经，支配胫前肌、趾长伸肌、䠔长伸肌、第三腓骨肌和趾短伸肌（图 21-2）。

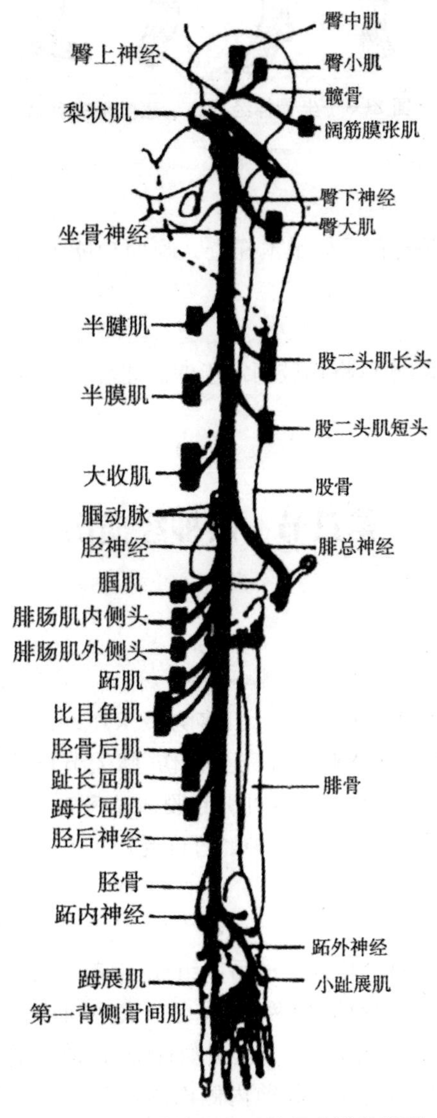

图 21-2　坐骨神经和胫神经支配的肌群

二、病因

坐骨神经损伤机会较少。可见于以下两种。

（一）开放性损伤

如火器伤。

(二)闭合性损伤

如髋关节脱位、骨盆骨折等。

三、临床表现与诊断

坐骨神经损伤可出现所支配的肌群麻痹。膝关节的屈肌群、小腿和足部的全部肌群瘫痪。大腿的后侧、小腿后侧及外侧和足部的全部感觉消失(图 21-3),膝、踝部腱反射消失。

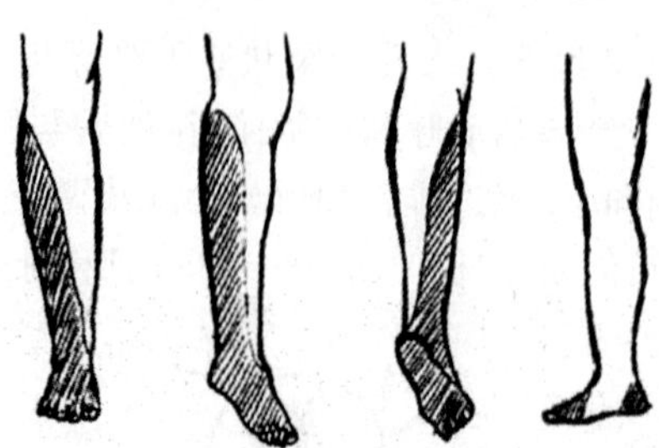

图 21-3　坐骨神经损伤后感觉消失区域

四、治疗

(一)闭合性神经损伤

可用非手术疗法,通过观察无恢复者可行手术探查。晚期功能无恢复者,可考虑分期进行膝、踝关节融合术。

(二)开放性损伤

应及时手术治疗,行神经吻合术,术后将伤肢固定于伸髋屈膝位。

(高　超)

第八节　股神经损伤

一、病因

股神经损伤较少见,常由下腹部的穿刺伤引起,且多为手术伤。由于股神经和髂动脉彼此邻近,所以它们可能同时损伤。由于关注出血,而且即使股神经完全损伤,膝关节仍然主动伸直,所以股神经的损伤常易漏诊。血友病、抗凝治疗或创伤引起的腹壁血肿也可引起股神经病变,股神经的分支可在骨盆骨折时发生挫伤或牵拉伤。患者俯卧位手术时,必须注意避免该神经过度受压。

二、病理机制

股神经来自腰丛,由 L_2、L_3 和 L_4 神经根前支的后股组成,沿髂肌表面下行,穿腹股下肢神经损伤沟韧带并于其下 3～4 cm、股动脉外侧(股管)分成前、后两支,前支分成中间皮神经和内侧皮神经,支配大腿的前内侧皮肤。前支的运动支支配耻骨肌和缝匠肌。后支发出隐神经,伴股血管于缝匠肌深面向远端走行,穿收肌管,沿膝关节内侧穿出筋膜而行于皮下,支配小腿前内侧面的皮肤,向远端直至内踝和足弓。后支的肌支支配股直肌、股外侧肌、股内侧肌和股中间肌。穿刺伤或手术切割伤可以导致股神经部分或完全断裂,近端发生逆行性退变,远端发生Wallerian变性。挫伤和牵拉伤可能导致股神经的传导功能障碍,或者神经轴索断裂。

三、临床表现

伤后主要临床表现为股四头肌麻痹所致膝关节伸屈障碍及股前和小腿内侧感觉障碍。

四、诊断

大腿前方的肌肉萎缩易于发现。患者通常能抗重力轻易伸展膝关节，并能站立及行走，特别是在水平地面时，因为腓肠肌、阔筋膜张肌、股薄肌及臀大肌可以协助稳定下肢。但患者在爬坡或上楼梯时，通常行走较为困难。

股神经的自主支配区通常为髌骨内上方的小片区域，而大腿的前侧及隐神经支配区，最多仅有不同程度的感觉减退。将针式电极插入股神经附近进行电刺激检查对评价其功能是有价值的。

五、治疗

如为外伤或手术伤应尽早予以修复。如果神经缺损，修复时有张力，可以尽量屈曲髋关节以减少张力，手术后应予以屈曲位髋人字石膏固定。修复结果难以预料。

（高　超）

第二十二章　骨关节退行性疾病

第一节　颈椎病

颈椎病是指因颈椎间盘退行性变，及其继发性改变刺激或压迫脊髓、神经根、椎动脉、交感神经等邻近组织并引起相应症状和(或)体征。

一、流行病学

北欧某城市的开业医师见到的成年人颈椎病约占门诊成年患者的10%，国内报道成年患者中颈椎病患者占10%～15%。由于颈椎病是一种退行性变为基础的疾患，本病的发病率随年龄增大而增加，据资料统计，如果50岁左右的人群中有25%的人患有颈椎病，那么到了60岁则可达50%，而70岁以后则更高。随着人类寿命的不断提高，老龄人逐年增加，以及医学技术的发展而使颈椎病的诊断明确率的提升，临床上碰到的颈椎病病例将越来越多。

二、病因病理

颈椎病的发生与解剖特点及生理功能有直接关系，颈椎位于较为固定的头颅和胸椎之间，活动范围大，又需承载头颅并保持其平衡，所以40岁以后尤其是伏案工作者容易发生颈椎劳损，颈$_{4\sim5}$、颈$_{5\sim6}$、颈$_{6\sim7}$椎间活动度较大，更易发生退行性改变。而且，为使颈椎有较大的活动度，颈椎后方小关节面较趋于水平方向，这种结构特点也使颈椎易于遭受各种静力和动力因素的损害。因此，颈椎的结构特点是颈椎病发病的解剖学基础。

(一)病因

引起颈椎病的原因是多方面的，其中主要因素有：退变、创伤、劳损、颈椎发育性椎管狭窄、炎症及先天性畸形等。

1. 颈椎的退行性变

颈椎间盘退行性变是颈椎病的最初病理变化，主要表现为髓核的含水量减少；纤维环纤维增粗，玻璃样变性，甚至出现断裂，失去弹性，使椎间盘厚度减少。继而颈椎间盘受到压迫、变性纤维环向四周膨出，使附于椎体缘的骨膜及韧带掀起，出血，机化，逐渐形成椎体缘骨刺而造成一系列症状。

2. 慢性劳损

所谓慢性劳损是指超过正常生理活动范围的最大限度的活动。包括有：①睡眠的不良体位。因其持续时间长，会造成椎旁肌肉、韧带及关节的失调，而波及椎管内组织，加速退变过程。②工作的姿势不当。处于坐位，尤其是低头工作，虽工作量不大，强度不高，但颈椎病发病率特高。如文秘、计算机员、会计、公务员，电子行业员工、教师、大中专学生等。③不适当的体育锻炼。超过颈部耐量的活动或运动，可加重颈椎负荷，尤其在缺乏正确指导下进行，一旦失手造成外伤，则后果更加严重。

3. 头颈部外伤

颈椎病患者中有半数病例与外伤有直接关系。

(1)交通意外：除造成骨折脱位外，突然刹车而致的颈椎损伤。

(2)运动性损伤:运动员在竞技前未做好充分的准备活动。

(3)工作与生活中的意外:突然使颈部过度前屈、后伸及侧弯。

(4)其他意外:不得法的推拿、牵引等。

4.发育性椎管狭窄与先天畸形

颈椎椎管内径与颈椎病发生有直接关系,椎管狭小者,当受外伤甚至轻伤时也易发病。先天畸形因结构异常、应力改变导致颈椎退变加剧。

5.咽喉部炎症

当咽部及颈部有急慢性感染时,易诱发颈椎病症状出现或使原有病情加重。

(二)病理

颈椎病的基本病理变化是椎间盘的退行性变。颈椎位于头颅与胸廓之间,颈椎间盘在承重的情况下要做频繁的活动,容易受到过多的细微创伤和劳损而发病。其主要病理改变是:早期为颈椎间盘变性,髓核的含水量减少和纤维环的纤维肿胀、变粗,继而发生玻璃样变性,甚至破裂。颈椎间盘变性后,耐压性能及耐牵拉性能减低。当受到头颅的重力和头胸间肌肉牵拉力的作用时,变性的椎间盘可以发生局限性或广泛性向四周隆突,使椎间盘间隙变窄、关节突重叠、错位,以及椎间孔的纵径变小。由于椎间盘的耐牵拉力变弱,当颈椎活动时,相邻椎骨之间的稳定性减小而出现椎骨间不稳,椎体间的活动度加大和使椎体有轻度滑脱,继而出现后方小关节、钩椎关节和椎板的骨质增生,黄韧带和项韧带变性,软骨化和骨化等改变。

(三)分类

颈椎病按病变部位、范围以及受压组织的不同,而出现不同的临床表现,临床上将其分为神经根型、脊髓型、椎动脉型、交感神经型和食管压迫型等,其中以神经根型最常见。

三、临床表现

(一)神经根型

发生在颈椎后外方的突出物刺激或压迫颈脊神经根所致,发病率最高,约占颈椎病的60%。颈枕部及颈肩部有阵发性或持续性隐痛或剧痛。沿受累颈脊神经的行走方向有烧灼样或刀割样疼痛,或有触电样或针刺样麻感,当颈部活动或腹压增加时,症状加重,同时上肢感到发沉及无力等现象。颈部有不同程度的僵硬或痛性斜颈畸形、肌肉紧张、活动受限。受累颈脊神经在其相应横突下方出口处及棘突旁有压痛。臂丛神经牵拉试验阳性,椎间孔挤压试验(又名压颈试验)阳性(图22-1)。此外,受累神经支配区皮肤有感觉障碍,肌肉萎缩及肌腱反射改变。

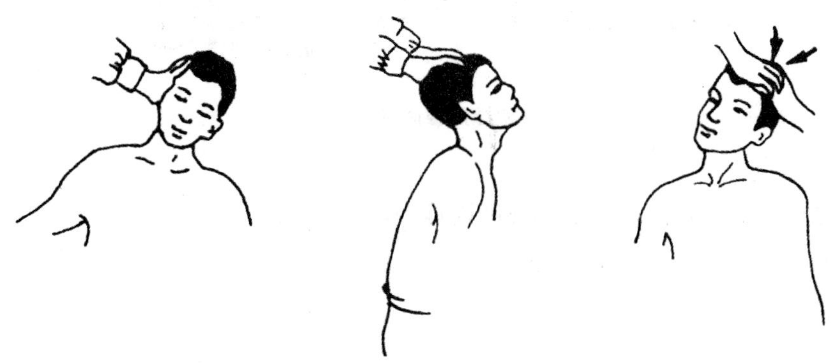

图22-1 颈神经节段在皮肤上的分布

（二）脊髓型

以 40～60 岁患者比较多见，且症状重，诊治不及时则预后差。因突出物压迫脊髓所致，临床表现为脊髓受压，有不同程度的四肢瘫痪表现，占 10%～15%。本型症状亦较复杂，主要为肢体麻木、酸胀、烧灼感、发僵、无力等症状，且多发生于下肢，然后发展至上肢；但也有先发生于一侧上肢或下肢。此外尚可有头痛、头昏或大小便异常等症状。

1. 脊髓单侧受压

可以出现典型的脊髓半切综合征(Brown－séquard Syndrome)。

2. 脊髓双侧受压

早期症状有以感觉障碍为主者，也有以运动障碍为主者，以后者为多。后期则表现为不同程度的上运动神经元或神经束损害的痉挛性瘫痪，如肢体不灵活，步态笨拙，走路不稳，甚至卧床不起，小便不能自解。体格检查可发现四肢肌张力增高，肌力减弱，腱反射亢进，浅反射消失，病理反射如 Hoffmann、Babinski 等征阳性，踝阵挛及髌阵挛阳性。感觉障碍平面往往与病变节段不相符并缺乏规律性。此外胸腰部束带感亦是常有的主诉。

（三）椎动脉型

这是因为突出物压迫了椎动脉所致，可因椎间盘侧方的骨赘、Zygapophyseal 关节前方的骨赘、后关节不稳定半脱位。单纯的受压可能并不引起症状，需伴有动脉粥样硬化，椎动脉供血不足的症状有发作性眩晕、恶心、呕吐等，症状每于头后伸或转动头部到某一方位时出现，而当头部转离该方位时症状消失。于转动头部时，患者突然感到肢体无力而摔倒，摔倒时神志多半清醒，患者常可以总结出发作的体位。脑干症状包括肢体麻木、感觉异常、持物落地，对侧肢体轻瘫等。此外尚有声嘶、失声、吞咽困难、眼肌瘫痪、视物不清、视野狭窄、复视及 Horner 综合征等(图22-2)。

（四）交感神经型

因颈脊神经根、脊膜、小关节囊上的交感神经纤维受到刺激所致。症状有头昏、游走性头痛、视物模糊、听力改变，吞咽困难、心律失常及出汗障碍等。也有人认为是由于椎动脉壁上的神经受刺激所致，亦可以是椎动脉的间歇性血流改变，刺激了动脉周围的神经所致。此型诊断困难，往往需经治疗试验成功后才能做出诊断。

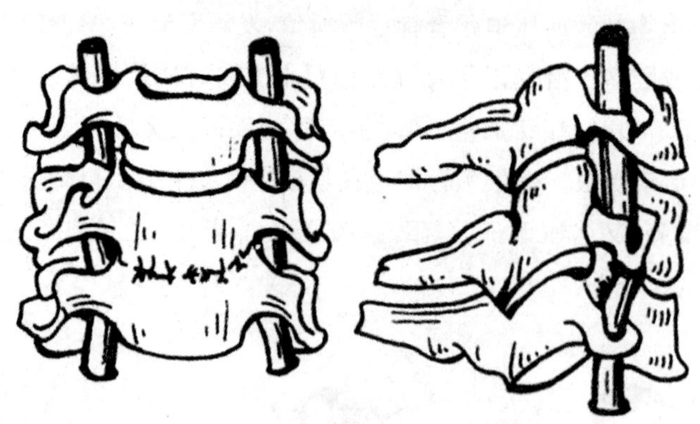

图 22-2 椎动脉因椎间盘突出而受压

（五）食管压迫型

颈椎前方较大的骨质增生压迫食管，引起吞咽困难，多在下颈椎。

（六）混合型

两种或两种以上类型同时存在。

四、辅助检查

（一）X 线

1. 正位

观察有无寰枢关节脱位、齿状突骨折或缺失。第 7 颈椎横突有无过长，有无颈肋。钩锥关节及椎间隙有无增宽或变窄。

2. 侧位

(1)曲度的改变：颈椎发直、生理前突消失或反弯曲。

(2)异常活动度：在颈椎过伸过屈侧位X线片中，可以见到椎间盘的弹性有改变。

(3)骨赘：椎体前后接近椎间盘的部位均可产生骨赘及韧带钙化。

(4)椎间隙变窄：椎间盘可以因为髓核突出，椎间盘含水量减少发生纤维变性而变薄，表现在X线片上为椎间隙变窄。

(5)项韧带钙化：是颈椎病的典型病变之一。

3. 斜位

摄颈椎左右斜位片，主要用来观察椎间孔的大小以及钩椎关节骨质增生的情况。

(二)CT

主要用于诊断椎弓闭合不全、骨质增生、椎体暴破性骨折、后纵韧带骨化、椎管狭窄、脊髓肿瘤所致的椎管扩大或骨质破坏，测量骨质密度以估计骨质疏松的程度。此外，由于横断层图像可以清晰地见到硬膜鞘内外的软组织和蛛网膜下隙，故能正确地诊断椎间盘突出症、神经纤维瘤、脊髓或延髓的空洞症，对于颈椎病的诊断及鉴别诊断具有一定的价值。

(三)MRI

神经根型颈椎病，MRI可以从颈椎的矢状面、横断面及冠状面观察椎管内结构的改变，对脊髓、椎间盘组织显示清晰，可以明确显示有无颈椎间盘变性、膨出或突出、及其对脊髓的压迫程度，了解脊髓有无萎缩变性等。可以对贯穿椎动脉孔内的椎动脉施行无创性的显像(MRA，图22-3)。

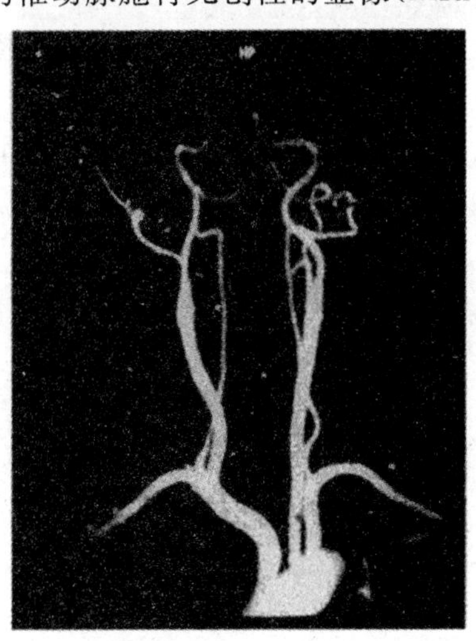

图22-3 椎动脉MRA

(四)椎动脉造影

主要用于诊断椎动脉型颈椎病。椎动脉造影可见椎动脉因钩椎关节骨赘压迫而扭曲或狭窄，尤其是动态观察。当颈旋转时骨赘对椎动脉的压迫可以加重，甚至引起血管梗阻。

(五)脑血流图

脑血流图提示椎动脉一基底动脉有供血不足表现，可作为诊断椎动脉型颈椎病的参考。

五、诊断及鉴别诊断

(一)神经根型

1. 诊断要点

(1)有典型的根型症状，且范围与受累节段一致，颈肩、颈后部疼痛并向神经根分布区放射至上臂、前臂和手指，麻木或感觉减退，或感觉过敏，抚摸有触电感。

(2)神经根牵拉试验多为(+),痛点封闭对上肢放射痛无显效。

(3)X线椎片上显示钩椎关节增生,侧位片生理前凸变浅或消失,椎间隙狭窄,骨刺、动力侧位片颈椎不稳。

2. 鉴别诊断

(1)肩周炎:有肩关节活动障碍,由于肩关节周围粘连其被动活动也障碍,不能外展上举,而颈椎病肩关节活动障碍不明显,绝无被动活动障碍,除非合并肩周炎。肩周炎的疼痛部位一般在肩关节,可累及上臂、上肢,但无神经节段分布规律,一般无麻木等感觉障碍。

(2)项背肌筋膜炎:也可引起项背痛或上肢麻木感,但无放射症状及感觉障碍,也无腱反射改变,项背部两侧有广泛压痛点,局封显效。

(3)胸廓出口综合征:因臂丛神经、锁骨上动、静脉在胸廓出口处胸小肌喙突止点区受压,而出现上肢麻木、疼痛、肿胀,但其症状区域不呈神经根节段分布;锁骨上窝前斜角肌附着点有压痛并放射至手,Adson 试验(+);X线检查可发现颈肋或第7颈椎横突过大。

(二)脊髓型

1. 诊断要点

(1)颈部有或无疼痛不适,但手动作笨拙,精细动作不灵活,协调性差,胸腹部可有刺痛感。

(2)行走不稳,易跌倒,难以跨越障碍物。

(3)肌张力增高,腱反射亢进(肱二、三头肌及膝反射等),Hoffmann 征(+),踝阵挛,髌阵挛,感觉障碍区呈片状或条状。

(4)X线示病变椎间隙狭窄,椎体后缘骨赘。

(5)MRI 示脊髓呈波浪样压迹或呈念珠状,严重者脊髓变细或脊髓变性的信号改变。

2. 鉴别诊断

(1)颈髓肿瘤:症状可相似,呈进行性加重,非手术治疗无缓解,MRI 脊髓造影可鉴别,脑脊液蛋白(+)。

(2)肌萎缩性侧廓硬化症:以上肢为主的四肢瘫为特征。平均发病年龄早于颈椎病10年,少有感觉障碍,发展快,肌萎缩波及范围广(可至肩以上),预后差。

(3)脊髓空洞症:感觉分离性障碍,肌萎缩明显尤其是手部,多无下肢锥体束征,MRI 及 CT 检查见中央管扩大。

(三)椎动脉型

1. 诊断要点

(1)颈椎性眩晕,椎一基底动脉缺血征(头旋转时)或摔倒史,但应排除外眼性眩晕及耳源性眩晕。

(2)少数患者出现自主神经症状(恶心呕吐,出汗等)。

(3)旋颈诱发试验(+)。

(4)X片示椎节不稳及钩椎关节增生。

(5)DSA 可定位出压迫节段。

2. 鉴别诊断

(1)耳源性眩晕:即 Meniere 症,内耳淋巴回流受阻引起,本病有三大特点:发作性眩晕,耳鸣,感应性、进行性耳聋。而颈性眩晕与头旋转有关,耳鸣轻。

(2)眼源性眩晕:可有明显屈光不正,闭眼可缓解。

(3)神经官能症:头痛头晕,记忆力下降,检查无异常,受情绪影响波动。

(四)交感神经型

此型临床表现较复杂,常与神经根型或椎动脉型混合出现。有交感神经症状,如眼睑无力,视物模糊,瞳孔扩大,眼窝胀痛,流泪;头痛头晕,枕颈部疼痛;心跳加速或缓慢;血压变化;肢体出汗异常,疼痛或感觉过敏;也可有耳鸣、耳聋、眼球震颤等,影像学显示椎节不稳、钩椎关节增生。但这些症状很难确定是哪一部位的交感神经受压或刺激引起,诊断时应排除其他内科疾患如前庭功能障碍、围绝经期综合征、心因性因素、心脏病、高血压、脑血管病，但其鉴别往往相当困难。

(五)食管压迫型

出现吞咽困难等食管受压症状，影像学显示锥体前方较大的骨质增生压迫食管，过食管吞钡、食管镜检查排除食管本身疾患，如肿瘤等。

六、治疗

(一)治疗原则和方案

颈椎病的治疗方法很多，可根据颈椎病的类型、病情轻重、病程长短及患者的健康状况来选择。一般均采用非手术疗法，但长期非手术治疗无效、且有明显的颈脊髓受压或严重的神经根受压者，可采取手术治疗。

(二)治疗方法

1.制动

颈托、围领、支架等。使颈肌得到休息，缓解肌痉挛，减少突出物，骨赘对神经、血管的刺激。

2.牵引

主要采用颈枕颌带牵引，其作用如下。

(1)解除肌痉挛，制动。

(2)增大椎间隙及椎间孔，减轻椎间盘的压力而利于突出物的消肿及回缩，并减轻对神经根的压迫刺激。

(3)后方小关节的嵌顿或错位也可纠正。可选坐式、卧式、便携式。

3.药物

颈椎病的药物治疗中，西药的选用主要是对症治疗及辅助治疗，疼痛严重者可应用镇痛药，如布洛芬、吲哚美辛、强筋松等；肌张力高并有阵挛者予以解痉类药物，如苯海索(安坦)片、苯妥英钠等；神经调节及营养药物如维生素 B_1、维生素 B_{12}、甲钴胺、谷维素、刺五加等可调节神经功能、促进神经变性的恢复；扩张血管药物类如烟酸、地巴唑、丹参注射液等可改善脊髓及神经根的血液供应。

中药则分型辨证论治：风寒湿型用蠲痹汤；气滞血瘀型用身痛逐瘀汤；肝肾亏虚型用补肾壮筋汤；气虚血瘀类萎证型用补阳还五汤；虚寒型用黄芪桂枝五物汤；痰瘀阻络类痉证型用身痛逐瘀汤加味(地龙、蜈蚣)。

4.针灸疗法

可取穴绝骨、后溪、大杼、魄户、天柱、天井、合谷、风府等。一般留针 10～20 分钟，每天 1 次，10 天为 1 个疗程。

5.推拿

主要采用理筋手法。

6.理疗

包括离子导入、超短波治疗、微波、中频电疗等。

七、手术治疗

(一)手术指征

脊髓型一旦确诊，尽早手术；发展至有明显的神经根、椎动脉损害，经非手术治疗无效；原有颈椎病，因外伤或其他原因突然加重；伴颈椎间盘突出症，非手术治疗无效；有某一节段明显不稳者。

(二)手术目的

解除压迫，包括对脊髓、神经根及椎动脉的减压；重建局部稳定性，如有节段不稳定，在减压时应同时予以植骨融合，使局部稳定。

八、预防保健

(1)防止颈部外伤。

(2)纠正生活上的不良姿势,避免高枕睡眠等不良习惯。

(3)加强颈肩部肌肉的锻炼,在工间或工余时,做头及双上肢的前屈、后伸及旋转运动,既可缓解疲劳,又能使肌肉发达、韧度增强,从而有利于颈段脊柱的稳定性,增强颈肩顺应颈部突然变化的能力。

(4)注意颈肩部保暖,避免头颈负重物,避免过度疲劳,坐车时不要打瞌睡。

(5)脊髓型颈椎病禁止颈部的旋转手法治疗,以免发生严重不良后果。

(6)及早、彻底地治疗颈肩、背软组织劳损,防止其发展为颈椎病。

(贾淮海)

第二节　颈椎管狭窄症

一、概念

颈椎管狭窄症是指颈椎管存在先天性或发育性骨性狭窄的基础上,颈椎间盘退行性改变引起颈椎间盘膨出或突出,相邻椎体后缘和小关节突骨赘形成,后方黄韧带肥厚内陷等,使位于颈椎管内的颈脊髓和神经根产生压迫和刺激从而引起临床症状者称为颈椎管狭窄症。

颈椎管狭窄症和过去一般的颈椎病概念的不同就在于存在骨性狭窄因素,也相对地强调了这一因素。过去的研究提示了骨性狭窄的存在对于手术方式的选择有重要的参考意义。例如,如果存在颈椎管的较为广泛的骨性狭窄,当一个间隙的椎间盘突出时,即使临床表现只是来源于此间隙的压迫,也应该首先考虑行后路的广泛的椎管扩大成形术,再考虑一期或二期行前路减压、植骨融合内固定术。但是这并不是说骨性狭窄是脊髓压迫的主要原因,相反,实际上单纯因为骨性结构狭窄而出现临床症状的病例比较少见。反而,由于退行性改变出现间盘的膨出,骨赘形成,黄韧带松弛和异常椎间活动大多是出现症状的主要原因,骨性狭窄只是次要的原因。但这次要的因素却往往是潜在的危险因素,是颈椎管狭窄症发病的基础。通常有颈椎管骨性狭窄的患者,颈椎退变后更容易出现临床症状,而且往往出现严重的症状。白种人的椎管一般比黄种人要粗,因此出现脊髓性压迫的比例小;亚洲的黄种人就比较容易出现脊髓压迫。井上将正常人和轻、中、重三种颈髓压迫症的人群进行比较后发现:症状越重者颈椎管的直径越小,正常人的椎管最宽。

将“颈椎管狭窄症”从“颈椎病”的诊断中分离出来,目的在于强调它的先天因素,潜在危险和手术方式的选择等方面的特殊性,从而引起临床医师的足够注意。

二、分类

颈椎管狭窄和腰椎管狭窄在解剖学基础和发病特征上是不同的,但在神经组织受压这一点上是相同的,只不过前者是脊髓受压,后者是马尾和神经根受压而已。以腰椎管狭窄为参照,现在提出了颈椎管狭窄症的分类方法。

(一)先天性颈椎管狭窄

1.特发性狭窄

很少有退行性改变,也不伴有椎间盘突出和后纵韧带骨化,但是可以有明显的脊髓压迫的症状。Wolf 等 1956 年首先报道颈椎管前后径的大小和脊髓压迫症有相关性。1964 年 Hinck 报道了由于先天性颈椎管狭窄导致脊髓压迫的病例,确立了本症的概念。

正常人第 5 颈椎的椎管前后径平均 16.7 mm(管球距离胶片 1.5 m,胶片上测量)。椎管的前后径随着年龄的增长而增大，但是3岁以后的变化很小。一般胶片的测量值14 mm以下被认为是颈椎管狭窄，脊髓型颈椎病的10%伴有这样的骨性椎管狭窄。

2.软骨发育不良

软骨发育不良常常合并骨性椎管狭窄。一般腰椎部发病比较多见，很少部分的病例出现在颈椎。单纯X线可见$C_{2\sim7}$，的椎管前后径小于13 mm，呈现骨性椎管狭窄，MRI可见椎间盘的变性，CT可见椎管面积狭小，椎间关节肥厚。

（二）获得性颈部椎管狭窄

1.退行性变

（1）中央区狭窄：不伴有先天性骨性狭窄，由于骨质增生造成骨性椎管狭窄的脊髓性颈椎病。

（2）外侧区椎管狭窄：不伴有先天性骨性狭窄，由于骨质增生造成骨性椎管狭窄的神经根性颈椎病。

2.混合性

骨性狭窄合并颈椎间盘突出症或后纵韧带骨化症。

3.医源性

广泛手术减压后形成瘢痕压迫，比较少见。

三、影像学诊断

（一）X线诊断

骨性椎管狭窄是本病存在的基础，这包含两个概念，一个是椎体中部的椎管前后径狭窄，是由于发育性的因素造成的。另一个是椎管以椎体边缘为主的骨增生部位的椎管狭窄，通过观察颈椎X线的侧位片可以判断这样的情况。

1.颈椎移行部和上位颈椎

这一部位的狭窄常常和先天性畸形、类风湿关节炎有关。寰枕融合、软骨发育不良经常可以造成颈椎管狭窄和不稳定而引起脊髓压迫症状。类风湿关节炎可以引起寰枢椎或枢椎下的半脱位导致上位颈椎管的狭窄。

2.下位颈椎

下位颈椎主要应该注意是否存在骨性椎管狭窄。一般$C_{4\sim6}$是椎管最狭窄的部位。通常认为椎管直径在14 mm以上为正常，12～14 mm为相对狭窄，12 mm以下为绝对狭窄。但是X线片的测量只是对骨性椎管大小的判断，黄韧带肥厚以及颈椎不稳等因素也必须考虑。动态X线片和MRI可以对这些因素进行分析。

除了椎管前后径外，有学者认为棘突前缘和椎间关节后缘之间的距离小于1 mm也提示颈椎管狭窄。Lintner等则认为椎管前后径和椎体前后径的比值（canal－body ratio，CBR）小于0.8～0.9提示椎管狭窄。

椎管狭窄可以分为发育性椎管狭窄，先天性椎管狭窄，动态性椎管狭窄。先天性椎管狭窄主要表现为椎弓根短小，代表性的疾病有：Down综合征、Morquio病、软骨发育不全等。

动态性椎管狭窄（dynamic spinal canal stenosis：DSCS）是指椎管在中立位以外的某一个位置时发生狭窄，主要表现在后伸位的时候，X线片显示在颈椎最大后伸位时，上位椎体的后下缘和下位椎板的前上缘之间的距离小于12 mm可以诊断为动态性颈椎管狭窄。造成脊髓压迫的机制是颈椎后伸时局部出现钳夹现象。一般多发生在椎管相对较窄的颈3～6之间。发生部位也可以出现脊髓损伤的异常电位。

（二）MRI诊断

MRI可以反映出脊髓本身的受压状况，以及受压部位局部的髓内信号的改变。因此MRI可以用来判断脊髓压迫的程度，脊髓受压后的形态和髓内信号改变。

1.压迫因素

椎管前后径小于12 mm者为椎管狭窄。MRI上可以看到T像上脊髓前后的蛛网膜下隙变薄或者消失，椎管正中部分前后径减小，相对于脊髓椎管的容积变小。横断像上可以看到脊髓扁平化，脊髓在椎管内的相对体积增大。由于 MRI 的空间分辨能力比较低，骨性狭窄的程度定量分析不如 X 线片和 CT 准确。

2. 脊髓信号的变化

脊髓受压部位可以出现 T_2 像上高信号的改变，但这一般与临床治疗效果没有直接的关系。如果患病时间比较短，脊髓轻度受压，高信号可能表示脊髓的一过性水肿，预后较好。如果压迫时间较长且压迫程度较重，高信号可能反映了脊髓的软化、溶解等不可逆性的病理改变。特别是如果同时 T_1 真像上出现低信号区，则表示局部坏死，空洞的形成，是预后不良的标志。望月等的研究认为如果 T_2 像上的高信号区域位于脊髓中央和前方，并且局限于一个椎间水平，预后一般较好，如果高信号区域位于脊髓的广泛区域，则预后不良。

3. Gd－DTPA 加强影像

Gd－DTPA 的增强影像可观察到脊髓血管床丰富的部位和血脑屏障出现功能障碍的部位。此外，脊髓内出现脱髓鞘改变和纤维化等的部位也可能会被钆造影后影像增强。椎管狭窄的脊髓压迫部位出现造影增强可能表示预后不良。

（三）CTM

CTM 是在脊髓造影的基础上进行 CT 检查。脊髓造影后 1 h，在颈椎的间盘和椎体上下缘以及在椎体的中部进行 CT 扫描。CTM 可以清晰地判断脊髓受压后的形态变化，比单纯的 CT 检查更为有用。CTM 还可以看出脊神经根的走行和受压情况。CTM 上脊髓受压后的形态变化通常表现为：正常脊髓呈现椭圆形，轻度压迫表现为扁圆或凹圆形，中度压迫为蝴蝶形，严重压迫使脊髓呈三角形。临床上可以用脊髓扁平率来判断脊髓受压的程度。脊髓扁平率是脊髓前后径和左右宽度的比值。扁平率 45％以下容易出现脊髓压迫症状，30％以下表示预后不良。

四、临床表现

（一）脊髓压迫症

一般首先出现脊髓中央灰质受压的临床表现，随着压迫的加重逐渐出现周围白质受压的症状。灰质受压表现为髓节性功能障碍，可以出现上肢某些部位的麻木，感觉减退，肌力下降，腱反射降低或消失，有时需要和神经根损伤相区别。一旦白质受累就会出现受损部位以下的腱反射亢进，出现病理反射，严重的会出现痉挛步态，下肢的肌力下降和感觉障碍。

虽然不排除有多节段脊髓受压的可能，但临床上大多数病例是由于一个部位的压迫所致。因此这一部位的定位诊断在临床上尤为重要。颈椎间隙和颈髓的位置有一定的对应关系。$C_{3/4}$ 为 C_5 髓节，$C_{4/5}$ 为 C_6 髓节，$C_{5/6}$ 为 C_7 髓节，$C_{6/7}$ 为 C_8 髓节。每个体节有固定的支配区域。

C_5 髓节：感觉支配区在肩部，肌肉主要为三角肌。反射为非典型的三角肌反射。如果白质同时受累，会出现全指尖的麻木，$C_{5\sim8}$ 区域的感觉障碍，三角肌以下的肌肉萎缩，肱二头肌以下腱反射亢进，Hoffmann 反射阳性，手指灵巧运动障碍。

C_6 髓节：感觉支配区在前臂的外侧和拇指，肌肉主要为肱二头肌，反射也以肱二头肌腱为主。如果白质同时受累，会再现 1～3 指的麻木，$C_{6\sim8}$ 区域的感觉障碍，肱二头肌以下的肌肉萎缩，肱三头肌以下腱反射亢进，Hoffmann 反射阳性，手指灵巧运动障碍。

C_7 髓节：感觉支配区在中指，肌肉主要为肱三头肌，反射也以肱三头肌腱为主。如果白质同时受累，会出现 3～5 指的麻木，$C_{7\sim8}$ 区域的感觉障碍，肱三头肌以下的肌肉萎缩，Hoffmann 反射阳性，手指灵巧运动障碍。

C_8 髓节：感觉支配区在小指和前臂的内侧，肌肉主要为骨间肌，没有相应的腱反射区。如果白质同时受累，不会出现手指的麻木，会有 C_8 区域的感觉障碍，骨间肌萎缩，Hoffmann 反射阴性，可能会有手指灵巧运动障碍。

(二)颈神经根压迫症

颈部神经根受压,首先表现为沿着神经根分布区域的疼痛,经常相当严重,如同放电样的感受,神经根受压很少会两侧上肢同时出现。为了减缓疼痛,患者常常将上肢高举,或将手放在脑后,这样可以缓解神经根的压力,减轻疼痛。神经根障碍的特点还可以表现为颈后伸,或侧后伸时诱发沿着受累神经根区域的串痛,临床表现为 Spurling 征阳性。神经根障碍不同于单纯髓节障碍的表现,髓节多为双侧,神经根基本是单侧的。神经根障碍的部位:$C_{3/4}$椎间为C_4神经根,$C_{4/5}$椎间为C_5神经根,$C_{5/6}$椎间为C_6神经根,$C_{6/7}$椎间为C_7神经根。

熟练掌握脊髓和神经根压迫的特点,对于医师迅速掌握病情非常重要。在此基础上再结合影像学的结果,就会对患者的病情有一个比较准确的把握,以利于进一步制定正确的治疗方法。切记,不要一上来就根据影像学的结果做出诊断和治疗。

五、电生理检查

(一)肌电图(EMG)

颈椎管狭窄症的脊髓灰质和神经根障碍可以在 EMG 上发现异常,常常表现为静息状态时出现纤颤电位,阳性锐波。灰质障碍可能出现前角细胞损伤的巨大阳性波。主动收缩时也会出现异常。但是白质障碍很难判断。周围神经传导速度也会在脊髓受压较长时间的病例出现延迟。如果测量 H 波或 F 波会出现 H 波较易诱发,F 波迟延的现象。

(二)体感诱发电位(SSEP)

由于 SSEP 主要反映周围神经的感觉支和脊髓后索的部分,在这些部位出现障碍时可以看到 SSEP 的异常。

(三)节性脊髓诱发电位(SEPs)

这是通过手指的刺激在脊髓不同部位记录的电位,虽然可能反映出脊髓内后角神经细胞的电位变化,但是定位诊断同样困难。

(四)脊髓刺激诱发电位(SCEP)

这是一种很实用性的,易于判断的诱发电位。它是将导管白金电极通过硬膜外导针插入脊髓硬膜外腔,在硬膜外刺激和记录的电位。一般颈椎从颈$_7$和胸$_1$棘突间隙,胸椎从胸$_{12}$腰$_1$棘突间隙刺入。SCEP 主要用于脊髓白质障碍的定位诊断,它可以清晰的记录一大一小两个阴性电位为主的波形(一般称为 N_1,N_2),非常稳定,重复性好,容易量化。能够反映出椎间隙和椎体中间部位的脊髓功能变化,比 MRI 更快更早期地发现脊髓损伤的部位。

(五)运动诱发电位(MEP)

在清醒状态下可以进行磁刺激 MEP,麻醉下可以进行电刺激 MEP 的测定。主要弥补以上方法无法直接观测运动神经状况的不足。磁刺激 MEP 可以发现脊髓灰质和神经根的运动系统的障碍,在鉴别诊断时很有帮助。

六、颈椎管狭窄症的治疗

由于颈椎管狭窄症常常表现为脊髓的压迫症状,非手术治疗时间不宜过长,以免延误最佳手术时间。脊髓压迫的最好治疗方法就是迅速解除压迫。手术方法主要包括前路减压、植骨融合内固定术和后路的椎管扩大成形术。单节段的椎管狭窄比较少见,多是由于椎管本身的骨性狭窄,在此基础上由于椎间盘退变引起骨性增生和(或)间盘突出使得椎管进一步狭窄。明显单节段或双节段椎间盘突出引起的神经受压可以考虑前路减压融合手术,也可考虑行人工椎间盘置换手术。

(一)前路减压固定手术

麻醉采用全麻,仰卧位,头略后伸,取颈前横切口,由胸锁乳突肌内缘、颈动静脉鞘与食管气管之间的间隙入路达椎体前缘。用标记针刺入病变间盘,拍 X 线片确认病变节段后,切除间盘和终板软骨。以

Caspar 牵开针打入上下健康椎体并向上、下牵开。用微型磨钻和刮勺切除椎体前方 1/4 及后方骨和后纵韧带骨化灶等，彻底解除对脊髓的压迫。用磨钻修整间隙上下椎体面成平行，并有新鲜出血。测量间隙大小后，切割 ProOsteon200 成相同大小和形状的植骨块，植入间隙内，松开椎体牵引。若两间隙减压，则以相同方法处理另一间隙。再以颈椎前路钢板螺钉固定。患者术后 24～48 h 拔除引流，2～3 d 后戴费城颈托(Philadelphia collar)下地活动。术后 2 个月内颈托固定颈部。

(二)棘突纵割式颈部椎管扩大人工骨桥成形术

全麻后用面托或 Mayfild 颅骨固定器固定头部。暴露后将从 C_2 棘突止点切下的半棘肌用丝线标记。咬骨钳剪去 $C_{6\sim7}$ 较高棘突顶端并修整平齐。通过特制硬膜外导管把特制线锯导入 C_7 椎板下硬膜外，并从 C_3 椎板上缘导出。在保持颈前凸条件下，小心将棘突从正中锯开。对于有后凸患者实行分段切割，对有椎管内严重狭窄或粘连，线锯难以导入的节段，使用纤细钻石磨钻从正中割开棘突。沿小关节内侧在两侧椎板上用磨钻各做一纵沟槽，深至椎板深层皮质。用组织剪和刮勺分开棘突，开门扩大椎管并去除两侧压迫粘连的组织。见硬膜囊后移搏动明显后，切割 Pro Osteon CHA 成梯形状，桥接于各割开的棘突间，用 10 号丝线绑缚固定牢固。使颈稍后伸后，将两侧半脊肌交叉缝合于 C_2 棘突，逐层关闭切口。术后 3 d 内卧床，用沙袋两侧固定头颈部。3 d 后拔除引流，患者戴费城颈托下地活动。术后 2～3 周颈托固定。

(贾淮海)

第三节 胸椎管狭窄症

椎管狭窄是导致脊髓、马尾神经和神经根压迫性损害的常见原因之一。发生在腰椎最多，其次为颈椎，胸椎少见。退变性胸椎管狭窄症是近年来才被逐渐认识的一种疾病，主要累及椎间关节一椎间盘水平，该处关节囊、黄韧带、后纵韧带骨化及椎体增生，椎间盘膨隆，造成椎管狭窄和脊髓压迫症状，这些变化与脊椎退行性变是相一致的。有关胸椎管狭窄症的报道较少，欧美文献仅仅有极少数病例报道，日本发病率较高，国内近年来也有不少病例报道。该病相对较为少见，临床较易漏诊和延误诊断。

黄韧带骨化(OLF)现象最早是于 1912 年提出的。1920 年 Polgar 首例报道黄韧带骨化的侧位 X 线表现，以后人们对此进行了大量深入的研究工作。目前黄韧带骨化症已被认为是导致胸椎管狭窄、脊髓损伤的重要临床疾患之一。

一、流行病学

黄韧带骨化多见于亚洲人，尤其是日本人，发病率为 5%～25%；黑种人、高加索人也有少量报道，但在白种人中极罕见。该病为老年性疾病，50～70 岁发病率高，并有随年龄增长发病率增高的趋势；男性发病较多，男女比例为(2～3)∶1。

二、发病机制

到目前为止胸椎管狭窄症的确切病因尚不完全明确，几十年来围绕其发病机制不断探索，现认为可能与以下几种因素有关。

(一)慢性退行性变

临床统计研究表明，黄韧带骨化老年人多发，且以下胸段居多，同时常伴其他病理变化如后纵韧带骨化、小关节肥大、椎体增生等，这些特点与脊柱其他部位慢性退变是相一致的；同时发现，部分脊柱退行性变病例中胸椎黄韧带骨化、后纵韧带骨化发生率高。病理学研究也发现，黄韧带退变过程中弹力纤维减少、大量胶原纤维增生，在此基础上逐渐发生软骨样改变、钙化，直至骨化。但是，该观点很难解释为何颈椎黄韧带骨化极为少见。

（二）积累性劳损

另外一些学者认为，由于下胸段活动度较大，黄韧带在附着点处受到较大的反复心力而致慢性积累性损伤。反复的损伤、修复，最终导致黄韧带骨化。临床病理学研究结果显示，黄韧带骨化往往始于黄韧带的头侧，尾侧附着部，长期受力致弹力纤维断裂、胶原纤维增生，甚至在受力明显的部位发生黏液样变性；病变黄韧带显示反复替代及软骨化生过程，继而通过软骨内成骨导致黄韧带骨化。

（三）代谢异常

目前研究较多的是氟与黄韧带骨化间的关系，其可能的作用机制为：氟可激活腺苷酸环化酶，从而使细胞内 cAMP 含量升高，引起细胞质内钙离子浓度显著升高，最终导致软骨细胞钙化、骨化。低磷血症也被认为与黄韧带骨化有关，但机制尚不明确。

（四）其他

炎症、家族性因素等也被认为是本病的发病机制之一，因为临床观察到不少家族聚集现象，但迄今仍缺乏充分证据。

三、病理

根据术前 X 线片、CT、MRI 检查、手术所见及术后病理检查，胸椎管狭窄的病理改变足多种多样的，有先天性的，如椎管发育不良、椎弓根短缩；遗传性的骨代谢异常如 Paget 病；维生素 D 抵抗性骨病；也有后天性的，如肾病性的骨代谢异常，氟骨症。临床上最多见的是反复的应力损伤因素，局部的退行性改变所致胸椎管狭窄是基本病理改变，包括黄韧带肥厚（HLF），黄韧带骨化，关节突肥大，椎板增厚，椎间盘突出，后纵韧带骨化，硬行膜增厚等等类型。

从影像学上，退行性胸椎管狭窄的主要病理改变为：黄韧带肥厚，部分出现钙化或骨化。可厚达 1～1.5 cm，有的出现双椎板样改变，甚至与上下椎板融成一体；椎板增厚硬化，厚达 1.5～2 cm；关节突增生肥大，增生骨赘向椎管内突入；椎体后缘骨赘向椎管突入。椎间盘突小和 OPLL 多并存；椎管矢状径和横径减小，椎管变形，硬膜外脂肪消失，硬膜外粘连紧带、硬膜增厚。脊髓受损、硬膜囊变形或呈节段性环形凹陷，搏动减弱或消失。这些改变与颈、腰椎管狭窄退行性变相似，故退行性胸椎管狭窄应当是脊柱退行性变的一个组成部分，由于胸椎管在正常情况具有相对较窄的解剖学特点。即使其退生程度与颈、腰椎相同，亦可能最先造成胸段椎管脊髓及神经根的压迫性损害，而且由于缺乏有效缓冲空间，与颈、腰段相比，压迫与缩窄程度往往较严重，无缓解期、常呈缓慢的进行性发展，因长期缺血生性造成永久性瘫痪。此外，胸椎相对较为固定，韧带及关节囊的病理性骨化倾向较易形成，与颈、腰段相比，除形成更严重的狭窄外、其范围住往较为广泛，常累及 4～6 个脊椎，氟骨症则受累范围更加广泛。

四、临床表现

胸椎管狭窄疾病临床主要表现为脊髓不全压迫造成的胸段脊髓缺血、感觉和运动传导障碍等一系列综合征，大部分患者起病呈隐袭性，少数可有诱因，如腰背部扭伤，受凉、过度劳累，手术麻醉等，症状表现多样：①胸椎压痛，伴或不伴放射痛，后伸受限伴疼痛。②下肢感觉异常，如下肢麻木、无力、脚踩棉花感；下肢肌力减弱，肌张力增高，出现肌紧张、折刀样痉挛，僵硬，无力，行走困难，且进行性加重。③间歇跛行史，行走数十米至数百米或久立后症状加重，平卧时症状减轻。④胸腹部束带紧迫感。⑤大小便功能障碍。⑥痉挛步态，有些患者甚至不能站立。

体格检查方面以胸段脊椎受压表现为主，脊柱相应节段压痛，少数有后凸畸形，胸椎不同平面以下存在不同程度的感觉、运动障碍，出观感觉减退平面，双下肢痉挛步态，大小便异常等不全瘫痪。神经反射亢进，病理反射阳性，腹壁和提睾反射减弱或消失，膝、踝反射活跃或亢进，髌、踝阵挛，Babinski 征阳性；神经根刺激症状，如胸背部束带感，疼痛；脊髓、马尾循环障碍，出现神经源性间歇性跛行，括约肌功能障碍，二便困难；晚期脊髓完全性压迫，出现截瘫，二便失禁等。

五、影像学检查

影像学检查是胸脊髓压迫症定位、定性诊断的最主要手段,仅依靠感觉平面、反射或棘突叩击痛等临床检查,往往并不确实。

(一)X线检查

X线检查是必须的,可排除脊柱肿瘤和骨性病变,疑有胸椎管狭窄症的患者应常规行X线检查。一般多表现为胸椎不同部位不同程度的退变征象,正位片病变部位椎间隙变窄,有不同程度的椎体缘唇样骨质增生,椎间隙内多模糊不清,椎板轮廓难以分辨;在侧位X线可见胸椎退行性改变,如关节突肥大,椎体骨赘形成,甚至呈竹节样改变,椎间隙可有轻度变窄,椎间孔投影中可见骨化影,可呈钩形或鸟嘴状高密度影。连续几十节段黄韧带骨化时椎管后壁呈锯齿状引起节段性狭窄,这一点从 $T_1 \sim L_2$ 所有平面均可发生,特别是 $T_{9\sim12}$ 节段。氟骨症病例可见胸椎骨密度明显增高,韧带广泛骨化,结合流行病学及生化可诊断。

(二)CT

CT对脊柱脊髓疾病的诊断具有定性和定位作用,可清晰显示椎管狭窄的程度、病变的具体部位及骨化形态,更清楚地揭示出椎管、硬膜囊、蛛网膜下隙和脊髓的相互关系,显示病变更为明确。CT扫描主要表现为起于椎管后外侧壁即椎板下缘或关节突前内侧的单侧或双侧板状或结节状骨化块,突入椎管内,形态表现为棘状、结节状、板块状、隆突状骨化。双侧型的骨化块可相互部分融合并与椎板和后关节囊融合,椎管狭窄程度上比单侧重。但大的单侧骨化块亦可封闭半侧椎管,造成严重椎管狭窄。后纵韧带骨化和关节突肥大可进一步加剧椎管狭窄,严重时,椎管呈二叶草或窄菱形。脊髓横断面上,压迫重的地方脊髓变细,密度增加。图像横扫可显示增生肥大的关节突,由于椎板增厚和黄韧带骨化造成椎管狭窄时,不是每个扫描层面都与椎管垂直,CT片上显示的椎管狭窄常较实际更严重。

(三)MRI

在无MRI截瘫之前,常规做脊髓造影,以观察脊髓受压节段,主要表现在正位片上见束腰状、"V"形或"U"形改变。在侧位片L梗阻端表现为"V"形边缘及从椎管的后下方向前上方斜坡样、擦边样而过的改变。造影检查可清晰显示韧带的骨化影,并可见椎管变形、变小、硬膜囊受压,呈搓衣板样、毛刷样或蜡笔样。亦可显示椎间关节、肋结节关节、前纵韧带、后纵韧带的退变、增生、融合、骨化等。椎间关节增生肥大内突,椎板增厚、黄韧带肥厚,OPLL出现。双层骨样板改变,不完全梗阻,矢状径和横径减小,硬膜外脂肪消失,脊髓受压变形,充盈缺损为多节段性,呈"串珠"状,多见于椎间盘椎间关节平面脂肪消失,脊髓受压变形,充盈缺损为多节段性,呈"串珠"状,多见于间盘一椎间关节平面椎管变形。完全性梗阻时,梗阻端平直或呈斜坡状。

胸椎间盘退行性变和骨赘形成时,可见椎间隙变窄,椎间盘成分减少,信号减弱,有的出现后方椎间盘成分消失,局部信号变弱。受累节段的椎体前、后缘均见低信号的突出物,以后缘为主,后缘突出呈弧形,其信号与皮质骨相似,有的可见"包壳"样改变,即突出物表面信号明显减弱,而中央部传信号增强。黄韧带骨化,黄韧带信号明显减低,矢状面上造成脊髓的节段性压迫,形态似"锯齿样"。比较重的韧带钙化在某些矢状面可占据大部椎管。后纵韧带骨化,可见受累节段的椎体后方正常低密度影增厚,超过正常胸椎后缘"黑线"影,椎管在此部位更显狭窄。胸髓受压和受损时,受累节段的致狭窄因素对胸髓压迫,使胸髓局部弯曲,变扁或呈凹陷向侧移位,多节段狭窄者,脊髓多节段扭曲变细。受压节段的脊髓信号以增强为主,T_2 像较 T_1 像更有利于观察脊髓压迫。

六、诊断

正确的诊断首先依靠详细的病史及全面的神经系统检查。本病相对较少,基层医院常延误诊治,强调早期诊断尤为重要。依据症状和体征,特别是神经学检查和X线、CT、MRI及电生理检查,可以做出诊断并可与胸椎间盘突出症相鉴别。在临床上,胸椎黄韧带骨化多表现为胸椎管狭窄而引起的一系列脊髓、神经根压迫的症状和体征,病程长短不一。其初始症状一般为双下肢麻木、僵硬、无力以及感觉异常,常伴有胸部束带感、胸部扩张受限及背部僵硬,间歇性跛行也是临床常见症状。病变在中、上胸段可有明显的上运动神经元瘫痪的体征,但在下胸段常表现为上、下神经元同时瘫痪的体征,少数患者甚至表现为膝以上硬瘫、膝以下软瘫。感觉障碍可为横断性或神经根性。双上肢检查正常可排除颈段病变。

(一)病史和发病年龄

胸椎管狭窄症的病史一般均较长,系慢性发病。多为中年以上发病,发病率男多于女。

(二)症状与体征

多数患者早期表现为进行性双下肢麻木、无力、僵硬不灵活,间歇跛行、胸腹部束带感。X线平片检查多误认为"骨质增生",常行非手术治疗直至病情严重。检查早期X线片,除一般退行性变外,多已有明显的黄韧带肥厚,骨化,后纵韧带骨化等。

影像学检查对诊断胸椎黄韧带骨化有重要作用。高质量胸部平片和侧位断层片,CT或磁共振检查对早期诊断是很必要的。应注意识别黄韧带和后纵韧带骨化,这是椎管狭窄的主要因素。X线平片有利于鉴别后纵韧带骨化及脊柱炎症、肿瘤等;侧位片可见椎板间隙处形成向椎管内占位的三角形骨化影,但受肩带的重叠及肝脏阴影的影响,常使对上、下胸段的判断受到一定程度的限制,而且对病变早期及板状型骨化的诊断较为困难。椎管造影只能提示梗阻的程度,对病因学诊断无价值,且具有创伤性,目前已很少采用。

(三)鉴别诊断

腰椎间盘突出症患者发病年龄较轻,大多在20～40岁,病史较短,很多患者可以明确发病日期,有人在明确的轻微损伤后发病;由于椎间盘突出多偏向一侧,故脊髓受压症状多在一侧肢体,或两侧轻重不一,脊髓受压程度也较胸椎管狭窄者为轻,几乎无全瘫者;影像学检查特别是MRI检查可提供重要诊断依据,腰椎间盘突出多累及单个椎间隙,个别有两间隙椎间盘突出者,在MRI上显示清楚,无脊髓后方受压的病变,可与胸椎管狭窄症相鉴别。

此外,该病须与黄韧带钙化症相鉴别,多数学者认为,黄韧带钙化症与黄韧带骨化过程中的钙化是两个截然不同的病理过程。黄韧带钙化症仅见于颈段,女性多见,大体观多呈圆形或椭圆形;光镜下可见钙盐沉着于纤维中,钙化灶周围有较多的多核巨细胞、组织细胞及淋巴细胞浸润,表现为肉芽肿样异物反应;与以骨小梁、骨髓结构为特征的骨化完全不同。

七、治疗

通常认为,非手术治疗胸椎管狭窄均无效,手术治疗是目前唯一有效的方法,病情进行性加重,一经确诊应立即手术治疗。

造成胸椎管狭窄症的后方因素主要为肥厚的黄韧带、椎板以及肥大的关节突;而前方因素主要为胸椎间盘突出和后纵韧带骨化(OPLL),但单独的OPLL压迫脊髓而无后方病理改变者少见。因此,胸椎管狭窄手术治疗,主要为后路椎板切除减压手术。对于退行性改变为主的,包括黄韧带骨化(OLF)、关节突增生(HAP)、后纵韧带骨化(OPLL)、椎板增厚等类型为主要病理解剖改变的胸椎管狭窄疾病,手术行后路全椎板切除减压是比较简单、直观、彻底的方法,手术的疗效也较满意。对合并有胸椎间盘突出压迫脊髓者宜采用后路减压,再辅以侧前方减压、椎间盘髓核摘除术。

八、术后脊柱稳定性和功能恢复

整块半关节突椎板切除术后,经2～8年的随访,未发现胸椎不稳的情况。原因是外半关节突关节仍存在,还有肋椎关节保护,故胸椎的稳定性可以胜任日常生活。一般情况下不需要行内固定。至于术后效果则与术前脊髓本身的情况和手术减压程度有关,术前未完全截瘫、MRI脊髓信号正常者,手术减压充分,常可获得优良效果。术前截瘫严重,脊髓本身有软化灶者,仅中等恢复,但较术前进步明显;个别未按整块半关节突椎板切除术操作者,脊髓损伤加重。因此,椎板整块切除,可减少或防止脊髓损伤加重的发生。

氟骨症性胸椎管狭窄症是地方性慢性中毒性疾病，动物试验表明氟在异位骨化的化学诱导中起重要作用，氟可激活细胞腺苷酸环化酶、从而使细胞内 cAMP 含量升高，导致细胞质钙浓度升高、软骨细胞变性、钙化。表现为骨质密度增高，椎板及小关节突增生、肥厚。椎板内韧带(特别是黄韧带)肥厚、骨化、从而导致椎管狭窄，造成脊髓受压的症状，临床表现为椎管狭窄症状。

对于胸椎黄韧带骨化引起的椎管狭窄和脊髓损害，至今仍无有效的非手术治疗，一旦诊断已明确，即应尽早手术治疗。黄韧带骨化主要侵犯脊椎的后部结构，胸椎椎板切除减压是比较合理的方法。但是其手术效果往往不如腰椎和颈椎好，这是因为其病理因素较颈腰段复杂，手术操作也困难。

术后效果与术前病程长短、脊髓压迫与脊髓损伤程度、病变累及节段、狭窄程度、是否并发后纵韧带骨化以及手术方法等诸多因素有关。狭窄或瘫痪较重而时间较长者，除了致压物使脊髓直接受压而造成损伤外，还由于局部血循环障碍、缺血缺氧时间较长，可以导致脊髓组织发生不可逆性的继发性损伤。术前 MRI 上胸髓受压和受损程度越轻，症状进行性加重时间越短，术前生活仍可自理者，术后效果往往越好。而多节段受累，脊髓已有软化、囊变、萎缩变性，症状进行性加重时间长，术前生活需他人照顾者，术后往往效果不理想。

(贾淮海)

第四节　胸椎间盘突出症

胸椎间盘突出症临床上较少见，由于它症状复杂，临床表现多样，因而诊断比较困难，往往会延误诊断。近年来随着诊断方法的改进，如 CT、MRI 的应用，使得胸椎间盘突出症能够获得早期诊断，另外还发现了一些临床无症状的胸椎间盘突出患者。目前对胸椎间盘突出症的自然病史仍不十分了解，临床上对于造成脊髓压迫的胸椎间盘突出症患者首选外科手术，近年来随着手术方法和技巧的改进，手术治疗胸椎间盘突出症的疗效也不断得到提高。

一、概述

1838 年，Key 报道了第一例胸椎间盘突出症导致脊髓压迫。1911 年，Middleton 等报道了第二例胸椎间盘突出症；1922 年，Andson 采用后路椎板切除的方法第一次尝试通过外科手术的方法来治疗胸椎间盘突出症；1934 年，Mixter 和 Barr 报道了 4 例胸椎间盘突出症，其中 3 例进行外科手术治疗的患者中 2 例出现了截瘫，因而他们认识到这种疾病治疗是比较困难的。在这以后，有很多的文献对胸椎间盘突出症进行了更加详细的描述。普遍认为后路椎板切除的方法治疗这种疾病的疗效难以预料而且风险很大。1960 年，Hulme 首先采用肋横突切除入路治疗了 6 例胸椎间盘突出症患者，他们的经验证明肋横突入路是一种比后路椎板切除术更为安全和有效的方法。Arc 等回顾了 49 例手术治疗的胸椎间盘突出症后发现，肋横突切除入路治疗胸椎间盘突出症的症状改善率为 82%，另外有 14%的患者无改善，4%患者症状加重。1958 年，Crafood 等报道了第一例经胸入路治疗的胸椎间盘突出症，他们对椎间盘进行了开窗，但没有过多地摘除椎间盘和进行脊髓减压，结果手术效果良好。Perot 等在 1969 年进行了经胸的脊髓减压来治疗胸椎间盘突出症，结果获得良好疗效。1971 年，Carson 等报道了后外侧入路的方法治疗胸椎间盘突出症，1978 年，Patterson 等对 Carson 方法进行了改进。上述所有手术方法都在不断的改进中，近年来，一些学者尝试通过胸腔镜摘除突出的胸椎间盘，这为胸椎间盘突出症的治疗提供了另外一个途径。上述每种方法都有它本身的优点和缺点，除了后路椎板切除的方法外所有方法都可以接受。

二、病因与病理机制

(一)病因

大多数学者都认为退行性变是胸椎间盘突出症的主要原因，因为胸椎间盘突出往往是发生在退变较大的胸腰段。Videman 等发现在 $T_{11\sim12}$ 节段上往往可以看到中度及重度的骨质增生，在 $T_{8\sim12}$ 的上位终板常见有不规则的改变出现，胸腰段终板的改变往往是在中央，而不像腰椎终板的改变常在周边。创伤在胸椎间盘突出症发生中的作用仍存在争议。胸椎间盘突出症患者中有 14%～63%存在外伤史。在 10 个随机的研究中，平均为 34%，在一些患者中外伤因素是确定的，而另外一些患者中外伤可能只是加重或者诱发因素。外伤的程度可从小的扭伤到重的摔伤及严重的车祸。还有一些学者认为休门病可以加重椎间盘的退变，促使胸椎间盘突出症的发生。

由于本病的复杂性，很多患者没有被认识到或表现为无症状。胸椎间盘突出症发病的实际情况目前仍不十分清楚。胸椎间盘突出症发病年龄最年轻的 11 岁，最大 75 岁，大多数患者在 40～60 岁发病，男性和女性无明显差别。胸椎间盘突出症发生率比较低，Logue 在 250 个椎间盘切除术患者中，只有 11 个是胸椎间盘突出症（4%），Otani 等在 15 年间的 857 个椎间盘切除术患者中有 11 个是胸椎间盘突出症（1.8%），在尸体标本研究中，Perry 发现 11%的尸检标本中有胸椎间盘突出，总的来说，症状性的胸椎间盘突出只占所有椎间盘突出的 0.15%～4%，手术治疗的胸椎间盘突出症又只占到所有手术椎间盘的 0.2%～1.8%。胸椎间盘突出症合并神经功能损害在总的人群发病率约百万分之一。MRI 的出现使胸椎间盘突出症的诊断和治疗发生了飞跃，使早期诊断和治疗成为了可能，现在它已经代替了脊髓造影，成为胸椎间盘突出症诊断和治疗中一个必不可少的工具。在 1950 年，Love 等在 26 年中才发现了 17 例胸椎间盘突出症患者，而在 MRI 出现以后，Ross 等在 2 年中就发现了 20 例患者，通过 MRI 检查，Wood 等在 90 例无症状的患者中发现 66 例有一个或多个胸段椎间盘表现解剖异常，其中突出 33 例（37%），膨出 48 例（53%），纤维环撕裂 52 例（58%），脊髓异常 26 例（29%）。年龄和胸椎间盘突出发生率之间无显著的关系。胸痛和无症状人群中的胸椎间盘突出发生率无显著差异。而 Williams 等则认为，胸椎间盘突出十分常见，可以认为是 MRI 上的一个正常变异。

儿童的椎间盘钙化被认为是一个自限性的疾病，最终可出现疼痛缓解、钙化吸收，通常发生在颈椎，半数患者之前有外伤或上呼吸道感染病史。Nicolau 等回顾了儿童突出钙化胸椎间盘的自然史，也证实该病患者症状能自发改善，钙化可自行吸收，但并非所有患儿病程都是良性的，其中有两例患者出现了脊髓压迫，需要手术。成人椎间盘钙化在胸腰段脊柱最为常见，通常无症状，除非发生椎间盘突出，它在无椎间盘突出人群中的发生率为 4%～6%，而在椎间盘突出人群中的发生率为 70%。

（二）病理机制

胸椎间盘突出症产生神经损害的病理机制是继发于直接的机械性压迫和脊髓缺血性损害。Logue 的报道支持直接的压迫可促使神经损伤，他报道了一例 14 个月后死亡的进展性截瘫患者，尸检可见脊髓发生明显的扭曲，但脊髓前动脉和静脉却搏动良好。另外齿状韧带限制脊髓的后移也可使神经结构容易受到损害。1911 年，Middleton 和 Teacher 报道了一例患者，他在提重物的时候突然发生严重的背痛，20 h 后突然出现从胸到脚的剧痛，然后发生瘫痪，16 d 后死于尿毒症，尸检发现突出的胸椎间盘压迫脊髓，病检发现该部位压迫后出现变性，一根血管栓塞并有出血。胸椎间盘的突出可以引起脊髓前动脉栓塞的现象也支持血管损伤的机制。血管缺血损害可以解释那些出现短暂性麻痹的患者以及那些神经受累平面明显高于突出椎间盘突出水平的患者，这些患者有时可以看到突出物很小，但产生明显的神经功能损害，这个机制还可以解释那些完全减压后神经功能仍然没有恢复的患者，以及那些慢性胸椎间盘钙化却突然出现瘫痪的患者。Doppman 等对急性硬膜外包块行椎板切除术的患者进行血管造影，发现如果在减压后脊髓血管通畅了，尽管脊髓仍存在扭曲，但神经功能可恢复正常，如果动静脉仍阻塞，则动物仍然表现为截瘫。胸椎管径小，管腔基本被脊髓占满，该段脊髓的血供不太丰富等特点使胸髓容易受到损伤，在 $T_{4\sim9}$ 段特别容易受到损害。另外，胸椎间盘突出常见于中央，经常钙化，可与硬膜粘连或突入硬膜并导致脊髓损害。

三、临床表现和诊断

（一）临床表现

胸椎间盘突出症患者的临床表现多样，没有确定的症候群，症状和体征依赖于突出物在矢状位和横切位的位置以及另外一些因素如：病变大小、压迫持续时间、血管损害程度、骨性椎管大小、脊髓健康状况等，患者症状的特点为动态性和进展性。Tovi 描述了常见的发病顺序，即胸痛、感觉障碍、无力，最后出现大小便功能障碍，另外他们还发现如果开始为单侧发病的，则病程发展缓慢，有稳定期，有时还有间歇性缓解，而相反在开始就表现为双侧症状的患者病情往往是呈进展性的，而且是不可逆的。

Arce 和 Dohrmann 复习了文献报道的 179 例患者的起始症状，57％为疼痛，24％为感觉障碍，17％为运动障碍，2％表现为小便功能障碍；到就诊时，90％患者出现脊髓压迫，61％出现感觉及运动功能障碍，30％出现大小便功能障碍。Brown 等报道的 55 例患者中，早期症状 67％表现为束带样的胸痛，20％为下肢的功能障碍，从轻度的感觉异常（4％）到严重的肌无力（16％），还有部分患者表现为肩胛区疼痛（8％）和上腹部疼痛（4％）。伴有下肢症状的胸椎间盘突出症的病史特点是进展性的，几乎所有的患者因为进行性的神经功能障碍和持续的疼痛而最终需要手术治疗。Arseni 等认为有两类症状模式：一类是有外伤史的年轻患者，背痛之后可迅速产生脊髓病变；另一类是中年之后的患者，主要是由于退变所致，没有明确的外伤史，脊髓压迫进展缓慢。

患者的胸背痛可以在中央、单侧或双侧，决定于突出的部位，还有一些患者可能没有胸痛表现，咳嗽和打喷嚏可以加重疼痛。如果突出在 T_1 平面，则有可能累及颈部和上肢，类似于颈椎间盘病变，可以引起上肢麻木、内源性肌无力以及 Horner 综合征等。当突出位于中胸椎时，疼痛可以放射到胸部和腹部，类似于胸心及腹部疾病，使症状变得更加模糊。Epstein 报道的 4 例患者中，一例进行了不必要的开胸心包囊肿切除术，另一例进行了子宫和输卵管卵巢切除术，第三例患者几乎误诊为子宫内膜异位症而拟进行剖腹探查术。下胸部椎间盘突出可以放射到腹股沟，容易与尿管结石及肾疾病相混淆，突出椎间盘可导致马尾及远端脊髓压迫引起下肢疼痛，症状可类似于腰椎间盘突出症。

胸椎间盘突出症的患者也可出现明显的感觉功能障碍而运动障碍表现不明显，如果患者有感觉、运动、括约肌及步态异常时，应该进行仔细的神经系统检查，以排除胸椎间盘突出症。3/4 的胸椎间盘突出症患者发生在 T_8～L_1 之间，最常见于 $T_{11\sim12}$（26％～50％）。上胸椎发生椎间盘突出的可能性较小。突出多发生于胸腰段的原因是由于该节段的活动度较大，$T_{11\sim12}$ 发生率高于 T_{12}～L_1 可能是由于小关节的方向不一样，Malmivaara 认为在抗旋转力方面，矢状位的关节面高于冠状位关节面，故 $T_{11\sim12}$ 暴露于更大的应力下，发生变性的可能性更高。

胸椎间盘突出根据突出的位置分为中央型、旁中央型和侧方型。根据症状可分为症状性胸椎间盘突出和无症状性胸椎间盘突出。大约 70％患者为中央型或者旁中央型，Awwad 在比较症状性和无症状胸椎间盘突出症患者时发现，在无症状性突出患者中 90％为中央或旁中央，而在症状性突出的患者中 80％为中央或者旁中央型，但是影像学上却没有明确的特征可以区分症状性和无症状性的胸椎间盘突出。Abbot 等认为：侧方型的突出可引起神经根压迫，但很少或不存在脊髓压迫，上胸段或中胸段的中央型突出往往可导致脊髓病变，T_{11} 或 T_{12} 平面的突出可以压迫圆锥马尾，导致下肢的牵涉痛和括约肌功能障碍。胸椎间盘突出到硬膜囊内发生率较低，Love 报道的 61 例患者中有 7 例突入到前侧硬膜囊内。Epstein 等复习文献后发现硬膜囊内胸椎间盘突出只占 5％，其发生率低的原因是由于胸段的硬膜囊很少与后纵韧带及纤维环相连，另外椎间盘突出到硬膜囊内的患者发生脊髓半切综合征或截瘫的可能性较大。

（二）影像学检查

1. 脊柱 X 线平片

只有在椎间盘出现钙化时 X 线平片上才有较大的价值，而钙化的椎间盘并不一定就是突出的椎间盘，但是却提示椎间盘突出的诊断。Baker 等认为椎间盘钙化有两种模式，一种是椎间隙后方的广泛钙化；另一种是突入到椎管内。这种情况由于钙化病灶很小而容易忽视，通过对成人腰椎间盘的研究证实:沉积物可能是焦磷酸盐或羟基磷灰石钙。对存在后凸畸形合并有椎体楔变或终板不规则改变的腰痛或神经功能障碍患者应该仔细检查以排除椎间盘突出的可能性,还有一些表现如椎间隙狭窄、增生等改变都是非特异性的改变,对诊断有一定的帮助。

2.脊髓造影

因胸椎后凸畸形和纵隔结构的重影,胸椎脊髓造影十分困难。脊髓造影是把水溶性的造影剂注入椎管中,拔除针之后通过体位调整造影剂的流动,然后进行前后位和侧位片的拍片,突出椎间盘表现为在突出节段的充盈缺损,中央突出产生卵圆形或圆形的充盈缺损,大的突出可以表现为完全性的阻塞,侧方型的突出表现为三角形或半圆形的充盈缺损,脊髓被推向对侧。脊髓造影时脑脊液的测量无特异性的诊断作用,蛋白含量的增加通常少于50%,通常在50～100 mg/dl,有时也可以达到400 mg/dl。

3.CT

CT检查是胸椎间盘突出症诊断的一个极有价值的方法,与标准的脊髓造影相比,CT不仅提高了敏感性和精确性,而且能够探测椎间盘的硬膜囊内浸润。CT对椎间盘钙化的诊断也有帮助,在脊髓造影之后再进行CT检查则更为灵敏。CT诊断椎间盘突出的标准是椎体后方的局灶突出并伴有脊髓受压或移位。

4.MRI

MRI的出现给胸椎间盘突出症的诊断和治疗带来了革命性进步,一些有条件的医院对于需要手术的患者术前均进行MRI检查,但也有一些医院还是采用CT检查或脊髓造影。MRI检查无创、快速、无放射线、对患者无损害,其敏感性和特异性都很高,而且可以得到矢状位的胸椎图像,是目前诊断胸椎间盘突出症最好的方法。MRI是一种技术性很强的检查,其图像的表现和质量与操作者的专业知识以及所采用的扫描序列有很大的关系。但MRI也有其本身的缺点,比如脑脊液的流空现象、钙化椎间盘信号丢失、心脏搏动伪影等等。另外,造影剂增强检查对于鉴别椎间盘突出和小的脑膜瘤很有价值,突出物质往往不增强,而脊髓脑膜瘤则出现增强现象。尽管MRI能够获得良好的矢状位和横切位的图像,但胸椎间盘突出症患者的MRI图像还是应该紧密结合临床表现进行分析,有研究报道椎间盘严重突出引起脊髓变形的现象可以在无症状患者中见到。

(三)鉴别诊断

在脊髓造影发明之前,只有少数的胸椎间盘患者得到了正确诊断,即使在脊髓造影出现之后,术前的确诊率也只有56%。随着影像学技术的进步,现在几乎所有的患者在术前均可获得确诊。胸背痛的鉴别诊断包括脊柱肿瘤、感染、强直性脊柱炎、骨折、肋间神经痛、带状疱疹、颈椎或腰椎间盘突出等疾病,另外还要注意排除胸腹脏器及神经官能症的可能。如果患者出现了脊髓损害的表现,则还需要与中枢神经系统的脱髓鞘和变性类疾病如多发硬化和肌萎缩侧索硬化症、椎管内肿瘤、脑肿瘤、脑血管意外等进行鉴别。在休门病合并胸椎间盘突出症的患者需和硬膜外囊肿及成角畸形引起脊髓压迫的患者进行鉴别。

四、治疗

有关胸椎间盘突出症患者非手术治疗疗效的长期随访研究很少。1992年,Brown等报道了55例患者2～7年的随访结果,这些患者中11例有下肢症状,治疗方法采用卧床休息、非甾体类镇痛药、理疗等,结果15例患者最终采取了手术,其余40例患者采取非手术治疗方法获得成功,其中31例恢复到了病前的活动功能,在开始表现有下肢症状的11例患者中有9例最终采取了手术,55%的手术患者突出水平在T_9以下,而48%的非手术患者突出水平在$T_{6\sim9}$平面。

胸椎间盘突出症的手术指征为:①进行性的脊髓病变。②下肢无力或麻痹。③根性痛经非手术治疗无效。

Brown等报道根性痛的患者77%经过理疗后可获得改善,如果突出是极外侧,只有神经根受压,脊髓无压迫,主要表现为根性痛,则需要根据疼痛严重程度决定是否进行手术治疗,但也有报道认为侧方型的突出也可以压迫脊髓的主要供血动脉,造成严重的神经功能损害。突出物的大小和临床表现的严重程度无明确关系，小的突出也应该引起足够的重视，因为它也可以迅速产生严重的不可逆性损害。在出现脊髓病变和下肢功能障碍的患者，大多数人主张进行早期手术减压，但在一些患者中，尽管由于延误了治疗而出现严重的神经功能损害，经过手术治疗后也往往可以取得良好的效果。

外科手术治疗胸椎间盘突出症的时间不是很长。后路椎板切除椎间盘摘除术是早期的尝试，但由于这种方法造成神经损伤的风险很高而最终被放弃。Arce 和 Dohrmann 复习了 135 例行后路椎板切除椎间盘摘除术的患者，其中 58%获得改善，10%无改善，28%症状加重，4%死亡。而且行后路椎板切除术后症状无改善或加重的患者再行前路手术后症状亦无改善。只有在 T_{11} 侧方突出、神经损害小的患者在症状开始的早期行后路椎板切除可获得较好的疗效。现在虽然仍偶尔有人建议通过后路椎板切除来治疗侧方的病变，但大多数的学者均认为不能采用后路手术来治疗胸椎间盘突出症。另外还有学者报道单纯行后路减压而不进行椎间盘摘除可以获得较好的效果，但也有一些研究报道应用这种方法产生了灾难性的后果，动物试验也发现对脊髓前方的硬膜外肿块单纯进行后路椎板切除减压后可引起神经功能损害加重。

肋横突切除入路摘除突出椎间盘是治疗胸椎间盘突出症的有效方法。患者俯卧位，采用旁中央切口，将椎旁肌向内侧牵开或横行切断，然后将突出椎间盘侧的肋骨靠近脊柱部分切除，胸膜向前侧方推开，切除横突及肋骨颈和头，肋间神经向内找到椎间孔，咬除部分椎弓根暴露硬膜囊，再于椎体和椎间盘后部开一个洞，轻轻地将椎间盘片段取出而不损伤脊髓。

经胸入路脊髓减压是另外一种治疗胸椎间盘突出症的方法，它的优点是能更为直接地看到病变，便于切除中央型及硬膜囊内突出的椎间盘，它的缺点是开胸手术可以引起很多潜在的并发症。虽然常规开胸手术的并发症较多，但通过这个入路摘除突出胸椎间盘的相关并发症却报道很少，有报道认为其并发症发生率与肋横突切除入路相当。在文献报道的 53 例经胸入路摘除突出椎间盘患者中 52 例获得改善，1 例无变化。在 Bohlman 等报道的经胸或肋横突切除入路治疗的胸椎间盘突出症患者中，两例效果不佳患者都是采用肋横突切除入路的，因而他们认为经胸手术暴露更为清楚，手术效果更佳，是首选的手术方式。一些学者建议在术前行血管造影以确定大动脉及主要脊髓供血动脉的位置，如果这些动脉就在胸椎间盘突出的水平，则应避开动脉侧，而从对侧进入。另外在分离神经根孔时要十分小心，避免动脉损伤，通常在椎间孔部位的侧支循环很丰富，即使大动脉被结扎，脊髓同样可以获得足够的血供，在一些术中结扎了主动脉和神经根孔之间的动脉的患者中也没有观察到有缺血症状。手术时患者取侧俯卧位，侧方的椎间盘突出最好从突出的同侧进入，中央型的突出可以从任何一侧进入，上胸椎或中胸椎部位可以从右侧进入，这样容易避开大血管和动脉，大动脉统计学上有 80%在左侧，如果突出在下胸椎，则可采用左侧切口，因为主动脉比下腔静脉更容易推动，另外左侧也可以避开肝脏。根据突出的平面，需要切除相应的肋骨，使之能容易到达手术部位。在胸椎的 X 线片上相应的椎间隙水平画一根水平线，被它平分的肋骨应该被切除，通常在中胸椎或下胸椎应该切除一到两根肋骨，在上胸椎因为肩胛骨的原因，往往需要切除第 5 或者第 6 肋骨，然后再向头侧暴露，椎体和椎间盘的切除范围根据患者的情况决定，可在椎间盘后部开小窗或完全切除椎间盘及邻近椎体。

一般认为经胸入路更为安全，因为它能够提供最大限度的显露，可完全切除突出的椎间盘而不会影响到椎间孔的血管。对每个患者减压都要特别小心，防止对脊髓造成损伤。如果合并休门病或者减压对脊柱的稳定性造成了影响，则需要行融合术。当只切除一小部分的骨质或者椎间盘时不需要融合，椎间盘被完全切除时则需要进行融合。除了提供稳定性之外，融合可能减少因为变性节段所产生的局部疼痛。胸椎间盘突出症复发的报道极少，从理论上来说，完全的椎间盘切除及融合术是防止复发的最好方法。在手术结束时，应该放置胸腔闭式引流，如果进行了融合，还需要对胸腰椎进行内固定或外固定。

Otani 等报道了一种改良的经胸入路方法，在肋骨切除后，将胸膜从胸壁上分离，这样就可以从胸膜外进入椎间盘前方，这种入路的疗效与直接经胸的入路相似，只是该方法术后无需放置胸管，但能否减少术后并发症的发生则不太清楚，因为本身经胸入路并发症的报道就很少。

1971 年，Carson 等报道了一种后外侧入路的手术方法，采用 T 形切口切开椎旁肌，切除突出椎间盘邻近椎体的全椎板及相应的内侧关节突和横突，斜向到达硬膜外腔的前方进行椎间盘切除。1978 年，Patterson 和 Arbit 对该入路进行了改良，他们采用中线的直切口，切除突出椎间盘尾侧椎体的关节面和椎弓根，先将椎间盘中间部分掏空，然后将椎间盘和骨质压入到空洞中再摘除，在前路减压后再进行全椎板切除。Lesoin 等则采用了更为广泛的暴露，他们将横突、关节面和邻近椎弓根均切除，由于手术切除范围较多而需要进行融合固定，在没有融合而后外侧减压的患者有畸形发生的报道，文献报道的 45 例后外侧减压患者中，40 例改善，3 例无变化，1 例加重，1 例死亡。有学者认为硬膜囊内的椎间盘突出也可采用这种方法治疗，手术更为简单，但这种方法术中会对脊髓造成一定的牵拉。

通过胸腔镜来治疗胸椎间盘突出症的优点是创伤很小。Regan 等报道的 36 例患者中，30 例表现为难治的根性痛，6 例表现为脊髓损害或出现麻痹，手术平均时间为 187 分钟，失血量从 235～1 060 mL，住院时间最短为 3～4 d。经过 6 个月的随访，64％的患者疼痛改善，2 例麻痹改善，4 例脊髓功能改善，术后并发症包括肺不张、渗出和心动过速等。由于该方法需要特别的技术和工具，因而目前胸腔镜的应用仍受到限制。

除了椎板切除术外，上述所有的方法均为行之有效的方法。应该根据疾病的具体情况采用相应的手术方法。后外侧入路对于侧方的病变特别是并发椎管狭窄的处理是较理想的方法。经胸入路对于中央型的突出可以获得良好的显露，上胸椎的病变经胸入路手术困难，可以通过肋横突切除入路手术。

总的来说，症状性胸椎间盘突出症较少见，通常影响中年患者，由于本病症状复杂，没有明确的症候群，故诊断较为困难。随着诊断方法的改进，现在发现无症状的胸椎间盘突出增多，但是本病自然史目前还不清楚，症状性胸椎间盘突出患者病程为进行性的，开始时表现为疼痛，然后出现感觉、运动、步态及括约肌功能障碍，还有一些患者只表现为疼痛，另外有一些患者则表现为无痛的脊髓病变。大多数的胸椎间盘突出症发生在下胸椎，中央型的突出较侧方型的突出多见。在大多数的患者中，退行性变是病因，约1/3的患者有外伤史，还有人认为休门病也是病因之一。目前胸椎间盘突出症患者神经功能损害的机制被认为是直接的机械压迫或供血不足。本病鉴别诊断较困难，需要仔细检查加以区别，影像学检查在本病的诊断和治疗中十分重要，平片只有在钙化时才有一定的帮助，脊髓造影可以帮助定位和诊断，CT、CTM 和 MRI 是胸椎间盘突出症的标准诊断工具。后路椎板切除术已经不用于本病的治疗，因为它会加重神经损伤并对以后前路手术的效果产生影响，肋横突切除、开胸或者后外侧入路都是可以选择的方法。具体手术入路的选择应该根据突出的部位以及医生的经验来决定，对于减压破坏了脊柱稳定性以及合并休门病的患者，融合是必需的，而且在所有的患者中都证明是有益的。另外胸腔镜可能是未来的发展方向。胸椎间盘突出症手术的预后较好，对出现脊髓压迫或者难治性根性痛患者应该进行手术治疗，虽然目前该病的手术疗效肯定，但是神经损伤的风险仍很高。

（贾淮海）

第五节　腰椎间盘突出症

腰椎间盘突出症又称腰椎间盘纤维环破裂症，是指腰椎间盘发生退行性变，或外力作用导致椎间盘内外应力失衡，使椎间盘之纤维环破裂，髓核突出于纤维环之外，压迫脊髓（圆锥）、马尾、血管或神经根而产生的腰腿痛综合征。

腰椎间盘突出症的主要临床症状是腰腿痛，即是腰痛并伴有单侧或双侧下肢放射性痛。腰椎间盘突出症好发于 20～40 岁青壮年人，男性多于女性。下腰椎椎间盘突出最多见，占腰椎间盘突出的 90％以上，其中又以 $L_{4\sim5}$ 椎间盘突出最为多见，约占全部腰椎间盘突出症的 60％。

一、病因病理

腰椎间盘连接相邻两个腰椎椎体之间，椎间盘的外周有坚韧而富于弹性的纤维软骨构成的纤维环,中心部位为乳白色凝胶状、含水丰富而富于弹性的髓核组织,其上、下各有一层透明软骨构成的薄层软骨板。纤维环及软骨板的前部因为有前纵韧带的附着而增强,但纤维环的后部及后外侧较为薄弱,且与后纵韧带的附着也较为疏松。使其成为椎间盘结构上的薄弱环节。髓核组织在幼年是呈半液状的胶冻样,随着年龄的增长,髓核的含水量逐渐减少,而其内的纤维细胞、软骨细胞和无定形物质逐渐增加,髓核逐渐变成颗粒状脆弱易碎的退变组织。成人腰椎间盘无血管供应,其营养来源主要依靠椎体血管与组织液渗透,营养供给差,自身修复能力极低。此外,椎间盘形成椎体间的一个类似气垫结构的微动关节,具有吸收椎体间震荡力,缓解脊柱纵向震动以及通过自身形变参与脊柱的旋转、前屈、后伸、侧屈等运动方式。因此,椎间盘压应力大,而且活动多,容易受伤及劳损退变。在腰椎间盘退变的基础上,由于腰椎压应力大,或腰椎在不良姿势下活动,或准备不充分的情况下搬重物,或猝倒臀部着地等,纤维环破裂,髓核在压应力下突出于纤维环之外,压迫神经根等而产生临床症状。因为发病前多有明显的椎间盘退变,很多患者也可能在打喷嚏、咳嗽等轻微外力作用下发病或无明显外力作用下发病。腰椎间盘突出症可分如下类型。

(1)腰椎间盘突出:根据突出之椎间盘髓核的位置方向可分为中央型、后外侧型、极外侧型。中央型椎间盘突出从后纵韧带处突出,可能穿破后纵韧带,位于硬膜囊的前方,主要压迫马尾神经,也可压迫单侧或双侧神经根;后外侧型突出之髓核位于后纵韧带外侧椎间孔附近,压迫单侧神经根或马尾神经以及血管;极外侧型髓核从椎间孔或其外侧突出,压迫单侧神经根。

(2)根据突出之髓核与神经根的关节分为肩上型、肩前型、腋下型。此分型将神经根与硬膜囊的关系比作稍外展的上肢与躯干的关系,如突出之髓核位于神经根上方,则为肩上型,位于神经根前方则为肩前型,位于神经根内下方则为腋下型。

(3)根据椎间盘的破损程度病理情况由轻至重可分为纤维环呈环状膨出、纤维环局限性膨出、椎间盘突出型、椎间盘脱出型、游离型椎间盘五种类型。

二、临床表现

(一)症状

1.腰痛和放射性下肢痛

其特点为:持续性腰背部钝痛;疼痛与体位、活动有明显关系,平卧位减轻,站立加剧;疼痛与腹压有关;下肢痛沿神经根分布区放射,故又称根性放射痛。

2.肢体麻木

主要是脊神经根内的本体感觉和触觉纤维受刺激之故,其范围取决于受累神经根。

3.跛行

主要原因是在髓核突出情况下,可出现继发性腰椎椎管狭窄症。

4.肢体发凉

由于椎管内交感神经纤维受刺激,引起血管收缩,尤以足趾明显。

5.肌肉麻痹

由于神经根严重受压致使所支配肌肉出现程度不同的麻痹。

6.马尾神经症状

可见于中央型髓核突出者,表现为会阴部麻木、刺痛,排便及排尿障碍,阳痿及双下肢坐骨神经受累症状。严重者可出现大、小便失控及双下肢不全性瘫痪等症状。

(二)体征

1.腰部僵硬或畸形

腰部生理前凸减小或消失,甚至表现为反曲,腰前屈活动时诱发或加重腰腿痛症状。部分患者表现为腰椎向一侧侧弯。腰椎侧弯可以弯向患侧,也可弯向健侧,是身体的保护性姿势。一般而言,当突出之椎间盘位于受压神经根内下方时(腋下型),腰椎向患侧弯曲;而突出之椎间盘位于受压神经外上方时(肩上型)，腰椎弯向健侧。同时，所有腰椎间盘突出症患者均可表现为腰部肌肉僵硬痉挛，以患侧为重。

2.腰椎活动范围受限

急性期患者因腰部肌肉痉挛紧张，而出现腰椎各方向活动受限，前屈受限尤为明显。慢性期主要表现为腰椎前屈和侧屈活动受限为主，如被动弯腰时腰腿痛加剧。

3.压痛、叩击痛与放射痛

在病变节段腰椎间棘突旁开1～2 cm处常有固定压痛，检查时可能因肌肉痉挛疼痛而多广泛压痛，但在病变节段间隙有一个固定不移且最明显的压痛点。叩击病变部位也会再现疼痛。同时，压痛及叩击痛可以向患肢后侧沿大腿向下达足跟或足底出现放射痛。

4.直腿抬高试验及加强试验阳性

正常人下肢直腿抬高可达70°以上无明显下肢后侧疼痛。腰椎间突出症患者直腿抬高常低于60°。加强试验是在直腿抬高出现下肢后侧放射痛后，稍放低下肢至刚好不出现下肢后侧疼痛，然后背伸患者踝关节，引出下肢后侧疼痛者为阳性。另外，有部分患者，在健肢直腿抬高时可引出患侧下肢后侧放射痛，提示巨大的中央型或腋下型椎间盘突出。

5.股神经牵拉试验阳性

患者俯卧位，出现腹股沟以下及大腿前侧疼痛者为阳性。椎间盘突出，屈膝使足跟靠近臀部，然后使髋关节后伸，此为股神经受压迫的征象，多见于$L_{2\sim3}$椎间盘突出。

6.屈颈试验阳性

患者平卧位，双下肢伸直，使其颈部被动屈曲，下颌向胸骨靠拢，出现下肢后侧疼痛者为阳性。其机制为通过屈颈使硬膜囊向近侧滑动，在病变部位出现神经根紧张。

7.仰卧挺腹试验阳性

患者仰卧位，双手放于腹部或身体两侧，以头枕部和双足跟为着力点，将腹部及骨盆用力向上挺起，出现腰痛或患侧下肢放射痛为阳性。

8.腱反射异常

$L_{2\sim3}$椎间盘突出常出现患侧膝腱反射减弱或消失，L_5和S_1椎间盘突出侧常出现跟腱反射减弱或消失。若腱反射消失，说明病程长或神经根受压严重。

9.皮肤感觉减退

依椎间盘突出的水平，压迫不同的神经根，可能出现不同部位的皮肤感觉减退。一般而言，L_3神经根受压，大腿前侧及膝前内侧皮肤感觉减退；L_4神经根受压，小腿前内侧及足内侧缘皮肤感觉减退；L_5神经根受压，小腿前外侧及足背皮肤感觉减退；骶$_1$神经腿受压，小腿后侧、足底及足外侧缘皮肤感觉减退。

10.肌力减退及肌肉萎缩

股神经受累，股四头肌肌力下降或萎缩，为L_3神经根损害；L_4神经根损害，踇长伸肌肌力下降；L_5神经根损害，踝背伸肌力下降；S_1神经根损害，踇长屈肌及小腿三头肌肌力下降或肌肉萎缩。

三、影像学及实验室检查

(一)X线检查

腰椎X线征可显示腰椎生理前凸减小或消失甚至反曲，腰椎侧弯，椎间隙减小等；此外，还可见到关节骨质增生硬化，要注意有无骨质破坏或腰椎滑脱等。

(二)CT检查

CT检查可显示在椎间隙，有高密度影突出椎体边缘范围之外，还可以显示对硬膜囊、神经根的压迫；见到关节突关节增生、内聚等关节退变表现。

(三)MRI检查

MRI检查可从矢状位、横断面及冠状面显示椎间盘呈低信号，并突出于椎体之外，还可显示硬膜外脂肪减少或消失，黄韧带增生增厚等。

(四)腰椎管造影检查

腰椎管造影检查是诊断腰椎间盘突出症的有效方法,可显示硬膜囊受压呈充盈缺损,多节段椎间盘突出显示“洗衣板征”。但因属有创检查,现已渐被MRI取代。

四、诊断与鉴别诊断

(一)诊断要点

1.症状

腰痛和放射性下肢痛。

2.体征

有坐骨神经受压的体征。

3.影像学检查

有明显的腰椎间盘突出,且突出的节段、位置与上述症状体征相符。

(二)鉴别诊断

1.急性腰扭伤

有明确的腰部受伤史,以腰痛及活动困难为主,部分患者可伴有臀部及大腿后部疼痛。临床检查可见腰部肌肉紧张,多处压痛,腰部活动受限以屈伸及旋转活动受限为主。直腿抬高试验多正常,没有下肢的定位感觉障碍及肌力下降。X线检查可见到生理前凸减小、轻度侧弯等,CT、MRI检查多无明显阳性发现。休息或保守治疗后疼痛缓解。

2.腰椎管狭窄症

多为中老年患者,病程较长,其临床特点可概括为:间歇性跛行、症状重体征轻、弯腰不痛伸腰痛。X线检查可见到骨质退变增生,椎间关节增生硬化,椎体边缘骨质增生。骨性椎管狭窄多见于发育性椎管狭窄患者,椎管矢状径小于11 mm,大多数为退变性狭窄,骨性椎管大小可能正常。CT及MRI检查可见腰椎管狭窄。

3.梨状肌综合征

因梨状肌的损伤、炎症或挛缩变性,致坐骨神经在梨状肌处受压。主要表现为臀部及腿痛,多单侧发病,查体腰部正常,压痛点局限在臀部“环跳穴”附近,梨状肌紧张试验阳性,直腿抬高试验及加强试验多阴性。

五、治疗

(一)非手术治疗

1.卧床休息

对于所有明确腰椎间盘突出症的患者,均应卧硬板床休息,尤其是初次发病时。

2.腰椎推拿按摩治疗

常与腰椎牵引配合,可以在非麻醉下施行手法或配合硬膜外麻醉后推拿,主要手法有按摩法、按压法、斜扳法、旋转复位法、摇滚法等。

3.对症处理

可用消炎痛、布洛芬等NSAIDs药物内服,以消炎止痛。对于慢性期患者,可行神经根封闭、椎管内注药等治疗。

4.功能锻炼

急性期休息,慢性期或缓解期主要进行腰背伸肌肉锻炼,可用飞燕点水式、五点支撑、三点支撑、四点支撑等锻炼,平时久坐久站可用腰围保护等。

(二)手术治疗

对于经过3～6个月以上系统非手术治疗无效;症状加重影响工作生活,出现麻木、肌肉萎缩,或马尾神经综合征,或巨大的中央型椎间盘突出,应考虑行手术治疗。手术方式可以是椎板开窗减压髓核摘除术、经皮髓核摘除术，或半椎板减压髓核切除术，以及全椎板减压椎间盘切除植骨融合内固定术等。内固定及融合的指征主要有：急性腰椎间盘突出合并长期迁延而显著的背痛；退变性腰椎间盘突出，局限于1～2个节段，合并有显著的背痛；减压术后合并腰椎不稳；椎间盘病变合并神经弓发育缺陷；临床与影像学检查显示显著的节段不稳。

（贾淮海）

第二十三章　骨关节感染性疾病

第一节　类风湿关节炎

类风湿关节炎(Rheumatoid arthritis,RA)是一种慢性系统性炎性关节疾病,伴全身性症状,病因和发病机制不明,主要特征是多关节、对称性受累,滑膜病变,如炎症持续,可导致关节破坏、畸形,终至功能障碍、致残。关节外表现有类风湿结节、动脉炎、神经病变、巩膜炎、心包炎、淋巴结肿大,肝脾大也常见。均属RA病变整体中不可分的部分,强调其系统性,而为一独立的疾病。

一、发病情况

发病率0.3%～1.5%,女性多发,是男性的2～3倍,任何年龄均可发病,有家族趋向。最初多关节发病约70%、小关节60%、大关节30%,单关节则多侵及膝(50%),最终小关节发病居多。

二、病因

内分泌、代谢、营养、遗传及环境因素可能对病程有影响,但与病因无关。

类风湿因子(RF)是针对人类IgG Fe段C-r_2及C-r_3同源区抗原决定簇产生的特异性抗体,在RA血清中有更高的阳性率,但无诊断意义,仅作参考(表23-1)。

表23-1　RF在各种疾病的发生率

疾病	RF检出率(%)
类风湿性关节炎	79.6
SLE	28.9
干燥综合征	95.0
PSS	50.0
冷球蛋白血症	90.0
MCTD	25.0
多发性肌炎	20.0
皮肌炎	10.0
巨球蛋白血症	28.0
少年性类风湿性关节炎	10.0
急性细菌性心内膜炎	40.0
慢性肺间质纤维化	35.0～60.0
矽肺	30.0～50.0
肝硬化	53.8
慢性肝炎	36.7
急性肝炎	28.9
肝癌	27.8
结核	10.0
>60岁老年人	15.0～50.0

三、病理

最早是微血管损伤改变，滑膜下组织水肿，滑膜细胞增生，小血管炎性变和血栓机化而闭塞，晚期滑膜水肿、增生、肥厚。

节段性血管改变是一固有特征，静脉扩张，毛细血管阻塞，血栓形成，血管周围出血，滑膜中淋巴细胞多是T细胞和抗体形成细胞、滑膜下层浆细胞主要含IgG，具抗免疫球蛋白活性。

随病变进展，血管翳侵蚀，破坏软骨、终至关节融合(图23-1、23-2)。

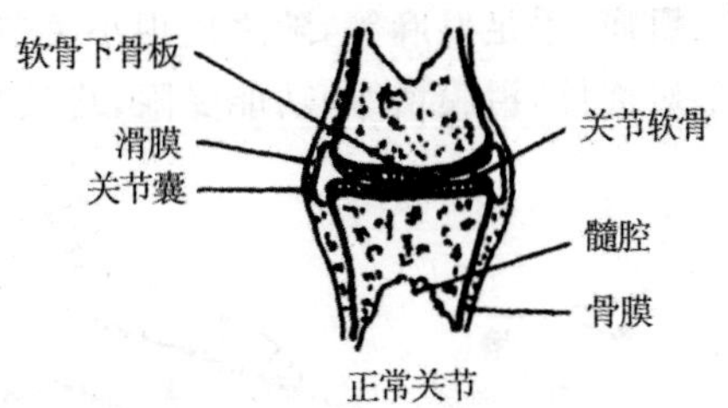

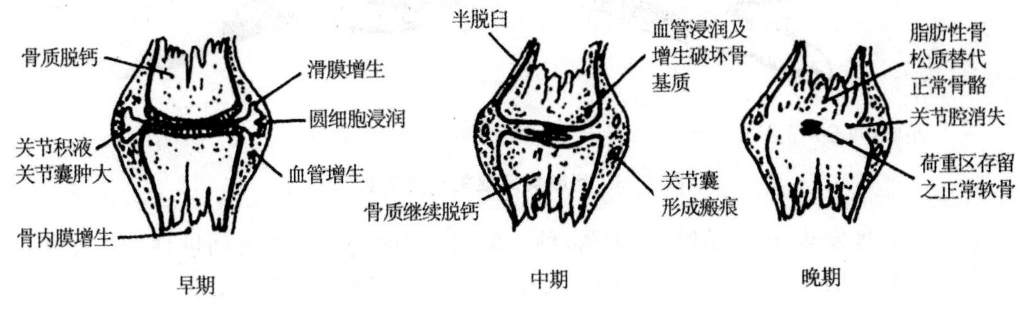

图23-1 类风湿关节炎之病变

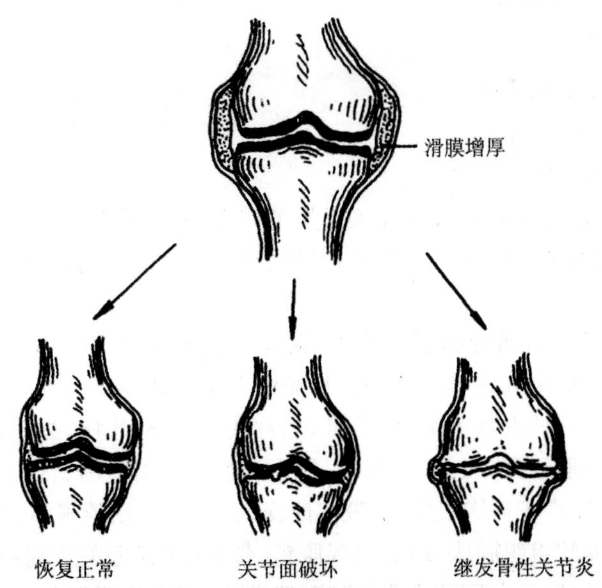

图23-2 类风湿关节炎的结局

急性期：滑膜增厚，继之软骨面破坏根据病变程度和治疗可有不同归宿

四、发病机制

(1)炎症和组织损伤，使免疫复合物的反应沉积，经趋化吸引作用，血管翳侵犯软骨。

(2)细胞免疫作用，T细胞处于激活状态。

(3)滑膜中有巨噬细胞和带刺样树突的细胞,有 DR(La)抗原,功能为递呈抗原,产生白介素-1,诱导抗体生成,刺激滑膜细胞,软骨细胞和破骨细胞形成破坏软组织、软骨和骨的化学物质。

(4)血管翳破坏性最大,溶解胶原和蛋白聚糖。

五、临床表现

一定时间出现的种种表现的组合以及此组合在一段时间内引起不同后果,本病多慢性发作,偶有急性,病程长,可持续 10 年。

开始时,有疲乏、衰弱、消瘦、贫血、肌痛、手足发麻等,随之出现小关节肿痛,常发生于小骨关节近端手指(趾),关节疼痛、压痛、红肿、强直,呈对称性,滑膜增厚,功能受限,终致畸形和肌萎缩(图 23-3)。

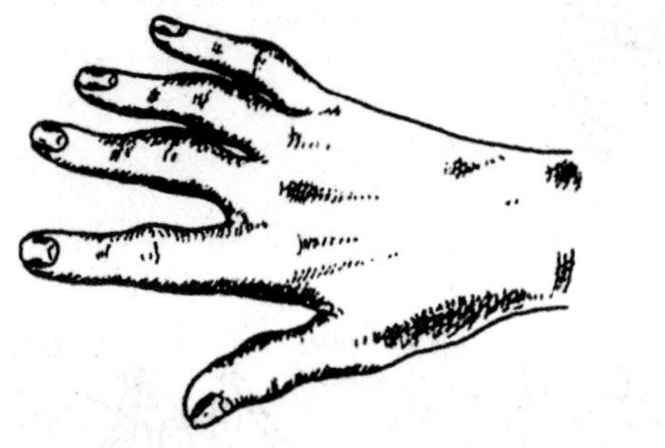

早期类风湿关节炎—近侧指间关节肿大

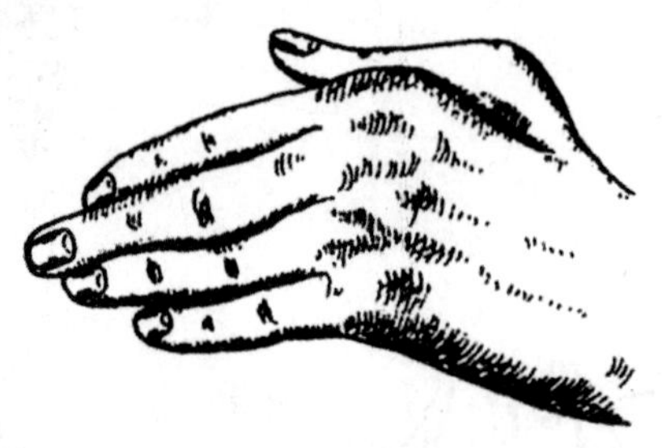

晚期类风湿关节炎—掌指关节肿大,手指尺侧偏斜

图 23-3 手部类风湿关节炎病变

一般常有晨僵,轻度发热,淋巴结肿大,少数(约 1/5)可有急性发作,多为间歇性发作症状,随时间推移,转为持续性。缓解期的表现为晨僵<15 min,无疲乏感,无关节痛,活动时无压痛或疼痛、软组织不肿、血沉<30 mm/h。

慢性期依据功能情况予以评价。

1 级:正常。

2 级:功能受限中度,可正常活动。

3 级:功能受限明显,不能自理。

4 级:不能工作,轮椅或卧床。

可累及任何关节,手、腕、膝多见。关节外表现是多方面的,周围软组织,皮下结节(20%~25%)无症状性,肘、枕、骶部易发。皮肤的血管炎呈现色斑,多见于指腹、甲褶。腱鞘炎(65%)见于手腕。滑囊炎、肌萎缩、韧带松弛均可发生。

心脏可出现急性心包炎。肺偶有胸膜炎积液,胸膜下结节和肺炎。如多发肺结节即称 Caplan 综合征,多见于煤矿工人,眼有角膜炎和干燥综合征。神经则出现多神经炎。

被认为是血清阳性 RA 的并发症 Fehy 综合征,也称成人的 Still 病,见于慢性 RA,有肝淋巴结肿大、贫血、血小板下降、中性粒细胞下降,发热、易疲乏,易感染革兰氏阳性菌。

实验室检查血沉快,抗“O”、RF 均阳性,滑液有改变(表 23-2),活检显示炎性变。

X 线早期显示关节周围软组织肿胀,随后出现脱钙、骨质疏松(近关节端而非骨干中部,随后加重乃至广泛脱钙),稍晚关节软骨破坏,关节间隙变窄、囊变、肌萎缩、可发生半脱位或脱位,晚期脱钙更重,关节间隙消失,强直。

六、诊断与鉴别诊断

本病晚期受累关节已严重破坏并畸形,结合发病情况、临床表现和 X 线显示,诊断并不困难,但在早期,单关节受累,则较困难,必须仔细鉴别。

表 23-2 关节液的改变

关节情况	白细胞总数($\times10^{-6}$L)	多核白细胞数($\times10^{-6}$L)	黏液蛋白凝块
正常	…～60	…～6	良好
类风湿关节炎	500～230 000	3～97	不佳
淋菌性关节炎	1 600～250 000	50～100	不佳
风湿性关节炎	1 000～50 000	2～98	良好
结核性关节炎	500～100 000	2～80	不佳
Reiter 综合征	1 000～35 000	25～90	不佳
创伤性关节炎	50～8 000	3～90	良好
痛风性关节炎	1 000～70 000	0～99	不佳

美国风湿学会的诊断标准将 RA 分为四类即典型、肯定、大概和可能。标准共 11 条，典型 RA 应有 7 条，1～5 关节症状和体征至少持续 6 周，若在“除外”项内有任何一条，也不能定为典型 RA。肯定 RA 应有 5 条，1～5 关节症状和体征至少持续 6 周，若在“除外”项内有任何一条，不能算是肯定 RA。大概 RA 应有 3 条，1～5 条中至少有一条持续 6 周，若“除外”项内有任何一条，不能认为是大概 RA。可能 RA 应有两条，关节症状至少 3 周，若在“除外”项内有任何一条，即不算是可能 RA。

所订 11 条标准(1958 年)如下。

(1)晨僵：持续 15 min。

(2)检查时至少一个关节在活动时疼痛或压痛。

(3)至少有一个关节肿胀，是软组织肥厚或积液，而非骨质增生，不少于 6 周。

(4)至少有另一关节肿胀，无关节症状的缓解期，间隔时间不超过 3 个月。

(5)对称性关节肿胀，同时侵及机体两侧同一关节，近侧指间、掌指或跖趾关节受累时，不要求绝对对称，远侧指间关节受累不在此标准内。

(6)在骨隆突处，肢体伸侧或关节旁有皮下结节。

(7)典型 RA 的 X 线变化不仅是退行性变(骨质增生)，而是有周围的骨质疏松(脱钙)。

(8)凝集试验阳性，或链状菌凝集试验阳性。前者要求在两个实验室内用任何方法能找出类风湿因子，而此实验室的水平表明对正常对照组阳性不>5%。

(9)滑液内的黏液素沉淀不良即黏蛋白凝结差，混浊液内呈碎片。

(10)滑膜有典型的组织学改变，表现有以下 2 或 3 个以上的变化，即：①显著绒毛肥厚、表层滑膜细胞增生，排列呈栅栏状。②慢性炎性细胞明显浸润，主要是淋巴细胞或浆细胞并有形成淋巴样结节的倾向；③在表面或组织间隙内有坚实纤维蛋白的沉积、细胞坏死灶。

(11)皮下结节内典型的组织学变化，表现为肉芽肿病灶，并有细胞坏死的中心区，中层呈栅栏状增生的巨噬细胞，外围是纤维化和炎性细胞浸润，主要位于血管周围。

本病常以多种形式出现，因而需要与其鉴别的疾病很多，包括强直性脊柱炎、感染性关节炎、关节结核、痛风、血清阴性关节炎等(表 23-3～表 23-5)。

七、治疗

(一)一般原则

(1)认识其为全身性疾病，发病情况差异很大，治疗应个体化，并争取患者与家属的配合，方易奏效而有成。

(2)治疗目的为缓解疼痛、控制炎症，减少药物不良反应和保护肌肉关节功能，使回归生活。

(3)“金字塔”治疗方案，基本内容包括环境、休息、营养、社会服务、理疗、职业疗法、骨科处理、药物控制等(图 23-4)。

表 23-3 类风湿关节炎的鉴别

	类风湿关节炎	风湿性关节炎	淋菌性关节炎
年龄	多在15岁以后生育期女性	第一次发作多在15岁以前，可见于任何年龄	常见于20～40岁可见于任何年龄
性别	多在女性	男女无差别	男性多见
发作史	亚急性或慢性	急性	急性
上呼吸道感染	常见	80%～90%可见	10%
淋病史及症状	—	—	＋
局部皮肤	无炎症、发凉	有炎症	有炎症
疼痛、高热	±	＋＋	＋
皮下结节	约10%～20%有	15%	—
腱鞘炎	＋	—	＋＋
游走性症状	＋	＋	—
侵及肺及胸膜	少	常见	无
浆液性结膜炎	无	极少	可见
关节永久性破坏	可见	无	常见且严重
X线表现	晚期关节强直	软组织肿胀	骨质破坏
关节液化验	无菌(±)	无菌	淋菌(25%)
淋菌椎体固定试验	—	—	＋(80%)
溶血性链球菌凝集试验	＋	—	—
心动电流图	—	可有心脏病变	—
水杨酸钠疗效	暂时好转	良好，迅速有效	无效
磺胺类及抗生素疗效	稍有效	无	良好

表 23-4 类风湿关节炎与骨关节炎的鉴别

类风湿关节炎	骨性关节炎
无外伤史	每有外伤史
多在20～40(<35)岁发病	50～60(>35)岁发病
患者多瘦长，体重不足	多肥胖、过重
常有前驱症状	无
无血管硬化	有
急性发作，渐转为慢性	慢性
可有全身感染症状	无
多侵及近侧指间及掌指关节	多侵及远侧指间关节
多数性对称性	少数关节发病，不对称，多负重关节
常有局部病灶	无
有皮下结节(10%～20%)	无
游走性关节痛	无游走性
进行性病程	可停顿或轻度进行性
关节周围软组织肿胀	无
有关节积液	无
肌萎缩明显	无或少
关节畸形、强直	无强直
血象白细胞增高，贫血，血沉快	正常
溶血性链球菌凝集试验阳性	阴性
X线显示骨质疏松，关节间隙狭窄，骨性强直	骨质致密，骨赘形成

表 23-5　类风湿关节炎与痛风性关节炎的鉴别

	类风湿关节炎	痛风性关节炎
性别	女与男之比(2～3)∶1	多发于男性
年龄(岁)	20～45	＞35
发作史	迟缓	急性
病程	长	有间歇期
家族病风史	－	＋
前驱症状	＋＋	－
侵及多个关节	＋	最初常为单个关节
疼痛	轻,休息后好转	剧痛
对称性关节发病	＋	－
关节梭形肿大	＋	肿大,不对称、不整齐
侵及跗趾	－	多数侵击
皮下结节	5％	－
伴发鹰嘴滑囊炎	－	＋
肌萎缩	常见	少见
关节强直	＋	－
痛风石	－	50％
血尿酸	正常	发作时增高
秋水仙碱疗效	无效	症状消退
链球菌凝集试验	±	－
X线改变	骨质疏松	骨质破坏区

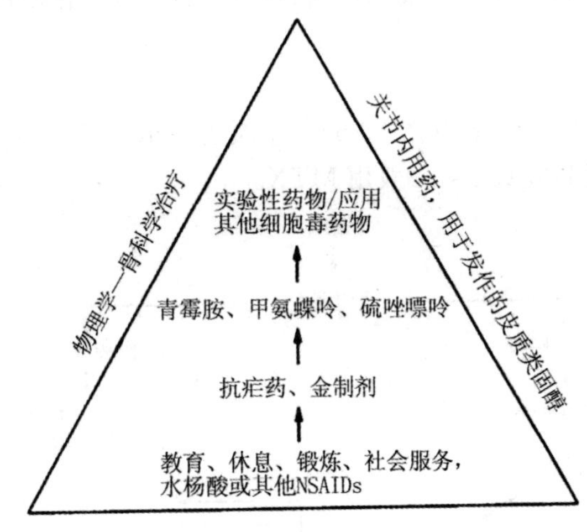

图 23-4　金字塔治疗方案

(二)药物治疗

1.药物及其分类

(1)一线药物:作为首选,主要有水杨酸类和其他非甾体抗炎药(NSAIDs)2 类,药物可抑制环氧化酶(Cox),缓解炎症反应,减少前列腺素和缓激肽水平,达到缓解症状。

NSAIDs 各人反应不同,因人而用。对病情进展无作用,不能阻止其恶化,但能缓解症状,有止痛、抗炎、解热即对症治疗作用。

NSAIDs 的毒副作用主要是消化道溃疡,可高达 15％～35％,故主张不同时用 2 种以上这类药物,避免加大不良反应,或应用其中的 Cox2 抑制剂,高危、低血容量、应用利尿剂者慎用。

常用药物有多种。①水杨酸类:常用阿司匹林(乙酰水杨酸),已有肠溶制剂可减少胃黏膜不良反应。非乙酰化水杨酸类有三硅酸胆碱镁、二氟苯水杨酸。②吲哚类:消炎痛,普通型 25 mg;缓释型 75 mg。偏头痛(50％)栓型 50 mg。苏灵达对肾前列腺素抑制作用小。痛灭定对肠胃和 CNS 作用小,可用于幼年型

RA。③丙酸衍生类:不良反应少,常用芬必得(布洛芬)、萘普生(半衰期长)、苯酮酸、酮基布洛芬、速布芬。④灭酸类:甲氯灭酸钠。⑤喜康类:炎痛喜康半衰期长(30～86 h)。⑥吡唑酮类:保太松已少用。

(2)二线药物:为慢性作用药(SAARDs)。

改变病情药(DMARDs):①金制剂:抑制炎症,改变 RA 病程,对血清阳性和早期效果好。如:硫化葡萄糖金,第 1 周 10 mg 肌内注射,第 2 周 25 mg,以后每周 50 mg,总量超过 1g 时减为每隔 1 周 1 次,然后每3～4周 1 次。不良反应大,可有皮疹、剥脱性皮炎、口腔溃疡、粒细胞减少、血小板减少,再障、蛋白尿。金诺芬(瑞得)3 mg,2 次/天口服持续 3～5 个月。②抗疟药:羟氯喹 200 mg,2 次/天。氯喹 250 mg,2 次/天。③青霉胺500～750 mg,1 次/天,维持量 250～500 mg,需监测血尿。④其他:布西拉明:为半胱氨酸的衍生物,类似青霉胺,毒性小,抑制淋巴细胞浸润,调节免疫功能,用量 100 mg 1 次/天,增至300 mg 3 次/天,稳定后 100 mg/d,持续 1 年。雷公藤:雷公藤甙 300 mg,3 次/日。

细胞毒药物:①甲氨蝶呤(methotrexate,MTX)为叶酸类似物,有免疫抑制作用,抑制滑膜炎症,5～25 mg/周。②环磷酰胺 50～100 mg 2 次/天。③硫唑嘌呤 1.5～3.0 mg/(kg・d),分次。

(3)三线药物:主要为糖皮质激素,有抗炎和免疫抑制作用,不能阻止关节破坏的进展。适应于控制活动性 RA 而一线药物无效、肝肾功能损害不宜一二线药物、合并关节外病变者。开始剂量应＜15 mg/d,逐渐减至 7.5 mg/d,可全身或关节内注射。

(4)四线药物:即免疫抑制剂。RA 发病与免疫有关,免疫抑制剂可阻断不良反应并干扰炎症形成,从而改变 RA 进展,可口服Ⅱ型胶原,抗 TNF-α 单克隆抗体,抗 IL-1 单克隆抗体等。

2.联合治疗

联合治疗发挥各类药物作用以提高疗效,药物选用要求合理,现已不提倡,但联合 2 种以上一线药物,以免加重不良反应,一般多用一线二线药物或二三线药物联用,二线药作用慢,一三线药控制炎症,联合是有效合理的。

3.治疗方案

(1)先确定 RA 活动情况,再进行治疗(图 23-5)。①缓进性 RA:开始用 NSAIDs、小剂量糖皮质激素或羟氯喹。②侵袭性 RA:早用 DMARDs,一般用 MTX。

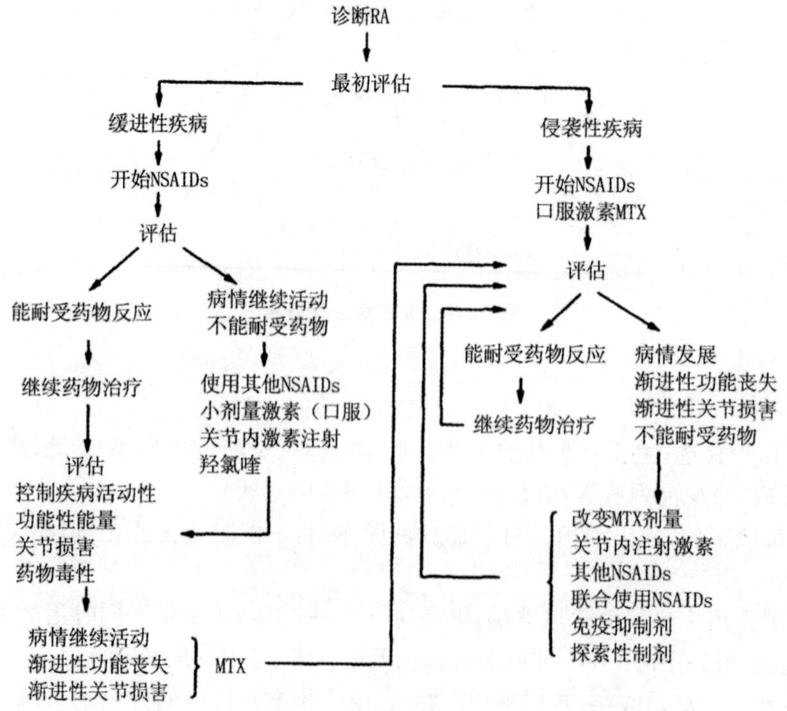

图 23-5 RA 的治疗

(2)综合治疗：早期 RA 重在药物治疗，联合用药，进入慢性期则需采用综合治疗，可行滑膜切除以阻止病情进展，术后结合 DMARDs 和功能锻炼，配合理疗。

(三)物理措施

包括理疗、体疗和支具(夹板、手杖)。

(四)特殊并发症的治疗

(1)类风湿性血管炎：发病率<1%，主要皮肤表现，对症处理。

(2)Felty 综合征：有肝脾大，粒细胞减少(<2 000/mol)，治疗用药 MTX，金制剂，可考虑脾切除。

(3)寰枢椎半脱位：牵引或支具。

(五)手术治疗

可采用非介入性药物滑膜切除，用药^{32}P、^{198}Au 或 qY、^{165}Dy 关节内注射，以杀死滑膜细病胞，软骨已有破坏者不宜用。Ⅰ、Ⅱ期 RA 可行滑膜切除，减轻负荷，但滑膜 1～3 年可再生。关节内注射激素也可消炎。

根据具体情和病变可采用多种手术，如髋人工关节置换、腕关节的尺骨小头切除，膝部截骨或融合术，以重建功能、纠正畸形、获得稳定。

(武加标)

第二节　风湿性关节炎

风湿性关节炎属变态反应性疾病，是风湿热的主要表现之一。多以急性发热及关节疼痛起病，典型表现是轻度或中度发热，游走性多关节炎，受累关节多为膝、踝、肩、肘、腕等大关节，常见由一个关节转移至另一个关节，病变局部呈现红、肿、灼热、剧痛，部分患者也有几个关节同时发病，不典型的患者仅有关节疼痛而无其他炎症表现，急性炎症一般于 2～4 周消退，不留后遗症，但常反复发作。若风湿活动影响心脏，则可发生心肌炎，甚至遗留心脏瓣膜病变。约 80%患者的发病年龄在 20～45 岁，以青壮年为多，女性多于男性。

一、临床特点

1.症状

(1)风湿性关节炎的局部典型症状：关节疼痛，多由一个关节转移至另一个关节，常对称发病。

(2)风湿病的全身多种症状：如风湿病处于急性期或慢性活动阶段，则可同时出现其他多种急性风湿病的临床表现，如上呼吸道感染史、发热、心肌炎、皮肤渗出型或增殖型病变、舞蹈病、胸膜炎、腹膜炎、脉管炎、肾炎等；如风湿病处于慢性阶段，则可见到各种风湿性心瓣膜病的改变。

2.体征

表现为游走性关节炎，多由一个关节转移至另一个关节，常对称累及膝、踝、肩、腕、肘、髋等大关节，局部呈红、肿、热、痛的炎症表现，但永不化脓，部分患者数个关节同时发病，亦可波及手足小关节或脊柱关节等。

急性游走性大关节炎，常伴有风湿热的其他表现如心肌炎、环形红斑、皮下结节等，血清中抗链球菌溶血素“O”凝集效价明显升高，咽拭子培养阳性和血白细胞增多等。

二、诊断要点

1.病史

发病前 1～4 周可有溶血性链球菌感染史。

2. 临床症状与体征

3. 实验室检查

白细胞计数轻度或中度增高，中性粒细胞稍增高，常有轻度贫血。尿中有少量蛋白、红细胞和白细胞。血清中抗链球菌溶血素“O”多在500单位以上。血沉多增快。

4. X线表现

风湿病伴关节受累时，不一定都有阳性X线征象。有的患者，其关节X线全无异常表现，有的患者则受累关节显示骨质疏松。有时风湿性心脏病患者的手部X线与类风湿关节炎的变化很相似，易出现掌骨头桡侧骨侵蚀面形成钩状畸形。

本病的诊断目前仍采用1965年修订的Jones标准，即以心肌炎、多发性关节炎、舞蹈病、环形红斑及皮下结节为主要诊断依据，以既往风湿热史或现在有风湿性心脏病、关节痛、发热、血沉增快、C反应蛋白阳性或白细胞计数增多及心电图P-R间期延长作为次要依据。凡临床上有以上2项主要表现或1项主要表现加2项次要表现，并近期有乙型链球菌感染和其他证据等而做出诊断，如果抗“O”增高或咽拭子培养阳性者可以明确诊断。

三、治疗思路

现代医学对本病的治疗主要是针对急性风湿病，使用青霉素控制链球菌感染，水杨酸制剂解热消炎止痛改善症状，合并有心肌炎者考虑用肾上腺皮质激素。

(1)一般治疗：急性期应卧床休息，加强护理，加强营养。症状消失及实验室检查正常2周后方可逐渐增加活动。

(2)控制乙型链球菌感染：成人青霉素肌内注射80万U，每日2次，共10～14 d。青霉素过敏者，可改用红霉素、螺旋霉素等治疗。

(3)控制症状药：①非甾体类抗炎药。可内服西乐葆(痛博士)、美洛昔康胶囊、尼美舒利、扶他林(双氯芬酸钠)缓释片等。复合制剂：科洛曲片等。②糖皮质激素。消炎作用强，用于有心肌炎或其他抗风湿药无效时。常用量：甲强龙40 mg/d；地塞米松5～10 mg/d；氢化可的松：200～300 mg/d。

(武加标)

第三节　强直性脊柱炎

强直性脊柱炎(AS)是一种慢性进行性疾病，主要侵犯骶髂关节、脊柱骨突、脊柱旁软组织及外周关节，并可伴发关节外表现。严重者可发生脊柱畸形和关节强直。

一、流行病学

AS的患病率在各国报道不一，日本本土人为0.05%～0.2%，我国患病率初步调查为0.26%。以往认为本病男性多见，男女之比为10.6∶1，现报告男女之比为5∶1，但女性发病较缓慢及病情较轻。发病年龄通常在13～31岁，30岁以后及8岁以前发病者少见。

二、病因病理

(一)病因

AS的病因未明。从流行病学调查发现，基因和环境因素在本病的发病中发挥作用。已证实AS的发病和HLA－B27密切相关，并有明显家族发病倾向。正常人群的HLA－B27阳性率因种族和地区不同差别很大，如欧洲的白种人为4%～13%，我国为2%～7%，而AS患者的HLA－B27阳性率达91%。另有资料显示，AS的患病率在普通人群为0.1%，在AS患者的家系中为4%，在HLA－B27阳性的AS患者的一级亲属中高达11%～25%，这提示HLA－B27阳性者或有AS家族史者患AS的危险性增加。但是，大约80%的HLA－B27阳性者并不发生AS，以及大约10%的AS患者为HLA－B27阴性，这提示还有其他因素参与发病，如肠道细菌及肠道炎症。

（二）病理

AS的最基本的病理改变是附着点炎，即肌腱、韧带、关节囊炎－纤维化－骨化，病理性标志和早期表现之一为骶髂关节炎。脊柱受累到晚期的典型表现为竹节状脊柱。外周关节的滑膜炎在组织学上与类风湿关节炎难以区别。肌腱末端病为本病的特征之一。因主动脉根部局灶性中层坏死可引起主动脉环状扩张，以及主动脉瓣膜尖缩短变厚，从而导致主动脉瓣关闭不全。

（三）中医理论

该病属中医的肾痹、腰痛范围。病因一是由于肾精亏虚，二是由于热毒侵袭。肾阴亏虚，精竭血燥是AS发病的内在因素，湿热毒邪则为致病的外因。

三、临床表现

本病发病隐袭。患者逐渐出现腰背部或骶髂部疼痛和（或）发僵，半夜痛醒，翻身困难，晨起或久坐后起立时腰部发僵明显，但活动后减轻。有的患者感臀部钝痛或骶髂部剧痛，偶尔向周边放射。随病情进展由腰椎向胸颈部脊椎发展，则出现相应部位疼痛、活动受限或脊柱畸形。据报道，我国患者中大约45%的患者是从外周关节炎开始发病。24%～75%的AS患者在病初或病程中出现外周关节病变，以膝、髋、踝和肩关节居多，肘及手和足小关节偶有受累。非对称性、少数关节或单关节，及下肢大关节的关节炎为本病外周关节炎的特征。我国患者除髋关节外，膝和其他关节的关节炎或关节痛多为暂时性，极少或几乎不引起关节破坏和残疾。髋关节受累占38%～66%，表现为局部疼痛，活动受限，屈曲挛缩及关节强直，其中大多数为双侧，而且94%的髋部症状起于发病后头5年内。本病的全身表现轻微，少数重症者有发热、疲倦、消瘦、贫血或其他器官受累。跖底筋膜炎、跟腱炎和其他部位的肌腱末端病在本病常见。1/4的患者在病程中发生眼色素膜炎，单侧或双侧交替，一般可自行缓解，反复发作可致视力障碍。神经系统症状来自压迫性脊神经炎或坐骨神经痛、椎骨骨折或不全脱位以及马尾综合征，后者可引起阳痿、夜间尿失禁、膀胱和直肠感觉迟钝、踝反射消失。极少数患者出现肺上叶纤维化，有时伴有空洞形成而被认为是结核，也可因并发真菌感染而使病情加剧。主动脉瓣关闭不全及传导障碍见于3.5%～10%的患者。AS可并发IgA肾病和淀粉样变性。

四、辅助检查

（一）影像学检查

X线表现具有诊断意义。AS最早的变化发生在骶髂关节。该处的X线片显示软骨下骨缘模糊、骨质糜烂、关节间隙模糊、骨密度增高及关节融合。

通常按X线片骶髂关节炎的病变程度分为5级：0级为正常；Ⅰ级可疑；Ⅱ级有轻度骶髂关节炎；Ⅲ级有中度骶髂关节炎；Ⅳ级为关节融合强直。对于临床可疑病例，而X线片尚未显示明确Ⅱ级以上的双侧骶髂关节炎改变者，应该采用计算机断层（CT）检查。该技术的优点还在于假阳性少。磁共振成像技术（MRI）对了解软骨病变优于CT，但在判断骶髂关节炎时易出现假阳性结果，又因价格昂贵，目前不宜作为常规检查项目。脊柱的X线片表现有椎体骨质疏松和方形变，椎小关节模糊，椎旁韧带钙化以及骨桥形成。晚期广泛而严重的骨化性骨桥表现称为“竹节样脊柱”。其他可见耻骨联合、坐骨结节和肌腱附着点（如跟骨）的骨质糜烂，伴邻近骨质的反应性硬化及新骨形成。

（二）实验室检查

活动期患者可见血沉（ESR）增快，C反应蛋白（CRP）增高及轻度贫血。类风湿因子（RF）阴性和免疫球蛋白轻度升高。虽然AS患者HLA－B27阳性率达90%左右，但无诊断特异性，因为正常人也有

HLA-B27 阳性。

五、诊断

(一)诊断依据

(1)下腰背发僵和疼痛。

(2)骶髂关节和椎旁肌肉压痛。

(3)骶髂关节 X 线片显示软骨下骨缘模糊,骨质糜烂,关节间隙模糊,骨密度增高及关节融合。

(二)诊断标准

近年来有不同标准,但现仍沿用 1966 年纽约标准,或 1984 年修订的纽约标准。但是,对一些暂时不符合上述标准者,可参考欧洲脊柱关节病初步诊断标准,符合者也可列入此类进行诊断和治疗,并随访观察。

1. 纽约标准(1966)

有 X 线片证实的双侧或单侧骶髂关节炎(按前述 0～Ⅳ级分级),并分别附加以下临床表现的 1 条或 2 条。

(1)腰椎在前屈、侧屈和后伸的 3 个方向运动均受限。

(2)腰背痛史或现有症状。

(3)胸廓扩展范围小于 25 cm。

根据以上几点,诊断肯定的 AS 要求有:X 线片证实的Ⅲ～Ⅳ级双侧骶髂关节炎,并附加上述临床表现中的至少 1 条;或者 X 线证实的Ⅲ～Ⅳ级单侧骶髂关节炎或Ⅱ级双侧骶髂关节炎,并分别附加上述临床表现的 1 条或 2 条。

2. 修订的纽约标准

(1)下腰背痛的病程至少持续 3 个月,疼痛随活动改善,但休息不减轻。

(2)腰椎在前后和侧屈方向活动受限。

(3)胸廓扩展范围小于同年龄和性别的正常值。

(4)双侧骶髂关节炎Ⅱ～Ⅳ级,或单侧骶髂关节炎Ⅲ～Ⅳ级。

如果患者具备(4)并分别附加(1)～(3)条中的任何 1 条可确诊为 AS。

3. 欧洲脊柱关节病研究组标准

炎性脊柱痛或非对称性以下肢关节为主的滑膜炎,并附加以下项目中的任何一项。

(1)阳性家族史。

(2)银屑病。

(3)炎性肠病。

(4)关节炎前 1 个月内的尿道炎、宫颈炎或急性腹泻。

(5)双侧臀部交替疼痛。

(6)肌腱末端病。

(7)骶髂关节炎。

六、鉴别诊断

(一)类风湿关节炎(RA)

AS 与 RA 的主要区别是:①AS 在男性多发而 RA 女性居多。②AS 无一例外有骶髂关节受累,RA 则很少有骶髂关节病变。③AS 为全脊柱自下而上地受累,RA 只侵犯颈椎。④外周关节炎在 AS 为少数关节、非对称性,且以下肢关节为主,在 RA 则为多关节、对称性和四肢大小关节均可发病。⑤AS 无 RA 可见的类风湿结节。⑥AS 的 RA 阴性,而 RA 的阳性率占 60%～95%。⑦AS 以 HLA-B27 阳性居多,而 RA 则与 HLA-DR4 相关;AS 与 RA 发生在同一患者的概率为 1/10 万～1/20 万。

（二）椎间盘突出症

椎间盘突出是引起腰背痛的常见原因之一。该病限于脊柱，无疲劳感、消瘦、发热等全身表现，所有实验室检查包括血沉均正常。它和AS的主要区别可通过CT、MRI或椎管造影检查得到确诊。

（三）结核

对于单侧骶髂关节病变，要注意同结核或其他感染性关节炎相鉴别。

（四）弥漫性特发性骨肥厚(DISH)综合征

该病发病多在50岁以上男性，患者也有脊椎痛、僵硬感以及逐渐加重的脊柱运动受限。其临床表现和X线所见常与AS相似。但是，该病X线可见韧带钙化，常累及颈椎和低位胸椎，经常可见连接至少4节椎体前外侧的流注形钙化与骨化，而骶髂关节和脊椎骨突关节无侵蚀，晨起僵硬感不加重，血沉正常HLA-B27阴性。根据以上特点可将该病和AS进行区别。

（五）髂骨致密性骨炎

本病多见于青年女性，其主要表现为慢性腰骶部疼痛和发僵。临床检查除腰部肌肉紧张外无其他异常。诊断主要依靠X线前后位平片，其典型表现为在髂骨沿骶髂关节之中下2/3部位有明显的骨硬化区，呈三角形者尖端向上，密度均匀，不侵犯骶髂关节面，无关节狭窄或糜烂，故不同于AS。

（六）其他

AS是血清阴性脊柱关节病的原型，在诊断时必须和与骶髂关节炎相关的其他脊柱关节病如银屑病关节炎、肠病性关节炎、赖特综合征等相鉴别。

七、治疗

（一）治疗原则及方案

1. 治疗原则

目前尚无根治方法。但是患者如能及时诊断及合理治疗，可以达到控制症状并改善预后。应通过非药物、药物和手术等综合治疗，缓解疼痛和发僵，控制或减轻炎症，保持良好的姿势，防止脊柱或关节变形。必要时以手术方法矫正畸形关节，以达到改善和提高患者生活质量的目的。

2. 治疗方案

AS的最佳治疗是药物治疗和非药物治疗相结合。AS的非药物治疗应包括患者教育、常规锻炼。应该考虑个人和集体的医疗体育治疗。病友会或自助组也许有帮助。非甾体抗炎药(NSAIDs)可作为治疗疼痛和晨僵的一线药。对NSAIDs无效、禁忌或不能耐受者，可用对乙酰氨基酚和阿片类镇痛药。肌腱骨骼局部炎症可予以皮质类固醇局部注射，激素全身应用对中轴关节病变的疗效缺乏证据。外周关节炎可考虑SASP治疗。TNF抑制药治疗必须用于经ASAS推荐的常规治疗后病情仍持续活动者。没有证据提示中轴关节受累者抗TNF治疗前必须先用DMARDs，或者抗TNF治疗必须和DMARDs联合使用。

（二）治疗方法

1. 一般措施

(1)对患者及其家属进行疾病知识的教育是整个治疗计划中不可缺少的一部分，有助于患者主动参与治疗并与医师的合作。长期计划还应包括患者的社会心理和康复的需要。

(2)劝导患者要谨慎而不间断地进行体育锻炼，以取得和维持脊柱关节的最好位置，增强椎旁肌肉和增加肺活量，其重要性不亚于药物治疗。

(3)站立时应尽量保持挺胸、收腹和双眼平视前方的姿势。坐位也应保持胸部直立。应睡硬板床，多取仰卧位，避免促进屈曲畸形的体位。枕头要矮，一旦出现上胸或颈椎受累应停用枕头。

(4)减少或避免引起持续性疼痛的体力活动。定期测量身高。保持身高记录是防止不易发现的早期脊柱弯曲的一个好措施。

(5)炎性关节或其他软组织的疼痛选择必要的物理治疗。

2.药物

(1)非甾体抗炎药(简称抗炎药):这一类药物可迅速改善患者腰背部疼痛和发僵,减轻关节肿胀和疼痛及增加活动范围,无论早期或晚期 AS 患者的症状治疗都是首选的。吲哚美辛25 mg,每天 3 次,饭后即服。夜间痛或晨僵显著者,晚睡前用吲哚美辛栓剂 50 mg 或 100 mg,塞入肛门内,可获得明显改善。其他可选用阿西美辛 90 mg,每日一次,双氯芬酸钠 75~150 mg/d;萘丁美酮 1 000 mg,每晚 1 次;美洛昔康 15 mg,每日一次;抗炎药物通常需要使用 2 个月左右,待症状完全控制后减少剂量,以最小有效量巩固一段时间,再考虑停药,过快停药容易引起症状反复。如一种药物治疗 2~4 周疗效不明显,应改用其他不同类别的抗炎药。在用药过程中应始终注意监测药物不良反应并及时调整。

(2)柳氮磺吡啶:该药可改善 AS 的关节疼痛、肿胀和发僵,并可降低血清 IgA 水平及其他实验室活动性指标,特别适用于改善 AS 患者的外周关节炎,并对本病并发的眼色素膜炎有预防复发和减轻病变的作用。至今,该药对 AS 的中轴关节病变的治疗作用及改善疾病预后的作用均缺乏证据。通常推荐用量为每日 2.0 g,分 2~3 次口服。剂量增至 3.0 g/d,疗效虽可增加,但不良反应也明显增多。本品起效较慢,通常在用药后 4~6 周。为了增加患者的耐受性,一般以0.25 g,每日三次开始,以后每周递增 0.25 g,直至1.0 g,每日二次,或根据病情,或患者对治疗的反应调整剂量和疗程,维持 1~3 年。磺胺过敏者禁用。

(3)甲氨蝶呤:活动性 AS 患者经柳氮磺吡啶和非甾类抗炎药治疗无效时,可采用甲氨蝶呤。但经对比观察发现,本品仅对外周关节炎、腰背痛、发僵及虹膜炎等表现,以及 ESR 和 CRP 水平有改善作用,而对中轴关节的放射线病变无改善证据。通常以甲氨蝶呤 7.5~15 mg,个别重症者可酌情增加剂量,口服或注射,每周 1 次,疗程 0.5~3 年不等。尽管小剂量甲氨蝶呤有不良反应较少的优点,但其不良反应仍是治疗中必须注意的问题。这些包括胃肠不适、肝损伤、肺间质炎症和纤维化、血细胞减少、脱发、头痛及头晕等,故在用药前后应定期复查血常规、肝功能及其他有关项目。

(4)糖皮质激素:少数病例即使用大剂量抗炎药也不能控制症状时,甲泼尼龙 15 mg/(kg·d)冲击治疗,连续 3 d,可暂时缓解疼痛。对其他治疗不能控制的下背痛,在 CT 指导下行糖皮质激素骶髂关节注射,部分患者可改善症状,疗效可持续 3 个月左右。本病伴发的长期单关节(如膝)积液,可行长效皮质激素关节腔注射。重复注射应间隔 3~4 周,一般不超过 2~3 次。糖皮质激素口服治疗不仅不能阻止本病的发展,还会因长期治疗带来不良反应。

(5)其他药物:一些男性难治性 AS 患者应用沙利度胺(thalidomide,反应停)后,临床症状、ESR 及 CRP 均明显改善。初始剂量 50 mg/d,每 10 天递增 50 mg,至 200 mg/d 维持,国外有用 300 mg/d 维持。用量不足则疗效不佳,停药后症状易迅速复发。本品的不良反应有嗜睡、口渴、白细胞下降、肝酶增高、镜下血尿及指端麻刺感等。因此对选用此种治疗者应做严密观察,在用药初期应每周查血和尿常规,每 2~4 周查肝肾功能。对长期用药者应定期做神经系统检查,有生育要求者禁用。

(6)生物制剂:抗肿瘤坏死因子(TNF-α)药物已用于治疗活动性或对抗炎药治疗无效的 AS,常用的有 Infliximab 和 Etanercept 两种制剂。Infliximab 是抗肿瘤坏死因子的单克隆抗体,其用法为:3~5 mg/kg,静脉滴注,间隔 4 周重复 1 次,通常使用 3~6 次。治疗后患者的外周关节炎、肌腱末端炎及脊柱症状,以及 C 反应蛋白均可得到明显改善,但其长期疗效及对中轴关节 X 线病变的影响尚待继续研究。本品的不良反应有感染,严重变态反应及狼疮样病变等。Etanercept是一种重组的人可溶性肿瘤坏死因子受体融合蛋白,能可逆性地与 TNF-α 结合,竞争性抑制 TNF-α 与 TNF 受体位点的结合。用法为 25 mg,皮下注射,每周 2 次,连用 4 个月,治疗中患者可继续用原剂量的其他抗风湿药物。80%的患者病情可获改善,如晨僵、脊背痛、肌腱末端炎、扩胸度、ESR 和 CRP 等。显示本品疗效快且疗效不随用药时间延续而降低。本品主要不良反应为感染。

八、手术

髋关节受累引起的关节间隙狭窄、强直和畸形是本病致残的主要原因。为了改善患者的关节功能和生活质量,人工全髋关节置换术是最佳选择。置换术后绝大多数患者的关节痛得到控制,部分患者的功能恢复正常或接近正常，置入关节的寿命90%达10年以上。其优点有：疼痛并发症少；功能改善好；畸形纠正显著；负重能力强。其临床功能的改善与下列因素有关。

(1)选择假体时要选择短颈型。因为强直性脊柱炎肌肉、肌腱、关节韧带是AS的靶细胞器官，都有不同程度的纤维骨化形成，肌肉痉挛弹性差，短颈能保持髋部肌肉的松紧度，有利于肌肉的收缩及关节活动。

(2)髋部软组织的充分松解。由于长期屈曲阔筋膜，腹直肌、内收肌痉挛硬化，肌肉弹性差，故术中肌肉的切断延长，关节周围软组织的充分松解，是关节畸形纠正及功能恢复的基础。

(3)CPM关节康复器的正确使用及功能锻炼是关节功能恢复的保障。由于CPM有活动度的严格控制指标，使肌肉关节的活动度逐渐增大，既锻炼了关节肌肉，又防止了肌肉关节过度活动引起的损伤，使髋关节功能恢复较好。

对AS患者晚期引起的后凸畸形进行手术矫正，原理为增加腰椎前凸程度，从而代偿性矫正患者双目俯视及重心力线前移等症状，利于直立行走及进行各项活动，提高生活质量。同时，也可改善胸廓后凸畸形引起的限制性肺通气不足及其对心脏、腹部各器官的机械性压迫，改善各重要脏器缺血缺氧情况，延长患者寿命。应采取的截骨方法有棘突至椎体后缘的V形截骨术、次全椎弓椎体截骨术、全脊柱截骨术三种不同的截骨方法。选择性内固定的手术方法，有双侧Luque棍夹持棘突钢丝固定法、弓根螺钉加压棍固定法、棘突间钢丝固定法，如果选择病例合适，应用方法得当，其固定效果均满意。

九、预防保健

注意衣着及生活起居，积极预防上呼吸道感染。保持口腔内清洁，及时控制口腔、咽部感染。生活应有规律，进行适当体育锻炼和户外活动。注意休息，保证睡眠充足，避免过度紧张工作。急性活动期应卧床休息，注意坐站卧的正确姿势。本病为慢性病，应鼓励患者树立信心，保持乐观情绪。必要时可服用百令胶囊、金水宝胶囊等以调节免疫功能。饮食应清淡，平素以富含营养素饮食为主。禁食辛辣肥甘厚味，忌烟酒，缓解期可选用食疗方以巩固疗效。薏苡仁50 g合粳米煮粥食之，每日1次，每周2次。能健脾除湿，增强人体免疫功能。枸杞子20 g滚开水浸泡，连汤带药食之。每天2次，早、晚服，连服1个月。能滋补肝肾，清肝明目，增强人体免疫功能。

(武加标)

第四节　化脓性关节炎

一、概述

化脓性关节炎是化脓性细菌引起的关节内感染。儿童多见，青少年次之，成人少见。常为败血症的并发症，也可因手术感染、关节外伤性感染、关节火器伤等所致。一般病变多系单发，儿童亦可累及多个关节，发病者男多女少，最常发生在大关节，以髋、膝多发，其次为肘、肩和踝关节。

二、病因病理

(一)病因

现代医学认为本病最常见的致病菌为金黄色葡萄球菌，约占85%左右。其次为溶血性链球菌、肺炎球菌和大肠杆菌等。婴幼儿化脓性关节炎常为溶血性链球菌引起。感染途径最常见的是血源性感染，细菌从身体其他部位的化脓性病灶经血液循环播散至关节；或从关节邻近的组织的化脓性感染蔓延而来；也可为关节开放性损伤、关节手术或关节穿刺继发感染。

(二)病理

化脓性关节炎的病理变化大致可分为三个阶段。其病变的发展为逐渐演变过程，而无明显的界限，有时某一阶段可独立存在，每一阶段的长短也不尽一致。

1. 浆液性渗出期

关节感染后，首先引起滑膜充血、水肿、白细胞浸润；关节腔内浆液性渗出，多呈淡黄色，内含有大量白细胞。此阶段无关节软骨破坏。如能治疗得当，关节功能可恢复正常。

2. 浆液纤维蛋白性渗出期

炎症继续发展，渗出液增多，因细胞成分增加，关节液混浊黏稠，内含脓性细胞、细菌及纤维蛋白性渗出液。关节感染时，滑膜出现炎症反应，滑膜和血管对大分子蛋白的通透性显著增高。通过滑膜进入关节腔的血浆蛋白增加，关节内有纤维蛋白沉积，常附着关节软骨表面，妨碍软骨内代谢产物的释出和滑液内营养物质的摄入，如不及时处理，关节软骨失去滑润的表面，关节滑膜逐渐增厚，进而发生软骨面破坏，关节内发生纤维性粘连，引起关节功能障碍。

3. 脓性渗出期

渗出液转为脓性，脓液中含有大量细菌和脓性细胞，关节液呈黄白色，死亡的多核白细胞释放出蛋白分解酶，使关节软骨溶解破坏，炎症侵入软骨下骨质，软骨溶解，滑膜破坏，关节囊和周围软组织发生蜂窝织炎，形成关节周围软组织脓肿。如脓肿穿破皮肤，则形成窦道。病变严重者，虽经过治疗，得以控制炎症，但遗留严重关节障碍，甚至完全强直于非功能位。

三、临床表现与诊断

(一)病史

一般都有外伤史或其他部位的感染史。

(二)症状与体征

1. 全身症状

急骤发病，有寒战、高热、全身不适等菌血症表现。

2. 局部表现

受累关节剧痛，并可有红肿、热、压痛，由于肌肉痉挛，关节常处于屈曲畸形位，久之，关节发生挛缩，甚至脱位或半脱位。

四、实验室检查

1. 血液检查

白细胞计数增高，中性细胞比例增加；血培养可为阳性。

2. 关节穿刺

关节穿刺和关节液检查是确定诊断和选择治疗方法的重要依据。依病变不同阶段，关节液可为浆液、黏稠混浊或脓性，涂片可见大量白细胞、脓性细胞和细菌，细菌培养可鉴别菌种并找到敏感的抗生素。

3. 影像学表现

X线片及CT三维扫描早期见关节肿胀、积液、关节间隙增宽；以后关节间隙变窄，软骨下骨质疏松破坏；晚期有增生和硬化，关节间隙消失，关节呈纤维性或骨性融合，有时尚可见骨骺滑脱或病理性关节脱位。

五、诊断

本病早期根据全身、局部症状和体征，实验室检查及影像学检查，一般可以做出化脓性关节炎的诊断。但某些病例须与风湿性关节炎、类风湿性关节炎、创伤性关节炎和关节结核鉴别。

1. 风湿性关节炎

风湿性关节炎常为多关节游走性肿痛，抗“O”检查常阳性，关节肿胀消退后，无任何后遗症。关节液细菌检查阴性，抗风湿药物有明显效果。

2.类风湿性关节炎

类风湿性关节炎常见为多关节发病，手足小关节受累，RF 检查常为阳性。关节肿胀、不红。患病时间长者有关节畸形和功能障碍。血清及关节液类风湿因子试验常为阳性。

3.创伤性关节炎

有创伤史，发展缓慢，负重或活动多时疼痛加重，可有积液，关节活动有弹响，休息后缓解，一般无剧烈疼痛。骨端骨质增生。多发于负重关节如膝、髋关节。

4.关节结核

起病缓慢，常有低热、盗汗和面颊潮红等症状，全身中毒症状较轻。关节局部肿胀疼痛，活动受限，但多无急性炎症症状。早期 X 线片可无明显改变，以后有骨质疏松、关节间隙变窄，并有骨质破坏，但少有新骨形成。必要时行关节液检查或滑膜活检有助于区别。

六、治疗

原则是早期诊断，及时正确处理，内外同治，保全生命，尽量保留关节功能。

（一）全身治疗

全身支持疗法，改善全身状况。患者卧床休息，补充足够的液体，注意水、电解质平衡，防止酸中毒；给予足够的营养，如高蛋白质、多维生素饮食；必要时，少量多次输以新鲜血，以减少全身中毒症状，提高机体抵抗力。

（二）抗生素治疗

抗生素的应用是治疗化脓性关节炎的重要手段。应及早采用足量、有效、敏感的抗生素，并根据感染的类型、致病菌种、抗生素药敏试验结果及患者机体状态选择抗生素，并及时调整。若未找到病原菌，应选用广谱新型抗生素，如头孢菌素等。不可为了等待细菌培养及药物敏感试验结果而延误病情，以免失去有效抗生素治疗的最佳时机。抗生素的使用至少应持续至体温下降、症状消失后 2 周。

（三）局部治疗

早期患肢制动，应用夹板、石膏、支具固定或牵引等制动，限制患肢活动，可防止感染扩散，减轻肌肉痉挛及疼痛，防止畸形及病理性脱位或在非功能位强直，减轻对关节软骨面的压力及软骨破坏。一旦急性炎症消退或伤口愈合，即开始关节的主动及轻度的被动活动，以恢复关节的活动度。关节已有畸形时，可应用牵引逐步矫正。不宜采取粗暴的手法，以免引起炎症复发及病理骨折等并发症。后期 X 线片显示关节软骨面已有破坏及骨质增生，关节强直已不可避免时，应保持患肢于功能位，使其强直于功能位。

（四）手术治疗

根据病变轻重、发展阶段及时选择外科处理。对于关节内脓液形成，应尽早切开排脓。如关节破坏严重，功能丧失，必须使关节强直固定在功能位，以免关节非功能位强直而严重影响功能。对于关节强直在非功能位者，在炎症治愈 1 年后，才可行手术矫形或关节成形术，以防止炎症复发。

1.关节穿刺及冲洗

关节穿刺除用于诊断外，也是重要的治疗措施。其目的为吸出关节渗液，及时冲洗出纤维蛋白和白细胞释出的溶酶体等有害物质，避免对关节软骨造成不可逆的损害，术后局部注入抗生素或行关节腔灌注冲洗。也可用关节镜进行冲洗。

2.关节切开引流术

经过非手术治疗无效，全身和局部情况如仍不见好转，或关节液已成为稠厚的脓液，或较深的大关节，穿刺难以成功的部位，应及时切开引流，用大量的生理盐水冲洗，去除脓液、纤维块和坏死脱落组织，注入抗生素，伤口用抗生素滴注引流或做局部湿敷，以控制感染和防止关节面软骨破坏，缓解疼痛，防止肌肉挛缩和关节畸形。

3.关节矫形术或关节成形术

严重的化脓性关节炎，未及时采取有效的措施，遗留严重畸形，有明显功能障碍者，可以考虑行矫形手术或关节成形术。对于关节强直于功能位无明显疼痛者，一般无需特殊治疗；如果关节强直于非功能位或有陈旧性病理脱位者，须行矫形手术，如关节融合、截骨矫形术或关节成形术等。手术须在炎症治愈1年后才可以进行，以防止炎症复发。

（武加标）

第五节 化脓性骨髓炎

一、急性化脓性骨髓炎

急性化脓性骨髓炎是指由化脓性细菌引起的骨膜、骨质和骨髓组织的一种急性化脓性炎症。本病的病变范围不仅涉及骨髓组织，且常波及骨膜、密质骨和松质骨等部位；如不及时正确治疗，可反复发作或转为慢性骨髓炎，遗留畸形、强直、残废等，严重影响功能和健康，甚至危及生命。本病最常见于3～15岁的儿童和少年，男多于女，男女比例约4∶1。好发于四肢长骨的干骺端，尤以胫骨上段和股骨下段的发病率最高（约占60%），其次为肱骨、桡骨及髂骨，桡骨、尺骨、跖骨、指（趾）骨次之，脊柱亦偶有发生，肋骨和颅骨少见。本病属于中医"附骨痈"范畴，又称"多骨痈"、"胫骨痈"等。

（一）病因病理

1.中医对本病病因病机的认识

（1）热毒入骨：疔疮疖肿、痈疽或咽喉、耳道等的化脓性感染。麻疹、伤寒、猩红热等病后，余毒残留，滞于体内；或六淫邪毒入侵，久而不解化热成毒，或因饮食劳倦、五志过极等致火毒内生。热毒余邪循经流注筋骨致气血瘀结，蕴热酿脓，遂成本病。

（2）损伤感染：开放性损伤，邪毒由伤口直窜入骨，阻塞经络，久而化热成脓，热盛肉腐，附骨成痈。或跌打闪挫，气血凝滞，邪毒乘虚而入，积瘀成痈，借伤成毒，流注筋骨发病。

（3）正气虚弱：正气虚弱不足以御邪，邪毒乘虚而入，蕴结于内不能外散内消而反深注于筋骨，繁衍为害。此为本病发生的内在因素。

总之，热毒是致病因素，正虚是发病的病理基础，损伤是其常见诱因。

2.现代医学对本病病因及病理机制的认识

（1）病因：急性化脓性骨髓炎是由化脓性细菌引起的骨与周围组织的感染。最常见的致病菌是金黄色葡萄球菌，约占75%以上；其次为乙型链球菌和白色葡萄球菌，偶有大肠杆菌、铜绿假单胞菌和肺炎球菌等。

化脓性骨髓炎的感染途径主要有三：①血源性感染：细菌从体内其他感染灶，如疖痈、脓肿、扁桃体炎、中耳炎等经血行到达骨组织，在身体抵抗力差或细菌具有高度感染力的情况下发病，这是最常见的途径。此外，不少患者局部骨骼感染灶不明显，但出现脓毒血症，应该注意这可能是脓胸、肺脓肿、心包炎、脑脓肿、肝脓肿、髂窝脓肿等的严重感染的一种表现，应全面检查，防止漏诊。②创伤性感染：细菌从伤口侵入骨组织，如外伤引起的开放性骨折，或因穿透性损伤到骨组织，或因术口感染累及骨组织，造成感染。另外，临床上扭挫伤等闭合性损伤的所致局部组织的损伤，形成血肿，导致局部血流不畅，细菌易于停聚引起感染。③蔓延性感染：由邻近软组织直接蔓延扩散导致，如指（趾）端感染引起的指（趾）骨骨髓炎，齿槽脓肿累及的上、下颌骨等。化脓性骨髓炎的发生，细菌毒力的大小是外在因素，全身情况或局部骨骼抵抗力是内在因素。

血源性骨髓炎：好发于儿童长骨的干骺端，此阶段是人体骨生长最活跃的时期，干骺端有很多终末小动脉，循环丰富，血流缓慢，细菌易于停留、聚集、繁殖，形成栓塞，使血管末端阻塞，导致局部组织坏死，感染化脓。

(2)病理:骨质破坏、坏死和由此诱发的修复反应(骨质增生)同时并存为本病的病理特点。早期以骨质破坏和坏死为主,晚期以增生为主。

病理过程:①脓肿形成:骨内感染灶形成后,因周围为骨质,引流不畅,早期多局限于髓内,随着病情的进展,骨质被侵蚀破坏,脓肿沿着局部阻力较小的方向四周蔓延。脓肿蔓延途径如下(图 23-6)。脓肿向长骨髓腔蔓延。因骨骺板抵抗感染的能力较强,脓液不易穿破骺板进入关节腔,多向骨髓腔扩散,致使骨髓腔受累。髓腔内压力增高,可再沿中央管扩散至骨膜下层,形成骨膜下脓肿。脓液突破干骺端的坚质骨,穿入骨膜下形成骨膜下脓肿;压力进一步增高时,突破骨膜流入软组织。也可沿中央管侵入骨髓腔,穿入关节,引起化脓性关节炎。成人骺板无抵御能力,脓肿可穿破干骺端骨皮质进入关节,形成化脓性关节炎。②形成死骨:骨膜被脓肿掀起时,该部的骨皮质失去来自骨膜的血液供应(严重影响骨的循环);而进入骨髓腔和中央管的脓液,亦可形成血栓和脓栓,栓塞管内通过的滋养血管,阻断骨内血供;最终造成骨坏死,形成死骨。坏死区的分布和大小,视缺血范围而定,严重时可发生整个骨干坏死。③包壳形成:在脓肿和死骨的形成过程中,由于骨膜剥离,骨膜深层成骨细胞受炎性刺激而产生大量新骨,包裹于死骨外面,形成“骨性包壳”,可替代病骨起支持作用,大量骨坏死时,成为维持骨干连续和稳定的唯一保证。通常包壳上有多个小孔与皮肤窦道相通,内有死骨、脓液和炎性肉芽组织,往往由于引流不畅,成为骨性死腔。小块死骨可被吸收或经窦道排出,大块死骨则不能排出或吸收,导致死腔不能闭合,伤口长期不愈,成为慢性骨髓炎。

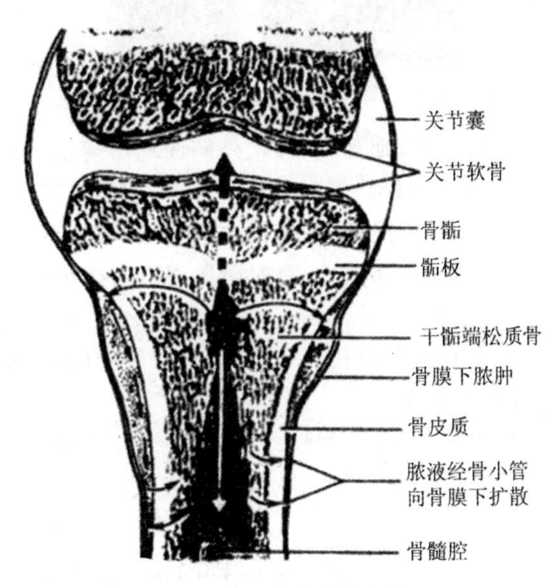

图 23-6 脓肿蔓延途径

(二)临床表现与诊断

1.病史

患者体质常虚弱,有的曾有感染灶,有的曾有局部外伤史。

2.症状与体征

(1)全身症状:起病急,开始即有明显的全身中毒症状,多有弛张型高热,可达 39 ℃～40 ℃,有时并发寒战、脉搏快、口干、食欲不振,可有头痛、呕吐等脑膜刺激症状,患儿烦躁不安,严重者可有谵妄、昏迷等败血症表现。外伤引起的急性骨髓炎,除有严重并发症或大量软组织损伤及感染外,一般全身症状较轻,感染较局限而少发生败血症,但应警惕并发厌氧菌感染的危险。

(2)局部症状:早期有局部剧烈疼痛和搏动性疼痛,肌肉有保护性痉挛,惧怕移动患肢。患部皮温增高,有深压痛,肿胀不明显。数日后,骨膜下脓肿形成,局部皮肤水肿、发红。当脓肿穿破骨膜至软组织后,压力减轻,疼痛缓解,但软组织受累的症状明显,局部红、肿、热、痛,压痛更为明显,可触及波动感。脓液进入髓腔后,整个肢体剧痛肿胀,骨质因炎症而变疏松,常伴有病理性骨折。

3.实验室检查

白细胞计数及中性粒细胞明显升高，一般伴有贫血，白细胞计数可高达 10×10^9/L，中性粒细胞可占 90%以上。早期血培养阳性率较高，局部脓液培养有化脓性细菌，应做细菌培养及药物敏感试验，以便及时选用有效药物。如骨穿刺抽得脓液、混浊液或血性液体涂片检查有脓细胞或细菌，即可确诊。

4.影像学检查

X 线片在起病 2 周内多无明显异常，故阴性结果不能排除急性骨髓炎。2 周后，髓腔内脓肿形成，松质骨内可见小的斑片状骨质破坏区，进而累及骨皮质甚至整个骨干。因骨膜被掀起，可出现骨膜反应（层状或葱皮样）及层状新骨形成（图 23-7）。

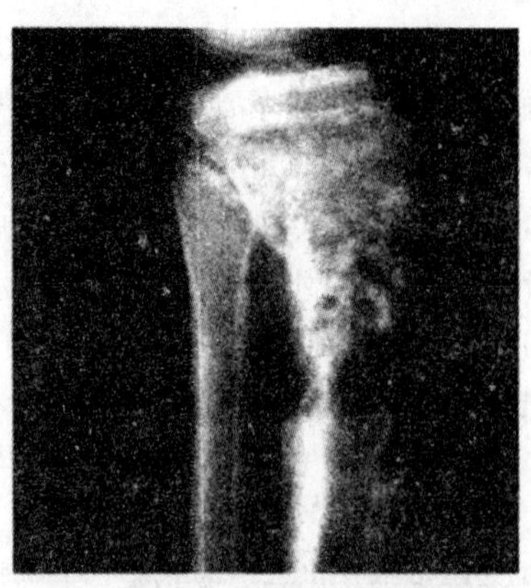

图 23-7　X 线表现

如感染继续向髓腔内和骨干方向扩展，则骨皮质内、外侧面均出现虫蚀样改变、脱钙以及周围软组织肿胀阴影，有时出现病理骨折。CT 检查可提前发现骨膜下脓肿，明确其病变范围。MRI 在骨髓炎早期即可显示病变部位骨内和骨外的变化，如骨髓损坏、骨膜反应等，此种改变要早于 X 线片和 CT 检查。骨扫描对早期诊断骨髓炎有重要价值，但由于其局限性，有时阴性并不能排除骨髓炎诊断。

5.鉴别诊断

（1）软组织炎症：软组织炎症时全身中毒症状较轻，而局部红肿较明显，压痛表浅，且其病变多居于骨骼之一侧，因此压痛只限于一个或两个平面。

（2）急性化脓性关节炎：化脓性关节炎红热、肿胀、压痛在关节间隙而不在骨端，关节活动度几乎完全消失，有疑问时，关节腔穿刺抽液检查可明确诊断。早期 X 线表现为关节间隙增宽，随着病变的发展关节间隙变窄甚至消失。

（3）风湿性关节炎：为风湿病的一部分，起病缓慢，全身情况（如发热）和局部症状（关节肿痛）均较轻，常为多关节游走性，血沉、抗“O”等血液检查呈阳性。

（4）恶性骨肿瘤：特别是尤文肉瘤，常伴发热、白细胞增多、X 线示“葱皮样”骨膜下新骨形成等现象，须与骨髓炎鉴别。鉴别要点：尤文肉瘤常发生于骨干，范围较广，全身症状不如急性骨髓炎重，但有明显夜间痛，表面可有怒张的血管。局部穿刺活检，可以确定诊断。

（三）治疗

早期诊断，及时应用大剂量有效抗生素，中药辨证施治，内服外用和适当的局部处理，全身支持治疗是治疗成功的关键。

1.全身治疗

加强全身支持疗法。对症处理患者的高热，纠正酸中毒，予补液、营养支持治疗，必要时输血，增强患者的抵抗力。出现感染性休克者，积极抗休克治疗。

2.抗生素治疗

早期采用足量、广谱的抗生素，多主张联合用药。常用的抗生素主要有青霉素类、头孢类、氨基糖苷类、喹诺酮类、磺胺类以及甲硝唑、万古霉素、克林霉素、利福平等，应根据感染类型、致病菌种、抗生素药敏试验结果及宿主状态选择抗生素，并及时调整。

3.辨证论治

急性化脓性骨髓炎的中医辨证宜分期论治，主要分为初期、成脓期、溃脓期。

(1)初期：此期相当于化脓性骨髓炎的急性炎症期。“急则治其标”，以清热解毒、行瘀通络为治疗原则。

邪热在表：初起症见恶寒发热，肢痛不剧烈，苔薄白，脉浮数。治宜清热解毒。方选仙方活命饮加黄连解毒汤或五味消毒饮。

热毒炽盛：症见高热寒战，舌红苔黄腻，脉滑数。治宜清营退热。方选黄连解毒汤合五味消毒饮，加乳香、没药等。如便秘尿赤者，加大黄、车前子。

毒入营血：症见高热昏迷，身现出血点，烦躁不安。治宜清营、凉血、开窍。方选清营汤合黄连解毒汤，配服安宫牛黄丸、紫雪丹等，静脉滴注醒脑静。亦可按感染性休克处理，积极行中西医结合治疗。

(2)成脓期：成脓前期，即骨膜下脓肿刚形成时，若能得到及时、有效的治疗，预后仍佳。本期治疗原则是先清营托毒，后托里透脓。

热毒瘀结：症见高热，肢端肿痛剧烈。治宜清热止痛。方选五味消毒饮、黄连解毒汤合透脓散加减。

火毒蕴结：症见患肢肿胀，红热疼痛。治宜托里止痛。方选托里消毒饮加减。

毒入营血：症见神昏谵语，身现出血点。治疗同初期。

(3)溃脓期：脓毒已溃。治疗原则是扶正托毒，去腐生新。扶助正气，助养新骨生长，促使疮口愈合。

热胜肉腐：初期溃疡，脓多稠厚，略带腥味，为气血充实。治宜托里排脓。方选托里消毒散加减。

邪去正虚：溃后脓液清稀，量多质薄，为气血虚弱。治宜补益气血。方选八珍汤合十全大补汤加减。

4.外治法

患肢早期制动，应用夹板、石膏托或皮肤牵引等，抬高患肢并保持功能位，防止畸形和病理性骨折，并有利于炎症消退。初期局部选用如意黄金膏、双柏散或蒲公英、紫花地丁、犁头草、野菊花等外敷清热解毒；成脓期选用拔毒消疽散等外敷化瘀消痈；溃脓期疮口可用冰黄液冲洗，并根据有无腐脓情况，选用九一丹、八二丹、七三丹、五五丹、生肌散药捻，外敷玉露膏或生肌玉红膏等；同时配合患肢夹板制动。

5.手术治疗

手术治疗的目的：一是引流脓液，减少毒血症症状，二是阻止其转变为慢性。手术方式主要有钻孔引流和开窗减压两种(图 23-8)。一般而言，多数急性化脓性骨髓炎患者，经过早期、及时、有效的治疗，可免于手术。但出现以下情况，应考虑手术治疗。①大剂量应用抗生素 2～3 天后，全身症状和局部症状仍不能控制，甚至加剧者，或全身症状消退，但局部症状加剧，行诊断性穿刺时在骨膜下或骨髓腔内抽吸到脓液或渗出液者，应早期切开排脓引流。②脓汁已经在骨髓腔内广泛扩散并有死骨形成者，应考虑行开窗排脓和死骨摘除术。

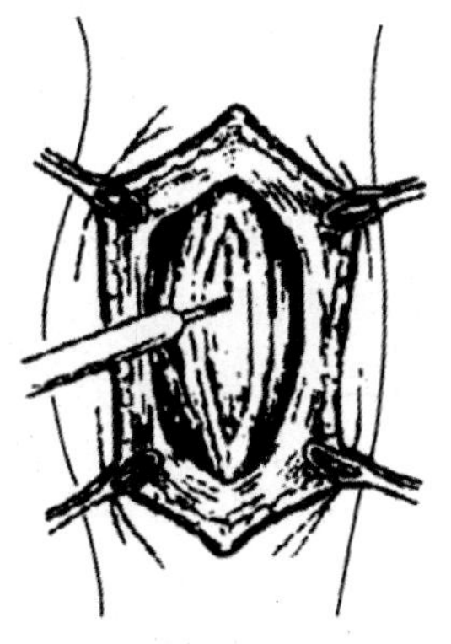

图 23-8　开窗减压术

二、慢性化脓性骨髓炎

慢性化脓性骨髓炎是整个骨组织发生的慢性化脓性炎症，多数是由急性感染消退后遗留的慢性病灶或窦道引发，少数一开始呈慢性过程。本病的病理特点是感染的骨组织增生、硬化、坏死、包壳、瘘孔窦道、脓肿并存，反复化脓，缠绵难愈，病程可长达数月、数年，甚至数十年，易造成病残。本病属于中医“附骨痈”范畴。

（一）病因病理

1.中医病因病机

慢性骨髓炎的演变过程，始终存在着“正”与“邪”的抗争。即“正邪相搏”，正气与病邪的斗争一直贯穿于本病的始末，而正气的强弱主导着整个疾病演变的转机。若正气旺盛，抗邪力强，能及时消除其病理影响，抑制细菌的毒力和修复病理损害，使得死腔变小，骨髓炎愈合。反之，若正气虚弱，抗邪无力，疾病迁延不愈，时而发作。

2.现代医学病因及病理机制

(1)病因：本病的致病因素与急性化脓性骨髓炎相同，大多数慢性骨髓炎是因急性化脓性骨髓炎治疗不当或不及时，病情发展的结果。这是一个逐渐发展的过程，一般认为发病4周后为慢性期，但时间只作参考，若急性炎症消退后，仍有死骨、窦道、死腔存在，即为慢性骨髓炎。究其发病原因主要有二：一是急性感染期未能彻底控制，反复发作演变成慢性；二是系低毒性细菌感染，在发病时即表现为慢性骨髓炎。慢性骨髓炎的致病菌为多种细菌的混合感染，但金黄色葡萄球菌仍是主要的病原体。此外，革兰阴性菌也占很大的比例。由骶尾部褥疮引起者多为葡萄球菌、大肠杆菌、铜绿假单胞菌及奇异变形杆菌等多种细菌引起的混合感染，在人工关节置换或其他异常存留引起的慢性骨髓炎者，其致病菌多为阴性凝固酶葡萄球菌。近年来，真菌引起的感染也屡有报道。

(2)病理：从急性化脓性骨髓炎到慢性化脓性骨髓炎是一个逐渐发展的过程。如在急性期未能得到及时适当的治疗，形成死骨，虽脓液穿破皮肤后得以引流，急性炎症逐渐消退，但因死骨未能排出，其周围骨质增生，成为死腔。有时大片死骨不易被吸收，骨膜下新骨不断形成，可将大片死骨包裹起来，形成死骨外包壳，包壳常被脓液侵蚀，形成瘘孔，经常有脓性分泌物自窦道流出。

慢性骨髓炎病灶死腔内含炎性肉芽组织和脓液。死腔、死骨及附近瘢痕组织等病灶内，由于缺乏血液供应，局部药物的血药浓度低，无法清除病菌导致病菌残留。窦道常时愈时发，因脓液得不到引流，死骨、弹片等异物存在，或因患者抵抗力降低，即出现急性炎症症状。待脓液重新穿破流出，炎症渐趋消退，伤口可暂时愈合。如是反复发作，成为慢性化脓性骨髓炎。骨质常增生硬化，周围软组织有致密瘢痕增生，皮肤不健康，常有色素沉着。

（二）临床表现与诊断

1.病史

多有急性化脓性骨髓炎、开放性骨折、手术史或战伤史。

2.症状与体征

炎症静止期可无全身症状，长期多次发作使得骨失去原有的形态，肢体增粗及变形。皮肤菲薄、色泽暗，有多处瘢痕，稍有破损即引起经久不愈的溃疡；或有窦道，长期不愈合，窦道周围皮肤常有色素沉着，窦道口有肉芽组织增生。有时有小块死骨片自窦道排出。急性感染发作时，局部红肿、疼痛、流脓，可伴有恶寒、发热等全身症状，急性发作约数月、数年一次，反复发作；常由于体质不好或身体抵抗力低下情况下可以诱发。

3.影像学检查

X线片见受累骨失去原有外形，骨干增粗，骨质增生、增厚、硬化，骨腔不规则、变窄或消失，有大小不等的死骨，如是火器伤偶可见金属异物存留。死骨致密，周围可见一透亮带，为肉芽组织或脓液将死骨与正常组织分离所致，此为慢性骨髓炎特征，死骨外包壳常被脓液侵蚀形成瘘孔。CT片可以显示出脓腔与小型死骨。部分病例行窦道造影可以充分显示窦道和脓腔。

4.并发症

(1)关节强直:病变侵犯邻近关节,关节软骨被破坏,使关节呈纤维性或骨性强直,或因长期制动固定所致。

(2)屈曲畸形:多因急性期患肢未做制动牵引,软组织瘢痕挛缩所致。

(3)患肢增长或短缩:多见于儿童患者,因炎性刺激骨骺,或骺板破坏,导致过度生长或生长障碍。

(4)关节内外畸形:多为儿童患者因骨骺或骺板受累致使发育不对称所致。

(5)病理性骨折或脱位:感染造成骨质破坏可致骨折,慢性骨髓炎的受累骨质虽粗大但脆弱,易发生骨折,局部肌肉牵拉又可导致脱位。

(6)癌变:窦口皮肤长期不愈,反复的炎性刺激可致癌变,常为鳞状上皮癌。

5.鉴别诊断

(1)硬化性成骨肉瘤:一般无感染史,X线片示恶性膨胀性生长、骨质硬化并可见放射状骨膜反应,病变可穿破骨皮质进入软组织内。

(2)骨样骨瘤:以持续性疼痛为临床特点的良性骨肿瘤。位于骨干者,皮质上可见致密阴影,整段骨干变粗、致密,其间有小的透亮区,即"瘤巢"1 cm左右,肿瘤可见小死骨,周围呈葱皮样骨膜反应。位于骨松质者,也有小透亮区,周围仅少许致密影,无经久不愈的窦道。病理检查有助于鉴别。

(3)骨结核:发病渐进,可有结核中毒症状,X线片示以骨质破坏为主。一般不易混淆,结合病史、病程、症状体征及X线片等可以鉴别。但当慢性骨髓炎和骨结核合并混合感染时,两者均有经久不愈的窦道,X线片均可见死骨和骨质增生硬化,不易区分,有时须靠细菌学和病理学检查加以鉴别。

(三)治疗

慢性骨髓炎的治疗原则是尽可能彻底清除病灶,摘除死骨,清除增生的瘢痕和肉芽组织,消灭死腔,改善局部血液循环,为愈合创造条件。由于此期患者体质多虚弱,病变部位病理复杂、血供不畅,单用药物不能奏效,必须采用中西医结合、内外同治、手术和药物相结合的综合疗法。

1.西药治疗

根据细菌培养及药物敏感试验,选择大剂量的有效抗生素,进行为期6～12周的治疗。并配合全身的营养支持治疗,予高蛋白、高营养、高维生素饮食等,必要时输血。

2.辨证论治

慢性化脓性骨髓炎的辨证治疗,分为急性发作期和非急性发作期。

(1)急性发作期:治宜清热解毒,托里排脓。方选透脓散合五味消毒饮加减,或用托里金银地丁散等。严重者参照"急性化脓性骨髓炎"辨证用药,随证化裁。

(2)非急性发作期:治宜扶正托毒,益气化瘀。方选神功内托散加减,可配服醒脑消丸、小金片、十菊花汤等。正气亏虚、气血两亏者,宜用十全大补汤、八珍汤、人参养荣汤加减。

3.外治法

急性期选用黄金膏、玉露膏、双柏散、拔毒消疽散或蒲公英、紫花地丁、犁头草、野菊花等外敷清热解毒;非急性期成脓期选用可用冰黄液冲洗,对外有窦道内有死骨难出者可选用八二丹、七三丹、五五丹等药捻插入疮口,以腐蚀窦道疮口排除死骨和脓腐,脓尽后改用生肌散。

4.手术治疗

(1)手术指征:凡有死骨、死腔、窦道流脓,且有充分新骨形成包壳。可替代原有骨干而支持肢体者。均应手术治疗。术前、术后、术中应给予足量有效的抗生素。术前改善全身情况,如予高蛋白饮食、输血等,增强抵抗力。

(2)手术禁忌证:①慢性骨髓炎急性发作期不宜做病灶清除术,应以抗生素治疗为主,积脓时宜切开引流。②大块死骨形成而包壳尚未充分生成者,过早取掉大块死骨会造成长段骨缺损,该类病例不宜手术取出死骨,须待包壳生成后再手术。但近来已有在感染环境下植骨成功的报告,因此可视为相对禁忌证。

(3)手术方法:①病灶清除术,即碟形凿骨术(图 23-9),切除窦道,摘除死骨,清除肉芽组织、坏死组织及瘢痕组织,然后用骨凿凿除骨腔边缘部分骨质,使骨腔呈碟形。应注意不可去除过多骨质,防止骨折发生。如行病灶清除术后骨腔较大,可将附近的肌肉做带蒂肌瓣填充术(图 23-10)或滴注引流法以消灭死腔。②骨移植术,对于骨缺损较大的慢性骨髓炎患者可根据骨缺损的情况,选用开放性网状骨移植或带血管的游离骨移植术填充缺损,术后可行闭式持续冲洗或植入用庆大霉素-骨水泥珠链(图 23-11),进行局部抗生素治疗,以消灭骨死腔。③病灶切除术,病骨部分切除,不影响功能者,可局部切除。如腓骨中上段、髂骨、肋骨、股骨大粗隆、桡骨头、尺骨下端和肩胛骨等部位的骨髓炎。④截肢术,指征为,病程较长的慢性骨髓炎患者,受累骨质广泛,肢体严重畸形,患肢废用,功能完全丧失或周围皮肤有恶变者。应用极少,要严格把握指征。

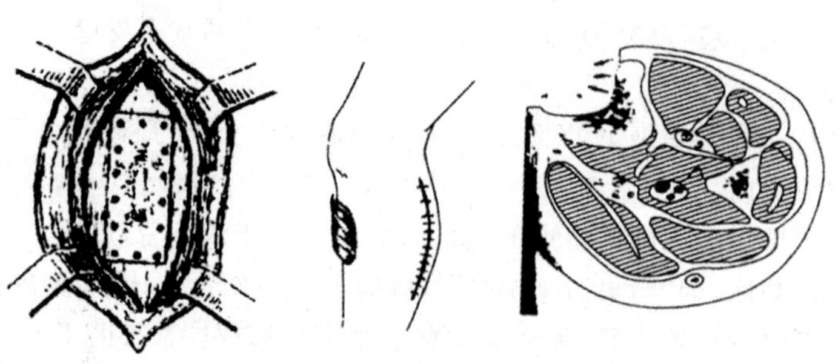

图 23-9 碟形凿骨术

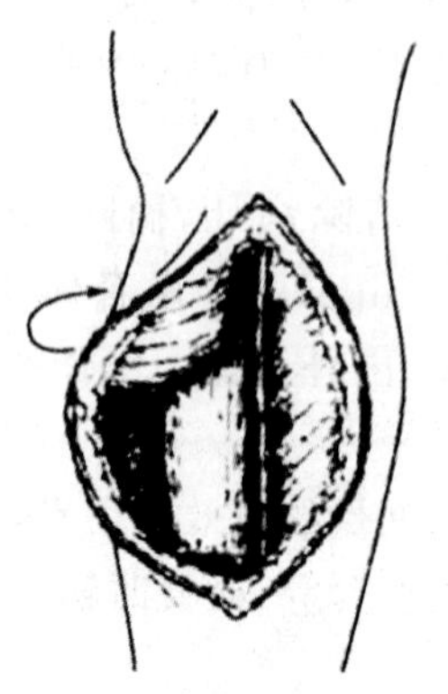

图 23-10 带蒂肌瓣填充术

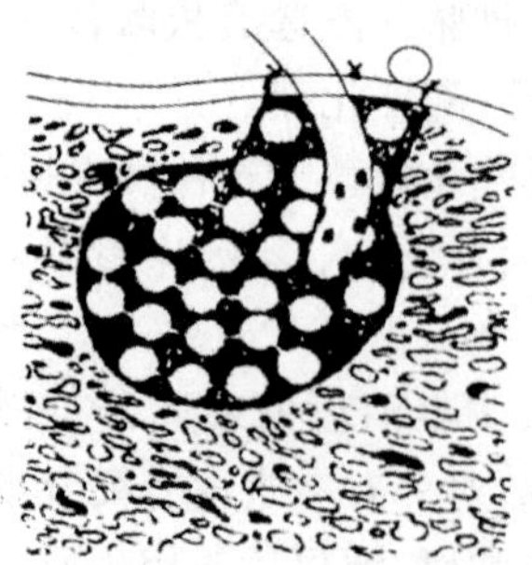

图 23-11 庆大霉素—骨水泥球链植入

三、慢性化脓性骨髓炎的特殊类型

(一)慢性局限性骨脓肿

慢性局限性骨脓肿是指一种侵犯长骨端松质骨的孤立性骨髓炎。多见于儿童和青年,胫骨上端和下端,股骨、肱骨和桡骨下端为好发部位。本病属于中医“附痈疽”和“骨痈疽”范畴。

1.病因病理

一般认为是低毒性的细菌感染所致，或因身体对病菌抵抗力强而使化脓性骨髓炎局限于骨髓的一部分。致病菌常为金黄色葡萄球菌、柠檬色葡萄球菌、白色葡萄球菌。脓肿的内容物，初期为脓液或炎性液体，中期脓液逐渐为肉芽组织代替，后期肉芽组织周围因胶原化而形成纤维囊壁。

2.临床表现与诊断

(1)病史：患者可能有肢体干骺端急性炎症发病史。

(2)症状与体征：病程往往迁徙性，持续数年之久。患肢轻度肿胀、疼痛、时轻时重，可有压痛、叩痛，症状可反复发作，长期存在。当劳累或轻微外伤后，可引起急性发作，疼痛加剧，肿胀加重及皮温升高，并可累及邻近关节。罕见有皮肤发红，使用抗生素后炎症表现迅速消退。

(3)实验室检查：血象可见白细胞计数增高和中性粒细胞核左移。脓液细菌培养常为阴性。

(4)影像学检查：X线片可见长骨干骺端或骨干皮质显示圆形或椭圆形低密度骨质破坏区，边缘较整齐，周围密度增高为骨质硬化反应，硬化带与正常骨质明显分界(图23-12)。

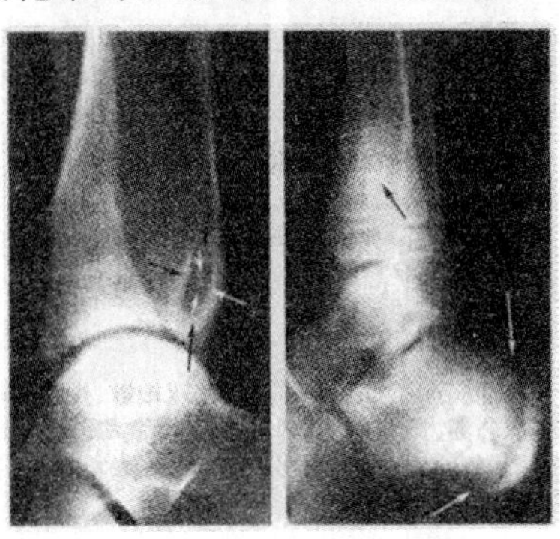

图23-12 慢性局限性骨脓肿

本病需与干骺端结核相鉴别，结核发于干骺端时，破坏广泛，周围边缘不整齐，密度不增高，骨破坏腔内可见死骨，并易侵犯关节，而本病多不破坏关节。

3.治疗

偶发时采用中西医结合治疗，中药内外同治，配合抗生素抗炎；急性发作时常需手术治疗。

(1)抗感染治疗：确诊后使用广谱抗生素。

(2)辨证论治：本病以关节红肿疼痛为主要表现。治宜清热解毒，活血通络，扶正祛邪。方选五味消毒饮加减。

(3)外治法：用拔毒消疽散或四黄散外敷。

(4)手术治疗：手术时间为在两次急性发作的间歇期。术前术后都需要使用抗生素。手术方法为凿开脓肿腔，清除脓肿，彻底刮除腔壁肉芽组织，缝合伤口，必要时根据病情、部位配合滴注引流。

(二)硬化性骨髓炎

硬化性骨髓炎，又称加利骨髓炎，是一种由低毒性感染引起，以骨质硬化为主要特征的慢性骨髓炎。本病多发于长骨的骨干，如胫骨、股骨、腓骨、尺骨等部位，尤以胫骨为好发部位。本病属于中医"附痈疽"和"骨痈疽"范畴。

1.病因病理

(1)病因：病因尚未完全明确。一般认为是骨组织的低毒性感染，有强烈的成骨反应，产生弥漫性骨质硬化；亦有认为系骨组织内有多个小脓肿，骨内张力很高，因此患者常因病变部位酸胀疼痛而就诊。

(2)病理：本病的主要病理变化过程以骨质硬化改变为主，髓腔变窄甚至消失，没有骨或骨髓化脓、坏死，无死骨形成。在病灶内亦不易发现致病菌。

2.临床表现与诊断

(1)病史：患者可能有损伤病史。

(2)症状与体征:慢性骨髓炎起病多为慢性过程,患处酸胀、疼痛,时轻时重,多有夜间疼痛加重。局部肿胀不明显,多无红肿、发热,症状可反复,劳累或久站、行走多时,疼痛加重。

(3)实验室检查:病灶中细菌培养一般为阴性。白细胞计数可有改变,血沉可有加快。

(4)影像学检查:X 线片可见局限或广泛的骨质增生硬化现象(图 23-13)。骨皮质增厚,髓腔狭窄甚至消失,病骨密度增高,常呈梭形。在骨质硬化区内一般无透明的骨破坏,病程长的病例中,可见小而不规则的骨质破坏区。多无软组织肿胀。

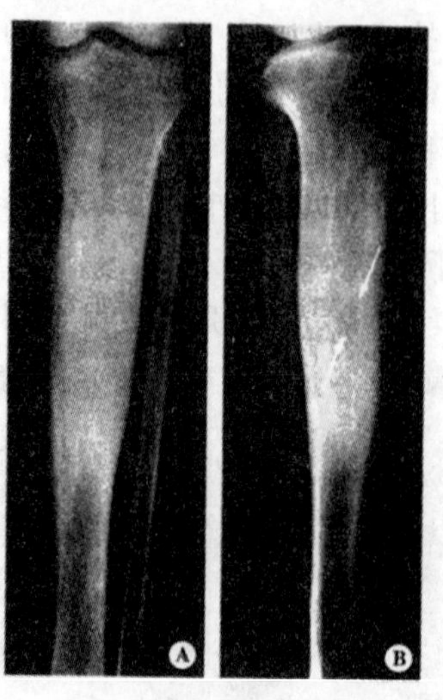

图 23-13　**硬化性骨髓炎**

本病需与硬化性骨肉瘤、尤文肉瘤、畸形性骨炎、骨梅毒等相鉴别。

3. 治疗

采用中西医结合的方法,内外同治,中药辨证施治,并配合抗生素抗炎治疗,缓解急性发作所致的疼痛。对于部分病例,非手术治疗难于奏效者。需手术治疗。

(1)抗感染治疗:确诊后使用广谱抗生素。

(2)辨证论治:①症见骨质增厚硬化,局部疼痛,无红热。治宜解毒散结,活血通络。方选仙方活命饮合醒消丸加减。②病程长,硬化区有骨质破坏,局部阵痛、压痛,并有微热、微红。治宜清热托毒,活血通络。方选五味消毒饮合透脓散,配醒消丸加减。

(3)外治法:用拔毒消疽散局部外敷,并可用阳和解凝膏掺蟾蜍丸末外敷于硬肿处。发作期可行局部制动。破溃流脓者,按外科换药。

(4)手术治疗:非手术治疗无效者可行手术治疗,凿开骨皮质,切除增生硬化的骨组织,并清除肉芽组织或脓液,贯通闭合的骨髓腔,以解除髓腔内张力,缓解疼痛。

(冯博学)

第六节　银屑病关节炎

一、病因

银屑病关节炎(PsA)是与银屑病相关的一种炎性关节疾病,可见于任何年龄,无性别差异。其发病机制尚未完全明确,目前认为主要与以下因素有关。

(一)遗传因素

此病常有家庭聚集的特点,一级家属内的患病率为 30%,单卵双生子的患病危险性可高达 72%。本病在国内外均有家族史的报道，现在认为主要是常染色体显性遗传，并且伴有不完全外显率。目前已经确定的与银屑病关节炎有关的组织相容性抗原有 HLA-A1、B16、B17、B27、B39、CW6、D7 等。

（二）免疫因素

免疫机制异常在银屑病的发病机制中起着重要作用。现已证明 HLA-DR⁺ 角朊细胞者其银屑病关节炎的发病率较高，HLA-DR⁺ 角朊细胞常发现于银屑病患者的皮损细胞和滑膜细胞中，而在正常的皮肤细胞中很难见到。另外 HLA-DR4 则和骨破坏的发生相关。

（三）感染因素

细菌、病毒的感染可以引起机体免疫系统发生变化，从而间接参与银屑病关节炎的发生。银屑病在人类免疫缺陷病毒感染人群中的发病率要高于普通人群，另外在银屑病的斑块内发现有抗链球菌抗体的升高。

（四）环境因素

季节变换、寒冷、潮湿、紧张、抑郁、创伤等现已均被认为是银屑病关节炎的促发因素。

二、病理

银屑病关节炎患者的滑膜组织活检，在早期可见细胞轻度增生、肥大，并伴有纤维素样渗出。中期可见细胞水肿、纤维组织增生、小血管生成、淋巴细胞浸润。晚期则出现组织纤维化，残留血管管壁增厚。用免疫荧光法可发现病变的滑膜处有 IgG、IgA 的沉积。

三、临床表现

（一）关节病变

银屑病关节炎除了引起四肢外周关节病变外还可引起脊柱关节病变。根据其临床特点可以大致分为五类，这几种类型可以合并存在，部分类型间能相互转化。

1. 单关节炎或少关节炎型

此种类型最多，大约占 70%，常侵犯手、足近端和远端指（趾）间关节，也可累及腕、髋、膝、踝等大关节，不对称分布。由于常伴发滑膜炎及腱鞘炎，所以受累指（趾）会形成典型的腊肠状指（趾），并伴有指（趾）甲的病变。此型可转化为多关节炎型。

2. 对称性多关节炎型

这种类型所占比例大约为 15%，病变最常累及近端指（趾）间关节，也可累及远端指（趾）间关节和肘、腕、膝、踝等大关节，其中有些患者血清类风湿因子可呈阳性，此时与类风湿关节炎较难鉴别。

3. 远端指间关节型

此型占到 5%～10%的比例，病变主要累及远端指间关节，是最典型的银屑病关节炎，常伴有银屑病的指甲病变。

4. 残毁性关节型

这种类型所占比例较小，为 5%，这是银屑病关节炎较为严重的类型。受损的指、掌、跖骨可有溶骨性改变，指节间形成望远镜式的套叠影像，关节可出现强直、畸形。这种类型的皮肤银屑病往往比较严重，而且好发于青壮年。

5. 脊柱病变型

此型约占 5%，主要为年龄大的男性，病变主要累及脊柱及骶髂关节，常为节段性，伴有韧带骨赘形成。病变严重时会形成脊柱融合、骶髂关节融合等，也可引起寰椎不全脱位。

（二）皮肤病变

银屑病关节炎的皮肤病变最好发于头皮和四肢的伸侧，特别是在肘、膝部位，常呈散在分布。尤其要特别注意隐匿部位的皮损，比如头发、会阴、臀等这些不易检查到的地方。皮损情况主要表现为丘疹或斑块、形状为圆形或不规则形。表面为银白色的鳞屑，去除鳞屑后其下为发亮的薄膜，除去薄膜后可见点状出血。这种特征对诊断银屑病有重要意义。因为存在银屑病与否是和其他炎性关节病最重要的区别，其中35%的患者其皮肤病变的严重程度和关节炎病变的严重程度相关。

（三）指（趾）甲病变

据统计银屑病关节炎患者中有80%伴有指（趾）甲异常，这可为早期诊断提供重要线索。由于甲床和指（趾）骨存在着共同的供血来源，指（趾）甲的慢性银屑病性损害会引起血管改变，而最终累及其下的关节。现已发现骨骼的改变程度与指甲变化的严重程度相关，并且两者常常发生在同一指（趾）。常见的指甲变化有：点状凹陷、变色、横断、纵嵴、甲下角化过度、甲剥离等。

（四）其他表现

除了典型的病变，在银屑病关节炎中，还可伴发有其他系统的损害，例如：结膜炎、急性前葡萄膜炎、干燥性角膜炎、巩膜炎；炎性肠病和胃肠道淀粉样病变；以主动脉瓣关闭不全、持久性传导阻滞、心脏肥大为特征的脊柱炎性心脏病；还可伴有发热、消瘦、贫血等全身症状。

（五）并发症

银屑病关节炎可并发肌肉失用性消耗和特发性消耗、胃肠道淀粉样变性、伸侧肌腱积液、主动脉瓣关闭不全、肌病和眼部炎症性改变。还可与其他血清阴性的多关节炎相重叠，如银屑病性关节炎—贝赫切特综合征、银屑病性关节炎—克罗恩病、银屑病性关节炎—瑞特综合征、银屑病性关节炎—溃疡性结肠炎。也可引起致命的并发症，比如严重感染、消化性溃疡及穿孔等。

四、辅助检查

（一）实验室检查

本病尚无特异性的实验室检查，病情活动时有血沉加快，C反应蛋白升高，IgA、IgE增高，补体增高等。滑液性状为非特异性反应，仅有白细胞轻度增加，主要以中性粒细胞为主。类风湿因子常呈阴性，但有5%～16%患者会出现低滴度的类风湿因子，有2%～16%患者抗核抗体低滴度阳性。约有半数患者的HLA-B27阳性，这种情况常与骶髂关节和脊柱受累显著相关。

（二）影像学检查

1.周围关节炎

影像学上可有骨质破坏和骨质增生的表现。手和足的小关节可呈骨性强直，指间关节破坏常伴有关节间隙增宽，末节指骨茎突的骨性增生和末节指骨吸收改变，近端指骨破坏变尖和远端指骨骨性增生的改变，会形成“带帽铅笔”样改变。受累指间关节间隙会变窄、融合、强直和畸形。长骨骨干出现绒毛状骨膜炎。

2.中轴关节炎

此种影像学多表现为单侧骶髂关节炎，可见关节间隙模糊、变窄、融合等。脊柱椎间隙变窄、强直，不对称性的韧带骨赘形成，以及椎旁骨化，比较典型的是相邻椎体的中部之间的韧带骨化连接形成的骨桥，常呈不对称分布。

五、诊断

银屑病患者若有关节炎的表现即可诊断银屑病关节炎。由于部分患者银屑病变出现在关节炎之后，所以此类患者的诊断相对较为困难，应注意临床和放射学检查，如有银屑病的家族史，要注意寻找隐蔽部位的银屑病变，注意受累关节的部位，以及有无脊柱关节病等。在做出银屑病关节炎的诊断前应先排除其他疾病。

1.类风湿关节炎

二者均有小关节炎的表现，但银屑病关节炎常伴有银屑病的皮损和特殊指甲病变、指（趾）炎、起止点炎等，常侵犯远端指间关节，类风湿因子多为阴性。有特殊的X线片表现，如笔帽样改变和部分患者的脊柱和骶髂关节病变。类风湿关节炎则多为对称性小关节炎，多累及近端指间关节和掌指关节、腕关节。可有皮下结节、类风湿因子多呈阳性，X线片以关节侵袭性改变为主。

2. 强直性脊柱炎

侵犯脊柱的银屑病关节炎，其脊柱和骶髂关节病变常不对称，可呈现"跳跃"式病变，常发病于年龄较大的男性，症状也较轻，并伴有银屑病皮损和指甲的典型改变。而强直性脊柱炎患者的发病年龄较轻，脊柱和骶髂关节的病变常为对称性，并无皮肤及指甲病变。

3. Reiter综合征

此病常有非特异性眼结膜炎、尿道炎、关节炎(特别是下肢大关节)以及皮肤病变。此病患者可伴有蛎壳样的银屑病皮疹，其关节症状也和银屑病关节炎相似。对于这类不典型病例常需一段时期的随访才能进行确诊。

4. 痛风

痛风引起的关节炎多起病较急，常于夜间发作，白天减轻。痛风关节炎常反复发作，形成慢性痛风，最后产生关节畸形。根据临床症状、痛风石排出物、高尿酸血症、滑膜液检出尿酸盐结晶可进行鉴别。

5. 骨关节炎

对于仅有远端指间关节受累的银屑病关节炎常需与骨关节炎进行鉴别。骨关节炎无银屑病皮损和指甲病变，但可有赫伯登(Heberden)结节和布夏尔(Bouchard)结节，无银屑病关节炎的典型X线改变，而且发病年龄多为50岁以上老年人。

六、治疗

(一)一般治疗

适度休息，注意关节功能锻炼，避免过度疲劳和关节损伤，忌烟、酒和刺激性食物。

(二)药物治疗

1. 非甾体类抗炎药

非甾体类抗炎药主要适用于轻、中度活动性银屑病关节炎患者，具有抗炎、止痛、退热和消肿的作用，对皮损和关节破坏无效。治疗剂量需个体化。只有在一种足量使用1～2周无效后才可更改为另一种。应避免两种或两种以上同时服用。老年人宜选用半衰期短的药物，对于有溃疡病史的患者，选用选择性COX-2抑制剂，减少胃肠道的不良反应。

2. 慢作用抗风湿药

(1)甲氨蝶呤：对皮损和关节炎均有效。可口服、肌注和静注，每周一次，7.5～10 mg，若无不良反应、症状加重者可逐渐增加剂量至20～25 mg，待病情控制后逐渐减量至维持量5～10 mg，每周一次。不良反应是肝毒性、白细胞减低及黏膜损害，服药期间需定期查血常规和肝功能。

(2)柳氮磺吡啶：对皮损和关节炎均有效。治疗量大于类风湿关节炎，逐渐加量，最大可达3～4 g/d，主要不良反应有消化道不良反应、肝功能异常、男性生殖系统影响等。服药期间应定期查血常规和肝功能。

(3)来氟米特：多用于中重度的患者。

(4)青霉胺：口服适宜量，见效后可逐渐减至维持量。青霉胺的不良反应多，长期大剂量可出现肾损害和骨髓抑制等，及时停药多能恢复。治疗期间应定期复查血、尿常规和肝肾功能。

(5)硫唑嘌呤：对皮损和关节炎有效，按每日常用剂量起服用，见效后给予维持量。服药期间应定期复查血常规和肝功能等。

3. 糖皮质激素

糖皮质激素多用于病情严重和一般药物治疗不能控制的患者。因其不良反应多，突然停用可诱发严重的银屑病类型和疾病复发，因此必须严格按照原则使用。

4. 依曲替酯

依曲替酯属芳香维甲酸类。口服适宜剂量，待病情缓解后逐渐减量，疗程为4～8周，肝肾功能不正常及血脂过高、孕妇、哺乳期患者禁用。由于该药有潜在致畸性和体内长期滞留的特点，所以女性患者在服药期间和停药后至少一年内不宜怀孕。用药期间注意复查肝功能及血脂等。另外长期使用可使脊柱韧带钙化，因此中轴病变的患者应避免使用。

5.雷公藤

雷公藤多甙对皮损和关节炎有效，每日分3次饭后服。

6.生物制剂

目前最常用的为肿瘤坏死因子α抑制剂。如依那西普、英利昔单抗和阿达木单抗，可用于对慢作用抗风湿药反应差或病情中重度的银屑病关节炎。

7.局部用药

(1)关节腔注射糖皮质激素类药物：在急性单关节或少关节炎型可考虑使用，但不宜反复使用，同时避开皮损处，过多的关节腔穿刺容易并发感染，还可并发类固醇晶体性关节炎。

(2)皮损的局部用药：根据皮损的类型、病情等选用药物。如外用的糖皮质激素一般用于轻、中度银屑病，使用不当或滥用特别是大剂量情况下可导致皮肤松弛、变薄和萎缩。焦油类制剂易污染衣物，有异味，一般可在睡眠时使用。外用药除引起皮肤激惹现象，较少有其他不良反应。

(三)外科治疗

对于部分已经出现关节畸形和功能障碍的患者可采用关节成形术，用来恢复其关节功能。目前髋、膝修复术已获成功。但在外科手术后的关节僵硬仍是个尚未解决的问题。

七、预后

本病病程较漫长，可持续数十年，甚至迁延终身，且易复发。银屑病患者的预后一般较好。若关节受累广泛，皮损严重，则致残率高。急性关节炎本身很少引起死亡，但糖皮质激素和细胞毒药物治疗可引起致命的并发症，如严重感染、消化性溃疡及穿孔等。

(冯博学)

第七节　反应性关节炎

反应性关节炎是指继发于身体其他部位感染的急性非化脓性关节炎。肠道或泌尿生殖道感染后的反应性关节炎最为常见。近年来，对于链球菌感染及呼吸道衣原体感染后反应性关节炎已有不少报道，并被认为是反应性关节炎的两种不同类型。

一、病因

引起反应性关节炎的常见微生物包括肠道、泌尿生殖道、咽部及呼吸道感染菌群，甚至病毒、衣原体及原虫等。许多反应性关节炎患者的滑膜和滑膜白细胞内可检测到沙眼衣原体的DNA和RNA，以及志贺杆菌的抗原成分。而衣原体热休克蛋白(HSP)、耶尔森菌HSP60及其多肽片段均可诱导反应性关节炎患者T细胞增殖。

二、病理

研究表明反应性关节炎患者的滑膜组织、滑膜液及其沉淀物中存在致病微生物。反应性关节炎滑膜的病理改变为非特异性炎症，炎症因子参与其病理过程。韧带及关节囊附着点的炎症病变是病变活动的常见部位。有研究认为，骨骼上的肌腱附着点可能是反应性关节炎最初的免疫及病理反应发生的部位之一，并且是肌腱炎发生的病理基础。

三、临床表现

反应性关节炎是一种全身性疾病。一般发病较急，临床表现轻重不一，可为一过性单关节受累，也可出现严重的多关节炎，甚至伴有明显的全身症状或眼炎及心脏受累等关节外表现。

（一）一般症状

常见的全身症状有疲乏、全身不适、肌痛及低热。少数患者可有中度发热。

（二）关节症状

反应性关节炎的主要表现为关节受累，其程度轻重不一。轻者可仅有关节疼痛，重者则出现明显的多关节炎，甚至活动受限。出现关节局部红肿、疼痛、皮温增高，或伴有皮肤红斑。典型的表现为渐进性加重的非对称性单关节或少关节炎，以下肢关节受累最为常见，如膝、踝和髋关节。肩、肘、腕及手足小关节也可受累，足小关节的腊肠趾比较常见。在部分患者，可出现下腰背及骶髂关节疼痛。

（三）肌腱端炎

肌腱端炎是反应性关节炎的常见症状之一。表现为肌腱在骨骼附着点局部的疼痛及压痛。以跟腱、足底肌腱、髌腱附着点及脊柱旁最易受累。重症患者可因局部疼痛使活动受限或出现肌肉失用性萎缩。

（四）皮肤黏膜

皮肤黏膜病变在反应性关节炎比较常见。最具特征性的表现为手掌及足底的皮肤溢脓性角化症。主要见于淋球菌感染等性交后反应性关节炎。

部分患者可出现漩涡状龟头炎、膀胱炎及前列腺炎，表现为尿频、尿急、尿痛及血尿等相应症状和体征。女性患者尚可有宫颈炎及输卵管炎。结节性红斑仅见于部分患者，以耶尔森菌感染者为主。口腔溃疡是反应性关节炎的另一常见表现，多为浅表无痛性小溃疡，可发生于腭部、舌缘、口唇及颊黏膜。

（五）肠道病变

肠道感染为反应性关节炎的诱发因素之一。患者于发病前数天至数周可有腹泻史，部分病例在出现关节炎时仍有肠道症状。肠镜检查可见肠黏膜充血、糜烂或类似溃疡性结肠炎及克罗恩病样外观。此期患者的便培养多无细菌生长。

（六）泌尿道表现

患者可有尿频、尿急、尿痛等泌尿系感染的症状，且多发生于关节炎之前。但是，许多患者可无明显自觉症状。

（七）眼损害

眼损害在反应性关节炎常见，可以是首发症状。患者可出现结膜炎、巩膜炎、角膜炎，甚至角膜溃疡。此外，可有内眼炎如虹膜炎及虹膜睫状体炎，可表现为畏光、流泪、眼痛、内眼受累及视力下降。

（八）内脏受累

反应性关节炎偶可引起心脏传导阻滞、主动脉瓣关闭不全、中枢神经系统受累及渗出性胸膜炎。个别患者可出现蛋白尿及镜下血尿，一般无严重肾损害。

四、辅助检查

实验室检查对反应性关节炎的诊断并无特异性。但是，对判断其病情程度，估计预后及指导用药有一定意义。主要的实验室检查项目包括以下几种。

（一）血液学

血沉和 CRP 在急性期反应性关节炎可明显增高，进入慢性期则可降至正常。血常规检查可见白细胞、淋巴细胞计数增高，或出现轻度贫血。在部分患者可见尿中白细胞增高或镜下血尿，很少出现蛋白尿。

（二）细菌学检查

中段尿、便及咽拭子培养有助于发现反应性关节炎相关致病菌。但是，由于培养方法、细菌特性及取材时机的不同，常出现阴性培养结果。因此，测定血清中抗细菌及菌体蛋白质抗体对鉴定细菌类型十分重要。目前，反应性关节炎诊断中，可进行常规抗体检测的微生物包括沙门菌、耶尔森菌、弯曲菌、衣原体、淋球菌、伯氏疏螺旋体、乙型溶血性链球菌。此外，以PCR检测衣原体及病毒的方法在反应性关节炎诊断中亦很有意义。

（三）HLA-B27测定

HLA-B27阳性对反应性关节炎的诊断、病情判断乃至预后估计有一定参考意义。但是，HLA-B27测定阴性不能除外反应性关节炎。

（四）自身抗体及免疫球蛋白

反应性关节炎患者的类风湿因子、抗核周因子及抗核抗体均阴性，而血清免疫球蛋白IgG、IgA、IgM可增高。这些指标测定有助于反应性关节炎的诊断及鉴别诊断。

（五）关节液检查

关节液检查对反应性关节炎诊断及与其他类型关节炎的鉴别具有重要意义。反应性关节炎的滑液中可有白细胞及淋巴细胞增高，黏蛋白阴性。关节液培养阴性。利用PCR、间接免疫荧光及电镜技术可在部分患者的滑膜及滑液中检测到菌体蛋白成分。

五、诊断

（一）分型

1. 典型反应性关节炎

反应性关节炎的诊断主要靠病史及临床特点。实验室及影像学异常，对诊断有参考意义，但不具特异性。对于起病较急的非对称性下肢关节炎应首先考虑反应性关节炎的可能，若结合患者前驱感染史，并排除其他关节炎，一般可确定诊断。

2. 不典型反应性关节炎

不典型的病例需仔细询问病史及查体。一过性或轻症患者的肠道及泌尿道感染史或不洁性接触史往往对诊断很有帮助。不少患者无明显膝关节疼痛，但体检却有膝关节积液。

3. 链球菌感染后反应性关节炎

乙型溶血性链球菌感染后反应性关节炎已逐渐被多数人认可，它不等同于急性风湿热。本病的特点包括：①乙型溶血性链球菌感染史。②非游走性关节炎/关节痛。③结节性红斑或多形性红斑。④部分患者有一过性肝损害。⑤无心脏炎表现。⑥抗链球菌溶血素“O”及抗脱氧核糖核酸酶B增高。⑦咽拭子培养阳性。⑧HLA-DRB1阳性率增加。

（二）实验室检查

尿、便、咽拭子及生殖道分泌物培养对诊断及鉴定致病菌类型有重要意义。血沉、CRP、关节液及自身抗体检查对反应性关节炎的诊断无特异性，但有助于对病情估计及与其他关节病的鉴别诊断。典型病例的诊断无需HLA-B27测定。在不典型患者，HLA-B27阳性提示反应性关节炎的可能性，但其阴性并不能除外本病的诊断。

六、治疗

反应性关节炎的发病诱因、病情程度及复发倾向因人而异。因此，治疗上应强调个体化及规范化的治疗。

（一）一般治疗

反应性关节炎患者应适当休息，减少受累关节的活动，但又不应当完全制动，以避免失用性肌肉萎缩。外用消炎镇痛乳剂及溶液对缓解关节肿痛有一定作用。

（二）非甾体类抗炎药

非甾体类抗炎药（NSAIDs）为反应性关节炎的首选药物。但是，用药过程中应定期复查血常规及肝功能，避免药物引起的不良反应。

（三）糖皮质激素

一般不主张全身应用糖皮质激素。对 NSAIDs 无效且症状严重的关节炎患者，可给予小剂量泼尼松短期应用，症状缓解后尽快逐渐减量。在泼尼松减量过程中加用 NSAIDs 有利于症状的控制。关节腔穿刺抽取关节液后，腔内注射倍他米松（得宝松）或醋酸去炎松，对缓解关节肿痛十分有效。但注射间隔不应少于 3 个月。合并虹膜炎或虹膜睫状体炎的反应性关节炎，应及时口服泼尼松，并给予盐酸环丙沙星滴眼液（悉复明）、可的松滴眼液滴眼。必要时球后或结膜下注射倍他米松等。

（四）慢作用抗风湿药及免疫抑制剂

慢作用抗风湿药（DMARDs）对反应性关节炎有较好的治疗作用。柳氮磺吡啶对慢性关节炎或伴有肠道症状者有较好的疗效。对于柳氮磺吡啶治疗无明显疗效及慢性期患者，可给予甲氨蝶呤。甲氨蝶呤对黏膜损害尤为有效，但应避免用于 HIV 感染后反应性关节炎。

（五）抗生素

目的在于控制感染。对于从尿、便及生殖道分离或培养出细菌的患者，应给予对革兰阴性菌敏感的抗生素或根据药敏试验进行治疗。环丙沙星对衣原体诱导的反应性关节炎有较好的治疗作用。对溶血性链球菌感染引起的反应性关节炎则采用青霉素或红霉素治疗。

七、预后

大多数反应性关节炎患者经及时治疗一般可完全恢复正常。复发见于 15％的患者，大约还有 15％的患者有慢性、破坏性、致残性关节炎或肌腱末端炎，还可发生视力障碍或失明。个别反应性关节炎可发生强直性脊柱炎。

（冯博学）

第八节　Felty 综合征

1924 年 Felty 首先报道成人慢性类风湿关节炎合并粒细胞减少及脾大，此后将具备上述三大主征的疾患称为 Felty 综合征，即费尔蒂综合征。Felty 综合征是指除有典型的类风湿关节炎临床表现外，还伴有脾脏肿大和白细胞计数减少的一种严重型类风湿关节炎，因此又称为关节炎－粒细胞减少－脾大综合征、类风湿关节炎－脾大综合征、感染性关节炎。白细胞计数减少的原因与脾功能亢进、存在针对中性粒细胞的特异性抗体、或存在骨髓抑制因子等有关。

一、病因

目前认为 Felty 综合征可能为自身免疫性疾病，其病因不明，发病机制可能与免疫复合物介导小静脉损伤引起继发性肝损伤有关。Felty 综合征的病因学说和类风湿关节炎相似。但本病脾大的原因至今尚未明确。有人认为本病的白细胞减少是由于脾功能亢进所致，但脾切除后，有些患者的白细胞减少并不能纠正。对于白细胞减少有以下学说。

（一）血液学研究方面

1. 粒细胞寿命缩短

目前认为粒细胞半衰期缩短是本病粒细胞减少的主要因素。

2. 粒细胞产生下降

白细胞减少可能是骨髓功能抑制的结果，Felty 综合征患者的粒细胞前体细胞的增殖能力下降，血清和尿中粒细胞增殖促进因子（如集落刺激因子）减少。

(二)免疫学研究

1. 存在引起粒细胞下降的血清物质

将本病患者的血清给正常人静脉注射,结果出现一过性粒细胞下降,因此认为患者的血清中可能存在某种物质会引起粒细胞下降。

2. 粒细胞特异性抗体

本病患者血清抗核抗体阳性率高达75%以上,但患者血清中该抗体无补体结合能力,故称为非器官特异性抗核抗体。后来又证明本病血清中除存在抗核抗体外,80%~90%的患者尚有粒细胞特异性抗体,该抗体具有补体结合能力,可能引起粒细胞减少。这种粒细胞特异性抗体是中等大小循环免疫复合物的构成成分,可见于类风湿关节炎关节液中。在脾切除后,本病患者恶化期血清中出现周边型粒细胞特异性抗核抗体,而在缓解期消失。根据该病IgG-RF及粒细胞特异性抗核抗体几乎同时出现及消失的规律,考虑可能有IgG-IgG-RF中间复合物形成。

3. 抗粒细胞抗体

用间接抗人球蛋白消耗试验测定本病患者血清,发现有抗粒细胞抗体,该种抗体属于IgG类免疫球蛋白。

4. 与粒细胞密切相关的IgG和血清粒细胞结合IgG

用定量抗人球蛋白消耗试验、葡萄球菌蛋白结合试验测定,结果发现:对照组相比,本病患者的粒细胞表面或血清中的IgG明显增加,脾切除后其值下降,这不仅反映了有抗粒细胞抗体的存在,而且也证明这类IgG是可溶性免疫复合物的构成成分。

5. 粒细胞吞噬免疫复合物的能力下降

检测本病患者的血清,发现有阳性率高、补体结合能力强的免疫复合物存在,此种免疫复合物可被正常人的粒细胞所吞噬,而患者的粒细胞内却含有由IgG和补体组成的包涵体,这说明白细胞的吞噬能力下降。

6. 抑制性T细胞介导机制

把正常人的骨髓细胞与本病患者的外周血、骨髓细胞或脾细胞一起培养,其集落形成单位数比对照组少,这种抑制作用表明抑制性T细胞形成受抑制可能与本病白细胞下降有关。

二、病理

关节表现为类风湿关节炎的各个不同阶段的典型表现。脾大的非特异性改变为具有大的生发中心的脾淋巴滤泡过度增生,内有网状细胞和浆细胞。肝脏病变为间质淋巴细胞浸润与纤维化。

三、临床表现

1. 典型表现

本病患者少数病例脾肿大和粒细胞减少可早于类风湿关节炎症状。关节病变常较一般类风湿关节炎严重,多有骨侵袭和畸形,但亦有轻型者。约1/3病例有非活动性滑膜炎,脾脏可从刚可触及至巨脾,大小不等。1/3患者可有中性粒细胞减少和类风湿关节炎的典型Felty综合征特点,但无脾脏肿大。

2. 继发感染

本病中约60%的患者有继发感染。感染部位以皮肤和呼吸道多见。致病菌多为常见的葡萄球菌、链球菌以及革兰阴性杆菌。感染可能与粒细胞减少有关。

3. 肝脏病变

患者可伴有肝结节性再生性增殖,这种特征性的肝脏病变在红斑狼疮和其他结缔组织病中很少见到。组织学上肝脏受累见于60%的Felty综合征患者,可有肝功能异常,部分患者组织学上呈现异常,但肝功能正常。

4.关节及其他表现

关节表现与典型的类风湿关节炎无明显区别。常于关节症状出现数月到数年后才出现典型症状，因而患者年龄多在40～50岁以上。暴露部位皮肤色素沉着、皮肤－黏膜－小腿溃疡、紫斑，也可发生干燥综合征、心包炎、胸膜炎、周围神经病变、肝轻度肿大、淋巴结肿大、体重减轻等。

四、辅助检查

Felty综合征实验室检查异常主要为血液系统各细胞系均有变化。除类风湿关节炎常见的由血清铁结合力降低所致的轻度贫血外，红细胞寿命缩短亦为其特征。血小板轻度下降、粒细胞减少极为突出，严重者可低至$0.1\times10^9/L$以下。

1.血象

呈中度低色素性贫血、血小板轻度减少，中性粒细胞显著减少。

2.免疫学检查

类风湿因子及抗核抗体常为阳性。

3.骨髓象

骨髓中红细胞系中度增生、粒细胞成熟障碍。

五、诊断

Felty综合征为类风湿关节炎的特殊类型，具有类风湿关节炎、脾大及粒细胞减少三个主征，再结合其他免疫学检查即可确定诊断。

Felty综合征的关节炎和关节痛可累及膝、腕、踝，肘和肩关节痛是常见症状。单关节性关节侵犯在起始时是缓慢和轻微的，但仍可导致临床上更为严重的关节炎。关节炎数月甚至数年后出现以下典型症状，包括：①全身不适、疲倦、厌食、消瘦、发热，发热的特点为体温通常＞39 ℃，常出现在午后或傍晚，每天或每2 d出现一次高峰，间隔期体温正常，形成规律性循环。②皮肤暴露处出现棕色色素沉着，甚至呈黑色。③皮肤或黏膜溃疡，尤其小腿溃疡。④脾肿大，个别呈巨脾。⑤部分患者全身淋巴结肿大、紫瘢和反复感染。

六、治疗

（一）药物治疗

激素通常列为首选药物，但疗效仅为一过性，很少完全缓解。用激素冲击疗法可获显效。抗类风湿治疗，如非甾体抗炎药、青霉胺、氯喹硫酸锌、雷公藤等均可使用。

（二）脾切除

对激素治疗无效，而粒细胞数又低于$1.0\times10^9/L$并伴有严重贫血（溶血性）或血小板减少、反复感染者宜行脾切除术。80%患者术后可获得血液学改善，且反复感染与小腿溃疡亦多有好转。但长期随访仅有30%～40%可保持缓解，其余病例多于数年内再度恶化或死于感染。近年发现切脾术后恶化者与副脾存在有关，提示有网状内皮系统亢进状态。

（三）对症治疗

用抗原性尽可能小的抗生素控制感染，因为许多抗生素可加重体内已存在的免疫反应，故应用抗生素治疗本病感染须慎重选用。

七、预后

本病常较一般类风湿关节炎严重，多有骨侵袭和畸形。约60%的患者有继发感染，感染部位以皮肤和呼吸道多见，肝功能异常。大部分患者有轻至中度的贫血，预后不佳。

（冯博学）

第九节　成人 Still 病

成人 Still 病(AOSD)是一组病因和发病机制不明,临床以高热、一过性皮疹、关节炎和白细胞升高为主要表现的综合征。1896 年 Bannatyne 首先描述了幼年类风湿关节炎(JRA)全身型的症状和体征,第 2 年英国的医生 Georger Still 报道在 22 例儿童 RA 中有 12 例为全身型,1924 年以全身型起病的幼年 RA 被称为 Still 病,1971 年 Bywater 等系统报道了 14 例成人 Still 病的临床特征与儿童 Still 病相同,1973 年才正式命名为成人 Still 病。但当时同时并用的名称有成人变应性亚败血症、超敏性亚败血症、Willer-Fanconi 综合征或 Wissler 综合征、成人发病的幼年类风湿关节炎及成人急性发热性幼年风湿病性关节炎等,直到 1987 年国际上统一采用成人 Still 病命名后,本病作为一种独立性疾病,才得到广泛的承认。

成人 Still 病也包括在儿童期发病、到成年期才出现全身症状的病例(儿童型成人 Still 病)或在儿童期发生的 Still 病至成年期复发的连续性病例,这些病例约占总病例数的 12%。成人 Still 病的发病年龄从 14～83 岁不等,尤以 16～35 岁的青壮年多发,男女患病率基本相等或以女性为多,病程 2 个月到 14 年。

一、病因

本病的病因尚不清楚,一般认为与感染、遗传和免疫异常有关。

(一)感染

多数患者发病前有上呼吸道感染病史,发病时有咽炎、牙龈炎,化验检查血清抗 O 升高,部分患者咽拭子培养有链球菌生长,将其制备成自身疫苗注射后病情缓解,提示成人 Still 病与链球菌感染有关。另外,在部分患者血清中发现抗肠耶耳森菌抗体、抗风疹病毒抗体及抗腮腺炎病毒抗体,还有部分患者血清中存在葡萄球菌 A 免疫复合物,故有人认为成人 Still 病的发病与感染有一定关系。但除咽拭子培养外,在其他病变组织中从未分离出细菌和病毒,故尚不能确定感染在发病中的作用。

(二)遗传

据报道成人 Still 病与人类白细胞抗原中Ⅰ类抗原和Ⅱ类抗原有关,包括 HLA-B8、Bw35、B44DR4、DR5 和 DR7 等,提示本病与遗传有关,但上述 HLA 阳性位点与临床表现、诊断及治疗药物的作用均未发现明显的相关性,对支持临床诊断无特殊意义。

(三)免疫异常

有研究认为免疫异常与本病有关,成人 Still 病患者存在细胞和体液免疫异常:①患者血液中肿瘤坏死因子、白细胞介素-1、白细胞介素-2 及其受体和白细胞介素-6 水平升高。②T 辅助细胞减少、T 抑制细胞增高及 T 淋巴细胞总数减少。疾病活动时,T 细胞受体-γδ 表型阳性的 T 淋巴细胞升高,这是一种新发现的 T 细胞亚群,具有分泌多种细胞因子的功能和细胞毒性,并与血清铁蛋白和 C-反应蛋白密切相关。③疾病活动时部分患者存在一些自身抗体,如抗组蛋白抗体和抗心磷脂抗体等,还有部分患者存在抗红细胞抗体和抗血小板抗体等。④血清总补体 C_3 和 C_4 可减低。⑤循环免疫复合物升高。在疾病活动时,血清中免疫球蛋白升高,并出现高球蛋白血症。妊娠和使用雌激素可能诱导本病发生。

以上研究提示成人 Still 病可能是由于易感个体对某些外来抗原如病毒或细菌感染的过度免疫反应,造成机体细胞免疫和体液免疫调节异常,从而出现发热、皮疹、关节痛和外周血细胞升高等一系列炎症性临床表现。

二、病理

皮损活组织病理改变为真皮胶原纤维水肿,毛细血管周围中性粒细胞、淋巴细胞和浆细胞浸润。关节滑膜表现为肥厚水肿、细胞增殖、血管增生、内生细胞肿胀、淋巴细胞和浆细胞浸润,纤维蛋白沉积。浅表淋巴结为非特异性慢性炎症。

三、临床表现

本病临床表现复杂多样，常有多系统受累，表现为发热、皮疹、关节痛，其次为咽痛、淋巴结肿大、肝脾肿大及浆膜炎等。

(一)发热

发热为本病的重要表现之一，几乎见于所有的患者。通常是突然高热，以弛张热多见，体温多超过39 ℃，午后或傍晚达高峰，持续3～4 h后自行出汗，早晨体温降至正常。约半数患者发热前出现畏寒，但寒战少见。热程可持续数天至数年，反复发作。发热时皮疹、咽痛、肌肉和关节疼痛症状加重，热退后皮疹可隐退，上述症状可减轻。多数患者虽然长期发热，但一般情况良好无明显中毒症状。

(二)皮疹

皮疹是本病的另一主要表现，85%以上的患者在病程中出现一过性皮疹，其形态多变，常表现为弥漫性充血性红色斑丘疹，多分布于颈部、躯干和四肢伸侧，也可出现于手掌和足跖。此外，还可呈荨麻疹、结节性红斑或出血点。皮疹多随傍晚发热时出现，清晨热退后消失，即昼隐夜现。皮疹消退后一般不留痕迹，少数可遗留有大片色素沉着。部分患者在搔抓、摩擦等机械刺激后皮疹可加重或表现明显，称为Koebner征。

(三)关节和肌肉症状

关节痛和关节炎为本病的主要临床表现之一，一般起病较为隐匿，多为关节及关节周围软组织疼痛、肿胀和压痛。任何关节均可受累，最常侵犯的关节是膝关节，其次是腕关节。关节的外观和分布与类风湿关节炎相似，但本病的滑膜炎多轻微且短暂。大多数患者热退后不遗留关节畸形，关节周围骨质侵袭和半脱位现象少见。少数多关节和近端指间关节受累者，亦可发生慢性关节损害，腕掌和腕关节受累可在多年以后出现强直。少数颈椎颞颌关节和跖趾关节受累者也可发生关节强直。多数患者发热时出现不同程度的肌肉酸痛，少数患者出现肌无力及肌酶轻度升高。

(四)咽痛

咽痛见于50%的患者，常在疾病的早期出现，有时存在于整个病程中。咽痛常于发热时出现或加重，热退后缓解。咽部检查可见咽部充血，咽后壁淋巴滤泡增生，扁桃体肿大，咽拭子培养阴性，抗生素治疗对咽痛无效。

(五)淋巴结肿大

本病早期往往有全身浅表淋巴结肿大，尤以腋下及腹股沟处显著，呈对称性分布，质软有轻度压痛，无粘连及大小不一。部分患者出现肺门及肠系膜淋巴结肿大，可造成腹部非固定性疼痛。如有肠系膜淋巴结坏死，可造成剧烈腹痛。体温正常后肿大的淋巴结缩小或消失。

(六)肝脾肿大

约半数患者肝脏肿大一般为轻、中度肿大，质软。约3/4的患者有肝功能异常，丙氨酸氨基转移酶升高。部分患者有黄疸，但碱性磷酸酶、γ-谷氨酰转肽酶、肌酸磷酸激酶一般正常。症状缓解后，肝脏可恢复正常。少数患者出现酶胆分离现象、亚急性重型肝炎、急性肝功能衰竭，以致死亡。脾脏轻至中度肿大，质软，边缘光滑，疾病缓解后可恢复正常。

(七)心脏损害

本病的心脏损害多表现为心包病变，其次为心肌炎，心内膜炎少见。临床表现为心悸、胸闷、心律失常和充血性心力衰竭等。心包炎一般起病隐匿，仔细听诊可闻及心包摩擦音，超声心动图可见心包积液，罕见心包填塞。部分患者出现心包缩窄。心肌病变一般不影响心脏功能。

(八)肺和胸膜病变

肺和胸膜病变可出现咳嗽、咳痰、胸闷和呼吸困难等症状。肺部损害表现为浸润性炎症、肺不张、肺出血间质性肺炎及淀粉样变，或出现成人呼吸窘迫综合征。胸膜病变为纤维素性胸膜炎、胸腔积液和胸膜肥厚等。痰培养及胸腔积液培养阴性。部分患者由于长期应用激素及免疫抑制剂，可出现肺部细菌感染或结核感染等。

（九）腹痛

约1/4的患者出现腹痛或全腹不适、恶心、呕吐和腹泻等。腹痛往往由肠系膜淋巴结炎、机械性肠梗阻或腹膜炎所致，少数患者因剧烈腹痛被误诊为外科急腹症而行剖腹探查术。

（十）神经系统病变

本病神经系统病变少见，可累及中枢和周围神经系统，出现脑膜刺激征及脑病，包括头痛、呕吐、癫痫、脑膜脑炎、颅内高压等。脑脊液检查多数正常，偶有蛋白含量轻度升高，脑脊液培养阴性。

（十一）其他表现

肾脏损害较少见，一般为轻度蛋白尿，以发热时明显。少数出现急性肾小球肾炎、肾病综合征、间质性肾炎及肾功能衰竭等。其他损害包括乏力、脱发、口腔溃疡、虹膜睫状体炎、视网膜炎、角膜炎，结膜炎、全眼炎、停经和弥漫性血管内凝血等。少数患者病情反复发作，多年后发生淀粉样变。另外，本病患者可对多种药物和食物过敏，出现形态不一的药疹，常造成误诊。

四、辅助检查

（一）实验室检查

1. 血象

90%以上的患者外周血白细胞总数增高，一般在$(10\sim20)\times10^9$/L之间，也有报道高达50×10^9/L，呈类白血病反应。白细胞升高以中性粒细胞增高为主，分类一般在0.9以上，中性粒细胞核左移而嗜酸性细胞不消失。在无胃肠道失血的情况下出现持续性和进行性贫血，多为正细胞正色素性贫血，也可为小细胞低色素性贫血或大细胞正色素性贫血，个别患者表现为溶血性贫血。贫血常和疾病活动有关。半数以上患者血小板计数高达300×10^9/L以上，疾病稳定后可恢复正常。

2. 其他血液学检查

血沉增快多在100 mm/h以上。C-反应蛋白轻或中度升高。血清丙氨酸氨基转移酶、直接胆红素和间接胆红素均可升高。清蛋白降低，球蛋白升高，甚至血氨升高。在合并肌炎时肌酸磷酸激酶和乳酸脱氢酶等升高。

血清铁蛋白在疾病活动期明显升高，可超过正常水平10倍以上，并与疾病活动相平行，可作为本病诊断的支持点，也可作为观察疾病活动和监测治疗效果的指标。

3. 免疫学检查

少数患者出现低滴度抗核抗体，类风湿因子的阳性往往提示患者可能发展为类风湿关节炎。免疫球蛋白和γ球蛋白可以升高。

4. 细菌学检查

除非伴发继发感染，血培养及其他细菌学检查均为阴性。结核菌素纯蛋白衍生物试验阴性。其他微生物学培养亦阴性。

5. 骨髓象

常为感染性特点，粒系增生活跃，核左移，胞质内有中毒颗粒及空泡变性。骨髓细菌培养阴性。

（二）影像学检查

本病的X线表现是非特异性的。早期可见软组织肿胀和关节附近骨质疏松。反复或持续存在的关节炎，则可见关节软骨破坏及骨糜烂，关节附近骨膜下常见线状新生骨，晚期亦可出现关节间隙狭窄、关节强直及关节半脱位。累及腕关节、膝关节和踝关节时，比较特征的放射学改变是腕掌和腕间关节非糜烂性狭窄。

五、诊断

本病诊断比较困难，需除外感染性疾病、风湿性疾病、肿瘤性疾病、医源性疾病和过敏性疾病之后才能确诊。本病目前尚无统一的诊断标准，比较统一的认识是在出现高热、一过性斑丘疹、关节炎和白细胞及中性粒细胞升高时，应高度怀疑成人 Still 病。多次血培养或骨髓培养阴性及血清铁蛋白的异常升高，可作为支持本病诊断的重要依据。严格掌握发热、皮疹、关节炎或关节痛这三项主要表现，是防止误诊的关键。

六、治疗

由于本病的病程长短不一，病变累及部位不同，治疗药物剂量不同，疾病引起并发症不同以及缺乏对照观察等，本病治疗效果的评价比较困难。本病的治疗主要包括非甾体类抗炎药、糖皮质激素、细胞毒药物、慢作用药物及生物制剂。

（一）非甾体类抗炎药

非甾体类抗炎药对部分患者能取得良好疗效，如控制发热、减轻全身症状和关节炎症状，但不能完全控制多数患者的高热和皮疹，且应用剂量较大，常引起严重的不良反应，包括胃肠道出血溃疡和肝脏损害等，故该类药不是治疗本病的有效药物。

（二）糖皮质激素

糖皮质激素是治疗本病的主要药物，当出现下列情况时，应及时应用糖皮质激素。如非甾体类药物疗效不佳或出现严重并发症、肝功能异常、大量心包积液、心肌炎、肺炎、血管内凝血或其他脏器损害等。一般认为早期应足量使用，必要时治疗初期可以应用甲泼尼龙（甲基强的松龙）或氢化可的松等静脉冲击治疗。急重症患者，待病情平稳后再换成口服制剂，维持较长时间。减量过早过快易出现病情反复。对需要长期大剂量应用糖皮质激素才能控制全身症状及关节炎症状者，可加用慢作用药物或免疫抑制剂。

（三）免疫抑制剂及慢作用药物

为了增强疗效、减少糖皮质激素用量和不良反应，在病情基本控制后可并用小剂量免疫抑制剂，如环磷酰胺、硫唑嘌呤、雷公藤总甙等。应用激素加免疫抑制剂治疗时，感染机会明显增加需引起重视。以慢性关节炎为特点的本病患者宜尽早应用甲氨蝶呤、氯喹、青霉胺或柳氮磺吡啶等改善病情药物。另外，氯喹可用于治疗轻微的全身性病变，如乏力、发热、皮疹等。

（四）其他方法

对于严重的成人 Still 病的患者可试用大剂量免疫球蛋白静脉注射或环孢霉素 A 治疗。用免疫球蛋白静脉注射时，也可联合中医中药治疗。

总之，对成人 Still 病的治疗，需注意临床效果和药物不良反应之间的矛盾，既要控制病情求得最佳疗效，又不至于引起严重的药物不良反应。

七、预后

多数患者预后良好。有 1/5 的患者在 1 年内病情缓解且不再复发。有 1/3 的患者反复发作数次后病情完全缓解。其余患者病程转为慢性，主要表现为慢性关节炎。儿童期发病需全身激素治疗超过 2 年者往往预后不良。少数患者可因急性肝功能衰竭、弥漫性血管内凝血、继发性淀粉样变性及败血症等而死亡。

（冯博学）

第二十四章　骨关节肿瘤

第一节　成骨源性肿瘤

一、骨肉瘤

骨肉瘤(osteosarcoma)是最常见的原发恶性骨肿瘤,好发于青少年和青年,其病理特点是肉瘤细胞直接形成骨样组织。大多数骨肉瘤恶性程度高,早期发生远处转移。

(一)发病率、发病比率、发病年龄及部位

骨肉瘤在骨肿瘤中的发病比率较高,据统计,每100万人口中有2～3人发病。骨肉瘤占原发性骨肿瘤的12%～20%,占原发性恶性骨肿瘤的20%～40%,是我国居首位的恶性骨肿瘤。骨肉瘤可发生在几乎各年龄组,但多数发生在10～20岁,21～30岁次之。男女之比约2∶1。主要发生在生长活跃的干骺端、股骨远端和胫骨近端是最常见的部位,50%以上的患者肿瘤发生在膝关节周围,次为肱骨近端,腓骨近端和髂骨等处。

(二)临床表现

早期出现疼痛,开始为间歇性隐痛,后为持续性并渐进性加重,夜间痛明显。局部逐渐肿胀,进行性加重,疼痛和肿胀可影响邻近关节的活动。

病史一般2～4个月,肿瘤分化好者病史可在半年。早就诊者一般情况尚好,多数患者经过理疗、药物外敷等不恰当治疗,肿痛没有明显缓解,反逐渐加重。随着病情进展,可出现发热,消瘦,贫血。死亡原因为远处转移。

检查可见局部肿胀,压痛,压痛点在关节旁而不在关节内。肿块的大小或肿胀程度依肿瘤侵犯范围和深浅而有所不同,边界不清,其硬度依肿瘤的成分不同而不同。肿瘤生长增大致表面皮肤张力增高、发亮,皮温可升高,浅静脉怒张。

(三)实验室检查

1.血沉

约半数患者血沉加快,多发生在肿瘤大,分化差,进展快的病例。血沉可做为对肿瘤发展或复发的观察指标之一,但特异型和敏感性不够强。

2.碱性磷酸酶

50%～70%患者碱性磷酸酶升高,骨肉瘤早期、硬化型骨肉瘤、分化较好骨肉瘤、皮质旁骨肉瘤的碱性磷酸酶可正常。进展快,发生转移的可明显升高。切除肿瘤和化疗后可降低,复发或转移再次升高,因此,碱性磷酸酶可做为复发和转移的监测和预后评估的指标之一。

(四)影像学检查

1.X线检查

典型的骨肉瘤表现为长骨干骺端浸润性、弥漫性骨质破坏,骨质破坏可呈筛孔状、斑片状或虫蚀状等不同形态,破坏程度不同,范围不一,边缘不清,溶骨性或成骨性为主,或混合存在。可见骨皮质破坏、缺损,断裂,可发生病理骨折,但不多见。病变累及周围软组织,表现为软组织阴影,并可见各种形态的瘤骨阴影，可针状、棉絮状或高密度的象牙质样。

骨膜反应呈 Codman 三角或“日光”放射状。Codman 三角是在肿瘤边缘掀起骨膜与皮质相交处，形成新骨，表现为骨膜反应性三角。“日光”放射状阴影是肿瘤向软组织内浸润生长的表现，形成垂直于骨干的肿瘤性成骨。

胸片可显示肺转移灶。

2. CT

患者 CT 表现为不规则的骨质破坏、肿瘤骨的形成、骨膜反应、软组织肿块以及其中的瘤骨形成。可显示骨肉瘤在髓腔内、皮质和软组织受累的范围，有助于肿瘤分期的评估和保留肢体的手术设计，以及适用于脊柱、骨盆和部位较深的骨肉瘤。

多数骨肉瘤发现时已侵犯间室外组织，为$Ⅱ_B$期。由于肿瘤的分化不同以及发现早晚，肿瘤累及的范围有程度上的不同。肿瘤大小不同、侵犯范围不同，对手术方式的选择和预后有所不同。

肺部 CT 可显示小的转移灶。

3. 放射性核素全身骨扫描

放射性核素全身骨扫描可显示骨肉瘤的部位和范围以及骨转移灶的部位和数目，做为分期的评价之一，也可作为随访的检查内容。

4. 血管造影

临床上可在术前辅助介入治疗时通过血管造影了解肿瘤血液供应特点，肿瘤与主要血管的关系，为设计手术方案提供参考依据，同时通过导管进行化疗栓塞。

5. 磁共振

磁共振其作用与 CT 相似，尤其对髓内和软组织病变范围显示更为清楚，适用于脊柱、骨盆等位置深在的肿瘤。四肢保肢术前的 MRI 检查，了解肿瘤在髓腔扩散情况和软组织受累范围，有利于判断截骨平面和切除范围。

(五)病理与分型

1. 肉眼所见

肿瘤穿破骨皮质，侵入周围软组织，可向髓腔扩散。肿瘤组织呈“鱼肉样”改变，其断面还可见钙化灶，软骨组织，出血，坏死，液化和囊腔形成。肿瘤的肉眼改变和组织密度与肿瘤内所含的组织成分的不同有关。

2. 显微镜下所见

梭形或多形性肉瘤细胞及其形成的肿瘤性骨样组织是骨肉瘤的病理特征，后者是诊断骨肉瘤的关键。肉瘤细胞具有明显的异型性，大小不一，核大，形态奇异，核深染，核分裂多见，可见瘤巨细胞。

3. 骨肉瘤的分型

(1)根据肿瘤细胞形态：分为骨母细胞型、软骨母细胞型、纤维母细胞型和混合型骨肉瘤。有研究表明，这种分类与预后关系不大。根据分化程度，可分为三级。Ⅰ级肿瘤细胞分化较高，有一定异型性，核分裂少见；Ⅲ级瘤细胞分化很差，明显异型性，瘤巨细胞多见，核分裂多见；Ⅱ级介于两者之间。

(2)骨肉瘤亚型：随着对骨肉瘤的深入研究，发现有些骨肉瘤在临床，病理、X 线表现、发生部位、恶性程度和预后等与“典型”骨肉瘤有所不同，具有各自的一些特征。从而将一些骨肉瘤从典型骨肉瘤中分出来，形成骨肉瘤的亚型(表 24-1)。骨肉瘤可以认为是一组既有共性、又由不同生物学特性和临床病理特征构成的肿瘤病变，其恶性程度有所不同。亚型的建立，加深对骨肉瘤的认识，并使诊断和治疗更为合理和准确。

一般分为中心性(髓性)和表面骨膜性两大类。中心性骨肉瘤指原发骨内破坏骨质的类型，包括普通型骨肉瘤、髓内分化好低度恶性骨肉瘤，小圆细胞骨肉瘤和血管扩张性骨肉瘤等，普通型中心性骨肉瘤是最常见的“典型”类型，占骨肉瘤 80%以上，除了髓内分化好低度恶性骨肉瘤，其余各型均为高度恶性、早期转移。

表 24-1 常见骨肉瘤分类和亚型

名称	恶性程度
典型骨肉瘤(中央型)	分化差,高度恶性
髓内低度恶性骨肉瘤	分化较好
毛细血管扩张性骨肉瘤	分化差,高度恶性
圆形细胞性骨肉瘤	分化差,高度恶性
皮质旁骨肉瘤	分化较好
骨膜性骨肉瘤	中度恶性
高度恶性表面骨肉瘤	分化差,高度恶性
多中心骨肉瘤	高度恶性
继发性骨肉瘤	
Paget 骨肉瘤	高度恶性
放射后骨肉瘤	低中度恶性

表面性骨肉瘤(surface osteosarcoma)发生在骨表面,一般较少侵犯骨质,包括骨旁骨肉瘤、高度恶性表面性骨肉瘤和骨膜性骨肉瘤。

(六)诊断

主要依据临床,影像学表现和病理活检。质量良好的 X 线对大多数骨肉瘤病例可提供有力的诊断依据。

病理活检是必小可少的诊断步骤,应作为常规。尤其对于拟开展化疗、放疗和截肢等破坏性大的手术时一定要有明确的病理诊断作为依据。可通过穿刺或切开活检获取明确的病理诊断,活检切口需考虑对下一步手术的影响。由于骨肉瘤多数瘤体较大,肿瘤成分较多,不同部位的活检结果可能有差异,而且需要与炎症、有关的肿瘤进行鉴别,如小圆细胞型的骨肉瘤与其他类型的小圆细胞肿瘤的鉴别。成软骨细胞型骨肉瘤与软骨肉瘤的鉴别,骨肉瘤与恶性骨母细胞瘤鉴别,还有纤维肉瘤,尤因肉瘤,转移瘤等。因此,应仔细全面观察细胞的形态,是否有肿瘤性骨样组织,有时还需要做免疫组化做进一步的鉴别诊断。

根据 Enneking 的骨肿瘤外科分期。还要考虑肿瘤累及的解剖间室和是否有远处转移。多数骨肉瘤属 $Ⅱ_B$ 期,但 Enneking 外科分期对累及间室外的 $Ⅱ_B$ 期,未根据累及的程度不同而再作进一步的分级。$Ⅱ_B$ 期肿瘤的手术治疗原则是根治性切除或截肢,但在临床实际,对间室外累及范围小的 $Ⅱ_B$ 期肿瘤,仍有机会实施广泛性的局部切除。

诊断困难时需要临床,X 线和病理三结合会诊。

(七)治疗

早期发现和及时诊断极为重要,一旦确诊应立即开始治疗。过去骨肉瘤的治疗主要采用高位截肢手术。单纯手术治疗的 5 年生存率仅有 5%~20%。自 20 世纪 70 年代开始结合化疗以来,尤其在应用大剂量甲氨蝶呤(MTX)和四氢叶酸钙(CF)解救疗法,骨肉瘤的生存率不断提高。

当今骨肉瘤的治疗是以化疗和手术为中心环节的综合治疗,外科治疗包括术前分期的确定、切除肿瘤的"无瘤"技术。手术方式由单一的截肢发展为在有效的辅助治疗基础上选择合适的病例实施保留肢体的方式。化疗是治疗骨肉瘤的重要组成部分,不是可有可无的辅助治疗。化疗包括术前和术后两个阶段,结合静脉化疗和动脉化疗及栓塞,化疗以大剂量 MTX-CF 疗法为主的联合用药。

1.化疗

(1)化疗的作用与药物选择:手术结合化疗使骨肉瘤的 5 年生存率由 20%增加到 50%以上,甚至达到了 70%以上,取得了令人瞩目的疗效。化疗在一经确诊应尽早进行,其作用在于杀灭亚临床转移的肿瘤细胞,抑制或延缓致命的肺转移,同时控制原发瘤的生长,有利于手术切除。新辅助化疗即术前化疗、并根据化疗效果调整术后化疗方案。目前对骨肉瘤化疗采用较多的是以大剂量甲氨蝶呤和四氢叶酸钙解救疗法(HDMTX-CF)为主的联合用药。其他常用的药物包括阿霉素、卡铂、环磷酰胺和长春新碱等。

(2)大剂量MTX-CF疗法:MTX是细胞周期特异性药物,主要作用于S期,MTX进入机体后,与叶酸还原酶结合。由于MTX与还原酶的亲和力大于叶酸,产生竞争性拮抗作用,使叶酸不能形成四氢叶酸,从而使叶酸不能在合成嘌呤类和嘧啶类化合物时起到辅酶作用,进而影响了DNA和RNA的合成。为了解除大剂量MTX所产生骨髓抑制、肝肾功能障碍等一系列毒性作用,需使用甲基四氢叶酸钙(CF)进行解毒。

甲氨蝶呤的单次用量根据患者的体重或体表面积[(8～10)g/m^{2}或(200～300)mg/kg]计算。一般的单次剂量在5 g以上,达到10～15 g或以上。可在输入MTX前应用长春新碱1～2 mg/m^2,后者为植物药,作用于M期细胞,前者对S期细胞敏感,两者配伍有利杀灭肿瘤细胞。

使用方法是长春新碱1～2 mg/m^2,静脉缓慢注射,1 h后MTX溶于5%葡萄糖500 mL中,在6 h内滴完。输完后6 h开始肌内注射CF 9～12 mg,每6 h注射1次,共12次。

在输入MTX的前一天需进行水化。静脉输入液体2 000～3 000 mL,输入MTX的当天和随后的3 d均需补充足够的液体,每天3 000 mL,适量补钾,给予碱性液体碱化尿液,可每日静滴5%碳酸氢钠100～200 mL。

(3)大剂量MTX临床应用的注意事项:①大剂量MTX的应用相当于常规剂量的300倍以上,对患者可引起全身的反应,需要医护人员的高度重视。化疗前应进行全面检查,包括心、肺、肝、肾和血液方面。不能应用大剂量MTX的情况有诊断不清者,体质虚弱者。严重心、肺、肝肾功能障碍者,血白细胞在4×10^9/L以下、血红蛋白80 g/L(8 g/dL)以下、血小板100×10^9/L以下者。治疗中需密切观察病情的变化,定期复查血常规和有关的生化检验,及时发现毒性反应并给予积极的处理。必要时可进行MTX的血药浓度的监测。②治疗中给予适当的支持疗法和对症处理,缓解和减轻毒副反应。③在输入MTX的前后、注射CF时间、次数和安排等每一环节,都必须做好记录和交班,以免延误注射CF或漏注射,使MTX的毒性作用解救不及时引起严重后果。④记录每天尿量,用药当日和次日应保持尿量在3 000 mL以上。

(4)骨肉瘤化疗的其他常用药物包括阿霉素、顺铂或卡铂、环磷酰胺等。

(5)化疗方案介绍:目前常用的骨肉瘤化疗方案不少,包括RosenT系列方案,Jaffe设计的TIOS方案(treatment and investigation of osteosarcoma),德奥的COSS系列方案(cooperative osteosarcoma studies),意大利Rizzoliy研究所的化疗方案和日本国立癌症中心医院的化疗方案等。

(6)《中华骨科杂志》推荐的化疗方案如下(图24-1～图24-2)。

推荐化疗方案Ⅰ术前化疗。

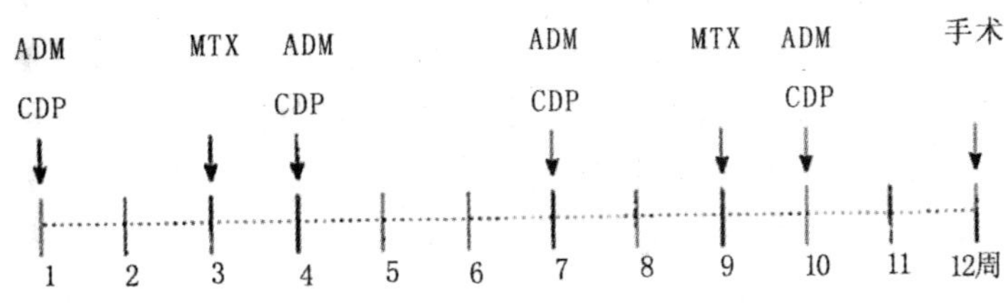

图24-1 术前化疗

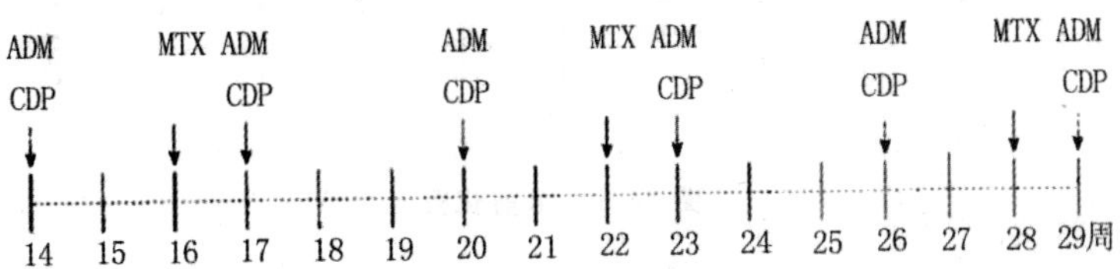

图24-2 术后化疗

用药剂量：阿霉素 45 mg/m^2，静脉滴入；顺铂：100～120 mg/m^2，阿霉素后第 1 天给药，静脉或动脉；甲氨蝶呤：8～12 g/m^2，静脉 4～6 小时输入，6 小时后 CF 解毒。

推荐方案Ⅱ(图 24-3～图 24-5)。

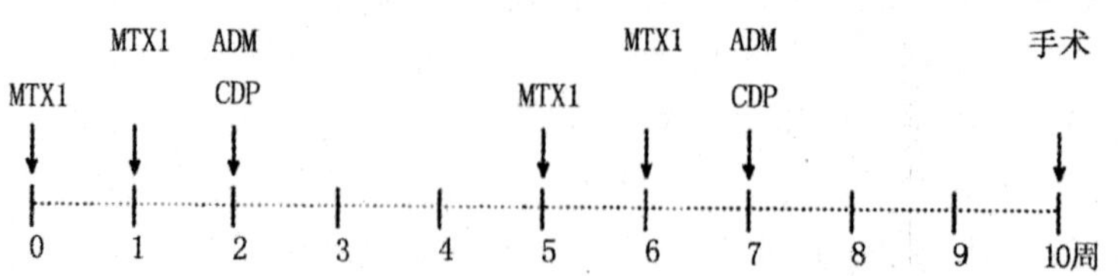

图 24-3 术前化疗

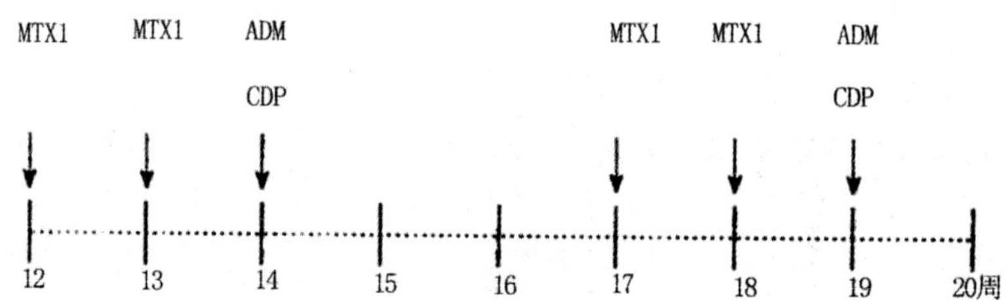

图 24-4 术后化疗(肿瘤坏死率大于 90%)

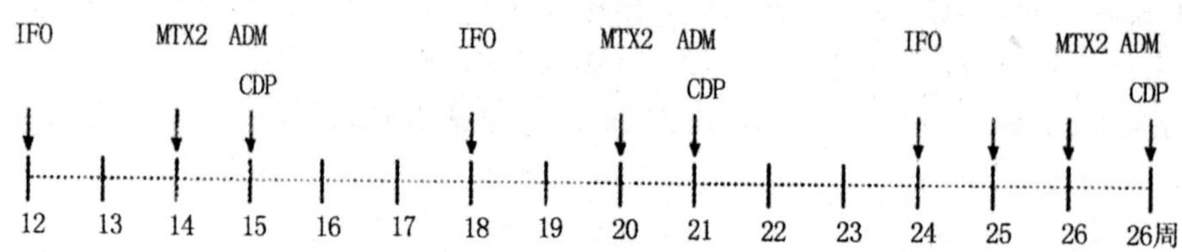

图 24-5 术后化疗(肿瘤坏死小于 90%)

用药剂量：甲氨蝶呤 1，18～12 g/m^2，静脉滴入，6 小时输入，6 小时后 CF 解毒。监测 MTX 浓度，如浓度小于 1×10^{-3} mol/L，追加 MTX 2 g/m^2；甲氨蝶呤 2，15 g/m^2，用于肿瘤坏死率小于 90%的术后化疗；顺铂，120 mg/m^2，动脉导管滴入，术前第 1 次对局部，第 2 次对肺；阿霉素，60 mg/m^2，术前第 1 次静脉滴入，持续 24 小时，以后为肺动脉导管化疗，持续 24 小时。

美国 Rosen 的 $T_1$2 方案(图 24-6～图 24-8)。

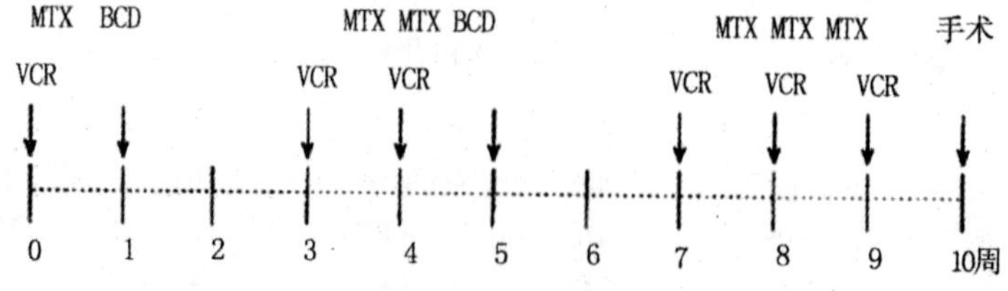

图 24-6 术前化疗

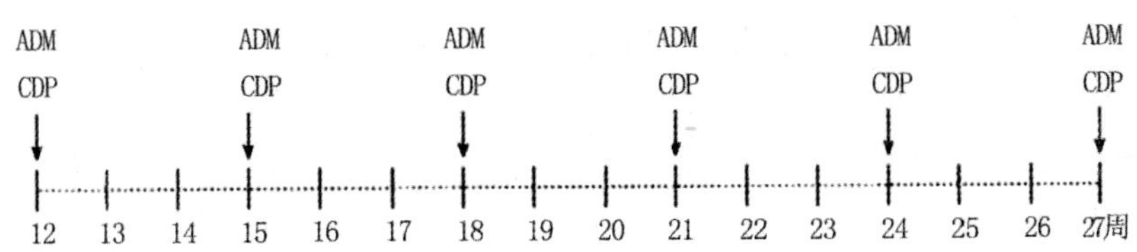

图 24-7 术后化疗(肿瘤坏死率Ⅰ～Ⅱ级)

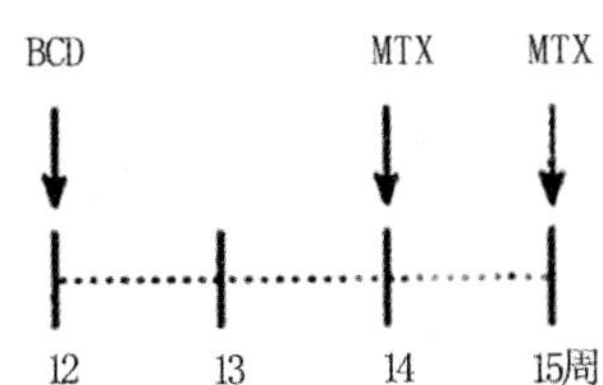

图 24-8 术后化疗(肿瘤坏死率Ⅲ～Ⅳ级)

用药剂量：甲氨蝶呤 8～12 g/m²，静脉滴入，4 小时输入，6 小时后 CF 解毒；BCD 博莱霉素20 mg/m²，环磷酰胺 600 mg/m²，放线菌素-D 600 μg/m²，静脉，连用 2 天；顺铂 120 mg/m²，静脉；阿霉素 30 mg/m²，静脉，连用 2 天；长春新碱(VCR)1.5 mg/m²，静脉。

骨肉瘤化疗方案众多，可根据具体情况选用，其基本内容是：①术前化疗。②术前静脉化疗或动脉化疗，或两者结合。③术后化疗。④术后化疗用药根据术前化疗效果进行调整，化疗效果好，可重复术前用药，疗效差，则调整改换药物。⑤术后早期用药。⑥化疗药物足量、多药联合、交替用药；化疗的规范化。术后化疗期一般在 1～1.5 年。化疗剂量可结合个体情况调整。

(7)化疗并发症及处理有以下几种情况。

胃肠道反应：常发生在化疗的当天或次日，可持续 3～5 天，表现为恶心、呕吐、食欲减退，口腔炎，甚至腹泻腹痛。可给予泼尼松、昂丹司琼、枢丹、格雷司琼及其他对症药物和相应处理。

骨髓抑制：白细胞受影响最大，血小板和红细胞也可受到影响。白细胞减少多出现在 7～14 天，个别患者可下降到 2×10^9/L 以下。化疗期间应常规应用鲨肝醇、利血生等药物，根据白细胞下降程度适当使用升白细胞药物促进白细胞的回升。当白细胞降到 1×10^9/L 以下时，合并感染的机会将明显增加，需隔离患者、应用抗生素和免疫球蛋白、处理感染灶、加强支持疗法等。可给予少量、多次输血，使用小量皮质激素。血小板减少到 50×10^9/L 以下伴有出血倾向时可输血小板和给予止血药物。对患者全身情况较差近期做过化疗者应适当减量，给予积极的支持疗法。

肝功能损害：部分患者有转氨酶升高，可给予输入高渗葡萄糖、护肝、大量维生素及对症处理，有利于肝功能恢复。

心肌损害：阿霉素对心肌有损害作用，主要发生在总量超过 500 mg 时，心电图表现为心律失常、T 波低平或倒置，患者表现为心悸。应用阿霉素时需注意总量控制。

黏膜溃疡：表现为口腔、胃肠道或阴道溃疡。给予对症处理，保持口腔清洁卫生。

感染：可发生疖肿等皮肤感染或呼吸道感染，应密切观察，及时发现和积极处理。

局部组织坏死：一些抗癌药物注射时漏到皮下可引起疼痛、肿胀和局部坏死。因此在经血管给药时应避免药物外漏。如药物漏到皮下，应局部注射生理盐水或硫代硫酸钠，以冰袋冰敷，外用氢化可的松软膏，不能热敷。

栓塞性静脉炎：静脉给药可引起静脉炎或栓塞性静脉炎，因此，应注意药物的浓度、变换注射部位，减少或减轻静脉炎的发生。

(8)动脉化疗栓塞：通过动脉插管，对肿瘤供血动脉选择性插管，灌注化疗药物，并进行栓塞。通过化疗药物和栓塞的双重作用，从而减少肿瘤血供，促使肿瘤坏死，使肿瘤缩小，分界变清，有利手术治疗。如肿瘤不能切除，化疗栓塞对抑制肿瘤发展有一定作用。

(9)对术前化疗反应的评价及意义：有效的术前化疗可杀灭大部分肿瘤细胞，减少扩散和转移的机会，减轻临床症状，使肿块缩小，影像学检查病变部位密度增加，血管造影见血供减少，为手术提供有利于切除肿瘤的相对安全的外科切除边缘。

对经术前化疗的手术切除肿瘤标本进行评定肿瘤细胞破坏情况，进一步了解骨肉瘤对术前化疗的反应和效果，对预后的评价和术后化疗方案的调整有指导价值。如对术前用药反应良好，大部分区域肿瘤细胞坏死，可继续术前用药。如反应不敏感，杀死肿瘤细胞不到50%，则需调整化疗方案。研究表明，对化疗反应好的病例有较长的无瘤生存期。

(10)化疗耐药性及药敏试验：部分患者对化疗不敏感，可能与肿瘤的耐药性有关。骨肉瘤的多药耐药性(MDR)研究目前正在逐步开展：研究显示，骨肉瘤的 mdr1 基因及其蛋白产物 P-170 过度表达与肿瘤细胞的耐药性有关，mdr1 基因启动区 DNA 发生点突变，而且，这些改变与预后相关。临床上通过联合用药、筛选有效药物提高化疗效果，逆转肿瘤的耐药性的研究展现出对耐药性肿瘤治疗的前景。

对骨肉瘤筛选有效化疗药物目前仍未广泛用于临床常规。主要方法有体外细胞培养方法和动物体内法。在临床应用受到骨肉瘤细胞培养困难、技术要求较高的限制，而且骨肉瘤化疗疗效与多种因素有关，筛选试验与临床疗效的确切关系仍未肯定，但药敏试验的研究显示出疗效改善的前景。

2.手术治疗

(1)截肢术：截肢是治疗骨肉瘤主要术式之一，适用于肿瘤浸润广泛。神经血管受侵犯，邻近肌肉皮肤广泛受累，患肢已无法保留者。截肢平面原则上应为骨肿瘤外科分期中的根治性截肢手术边缘，即间室外的手术切除。但在某些部位可采用广泛性切除边缘，如股骨下段肿瘤可做股骨中上段截肢术。

下肢截肢后义肢的安装随着义肢技术的不断改进，其功能得到改善。

(2)改良截肢术：在彻底切除肿瘤的前提下，保留肢体的部分功能，从而减轻截肢所带来的残废。①Tikhoff-Linberg 肢体段截术：适用于肱骨上段骨肉瘤，主要神经血管未受侵犯。手术将神经、血管保留，将肿瘤段的骨、肌肉和皮肤一起切除，然后将前臂上移固定于胸壁，主要血管可切除多余部分后重新吻合。术后虽然患肢明显缩短，但手的功能仍可保留，减轻了残废的程度。②Salzer 手术：即下肢旋转成形术，适用于发生在膝关节周围的骨肉瘤，主要神经未受侵犯时。手术保留神经，切除肿瘤段的骨、肌肉和皮肤。将踝关节上移置于对侧膝关节水平，旋转小腿180°，使跟骨位于前面，胫骨上端与股骨断端固定。优点在于踝关节可代替膝关节的功能，有利于发挥假肢的功能。

(3)保留肢体的手术：随着骨肉瘤的早期和及时的诊断，在有效术前化疗的基础上，肢体重建技术的提高，骨肉瘤保肢术在合适的病例逐步得到开展。

开展保肢术的条件为：①骨肉瘤范围较局限。病变主要在骨内，或累及周围软组织的范围较局限，主要神经血管未受侵犯，估计手术可完整切除肿瘤，并可达到外科分期中的广泛切除边缘。②切除肿瘤后仍有正常肌肉维持肢体一定的功能，皮肤应完好。③有条件开展术前和术后化疗。④活检部位需完整切除。⑤有肿瘤切除和各种肢体重建的技术。⑥无远处转移。⑦儿童骨肉瘤因仍在生长发育，而且可调假体的设计和应用仍未成熟，因此多考虑做截肢或改良截肢。但当患儿年龄已较大、肿瘤范围局限、医院具备成熟和丰富经验的肢体重建技术，也可慎重考虑做保肢手术。

不适合保肢手术的情况有：①患者年龄小。②肿瘤范围广泛。③软组织条件差。④化疗后肿瘤仍继续增大。⑤主要血管神经受侵犯和局部感染。

肢体重建有以下几种方式。

假体置换：优点有术后早期肢体活动，不受化疗的影响。假体根据病变部位、大小、形状和长度进行定制。不足是远期效果欠佳，可发生松动、假体折断等并发症。临床常用近段股骨和肱骨假体，人工髋、膝关节等。

骨水泥假体是假体置换的方式之一。

自体骨移植:可采用吻合血管或游离自体髂骨或腓骨移植修复骨肿瘤切除后的骨缺损。根据具体情况进行关节重建或关节融合,如肱骨近端肿瘤切除后腓骨移植重建、恢复肩关节的一定功能,膝部周围肿瘤切除后关节融合等。

异体骨移植:以异体半关节移植重建肢体,还可同时结合自体骨移植、给予骨形态发生蛋白等辅助措施,促进骨的生长。以异体骨修复的主要问题在于异体骨的免疫排斥反应;异体骨吸收(图 24-9)容易并发感染;异体骨所需的爬行替代时间很长,用于下肢时长期不能负重;化疗可能影响异体骨移植的骨愈合;可有较明显的骨吸收,容易骨折等问题。因此,在以异体骨移植进行肢体重建时,应充分考虑可能发生的并发症,并给予防治措施,如异体骨的处理、异体骨和自体骨的混合移植、良好的软组织覆盖,适量使用皮质激素和正确的肢体活动等,以减轻和减少并发症的发生。

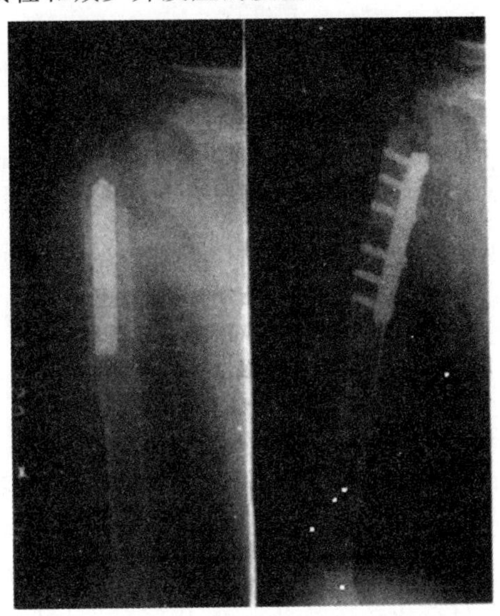

图 24-9 显示异体骨移植后明显的骨吸收

异体骨移植较适合非负重的上肢骨重建,低度恶性的肿瘤,软组织条件好的患者,下肢负重骨重建,高度恶性肿瘤需要进行术后化疗和放疗以及软组织条件差者在应用异体骨移植时应做好充分的考虑和准备,并应有完善的异体骨处理技术、重建技术和软组织修复技术。

肿瘤骨灭活再植:将肿瘤段骨切下后清除肿瘤组织,对残留骨壳进行灭活处理,灭活方法包括物理或化学法,如高温、高压蒸气、微波、乙醇浸泡等,以骨水泥填充残壳,再植入原位,以钢板螺钉、交锁髓内钉等方式固定。

复合重建:以异体骨、自体骨和人工假体结合应用重建肢体,可发挥各自的优点-复合重建可应用于膝部周围、肱骨和股骨近端等部位骨肉瘤切除后的肢体重建。

(4)骨肿瘤手术的无瘤污染原则与技术:虽然肿瘤的播散和转移与肿瘤性质、特性和机体的免疫功能有关,但手术操作的不当对肿瘤的播散和转移有促进的可能,对此应有足够的重视。①术前检查和皮肤准备应动作轻巧。②切口应能充分显露肿瘤,避免挤压肿瘤。③用锐性分离而少用钝性分离,分离时应在肿瘤包膜外正常组织中进行,避免穿破肿瘤包膜或在肿瘤内手术,尽量完整地整块切除肿瘤。④可使用电刀,减少出血,同时使小血管封闭,减少血源播散。⑤活检部位应完整切除。⑥手术时以纱布或纱垫保护好周围正常组织。⑦阻断血管、减少转移的发生。⑧关闭切口前或肢体重建前,反复冲洗创面,更换手套和手术器械。

骨肉瘤的保肢治疗可看作是一项综合和系统的"工程",包括正确分期,准确判断肿瘤范围和边界,正确的活检和活检道的切除,重视术前化疗,边缘完整地合理切除肿瘤,合理的重建方式和正确的重建技术,选择化疗方案和规范的术后化疗以及长期的随访。

(5)骨肉瘤肺转移的预防、观察和处理:术后坚持规范的化疗是防治骨肉瘤转移的有效措施。肺部是骨肉瘤发生转移最常见的部位，术后应定期进行肺部X线复查，怀疑肺转移灶做CT检查。

对骨肉瘤肺转移应采取积极治疗的态度，关键在于早期发现，早期手术切除。其手术适应证是肺转移瘤孤立，外周性，局限在一侧肺可手术完整切除，原发肿瘤无复发，无肺外转移灶。对两处和两处以上的多发肺转移瘤是否手术，应考虑转移瘤的数目、部位、能否全部切除等因素，并应进行一段时间的观察。决定手术应对患者的长期生存有临床价值。

3.其他疗法

放疗和热疗可做为骨肉瘤综合治疗或姑息治疗的选择之一，可用于：①保肢手术前。②难以彻底切除的脊柱骨盆骨肉瘤。③已发生远处转移的肢体骨肉瘤。

后装近距离放疗用于手术的辅助治疗有利于减少局部复发，术中切除肿瘤后将塑料管排在可能残留肿瘤的部位，术后通过导管进行分次后装近距离内照射。

（八）预后

未经治疗的骨肉瘤患者多数在1～2年内因肺转移而死亡，已发生肺转移者多在6个月内死亡。骨肉瘤的预后与肿瘤的分化、部位、侵犯范围（肿瘤体积大小）、分期、年龄、诊断是否早期、治疗是否及时合理、化疗效果等多种因素有关。未发生转移、侵犯范围相对局限的骨肉瘤及时诊断和术前化疗，按照外科分期选择手术类型，依无瘤污染原则和技术手术，坚持术后化疗，并结合支持疗法、免疫疗法等综合性治疗，其5年生存率可达到50%以上。

二、其他类型骨肉瘤

（一）骨皮质旁骨肉瘤

骨皮质旁骨肉瘤（parosteal osteosarcoma）也称骨旁骨肉瘤，是一种特殊类型的骨肉瘤。其特征是肿瘤生长在皮质骨旁，低度恶性，生长缓慢，占骨肉瘤的7%。肿瘤组织结构较致密，有些病变区以纤维组织为主，也有软骨组织。肿瘤附着或环绕骨表面，与骨皮质有一间隔。肿瘤境界清楚，质硬。随着肿瘤发展，可侵犯皮质累及髓腔。病理可见大量分化较成熟骨小梁，周围分布梭形肿瘤细胞，可见较多纤维组织。瘤细胞分化较好，核分裂少见。X线和病理表现需与骨化性肌炎鉴别。

发病年龄较一般骨肉瘤大，平均30岁，多见于股骨下端的后方，胫骨上端和肱骨上端次之。多数病例病程较长。早期无症状，逐渐出现硬块，疼痛较轻，肿块固定，不活动，压痛不明显。X线的典型表现为致密肿块，可呈分叶状或结节状，边缘清楚，肿瘤与骨之间常有一透亮带，无骨膜反应。CT表现为骨外大片骨性密度影，宽基底，并形成包绕骨干倾向，可显示骨皮质和髓腔是否受侵犯。该瘤早期属I_A期，随着肿瘤向骨质和周围肌肉侵犯，分期为I_B期。治疗以大块切除为主，应采取广泛切除边缘。切除不彻底易复发，多次复发常要截肢。对化疗和放疗不敏感。预后较一般骨肉瘤好。

（二）毛细血管扩张性骨肉瘤

毛细血管扩张性骨肉瘤（telangieetatic osteosarcoma）是一种高度恶性的骨肉瘤类型。肿瘤内为扩张的血窦，血窦相互连接、大小不一。纤维间隔和周围分布恶性细胞，多核细胞，可见核分裂和少量骨样组织。其组织学改变有时类似动脉瘤样骨囊肿。临床表现肿胀和疼痛明显，病情进展快，病理性骨折较一般骨肉瘤多见。X线以溶骨性破坏为主，骨皮质变薄，呈浸润性进展，界限不清，可穿破骨皮质形成软组织肿块，可有骨膜反应。CT表现为膨胀性溶骨性破坏，边界不清，骨皮质破坏形成软组织肿块。病理活检可确诊。但影像学和病理诊断易与动脉瘤样骨囊肿、尤因肉瘤等发生误诊。病理检查时需多处取材，全面观察病变区。临床表现、X线和病理三结合会诊有助于本瘤的诊断。该类型骨肉瘤分化差，预后不良，宜采用截肢加化疗的综合疗法。

（三）圆形细胞骨肉瘤

圆形细胞骨肉瘤（round cell osteosarcoma）病理以小圆细胞为主，并见肿瘤性骨样组织，此与尤因肉瘤不同，糖原染色和对S-100免疫组化阴性。临床以肿痛为主。X线表现溶骨性破坏，累及骨皮质和髓腔，边缘模糊，可有骨膜反应和软组织肿块。病理活检确诊。治疗为截肢加术前后辅助化疗。预后欠佳。

（四）骨膜型骨肉瘤

骨膜型骨肉瘤是(periosteal osteosarcoma)从骨旁骨肉瘤分出的亚型，病变主要发生在骨膜和骨皮质，肿瘤与骨皮质紧密相连，可侵犯软组织形成软组织肿块。镜下可见软骨样组织，表现为软骨肉瘤样改变，可见异型性梭形细胞，形成类骨组织。病理切片看见肉瘤细胞和肿瘤性类骨可做出诊断，但常需全面检查才能发现。该瘤多见于青年，临床表现以肿块和疼痛为主，多见于胫骨和股骨。X线可见肿瘤位于骨皮质表面，可见钙化、成骨改变，受累骨皮质表面破坏形成缺损。可见Codman三角和放射状阴影。CT或MRI可了解骨质破坏、肿瘤范围和骨髓腔受侵犯情况。该瘤的恶性度较低。治疗包括局部的广泛切除，或截肢，术前后辅助化疗。

（五）髓内低度恶性骨肉瘤

髓内低度恶性骨肉瘤(intraosseous well differentiated or low grade ostersarcoma)一种少见分化良好的骨肉瘤，肿瘤细胞的异型性不明显，瘤巨细胞少，核分裂少见，可见分化较好的类骨组织。起病较缓慢，主要症状为疼痛和缓慢增大的包块。X线表现为局部的溶骨破坏，骨皮质变薄，可有膨胀，边界相对较清。需与良性肿瘤和其他低度恶性骨肿瘤鉴别。手术局部广泛切除或截肢，结合化疗，预后较好。

（六）多发性骨肉瘤

多发性骨肉瘤主要表现为骨的多处骨肉瘤和多块骨的骨肉瘤，单个病灶的临床，X线和病理与典型骨肉瘤所见相同，术后标本显示多个独立的肿瘤病灶。但多发性骨肉瘤与骨肉瘤的骨转移不易鉴别。治疗采用截肢和化疗。

（七）放射性骨肉瘤

放射性骨肉瘤由一些肿瘤放疗后诱发所致，因此有局部放疗史，与放射剂量有关，还与机体的敏感性有关。通常有较长的潜伏期，一般约5年以上，可长达10多年。临床表现为原放疗处疼痛，肿胀。发生病理骨折。X线显示硬化型骨肉瘤，软组织肿块，需与放射性骨炎鉴别。病理活检证实。治疗视肿瘤的部位、范围、局部软组织条件和患者全身情况而定。

（八）Paget肉瘤

中老年的骨肉瘤多与Paget病有关，病程较长，表现为肿痛，逐渐加重。X线显示骨质破坏明显。病理活检确诊，显示骨肉瘤的改变。治疗以截肢为主。

（九）高度恶性表面型骨肉瘤

高度恶性表面型骨肉瘤(high grade surface soteosarcoma)发生部位同骨旁骨肉瘤，但肿瘤分化差，异型性明显，相当于以前分化差的骨旁骨肉瘤。影像学表现为骨皮质表面的软组织肿块，内有瘤骨形成，骨皮质和髓腔也受到侵犯，边界模糊，可见骨膜反应。

三、骨瘤

骨瘤(osteoma)由分化良好、形成成熟的板层骨或编织骨为特点的良性肿瘤，生长缓慢。多发性骨瘤并发其他部位肿瘤，如肠息肉、软组织肿瘤，称为Gardner综合征，临床少见。

（一）发病率

骨瘤约占骨肿瘤总数的5%，占良性骨肿瘤的9%，男性略多，发病多在20～40岁，好发颅骨和颌骨，其次为胫骨和股骨。

（二）临床表现

肿瘤生长缓慢，一般无疼痛，肿块，质硬如骨，无明显压痛，表面光滑，呈半圆形或球形。

（三）X线表现

在颅骨为局部密度增加，呈象牙质样，边缘清晰，在长管状骨表现为局部骨隆起。

（四）病理

组织学上分为两种类型。一是致密或象牙骨瘤，由成熟致密的板层骨组成，骨小梁粗大，可见较多成骨细胞。另一种是疏松型骨瘤，发生在骨髓或骨膜下，由板层骨和编织骨构成，骨小梁之间为脂肪或纤维组织。

（五）诊断

根据病史、体检和X线可做出诊断。

（六）治疗

无症状者可予观察，但诊断不明确时，可切除以排除其他肿瘤。对有症状者可手术切除。

四、骨样骨瘤

骨样骨瘤是发生在皮质骨的良性病变，其特点是病灶中心有1 cm以内的“瘤巢”或核心，核心由类骨组织构成，周围由增生反应骨包绕。

（一）发病情况

骨样骨瘤约占骨肿瘤总数的1%，占良性骨肿瘤的2%，男性较多见，好发年龄10～20岁，多在胫骨和股骨。

（二）临床表现

疼痛为主要症状，服用阿司匹林可缓解，这是该病的一个特点，但不能单纯以此作为确诊的依据。疼痛时间长可伴有肌萎缩、跛行。压痛局限，可有局部隆起或肿胀。

（三）影像学检查

X线显示该瘤多发生在长骨干皮质骨内，可有骨干增粗，皮质增厚和硬化。在皮质骨可见1 cm以内的椭圆透亮区，称为瘤巢，瘤巢中心较致密，周围有致密反应性骨包围，其范围可比瘤巢大。

CT扫描多可清楚显示瘤巢的准确位置和特征，瘤巢因有丰富血管表现为中等强化，可与骨脓肿鉴别。CT对诊断和指导手术有价值。但瘤巢直径小于3 mm，或CT扫描平面不合适时，不易显示瘤巢。

（四）病理

肿瘤核心为瘤巢，周围为增生骨。镜下可见病灶由骨样组织、不成熟的编织骨，可见成骨细胞和多核巨细胞散在分布，周围为致密增生骨包绕，为成熟骨质。

（五）诊断

多数病例根据病史、体检和X线可做出诊断。不典型者需要与皮质内骨脓肿，Garre硬化性骨髓炎，骨结核、应力性骨折和无菌性坏死进行鉴别。因此，需结合病史、X线表现和病理做出最后诊断。

（六）治疗与复发

手术切除瘤巢以及周围增生骨可治愈，但术中要确切将瘤巢去除。因此，有时需要通过CT了解肿瘤的确切位置，选择合适的手术入路，确定切除的部位和范围。复发多为手术遗留“瘤巢”未彻底切除。

五、骨母细胞瘤

骨母细胞瘤是一种有不同程度侵袭性的骨肿瘤，其病理类似骨样骨瘤，但肿瘤范围较大。有些骨母细胞瘤具有较强的侵袭性，应根据病史、临床、影像学和病理表现，评价该瘤的性质。

（一）发病情况

骨母细胞瘤占骨肿瘤总数的0.8%，良性骨肿瘤的1.5%。男性多见。发病年龄多在10～30岁。好发于胫骨、股骨和脊椎。

（二）临床表现

间歇性隐痛，阿司匹林止痛效果不好，临床表现无特征性，可有局部肿胀、压痛，也可引起关节活动受限。发生在脊柱者可有胸、腰背痛，可压迫脊髓或神经根出现相应的表现。

（三）X线表现

X线表现为膨胀性透亮区，病变区直径大于2 cm，周围为薄层骨壳，边界清楚，可见骨皮质中断。有时可见硬化边缘。脊柱的骨母细胞瘤多位于椎弓、椎板等附件结构。

CT扫描可显示肿瘤的范围，对指导手术有帮助、尤其是发生在脊椎的肿瘤。

（四）CT 表现

CT 扫描可显示肿瘤的范围，对指导手术有帮助，尤其是发生在脊椎的肿瘤。

（五）病理

可见较丰富的骨母细胞和骨样组织，瘤细胞围绕不成熟骨小梁极向排列，横切面显示菊花样，瘤细胞无明显异型性，也少见核分裂。可见弥散分布的多，核巨细胞，有时被误诊为骨巨细胞瘤。间质内含丰富血管组织，可继发动脉瘤样骨囊肿。骨母细胞瘤在组织学上与骨样骨瘤相似，但在临床和 X 线表现各不相同，前者体积较大，直径大于 2 cm，侵入骨髓，无典型的瘤巢和增生反应骨表现。少数病例病理见细胞的异型性、多形性、核肥大、深染、分裂及瘤巨细胞等恶性表现，X 线有不同程度的侵袭征象，如瘤体较大、边缘不清、累及软组织等，应诊断为恶性骨母细胞瘤或侵袭性骨母细胞瘤（malignant osteoblastoma or aggressive osteoblastoma），但需与骨肉瘤作鉴别。

（六）治疗

手术方式的选择取决于肿瘤的性质、范围，根据外科分期，如属于 $G_0T_0M_0$，肿瘤范围小，可做局部的彻底刮除、自体骨填塞。对Ⅱ期活跃性肿瘤单纯刮除容易复发，可在局部刮除后加用辅助处理，有助于减少复发。如肿瘤范围广，有侵袭表现，病理活检有恶性的组织学表现，外科分期为 $G_0T_{1\sim2}$、$G_1T_{1\sim2}$，根据侵袭程度不同，应选择边缘性整块或广泛性的截除。脊柱病变引起脊髓神经受压，应予减压和切除肿瘤。手术后需要进行长期随访，及时发现复发或恶变。

（高　超）

第二节　成软骨源性肿瘤

一、软骨肉瘤

软骨肉瘤是起源于软骨组织的恶性骨肿瘤，病灶内可见肿瘤性软骨组织，无骨样组织。分为原发性和继发性，可继发于软骨瘤和骨软骨瘤。

（一）发病情况

软骨肉瘤的发生仅次于骨肉瘤，我国的统计资料显示软骨肉瘤占原发性骨肿瘤的 4.3%，占原发性恶性骨肿瘤的 14.2%。软骨肉瘤多发生在 30～50 岁，男多于女。长骨和骨盆是软骨肉瘤的好发部位，长骨以股骨、胫骨和肱骨多见，还见于肩胛骨等。

（二）临床表现

发病缓慢，常见局部疼痛，主要为隐痛，间歇性。多有逐渐增大的肿块，在骨盆的肿瘤，长得很大时才引起注意。局部可有压痛，关节活动可受限。病史较长，一般为 1～1.5 年，短期内肿块增长较快，疼痛加剧提示肿瘤的恶性度较高。继发性软骨肉瘤一般有较长的肿块病史，然后突然疼痛，肿块明显增大，提示为恶性变。继发性软骨肉瘤预后较原发性好。

（三）影像学表现

1. X 线检查

(1)中央型：表现为溶骨性破坏，内有各种形态的钙化灶，呈斑点状、环状、絮状等。分化好的肿瘤有硬化边缘。肿瘤进展较快使骨皮质变薄，轻度膨胀。恶性度高的肿瘤边界不清，骨皮质破坏，形成软组织肿块，并有骨膜反应。

(2)周围型：见于骨盆、肩胛骨等部位，表现为境界不清的肿块影，内有斑点状或絮状钙化灶，骨皮质可受侵犯。周围型肿瘤发生在骨表面，多继发于骨软骨瘤，其恶性特点为边界不清，病变内不规则的钙化，骨质的不规则破坏，明显的软组织阴影等。软骨肉瘤的钙化与肿瘤的性质有关，钙化多、密度高提示低度恶性，钙化少而模糊提示恶性程度较高。

2.其他影像学检查

中央性软骨肉瘤 CT 显示溶骨性骨质破坏，轻度膨胀，边界模糊，骨皮质破坏，可见软组织肿块，肿瘤内有不规则、不同密度的斑点状、半环状或片状钙化。周围型以继发于骨软骨瘤多见，其恶变首先发生在软骨帽，表现为软骨帽的增厚，还可见邻近骨质的破坏和软组织肿块，可清楚了解肿瘤的范围及与周围结构的关系。因此，CT 对骨软骨瘤恶变、恶性程度的判别、分期的评价以及术后复发的判断有参考价值。

（四）病理

1.肉眼所见

多数软骨肉瘤较大，尤其在扁平骨或不规则骨。向骨外生长的软骨肉瘤呈结节样肿块，与软组织分界较清。肿瘤切面呈蓝白色分叶状，有光泽，半透明状。可见钙化灶，可有黏液变性。髓腔内分界不清。高度恶性时皮质破坏，有软组织肿块。

2.显微镜下所见

软骨肉瘤的镜下变化复杂。瘤细胞丰富，肥大，核饱满，大小不规则，染色质深染。可见双核或多核细胞，巨核细胞，或具有多核或单核的瘤巨细胞。高度恶性肿瘤具有多形性的肿瘤细胞。瘤细胞间为软骨基质，含有钙化。分化好、低度恶性的软骨肉瘤与良性软骨瘤、软骨黏液样纤维瘤有时不容易鉴别。软骨肉瘤有时需与软骨母细胞型骨肉瘤进行鉴别。

根据瘤细胞的分化程度，核分裂，软骨化骨等组织学所见，可将软骨肉瘤分为 3 级。Ⅰ级为低度恶性，Ⅱ级中度恶性，Ⅲ级分化最差。有研究显示分级与预后有关。继发性软骨肉瘤多为低度恶性，预后较好。近年随着流式细胞仪在临床的应用和细胞形态计量技术的开展，根据 DNA 含量、细胞倍体类型和比例、细胞类型和形态对软骨肉瘤进行定量分析并据此进行分级减少了传统分级的主观性。

（五）诊断

主要依据临床，影像学检查和病理活检。X 线对多数软骨肉瘤病例可做出初步诊断，但分化好的软骨肉瘤和早期的继发性软骨肉瘤，可因平片上缺乏特征性的改变而难以做出恶性的诊断。

活检对明确诊断是必要的，但是，软骨肉瘤组织学上的改变不都是一致，尤其是继发性软骨肉瘤和高分化的软骨肉瘤，取材部位不同可能对诊断有影响。因此，术前的活检应取有代表性的部位，并结合临床和影像学检查分析活检结果。术后应在肿瘤标本的多个有代表性的部位取材进行病理观察，才能准确做出诊断。

需要与软骨肉瘤鉴别的肿瘤包括含有较多软骨组织的骨肉瘤。低度恶性，或早期继发的软骨肉瘤与良性软骨肿瘤的鉴别有时较困难，可从发病部位、病灶大小、X 线表现和多部位的病理检查等多个方面进行分析，有困难通过临床，X 线和病理三方面会诊解决。

（六）治疗

手术是治疗软骨肉瘤的主要方法。手术原则是彻底切除肿瘤，手术方案应结合肿瘤的分级，部位.大小。范围和患者情况而定。应对肿瘤做出外科分期。如肿瘤局限在骨内，范围小，肿瘤分化较好，属 $Ⅰ_A$ 或 $Ⅰ_B$ 期，可局部广泛性切除。分化差、范围小，如 $Ⅱ_A$ 期，或间室外累及范围较局限的 $Ⅱ_B$ 期，也可局部广泛切除。对高度恶性肿瘤，病变范围广，软组织受累广泛，并与重要血管神经粘连，应予截肢或关节离断。

如需要进行重建，可用自体骨移植，异体骨移植，人工假体置换，瘤段灭活再植以及异体骨假体复合重建。

骨盆软骨肉瘤根据肿瘤的分化、大小、部位采用半骨盆截肢或局部广泛切除，局部切除后可根据具体情况采用以上方式重建或不重建。难以切除者可用微波方法原位杀灭肿瘤姑息治疗。介入治疗可做为术前辅助治疗或姑息治疗的选择。

软骨肉瘤对化疗和放疗不敏感。

采用局部切除的肿瘤可发生复发，因此手术时的无瘤技术、保肢广泛性切除边缘对减少复发是关键环节。术后应加强随访，及时发现复发。

(七)预后

软骨肉瘤的预后较骨肉瘤好。一般躯干和肢体近端的软骨肉瘤,恶性度较高,预后较差。肿瘤的病理分级与术后的生存率有关。可完整彻底切除,分化较好,肿瘤较小的肢体肿瘤预后较好。骨盆肿瘤较大,发现晚,不易彻底切除,术后复发率高,预后较差。

二、其他类型软骨肉瘤

(一)透明细胞型软骨肉瘤

透明细胞型软骨肉瘤病理特征是肿瘤呈分叶状,细胞大,核居中,胞浆丰富,透亮。细胞境界清,可见多核巨细胞,属低度恶性肿瘤。肿瘤生长缓慢,多见于中老年,疼痛较轻,可有肿胀。X线表现为溶骨性破坏,边界较清。一般需病理证实。手术治疗为主,根据具体情况采用广泛局部切除,或截肢。

(二)去分化型软骨肉瘤

在分化较好的软骨肉瘤中,伴有分化不良的肉瘤部分。如纤维肉瘤、恶性纤维组织细胞瘤或骨肉瘤等。病理可见较成熟软骨样组织,而在去分化区为高度恶性表现。取材不当可与软骨瘤、或与骨肉瘤等恶性骨肿瘤误诊。本型恶性程度较高,多见于中老年,进行性疼痛和肿胀是主要的临床表现。X线表现复杂,显示软骨肉瘤的X线征象,同时有纤维肉瘤或骨肉瘤的表现。需病理确诊。发生转移早,手术根据分期采用广泛切除或截肢。预后较差。

(三)间叶性软骨肉瘤

间叶性软骨肉瘤病理特征是未分化的间叶细胞和软骨样病灶构成肿瘤,细胞体积较小,形态较一致,呈圆形或梭形。软骨组织分化成熟,软骨细胞形态大小一致。多见于中年。肿瘤多发生在脊椎、骨盆。临床表现为疼痛和肿块。X线显示溶骨性破坏,边缘模糊,可见各种类型钙化灶,有软组织肿块。诊断依据病理。治疗采用广泛性切除或截肢。

(四)继发性软骨肉瘤

多继发于骨软骨瘤和软骨瘤约占软骨肉瘤总数的1/3。骨软骨瘤恶变多数发生在骨盆和肩胛骨。而且,恶变多见于多发性的病变。恶变的年龄常见于中年以后,多在原发瘤基础上出现疼痛和肿胀,或加重。短期内肿胀明显、疼痛明显加重提示恶性改变。X线表现除了原发瘤表现,还可出现骨质破坏、边缘模糊、钙化影改变等恶性变的征象。CT可显示肿瘤破坏特征、钙化情况。对恶变的判断有参考价值。由于肿瘤恶变在瘤体的不一致性,活检结果与取材部位有关,是否恶变常需要结合临床、肿瘤部位、影像学和病理进行综合评估。手术进行广泛性或边缘性切除。术后应进行长期随访,警惕复发。继发性软骨肉瘤较原发者预后较好。

三、骨软骨瘤

骨软骨瘤是一种向皮质骨外生长的最常见良性骨肿瘤,又称外生骨疣,可孤立性或多发性,肿瘤表面的软骨帽是该瘤特点。多发性骨软骨瘤为常染色体显性遗传,又称为骨干续连症或遗传性多发性骨疣。

(一)发病情况

占骨肿瘤总数的20%,良性骨肿瘤的40%,男女之比约2∶1,发病年龄常在10～20岁。好发于股骨和胫骨,其次为肱骨。

(二)临床表现

骨软骨瘤主要表现为肿块,一般无疼痛,常因局部发现硬肿块而就诊。疼痛是由肿瘤刺激或压迫周围的肌肉、肌腱或神经所致,也可因肿瘤恶变增大的刺激和压迫所致。肿块旁可因摩擦形成滑囊,并发生滑囊炎。在脊柱可压迫脊髓或神经根。

肿块随生长发育而增大,发育成熟时肿瘤的生长速度变缓慢,甚至停止增长。软骨帽生长活跃可转变为软骨肉瘤,单个的骨软骨瘤恶变率约1%,多发性遗传性骨软骨瘤的恶变率为10%,而且多见于骨盆和肩胛带等中轴骨或扁平骨,多在中年后发生。恶性变主要表现为肿块停止生长后又出现增大,或短期内增大明显、疼痛，影像学有恶性表现。

由于该瘤的生长特性，其分期也有特殊性，在生长期肿瘤可以是良性肿瘤的Ⅱ期活跃性病变，当生长停止后可转变成Ⅰ期静止性病变，发生继发恶变即为恶性肿瘤的Ⅰ期改变。

多发性骨软骨瘤可使骨骼发育畸形，患者多有家族史。

(三)X线表现

肿瘤发生在长骨干骺端，起自骨皮质，与髓腔相通，可带蒂或宽基底型，带蒂肿瘤的方向总是对向着骨干，瘤体可见钙化影，表面为软骨帽。脊柱、骨盆和肩胛骨等躯干骨除X线平片，还可借助CT清楚显示肿瘤的部位和范围。

恶性变时表现为不规则的骨质破坏，边界模糊，钙化带中断、密度减低、模糊，软骨帽明显增厚，骨皮质破坏，瘤骨形成，有骨膜反应，软组织肿块影等征象。

(四)病理

该瘤发生在骨表面，有软骨帽的骨性突出物，软骨帽为白色、半透明的透明软骨组织，其外观可呈分叶状、菜花样、结节样等不同形状。镜下从表面往深层可见典型的三层结构，纤维组织膜、软骨帽和松质骨。软骨细胞排列不规则。当肿瘤发生恶变时，可见软骨细胞增生活跃，有软骨肉瘤的病理改变。

(五)治疗

骨软骨瘤应定期复查，肿瘤小、无症状者可予观察。有症状、疑恶性变应予手术切除，影响外观也可切除。手术应从肿瘤基底部正常骨质予以切除，包括软骨帽和纤维膜。如有明显恶性倾向，应做广泛切除。

四、软骨瘤

(一)内生软骨瘤

内生软骨瘤是一种含成熟软骨的良性肿瘤，发生在髓腔，呈孤立性或多发性，多发性内生软骨瘤称为Ollier病，也称为内生软骨瘤病。多发性内生软骨瘤伴有软组织血管瘤称为Maffucci综合征。

1.发病情况

内生软骨瘤占骨肿瘤总数的8%，占良性肿瘤的15%。男女之比1.7∶1，多见于指骨，其次为肱骨和股骨。

2.临床表现

可有局部肿胀。疼痛不明显，也可有隐痛不适，发生病理性骨折有疼痛。

3.X线表现

肿瘤呈膨胀性透亮区，边缘清晰，内有不同程度的钙化，骨皮质完整，但变薄，可病理性骨折。在长骨的肿瘤，膨胀不如指骨明显，肿瘤内的钙化呈点片状。如无钙化表现，可与纤维结构不良等良性病变误诊。

4.病理

肿瘤组织呈透明软骨改变，可有钙化或骨化，也可有黏液样变。肿瘤生长时细胞增殖活跃。内生软骨瘤也可恶性变，继发软骨肉瘤。多发性内生软骨瘤发生在骨盆或肩胛骨，应警惕恶性变。软骨瘤与软骨肉瘤有时鉴别困难，应结合临床、影像学改变、发生部位做出鉴别。

5.治疗

内生软骨瘤外科分期为$G_0T_0M_0$或$G_0T_1M_0$，在指骨可用刮除植骨治疗。在骨盆或长骨的肿瘤。单纯刮除容易复发，可用瘤腔灭活措施减少复发。也可结合病史、肿瘤的部位和范围、影像学提示的性质，考虑整块切除。如有恶变表现，应活检明确肿瘤性质，恶变者按恶性肿瘤处理。

(二)多发性内生软骨瘤

多发性内生软骨瘤早在1899年首先由Ollier描述，故称之为Ollier病。较少见，为非遗传性疾病，其特点为多发，常合并肢体的畸形。

该病好发于少年，表现为局部肿胀或肿块，患肢的畸形，如肢体的短缩弯曲、变形等，随生长发育加重。该病可恶变，发生率5%～20%。X线表现与单发者类似，但畸形明显。病理特点同单发，但需注意排除恶性变。由于病变多发，治疗较为困难，可定期观察。对病理骨折、可疑恶性变、畸形影响功能活动者需要考虑手术。可做病灶刮除加植骨，骨折可做内固定，明显畸形可做矫形。恶性变者，按恶性骨肿瘤原则处理。

（三）马方综合征

马方综合征首先由 Maffucci 在 1881 年描述，为多发性软骨瘤合并血管瘤。本病罕见，多发生在儿童，患骨生长发育缓慢，不同部位和畸形程度可形成各种畸形，该病可恶性变。血管瘤发生在皮肤、皮下，肌肉，表现为局部隆起，质软，可有蓝色外观。诊断主要根据 X 线软骨瘤表现和软组织有血管瘤，病理可做出诊断。该病需与骨纤维结构不良、干骺续连症鉴别。

治疗较为困难，肿瘤巨大、严重畸形影响肢体功能采取肿瘤切除、矫正畸形的手术，恶性变应按恶性肿瘤治疗原则处理，根据部位和范围，选择大块切除或截肢。

五、软骨母细胞瘤

软骨母细胞瘤是一种病理特征为软骨母细胞样细胞构成瘤细胞，并有一定局部侵袭性的良性骨肿瘤。

（一）发生率

软骨母细胞瘤占全部骨肿瘤的 0.8%，良性骨肿瘤的 1.5%。好发在青少年，大多数在 10～20 岁。多见于股骨、胫骨和肱骨，主要发生在骨骺部。

（二）临床表现

局部酸痛，轻微的肿胀，病变进展缓慢，可影响邻近关节的活动，可轻度肿胀或少量积液。

（三）X 线表现

多见于长管状骨的骨骺端，肿瘤呈类圆形溶骨性破坏，可有轻度膨胀性改变。内有不同程度点状或环状钙化，边界清楚，肿瘤周围可见硬化带。CT 对诊断和鉴别诊断有参考价值。

（四）病理

肿瘤组织为较多的软骨母细胞，细胞呈圆形或多角形，边缘清晰，细胞间可见软骨样基质，伴有钙化，细胞周围的钙化表现为网格状。还可见数量不等的多核巨细胞，少数病例可同时合并动脉瘤样骨囊肿。

（五）诊断

根据典型 X 线表现可做出诊断，有时需与含巨细胞的肿瘤和软骨性肿瘤鉴别，如骨巨细胞瘤、动脉瘤样骨囊肿、内生软骨瘤等。术后病理证实诊断。

（六）治疗与预后

彻底刮除和植骨。少数病例显示一定的局部侵袭性，出现局部复发，因此，术后应予随访。如肿瘤较大，肿瘤已破坏骨皮质，侵入软组织，或肿瘤复发，发生恶性变，可根据肿瘤的部位、范围做肿瘤大块切除，或瘤段切除。

六、软骨黏液样纤维瘤

该瘤的病理特征为软骨样组织和黏液样改变，是一种少见的良性骨肿瘤。

（一）发病率

软骨黏液样纤维瘤占骨肿瘤总数的 1.0%，良性骨肿瘤的 1.9%。男女之比 1.9∶1，发病年龄 10～20 岁。好发于股骨和胫骨。

（二）临床表现

局部疼痛、肿胀，症状轻，发病缓慢，临床表现无特异性。

（三）X 线表现

干骺端圆形或椭圆形病灶，偏心性，膨胀性生长，边缘清楚，硬化。需与骨巨细胞瘤、内生软骨瘤、软骨母细胞瘤、动脉瘤样骨囊肿、非骨化性纤维瘤作鉴别。

（四）病理

肉眼见肿瘤呈白色，光滑，质坚实有弹性，像纤维软骨。切面肿瘤边界清楚，呈分叶状。皮质骨可膨胀生长。镜下见分叶状结构，肿瘤由梭形细胞和黏液样基质构成，可见梭形细胞和软骨样基质构成的软骨样组织。肿瘤内分布多核巨细胞。需与软骨肉瘤鉴别。

（五）治疗

彻底刮除加植骨，对瘤腔行灭活，刮除术可有10%～30%的复发率。范围较大、复发多次、有较强侵袭性的肿瘤，可根据肿瘤的部位、范围和破坏程度，选择局部的大块切除。恶性变应给予瘤段骨的广泛性切除。

（高　超）

参考文献

[1] 马信龙.骨科临床诊断学[M].沈阳:辽宁科学技术出版社,2015.
[2] 王志成.骨科主治医生 1510[M].第 3 版.北京:中国协和医科大学出版社,2012.
[3] 王和鸣.骨伤科基础学[M].北京:北京科学技术出版社,2010.
[4] 王满宜.创伤骨科教程[M].北京:人民卫生出版社,2012.
[5] 牛晓辉,郝林.骨肿瘤(骨科专家病例解析丛书)[M].北京:人民卫生出版社,2010.
[6] 公茂琪,蒋协远.创伤骨科[M].北京:中国医药科技出版社,2013.
[7] 冯华,姜春岩.实用骨科运动损伤临床诊断[M].北京:人民卫生出版社,2010.
[8] 任高宏.临床骨科诊断与治疗[M].北京:化学工业出版社,2015.
[9] 孙树椿.今日中医骨伤科[M].北京:人民卫生出版社,2011.
[10] 李东升.骨伤科案例评析 骨病[M].北京:人民卫生出版社,2010.
[11] 杨君礼.骨科诊疗图解[M].第 3 版.北京:人民军医出版社,2014.
[12] 邱贵兴.骨科诊疗常规[M].北京:中国医药科技出版社,2013.
[13] 宋修军.临床骨科药物学[M].北京:人民军医出版社,2010.
[14] 张世明.中医骨伤科诊疗学[M].成都:四川科学技术出版社,2011.
[15] 张洪.简明骨科治疗学[M].北京:人民卫生出版社,2010.
[16] 郑光峰,林先军.创伤骨科救治护理[M].北京:人民军医出版社,2012.
[17] 赵定麟.现代骨科手术学[M].上海:上海世界图书出版公司,2012.
[18] 高小雁,彭贵凌.积水潭骨科疼痛管理[M].北京:北京大学医学出版社,2014.
[19] 彭昊.骨科伤病诊断治疗技巧[M].北京:人民军医出版社,2012.
[20] 董福慧.实用骨伤科系列丛书 骨折与关节损伤[M].北京:人民卫生出版社,2010.
[21] 曾炳芳.OTC 中国创伤骨科教程[M].上海:上海科学技术出版社,2015.
[22] 温建民.手法治疗骨科软组织损伤图释[M].北京:科学出版社,2012.
[23] (日)伊藤达雄,(日)大塚隆信,(日)久保俊一.骨科术前术后管理[M].第 2 版.沈阳:辽宁科学技术出版社,2014.
[24] (美)PaulTornetta.创伤骨科微创手术技术[M].济南:山东科学技术出版社,2015.
[25] (美)布劳纳,(美)富勒.骨科急症学[M].北京:人民军医出版社,2015.
[26] (美)卡内尔,(美)贝帝.坎贝尔骨科手术学[M].第 12 版.创伤骨科.北京:人民军医出版社,2015.
[27] (美)威塞尔.WIESEL 骨科手术学[M].第 3 卷.上海:上海科学技术出版社,2013.
[28] (美)威塞尔.创伤骨科[M].上海:上海科学技术出版社,2015.
[29] (美)兹德布林克.骨科标准手术技术丛书 脊柱[M].沈阳:辽宁科学技术出版社,2015.
[30] (美)洛克,(美)阿布德,(美)恩德.骨科诊疗指南与思路[M].北京:人民军医出版社,2015.
[31] (美)格林斯潘.实用骨科影像学[M].原书第 5 版.北京:科学出版社,2012.
[32] (美)斯库尔克.HSS 骨科手册[M].济南:山东科学技术出版社,2015.
[33] (美)斯坦纳德,(美)施密特,(美)克莱格.创伤骨科手术学[M].济南:山东科学技术出版社,2013.
[34] 潘志军,陈海啸.临床骨科创伤疾病学(中华临床骨科学丛书)[M].北京:人民军医出版社,2010.
[35] 燕铁斌.骨科康复评定与治疗技术[M].北京:人民军医出版社,2015.

[36] 瞿东滨.脊柱内固定学[M].北京:科学出版社,2012.

[37] 朱敏,俞宁,杨开锦,等.外固定支架术结合“牵抖摇转手法”治疗不稳定性桡骨远端骨折[J].按摩与康复医学,2016,(14):25-27.

[38] 杨凯,彭昊,廉凯,等.23例股骨颈骨折内固定治疗失败患者的再手术体会[J].创伤外科杂志,2016,18(6):350-354.

[39] 汤凌.前置与上置钢板内固定治疗锁骨中段骨折的生物力学对比分析[J].创伤外科杂志,2016,18(6):334-337.

[40] 潘昭勋,钟彬,孙超,等.创伤性复发性肩关节前脱位全关节镜下与切开术式治疗的临床疗效对比[J].中国矫形外科杂志,2016,24(6):515-520.

[41] 黄吉利,潘捷,赵鸿声.尺骨茎突骨折程度对手法复位治疗桡骨远端骨折预后的影响[J].华南国防医学杂志,2016,30(3):167-168.

[42] 陈志军,杨彪,张大华. PRP联合闭合复位空心螺钉内固定治疗股骨颈骨折[J].局解手术学杂志,2016,25(3):195-198.

[43] 付振彬.全髋关节置换术治疗风湿性心脏病并发股骨头骨折[J].中西医结合心血管病杂志(电子版),2015,3(34):17-18.

[44] 曹欣.切开复位 Herbert 螺钉内固定治疗股骨头骨折[J].临床骨科杂志,2016,19(2):201.